I can do it!!

사람은 만남에 살고 만남으로써 모든 일이 이루어집니다.
(주)지구문화는 당신과의 만남에서 당신이 뜻을 이루도록 도와주는 셰르파가 되겠습니다.

한 번만 보세요.

*〈보건교육사 3급고시〉 한 번에 합격하기

이 책은 제1회~10회까지의 기출문제를 모두 분석하여 확실한 경향을 파악해서 방향을 제시해 주고 있습니다.

*핵심 내용을 이해하기 쉽게 해설

출제되었던 내용을 간추려서 핵심내용들을 이해하기 쉽게 편집하였습니다.

*모든 유형의 출제예상문제를 수록/해설

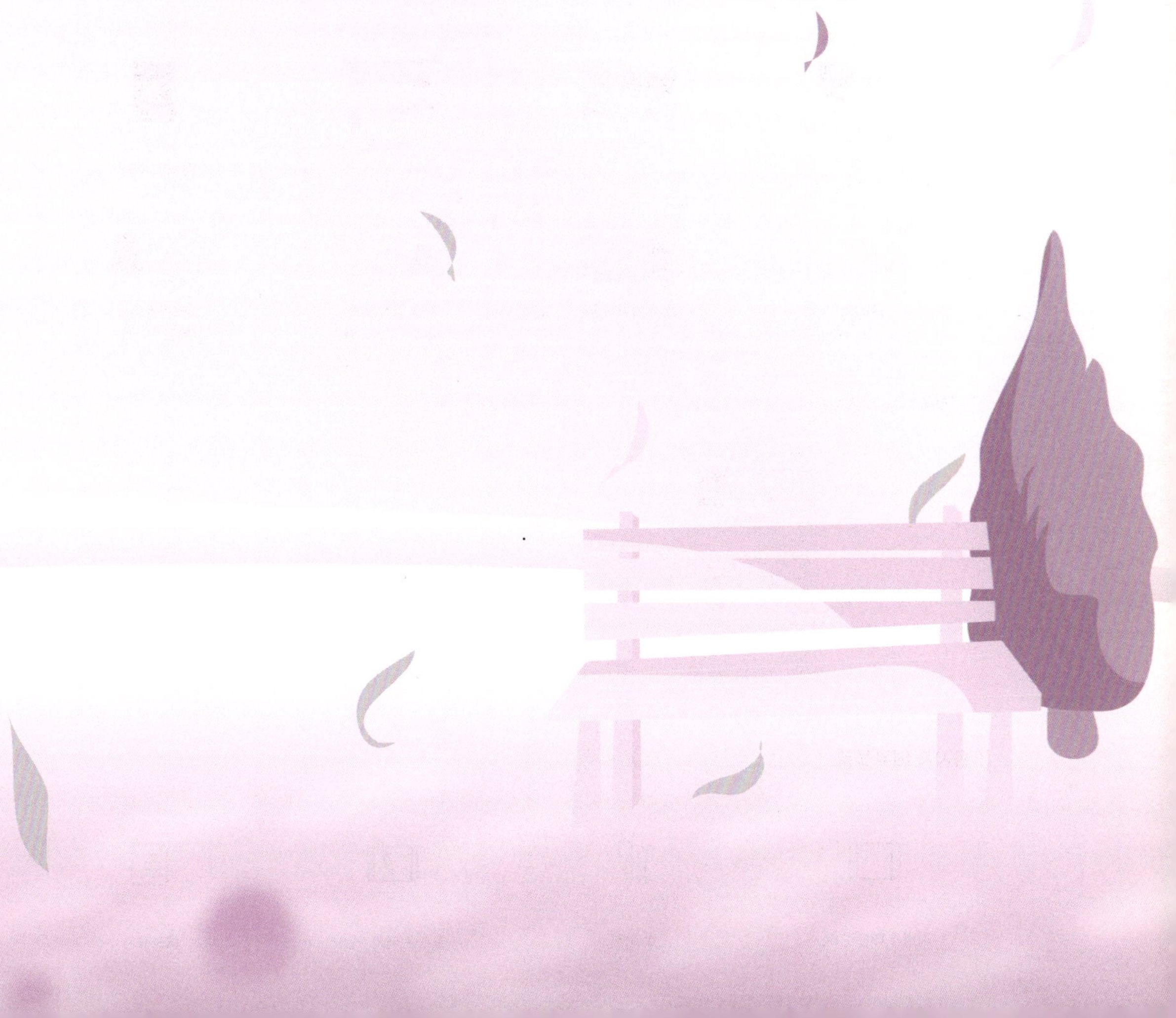

SBT (컴퓨터시험)

*한국산업인력공단 홈페이지 참조

SBT란? | 튜토리얼 및 모의시험 | 자료실

SBT란?

SBT = Smart device Based Test

- 태블릿PC 등 스마트기기를 활용하여 시험의 진행, 채점, 성적관리 등을 할 수 있는 오프라인 기반의 시험방식
- 동영상, 소리 등이 포함된 멀티미디어 문항의 출제 가능

OMR 답안 마킹 없음
태블릿 PC에서 바로 답안 선택

시험시간 안내방송 없음
태블릿 PC에서 남은 시험시간 실시간 표시

시험종료 시 답안 자동 제출
시험종료 10분전, 5분전 팝업창 안내

* 멀티미디어 문항이란? [바로가기]

응시자 준비물

○ 신분증 (※ 공무원증, 학생증은 신분증으로 인정 불가)

주민등록증
(유효기간 내의 주민등록증발급신청 확인서)

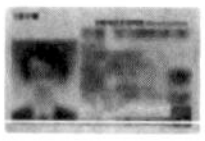

운전면허증

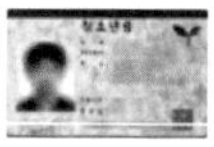

청소년증
(유효기간 내의 청소년발급신청확인서)

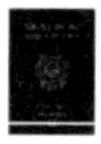

여권
(만료일 이내)

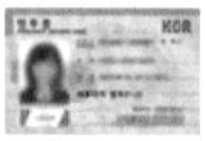

영주증

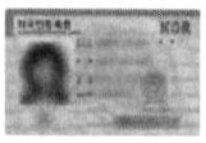

외국인등록증

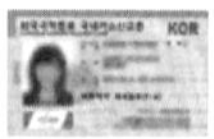

외국국적동포 국내거소신고증

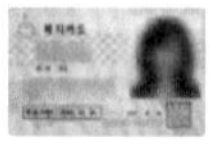

장애인등록증/장애인복지카드

○ 응시표

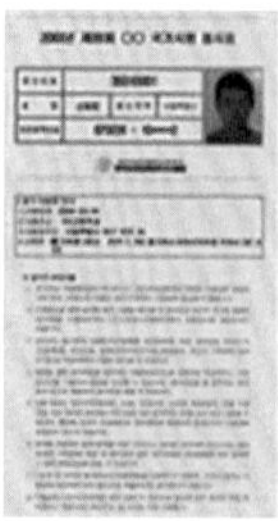

응시자 배부물품

시험용 태블릿 PC | **이어폰** | **필기구(터치가능)** | **메모용지**

※ 시험 종료 후 필기구를 제외한 배부물품 전량 회수

합격을 보장하는 [개정판] 국가고시3급

보건교육사

유형분석 + 핵심정리 + 출제예상 문제풀이

전국대학보건행정교수협의회 편

㈜지구문화
JIGU CULTURE Co.Ltd

머리말

보건교육은 건강증진을 위한 가장 큰 수단이라고 볼 수 있습니다. 일반적으로 건강증진 중심에 보건교육을 두기도 하며, 건강증진을 더 광범위하게 보아 보건교육을 포괄하는 우산으로 보기도 합니다(Tones, 1983).

보건교육사는 21세기 건강증진시대를 준비하기 위한 전문인력으로서 국민들이 건강한 생활을 실천 · 유지하도록 격려하고 그들 자신의 건강증진에 필요한 생활양식을 스스로 갖도록 도와주는 역할을 합니다.

우리나라는 1995년 국민건강증진법이 제정된 후, 2003년 이 법의 개정으로 건강증진사업 수행의 전문인력으로 보건교육사의 국가자격증화가 이루어져 2010년 제1회를 시작으로 2019년 현재 1~10회에 걸쳐서 국가고시를 합격한 보건교육사가 약 20,000여명에 이르고 있으며, 민간자격증 소지자도 약 4,000명이 건강증진사업에 참여하고 있습니다.

보건교육사 3급 국가고시는 보건학(30문항), 보건교육학(40문항), 보건프로그램의 개발 및 평 가(20문항), 보건의료관계법규(20문항;문제당 0.5점)의 4과목 100점 만점으로 이루어져 있으며, 보건교육사과를 비롯하여 관련학과(간호, 보건학, 치위생, 영양, 사회복지, 운동학과 등)에서 보건교육사 자격시험을 볼 수 있도록 교육과정을 개편하였으며, 최근 코로나바이러스 감염증-19 등 감염병의 세계적 확산으로 초 · 중 · 고등학교의 보건교사가 중요한 역할을 함에 따라 보건교육사 전망도 밝다고 하겠습니다.

보건교육사 시험에 합격하기 위해서는

첫째, 각 과목별 배점(문제수)을 고려해서 시간 등을 안배하여 효율적인 득점 공략을 한다.

둘째, 대체로 처음 접하는 '보건프로그램 개발 및 평가'의 이해도를 높이고, 근래에 개정/재정립되는 관련법규와 보건학에 유의한다.

셋째, 단계별 핵심내용을 숙지하여 실력을 배양하고, 출제예상문제를 테스트하여 시험에 대비한다.

이 책은 보건교육사 관련학과 교수님들이 10여년 간의 강의와 국가고시 연구 경험을 바탕으로 그 동안의 보건교육사 국가고시 기출문제를 분석/해설함으로써 꼭 합격하도록 엮은 지침서가 될 것입니다.

이 책과 함께 꼭 합격하세요. 파이팅!!

신축년 새해에

필자 대표 씀

보건교육사 3급 국가시험 출제범위

시험명	보건교육사 3급	적용기간	2019년도 제11회 부터 ~ 별도 공지시 까지		
직무내용	보건교육사는 개인, 집단, 산업체 및 지역사회가 체계적이고 효율적인 보건교육을 통하여 건강상 바람직한 행동을 자발적으로 할 수 있도록 교육하고 환경을 조성하며 사전 예방적 건강관리 사업을 수행함으로써 국민의 질병을 예방하고 건강을 증진하는 전문직업인입니다. 보건교육사 3급의 직무는 개인 및 개인간 수준의 보건교육 프로그램 개발 및 수행, 평가 업무를 주로 수행합니다.				
시험형식	객관식	문제수	110	시험시간	100분

시험과목명	문제수	분야	영역	비고
1. 보건프로그램 개발 및 평가	30	1. 프로그램의 이해	1. 개념 및 유형	1점/ 1문제
		2. 요구도 진단	1. 요구도 진단 방법 2. 자료수집 3. 자료분석 4. 우선순위 결정방법	
		3. 프로그램의 기획	1. 건강행동변화 2. 보건기획모형 3. 대상자 및 이해관계자 설정 4. 프로그램 설계	
		4. 프로그램 평가	1. 평가이론 2. 평가방법 3. 평가결과 도출	
2. 보건학	30	1. 보건의 개념	1. 건강과 건강결정요인 2. 질병발생과 예방활동 3. 공중보건의 발전과 활동	
		2. 인구와 보건통계	1. 인구이론과 분석 2. 보건통계의 기초와 보건지표	
		3. 역학과 질병관리	1. 역학의 기초와 연구방법 2. 감염병관리 3. 생활습관과 만성질환	
		4. 환경보건	1. 환경위생과 환경오염 2. 산업보건관리	
		5. 식품과 건강	1. 식품위생관리 2. 보건영양	
		6. 보건관리	1. 보건행정 및 체계 2. 지역사회 및 학교보건 3. 의료보장	
3. 보건교육학	30	1. 보건교육의 이해	1. 보건교육의 개념 2. 보건교육사의 역할	
		2. 건강증진의 이해	1. 건강증진의 개념 2. 국내 건강증진 정책 및 사업	
		3. 보건교육 관련 행위이론	1. 개인의 건강행동변화 2. 개인 간 상호작용을 통한 건강행동변화	

시험과목명	문제수	분야	영역	비고
		4. 보건교육방법	1. 보건교육방법의 선정 및 활용 2. 보건교육 매체의 선정 및 활용	1점/ 1문제
		5. 분야별 보건교육	1. 건강생활실천 및 질병예방 보건교육 2. 생활터별 보건교육 3. 생애주기별 인구집단 보건교육	
4. 보건의료법규	20	1. 의료법	1. 총칙 2. 의료인 3. 의료기관 4. 신의료기술평가 5. 의료광고 6. 감독 7. 보칙 및 벌칙	
		2. 국민건강증진법	1. 총칙 2. 국민건강의 관리 3. 국민건강증진기금 4. 보칙 및 벌칙	
		3. 지역보건법	1. 총칙 2. 지역보건의료계획의 수립 · 시행 3. 지역보건의료기관의 설치 · 운영 4. 지역보건의료서비스의 실시 5. 보칙 및 벌칙	
		4. 감염병의 예방 및 관리에 관한 법률	1. 총칙 2. 기본계획 및 사업 3. 신고와 보고 4. 감염병감시 및 역학조사 등 5. 고위험병원체 6. 예방접종 7. 감염 전파의 차단조치 8. 예방조치 9. 방역관, 검역위원 및 예방위원 10 경비 11 보칙 및 벌칙	
		5. 국민건강보험법	1. 총칙 2. 가입자 3. 국민건강보험공단 4. 보험급여 5. 건강보험심사평가원 6. 보험료 7. 이의신청 및 심판청구 8. 보칙 및 벌칙	
		6. 학교보건법	1. 목적 및정의 2. 학교의 환경위생 및 식품위생 3. 건강검사 및 예방접종 등	

Contents

1과목 보건프로그램 개발 및 평가

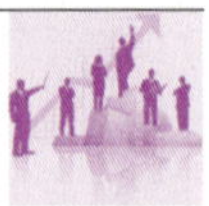

2과목 보건학

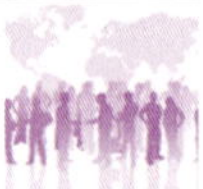

3과목 보건교육학

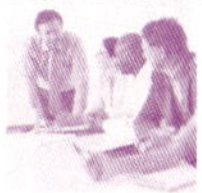

4과목 보건의료법규

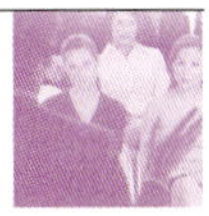

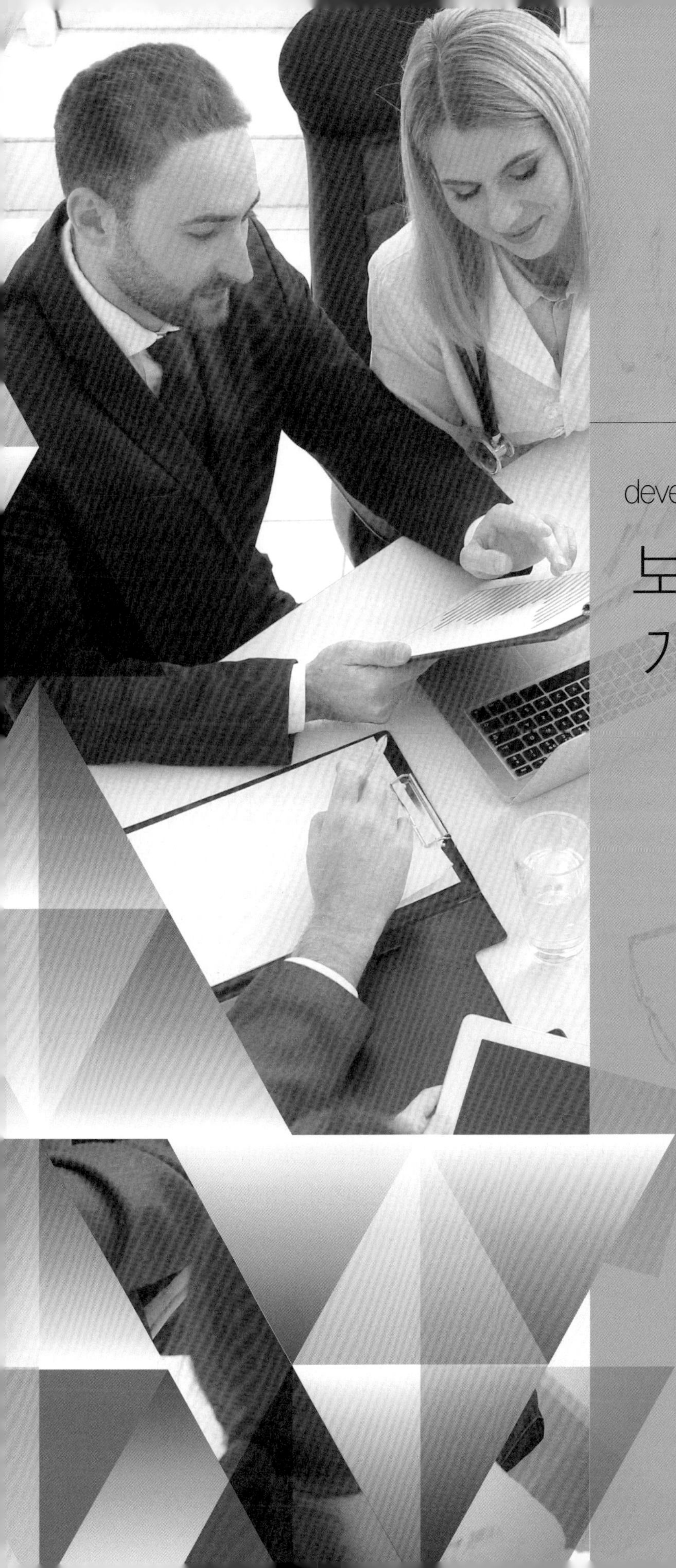

제1과목

Health program development & assessment

보건프로그램 개발 및 평가

part 1 보건 프로그램 개발 및 평가

1장 프로그램의 이해

1. 보건 프로그램의 의미

① 국가, 지방정부, 특정기관 및 단체가 설정한 목적을 달성하는 데 필요한 활동내용, 자원관리, 실행, 평가 등에 관한 전체적인 계획

② 보건정책이 추구하는 목적을 달성하는 수단

③ 보건문제를 해결하기 위하여 개인 또는 집단을 대상으로 계획적으로 개입하여 변화를 유도 보건문제 해결을 위한 방향과 목적이 결정되고, 이 목적을 달성하는 데 필요한 실천활동을 만들어 내는 과정

④ 문제분석, 요구조사, 목표설정, 중재방법 개발 등의 활동을 강조

⑤ 보건 프로그램의 기획과 설계뿐만 아니라 실행 · 평가 등 모든 단계를 포함하며, 보건 프로그램을 개선시키는 작업

2. 보건 프로그램의 요건

① **목적성** : 보건 프로그램의 전체적인 짜임새이고 개발 방향을 결정하며 목적과 일치되는 내용, 방법, 절차 등이 있어야 하고 내용, 활동방법, 추진 절차가 적합하도록 구성

② **조직성** : 보건 프로그램의 목적을 달성하기 위하여 선정한 내용, 활동방법, 추진 절차 등이 체계적으로 배치되

③ **계획성** : 준비단계에서부터 내용을 선정할 때 실행하는 방법과 절차도 검토.

④ **통제성(공평성)** : 목적 달성에 불필요한 요소들을 제거하고 실용성을 높이는 과정

⑤ **공인성** : 효과가 검증된 내용으로 구성되는 것. 과학적 연구결과나 공인된 통계자료를 이용하여 근거 중심의 개발

⑥ **접근성** : 대상자들이 쉽게 이용하도록 시간과 장소, 관심과 접근, 내용도의 중요성이 고려되는 것

⑦ **통합성(포괄성)** : 개별적으로 분산된 보건 프로그램을 하나로 묶어서 제공하는 것을 의미. 변화의 단위(unit)를 운동, 영양, 금연 등으로 세분화시키지 말고 건강생활로 묶어서 효과적인 접근방법을 모색하는 것

⑧ **지속성** : 일정 기간 동안 계속해서 운영되는 것. 행동변화를 유도하려는 보건 프로그램은 최소한 12주는 진행

3. 보건 프로그램 유형

(1) 개발 주체에 따라

① **국가 수준 보건 프로그램** : 국가 차원에서 정책적으로 실시되는 활동. 전체 국민 또는 특수 계층을 대상으로 실시.

② **기관 수준 보건 프로그램** : 조직이 추구하는 목적을 달성하기 위하여 구체적으로 개발한 사업적 성격의 활동

(2) 구성 범위에 따라

① **단일 보건 프로그램** : 단일 목적을 달성, 1회 활동으로 구성, 기간이 짧고, 다른 보건 프로그램과 연계성은 거의 없다.

② **연속 보건 프로그램** : 문제 해결을 위한 하나의 주제를 여러 개의 내용으로 나누어 일정한 순서에 따라 실행하는 활동

③ **통합 보건 프로그램** : 한 주제에서 세분화된 여러 활동이나 비슷한 성격을 가진 여러활동들을 하나의 체계 속에 연결시켜 구성

④ **종합 보건 프로그램** : 여러 영역의 보건 프로그램을 한 곳에 모아서 종합적으로 전개. 건강박람회 등 종합 보건 프로그램이 해당

(3) 대상 수준에 따라

① **개인 수준 보건 프로그램** : 개인에게 동기, 가치, 지식 그리고 기술을 제공하여 문제와 위기 상황에 대처할 수 있는 능력을 키워주는 것

② **개인 간 수준 보건 프로그램** : 개인이 속한 사회적 관계망에 따라 건강행동이 달라질 수 있기 때문에 건강행동에 영향을 주는 가족, 직장동료, 친구 등 공식적, 비공식적 사회적 관계망과 사회적 지지 시스템에 관심을 가지는 것

③ **조직 수준 보건 프로그램** : 행동을 제약하거나 조장하는 규칙, 규제, 시책, 비공식적 구조를 활용하여 조직의 규범과 질서에 예속되고 조직의 구조, 규범, 질서를 건강 지향적으로 만드는 것

④ **지역사회 수준 보건 프로그램** : 개인, 집단, 조직 간에 공식적 또는 비공식적으로 존재하는 네트워크를 활성화시켜 각 부문과 협력을 강화하는데 관심을 기울이는 것

⑤ **정책 수준 보건 프로그램** : 국가수준의 건강을 위한 법률 제정이나 각종 규제 조치를 통하여 건강과 관련된 제도를 확립하는 것

(4) 내용에 따른 유형

① **인식 보건 프로그램** : 건강에 관한 지식을 습득하는 것에 관심을 가지는 것이다. 회보, 포스터, 유인물, 건강박람회, 상호 간의 조언(상담) 등이 포함.

② **생활양식 변화 보건 프로그램** : 금연, 규칙적 운동, 스트레스 관리, 고른 영양섭취, 체중관리 등 행동변화와 관련된 생활양식을 정착시키는 것. 변화된 행동을 장기간 유지하는 데는 실패할 수 있다는 단점이 있다.

③ **건강생활 분위기 보건 프로그램** : 조직 또는 지역사회에 건강한 생활양식을 지원하는 환경을 만드는 것.

4. 보건 프로그램 개발 시 보건교육사의 역할

① 보건 프로그램 개발과 관련된 여러 사항에 대해서 공동으로 의사를 결정을 하는 집단적 의사결정 과정

② 새로운 변화에 대한 대응 방안으로 보건조직의 끊임없이 변화하는 내 · 외부 환경변화 및 클라이언트의 요구 변화에 적절하게 대응할 수 있는 활동을 전개. 변화에 대한 대응 과정

③ 잠재적 클라이언트 집단을 참여시켜 그들의 요구와 특성을 반영하고 사정하는 클라이언트의 자발적인 참여과정

④ 개인은 물론 참여한 개인이 속한 집단과 지역사회를 변화시키는 지역사회 개발과정

5. 보건 프로그램 개발 과정

단 계	내 용	주요 내용
1단계	문제분석	문제 파악 우선 순위
	요구조사	요구 파악 대상자 결정
2단계	목적, 목표설정	목적 설정 목표 설정
	보건 프로그램 설계	내용 선정 예산 배분
3단계	실행	실행 계획
4단계	평가	평가

1장 프로그램의 이해 출제예상문제 및 해설

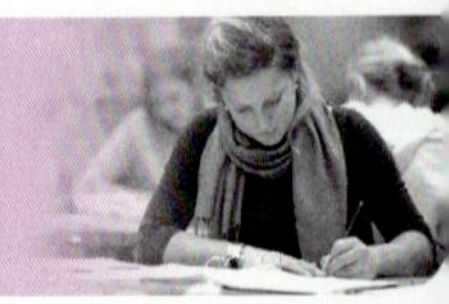

01 성인 흡연률 감소를 목적으로 하는 보건 프로그램의 세부내용에 청소년 흡연예방교육이 포함되어 있을 경우에 이를 프로그램에서 제거하는 프로그램 요건은?

① 통제성　　② 목적성　　③ 조직성
④ 계획성　　⑤ 접근성

정답 ①

02 직장인을 위한 보건 프로그램의 경우에 사업장이 밀집한 곳에 별도의 공간을 확보하고 점심시간이나 퇴근 시간 이후에 운영하도록 하는 프로그램 요건은?

① 과학성　　② 통제성　　③ 조직성
④ 목적성　　⑤ 접근성

정답 ⑤

03 동일한 고혈압 환자를 대상으로 하는 영양교실, 운동교실, 금연교실 등이 개별적으로 운영될 경우에 이를 고혈압 환자의 건강교실로 프로그램 하는 요건은?

① 공인성　　② 통합성　　③ 접근성
④ 통제성　　⑤ 조직성

정답 ②

04 기초 건강교실과 심층 건강교실로 보건 프로그램을 구성하는 프로그램 요건은?

① 지속성　　② 접근성　　③ 계획성
④ 통합성　　⑤ 조직성

정답 ④

05 운동, 영양, 금연 등으로 세분화시키지 말고 건강생활로 묶어서 효과적인 접근방법을 모색하는 프로그램 요건은?

① 접근성　② 과학성　③ 통합성
④ 지속성　⑤ 통제성

정답 ③

06 경로당 운동 프로그램을 보건소가 개발할 때와 국민건강보험공단에서 개발할 때에 프로그램의 내용과 운영방법에는 차이가 있다. 이를 나타내는 보건 프로그램 유형은?

① 국가 수준 보건 프로그램　② 기관 수준 보건 프로그램
③ 종합 보건 프로그램　④ 지역사회 수준 보건 프로그램
⑤ 정책 수준 보건 프로그램

정답 ②

07 각 경로당의 회장을 건강리더로 양성하여 금연경로당을 실천하도록 유도하거나 소속 회원들이 함께 참여하는 운동시간을 매일 갖도록 하는 보건 프로그램의 유형은?

① 개인 간 보건 프로그램　② 생활양식 변화 프로그램
③ 건강생활 분위기 프로그램　④ 단일 보건 프로그램
⑤ 종합 보건 프로그램

정답 ①

08 직장 내에서 걷기실천을 유도하기 위하여 건물의 3층까지는 승강기가 작동하지 못하게 하는 보건 프로그램의 유형은?

① 정책 수준 보건 프로그램
② 인지 보건 프로그램
③ 개인 수준 보건 프로그램
④ 조직 수준 프로그램
⑤ 단일 보건 프로그램

정답 ④

09 모든 직원들에게 만보계를 지급한 후에 매월 각 부서별로 직원들의 활동량을 합산하여 우수 부서를 시상하는 보건 프로그램의 유형은?

① 국가 수준 보건 프로그램
② 조직 수준 프로그램
③ 통합 보건 프로그램
④ 건강생활 분위기 보건 프로그램
⑤ 지역사회 수준 보건 프로그램

정답 ②

10 보건소와 어린이집연합회가 공동으로 '건강한 어린이집 인증제'를 실시하여, 지역의 모든 어린이집이 건강한 환경요건을 갖추도록 유도하는 보건 프로그램 유형은?

① 생활양식 변화 보건 프로그램
② 단일 보건 프로그램
③ 지역사회 수준 보건 프로그램
④ 연속 보건 프로그램
⑤ 기관 수준 보건 프로그램

정답 ③

11 국민건강증진법에 금연구역을 확대하거나 각 보건소에서 지정된 금연구역 내 흡연을 단속하도록 하는 보건 프로그램 유형은?

① 국가 수준 보건 프로그램
② 종합 보건 프로그램
③ 조직 수준 보건 프로그램
④ 개인 수준 보건 프로그램
⑤ 정책 수준 보건 프로그램

정답 ⑤

12 금연구역 설정, 재떨이 제거, 건강식품을 파는 자동판매기 설치, 운동시설 설치 등의 물리적 지원을 이용한 건강한 생활양식을 유지하는 보건 프로그램의 유형은?

① 생활양식 변화 보건 프로그램
② 인지 보건 프로그램
③ 지역사회 수준 보건 프로그램
④ 건강생활 분위기 보건 프로그램
⑤ 기관 수준 보건 프로그램

정답 ④

13 주부 비만탈출 프로그램을 초급 · 중급 · 고급과정으로 구분하여 장기적으로 지속적인 서비스를 제공하였다면 어느 프로그램의 유형에 해당되는가?

① 단일 보건 프로그램
② 연속 보건 프로그램
③ 통합 보건 프로그램
④ 종합 보건 프로그램
⑤ 기관 수준 보건 프로그램

정답 및 해설

해설 연속 보건 프로그램은 문제해결을 위해 하나의 주제를 여러 개의 내용으로 분류하여 일정한 순서에 따라 실행하는 프로그램이다.

정답 ②

14 보건 프로그램 유형에 관한 설명으로 옳지 않은 것은?

① 개인 수준 보건 프로그램은 지식, 태도, 믿음 등과 같은 행동에 영향을 주는 개인적 특성을 다각적으로 고려한다.

② 개인 간 수준 보건 프로그램은 가족, 직장동료, 친구 등 사회 관계망을 활용한다.

③ 지역사회 수준 보건 프로그램은 사회적 네트워크 강화, 집단규범 변경, 사회적 지지그룹 구성에 역점을 둔다.

④ 조직 수준 보건 프로그램은 조직 내 각 부서, 집단, 구성원의 요구를 충족시키고 상호연결을 원활히 하는 데 관심을 가진다.

⑤ 정책 수준 보건 프로그램은 건강을 위한 조례제정, 각종 규제조치 등 국가 전체 수준의 제도를 확립한다.

정답 및 해설

해설 지역사회 수준 보건 프로그램의 핵심 내용은 지역사회 각 부분과의 협력강화, 협조체계 구축 등이며, 개인이 속한 사회적 관계망에 따라 건강행동이 달라지므로 사회적 네트워크 강화는 개인 간 수준 보건 프로그램이다.

정답 ③

15 다음에 해당하는 프로그램 유형은?

> 회보, 포스터, 전단, 건강박람회 등을 통해 건강습관 변화나 건강향상을 기대하지만, 대부분 단기간으로 제한된다.

① 개인 수준 보건 프로그램
② 조직 수준 보건 프로그램
③ 통합 보건 프로그램
④ 건강생활 분위기 보건 프로그램
⑤ 인지 보건 프로그램

정답 및 해설

해설 인지 보건 프로그램은 주제에 대한 대상자의 인지 수준과 관심을 증가시킨다.
행동변화와 관련된 생활양식을 정착시키는 것은 생활양식 변화 보건 프로그램이며, 지역사회에서 건강한 생활양식을 격려하는 환경을 만들어 주는 것은 건강생활 분위기 보건 프로그램이다.

정답 ⑤

16 금연 및 간접흡연의 폐해를 예방하기 위하여 해수욕장의 금연조례를 제정하여 실시하였다면 어느 유형에 해당하는가?

① 개인 수준 보건 프로그램
② 개인 간 수준 보건 프로그램
③ 조직 수준 보건 프로그램
④ 지역사회 수준 보건 프로그램
⑤ 정책 수준 보건 프로그램

정답 및 해설

해설 정책 수준 보건 프로그램은 건강증진을 위한 조례제정, 각종 규제조치를 통하여 활성화하는 프로그램이다.

정답 ⑤

17 보건 프로그램 유형에 관한 설명으로 옳은 것은?

① 통합 보건 프로그램은 문제해결을 위해 하나의 주제를 여러 개의 내용으로 나뉘어 일정한 순서에 따라 실행하는 것이다.
② 국민 또는 특수계층을 대상으로 실시하는 각종 보건 프로그램은 기관 수준 보건 프로그램이다.
③ 통합 보건 프로그램은 각 활동들의 독자성은 없으나 여러 활동들을 적절하게 연결시켜 활동을 구성한다.
④ 인지 보건 프로그램 하나로는 거의 가치가 없으며 다른 보건 프로그램과 결합하여 제공될 때 유용하다.
⑤ 생활양식 변화 보건 프로그램은 행동변화가 나타나기까지 최소한의 시간이 필요하지만, 변화된 행동을 장기간 유지 가능하다.

정답 및 해설

해설 ①은 연속 보건 프로그램, ②는 국가 수준 보건 프로그램 설명이다.
③ 통합 보건 프로그램은 각 활동의 독자성을 어느 정도 유지하고 있으며, ⑤ 생활양식 변화 보건 프로그램은 변화된 행동을 장기간 유지하는 데 실패하므로 지지적인 환경 보건 프로그램 이용이 필요하다.

정답 ④

18 초등학교에서 비만 어린이의 부모를 대상으로 하는 요리 캠프를 실시한 경우, 어느 프로그램의 유형에 해당되는가?

① 단일 보건 프로그램
② 연속 보건 프로그램
③ 통합 보건 프로그램
④ 종합 보건 프로그램
⑤ 기관 수준 보건 프로그램

정답 및 해설

해설 특정한 단일목적 또는 목표 달성을 위한 1회 활동은 단일 보건 프로그램에 해당한다.

정답 ①

19 A 마트에서 직원을 대상으로 "건강한 직장만들기" 프로그램을 계획하여 월 1회 사업장을 방문하여 건강 강좌 및 건강 체험, 이동금연클리닉 등을 운영하였다면 어떤 보건 프로그램 유형으로 분류되는가?

① 생활터별 보건 프로그램
② 건강생활 실천 보건 프로그램
③ 예방중심 건강관리 프로그램
④ 종합 보건교육 프로그램
⑤ 건강 환경 조성 프로그램

정답 및 해설

해설 지역사회, 학교, 산업장 등 setting별로 제공되는 프로그램은 생활터별 보건 프로그램에 해당한다.

정답 ①

20 지역 아동센터를 이용하는 초등학생을 대상으로 건강증진 프로그램을 실시하고자 할 때 적합하지 않은 프로그램은?

① 금연 프로그램

② 절주 프로그램

③ 업무상 재해예방 프로그램

④ 구강관리 프로그램

⑤ 비만예방 프로그램

정답 및 해설

해설 금연 · 절주는 어릴 때부터 교육을 하는 것이 효과가 높은 것으로 보고 있고, 구강 · 비만 예방은 어린이들에게 실시하여도 무리가 되지 않는 교육이다.

정답 ③

21 보건 프로그램 개발의 원리와 거리가 먼 것은?

① 대상자의 요구를 바탕으로 그 목적과 목표를 설정하고, 이를 성취할 수 있도록 구체화해야 한다.

② 대상자의 특성을 고려하여 자발적인 참여가 이루어지도록 해야 한다.

③ 대상자의 특정 생활영역 중심으로 개발되어야 기대하는 목표를 달성할 수 있다.

④ 변화하는 환경을 고려하여 신축성 있는 보건 프로그램을 개발해야 한다.

⑤ 보건 프로그램을 원활하게 수행하는 데 관련되는 모든 여건을 고려하여 실행가능하고 일반화될 수 있도록 개발되어야 한다.

정답 및 해설

해설 대상자의 특정 생활영역보다는 전체 활동과 통합할 수 있는 방향에서 개발되어야 한다.

정답 ③

22 보건 프로그램 개발 과정에서 가장 먼저 이루어져야 하는 것은?

① 목표 설정 ② 프로그램 설계
③ 중재방법 개발 ④ 평가
⑤ 문제분석

정답 및 해설

해설 보건 프로그램 개발과정은 문제분석과 요구조사(문제진단) → 목표설정 → 보건 프로그램 설계(중재방법 개발) → 실행 → 평가 순이다.

정답 ⑤

23 보건 프로그램 개발 과정에서 우선순위를 결정하는 것은 (①) 단계이고, 대상자를 결정하는 것은 (②) 단계이다. 적절한 것은?

	①	②
①	문제분석	요구조사
②	보건 프로그램 설계	요구조사
③	문제분석	보건 프로그램 설계
④	목표설정	보건 프로그램 설계
⑤	목표설정	문제분석

정답 및 해설

해설 문제분석 : 문제파악, 우선순위
요구조사 : 요구파악, 대상자 결정
목표설정 : 목적설정, 목표설정
보건 프로그램 설계 : 내용선정, 예산배분
실행 : 실행계획
평가 : 효과성 평가, 효율성 평가

정답 ①

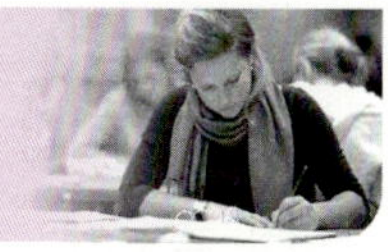

2장 요구도 진단

1. 요구도 진단 방법

대상집단의 문제나 필요한 것을 파악하는 것으로 대상집단의 문제파악, 문제해결 역량파악, 평가의 기초자료 확보, 환경변화 예측 등을 목적으로 한다.

(1) 요구사정 순서

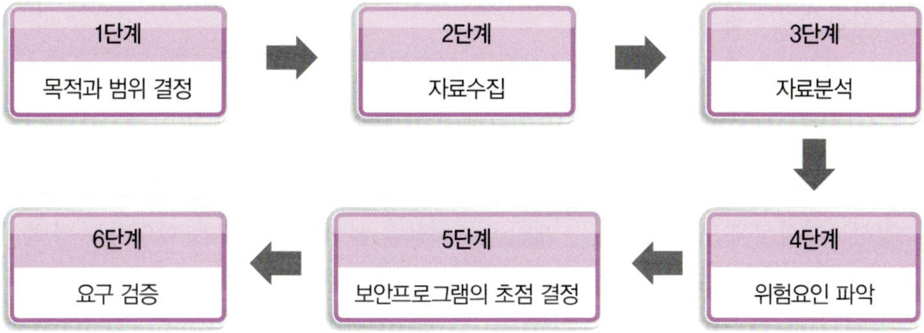

그림 1-1 요구 사정 진행 단계

(2) 직접 관찰법

① **일반인구 조사** : 지정된 지역의 전체 대상자 중에서 표본을 추출하여 질문지나 면접을 통하여 자료를 얻고, 이를 기초로 요구를 파악하는 방법. 수집된 자료로 문제파악과 요구도 파악에 도움

② **표적인구 조사** : 일반인구 중에서 어떤 특성을 가진 특정 인구를 대상으로 질문지나 면접을 통하여 그들의 요구를 파악하는 방법.

③ **델파이** : 전문가들에 의해 미래를 예측하거나 연구하는 방법으로 폭넓은 분야에서 심층적 의견을 수립하고 경제적이며 시간이 효율적이고 자유로운 의사결정이 가능

④ **심층면접** : 조사자의 개방적인 질문으로 특정인을 대상으로 그들의 생각, 의도, 행동유형을 알아내고 비언어적 의사표현의 의미로 면담을 통해 밝혀 내는 방법

⑤ **관찰** : 조사자가 직접 현장을 확인하여 어떤 상황의 발생 과정을 파악해서 필요한 정보나 상황을 알아내는 방법

⑥ **직접경험** : 요구를 파악하기 위해 실제 상황을 직접 체험하면서 파악하는 방법

⑦ **공청회** : 광범위한 주민계층 및 집단의 의견을 짧은 시간에 청취하도록 공개적인 모임을 개최하는 방법

* 표적집단은 일반인구를 소득, 연령, 건강, 성별, 학력 등으로 구분하고 서비스의 이용 수준, 지역별 특성 등으로 계층화해서 나눈 집단

(3) 간접 관찰법

① **보건지표 분석** : 보건정책, 보건의료제도, 보건의료자원, 인구구조, 보건의식, 인구센서스 및 인구동태자료, 사회지표 통계연보, 국민건강영양조사결과, 건강보험자료, 지역사회건강조사 결과

② **행정자료 조사** : 행정기관이 자료 수집은 주민들의 요청 사항, 공익사업의 동향, 특별한 관심을 요하는 대상 인구 또는 지역에 관한 중요한 정보를 제공

③ **개인별 기록 자료** : 학생들의 생활기록부, 병원 시설에 입원한 사람들의 개인별 차트, 정신보건시설에 보관되어 있는 개인별 기록들을 분석하여 요구를 확인하는 방법

(4) 사례조사법

대상집단을 직접 상대하거나 관련이 있는 제3자를 접촉하여 그들의 요구를 조사하는 방법으로 보건 프로그램 운영자 및 서비스 제공자 조사, 주요 정보 제공자 조사 등이 포함

2. 자료수집

(1) 자료구분

① **1차 자료** : 조사자가 직접 조사하는 방법으로 비용, 인력, 시간이 많이 소요

② **2차 자료** : 이미 만들어진 기존의 자료를 이용하는 방법으로 자료수집 기간과 비용을 절약하고 바로 사용 가능

(2) 자료의 특성

① **양적 자료** : 자료가 수량화 되어있고 통계분석이 가능, 설문조사자료, 관측자료, 실험자료 등

② **질적 자료** : 적은 수의 참여자를 대상으로 심층분석하여 질적조사를 통해 수집

(3) 자료수집 방법

1) 양적자료 수집

① **질문지법** : 조사자가 필요로 하는 자료를 수집하기 위하여 정리된 여러 개의 문항으로 구성. 개방형 질문과 폐쇄형 질문, 자기기입법, 집단조사법, 우편조사 등

② **면접법** : 조사자와 응답자 간에 대화하면서 필요한 자료를 얻는 방법, 구조화 면접, 비구조화 면접, 준 구조화 면접 등. 조사유형은 개별면접조사, 집단 면접조사, 전화조사, 인터넷조사등

2) 질적자료 수집

① **포커스그룹 인터뷰** : 8-12명 정도의 공통의 주제를 가진 사람들과 특정한 주제에 대해 의견과 아이디어를 질문하는 방법

② **심층면접** : 숙달된 면접자에 의하여 면접이 일대일로 주제에 대한 응답자의 숨겨진 의도나 신념, 태도, 느낌 등을 조사하는 개별 면접

③ **관찰법** : 일상 안에서 일어나는 일들을 직접 목격하고 정보를 기록하는 방식의 방법

3. 자료 분석

(1) SWOT 분석

① 개념

보건기획을 하기 전에 조직의 내부 환경을 분석하여 환경 분석에 필요한 강점(strength), 약점(weakness), 기회(opportunity), 위협(threat)을 파악

② 분석 전략

	강점(S)	약점(W)
기회(O)	· SO전략(공격적 전략) · 기회를 포착할 강점을 활용하는 전략	· WO전략(상황전환 전략) · 약점을 극복하여 기회를 활용하는 전략
위협(T)	· ST전략(다각화 전략) · 위기를 극복할 강점을 활용하는 전략	· WT전략(방어적 전략) · 약점을 최소화하고 위험을 피하는 전략

참고 : "보건 프로그램 개발 및 평가", 이주열, 계축문화사, 2019

그림 1-2 SWOT 매트릭스 분석과 전략 개발

	강점(S) · 업무담당자의 열정 · 보건소 팀 간의 연계 활성화 · 전담인력 확보	약점(W) · 지리적 접근성이 낮음 · 지역사회 자원 부족 · 취약계층이 많음
기회(O) · 중앙정부의 지원 강화 · 보건사업 긍정평가 증대 · 시민들의 참여 향상	· 보건소 조직의 확대 · 새로운 보건사업 개발 · 주민참여 중심으로 사업운영	· 보건분소의 설치 · 보건사업의 적극적 홍보 · 취약계층에 대한 서비스 강화
위협(T) · 물가상승으로 비용증대 · 서비스에 기대수준 향상 · 지자체의 예산절감	· 팀 간의 서비스 연계 강화 · 추가예산 확보를 위한 노력 · 보건소 인력을 적극적 활용	· 비예산 사업 활성화 · 이동형 보건사업 강화 · 기존 사업의 질적 관리

참고 : "보건 프로그램 개발 및 평가", 이주열, 계축문화사, 2019

그림 1-3 SWOT 매트릭스 분석과 전략 개발 사례

(2) 대상자 분석

① **매핑 기법** : 프로그램에 참여 대상자의 특성 파악을 위한 확인과정

사회체계분석, 사회계층화, 사회차별화, 문화분석

② **대상자 결정 모형** : 대상자 선정하는 방법

일반 집단, 위험집단, 표적 집단, 클라이언트 집단

(3) 신뢰도

같은 대상을 반복 측정하는 경우 일치하는 값을 얻을 수 있는 정도

① **재검사법** : 동일한 측정도구를 동일한 대상에게 반복 측정하는 방법

② **복수양식법** : 동일한 대상에게 유사한 형태의 두 개 이상의 측정도구를 사용하는 방법

③ **반분법(이분법)** : 하나의 측정도구를 반으로 나누어 이들의 측정결과의 상관관계를 계산하여 측정하는 방법

④ **크론바흐 알파계수**(Cronbach's α) : 내적 일관성에 의해 신뢰도를 측정하는 방법으로 가장 널리 쓰이는 측정기법 중 하나이다. 반분법이 단일의 신뢰도 계산을 할 수 없다는 점에서 착안하여 한 측정에서 가능한 모든 반분법 신뢰도들의 평균값을 신뢰도로 추정하는 내적 일관성 분석방법이다. 0~1사이의 값을 가지며 0.6을 넘어야 만족할 만한 신뢰수준으로 판단

(4) 타당도

1) 측정의 타당도

어떤 측정방법이 측정하고자 하는 것을 어느 정도까지 측정할 수 있는지 그 정도를 나타낸다.

① **내용타당도** : 어떤 측정방법이 측정해야 할 영역을 어느 정도 적절하게 반영하고 있는가를 표시하는 개념

② **기준타당도** : 새로운 측정도구와 기존의 측정도구를 비교하여 새로운 측정도구의 타당도를 판단

③ **구성타당도** : 연구자가 측정하고자 하는 추상적인 개념이 실제로 측정도구에 의해 제대로 측정되었는지의 정도

2) 조사연구의 타당도

① **내적 타당도** : 종속변수에 나타나는 변화가 독립변수의 영향이라는 것을 확신할 수 있는 정도

- 내적 타당도 저해요인 : 우연한 사건, 사전 · 사후 검사, 통계적 회귀, 연구대상자 선정의 편견, 낮은 신뢰도의 측정도구 등

② **외적 타당도** : 조사를 통하여 파악한 결과를 다른 경우에도 일반화할 수 있느냐의 문제를 나타내는 방법이다.

- 외적 타당도 저해요인 : 실험대상자 선정과 실험처치 간의 상호작용, 검사의 상호작용 효과, 실험상황의 일반화 제약, 다중실험처치 간의 간섭 등

3) 신뢰도와 타당도의 관계

① 타당도가 높을 경우 신뢰도는 높지만, 신뢰도가 높은 경우 타당도는 낮을 수 있다.

② 타당도가 낮아도 신뢰도는 높을 수 있다.

③ 측정에서 신뢰도와 타당도를 동시에 확보하는 것은 매우 중요한 문제이다.

④ 타당도를 강조하다 보면 신뢰도가 약해질 수 있고, 신뢰도를 강화하기 위한 노력들은 타당도를 저해하는 결과를 초래할 수 있다.

4. 우선순위 결정 방법

(1) PATCH((Planned Approach To Community Health)

① 1단계 : 브레인스토밍 등의 방법을 사용하여 지역의 여러 건강문제를 파악

② 2단계 : 1단계의 문제를 중요성과 변화가능성으로 정리

• 중요성 : 건강지표(유병률, 발생률), 위중도(사망률, 장애 발생률, 질병부담 비용) 이용

• 변화가능성 : 문헌이나 다른 지역의 보건 프로그램 실행 경험을 참고로 건강문제 변화를 파악

③ 3단계 : 중요성과 변화가능성이 높은 문제들을 중심으로 다시 우선순위를 정함

(2) Bryant

문제의 크기, 문제의 심각성, 보건 프로그램의 기술적 해결 가능성, 주민의 관심도 등 4가지 기준을 이용하여 건강문제의 우선순위를 결정.

(3) BPRS(Basic Priority Rating System)

① 보건 프로그램 개발과 우선순위의 주관적인 과정을 계량화

② 각 평가 항목을 점수화하는 기준을 제시

③ 문제의 심각도의 세부 평가 항목에 주민의 관심도가 포함

④ 공식

$$BPRS = (A + 2B) \times C$$

(A: 문제의 크기, B: 문제의 심각성, C: 사업의 개입효과)

⑤ 객관적 자료가 부족한 보건 프로그램의 경우 사업의 개입효과가 점수에 가장 큰 영향을 미쳐 타당성을 저해하는 위험요소가 됨

(4) NIBP(Needs Impact-Based Planning)

① 건강문제의 크기(need)와 해결을 위한 방법의 효과(impact)를 기준으로 우선순위를 평가

② 반드시 실행해야 할 문제, 실행해야 할 문제, 연구를 촉진해야 할 문제, 중단해야 할 문제로 구분

(5) PEARL(propriety, economics, acceptability, resources, legality)

① **적절성** : 보건 프로그램이 건강문제 해결에 적절한가?

② **경제성** : 문제를 해결하는 것이 경제적으로 적절한 일인가?

③ **수용성** : 지역사회가 그 보건 프로그램을 원하고 있는가?

④ **자원** : 재정은 조달할 수 있거나 조달할 가능성이 있는가?

⑤ **합법성** : 법을 위반하지 않고 프로그램을 수행할 수 있는가?

⑥ BPRS를 계산 후에 보건 프로그램의 실행 가능성을 판단하는 기준으로 사용

(6) CLEAR(community capacity, legality, efficiency, acceptability, resource availability)

지역사회역량, 합법성, 효율성, 수용성, 자원의 활용가능성을 기준으로 결정

(7) Golden Diamond 모델

① 미국의 메릴랜드 주에서 보건지표의 상대적 크기(전국 평균이나 지역 간의 차이)와 변화의 경향을 이용하여 우선순위를 결정하는 방식

② 우선순위를 결정할 주요 건강문제를 선정한 후 이들 건강문제의 이환율과 사망률, 변화의 경향을 미국 전체와 비교하여 '주가 좋음', '같음', '주가 나쁨' 등으로 구분 표시하여 우선순위를 결정

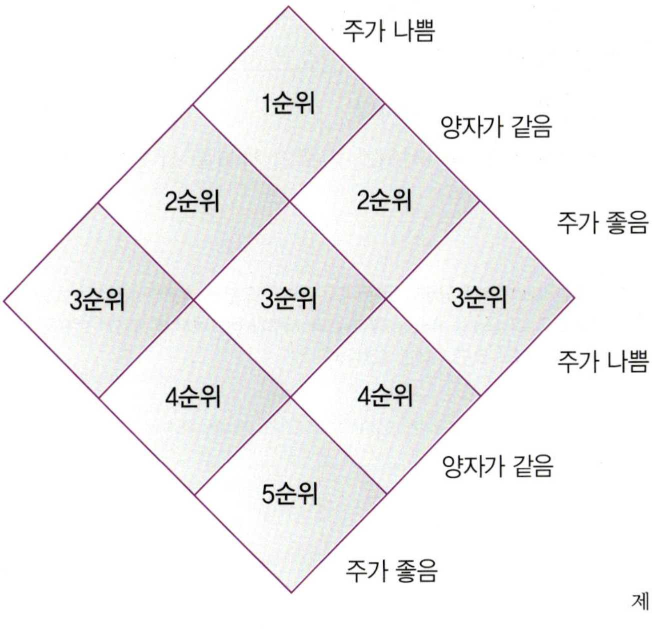

2장 요구도 진단 출제예상문제 및 해설

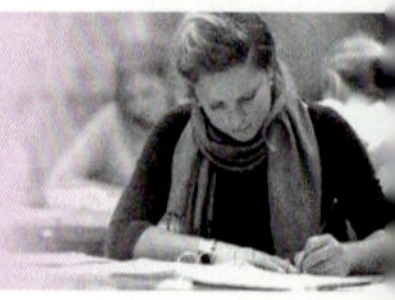

01 요구도 사정의 목적과 거리가 먼 것은?

① 지역사회 건강문제 파악
② 지역사회가 가지고 있는 자원과 역량 파악
③ 환경의 변화를 예측
④ 문제해결을 위한 가장 적합한 해결책 모색
⑤ 프로그램의 최종효과 측정으로 개선계획 수립

정답 및 해설

해설 요구도 사정을 통해 프로그램의 결과를 평가하는 기준을 마련한다.

정답 ⑤

02 요구의 유형 중 인지적 요구에 해당하는 것은?

① 전문적으로 기준을 정하고 이에 미치지 못한 상태를 요구가 있는 상태로 규정한다.
② 주로 설문조사를 통하여 응답자에게 필요로 하는 것을 물어보는 방식이다.
③ 얼마나 많은 사람들이 서비스를 실제로 필요로 하느냐에 요구 정도가 달려 있다.
④ 계량화가 쉽고 변화의 표적이 명확하다.
⑤ 각기 다른 인구집단에 존재하는 서비스 수준의 차이를 설명하기 위해 도입된 개념이다.

정답 및 해설

해설 규범적 요구는 전문가의 판단에 의해 규정된 요구이고, 인지적 요구는 개개인이 느끼는 요구, 표현된 요구는 서비스의 수요에 기초한 요구, 비교 요구는 다른 사람이나 타 지역과 비교해서 정해지는 요구이다. ①, ④는 규범적 요구, ③는 표현된 요구, ⑤는 비교 요구에 대한 설명이다.

정답 ②

03 "A구 지역사회건강조사" 자료에서 A구의 걷기운동실천율이 전국과 비교했을 때 현저하게 낮게 나타나 A구의 걷기운동실천율 향상을 위한 노력이 필요하다고 제시된 경우에 요구의 유형은?

① 규범적 요구
② 인지적 요구
③ 표현된 요구
④ 비교 요구
⑤ 사회적 요구

정답 및 해설

해설 이미 연구된 자료를 통한 전문가들에 의해 제안된 요구로 구체적이고 객관성이 있다.

정답 ①

04 노인건강증진을 위한 보건 프로그램 계획을 세우기 위하여 요구분석 시 지역노인을 대상으로 전화조사를 실시하여 요구를 파악한 경우 요구의 유형은?

① 규범적 요구
② 인지적 요구
③ 표현된 요구
④ 비교 요구
⑤ 사회적 요구

정답 및 해설

해설 개개인이 느끼는 요구. 대상자에게 전화, 설문지를 이용하여 요구를 측정하는 방법이다.

정답 ②

05 중년여성 건강증진 프로그램을 시행하면서 프로그램 대상자는 뱃살빼기 등 비만 프로그램의 요구도가 가장 높았으나, 지역의 현황파악 및 보건전문가에서는 만성질환 예방 및 관리 프로그램의 요구도가 높은 것으로 판단되었다면, 대상자 요구와 전문가 요구로 각각 옳은 것은?

① 표현된 요구 – 인지적 요구
② 인지적 요구 – 규범적 요구
③ 비교 요구 – 규범적 요구
④ 상황적 요구 – 표현된 요구
⑤ 규범적 요구 – 인지적 요구

정답 및 해설

해설 인지적 요구 : 대상자가 느끼는 요구, 규범적 요구 : 전문가의 경험과 지식에 기초하여 정의하는 요구이다.

정답 ②

06 요구도 사정방법 중 간접관찰법에 해당되는 것은?

① 일반 인구조사
② 델파이
③ 공청회
④ 보건지표 분석
⑤ 프로그램 서비스 제공자 조사

정답 및 해설

해설 직접관찰법은 일반인구 조사, 표적인구 조사, 델파이, 심층면접, 관찰, 직접 경험, 공청회 등,
간접관찰법은 보건지표 분석, 행정자료 조사, 개인별 기록자료 조사 등,
사례조사법은 보건 프로그램 운영자 및 서비스 제공자 조사, 주요 정보 제공자 조사 등이 있다.

정답 ④

07 델파이 기법에 대한 설명이 아닌 것은?

① 과거의 경험과 추세를 분석한 결과 그것을 근거로 한 미래예측기법이다.
② 전문가의 의견을 익명으로 대상집단에 우편으로 발송하며 반복 실시된다.
③ 소수의 의견을 수렴할 수 있고, 영향력 있는 소수의 전문가의 영향을 줄일 수 있다.
④ 해당분야 전문가들의 의견이나 판단을 종합하여 미래를 예측하는 기법이다.
⑤ 응답결과의 환류형식, 설문조사 횟수 등이 표준화되어 있지 않아 조사자의 편의대로 운영될 수 있다.

정답 및 해설

해설 델파이 기법은 전문가들에 의해 체계적으로 세밀하게 작성된 일련의 몇 단계 질문지를 통하여 대상집단으로부터 그들의 요구를 조사하는 방법으로 새로운 사업에 대한 것이다.

정답 ①

08 의사결정을 위한 브레인스토밍에 대한 설명으로 옳은 것은?

① 첫 5~10분간 대화는 전체 진행상 분위기 조성을 위해 바람직하지 않다.
② 질적인 아이디어보다는 양적으로 많은 아이디어를 도출해 내는 것이 필요하다.
③ 제안된 의견에 대한 반대의견은 바로 제시하는 것이 좋다.
④ 제안된 아이디어를 서로 결합하는 것은 피한다.
⑤ 세션의 목적과 규칙을 설명하는 것은 자유로운 아이디어 도출을 방해한다.

정답 및 해설

해설 브레인스토밍의 진행방법은 세션의 목적, 규칙, 절차 등을 설명 → 첫 5~10분간 자유로운 분위기 조성을 위해 대화와 아이디어 교환 → Brainstorming → 아이디어 확인과 정리 순이다.

정답 ②

09 보건 프로그램 기획 의사결정 방법인 브레인스토밍(Brainstorming)에 대한 설명으로 옳지 않은 것은?

① 자유롭게 의견을 이야기 할 수 있는 분위기가 필요하다.

② 관련 분야 전문가, 정책영향자 등의 참여자가 집단을 구성하여 아이디어를 낸다.

③ 가능한 한 많은 수의 의견을 끌어오도록 해야 한다.

④ 브레인스토밍에서는 생각을 의도적으로 조직화하거나 구조화하려고 굳이 애쓸 필요가 없다.

⑤ 제시된 의견에 대한 평가가 있어야 한다.

정답 및 해설

해설 브레인스토밍의 6대 원칙 : 비판금지 및 판단 연기, 자유분방, 많은 아이디어 표출, 아이디어 결합 및 의견 개진, 아이디어 발표 독점 금지, 비공개적 방법에 의한 우선순위 결정이다.

정답 ⑤

10 심층면접에 대한 설명으로 옳지 않은 것은?

① 질적 연구에서 많이 사용되는 방법이다.

② 숙련된 면접자가 8~12명 사이의 응답자로 구성된 그룹을 대상으로 인터뷰를 진행한다.

③ 일반적인 질문에서 시작하여 구조화되지 않은 질문으로 이어져야 한다.

④ 응답결과가 누구로부터 나타났는지 정확하게 확인할 수 있다.

⑤ 면접자에 의해 응답결과가 달라질 가능성이 있으므로 숙련된 면접자의 역할이 중요하다.

정답 및 해설

해설 질적 자료수집 방법

- 포커스그룹 인터뷰 : ②에 해당, 나이나 사회경제적 측면에서 동질의 집단으로 구성
- 심층면접 : 숙달된 면접자에 의해 실시되는 1 : 1 면접
- 관찰법 : 어떤 상황의 사실을 직접 목격하고, 목격하는 대로 기록

정답 ②

11 건강한 마을 만들기를 위하여 지역의 주민을 모아 우리 마을의 문제점과 주민들의 요구사항을 파악하는 자리를 마련하여 주민들의 요구사항을 수집한 경우 자료수집 방법으로 옳은 것은?

① 지역사회 계획
② 서베이조사 방법
③ 지역사회 포럼
④ 델파이 기법
⑤ 지표분석 방법

정답 및 해설

해설 지역사회 주민이 참여하여 문제점, 욕구에 관하여 공개적으로 토의, 논의하는 방법이다.

정답 ③

12 1차 자료의 장점은?

① 자료를 찾기가 쉽다.
② 비용이 적게 들어 예산을 절감할 수 있다.
③ 당면한 의사결정 문제에 적절한 정보를 제공한다.
④ 빠르게 자료를 수집할 수 있다.
⑤ 공공기관 자료가 많아 신뢰성이 높다.

정답 및 해설

해설 ③을 제외한 나머지는 2차 자료의 장점이다.

정답 ③

13 2차 자료수집 방법에 해당하는 것은?

① 조사자가 응답자를 개별적으로 직접 만나 자료를 수집한다.
② 개별 대상자들에게 우편으로 질문지를 발송, 회수하여 자료를 수집한다.
③ 현장을 직접 관찰하여 자료를 수집한다.
④ 기존 타인의 조사결과를 이용하여 자료를 수집한다.
⑤ 직접 응답자를 만나는 대신 전화를 이용하여 자료를 수집한다.

정답 및 해설

해설 ①은 개별 면접법, ② 우편조사법, ③ 관찰법, ⑤ 전화조사법으로 모두 1차 자료수집 방법이다.

정답 ④

14 다음의 자료 중 2차 자료라고 할 수 없는 것은?

① 사망원인 통계연보
② 국민건강영양조사 자료
③ 생명보험회사 질병 이환 자료
④ 보건소의 지역사회 흡연율 조사 자료
⑤ 보건관련 학술지에 발표된 논문 자료

정답 및 해설

해설 2차 자료는 다른 목적을 위해 수집되고 정리되어 있는 자료로서 직·간접적으로 수행중인 조사목적에 도움을 줄 수 있는 기존의 모든 자료이다.

- 기존의 정부자료 및 각종 통계자료
- 조사기관의 정기·비정기 간행물
- 기업에서 수집한 자료
- 학술지에 발표된 논문
- 건강보험통계자료, 인구센서스 자료, 국민건강영양조사 자료

정답 ④

15 보건교육사가 지역의 청소년 보건교육계획 수립을 위하여 "청소년건강행태 온라인조사" 자료를 이용하여 지역 청소년의 흡연, 음주, 운동에 관하여 자료를 수집하는 방법은?

① 1차 자료분석

② 2차 자료분석

③ 델파이 기법

④ 사회지표 분석

⑤ 지역 공청회

정답 및 해설

해설 이미 수집된 각종 통계자료에서 현황을 수집하는 것은 2차 자료분석에 해당한다.

정답 ②

16 지역주민의 생활양식과 암 발생에 관한 의식조사를 위하여 M시 주민 1,500명을 대상으로 전화 조사를 실시한 경우 다음의 설명에서 옳지 않은 것은?

① 2차 자료이다.

② 비용이 적게 든다.

③ 단기간 내 조사가 가능하다.

④ 개인면접 기피자에게 조사가 가능하다.

⑤ 조사자료가 간단, 단순하다.

정답 및 해설

해설 연구자가 목적을 가지고 직접 조사한 경우에는 1차 자료에 해당한다.

정답 ①

17 질적자료에 해당하는 것은?

① 설문조사자료
② 실험자료
③ 심층면접자료
④ 관측자료
⑤ 수량화된자료

정답 및 해설

해설 질적자료는 포커스그룹 인터뷰 자료, 심층면접 자료, 관찰자료 등이 있다.

정답 ③

18 자료수집의 원칙으로 옳지 않은 것은?

① 수집 가능한 자료를 다양하게 확보한다.
② 가능하면 2차 자료를 최대한 활용한다.
③ 건강문제는 절대적 크기만이 중요하게 고려되어야 한다.
④ 자료는 타당성과 신뢰성을 가지고 있어야 한다.
⑤ 조사 대상자가 전체 모집단을 대표하여야 한다.

정답 및 해설

해설 자료는 절대적 크기만이 아니라 상대적 크기도 중요하게 고려해야 한다.

정답 ③

19 다음의 설명 중 맞지 않는 것은?

① 일반적으로 자기기입식 설문조사는 면접설문조사보다 비용이 적게 들고 시간이 덜 걸린다.
② 자기기입식 설문조사는 보다 민감한 쟁점을 다루는 데 유리하다.
③ 자기기입식 설문조사는 면접설문조사보다 복잡한 쟁점을 다루는 데 더 효과적이다.
④ 면접설문조사에서는 면접원이 질문에 대한 대답 외에도 중요한 관찰을 할 수 있다.
⑤ 면접설문조사는 조사표의 회수율이 높다.

정답 및 해설

해설 복잡한 쟁점을 다루는 데는 면접설문조사가 더 효과적이다.

정답 ③

20 자료수집 방법 중 관찰법에 대한 설명으로 옳지 않은 것은?

① 우편조사에 비해 시간과 경비를 절약할 수 있다.
② 현장에서 일어나는 사실을 포착, 기록할 수 있다.
③ 관찰대상의 환경적 상황에 개입하지 않고 자연스런 모습 그대로를 포착할 수 있다.
④ 관찰자의 주관이 개입될 수 있다.
⑤ 행위나 감정을 언어로 표현하지 못하는 유아 · 동물에게 유용하다.

정답 및 해설

해설 관찰법은 시간과 경비가 많이 소요된다.

정답 ①

21 비구조화된 면접의 특징으로 옳은 것은?

① 신뢰도가 높다.
② 면접 결과의 타당도는 낮다.
③ 면접자의 편의가 줄어든다.
④ 부호화가 용이하다.
⑤ 면접에 있어 융통성 발휘가 가능하다.

정답 및 해설

해설 비구조화 면접은 비표준화 면접으로 구조화된 질문지도 없고, 질문형식이나 순서에 관한 조사원의 지침이 없는 방식이다. ①②③④는 구조화 면접의 특징이다.

정답 ⑤

22 지역주민의 에이즈에 대한 지식 정도를 파악하기 위하여 지역 내 500가구를 임의 추출하여 우편조사를 실시하였을 때 장점으로 옳은 것은?

① 솔직한 정보수집이 가능하다.
② 단기간 내 조사가 가능하다.
③ 회수율이 높다.
④ 조사가 간편하고 비용이 적게 든다.
⑤ 응답자의 태도를 관찰할 수 있다.

정답 및 해설

해설 우편조사는 면접자의 압박이나 영향을 받지 않으며 익명으로 솔직한 정보수집이 가능하다.

정답 ①

23 인터넷 설문조사의 특징이 아닌 것은?

① 설문응답이 편리하다.
② 표본수가 많아지면 추가비용이 많이 든다.
③ 설문에 대한 응답을 빨리 회수할 수 있다.
④ 인터넷 접근이 어려운 저소득층, 노인 등에는 자료수집이 제한적이다.
⑤ 광범위한 지역을 대상으로 할 수 있다.

정답 및 해설

해설 인터넷 설문조사는 표본수가 많아지더라도 비용추가는 적다.

정답 ②

24 유방암 환자로 구성된 자조모임을 형성하여 자체 운동교실을 운영한 후 설문조사를 실시한 경우에 해당하는 설문방법은?

① 우편조사법
② 배포조사법
③ 집단조사법
④ 전자 서베이 – 인터넷 조사법
⑤ 전화조사법

정답 및 해설

해설 조사대상자를 동일 장소에 모이게 한 후 질문지를 배포 · 회수하는 방법이다.

정답 ③

25 알코올 중독자를 대상으로 하는 초점집단기법을 운영할 때 적정한 인원으로 옳은 것은?

① 100명 ② 50명 ③ 30명
④ 20명 ⑤ 10명

정답 및 해설

해설 초점집단은 소규모 집단인 6~12명을 대상으로 한다.

정답 ⑤

26 "지난 일주일 동안 몸이 매우 힘들거나 땀이 많이 나는 격렬한 신체활동을 한 날은 며칠입니까?" 의 질문에서 4일 이상은 '상', 3~2일 '중', 1일 이하 '하' 로 구분하였을 때 척도로 옳은 것은?

① 명목척도
② 등간척도
③ 구간척도
④ 서열척도
⑤ 비율척도

정답 및 해설

해설 측정될 수 있는 자료를 순서대로 정할 수 있는 속성을 가진 범주에 배정되며, 간격이 같다고 말할 수 없다.

정답 ④

27 다음의 질문 형태는 어디에 속하는가?

> 평상시 자신의 건강상태가 어떻다고 생각하십니까?
> ① 매우 건강한 편이다.
> ② 건강한 편이다.
> ③ 보통이다.
> ④ 건강하지 못한 편이다.
> ⑤ 매우 건강하지 못한 편이다.

① 서열식 질문　② 평정식 질문　③ 개방형 질문
④ 다항 선택식 질문　⑤ 여과식 질문

정답 및 해설

해설 리커트(Likert) 척도로 평정식 질문의 형태이다.

정답 ②

28 보건교육사가 실버 건강 체조교실을 운영한 뒤 프로그램 만족도를 측정하여 프로그램의 지속 여부를 관찰하고자 할 때 만족도 측정에 가장 적합한 방법은?

① 이분식 질문　② 서열식 질문
③ 평정척도식 질문　④ 여과형 질문
⑤ 개방형 질문

정답 및 해설

해설 일반적 태도에 대한 조사는 리커트 형식의 평정척도식 질문을 이용하는 것이 효과적이다.

정답 ③

29 개방형 질문에 대한 설명으로 옳지 않은 것은?

① 탐색조사에서 유용하게 이용할 수 있다.
② 민감한 주제에 적합하다.
③ 응답자에게 창의적인 자기표현의 기회를 줄 수 있다.
④ 응답범주가 너무 많을 경우에 사용하면 좋다.
⑤ 응답하는 데 시간과 노력이 많이 소요된다.

정답 및 해설

해설 개방형 질문은 주관식의 형태로 자신의 생각을 자유롭게 응답할 수 있고, 폐쇄형 질문은 응답할 내용을 사전에 범주화하여 제시된 응답범위 중 하나를 선택하는 객관식 형태이다.

정답 ②

30 질문의 유형이 다른 것은?

① 어제 하루 아침식사는 하셨습니까?
② 고혈압 진단을 받은 적이 있습니까?
③ 운전을 하고 계십니까?
④ 흡연을 하십니까?
⑤ 자녀들과 대화는 어느 정도 하는 편입니까?

정답 및 해설

해설 개방형 질문으로 응답자의 의견, 정보의 양, 감정 등을 표현할 수 있는 장점이 있다.

정답 ⑤

31 "최근 1주일 이내 신체활동을 하신 적이 있으십니까?" 의 질문 방법의 장점이 아닌 것은?

① 시간이 절약된다.

② 응답률이 높다.

③ 계량적 분석이 용이하다.

④ 정확한 답변을 얻을 수 있다.

⑤ 질문의 의도를 잘못 이해한 경우에 이를 알아낼 방법이 있다.

정답 및 해설

해설 폐쇄형 설문지는 질문의도를 잘못 이해하여 응답을 의도와는 다르게 잘못 기재한 경우 이를 알아낼 방법이 없다.

정답 ⑤

32 우선 크기가 N인 모집단에서 추출될 개체 혹은 집락들은 크기가 k인 n개의 집합으로 나누어지고, 1부터 k사이의 난수가 선택된다. 이때 선택된 난수를 s라고 하면, s를 출발점으로 매 k번째 개체 혹은 집락이 추출되는 표본추출방법은?

① 임의추출법

② 비확률표본추출법

③ 계통추출법

④ 쿼터추출법

⑤ 우연추출법

정답 및 해설

해설 모집단을 구성하는 개체들을 추출할 때 사용하는 방법으로는 임의추출과 계통추출이 있는데, 위의 내용은 계통추출에 대한 설명이다.

정답 ③

33 확률표본추출방법은?

① 판단추출법
② 층화추출법
③ 눈덩이 추출법
④ 쿼터추출법
⑤ 우연추출법

정답 및 해설

해설 층화추출법은 모집단을 서로 겹치지 않는 층으로 분할한 후, 각 층에서 확률추출법을 적용시켜 표본을 얻는 방법으로 확률표본추출방법에 속하고 나머지는 비확률표본추출방법이다. 확률표본추출방법으로는 단순무작위 추출법, 계통추출법, 층화추출법, 집락추출법이 포함된다.

정답 ②

34 보건교육사가 지역의 건강문제 파악 시 활용할 수 있는 자료로만 묶인 것은?

㉠ 동사무소 통계자료
㉡ 지역주민 대상의 설문조사 자료
㉢ 보건사업 연구에 대한 분석 자료
㉣ 지역의 보건 전문가와의 면담 자료

① ㉠
② ㉠, ㉡
③ ㉠, ㉡, ㉢
④ ㉡, ㉢, ㉣
⑤ ㉠, ㉡, ㉢, ㉣

정답 ⑤

35 신뢰도와 타당도의 개념에 대한 설명으로 옳지 않은 것은?

① 신뢰도(reliability)는 같은 대상을 반복 측정하는 경우에 일관되게 측정하는 능력이다.
② 타당도(validity)는 측정도구가 측정하고자 하는 것을 얼마나 정확하게 반영하고 있는지 그 정도를 나타낸다.
③ 신뢰도를 높이기 위해 측정도구의 모호성을 제거하고 항목수를 줄인다.
④ 신뢰도는 무작위 오류와 관련되고 타당도는 체계적 오류와 관련된다.
⑤ 타당도는 측정의 타당도와 조사연구의 타당도로 나누어 볼 수 있다.

정답 및 해설

해설 신뢰도를 높이는 방법은 측정도구의 모호성 제거, 측정항목수 확대, 측정자의 면접방식과 태도의 일관성, 이미 신뢰성을 인정받은 측정도구 사용, 조사대상자가 잘 모르거나 전혀 관심없는 내용은 측정하지 않는 것이다.

정답 ③

36 다음에서 설명하는 신뢰도 평가방법은?

> 이분법이 단일의 신뢰도 계수를 계산할 수 없다는 점에 착안하여 한 측정에서 가능한 모든 이분법 신뢰도들의 평균값을 신뢰도로 추정하는 내적 일관성 분석방법이다.

① 재검사법 ② 복수양식법 ③ 알파계수
④ 반분법 ⑤ 맹검법

정답 및 해설

해설 신뢰도 평가방법

- 재검사법 : 두 번 이상의 동일한 측정결과값 사이의 상관관계를 통하여 평가하는 방법
- 복수양식법 : 유사한 형태의 두 개 이상의 측정도구를 사용하여 동일한 표본에 적용한 결과를 비교하여 평가하는 방법
- 이분법(반분법) : 측정도구를 반으로 나누어 이들의 측정결과를 비교하는 방법

정답 ③

37 타당도의 개념으로 옳지 않은 것은?

① 내용 타당도는 해당분야의 전문가들이 측정도구가 얼마나 적합한가를 검토하는 주관적인 방법이다.

② 구성 타당도는 연구자가 측정하고자 하는 추상적인 개념이 실제로 측정도구에 의해 제대로 측정되었는지의 정도를 나타낸다.

③ 내적 타당도는 조사를 통하여 파악한 결과를 다른 경우에도 일반화할 수 있는 정도이다.

④ 실험대상자 선정상의 편견이 실험처치의 요인과 결합하여 외적 타당도를 저해할 수 있다.

⑤ 외적 타당도 저해요인을 통제하기 위해서는 표본의 대표성을 확보하고 조사에 대한 민감성을 완화시킬 필요가 있다.

정답 및 해설

해설 ③은 외적 타당도를 나타내고, 내적 타당도는 이론적으로 설정된 논리적 인과관계의 타당성을 의미하는 것으로 종속변수에 나타나는 변화가 독립변수의 영향이라는 것을 확신할 수 있는 정도를 말한다.

정답 ③

38 내적 타당도를 저해하는 요인이 아닌 것은?

① 대상자 선정의 편견
② 통계적 회귀
③ 대상자의 탈락
④ 검사의 상호작용
⑤ 우연한 사건

정답 및 해설

해설 내적 타당도

- 어떤 평가에서 얻어진 결과가 평가 대상이 된 보건 프로그램에 의한 것인지 다른 요인에 의한 것인지를 설명하는 정도
- 저해요인 : 우연한 사건, 인과적 시간순서, 통계적 회귀, 연구대상자 선정상의 편견, 탈락 등
- 저해요인을 통제하는 방법은 동일배합, 무작위할당, 통계적 통제 등

④는 외적 타당도의 저해요인이다.

정답 ④

39 다음 내용 중 옳은 것은?

① 신뢰도와 타당도는 일치한다.

② 신뢰도가 확보되면 타당도도 확보된다.

③ 신뢰도가 낮으면 타당도도 낮다.

④ 신뢰도가 낮으면 타당도도 낮아지므로 신뢰도가 타당도보다 우선한다.

⑤ 신뢰도는 체계적 오류와 관련되고 타당도는 무작위 오류와 관련된다.

정답 및 해설

해설 타당도가 높을 경우에 신뢰도는 높지만, 신뢰도가 높을 경우에 타당도는 낮을 수도 있다. 신뢰도는 무작위 오류, 타당도는 체계적 오류와 관련된다.

정답 ③

40 등간척도 이상으로 측정된 두 변수들 간의 상관관계를 측정하는 데 사용되는 것은?

① 편상관계수　② Pearson 상관계수　③ Spearman 상관계수

④ 회귀분석　⑤ 일원배치 분산분석

정답 및 해설

해설 연속변수 간의 상관관계 측정은 Pearson 상관계수, 서열척도인 경우의 상관관계 측정은 Spearman 상관계수이다.

정답 ②

41 두 지역 간 평균혈압의 통계학적으로 유의한 차이 유무를 검정하는 방법은?

① 회귀분석　② 상관분석　③ 카이제곱검정

④ 분산분석　⑤ T검정

정답 및 해설

해설 두 집단 간 평균비교는 T검정이고, 세 집단 이상 간 평균비교는 분산분석이다.

정답 ⑤

42 보건기획을 하기 전에 조직의 내부환경을 분석하여 강점과 약점을 도출하고, 외부환경을 분석하여 기회와 위협요인을 파악하는 전략적 목표수립에 많이 활용되는 기법은?

① DELPHI ② SWOT ③ MATCH
④ SCM ⑤ CRM

정답 및 해설

해설 SWOT : 강점(Strength), 약점(Weakness), 기회(Opportunity), 위협(Threat)을 나타낸다.

정답 ②

43 보건 프로그램 개발과정에서 SWOT 수행 단계는?

① 문제분석 ② 목표설정 ③ 프로그램 설계
④ 실행 ⑤ 평가

정답 ①

44 SWOT 분석에 대한 설명이 옳은 것은?

① SWOT 분석은 조직의 취약점을 파악하는 분석방법이다.
② 강점요인은 목표 달성에 도움이 되는 외부역량을 의미한다.
③ 약점요인은 목표 달성에 장애가 되는 외부환경을 의미한다.
④ 기회요인은 조직 내부의 결집된 역량을 의미한다.
⑤ 위협요인은 목표 달성에 장애가 되는 외부환경을 의미한다.

정답 및 해설

해설 SWOT은 조직의 취약점뿐만 아니라 강점 파악도 강조하는 분석기법으로 강점은 목표 달성에 도움이 되는 조직내부 역량, 약점은 목표달성에 장애가 되는 조직내부 역량, 기회는 목표달성에 도움이 되는 외부환경, 위협은 목표달성에 장애가 되는 외부환경을 의미한다.

정답 ⑤

45 SWOT 분석을 보건소의 건강증진에 적용한 설명으로 옳지 않은 것은?

① 보건 프로그램의 필요나 수요의 변화, 지역보건 관련 정책의 변화 등은 외부환경 분석에 포함된다.

② 보건소가 풍부한 건강증진 교육 프로그램 실행의 경험과 양질의 자료를 가지고 있는 것은 SWOT 분석의 강점에 해당한다.

③ 건강증진사업의 위협 요인으로는 건강증진과 관련된 이해 당사자의 갈등이 심한 것을 분석하였다.

④ 외부환경이 유리하고, 내부역량에 강점이 있다면 보건사업을 확대하는 공격적 전략을 구사하는 것이 좋다.

⑤ 보건소의 건강증진 교육 프로그램에 대한 경험도 없고 예산이 제약되어 있으며, 지역사회에 협력할 수 있는 자원도 부족하다면 건강증진사업을 위한 구조조정, 다른 사업의 예산 절감과 같은 WT 전략을 채택하는 것이 바람직하다.

정답 및 해설

해설 보건소의 건강증진사업에 대한 경험도 없고, 예산이 제약되어 있으며, 지역사회에 협력할 수 있는 자원도 부족하다면 건강증진사업을 위한 구조조정, 다른 사업의 예산 절감과 같은 WO 전략이 바람직하다.

정답 ⑤

46 보건소의 핵심사업을 선정하기 위하여 SWOT 분석을 시행한 결과 내부적으로는 관리·운영·재정·홍보·기술 등의 측면에서 강점을 가지고 있었으며, 경쟁력 및 외부기회요소는 결여되어 있었다. 다음 중 어떤 전략방향을 선택하는 것이 바람직한가?

① 우회강점 보완 전략　② 축소, 철수 전략　③ 일시 축소 전략
④ 급성장 전략　⑤ 우회철수 전략

정답 및 해설

해설 조직 내부적으로는 강점을 가지고 있으나 외부환경적으로 위협요인을 가지고 있기 때문에 일시 축소하는 전략을 채택한다.

정답 ③

47 어느 지역사회에서 건강증진사업을 위한 SWOT 분석을 시행한 결과, 2013년 정부의 건강증진사업에 관한 새로운 정책이 수립되어 사업에 대한 지원이 증가될 전망이나, 보건소 내부에서는 건강증진사업에 경험이 없는 직원이 사업을 담당하게 되었으며, 건강증진분야 학계와 파트너십을 구축하지 못하고 있는 상황이었다. 이때 채택할 수 있는 전략은?

① SO 전략을 채택하여 사업구조, 영역 등을 확대한다.
② ST 전략을 채택하여 신기술이나 신제품을 개발한다.
③ WO 전략을 채택하여 구조 조정이나 혁신 운동을 통한 조직 역량을 강화한다.
④ WT 전략을 채택하여 사업을 축소한다.
⑤ OT 전략을 채택하여 사업을 일시 축소한다.

정답 및 해설

해설 SO 급성장 전략, ST 일시 축소 전략, WO 우회강점 보완 전략, WT 축소 · 철수 전략이다.

정답 ③

48 지역사회 진단에서 우선순위 선정 원칙에 의하여 가장 최우선순위 사업으로 선정하기에 적당한 것은?

① 높은 흡연율
② 높은 음주율
③ 높은 비만율
④ 운동부족
⑤ 높은 당뇨병 유병률

정답 및 해설

해설 우선순위를 결정할 때 발생률이나 유병률이 높은 경우에 최우선 순위가 되며 행태적 위험요인과 건강결정요인들을 우선순위 대상으로 포괄한다.

정답 ⑤

49 학교 보건 프로그램을 실시하고자 할 때 가장 우선적으로 실시하여야 할 주제로 옳은 것은?

① 낮은 체력단련실 이용률
② 교직원 중 고혈압 환자 증가
③ 갑작스런 홍역 환자 증가
④ 학업 부진아에 대한 정서적 지지 부족
⑤ 외부자원과의 연계 활성

정답 및 해설

해설 우선순위는 시급성이 기준이 된다.

정답 ③

50 중요성과 변화 가능성을 건강문제의 우선순위를 결정하는 기준으로 사용하는 것은?

① PATCH ② Bryant ③ BPRS ④ NIBP ⑤ PEARL

정답 및 해설

해설 PATCH는 미국 질병관리본부에서 지역보건요원의 보건사업기획지침서로 개발
건강문제의 중요성은 건강문제의 크기(파악하기 위한 건강지표 : 유병률, 발생률), 해당문제가 지역사회의 건강수준에 미치는 위중도(특정 질병 사망률이나 장애발생률, 질병부담 비용)를 평가하게 되고, 변화 가능성은 문헌이나 다른 지역의 보건 프로그램 실행 경험을 참고해야 한다.

정답 ①

51 B 시의 청소년 건강문제 해결을 위하여 지역의 교사, 보건교사, 보건교육사, 교육청 관계자 간의 브레인스토밍을 이용하여 청소년 건강문제 중 가장 우선적으로 실시하여야 할 보건교육으로 흡연예방을 결정하였다면 우선순위 결정방법은?

① BPRS ② Golden Diamond Model ③ PEARL
④ PATCH ⑤ Bryant

정답 및 해설

해설 PATCH는 브레인스토밍의 방법을 통하여 지역의 건강문제를 취합하여 점수를 부여한다.

정답 ④

52 PATCH에 주민의 관심도가 포함된 우선순위방법은?

① MATCH ② Bryant ③ BPRS ④ NIBP ⑤ PEARL

정답 및 해설

해설 J. Bryant의 우선순위 방법에 해당한다.

정답 ②

53 J. Bryant 의 보건 프로그램 우선순위에 영향을 미치는 요소가 아닌 것은?

① 유병률 ② 심각성 ③ 전문인의 의료요구도
④ 관리의 난이도 ⑤ 지역사회의 관심도

정답 및 해설

해설 J. Bryant 는 ① 문제의 크기, ② 문제의 심각도, ③ 보건 프로그램의 기술적 해결 가능성, ④ 주민의 관심도 등의 기준을 이용하여 우선순위를 결정한다.

정답 ③

54 BPRS에 대한 설명 중 옳지 않은 것은?

① 건강문제의 크기, 심각성, 개입효과를 공식을 이용하여 점수화한 후 우선순위를 결정하는 방법이다.
② 만성질환은 발생률, 급성질환은 유병률로 건강문제의 크기를 점수화한다.
③ 건강문제의 절대적 크기에 따라 우선순위가 정해진다.
④ 건강문제의 크기보다는 문제의 심각성이 BPRS 점수에 더 큰 영향을 미친다.
⑤ 건강문제의 크기나 심각성보다는 보건 프로그램의 개입효과가 결정적 영향을 미친다.

정답 및 해설

해설 BPRS = (A+2B) × C (A : 문제의 크기, B : 문제의 심각성, C : 사업의 개입효과)
문제의 크기에서 만성질환은 유병률, 급성질환은 발생률로 나타낸다.

정답 ②

55 BPRS 우선순위 방법에서 심각성을 평가하는 항목이 아닌 것은?

① 중증도　② 수용성　③ 경제적 손실
④ 타인에의 영향　⑤ 긴급성

정답 및 해설

해설 심각성의 4가지
① 긴급성 : 추가적인 피해로 인한 문제 해결의 심각성
② 중증도 : 생존율, 조기 사망, 장애 정도
③ 경제적 손실 : 국가, 지역사회, 가족, 개인에 대한 경제적 손실
④ 타인에의 영향 : 집단 혹은 가정에 대한 경제적 손실 이외의 사회적 영향

정답 ②

56 다음은 K 시의 건강문제를 BPRS 계산법에 따라 평가표를 작성한 것이다. 가장 우선순위가 높은 것은 무엇인가?

건강문제	A(크기)	B(심각성)	C(추정효과)
흡연	5	7	3
운동	8	4	6
영양	2	9	4
비만	3	5	8
음주	7	4	5

① 흡연　② 운동　③ 영양　④ 비만　⑤ 음주

정답 및 해설

해설 BPRS = (A + 2B) × C

정답 ④

57 건강문제의 크기와 해결을 위한 방법의 효과를 기준으로 우선순위를 평가하는 방법은?

① PATCH ② Bryant ③ BPRS ④ NIBP ⑤ PEARL

정답 및 해설

해설 NIBP : 건강문제의 크기(need)와 추정효과의 정도(impact)를 기준으로 보건 프로그램을 반드시 실행해야 할 문제, 실행해야 할 문제, 연구를 촉진해야 할 문제, 중단해야 할 문제로 구분한다.

정답 ④

58 사업의 실현가능성 여부를 판단하는 기준으로 사용되는 PEARL의 평가항목으로 옳지 않은 것은?

① Propriety(적절성)
② Enabling(가능성)
③ Acceptability(수용성)
④ Resources(자원의 이용가능성)
⑤ Legality(합법성)

정답 및 해설

해설 PEARL의 5가지 평가항목 중 E는 Economics(경제성)이다.

정답 ②

59 PEARL에서 판단하는 요인이 아닌 것은?

① 현행법 아래에서 보건 프로그램 활동을 수행할 수 있는가?
② 건강문제 해결을 위한 보건 프로그램은 적절한가?
③ 지역사회가 그 보건 프로그램을 원하고 있는가?
④ 해결해야 할 건강문제는 심각한가?
⑤ 프로그램을 위한 재정은 조달할 수 있거나 조달할 가능성이 있는가?

정답 및 해설

해설 ① 합법성(Legality), ② 적절성(Propriety), ③ 수용성(acceptability), ⑤ 자원(resources)

정답 ④

60 NIBP 계산 후 보건사업의 실행가능성 여부를 판단하는 기준으로 사용하는 우선순위 결정 방법은?

① PATCH ② Bryant ③ BPRS ④ CLEAR ⑤ PEARL

정답 및 해설

해설 NIBP에서 결정된 우선순위를 사업 실행가능성 측면에서 CLEAR라는 기준을 이용하여 보완한다.

정답 ④

61 다음은 지난 5년 동안 Y시의 이환율 · 사망률 비교와 변화의 경향을 나타낸 표이다. 황금다이아몬드 모델(golden diamond model)에서 우선순위가 2순위에 해당하는 것은?

이환율, 사망률 / 변화의 경향	Y시가 나쁨	양자가 같음	Y시가 좋은
Y시가 나쁨	우울증	아침결식	간암
양자가 같음	비만	걷기운동 실천	폐암
Y시가 좋음	예방접종	흡연	고위험 음주

① 우울증 ② 비만 ③ 예방접종 ④ 흡연 ⑤ 간암

정답 및 해설

해설 이환율 · 사망률이 나쁘면서 변화의 경향 또는 나쁜 경우는 1순위에 해당. 2순위는 변화의 경향이 나쁘면서 이환율 · 사망률의 변화가 없거나 이환율 · 사망률이 나쁘면서 변화의 경향이 없는 경우.

정답 ②

3장 프로그램의 기획

1. 보건 프로그램 기획의 필요성

① **합리성 증진** : 문제해결과 의사결정 과정에 과학적인 방법을 도입

② **효율성과 효과성 증진** : 특정 목적달성을 위해서 투입되는 비용과 인력을 사전에 고려, 최종목적 달성을 위한 가장 적합한 수단과 방법을 적용하는 의사결정에 도움

③ **책임성 증진** : 조직이나 보건 프로그램의 정당성을 제시할 수 있는 능력

④ **동기부여와 사기진작** : 클라이언트의 참여가 중시

2. 기획모형

(1) PRECEDE-PROCEED

Predisposing, Reinforcing and Enabling Construct in Educational Diagnosis and Evaluation – Policy, Regulatory and Organizational Constructs in Educational and Environmental Development

① 건강과 건강행동에 영향을 미치는 다양한 변수들의 상호작용

② 사회적 맥락(social context)이 개인의 건강과 건강행동에 미치는 영향이라는 것을 강조하면서 조직, 법규와 제도 그리고 공공 정책의 변화를 중시

③ PRECEDE-PROCEED의 단계

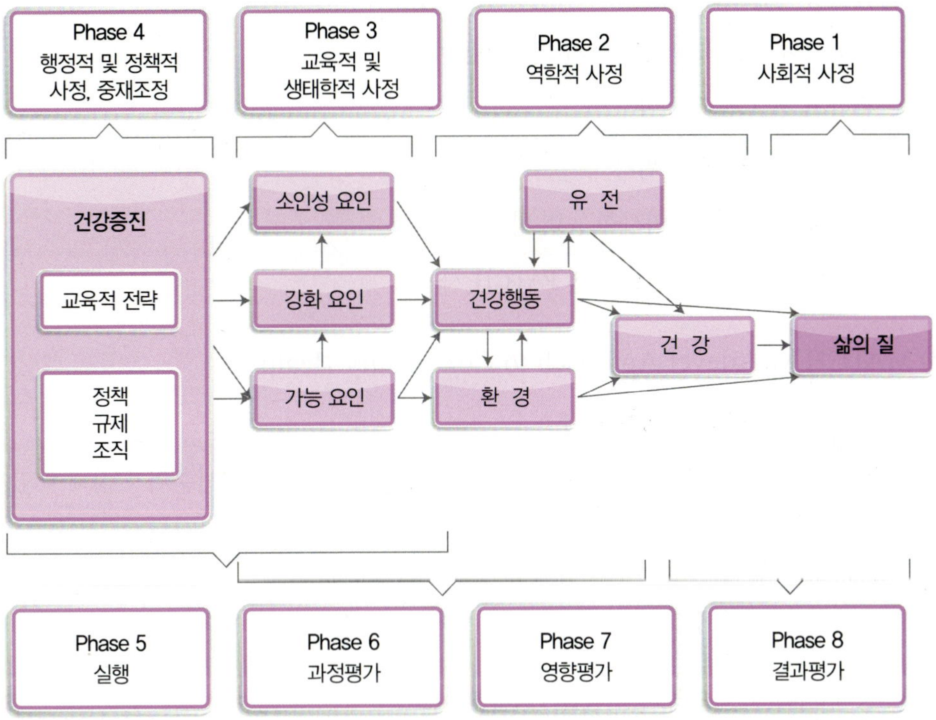

참고 : 보건 프로그램 개발 및 평가, 이주열, 계축문화사, 2019

그림 1-4 PRECEDE-PROCEED

(2) PATCH(Planned Approach to Community Health)

① 지역사회의 건강증진 및 질병예방 프로그램을 기획 시 사용

② 지역사회 건강문제의 우선순위를 확인하는데 사용, 우선순위가 결정된 건강문제의 목표 설정에도 사용

③ PATCH의 과정

- 지역사회 자원의 동원
- 자료수집 및 분석
- 건강 우선순위 결정과 대상집단 선정
- 중재의 선택과 실행
- 평가

④ PATCH 모형의 주요 요소

- 지역사회 구성원의 참여
- 지역사회 자료에 근거한 보건 프로그램 개발
- 종합적 접근 전략 개발
- 환류와 개선을 위한 평가
- 건강증진을 위한 지역사회 능력 향상
- 확인된 건강문제 해결을 위한 PATCH 사용

(3) MATCH(Multilevel Approach to Community Health)

① 보건 프로그램의 실행을 강조

② 질병이나 사고에 대한 위험요인과 예방방법이 알려져 있고, 우선순위가 정해져 있을 때 적합한 방법

③ 단계

- 목적 설정(유병률과 변화 가능성을 고려)
- 중재 기획(중재 활동의 대상을 확인한 이후)
- 프로그램 개발
- 실행 준비
- 평가

(4) MAPP(Mobilizing for Action through Planning and Partnership)

① 지역사회를 중심으로 보건현황을 파악하고, 보건문제에 대응하는 역량 개발에 초점

② 지역보건체계의 구성과 운영의 활성화가 핵심

③ 공공, 민간, 자발적 조직, 개인, 비공식 단체 협력과의 건강증진 전략

④ 지역사회 현황분석

- 지역의 건강수준 사정
- 지역사회 핵심주제와 장점 사정
- 지역보건체계 사정

- 변화의 역량 사정

⑤ 과정

- 기획의 성공을 위한 조직화와 협력체계 개발
- 비전 설정
- 지역현황평가
- 전략적 과제의 선정
- 목적과 전략의 설정
- 평가

(5) 사회마케팅 이론

① 이론 내용 : 표적시장의 구성원들의 자발적인 행동에 영향을 미치는 것이 목표로 행동을 변화시키려는 노력과 현재 행동을 유지하게 하려는 노력이 포함

② 구성요소

사회마케팅 전략 : STP(segmentation−targeting−positioning)와 마케팅 혼합(marketing mix)

- STP 전략 : 표적시장 선정을 인구학적(나이, 성별 등), 지리적(도시, 농촌 등), 심리적(자기효능감, 동기부여 등), 행동적(실행 정도) 특성에 따라 세분화 하고 표적집단을 만족시킬 수 있는 차별화된 포지셔닝을 하는 것
- 마케팅 혼합 전략 : 소비자로부터 원하는 반응을 얻기 위해 사용하는 통제 가능한 수단들의 결합이다. 상품(product), 가격(price), 장소(place), 홍보(promotion)

③ 이론의 활용 : 사회마케팅이 행동변화에 영향을 주기 위해서는 표적대상의 이익을 높이고 장애요인을 낮추는 교환개념을 고려한다.

3. 대상자 및 이해관계자 설정

(1) 대상자 결정모형

특정 집단의 문제해결을 돕는 활동으로 구성되기 때문에 그 대상집단이 명확하게 선정

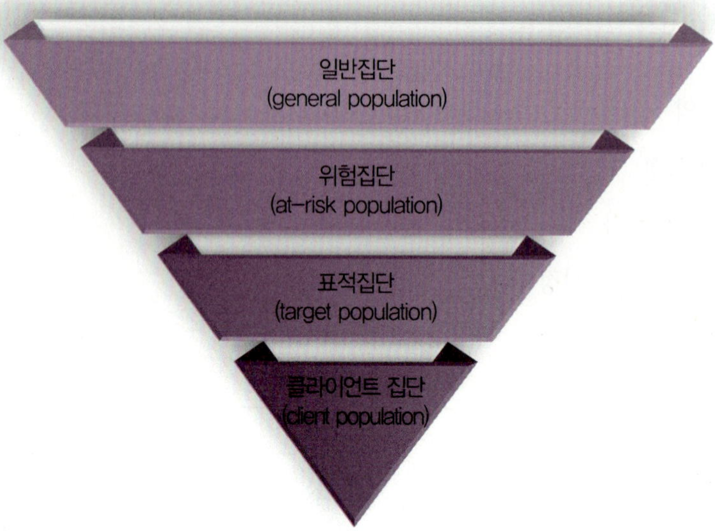

참고 : Rapp & Poertner(1992)

그림 1-5 보건 프로그램 대상자 결정 모형

① **일반집단** : 포괄적인 인구집단으로 해당 문제를 가지고 대상지역 내에 거주하며 문제와 속성과 관련이 있는 전체 인구집단

② **위험집단** : 일반집단 중 문제에 직접적으로 관련 있고 취약한 상태로 특정의 개입이 필요한 집단

③ **표적집단** : 위험집단 중에서 구체적인 개입대상으로 서비스의 성격과 중재내용을 기준으로 선정

④ **클라이언트집단** : 표적집단 중에서 자발적 참여를 원칙으로 실제 참가자가 되는 집단

(2) 매핑기법

개발할 보건 프로그램의 잠재적 집단의 윤곽을 정하는 것

① **사회체계분석** : 사회체제 속에 소속된 인간집단의 사회적 구조를 일정한 기준에 의해 분석하여 유형화시키는 것

② **사회계층화** : 소득수준, 직업, 교육수준 등에 의해 분류하여 우등–열등의 척도로 서열화

③ **사회차별화** : 연령, 성, 사회적 역할, 사회경제적 지위, 생활방식, 교육경험 등 고유한 특성을 차별화하는 기술

④ **문화분석** : 언어, 신념, 태도, 생활방식 등 대규모의 사회집단을 분류하고 사회 구성원들을 이해하는 매우 유용한 기법

4. 프로그램 설계

(1) 보건 프로그램 내용 선정기준

① **합목적성** : 설정된 목적 및 목표의 달성과 연계성

② **동기유발** : 흥미나 능력수준을 고려해야 적극적으로 참여

③ **성취가능성** : 내용을 쉽게 이해하고 성취하도록 선정

④ **기회** : 행동을 수행하고 경험할 수 있는 기회제공

⑤ **포괄성** : 동기유발, 주의집중, 적극적인 참여와 긍정적인 태도를 유지하도록 다양성

⑥ **현실성** : 일상생활에서 적용될 수 있는 내용 및 활동을 반영하는 실용성

⑦ **지역성** : 해당 지역의 건강문제가 쉽게 해결되도록 지역특성 반영

(2) 목적과 목표

① **목적** : 프로그램 달성을 위한 포괄적, 추상적인 방향을 의미하며

② **목표** : 목적을 달성하기 위해 성취해야 할 구체적인 것

예) 기술사례

목적 : ㅇㅇ시의 청소년 비만율을 감소시킨다.

목표 : 2020년 20%인 청소년 비만율을 2022년까지 15%로 감소시킨다.

③ 목표가 갖추어야 할 조건(SMART)

- 구체적 기술(Specific)
- 측정가능해야 함(Measurable)
- 성취가능한 수준(Achievable)
- 목적 및 문제해결과 직접적으로 관련성이 있어야 함(Relevant)
- 기한이 명시(Time limited)

(3) 목표의 유형

① **공식목표** : 일반적 목표

② **작업목표** : 실제로 수행되고 있는 목표

③ **행정목표** : 기관에서 기능 증진을 위해 세우는 목표

④ **보건 프로그램 목표** : 조직의 산출에 초점

⑤ **절대목표** : 올바른 상태가 목표달성의 기준

⑥ **상대목표** : 현재에서 비율상의 향상을 달성기준으로 선택

⑦ **투입목표** : 인력, 예산, 시설, 장비 등의 자원으로 보건 프로그램 운영 기반 조성

⑧ **산출목표** : 교육건수, 이용건수 등 운영 결과 나타나는 활동의 양적 수준

⑨ **결과목표** : 표적집단의 삶의 질의 변화

⑩ **단기목표** : 직접적 효과를 측정하며, 지식수준의 변화, 정책에 대한 지지 수준의 변화 등 2~3개월부터 2년 이내에 달성될 수 있는 목표

⑪ **중기목표** : 우리나라의 시 · 군 · 구 지역보건의료계획에서 제시하는 4년간 목표 등. 3~7년 사이의 기간 동안 달성하고자 하는 목표

⑫ **장기목표** : 10년 이상이 소요되며 보건 프로그램의 최종 목적을 달성하기 위해 필요한 변화를 의미

⑬ **영향목표** : 프로그램이 문제 지표에 대해 얼마의 영향을 미치는지에 대한 진술

⑭ **성취목표** : 성취한 대상자의 숫자가 구체적으로 명시, 무엇이 얼마만큼 성취되어야 할지를 진술

⑮ **활동목표** : 서비스 제공을 구체적으로 명시

⑯ **이용자목표** : 이용자들이 얼마나 서비스를 제공 받을지에 대한 진술

3장 프로그램의 기획 출제예상문제 및 해설

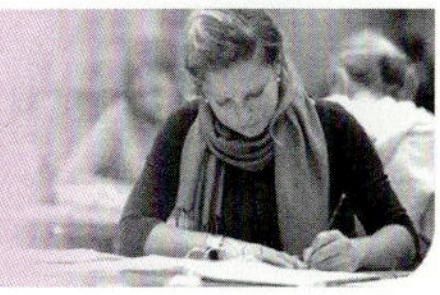

01 보건 프로그램 기획의 필요성으로 적절하지 <u>않은</u> 것은?

① 불확실성 감소
② 합리성 증진
③ 효율성 증진
④ 프로그램 관련자의 관심과 욕구 충족
⑤ 보건의료 관련 조직 구성원의 통제

> 정답 및 해설
>
> **해설** 보건 프로그램 기획 필요성 : 불확실성 감소, 합리성 증진, 효율성 증진, 효과성 증진, 책임성 증진, 관련자의 관심과 욕구 충족, 조직 구성원의 사기진작
>
> **정답** ⑤

02 보건 프로그램 기획에 대한 설명으로 옳지 <u>않은</u> 것은?

① 보다 나은 수단으로 목표 달성을 위해 장래의 행동에 관한 결정을 준비하는 과정이다.
② 특정 목표 달성을 위해 누가, 언제, 어떤 방법으로, 어느 정도의 예산을 가지고, 어떤 활동을 할 것인가를 결정하는 것이다.
③ 기획의 과정은 하나의 계획을 작성하는 것으로 마무리 될 뿐 결과에 대한 평가를 고려하지는 않는다.
④ 기획은 과학적 근거에 따른 예측과 판단이 필요하다.
⑤ 합리적인 과정을 통하여 목표를 효율적으로 달성할 수 있는 수단을 제시하려는 활동이다.

> 정답 및 해설
>
> **해설** 기획의 과정은 하나의 계획을 작성하는 것으로 끝나지 않고, 그 집행결과를 평가하여 다음 계획에 반영하는 계속적이고 순환적인 활동이다.
>
> **정답** ③

03 보건 프로그램 기획의 특징에 해당되지 <u>않는</u> 것은?

① 목표지향적 활동이다.
② 미래지향적 활동이다.
③ 행동지향적 과정이다.
④ 일련의 결정의 최종 산물이다.
⑤ 합리적 의사결정 과정이다.

정답 및 해설

해설 보건 프로그램 기획의 특징 : 합리적 의사결정 과정, 목표지향적 활동, 미래지향적 활동, 일련의 결정을 준비하는 과정, 행동지향적 과정이다. 기획은 일련의 결정을 준비하는 과정인 점에서 집행과 구별된다.

정답 ④

04 기획과정 중 가장 먼저 실시되는 단계는?

① 목표 달성을 위한 대안의 모색과 평가
② 목표설정
③ 관련 정보 및 자료수집
④ 집행과 평가
⑤ 최선의 대안 선택

정답 및 해설

해설 기획과정 : 목표설정 – 현황분석 – 대안의 모색과 평가 – 최종안 선택 – 실행과 평가

정답 ②

05 보건 프로그램 기획의 과정은 지역사회 현황분석→ 주요 건강문제의 우선순위 선정→ 목적과 목표의 설정 → ( ) → 프로그램 실행 → 평가의 단계로 진행되는 것이 일반적인 과정이다. ( ) 속에 들어갈 과정인 것은?

① 세부사업 작성
② 보건 프로그램 팀 구성 및 운영
③ 프로그램을 위한 협력체계의 개발
④ 비전 확립
⑤ 지역사회 연계

정답 및 해설

해설 지역사회 현황분석→주요 건강문제의 우선순위 선정→목적과 목표의 설정→세부사업 작성→프로그램 실행→평가

정답 ①

06 보건 프로그램 기획 및 수행에 있어 지역 주민의 참여가 갖는 이점이 <u>아닌</u> 것은?

① 지역의 문화와 정보를 보다 심층적으로 이해할 수 있다.
② 주민은 나중에 사업의 대상(고객)이 될 수도 있다.
③ 지역 주민들과 효과적인 의사소통의 창구로 활용될 수 있다.
④ 평가단계에서는 객관성 유지를 위하여 참여시키지 않는다.
⑤ 지역보건사업의 제공자로서 역할을 할 수도 있다.

정답 및 해설

해설 주민참여는 사업의 모든 단계에서 일어나야 하며, 평가단계에서도 이해 당사자의 한 부분으로서 반드시 필요하다.

정답 ④

07 PRECEDE-PROCEED 모형에 대한 설명으로 옳지 않은 것은?

① 프로그램의 기획, 실행, 평가과정의 일련의 단계들을 제시하고 있다.
② Green과 Kreuter가 PRECEDE 모형에 PROCEED 모형을 추가하여 확장된 모형이다.
③ 교육진단의 대상이 조직, 법규와 제도, 공공정책과의 관련보다는 보건문제를 가지고 있는 개인임을 강조하고 있다.
④ PRECEDE는 진단단계를 나타내고, PROCEED는 발전단계로 실행과 평가를 나타낸다.
⑤ 투입보다는 결과(삶의 질)에 강조점을 두고 있다.

정답 및 해설

해설 개인의 책임보다는 사회적 맥락이 개인의 건강과 건강행동에 미치는 영향을 강조하면서 조직, 법규와 제도, 공공정책의 변화를 중요한 부분으로 강조한다.

정답 ③

08 PRECEDE-PROCEED 모형의 교육 및 조직진단에 영향을 주는 요소 중 소인성 요인에 해당하는 것은?

① 개인이 가지고 있는 특성으로 지식, 태도, 믿음, 가치, 인식 등
② 건강행동을 지속하거나 그만두게 하는 요인
③ 인정, 칭찬, 비용 절감 등의 긍정적 보상과 비난, 벌금과 같은 부정적 보상
④ 촉진요인으로 개인이나 조직이 건강행동을 실천할 수 있도록 도와 줌
⑤ 자원에 대한 이용 가능성, 접근성, 시간적 요인 등

정답 및 해설

해설 ②, ③은 강화요인, ④, ⑤는 가능요인이다.

정답 ①

09 PRECEDE-PROCEED 모델을 이용하여 프로그램을 계획하면서 우리 지역의 고혈압 유병률 및 심장질환 사망률 자료로 주민의 건강수준을 파악하고자 하는 단계로 옳은 것은?

① 사회적 진단　② 역학적 진단　③ 형태 및 환경 진단
④ 교육 및 조직 진단　⑤ 행정 및 정책 진단

정답 및 해설

해설 역학적 진단 단계는 구체적 건강 문제나 비건강 요인을 발견하는 것으로 2차 자료를 활용하여 우선순위 건강문제를 설정하는 단계이다.

정답 ②

10 PRECEDE-PROCEED 모형의 수행 단계에 대한 설명으로 옳지 않은 것은?

① 1단계는 사회진단으로 표적집단의 삶의 질에 영향을 미치는 사회문제를 파악하고 건강과 삶의 연계성을 확보하는 단계이다.
② 2단계는 역학진단으로 사회적 지표에 관련된 건강문제나 건강지표를 관찰하는 단계로 장애율, 유병률, 사망, 불쾌지수 등을 관찰한다.
③ 3단계는 행태 및 환경진단으로 행태요인으로는 접근성, 형평성, 기능성 등이 있다.
④ 4단계는 교육 및 조직진단으로 건강관련 행태의 원인을 평가하며 소인성 요인, 강화요인, 가능성 요인으로 분류한다.
⑤ 5단계는 행정 및 정책 진단으로 정책, 자원환경, 조직상황을 판단하고 실행한다.

정답 및 해설

해설 1단계(사회진단 지표) : 결근율, 업적, 인구밀도, 실업, 복지 등
2단계(역학진단 지표) : 장애율, 불쾌지수, 출산율, 유병률, 사망, 위험요인 등
3단계(행태진단 지표) : 순응, 소비양상, 대처능력, 예방적인 자기관리 등
(환경진단 지표) : 접근성, 형평성, 기능성 등
4단계(소인성 요인) : 지식, 태도, 믿음, 가치, 인식 등
(강화 요인) : 건강, 타인, 친구, 부모, 고용주 등에 대한 태도
(가능 요인) : 자원의 이용 가능성, 접근 용이성, 후송체계, 규칙, 법률, 건강기술 등
5단계(행정 진단) : 정책, 자원환경, 조직상황 판단
(책 진단) : 프로그램의 목적과 목표가 조직의 목적과 목표와 일치하는지 확인

정답 ③

11 담배로 인한 질환예방 프로그램을 기획하면서 담뱃값 인상 등 환경적 제재를 계획하였다면 이는 PRECEDE–PROCEED 모델의 어디에 해당하는가?

① 소인성 요인　② 강화요인　③ 가능요인
④ 삶의 질 요인　⑤ 보건교육요인

정답 및 해설

해설 행위가 지속되거나 없어지게 하는 요인으로 긍정적 요인으로 사회 · 경제 · 물리적 이익이 있고, 부정적 요인으로는 벌금이나 벌칙 등이 있다.

정답 ②

12 PRECEDE–PROCEED의 중재조정에 대한 설명으로 옳은 것은?

① 목적 달성을 위해 적절한 개입과 전략을 만드는 과정이다.
② 배치는 중재목표를 사회 · 생태학적 수준에 따라 구분하는 것이다.
③ 조합은 프로그램에 대한 전문가의 의견을 반영하여 정교하게 수정하는 것이다.
④ 공유는 중재활동 대상인 건강문제에 대한 인과논리를 구성하는 것이다.
⑤ 조화는 기존의 유사 프로그램을 통한 경험 및 지식을 활용하는 것이다.

정답 및 해설

해설 2005년 개정판에서 제시된 중재조정은 조합, 배치, 공유, 조화라는 4개의 과정으로 이루어진다. ②는 조합, ③은 조화, ④는 배치, ⑤는 공유를 나타낸다.

정답 ①

13 만성질환이 있는 저소득층 독거노인들을 대상으로 프로그램을 계획하면서 무료 건강검진을 계획하였다면 무엇과 관련된 중재인가?

① 소인요인　② 촉진요인　③ 강화요인
④ 역학진단　⑤ 환경진단

정답 및 해설

해설 촉진요인(가능요인) 은 개인이나 조직이 건강행위를 수행할 수 있도록 도와주는 요인이다.

정답 ②

14 Dignan과 Carr의 모형에 대한 설명으로 옳지 않은 것은?

① 지역사회 분석, 보건 프로그램 초점 확인, 보건 프로그램 개발 · 실행 · 평가 5단계로 이루어져 있다.
② 1단계로 주민의 건강상태, 보건의료체계, 사회적 지원 상황 등에 내해 분석한다.
③ 수집된 자료를 종합하여 발견된 건강문제와 기존의 서비스 간의 차이를 파악한다.
④ 요구를 가진 대상자들을 개인, 집단, 지역사회로 나누어 이를 초점으로 하여 설계한다.
⑤ 평가계획이 전체 계획의 한 부분으로 기획단계에 포함되어야 한다.

정답 및 해설

해설 Dignan과 Carr의 모형

1단계 : 지역사회 분석. ②에 해당
2단계 : 지역사회 진단. ③에 해당
3단계 : 보건 프로그램 초점확인. ④에 해당
4단계 : 대상자 분석 → 사정한 자료를 근거로 문제와 관련된 행동 분석
5단계 : 보건 프로그램 계획의 개발 → 목표개발, 자원과 장애요인 확인, 목적 결정, 방법과 실천전략 선택의 단계를 거쳐 구체화
6단계 : 실행 → 실행할 수 있는 전략 개발
7단계 : 평가 → 과정평가, 영향평가, 결과평가 가운데 선택. ⑤에 해당

정답 ①

15 PATCH 모형의 주요 요소와 거리가 먼 것은?

① 건강증진을 위한 지역사회 능력 향상
② 지역사회 자료에 근거한 보건 프로그램 개발
③ 종합적인 지역사회 접근전략 개발
④ 환류와 개선을 위한 평가
⑤ 전문가 중심으로 구성된 구성원

정답 및 해설

해설 PATCH는 전문가뿐만 아니라 광범위한 지역사회 구성원의 능동적 참여가 기본이다.

정답 ⑤

16 미국의 질병관리센터(CDC)가 개발한 것으로 여러 지역사회에서 건강증진 및 질병예방 프로그램의 계획 및 수행에 사용되고 있는 모형은?

① PRECEDE-PROCEED 모형
② Dignan과 Carr 모형
③ PATCH 모형
④ MATCH 모형
⑤ MAPP 모형

정답 및 해설

해설 PATCH 모형의 설명이다.

정답 ③

17 PATCH 모형에 대한 설명으로 거리가 먼 것은?

① 지역사회 건강문제의 우선순위를 확인하는 데 사용된다.
② 1단계는 자료 수집 및 분석이다.
③ 사망과 이환, 지역주민의 의식, 건강행동 등 3가지 종류의 자료를 수집하여 분석한다.
④ 추진위원회를 조직하고 지역회의 개최, 실무작업팀을 구성하여 진행한다.
⑤ 평가는 PATCH 각 단계에서 이루어지는 일련의 과정이 지역사회에 미치는 영향평가와 중재활동으로 인한 지역사회 변화 확인 등 2가지 측면에서 이루어진다.

정답 및 해설

해설 PATCH : 지역사회 자원동원 → 자료수집 및 분석 → 건강 우선순위 결정과 대상집단 선정 → 중재의 선택과 실행 → 평가의 5단계로 진행된다.

정답 ②

18 MATCH 모형에 대한 설명으로 옳지 않은 것은?

① 질병이나 사고에 대한 위험요인과 예방방법이 알려져 있고, 우선순위가 정해져 있을 때 실제 실행을 위한 프로그램 개발에 적합한 방법이다.
② 건강수준의 목표, 우선순위 인구집단선정, 행동요인과 환경요인을 고려하여 목적을 설정한다.
③ 중재기획단계는 중재 목표, 중재 대상, 중재 접근방법과 활동을 모두 알맞게 조합하는 것이다.
④ 개인의 행동과 환경에 영향을 주는 요인들을 개인, 조직, 지역사회, 국가 등의 여러 수준으로 나누어 보건 프로그램을 기획한다.
⑤ 개인의 행위나 심리적 측면 및 내재적 요인들을 강조한다.

정답 및 해설

해설 ⑤에 해당하는 것은 PRECEDE-PROCEED 모형과 PATCH 모형이다. MATCH는 목적설정 → 중재기획 → 보건 프로그램 개발 → 실행 → 평가의 5단계로 이루어진다.

정답 ⑤

19 MAPP의 기획과정 순서로 옳은 것은?

① 비전 설정 → 조직화와 협력체계 개발 → 지역사회 현황 분석 → 전략적 과제 선정 → 목표와 전략 설정 → 실행

② 조직화와 협력체계 개발 → 비전 설정 → 지역사회 현황 분석 → 전략적 과제 선정 → 목표와 전략 설정 → 실행

③ 비전 설정 → 지역사회 현황 분석 → 조직화와 협력체계 개발 → 전략적 과제 선정 → 목표와 전략 설정 → 실행

④ 조직화와 협력체계 개발 → 지역사회 현황 분석 → 비전 설정 → 전략적 과제 선정 → 목표와 전략 설정 → 실행

⑤ 조직화와 협력체계 개발 → 비전 설정 → 지역사회 현황 분석 → 목표와 전략 설정 → 전략적 과제 선정 → 실행

정답 및 해설

해설 MAPP 기획과정 : 조직화와 협력체계 개발 → 비전 설정 → 지역사회 현황 분석 → 전략적 과제 선정 → 목표와 전략 설정 → 실행 순서이다.

정답 ②

20 우리나라에서도 제5기 지역보건의료계획에 적용된 전략기획과 공공–민간 협력을 통한 건강증진전략 모형은?

① PRECEDE–PROCEED 모형

② Dignan과 Carr 모형

③ PATCH 모형

④ MATCH 모형

⑤ MAPP 모형

정답 및 해설

해설 제5기 지역보건의료계획은 MAPP의 단계에 따라 지역사회 구성원의 참여와 협조를 강조한다.

정답 ⑤

21 MAPP 모형의 지역사회 현황 분석에서 제시하는 4가지 사정이 아닌 것은?

① 지역사회의 건강수준

② 지역사회 핵심주제와 장점

③ 건강문제와 관련된 개인의 성향

④ 지역보건체계

⑤ 건강문제와 관련된 외부환경 변화

정답 및 해설

해설 MAPP의 사정은 지역사회 건강수준, 지역사회 핵심주제와 장점, 지역보건체계, 변화의 역량이다.

정답 ③

22 MAPP 기획과정에서 지역사회 현황분석을 실시하기 위해 지역의 삶의 질, 사망, 질병 등을 확인하고자 할 때 사정단계로 옳은 것은?

① 지역사회 핵심주제와 장점 사정

② 지역사회 건강수준 사정

③ 지역보건체계 사정

④ 변화의 역량 사정

⑤ 전략적 과제 선정 사정

정답 및 해설

해설 4개 영역 MAPP 사정에서 인구학적 특성, 삶의 질, 모성건강, 사망 등의 확인은 지역사회 건강수준 사정에 속한다.

정답 ②

23 심장 정지환자의 생존율 향상을 위하여 보건소에서 교육청과 연계하여 보건교육을 계획하면서, 지역의 응급구조사회와 파트너십을 구축하여 전문적인 교육을 실시할 때의 기획모형으로 옳은 것은?

① PRECEDE–PROCEED 모형
② PATCH 모형
③ Dignan과 Carr의 7단계 모형
④ MATCH 모형
⑤ MAPP 모형

정답 및 해설

해설 공공-민간협력을 통한 건강증진전략 모형이다.

정답 ⑤

24 다음 중 현재의 구체적인 행동으로부터 미래의 추상적인 가치의 방향으로 향한 순서로 옳은 것은?

① 목표 – 전략 – 목적 – 비전
② 목표 – 목적 – 비전 – 전략
③ 목적 – 목표 – 전략 – 비전
④ 전략 – 목표 – 목적 – 비전
⑤ 목표 – 목적 – 전략 – 비전

정답 및 해설

해설 전략은 목표를 달성하기 위한 조직이 취하는 방향성으로 가장 추상적인 개념이다.

정답 ②

25 "2020년까지 지역사회의 성인 비만율을 23.5%에서 18.0%로 감소시킨다."는 것은 무엇에 해당하는가?

① 전략 ② 목표 ③ 비전 ④ 목적 ⑤ 산출

정답 및 해설

해설 목적을 달성하기 위한 구체적인 성과목표를 수치로 표시한 것이다. **정답** ②

26 목적에 대한 설명으로 옳지 <u>않은</u> 것은?

① 궁극적으로 달성하고자 하는 것에 대한 일반적인 서술이다.
② 달성여부를 쉽게 평가할 수 있도록 구체적으로 진술해야 한다.
③ 현실적인 수준에서 타당하게 설정되어야 한다.
④ 하위 목표들에 대한 상위적 개념이다.
⑤ 장기적인 수준의 방향의식을 내포해야 한다.

정답 및 해설

해설 ②는 목표에 대한 설명이다. **정답** ②

27 G시 보건소에서는 "아는 게 힘! 심뇌혈관질환 건강강좌"라는 주제로 보건교육사가 심뇌혈관질환 관련 교육을 실시하고자 계획서를 작성하고자 한다. 이때 목표기술로 옳은 것은?

① G지역 심뇌혈관질환 예방을 위해 홍보를 강화한다.
② G지역 심뇌혈관질환 환자 발생률을 단계적으로 낮춘다.
③ G지역 심뇌혈관질환 환자관리를 철저히 한다.
④ G지역 심뇌혈관질환 등록환자의 운동 실천율을 10% 증가시킨다.
⑤ G지역 심뇌혈관질환 예방을 위해 교육을 실시한다.

정답 및 해설

해설 목표기술 시에는 되도록 측정가능하고 관찰가능하도록 숫자화하는 것이 좋다. **정답** ②

28 목표가 갖추어야 할 조건으로 옳지 않은 것은?

① 목표는 포괄적으로 제시되어야 한다.
② 측정 가능해야 한다.
③ 적극적으로 성취 가능한 수준이어야 한다.
④ 목적 및 문제해결과 직접적으로 관련성이 있어야 한다.
⑤ 목표달성을 위한 기간이 명시되어야 한다.

정답 및 해설

해설 목표가 갖추어야 할 요건(SMART)

- Specific : 구체성
- Measurable : 측정가능성
- Aggressive and Achievable : 적극성과 성취가능성
- Relevant : 연관성
- Time limited : 기한

정답 ①

29 목적과 목표의 특성이 아닌 것은?

① 합리성 ② 차별성 ③ 단일성
④ 위계성 ⑤ 변화가능성

정답 및 해설

해설 목적과 목표의 특성은 합리성, 실천성, 다원성, 위계성, 차별성, 변화가능성이다.

정답 ③

30 목표 설정 기준으로 거리가 먼 것은?

① 목적뿐만 아니라 조직의 사명과 연관성이 있어야 한다.
② 투입요소나 활동을 목표로 설정하는 것이 바람직하다.
③ 달성수준을 측정할 수 있도록 설정되어야 한다.
④ 목표는 달성가능해야 한다.
⑤ 얼마 동안 목표를 달성할 것인지 그 기간을 명시해야 한다.

정답 및 해설

해설 목표는 가능한 클라이언트에 대한 성과목표를 포함해야 하고, 투입요소나 활동을 목표로 설정하는 것은 바람직하지 않다.

정답 ②

31 다음은 보건교육사가 보건교육을 위하여 제시한 목표이다. 목표의 기본적 조건에 충족되지 않는 것은?

① 건강 리더를 연내 50명 이상 배출한다.
② 건강 상담을 연내 100명 이상 실시한다.
③ 지역주민의 걷기운동 실천율을 20% 이상 개선한다.
④ 지역사회 주민 건강교육에 지역주민을 대부분 참여시킨다.
⑤ 건강생활실천협의회 운영을 연 4회 이상 개최한다.

정답 및 해설

해설 목표는 구체적으로 기술되어야 하며 측정이 가능하여야 한다.

정답 ④

32 프로그램 개발 계획서 작성 시 옳지 않은 것은?

① 절주사업의 목적은 건전한 음주문화를 조성하는 것이다.
② 건강증진사업의 목표는 성인 고위험 음주율을 낮추는 것이다.
③ 절주교육의 영향 목표는 2020년까지 성인 고위험 음주율을 15%로 낮추는 것이다.
④ 영양교육의 영향 목표는 2020년까지 아침 식사율을 80%까지 높이는 것이다.
⑤ 어린이 비만교실 프로그램의 목표는 대상 아동의 비만교실 프로그램 이수율을 90% 달성하는 것이다.

정답 및 해설

해설 목표는 프로그램 목적달성에 필요한 변화에 대한 구체적 기술이고 목적은 프로그램의 결과로 달성하고자 하는 장기적인 방향의식으로 하위목표의 상위개념이다.

정답 ②

33 목표에 대한 설명으로 옳지 않은 것은?

① 작업목표 : 공식목표와 상관없이 실제로 수행되고 있는 목표
② 단기목표 : 건강상태의 변화, 사회적 가치의 변화
③ 결과목표 : 건강수준, 건강결정요인의 변화
④ 상대목표 : 현재 상태에서 비율상의 향상
⑤ 투입목표 : 사업기반 조성에 관한 인력, 예산, 시설, 장비 등의 변화

정답 및 해설

해설 ②는 장기목표로 단기목표는 정책에 대한 지지의 변화, 지식, 태도, 믿음의 변화를 말한다.

정답 ②

34 보건 프로그램 문제 지표에 얼마나 많은 효과를 줄 것인가를 구체화하는 목표는?

① 영향목표 ② 성취목표 ③ 활동목표
④ 상대목표 ⑤ 이용자목표

정답 및 해설

해설 • 영향목표 : 2013년 12월 31일까지 **동의 흡연자 수를 50% 감소시킨다.
• 성취목표 : 표적집단을 대상으로 무엇을 얼마만큼 달성할 것인가를 구체적으로 표현한다.
2013년도 흡연자 백 명을 금연하게 한다.
• 활동목표 : 목표달성을 위해 얼마만한 서비스를 투입할 것인가를 나타낸다.
2013년도 흡연자에게 심리상담을 30시간 실시한다.
• 이용자목표 : 얼마나 많은 수의 서비스 이용자들로 하여금 그 서비스를 이용하도록 할 것인가를 정한다.
2013년도에 300명이 금연교육 서비스를 제공받는다.

정답 ①

35 2015년까지 P시의 흡연자 80만 명 중 5만 명을 금연하게 하는 것을 목표로 하였다면 이는 어디에 해당하는가?

① 영향목표 ② 성취목표 ③ 활동목표
④ 이용자목표 ⑤ 행정목표

정답 및 해설

해설 얼마만큼 성취되어야 할지 진술한 목표는 성취목표에 해당한다.

정답 ②

36 C 지역 내 고등학생 흡연율 감소를 위하여 흡연예방교육 프로그램을 실시하기로 하고 관내 5개 고등학교 35개 반을 대상으로 총 70시간 교육 실시를 목표로 설정하였다면 설정 목표로 옳은 것은?

① 결과목표 ② 영향목표 ③ 산출목표
④ 투입목표 ⑤ 과정목표

정답 및 해설

해설 산출목표는 하고자 하는 프로그램 양이다.

정답 ③

37 산출목표로 옳은 것은?

① 삶의 질 향상 ② 평균수명 연장 ③ 사망률 저하
④ 교육 이수율 달성 ⑤ 지식, 태도, 행동의 변화

정답 및 해설

해설 산출목표는 하고자 하는 프로그램 양이다.

정답 ④

38 목표 설정에 관한 설명으로 옳지 <u>않은</u> 것은?

① 영향목표 : 흡연자의 수를 50% 감소시킨다.
② 성취목표 : 여성 흡연율 감소를 위하여 금연교육을 실시한다.
③ 활동목표 : 흡연자들에게 300시간의 심리 상담을 제공한다.
④ 이용자목표 : 올해 300명이 취업 훈련 서비스를 제공 받는다.
⑤ 장기목표 : 2030년까지 성인 남성 흡연율을 25%까지 낮추겠다.

정답 및 해설

해설 영향목표 달성을 위하여 표적 집단을 대상으로 구체적으로 무엇을 얼마만큼 할 것인가를 결정하는 것이다.

정답 ②

39 목표의 조정에 대한 설명으로 옳지 않은 것은?

① 필요한 '자원의 한정'이나 '자원의 형평'으로 인해 각 목표들 사이에 갈등이 일어난다.
② 어떤 정책이 산출을 극대화하는 데 목표를 둔다면 다른 목표와 상충되기 쉽다.
③ 새로운 정보의 획득이나 목표와 관련된 상황과 여건이 변화될 경우 원래의 목표의 수정이 가능하다.
④ 점증주의 모형에서는 일단 설정된 목표도 수단탐색 및 선택과정에서 재조정 내지 수정되어야 한다고 주장한다.
⑤ 목표의 수정형태는 목표 왜곡, 목표 증대, 목표의 추가 또는 삭제, 목표의 승계가 있다.

정답 및 해설

해설 목표의 형태는 왜곡, 확대 또는 축소, 추가 또는 삭제, 승계가 있다.

정답 ⑤

40 보건 프로그램 대상자 설정에 있어 앞으로 개발될 보건 프로그램의 수혜자가 예상되는 잠재적 집단의 윤곽을 정하는 것으로 참여가 예상되는 대상이 누구이며 이들의 특성이 어떤지 대략적으로 파악하는 과정을 의미하는 것은?

① mapping ② setting ③ patching
④ targeting ⑤ reporting

정답 및 해설

해설 매핑(mapping)은 일정한 기준에 의해 경계를 정하는 것이고, 사회체제분석, 사회계층화, 사회차별화, 문화분석 등의 매핑 기법이 있다.

정답 ①

41 대상자 결정 모형에서 어떤 사회문제에 특히 취약해서 보건 프로그램에 직접 대상이 될 적격한 대상집단은?

① 일반집단
② 위험집단
③ 표적집단
④ 클라이언트 집단
⑤ 매핑 집단

정답 및 해설

해설 대상집단

- 일반집단 : 대상지역 내에 거주하고 그 문제 속성과 관련이 있는 전체 인구집단
- 위험집단 : 일반집단 중 해당 문제에 노출될 위험이 있거나 욕구가 있는 집단
- 표적집단 : 위험집단 중 보건 프로그램의 구체적인 가입대상으로 삼을 만한 집단
- 클라이언트 집단 : 표적집단 중 실제 보건 프로그램에 참여자가 될 수 있는 집단

정답 ③

42 Y시에서 여고생들의 흡연율을 감소시키기 위하여 프로그램을 계획하면서 표적집단을 정하고자 할 때 1차 표적집단으로 옳은 것은?

① 여고생집단
② 부모집단
③ 선생님집단
④ 보건교사집단
⑤ 학교금연서포터즈

정답 및 해설

해설 2차 집단은 1차 집단의 적응을 도와줄 수 있는 집단, 1차 집단은 직접 대상 집단

정답 ①

43 표적집단에 대한 설명으로 옳은 것은?

① 보건사업에서 1차적 표적집단보다 보건사업의 효과가 적게 나타나는 집단이 2차 표적집단이다.

② 표적집단을 선정할 때는 1차 표적집단만을 고려하는 것이 효율적이다.

③ 세분화된 표적집단은 효율적인 서비스 제공이 어렵다.

④ 표적집단은 가능한 하나인 것이 효율적이다.

⑤ 보건사업에서는 1차 표적집단보다 2차 표적집단이 더 중요한 경우가 많다.

정답 및 해설

해설 1차 표적집단은 직접적인 사업의 대상이고, 2차 표적집단은 1차 표적집단을 지원할 수 있는 대상이다. 예를 들어 고등학교 흡연사업에서 1차 표적집단은 고등학생 집단이고, 2차 표적집단은 학부모, 교사 등의 집단이다. 표적집단 선정시에는 1차 표적집단만 고려하는 것보다 경우에 따라 1차 표적집단을 지원할 수 있는 2차 표적집단 활용이 효율적일 수 있다.

징답 ⑤

44 비만 중학생을 대상으로 청소년 건강교실을 운영하여 적정 체중유지와 자신감 회복 향상 프로그램을 시행하고자 할 때 클라이언트 집단에 해당하는 것은?

① 초 · 중 · 고등학생 전체

② 중학생

③ 비만 중학생

④ 비만 중학생 중 청소년 건강교실에 참여를 희망한 학생

⑤ 비만 중학생 중 청소년 건강교실에 참여한 학생

정답 및 해설

해설 제공되는 프로그램에 직접 참여하게 되는 집단이다.

정답 ⑤

45 흡연율 감소를 위하여 지역의 성인 남성을 대상으로 하는 금연교육 및 금연 클리닉을 실시하고자 할 때 위험집단에 해당하는 것은?

① 지역의 성인
② 성인남자
③ 성인남자 중 흡연자
④ 성인남자 중 금연 의지가 있는 흡연자
⑤ 성인남자 중 금연 클리닉을 신청한 흡연자

정답 및 해설

해설 일반집단 중 해당문제에 노출된 위험이 있거나 욕구가 있는 집단이다.

정답 ③

46 프로그램 설계 시 고려사항으로 옳지 않은 것은?

① 보건 프로그램은 클라이언트의 요구를 충족시키는 중재방법 개발에는 클라이언트의 요구를 포함시킬 필요는 없다.
② 클라이언트에게 프로그램 실행 후 변화에 대한 청사진을 제시할 수 있어야 한다.
③ 운영에 필요한 인력배치 및 역할에 대한 정보가 포함되어야 한다.
④ 설정한 목적과 목표를 단기간에 만족할 수 있도록 중재방법을 체계적으로 개발하는 데 도움을 줄 수 있어야 한다.
⑤ 클라이언트가 구체적으로 변화하는 데 필요한 방향성을 제시하여야 한다.

정답 및 해설

해설 ①에서 중재방법 개발에도 클라이언트의 요구를 반영해야 한다.

정답 ①

47 프로그램 내용의 선정기준이 아닌 것은?

① 합목적성
② 성취가능성
③ 구체성
④ 동기유발
⑤ 현실성

정답 및 해설

해설 프로그램 내용 선정기준은 합목적성, 동기유발, 성취가능성, 기회, 포괄성, 현실성, 지역성이다.

정답 ③

48 교육청과 연계하여 관내 중고등학생이 관심을 갖는 교육주제를 선정하고자 관내 중고등학생 4,500명을 대상으로 사전 설문조사한 결과, '다이어트'에 관한 관심이 가장 높았다. 이에 보건교육사가 건강한 다이어트 방법과 근력만들기운동에 대한 교육 프로그램을 계획하였다면 보건 프로그램 선정기준에 적합한 것은?

① 합목적성
② 동기유발
③ 성취가능성
④ 기회
⑤ 현실성

정답 및 해설

해설 동기유발은 보건 프로그램의 내용이 서비스 대상의 필요와 흥미, 능력수준으로 선정되어야 한다.

정답 ②

49 프로그램 내용을 조직할 때 고려해야 할 기준에 대한 설명 중 다음에 해당하는 것은?

> 보건 프로그램의 내용이 일정한 순서에 따라 단순한 것에서 복잡한 것으로, 구체적인 것에서 추상적인 것으로, 쉬운 것에서 어려운 것으로 조직해 나가도록 구성한다.

① 계속성 ② 계열성 ③ 통합성
④ 균형성 ⑤ 다양성

정답 및 해설

해설 ① 계속성 : 활동이 계속 · 반복되도록 구성
③ 통합성 : 여러 내용들 사이에 상호관련성의 확보
④ 균형성 : 여러 프로그램 내용들 사이에 균형과 조화 유지, ⑤ 다양성 : 참여하는 개인들마다 가지고 있는 특성, 요구, 흥미, 능력이 충분히 반영될 수 있도록 다양하고 융통성 있는 방법으로 조직되도록 구성한다.

정답 ②

50 기존 프로그램과 크게 다르지 않은 대안들을 뽑아서 이들 중 서로 다른 부분을 검토하여 최종대안을 구상하고 선택하는 보건 프로그램 설계 과정은?

① 점증주의 모형
② 만족주의 모형
③ 목표달성주의 모형
④ 포괄적 합리주의 모형
⑤ 제한적 합리주의 모형

정답 및 해설

해설 ① 점증주의 모형은 기존 프로그램 중심으로 각 프로그램의 증가분과 사회적 압력에 의해 필요해진 변화만을 고려하여 대안 선택
④ 포괄적 합리주의 모형은 점증주의와 반대로 정해진 목표를 달성하기 위한 모든 가능한 대안들을 열거하고 체계적인 분석방법을 통해 선택
⑤ 제한적 합리주의 모형은 포괄적 합리주의를 취하지만 욕구와 선택의 범위를 몇 개의 하위분석단위로 나누고 각 단위별로 가능한 대안을 확인하고 선택하는 방법이다.

정답 ①

51 프로그램 내용을 조직할 때 고려해야 할 기준에 대한 설명 중 순서에 맞는 것은?

> 초등학생 비만 감소를 위한 프로그램을 설계하고자 초등학생 비만 현황을 살펴본 결과 현재 ㉠ 우리지역 초등학생 비만율이 20.4%로 전국 초등학생 비만율 15.1%보다 높은 것을 확인하였다. 보건교육사는 ㉡ 초등학생 비만율을 12월까지 18%로 낮추는 것을 목표로 하여 ㉢ '날쌘돌이 풋살운동교실' 과 '날씬이 음악 줄넘기 교실' 로 프로그램을 구성하였다. ㉣ 관내 초등학교와 연계하여 초등학교 5개교와 지역 아동센터 3개소에서 대상자를 모집하였고, ㉤ 프로그램은 초등학생들에서 사전 · 사후 설문을 실시하여 체성분 검사 및 프로그램 만족도를 파악하고자 한다.

① ㉠-㉡-㉢-㉣-㉤ ② ㉠-㉡-㉤-㉢-㉣ ③ ㉡-㉠-㉢-㉣-㉤
④ ㉠-㉡-㉣-㉢-㉤ ⑤ ㉡-㉣-㉠-㉢-㉤

정답 및 해설

해설 문제확인 → 목표설정 → 개입전략설정 → 프로그램 구성 → 평가계획

정답 ④

52 예산수립의 특성과 거리가 먼 것은?

① 정치적 과정
② 보건 프로그램의 기획과정
③ 보건 프로그램의 관리과정
④ 보건 프로그램의 평가과정
⑤ 미래를 변화시키는 과정

정답 및 해설

해설 예산수립은 정치적 과정, 기획과정, 관리과정, 회계절차, 미래를 변화시키는 과정이다.

정답 ④

53 W보건소에서는 직장인들의 건강증진을 위하여 운동 프로그램으로 수변공원에서 '다 같이 라인댄스' 프로그램을 시행하고자 한다. 5W1H 체크리스트 기법으로 프로그램을 체크하였을 때 체크되지 않는 항목은?

① Who ② Where ③ Why ④ When ⑤ What

정답 및 해설

해설 When 은 실행시기 및 기간으로 위 프로그램 내용에는 시기 및 기간이 빠져 있다.

정답 ④

54 보건교육사가 프로그램을 계획하고 실행할 때 전략개발로 옳은 것은?

① 보건교육사가 평소에 하고 있는 익숙한 프로그램을 그대로 실행한다.
② 프로그램의 연계성을 가지는 것보다 독립적인 전략을 추진하는 것이 바람직하다.
③ 프로그램은 가능한 한 지역사회 전 주민을 대상으로 시행한다.
④ 전략개발 시 객관적 평가보다는 주관적 경험에 의존한다.
⑤ 단일 사업을 선정하여 집중하는 것보다 다양한 수준의 복합적인 전략이 필요하다.

정답 ⑤

55 J시 보건소 어린이 비만예방 프로그램의 일환으로 학교 교사들도 보건소 프로그램인 뱃살빼기대회에 등록하여 학생들과 같이 활동하도록 하고 있다면 어느 수준에 속하는 것인가?

① 개인적 수준의 전략 ② 조직적 수준의 전략
③ 지역사회 수준의 전략 ④ 개인 간 수준의 전략
⑤ 법규 및 정책 수준의 전략

정답 및 해설

해설 교사를 어린이의 후원자로 활용하는 방법으로 개인 간 수준의 전략으로 볼 수 있음. 개인 간 수준의 전략은 공식적, 비공식적 사회적 관계망과 지지시스템을 활용하는 방법이 포함된다.

정답 ④

56 어린이 교통사고를 줄이기 위하여 스쿨존 보호구역에서 차량속도를 늦추는 과속방지턱을 설치하는 것은 다음 중 어떤 중재전략에 해당되는가?

① 프로그램 확산전략

② 커뮤니케이션 확산전략

③ 교육전략

④ 환경변화전략

⑤ 지역사회 서비스 전략

정답 및 해설

해설 환경변화전략에 해당한다.

정답 ④

57 보건 프로그램 실행의 원리라고 할 수 없는 것은?

① 참가자들이 자발적으로 보건 프로그램 활동에 적극 동참하도록 해야 한다.

② 보건 프로그램에서 경험한 내용을 기반으로 참가자들이 실제 사회에 참여하여 적극적인 활동을 할 수 있도록 한다.

③ 보건 프로그램의 활동이 통합적인 전체로서 운영되도록 해야 한다.

④ 특정대상에 대한 개념을 추상적인 문자나 언어로 설명하여 행동변화를 증대시켜야 한다.

⑤ 참여자들로 하여금 설정된 목적과 목표를 효율적으로 달성하도록 돕는 과정이다.

정답 및 해설

해설 보건 프로그램 실행을 위해 고려해야 될 기본원리는 ① 자발성, ② 사회화, ③ 통합성, ⑤ 목적, ④ 직관으로 추상적인 문자나 언어보다는 구체적이고 실제적인 경험을 하도록 하여 행동변화를 증대시켜야 한다.

정답 ④

58 보건 프로그램 마케팅에 대한 설명으로 옳지 않은 것은?

① 클라이언트의 참여를 유도하기 위한 활동이다.
② 광고는 경제적 비용을 지출하여 프로그램을 진흥시키는 방법이다.
③ 홍보는 별도의 소요비용 없이 잠재적 클라이언트에게 알리는 것이다.
④ 마케팅 방법에는 인쇄물 및 현수막, 우편물, 전화, 신문 및 잡지, 방송매체, 인터넷 활용 등이 있다.
⑤ 다양한 매체를 동시에 활용하기보다는 단일 방법으로 마케팅하는 것이 효과적이다.

정답 및 해설

해설 각 매체가 장 · 단점을 가지고 있으므로 단일 방법보다는 여러 방법을 동시에 활용하는 것이 필요하다.

정답 ⑤

59 보건 프로그램 실행 전체 과정에서 수행해야 할 업무를 일목요연하게 그림으로 보여주는 프로그램 진행 관리기법은?

① 프로그램 평가검토기법
② 활동별 진행계획 도표
③ 월별 진행계획 카드
④ 총괄 진행도
⑤ 간트 차트(Gantt Chart)

정답 및 해설

해설 총괄 진행도에 대한 설명이다.

정답 ④

60 다음에서 설명하는 프로그램 관리기법은?

- 프로그램에 필요한 과업들을 확인한다.
- 과업별 소요시간을 계산하여 추정한다.
- 전체 과업들 간 최적의 시간경로를 파악한다.

① 프로그램 평가검토기법
② 활동별 진행계획도표
③ 월별 진행계획 카드
④ 총괄 진행도
⑤ 간트 차트

정답 및 해설

해설 PERT에 대한 설명이다.

정답 ①

61 프로그램 기획단계에서 해야 할 일이 아닌 것은?

① 세부목표 결정
② 관련정보 수집
③ 대안들의 우선순위 결정
④ 자원의 투입 대비 산출평가
⑤ 중재방법 선택

정답 및 해설

해설 ④는 효율성 평가로 실행단계 이후의 과업이다.

정답 ④

62 강요가 아닌 자발적인 변화를 유도하는 교육적인 접근방법으로 마케팅의 원리를 접목시킨 개념을 나타내는 용어는?

① 보건 커뮤니케이션 ② 사회 마케팅 ③ 사례관리
④ 자원의 조직화 ⑤ 자발적 마케팅

정답 및 해설

해설 사회 마케팅은 일률적이고 통일화된 프로그램의 구성보다는 개인의 특성을 가능한 한 많이 고려하여 맞춤화된 프로그램을 제공하고자 한 것이다.

정답 ②

63 사회 마케팅과 상업 마케팅은 비교 기준에 따른 차이가 있다. 다음 중 사회 마케팅의 특징에 속하는 것을 고르면?

> ㉠ 궁극적 목적에 있어 행동의 변화를 추구
> ㉡ 인간의 특성을 원하는 것을 하도록 동기화에 중점을 둠
> ㉢ 시행이 상업 마케팅에 비하여 쉬움
> ㉣ 이윤추구보다는 개인과 사회에 이득
> ㉤ 현재의 행동, 선호하는 행동, 그 행동으로 생기는 혜택 간의 경쟁

① ㉠, ㉡ ② ㉠, ㉢, ㉤ ③ ㉠, ㉣, ㉤
④ ㉡, ㉢, ㉣ ⑤ ㉡, ㉢, ㉣, ㉤

정답 및 해설

해설 사회 마케팅

- 특정의 사회적 행동 변화를 위한 캠페인을 지원한다.
- 사회 마케팅의 대상인 인간을 두 개 이상의 제품에서 선택하는 소비자로 규정한다.
- 시행에 있어 사회 마케팅이 상업 마케팅보다 어렵다.
- 상업 마케팅의 궁극적인 목적은 이윤추구이다.

정답 ③

64 보건교육 대상 인구가 가지는 인구학적 · 심리사회학적 요인들을 파악하여 기획하고자 하는 프로그램의 성격에 따라 중요하다고 생각되는 요인별로 인구집단을 하위 그룹으로 각각 쪼개어 분류하는 사회 마케팅 분석방법은?

① 마케팅 믹스
② 마켓 채널
③ 시장세분화
④ 시장역차별화
⑤ 포지셔닝

정답 및 해설

해설 사회 마케팅 전략에는 시장세분화, 마켓 채널, 마케팅 믹스 등이 있다. 마켓 채널은 대상 인구집단에게 보건의료 서비스와 프로그램을 제공하기 위해 가장 효율적으로 접근할 수 있는 경로방법을 결정하는 것이다.

- 포지셔닝 : 기업이 시장세분화를 기초로 정해진 표적시장 내 고객들의 마음 속에 시장분석, 고객분석, 경쟁분석 등을 기초로 전략적 위치를 계획하는 것을 말한다.

정답 ③

65 마케팅 믹스의 구성요소가 아닌 것은?

① 상품(Product) ② 가격(Price) ③ 장소(Place)
④ 홍보(Promotion) ⑤ 속도(Pace)

정답 및 해설

해설 사회 마케팅 전략으로 마케팅 믹스는 4Ps, 즉 상품(product), 가격(price), 장소(place), 홍보(promotion) 를 이용하여 소비자가 가지고 있는 것과 제공되는 상품 또는 서비스 간에 자발적인 교환이 이루어지도록 한다.

정답 ⑤

66 다음 중 임신 중 흡연율을 감소시키기 위하여 강원도의 A 보건소에서 '엄마의 휴식' 이라는 프로그램을 통하여 임산부를 대상으로 금연기술과 매일 30분 정도의 무료 baby-sitting을 제공하였다. 이는 사회 마케팅 구성 요소 중 어디에 속하는가?

① 상품(Product) ② 가격(Price) ③ 장소(Place)
④ 홍보(Promotion) ⑤ 속도(Pace)

정답 및 해설

해설 사회 마케팅에서 상품이란 건강증진사업의 경우에 변화될 행동이나 그로 인해 초래될 혜택 및 구체적인 행동이나 서비스가 될 수도 있다.

정답 ①

67 건강증진사업 중 폭음예방 프로그램 실시를 위하여 사회 마케팅 적용 시 마케팅 전략(4Ps : 상품, 가격, 장소, 홍보)의 내용으로 옳은 것은?

① 상품 : 폭음을 할 수밖에 없는 이유
② 상품 : 신입생이 하고 싶은 활동에 대한 리스트 조사
③ 가격 : 영화 관람, 운동과 같은 폭음 원인을 충족시킬 수 있는 대안활동
④ 장소 : 영화 관람, 운동과 같은 폭음 원인을 충족시킬 수 있는 대안활동
⑤ 홍보 : 포스트나 이메일을 이용한 술 없는 행사 안내

정답 및 해설

해설 상품 : 영화 관람, 운동과 같은 폭음 원인을 충족시킬 수 있는 대안활동
가격 : 폭음을 할 수밖에 없는 이유
장소 : 신입생이 하고 싶은 활동에 대한 리스트 조사
홍보 : 포스트나 이메일을 이용한 술 없는 행사 안내

정답 ⑤

68 보건 프로그램 마케팅 방법으로 옳지 않은 것은?

① 나트륨 줄이기 홍보를 위하여 현수막을 제작하였다.
② 보건소 홈페이지에 팝업 창을 이용하여 예방접종에 관한 사항을 홍보하였다.
③ 지역 내 가정을 방문하여 주부 요가 프로그램을 홍보하였다.
④ 고혈압 교육 안내책자를 만들어 보건소에 비치하였다.
⑤ 지역방송을 이용하여 걷기대회에 대한 홍보를 하였다.

정답 및 해설

해설 프로그램 홍보 방법으로는 인쇄물, 현수막, 우편물, 전화, 신문 및 잡지, 방송매체, 인터넷 활용 등이 있다.

정답 ③

69 사업체에서 건강증진 프로그램으로 금연에 성공한 직원에게 포상금을 지급하는 방법으로 금연을 독려하는 프로그램을 운영하고자 할 때의 설명으로 옳지 않은 것은?

① 대상자 욕구를 충족시킬 수 있는 유인을 제공한다.
② 성공과 연결될 수 있는 표창 등 적절한 보상이 뒤따라야 한다.
③ 보상 제공시 공정성이 있어야 한다.
④ 노력에 따라 각기 다른 적절한 보상이 제공되어야 한다.
⑤ 프로그램은 하나만 운영하고 성공적으로 끝났을 때 또 다른 프로그램을 시도해야 한다.

정답 및 해설

해설 프로그램은 반드시 하나만 운영하지 않고 실정에 따라 두 가지 이상 실행하는 것도 가능하다.

정답 ⑤

70 다음 보건 프로그램 기획의 과정으로 가장 알맞은 것은?

① PRECEDE–PROCEED → SWOT → PERT → BPRS → CEA

② SWOT → PERT → PRECEDE–PROCEED → BPRS → CEA

③ BPRS → PRECEDE–PROCEED → SWOT → PERT → CEA

④ BPRS → SWOT → PRECEDE–PROCEED → PERT → CEA

⑤ SWOT → BPRS → PRECEDE–PROCEED → PERT → CEA

정답 및 해설

해설 SWOT : 문제분석, BPRS : 우선순위 선정, PRECEDE–PROCEED : 프로그램 기획, PERT : 프로그램 진행 관리기법, CEA : 평가기법이다.

정답 ⑤

4장 프로그램 평가

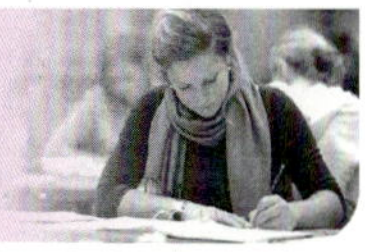

1. 평가이론

(1) 일반적 평가목적

① 보건 프로그램의 목표달성 정도 파악

② 보건 프로그램의 개선 및 변화

③ 보건 프로그램의 효과 및 영향 파악

④ 보건 프로그램의 장점 파악

⑤ 보건 프로그램의 존속 및 폐지 결정

⑥ 보건 프로그램 수행의 점검 및 통제

⑦ 보건 프로그램에 대한 홍보

(2) 기관의 평가 목적

① 타 집단에 대한 과시

② 예산에 대한 근거 확보

③ 비용결정

④ 장비 및 시설확장에 대한 지지 확보

⑤ 재원조달기관에 대한 효과 제시

⑥ 향후 보건 프로그램의 활동 결정

(3) 관리자의 평가 목적

① 특정 사업에 대한 호의적인 반응 유도

② 조직 내에서의 위치 향상 도모

③ 보건 프로그램 계획서 근거 확보

(4) 일반인의 평가 목적

① 보건 프로그램 효과에 대한 정보 획득

② 보건 프로그램의 이득 확인

(5) 전문가의 평가 목적

① 학문 및 적용된 지식에 공헌하고자 하는 욕구 충족

② 전문가로서의 발전을 위한 기회로 활용

③ 평가의 중요성에 대한 믿음을 공고히 함

(6) 평가유형

1) 평가내용에 따른 구분

① **형성평가** : 프로그램 진행 중에 문제점을 보완하기 위한 평가이나 과정평가 보다는 포괄적으로 소비자와 공급자로 부터 보건 프로그램에 대한 의견을 수렴하며, 평가 수행은 조직 및 기관 내의 직원들을 중심으로 진행. 모니터링 방법과 환류를 중요하게 생각하기 때문에 융통성이 특징

② **총괄평가** : 내 · 외부 전문가가 성과를 분석하고 체계화된 평가방법을 필수요건으로 하나의 보건 프로그램이 종결된 후에 평가 작업. 전략평가, 효율성 평가, 공평성 평가 등

③ **과정평가** : 모니터링이 주된 유형으로 프로그램의 구성요소들이 실제로 충족되고 있는지를 확인, 프로그램 과정의 목적 및 계획과 일치하는지를 증명, 프로그램 실패의 원인이 프로그램 실행의 문제인지를 밝히는데 활용

④ **영향평가** : 보건 프로그램이 의도한 방향으로 어떤 변화를 일으켰는지를 검토하는 것

2) 평가시기에 따른 구분

① **보건 프로그램 설계이전** : 기획가에게 어떤 유형의 보건 프로그램이 필요한지를 결정하도록 하는 사전평가

② **보건 프로그램 실행 이전** : 수행가능성 평가, 모델링 및 시뮬레이션, 다특질 효용평가 등

③ **보건 프로그램 실행 중간** : 업무량평가, 형성평가, 수행평가, 과정평가 등

④ **보건 프로그램 실행 후** : 성과평가, 영향평가, 결과평가 등

3) 평가주체에 따른 구분

① **내부평가** : 보건 프로그램을 수행하고 있는 실무자에 의해서 이루어지는 평가

② **외부평가** : 내부평가로는 보건 프로그램에 대해서 객관적으로 평가할 수 없다는 가정하에 주로 전문기관이나 전문가들로 구성된 패널에 의하여 실시

③ **참여평가** : 보건 프로그램 수행자와 전문가 뿐만 아니라 보건 프로그램의 결과에 영향을 줄 수 있는 지역사회 집단 등 보건 프로그램의 수혜자 대표자들이 평가에 참여

4) 평가 자료에 따른 구분

① **양적평가** : 동등성 대조군집단 사전 · 사후평가, 비동등성 대조군집단 사전 · 사후평가, 대조군 없는 사전 · 사후평가, 사후평가 등

② **질적평가** : 참여관찰법, 심층면접법

5) 평가결과 활용에 따른 구분

① **메타평가** : '평가의 평가'로 특정 평가의 품질과 가치를 결정하는 평가

② **종합평가** : 보건 프로그램이나 정책의 실태에 관하여 종합적이고 통합적인 정보를 적기에 제공하기 위한 집합적인 평가기술로 평가의 종합.

(7) 평가의 내용

① **업무량** : 건강교실운영횟수, 외래진료건수, 금연상담건수 등–투입된 노력의 양

② **실적** : 환자발견건수, 예방접종건수, 결핵 이환율의 변화 등. –투입된 노력의 대가로 무엇이 나타났는가를 측정

③ **적절성** : 보건 프로그램 활동이 얼마나 요구를 충족시켰는가를 파악하는 것

④ **효율성** : 효율성=산출량/투입량. 적절한 비교대상을 찾는 일이 중요

⑤ **효과성** : 보건 프로그램의 영향(결과 또는 성과)이 목표를 달성의 기여도 파악

⑥ **효용성** : 보건 프로그램의 영향과 수요의 비교

⑦ **지속가능성** : 보건 프로그램의 효과가 오래 동안 지속되어 긍정적인 영향을 줄 수 있을 것인가를 파악

⑧ **과정** : 보건 프로그램의 실행 중 목적달성에 영향을 미치는 요인을 평가

(8) 평가지표의 요건

① **측적가능성** : 계량화하며, 계량화가 불가능하거나 질적 측면에서 평가시 비계량 지수를 설정하여 객관성을 확보

② **개선가능성** : 잠재력이 높은 분야를 자극할 수 있는 지표

③ **관리가능성** : 평가를 받는 기관에서 통제할 수 있고 납득할 수 있는 지표

④ **상대적 중요성** : 지표의 관리 및 평가의 목적성 측면에서 볼 때에 중요도가 높은 지표중심으로 가급적 항목수를 제한하는 것

⑤ **충분성** : 중복평가를 배제하고 동일한 항목이 다른 지표에 의해 평가 되지 않게 함

⑥ **비교가능성** : 계속성을 유지하여 안전성을 확보함으로써 연도별 개선 정도를 비교

(9) 평가 과정

① 사전검토 ② 자료수집

③ 자료분석 ④ 결과도출 및 적용

2. 평가 방법

(1) 효과성 평가

보건 프로그램이 원래 계획했던 목적 또는 목표의 달성정도를 분석하는 것서비스 질이 평가의 중요한 기준

① **구조지표** : 보건조직 및 담당자의 특성이 서비스의 효과성에 영향을 미치는 것

② **과정지표** : 방문건수, 연계건수, 평균 상담시간 등

③ **결과지표** : 보건 프로그램의 활동의 최종 결과물로 직접적 지표

(2) 효과성 평가를 위한 조사 설계

1) 진실험설계

① **대조군 사후측정 설계** : 사전측정이 문제를 일으키는 경우나 사전측정이 불가능한 경우에 주로 사용, 사전측정을 하지 않아 시험효과 및 상호작용 개입이 방지되고, 실험개입과 테스트의 결합효과를 제거하는 장점

② **대조군 사전 · 사후측정 설계** : 사전측정이 포함, 두 집단의 동질성 검증이 가능하고 내적 타당도를 저해하는 대부분의 요소를 제거할 수 있다는 장점

③ **솔로몬 4집단** : 통제 집단 사전 사후 설계와 사후설계를 결합한 가장 이상적인 형대

2) 준실험설계

① **단절적 시계열 설계** : 여러 시점에 관찰되는 자료를 통하여 독립변수의 효과를 추정하기 위한 방법

② **비동질적 통제집단 설계** : 통제집단의 구성이 무작위 할당에 의한 동질화가 이루어지지 않았다는 점

③ **회귀-불연속설계** : 실험군과 대조군에 실험대상을 배정할 때 분명하게 알려진 자격기준을 적용하는 방법

④ **대조-시계열 설계** : 단절적 시계열 설계에 하나 또는 그 이상의 대조군을 부가한 것으로 프로그램 효과 추정상의 왜곡을 줄여 인과적 해석이 가능

(3) 경제성 평가 방법

① **비용 - 효과분석** : 산출을 실제 프로그램의 자연단위로 측정

② **비용 - 효용분석** : 산출을 건강상의 효과를 복합적으로 나타낼 수 있는 표준화된 단위로 측정

③ **비용 - 편익분석** : 산출을 건강상의 직 · 간접 효과로 측정하고 이를 모두 화폐가치로 환산

표 1-1 경제성 평가의 비용과 산출 측정 방법

유형	비용 측정	산출 내용	산출 측정
비용 – 효과	화폐단위	동일한 종류의 산출물이지만 대안들이 서로 다른 수준을 달성	자연단위(예 : 흡연율, 건강수명 등)
비용 – 효용	화폐단위	단수 또는 복수의 산출물로 대안들 간에 산출물이 동일할 필요 없음	질 보장 수명, 건강일수
비용 – 편익	화폐단위	단수 또는 복수의 산출물로 대안들 간에 산출물이 동일할 필요 없음	화폐단위

(4) 질적평가 방법

① 자연스러운 상황에서 관찰이나 질문에 초점

② 조사자나 평가자가 자료수집의 역할을 담당

③ 수치보다는 이야기와 서술을 강조하여 보고

④ 코드와 사례분석으로 자료 분석(나선형 자료분석)

3. 평가결과 도출

(1) 보고서 작성의 종류

일일 보고서, 주간 보고서, 월간 보고서, 연간보고서, 출장 보고서, 회의 보고서, 연수 보고서 등

(2) 보고서 작성 시 유의사항

① 보고의 목적에 적합한 보고 내용을 준비

② 보고할 대상에 따라 보고할 내용을 다르게 준비

③ 결과의 핵심 내용을 중심으로 명확하게 구성

④ 형식, 편집, 배열 등을 통하여 보건 프로그램의 결과를 효과적으로 표현

4장 프로그램 평가 출제예상문제 및 해설

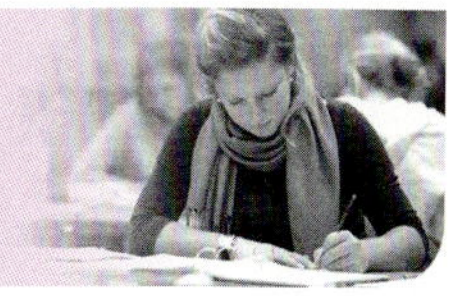

01 보건 프로그램의 일반적 평가의 목적으로 맞지 않는 것은?

① 보건 프로그램의 목표 달성 정도 파악
② 보건 프로그램의 개선 및 변화
③ 보건 프로그램의 존속 및 폐지 결정
④ 보건 프로그램 관리자의 역량 파악
⑤ 보건 프로그램에 대한 홍보

정답 및 해설

해설 평가의 목적
- 보건 프로그램의 목표 달성 정도 파악
- 보건 프로그램의 효과 및 영향 파악
- 보건 프로그램의 존속 및 폐지 결정
- 보건 프로그램에 대한 홍보
- 보건 프로그램의 개선 및 변화
- 보건 프로그램 장점 파악
- 보건 프로그램의 점검 및 통제

정답 ④

02 프로그램 평가를 위한 자료수집에 관하여 옳은 것은?

① 프로그램 평가를 위해서는 반드시 1차 자료를 수집하여야 한다.
② 프로그램 평가를 위해서 건강보험자료를 이용하는 것은 개인정보에 대한 법적 규제 대상이 아니다.
③ 2차 자료를 활용하면 평가자가 관심을 두고 있는 항목이 포함되지 않을 수도 있다.
④ 2차 자료를 활용하면 프로그램 수행지역의 대표성이 확보되는 장점이 있다.
⑤ 2차 자료는 대규모의 자료여서 바이어스의 가능성이 크다.

정답 및 해설

해설 2차 자료는 평가자가 관심을 가지는 항목이 없을 수 있다.

정답 ③

03 다음 중 관리자 입장에서의 평가목적에 해당하는 것은?

① 특정 사업에 대한 호의적인 반응 유도
② 학문 및 적용된 지식에 공헌하고자 하는 욕구 충족
③ 프로그램 효과에 대한 정보 획득
④ 장비 및 시설확장에 대한 지지 확보
⑤ 프로그램이 효과적이라는 것을 다른 집단에 과시

정답 및 해설

해설 ② 전문가, ③ 일반인, ④ · ⑤ 기관 입장에서의 평가목적이다.
관리자 입장에서의 평가목적
– 특정 사업에 대한 호의적인 반응 유도
– 조직 내에서의 위치 향상 도모
– 보건 프로그램 계획서 근거확보

정답 ①

04 올해 실시한 보건 프로그램 평가를 하려고 할 때 일반적 평가목적이 아닌 것은?

① 학생 튼튼이 교실을 실시하면서 30명을 목표로 하였으나 40명을 교육하여 133% 목표달성하였다.
② 이동 건강체험터를 운영하면서 방과 후 학업으로 참여가 저조하여 학교와 연계하여 개별참여보다 학교 전체를 대상으로 교육 및 캠페인을 실시하는 것으로 방향을 모색하였다.
③ 어린이금연교육을 위하여 인형극을 실시하였으나 예산 및 인력의 한계로 수혜 유치원수가 적었다.
④ 영양 드림팀을 실시하여 무료식단을 제공하였으나 매년 혜택을 받은 기관만 혜택받아 내년에는 새로운 기관 선정을 하지 못할 경우에 폐지를 결정하였다.
⑤ 노인들의 비만관리 및 절주관리 사업을 실시하고자 지역 내 경로당이나 노인대학 등의 참여를 유도하기 위한 프로그램 설명회를 개최하였다.

정답 및 해설

해설 일반적 평가목적 : ① 목표달성 정도 파악, ② 프로그램 개선 및 변화, ③ 효과 및 영향 파악, ④ 장점 파악, ⑤ 프로그램의 홍보, ⑥ 프로그램의 존속 및 폐지 결정, ⑦ 수행의 점검 및 통제 등이다.

정답 ③

05 프로그램 평가의 문제점이 아닌 것은?

① 프로그램의 중복성
② 프로그램 내용의 동질성
③ 비표준화된 도구 사용
④ 통계분석의 한계
⑤ 일반화의 어려움

정답 및 해설

해설 프로그램 평가의 문제점

① 프로그램의 중복성
② 프로그램 내용의 이질성
③ 프로그램 목표의 불일치
④ 비표준화된 도구 사용
⑤ 다양한 측정도구의 부족
⑥ 측정도구의 측정내용과의 불일치
⑦ 통계분석의 한계
⑧ 일반화의 어려움
⑨ 부적절한 통계기법이나 평가설계의 적용

정답 ②

06 목표달성 모형에 대한 설명으로 옳지 않은 것은?

① 가장 고전적인 방법으로 목표달성 측정과 영향 사정의 두 요소로 이루어진다.
② 목표달성 측정은 성취된 결과가 목표와 얼마나 일치하는가를 측정한다.
③ 영향 사정은 실행 프로그램에 의해 그런 결과가 도출되었는가를 파악한다.
④ 목표 성취를 위한 예산, 시간, 노력을 고려하여 목표달성을 평가한다.
⑤ 설정한 목표 이외에 의도하지 않았던 효과를 반영하지 못한다.

정답 및 해설

해설 목표달성 모형은 비용을 고려하지 않고 평가한다.

정답 ④

07 부수효과 모형에 대한 설명으로 옳지 않은 것은?

① 공식적인 목표는 중요하지 않으며 부수효과로 평가한다.
② 부수효과에는 긍정적 · 부정적 효과 모두를 포함한다.
③ 정책평가에서 목표달성 모형보다 더 우수하다고 할 수 있다.
④ 보건 프로그램의 장단점을 판단하는 데 어떤 기준을 적용할 것인가에 어려움이 있다.
⑤ 예측이 불가능한 부수효과는 사전에 판단할 수 없기 때문에 평가를 위한 가치기준을 만드는 것이 불가능하다.

정답 및 해설

해설 공식적인 목표는 여전히 가장 중요하며, 부수효과가 보충인 역할을 한다.

정답 ①

08 포괄적 평가모형에 관한 설명으로 옳지 않은 것은?

① 평가에 집행단계 더 나아가 기획단계까지 포함해야 한다는 것이다.
② 산출과 결과뿐만 아니라 다른 구성요소들도 평가의 대상이 된다.
③ 시스템 각 단계마다 성취도를 측정할 수 있다.
④ 비용에 대하여 관심을 기울이지 않고 있다.
⑤ 부수효과 발견이 용이하다.

정답 및 해설

해설 포괄적 평가모형은 공식적으로 제시된 목표만을 집중적으로 평가의 대상으로 삼기 때문에 부수효과를 발견하지 못한다.

정답 ⑤

09 프로그램 평가 모형에 대한 설명으로 옳지 않은 것은?

① 목표 배제 모형은 평가자들이 사전에 결정된 목표에 지나칠 정도로 집착하는 것에 대한 비판으로 등장하였다.

② 포괄적 모형은 결과뿐만 아니라 집행 · 기획단계까지 평가에 포함해야 한다는 것이다.

③ 효율성 모형은 비용과 프로그램 결과를 연계시키는 방법으로 절차상의 공정성과 대표성을 고려할 수 있다.

④ 고객지향 모형은 보건 프로그램의 대상이 되는 사람들의 목표 기대, 관심사, 필요성 등을 평가의 기본원칙 및 판단기준으로 삼고 있다.

⑤ 동료집단검토 모형은 전문분야의 동료들로 이루어진 합의체 집단에 의해 수행된다.

정답 및 해설

해설 ③ 효율성 모형은 ① 절차상의 공정성, ② 대표성, ③ 참여의 가치, ④ 개방성의 원칙을 고려하지 못한다.

정답 ③

10 보건 프로그램의 효율성 평가에서 투입은 금전적인 기준으로 측정하고 산출은 실제적인 영향의 측면에서 측정하는 평가모형은?

① 목표달성 분석

② 비용 – 편익 분석

③ 비용 – 효과 분석

④ 부수효과 분석

⑤ 목표배제 분석

정답 및 해설

해설 비용 – 효과분석에 대한 설명, 비용 – 편익 분석은 투입과 산출 모두 금전적인 기준으로 측정한다.

정답 ③

11 Y보건소 금연 클리닉에서는 금연교육 프로그램의 효과를 평가하기 위하여 1년 금연성공자의 1인당 금연 비용을 고려하여 분석하는 방법을 이용하는 데 이 분석법은?

① 비용최소화 분석

② 비용효과 분석

③ 비용편익 분석

④ 비용효용 분석

⑤ 비용분석

정답 및 해설

해설 비용효과 분석은 투입된 비용을 화폐단위로 계산하여 달성된 성과와 비교 분석

정답 ②

12 근로자 건강증진을 위하여 제조업 현장 10곳의 사업체에 각 특성에 맞는 보건 프로그램을 실시하려고 한다. 이때 보건계획 수립 시 고려해야 할 사항으로 옳은 것은?

① 비용 – 효과가 가장 높은 것을 택한다.

② 비용 – 편익이 가장 높은 것을 택한다.

③ 비용 – 효율이 가장 높은 것을 택한다.

④ 문제의 심각성이 가장 높은 것을 택한다.

⑤ 자원동원 가능성이 가장 높은 것을 택한다.

정답 및 해설

해설 다른 특성을 가진 성과들에 대한 배분적 효율성을 다룰 수 있다.

정답 ②

13 평가 내용에 따른 평가 유형으로 옳은 것은?

① 형성 평가, 메타 평가
② 메타 평가, 총괄 평가
③ 형성 평가, 과정 평가
④ 과정 평가, 내부 평가
⑤ 양적 평가, 총괄 평가

정답 및 해설

해설 메타 평가는 평가자료 활용에 따른 구분이고, 내부평가는 평가주체에 따른 구분이다. 양적 평가는 평가의 종류 및 분석방법에 따른 구분이다.

정답 ③

14 보건 프로그램 실행 후 진행되는 평가는?

① 형성 평가
② 수행 평가
③ 영향 평가
④ 업무량 평가
⑤ 다특질 효용 평가

정답 및 해설

해설 실행 전 실시되는 평가 : 수행가능성 평가, 모델링/시뮬레이션, 다특질 효용 평가
실행 중 실시되는 평가 : 업무량 평가, 형성 평가, 과정 평가, 수행 평가
실행 후 실시되는 평가 : 성과 평가, 영향 평가, 결과 평가

정답 ③

15 보건 프로그램을 수정하거나 발전시키기 위해서 실시하는 평가로 보건 프로그램 계획 및 실행단계에서 즉각적으로 보건 프로그램에 결과가 환류하는 평가는?

① 형성 평가　② 메타 평가　③ 총괄 평가
④ 과정 평가　⑤ 영향 평가

정답 및 해설

해설 형성 평가는 프로그램 운영 도중 이루어지는 평가로 수행 도중 프로그램 집행전략이나 집행설계의 수정 · 보완을 위해 수행된다.

정답 ①

16 보건 프로그램이 행위를 얼마나 변화시켰고 지식을 얼마나 전달했는가를 검토하는 평가는?

① 형성 평가　② 구조 평가　③ 총괄 평가
④ 과정 평가　⑤ 영향 평가

정답 및 해설

해설 영향 평가는 유병률이나 사망률의 감소 등 보건 프로그램의 목적을 달성했는지를 확인하는 평가이다.

정답 ⑤

17 보건 프로그램의 성과를 분석하는 것으로 보건 프로그램의 효과를 파악하는 것이 핵심이나 비용까지도 감안하는 효율성 평가도 포함되는 결과 중심의 목표지향적인 평가는?

① 형성 평가　② 구조 평가　③ 총괄 평가
④ 과정 평가　⑤ 영향 평가

정답 및 해설

해설 총괄 평가는 프로그램 종료 후 실시하며, 프로그램의 지속 · 중단 · 확대 등에 관한 총괄적인 의사결정을 할 경우에 실시하는 것이다.

정답 ③

18 보건 프로그램이 실시되는 과정에 실시되며, 프로그램 전달방법의 개선, 프로그램 결과의 향상, 서비스의 효율성 증진을 목적으로 실시하는 평가는?

① 형성 평가 ② 구조 평가 ③ 총괄 평가
④ 과정 평가 ⑤ 영향 평가

정답 및 해설

해설 과정 평가는 프로그램 실시과정 자체에 대한 평가이고, 형성 평가는 보건 프로그램 실시과정 뿐만 아니라 실행이 완료된 후에도 실시되는 평가이다.

정답 ④

19 지역사회 노인들을 대상으로 노인체조교실 프로그램을 운영한 후 실시한 평가의 내용 중 영향평가로 옳은 것은?

① 노인들의 폐활량 측정
② 노인들의 체조에 대한 지식수준 측정
③ 노인들의 관절 운동범위 측정
④ 노인들의 혈압측정
⑤ 노인들의 관절 통증지수 측정

정답 및 해설

해설 영향 평가는 지식, 행태, 정책과 같은 즉각 결과의 변화를 평가한다.

정답 ②

20 프로그램 개발 평가를 결과 평가, 과정 평가, 구조 평가로 구분하는 논리적 모형에서 결과 평가를 하기 위한 것으로 옳은 것은?

① 프로그램이 계획한 일정대로 실행되고 있는가?
② 프로그램 참여자의 특성은 무엇인가?
③ 프로그램 서비스의 질과 대상자의 만족도는 어떠한가?
④ 프로그램의 목표를 달성하였는가?
⑤ 프로그램이 클라이언트에게 적합하였는가?

정답 및 해설

해설 결과 평가는 사업종료 시 사업의 효과측정을 위한 것이다.

정답 ④

21 평가의 평가로 정의되며 평가 주체가 실시한 1차적인 평가에 대해 평가 자체의 강점과 약점은 물론, 그 평가의 전반적인 유용성과 정확성 및 타당성 그리고 실현 가능성에 대한 비평적인 평가는?

① 형성 평가　② 메타 평가　③ 총괄 평가
④ 과정 평가　⑤ 영향 평가

정답 및 해설

해설 메타 평가는 특정 평가의 품질과 가치를 결정하는 평가이다.

정답 ②

22 보건 프로그램 평가대상을 구조, 과정, 결과로 구분할 때 구조 평가에 해당하는 것은?

① 질적인 보건 서비스
② 비용 – 편익
③ 비용 – 효과
④ 보건 프로그램 서비스 만족도
⑤ 재원, 시설 등의 적절성

정답 및 해설

해설 물질적 자원(시설 · 장비 · 재원), 인적 자원(담당자 규모 · 자격), 조직구조 등은 구조 평가에 해당한다.

정답 ⑤

23 병원에서 당뇨병 환자를 대상으로 건강증진 프로그램을 실시한 후 평가를 실시하고자 하는 경우, 구조 평가에 대한 항목으로 옳은 것은?

① 당뇨교실에 참가한 사람들의 당뇨병에 대한 지식수준이 향상되었는가?
② 당뇨교실에 참가한 사람들은 프로그램에 만족하였는가?
③ 당뇨교실에 참가하는 인력들의 역할 규정이 되어 있는가?
④ 당뇨교실에 대한 병원의 관심은 충분하였는가?
⑤ 당뇨교실 프로그램에 관한 모니터링은 실시하였는가?

정답 및 해설

해설 구조평가는 인력, 시설에 대한 평가이다.

정답 ③

24 평가주체에 따른 평가 구분에서 보건 프로그램 수행자와 전문가뿐만 아니라 보건 프로그램의 결과에 영향을 줄 수 있는 지역사회 집단 등 보건 프로그램의 수혜자 대표자들이 평가에 참여하는 평가는?

① 내부 평가
② 외부 평가
③ 참여 평가
④ 과정 평가
⑤ 수행 평가

정답 및 해설

해설 평가주체에 따라 내부 평가, 외부 평가, 참여 평가로 구분
내부 평가는 실무자에 의해 이루어지는 평가
외부 평가는 외부 전문기관이나 전문가들로 구성된 패널에 의해 실시

정답 ③

25 보건소 내 '실버 건강체조교실' 프로그램 종료 후 평가를 위하여 보건소장, 보건행정과장, 건강증진팀장, 담당자가 평가지표에 의한 서면평가를 실시한 경우의 평가의 유형으로 옳은 것은?

① 참여 평가
② 내부 평가
③ 외부 평가
④ 과정 평가
⑤ 집단 평가

정답 및 해설

해설 프로그램을 결정, 집행을 담당하고 있는 사람들이나 소속한 조직의 다른 구성원이 행하는 평가이다.

정답 ②

26 금연교육 프로그램 실행 후 6개월 금연이행률을 평가의 항목으로 선택하였다면 이는 어느 유형에 해당하는가?

① 구조 평가 ② 과정 평가 ③ 효과 평가
④ 영향 평가 ⑤ 결과 평가

정답 및 해설

해설 정상관리율, 사망률, 유병률은 결과 평가에 속한다.

정답 ⑤

27 다음의 평가 내용 중 과정 평가에 속하는 것은?

① 사업이 목적과 목표를 달성했는가?
② 조직과 지역사회의 문제해결 역량이 강화되었는가?
③ 사업의 가능한 대안은 무엇인가?
④ 제공된 서비스의 질과 대상자의 만족도는 어떠한가?
⑤ 사업을 지속하거나 확대할 필요가 있는가?

정답 및 해설

해설 나머지는 결과 평가에 해당한다.

정답 ④

28 노인 걷기운동 프로그램에 대한 평가지표 중 결과 평가를 위한 지표로 가장 알맞은 것은?

① 체중감소율 ② 참여율
③ 걷기운동 프로그램 실시 횟수 ④ 운동에 대한 태도 변화율
⑤ 음주율 변화

정답 및 해설

해설 ②, ③은 과정 평가, ④는 영향 평가에 해당한다.

정답 ①

29 프로그램 평가 중 과정 평가로 옳은 것은?

① 교육 과정의 적절성
② 대상자의 지식변화 정도
③ 대상자의 삶의 질 변화 정도
④ 대상자의 과정 이수율
⑤ 대상자의 태도 변화율

정답 및 해설

해설 교육 과정의 적절성은 과정 평가에 해당한다.

정답 ①

30 지역의 걷기동호회 운영 · 결성을 위하여 걷기지도자 양성교육 프로그램을 실시하여 총 50명의 걷기지도자 양성을 목표로 하여 프로그램을 실시한 결과, 중도 탈락으로 인해 45명이 지도자로 등록되어 교육 참가자 수를 확대하고 다양한 건강지도자 프로그램 개발이 필요하다면 어떤 평가에 대한 설명인가?

① 과정 평가　② 총괄 평가　③ 개인 평가
④ 구조 평가　⑤ 진단 평가

정답 및 해설

해설 총괄 평가는 프로그램이 달성하고자 했던 목표를 얼마나 잘 성취했는가의 여부를 평가한다.

정답 ②

31 보건 프로그램 평가의 내용에 대한 설명으로 옳은 것은?

① 효율성은 보건 프로그램의 목표를 달성하는 데 보건 프로그램이 얼마나 기여했는가를 파악한다.

② 효과성은 투입된 노력에 비해 업적이 과연 만족할 만한 것인가를 알아본다.

③ 적절성은 실제로 보건 프로그램 활동에 투입된 노력의 양을 조사하는 것이다.

④ 실적은 예방접종 건수와 같이 투입된 노력의 대가로 무엇이 나타났는가를 측정하는 것이다.

⑤ 효용성은 보건 프로그램으로 인한 효과가 얼마나 오랫동안 지속되고 긍정적인 영향을 줄 수 있을지를 파악하는 것이다.

정답 및 해설

해설 ① 효과성, ② 효율성, ③ 업무량, ⑤ 지속가능성에 대한 설명이다.

정답 ④

32 평가 지표에 대한 설명으로 옳지 <u>않은</u> 것은?

① 이미 설정된 목표를 어느 정도 달성했는지 비교하기 위해 지표를 사용한다.

② 보건 프로그램 평가 지표에는 서비스 지표, 양적 지표, 질적 지표, 관리 지표, 영향 지표 등이 있다.

③ 서비스 지표는 암 예방, 비만율 감소, 보건교육 등 서비스의 종류를 의미한다.

④ 양적 지표는 우리나라에서 가장 많이 활용되는 지표로 항체보유율, 교육 후 교육내용 실천율 등이다.

⑤ 관리 지표는 필요한 자원이 얼마나 효과적으로 제공되었는가를 보는 것으로 적기 전문인력 충원율 및 현장지도 방문수 등이다.

정답 및 해설

해설 - 양적 지표 : 예방접종 수, 보건교육 참여인원수, 고혈압등록수 등
- 질적 지표 : 항체보유율, 교육 후 교육내용 실천율, 혈압조절률 등

정답 ④

33 평가 지표의 요건으로 옳지 않은 것은?

① 평가를 할 때 객관성 확보를 위해 가능한 한 계량화해야 한다.
② 개선 잠재력이 높은 분야를 자극할 수 있는 지표이어야 한다.
③ 중요도가 높은 지표 중심으로 가급적 지표수를 늘리는 것이 바람직하다.
④ 원칙적으로 계속성을 유지하여 안전성을 확보함으로써 연도별 개선 정도를 비교할 수 있도록 한다.
⑤ 평가를 받는 기관에서 통제할 수 있고 납득할 수 있는 지표이어야 한다.

정답 및 해설

해설 평가 지표의 요건
① 측정가능성, ② 개선가능성, ③ 상대적 중요성 : 중요도가 높은 지표 중심으로 가급적 지표수를 제한하는 것이 바람직, ④ 비교가능성, ⑤ 관리가능성, 충분성 : 지표 내용이 불투명하거나 항목 간 구분이 모호하여 중복 평가되는 것을 배제하며, 동일한 사항이 상이한 지표에 의해 상충되지 않도록 한다.

정답 ③

34 B 시에서 당뇨병 교육을 실시하여 지역의 당뇨병 교육이 필요한 대상자의 20%만이 교육을 이수하여 추가적인 교육이 필요한 것으로 평가되었다면 평가의 범주로 옳은 것은?

① 노력 ② 효과성 ③ 효율성
④ 적합성 ⑤ 지속가능성

정답 및 해설

해설 투입된 노력에 대한 결과를 계산하고 있어 프로그램의 적합성에 대한 평가이다.

정답 ④

35 보건 프로그램의 평가에 관한 것으로 평가의 범주에 대한 설명으로 옳지 않은 것은?

① 업무량에 대한 평가 : 건강교실은 총 8회 운영되었다.

② 실적에 대한 평가 : 인플루엔자 예방접종은 11만 명에게 실시하였다.

③ 효율성에 대한 평가 : 금연교육 프로그램 예산 대비 금연자의 비율을 평가하였다.

④ 적절성에 대한 평가 : 간접흡연 예방을 위한 홍보를 실시한 결과 우리 지역 인구의 20%가 홍보를 경험한 것으로 나타났다.

⑤ 지속가능성 : '주민 건강체험의 날'을 선정하여 나트륨 줄이기 프로그램으로 요리경연대회를 실시하여 효과가 크게 나타났다.

정답 및 해설

해설 지속가능성에 대한 효과는 장기적으로 지속 가능한 사업일수록 평가 결과가 좋다.

정답 ⑤

36 '지역주민으로 하여금 당뇨병으로 인한 건강손실을 감소시킨다.' 라는 목적을 가진 사업에 대한 지표 중 과정 지표에 해당하는 것은?

① 환자 중 흡연자의 비율

② 망막증을 가진 환자 비율

③ 당뇨를 가진 환자의 특수연령 사망률

④ 정상 범위의 HbA1c를 가진 환자 비율

⑤ 지난 1년 동안 당뇨 관련 항목에 대한 검진을 받은 환자 비율

정답 및 해설

해설 과정 지표는 클라이언트가 갖는 문제의 정도, 문제해결을 위해서 제공된 서비스의 종류나 양, 문제의 서비스 관련성 정도 등이다.

정답 ⑤

37 사업목표가 평가 지표로 사용될 수 있는 것은?

① 지역 청소년의 영양지식을 증가시킨다.
② 2020년까지 I지역의 10대 임신을 50% 감소시킨다.
③ 2020년까지 I지역에서 건전한 음주 문화를 확립한다.
④ 2020년까지 I지역 학교 운동장에 트랙 설치를 증가시킨다.
⑤ 2020년까지 I지역 성인의 흡연율을 10% 이하로 감소시킨다.

정답 및 해설

해설 평가 지표는 목표가 달성된 정도를 측정할 수 있는 기준으로 계량화될 수 있어야 한다.

정답 ⑤

38 효과성 평가에 대한 설명 중 옳지 않은 것은?

① 보건 프로그램이 원래 의도했던 목적 또는 목표의 달성 정도를 분석하는 것이다.
② 효과성은 조직의 효과성과 서비스 효과성을 포함하는 개념으로 간주한다.
③ 보건 프로그램의 효과성 평가는 조직효과성보다는 서비스 목표 중심으로 이루어진다.
④ 효과성의 지표로는 구조 지표, 과정 지표, 결과 지표가 있다.
⑤ 자연스러운 현장의 상황에서 참여자의 언어나 의미를 관찰하여 해석함으로써 효과성을 평가한다.

정답 및 해설

해설 ⑤는 질적 평가의 개념이다.

정답 ⑤

39 효과성 평가지표 중 구조 지표의 내용이 아닌 것은?

① 문제해결을 위해 제공된 서비스의 종류나 양
② 보건기관 및 시설의 적합성과 접근성
③ 서비스의 다양성과 체계성
④ 보건 프로그램에 대한 지원체계의 적절성
⑤ 보건 프로그램 수행인력의 특성

정답 및 해설

해설 ①은 과정 지표에 해당한다.
과정 지표는 클라이언트가 갖는 문제의 정도, 문제해결을 위해 제공된 서비스의 종류나 양, 문제와 서비스의 관련성 정도 등이다.

정답 ①

40 C 보건소에서 관절염에 관한 보건사업을 계획하면서 인근 Y 보건소에서 시행하였던 관절염 사업의 성과를 토대로 하고자 한다. 어떤 것을 고려하여야 하는가?

① 적절성에 대한 평가
② 효율성에 대한 평가
③ 실적에 대한 평가
④ 업무량에 대한 평가
⑤ 대표성에 대한 평가

정답 ①

41 논리모형에 대한 설명으로 옳지 않은 것은?

① 보건 프로그램 기획과 평가를 위한 도구이다.
② 문제해결을 위해 필요한 자원의 유형과 규모를 결정하고 활동의 성격과 내용을 규정하지만 대상자의 변화를 예측하기는 어렵다.
③ 보건 프로그램의 투입, 활동, 산출, 결과 간의 관계를 논리적으로 연결해 준다.
④ 보건 프로그램이 진행되는 과정을 차트와 그림으로 표시해서 시각적으로 전체 보건 프로그램의 이해를 증진시킨다.
⑤ 현황, 투입, 활동, 산출, 결과의 구성요소 간에 논리적으로 정당하게 연결되도록 설계되어야 한다.

정답 및 해설

해설 ② 논리모형은 사업수행으로 인한 산출과 대상자의 변화를 예측하도록 한다.

정답 ②

42 다음에서 설명하는 조사설계 유형은?

> 진실험설계의 유형 중 하나로 통제집단 사전사후설계와 사후설계를 결합한 가장 이상적인 형태이다. 사전측정의 영향과 관련된 효과들을 제거할 수 있어 외적 타당도와 내적 타당도를 높일 수 있다.

① 대조군 사후측정 설계
② 대조군 사전 · 사후측정 설계
③ 단일집단 사후측정 설계
④ 대조-시계열 설계
⑤ 솔로몬의 4집단 설계

정답 및 해설

해설 솔로몬의 4집단 설계는 실험군 1은 독립변수 조작 전의 사전측정, 조작 후의 사후측정
대조군 1은 독립변수 조작없이 사전 · 사후측정
실험군 2는 사전측정 없이 독립변수만 조작하고 사후측정
대조군 2는 사후측정만 실시

정답 ⑤

43 다음에서 설명하는 준실험 조사설계 유형은?

> 조사대상을 실험 · 통제집단으로 나누어 실험군에는 프로그램을 적용하고 통제집단은 적용하지 않은 채 여러 차례 정기적으로 종속변수에 대한 측정을 실시하여 변화의 추세를 파악하여 실험효과를 분석하는 방법이다.

① 단절적 시계열 설계
② 회귀 – 불연속 설계
③ 대조 – 시계열 설계
④ 비동질적 통제집단 설계
⑤ 대조군 사전 · 사후측정 설계

정답 및 해설

해설 ③는 단절적 시계열 설계에 대조군을 부가한 것이다.

정답 ③

44 비용–효과분석에 대한 설명이 아닌 것은?

① 하나의 목표를 달성하기 위해 여러 대안 중 투입된 비용에 비해 더 많은 효과를 나타낼 수 있는 보건 프로그램을 선정하기 위해 수행된다.
② 비용 – 효과분석은 보건 프로그램의 비용과 결과를 모두 화폐가치로 전환하여 평가한다.
③ 영역이 다른 두 개 이상의 보건 프로그램 중 어느 것이 더 효과를 창출하는지 결정할 수 없다.
④ 많은 다른 척도로 측정되는 다차원적인 성과는 해석하기 어렵다.
⑤ 어떤 프로그램이 가장 저렴한지는 알려주지만 그 프로그램 자체로 가치가 있는지 없는지 등에 대해서는 알려주지 못한다.

정답 및 해설

해설 비용 – 효과분석은 비용만 화폐가치로 표현하고 보건 프로그램의 결과는 화폐가치로 전환하지 않아도 된다.

정답 ②

45 비용 – 편익분석에 대한 설명으로 옳지 않은 것은?

① 특정비용과 편익 간 직접 비교가 가능하여 가장 명료한 표준적인 경제성 평가방법이다.
② 투입비용에 대한 효과의 크기에 따라 보건 프로그램의 우선순위를 정하는 데 도움을 준다.
③ 생산적 효율성뿐만 아니라 다른 특성을 가진 성과들에 대한 배분적 효율성을 다룰 수 있다.
④ 여러 보건 프로그램 중 어느 보건 프로그램이 더 가치가 있는지 결정할 수 있다.
⑤ 비용만 화폐가치로 표현하고 보건 프로그램의 결과는 화폐가치로 전환하지 않아도 된다.

정답 및 해설

해설 비용 – 효과분석 : 비용측정(화폐단위) – 결과측정(자연단위 : 흡연율, 건강수명 등)
비용 – 편익분석 : 비용측정(화폐단위) – 결과측정(화폐단위)

정답 ⑤

46 평가의 결과가 실제로 활용되도록 하기 위하여 평가 시 고려해야 할 사항으로 옳지 않은 것은?

① 평가에 처음부터 주요 이해 당사자를 참여시켜야 한다.
② 프로그램 결과를 여러 양식으로 제시하고 다양한 경로를 통해 많은 사람들에게 알리도록 한다.
③ 프로그램을 통해 성취한 내용을 강조한다.
④ 보고서는 간단명료하게 작성하고 건설적 비판을 포함하여 객관성과 신뢰성을 높일 수 있다.
⑤ 새로운 프로그램의 기획 시 기존 프로그램의 결과보다는 새롭고 참신한 아이디어 구상이 필요하다.

정답 및 해설

해설 평가 결과를 실제로 활용하기 위해서 염두에 두어야 할 사항

- 평가에 처음부터 주요 이해 당사자를 참여시켜야 한다.
- 사업의 결과를 여러 양식으로 제시하고 다양한 경로를 통해 많은 사람들에게 알리도록 한다.(구두보고회, 사업소식지의 발행, 대중매체 보도, 비디오)
- 사업이 성취한 내용을 강조하라(사업성과를 일목요연하게 제시)
- 보고서는 짜임새 있고, 간단명료하게 작성한다. 건설적 비판을 포함시키는 것이 보고서의 객관성과 신뢰성을 높일 수 있다.
- 새로운 건강증진사업의 기획 시 기존사업 결과를 반드시 참조토록 규정화할 필요가 있다.

정답 ⑤

47 보건 프로그램의 목표를 달성하는데 얼마나 기여했는가와 관련되는 평가 내용은?

① 적절성 ② 효과성 ③ 효율성
④ 업무량 ⑤ 효용성

정답 ②

48 사람들의 목표, 기대, 관심사 등을 평가의 판단기준으로 삼을 때 평가모형과 관련되는 것은?

① 목표달성 모형 ② 포괄적 모형 ③ 효율성 평가모형
④ 고객지향적 평가모형 ⑤ 의사결정 중심 모형

정답 ④

49 결과 중심의 목표 지향적인 평가로 보건 프로그램 효과뿐만 아니라 비용까지도 감안하는 효율성평가도 포함할 때 평가유형으로 옳은 것은?

① 과정평가 ② 형성평가 ③ 성과평가
④ 결과평가 ⑤ 총괄평가

정답 ⑤

50 보건 프로그램을 수행하고 있는 실무자에 의해 이루어지는 평가와 관련된 것은?

① 내부평가 ② 질적평가 ③ 참여평가
④ 양적평가 ⑤ 외부평가

정답 ①

51 다음과 관련된 평가로 옳은 것은?

> • 평가주체가 실시한 1차적인 평가에 대해 평가 자체의 강 · 약점은 물론, 평가의 평가로 정의 된다.
> • 평가의 유용성, 정확성 및 타당성, 실현가능성에 대한 비평적인 평가로 평가자료 활용에 따른 구분이다.

① 종합평가　② 과정평가　③ 총괄평가
④ 메타평가　⑤ 성과평가

정답 ④

52 건강증진사업등과 관련된 평가지표의 분류로 옳은 것은?

① 서비스지표　② 관리지표　③ 영향지표
④ 질적지표　⑤ 양적지표

정답 ③

53 〈보기〉와 관련된 내용으로 옳은 것은?

> ㉠ 비교가능성　㉡ 상대적 중요성　㉢ 개선 가능성
> ㉣ 관리 가능성　㉤ 측정 가능성

① 평가지표의 요건　② 평가의 과정　③ 효과성의 평가
④ 평가내용에 따른 구분　⑤ 프로그램 평가의 내용

정답 ①

54 효과성 평가를 위한 평가설계에 있어 준실험설계의 내용으로 볼 수 없는 것은?

① 회귀-불연속설계 ② 대조-시계열설계 ③ 비동질적 통제집단설계
④ 솔로몬의 4집단설계 ⑤ 단절적 시계열설계

정답 및 해설

해설 ④항은 진실험설계의 내용이다.

정답 ④

55 집단 모두에 대해 사후측정을 실시하여 실험군의 사후측정값과 통제집단의 사후측정값의 차이를 통해 독립변수의 효과를 파악하는 평가 설계와 관련된 것은?

① 대조군 사전 · 사후 측정설계 ② 단절적 시계열설계
③ 비동질적 통제집단설계 ④ 대조-시계열설계
⑤ 대조군 사후 측정설계

정답 ⑤

56 솔로몬의 4집단 설계에 대한 내용으로 옳은 것은?

① 진실험설계와 관련된 평가 설계의 내용이다.
② 실험군1 - 독립변수 조작 후의 사전측정, 조작 전의 사후측정의 형태
③ 실험군2 - 사전측정에 의한 독립변수만 조작 후 사후측정의 형태
④ 대조군1 - 독립변수 조작 없이 사후측정만 하는 형태
⑤ 대조군2 - 독립변수 조작에 의한 사전측정만 하는 형태

정답 및 해설

해설 ② 실험군1 - 독립변수 조작 전의 사전측정, 조작 후의 사후측정의 형태
③ 실험군2 - 사전측정 없이 독립변수만 조작하고 사후측정의 형태
④ 대조군1 - 독립변수 조작 없이 사전 · 사후측정 모두 하는 형태
⑤ 대조군2 - 사후측정만 하는 형태

정답 ④

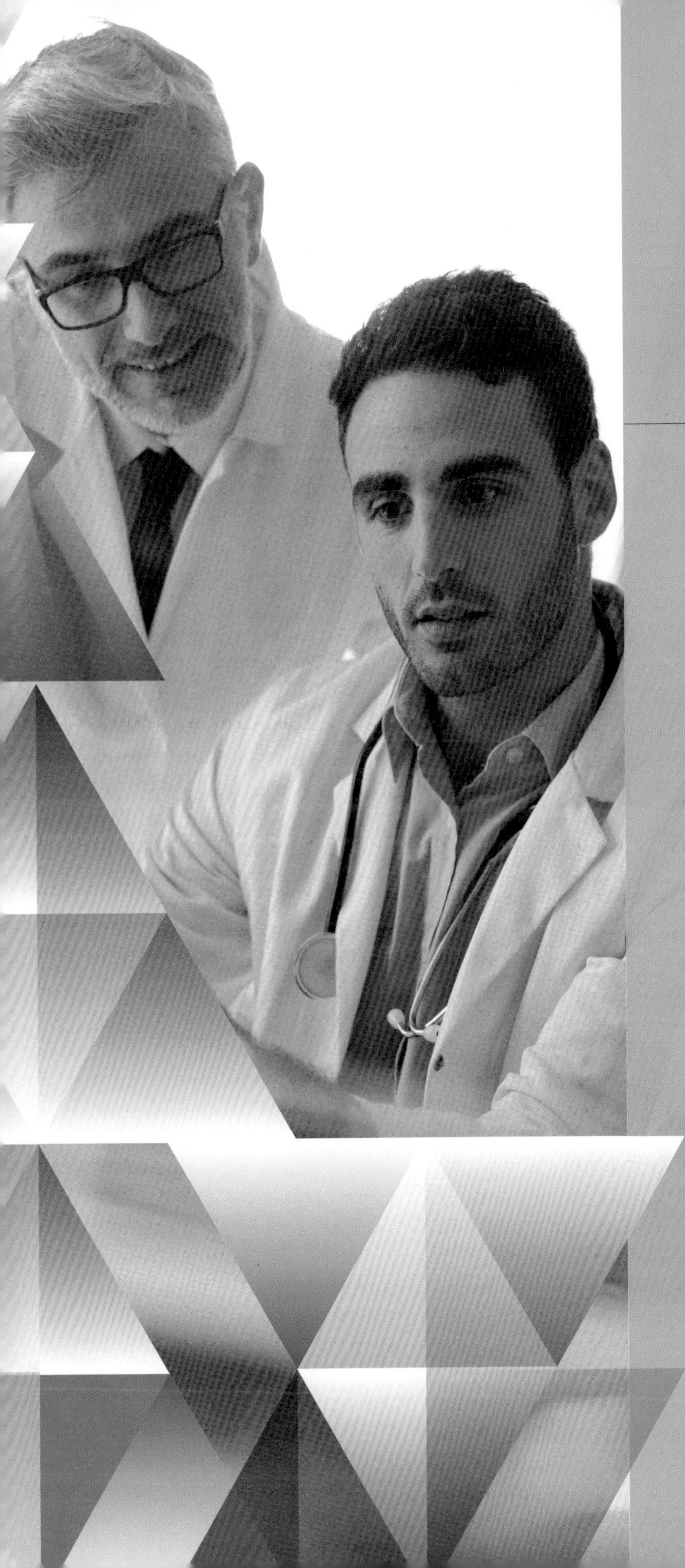

제2과목

Health science

보건학

part 1
보건학

1장 보건학 개념

1. 건강과 질병

1. 건강의 개념

(1) 건강의 정의

• 세계보건기구의 정의(WHO 헌장, 1948)

Health is a complete state of physical, mental and social well-being and not merely the absence of disease or infirmity.

건강이란 "단순히 질병이 없거나 허약하지 않다는 것을 말하는 것이 아니라 신체적 · 정신적 · 사회적 안녕의 완전한 상태"이다.

(2) 건강개념의 변천

① **신체적 개념** : 질병이 없고 허약하지 않은 상태
② **정신적 개념** : "a sound mind in a sound body"
③ **사회적 개념** : WHO 헌장의 정의

이것만은 **꼭~!!**

- 건강개념의 변천: 신체개념 → 심신개념 → 생활개념
- 정적(수동적) → 동적(능동적), 병리학적 → 생태학적, 불연속성→ 연속성
- 사회적 안녕(social well-being) → 사회환경 속에서 각자의 기능과 역할을 충분히 수행할 수 있는 상태

2. 건강결정 요인(Determinants of Health)

(1) 유전적 요인

유전적 요인이 건강과 노화의 과정에 영향을 미친다고 알려져 있으나 어떠한 영향을 미치는지 아직 잘 밝혀져 있지 않다. 대부분의 유전적 영역은 아직도 변화시키기 어려운 영역으로 남아 있다. 사망의 20～25% 정도가 유전적 요인에 의하여 설명된다고 추정하고 있다.

(2) 사회경제적 요인

사회경제적 요인으로는 직업유무 및 종류, 작업환경, 교육수준, 주거환경, 재산보유 정도, 가족상태 등이 포함되며, 이는 사회계층 또는 사회계급 등으로 표현한다.

1990년대 중반에 시행된 사회경제적 상태와 건강과의 관련성에 대한 연구에서는 사회경제적 수준이 높은 계층의 사람들이 그렇지 않은 계층의 사람들에 비하여 건강하게 오래 살고, 더 나은 건강상태를 유지하는 것으로 보고되었다.

(3) 생활습관 및 건강행태 요인

생활습관 및 건강행태 요인으로는 흡연, 신체활동 및 운동, 일상생활, 음주, 식이, 자가 관리(self care) 실천행위, 사회활동, 작업형태 등이 포함된다. 이는 건강의 중요한 결정요인이다.

건강생활습관에서 주로 관심을 갖고 있는 부분은 현재시점에서 흡연습관, 음주와 약물습관, 식습관, 육체운동습관 그리고 스트레스 관리습관 등이다.

(4) 환경 요인

환경 요인에는 생물학적 환경과 물리 · 화학적 환경 및 사회적 환경이 있다. 건강과 관련된 사회적 환경에는 보건의료체계, 사회보장 및 건강보험제도, 고용 및 실직, 입시제도 및 교육제도, 범죄율 및 사회 안전성, 개인의 사회지지 정도, 지역주민의 사회참여 정도와 의사결정에 관여할 수 있는 권한, 새로운 보건지식을 받아들이는 주민들의 태도, 사회적 습관, 정보교육이나 의사소통의 기전과 유용성, 대중매체 등이 포함된다.

(5) 성관련 요인

건강상태는 일생을 통하여 성별(gender)에 의한 차이가 나타난다고 한다. 특히, 흡연 · 음주 그리고 작업장이나 외부 위험요인에 폭로되는 정도는 남자가 여자보다 높기 때문에 남자의 평균수명이 여자보다 짧으며, 노년기에 여성의 인구가 상대적으로 많다.

(6) 문화적 요인

서로 다른 문화는 서로 다른 가치를 형성하며, 이는 건강의 결정요인으로 작용한다.

건강에 대한 견해도 문화권에 따라 차이가 커서 문화와 가치에 따라 건강과 질병에 대한 인식과 견해가 다르다는 점을 인지하고, 건강에 해를 끼치는 가치관과 관습을 없애는 동시에 건강보호와 건강증진에 도움이 되는 전통적 문화와 가치체계는 잘 활용할 필요가 있다.

(7) 보건의료서비스 요인

한 국가의 정치체계는 사회경제적 부문과 보건의료체계에 영향을 미치며, 이는 인구집단의 건강에도 중요한 영향을 미친다.

보건의료정책은 보건의료 서비스의 제공 조직과 전달체계를 비롯하여 사회보장 및 건강보험 제도에 영향을 미침으로써 국민들의 건강상태에 중요한 결정요인으로 작용한다.

3. 건강 모델

(1) 생의학적 모델(Biomedical Model)

건강과 질병을 이분법적으로 분리하며, 건강은 질병의 부재를 의미하는 것으로 인체를 기계처럼 이해하여 질병은 기계(인체)의 고장으로, 의사는 기계를 고치는 기술자로 보고 있다.

이 모델은 심신이원론을 기초로 하여 신체와 정신은 별개의 것으로 간주하고 육체를 기계나 부품처럼 생각하여 수리 가능한 것으로 간주하며, 질병이 특정세균이나 유독물질에 의하여 발병한다는 단일 병인론에 의한 특정 병인론이 지배적인 모델로서 만성질환의 발병 및 증가요인 규명에는 한계가 있고, 국민전체의 건강을 효과적 · 효율적으로 향상시키지 못하였다는 비판을 받고 있다.

(2) 생태학적 모델(Ecological Model) or 역학적 모형(Epidemiological Model)

질병은 인간을 포함하는 생태계 각 구성요소들 간의 상호작용의 결과가 인간에게 나타난다는 것으로 건강은 역학적으로 숙주, 병인, 환경 등 세 가지 요인의 상호작용에 의하여 결정된다. 즉, 숙주(인체)가 병인보다 우세하거나 환경이 병인보다 숙주에게 유리하게 작용할 경우는 건강이 더욱 증진되고, 반대로 병인이 숙주보다 우세하거나 환경이 병인에 더 유리하게 작용할 경우는 건강이 악화되고 질병이 발생하며, 이 세 가지 요인들이 평형을 이룰 때 건강이 유지된다.

(3) 사회생태학적 모델(Social Ecological Model)

개인의 사회적 · 심리적 · 행태적 요인을 중시하는 모델로, 일명 사회행태적 모델이라고도 한다. 이 모형은 숙주요인, 외부환경요인, 개인행태요인 중 특히 개인의 행태적 측면(건강한 생활습관)을 강조하는 모델로 질병양상이 급성질환에서 만성질환으로 변하고 이런 만성질병 발생이 병리적 소인보다는 비병리적 소인(음주, 흡연, 운동, 식생활 등)에 의한 질병발생이 증가하는 경향을 반영한 것이 이 모델의 발전 배경이다.

(4) 총체적 모델(전인적 모형, Holistic Model)

건강에 영향을 미치는 모든 요인들을 다 고려해서 총체적으로 건강관리를 할 때 시너지 효과에 의하여 효율적이고 효과적인 건강관리를 할 수 있다는 모델로서 건강은 생활양식, 환경, 인간생물학적 요소, 보건의료체계 등 복합적 작용에 의해서 결정된다는 것이다.

(5) 웰니스 모형(wellness Model)

웰니스(wellness)는 던(H. L. Dunn)에 의해 처음 소개된 개념으로 웰니스를 '개인의 생활환경 내에서 각자의 가능한 잠재력을 극대화하는 통합된 기능 수단'으로 정의하였다.

웰니스 모형에서 건강은 '충만하고 유익하며 창조적인 생활을 영위하기 위한 개인의 이상적인 상태'이고, 이 모형은 정신과 신체의 연계가 중요하며 상위 수준의 웰니스는 개인이 고차원적인 기능을 하며, 미래와 개인의 잠재력에 대하여 긍정적 시각을 가지고, 개인적 기능에 있어서 신체적 · 정신적 · 영적인 영역에서 전인적인 통합을 포함하는 개념이다.

4. 건강증진

(1) 건강증진의 개념

건강증진은 스스로 건강을 관리하고 향상시키는 능력을 증진시키는 과정이다. 지식을 보급하고 스스로 건강생활을 실천할 수 있는 여건을 조성함으로써 건강에 관한 바른 국민건강을 증진함이 그 목적이며, 보건교육이라는 수단을 이용하여 일반국민의 태도를 바꿈으로써 건강지식을 실천에 옮기도록 한다.

① 우리나라 국민건강증진법 제정 : 1995. 1. 5

② 캐나다 라론드(Lalonde) 보고서 : 생활방식이 건강에 미치는 영향이 전체의 60% 이상 차지 → 건강 결정요인 가운데 올바른 생활방식이 중요

③ 제1차 건강증진 국제회의 개최 : 1986년 캐나다 오타와

(2) 건강증진사업의 필요성

① 평균수명 연장으로 노인인구의 급속한 증가
② 낮은 건강수명
③ 인구노령화에 따른 질병의 만성화나 난치병의 증가 등 치료중심 의료제도의 보완 필요 (치료위주의 비효율적 관리)
④ 사회발전에 따른 생활양식 · 식생활 · 생활환경의 변화는 각종 질환에 대한 새로운 위험요인을 증가시켜 새로운 해결방안 필요
⑤ 건강결정 요인의 기여비율 (생활습관 50%, 환경 20%, 유전 20%, 의료 서비스 10%)
⑥ 건강증진사업을 통한 건강 향상 및 의료비 절감효과
⑦ 질병유발 요인의 다양화에 따른 보건의료 이외에 다른 분야와의 협조요구 등

(3) WHO 건강증진의 원칙

① 건강증진은 특정 질환자가 아닌 지역주민 전체를 대상
② 건강증진은 건강문제의 원인이나 결정요인에 초점을 둔 활동
③ 건강증진은 건강유해요소들을 감소시키기 위한 의사소통, 교육, 의회활동, 경제적 방법, 조직변화, 지역사회 개발, 지역사회활동 등 다양한 활동
④ 건강증진은 효과적이고 확실한 지역주민의 참여를 목표
⑤ 건강증진의 활성화에 가장 중심적인 역할을 하는 사람은 의료인력보다는 1차 보건의료 전문가이다.

(4) WHO 오타와 헌장의 5대 활동요소

① **건강한 공공정책의 수립**(build healthy public policy) : 건강에 이로운 공공정책을 수립 (모든 정책결정에 건강을 고려)
② **지원환경의 구축**(create supportive environments) : 건강증진에 바람직한 환경 (자연적 · 물리적 · 사회적 · 경제적 · 문화적 환경)을 구축
③ **지역사회 활동의 강화**(strengthen community action) : 지역사회 주민들이 건강문제를 해결하기 위한 의사결정에 적극 참여하며 효과적으로 지역사회를 조직화하고 건강관련 활동을 더욱 활성화(지역사회 자원 조직화, 참여, 교육 등 역량 강화)
④ **개인 건강기술의 개발**(develop personal skills) : 각 개인이 자신의 건강증진에 필

요한 기술을 개발, 건강을 위한 정보 및 교육의 제공과 일상생활에 필요한 다양한 기술을 강화 (건강정보 제공, 교육실시를 통한 건강기술 습득)

⑤ **보건의료제도의 방향 재설정**(reorient health services) : 의료제도의 방향을 재조정하여 이용자의 필요와 요구에 알맞은 서비스를 개발하고 전문인력의 훈련과정에 건강증진에 대한 교육을 포함시키며 건강과 다른 분야와의 대화통로를 개설

(5) 국민건강증진종합계획

① 우리나라는 1995년 국민건강증진법을 제정하고 건강증진기금을 확보하였으며, 국민건강증진종합계획은 「국민건강증진법」 제4조에 근거하여 국민의 건강증진 · 질병예방을 위한 건강증진정책의 방향을 제시하는 범정부적 중장기 종합계획으로, 2002년 제1차 계획(2002~2005), 2005년 제2차 계획(2006~2010), 2010년 제3차 계획(2011~2020), 2015년 제4차 계획을 수립한 이후 2020년 제5차 계획(2021~2030)을 수립하게 되었다.

② 비전 : 온 국민이 함께 만들고 누리는 건강세상

③ 목표 : 건강수명 연장과 건강형평성 제고

④ 과제 : 총 32개의 중점과제를 선정하여 각 중점과제별로 목표, 지표 및 세부사업을 계획하고, 국민건강수준과 건강정책 효과를 측정할 수 있도록 16개 대표지표를 선정하였다.

(6) HP 2020 사업 분야별 주요 내용

사업 분야		주요 내용
건강생활실천		금연, 운동 등 생활습관 개선을 통해 만성질환을 예방할 수 있도록 유도
예방 중심 상병 관리	만성퇴행성 질환 관리	유병률과 질병부담이 높으면서 예방관리를 통해 이를 낮출 수 있는 만성질환을 관리
	감염질환 관리	예방관리를 통하여 유병률과 조기사망을 낮출 수 있는 감염질환을 관리
안전환경 보건		식품 안전, 교통사고 등 비의도적 손상 예방, 건강영향평가제도 도입 등 사회적 · 물리적 환경 관리
인구집단별 건강관리		비교적 공통의 건강문제를 보유한 생애주기별, 인구집단별 집단의 건강관리에 대한 종합적 접근
인프라 확충 및 사업체계 효율화		건강증진사업을 효과적으로 추진하기 위한 수단(인프라 · 재원 등) 확보 노력

5. 질병의 발생과 예방

(1) 질병의 생태학적 개념

질병은 개체가 받는 자극과 스트레스에 대한 적응기전에 파탄이 생겨서 생체의 기능이나 구조에 장애가 초래된 상태를 말한다. 즉, 건강을 환경과 대응한 생태학적 개념으로 보고 건강과 질병을 연속선상에서 파악한다. 건강과 비건강, 질병, 사망 등의 개념이 있다.

(2) 클라크(F.G. Clark)의 질병발생 삼원론

질병은 숙주 · 병인 · 환경 세 가지 요인의 상호작용에 의해 발생되며 · 숙주(인체)가 병인보다 우세하거나 환경이 병인보다 숙주에게 유리하게 작용할 경우는 건강이 더욱 증진되고, 반대로 병인이 숙주보다 우세하거나 환경이 병인에 더 유리하게 작용할 경우는 건강이 악화되고 질병이 발생한다.

① **병인**(Agent) : 질병발생의 직접 원인
② **숙주**(Host) : 병원체 요인에 의한 반응이 사람에 따라 다름.
③ **환경**(Environment) : 숙주와 병인 사이의 지렛대 역할, 건강질병에 크게 영향

(3) 레벨과 클라크(Leavell & Clark)의 질병의 자연사와 예방단계

질병의 과정	병인, 숙주, 환경의 상호작용 ① 비병원성기 무병기(無病期)	병인자극의 형성 ② 초기병원성기 전병기(前病期)	숙주의 감염 ③ 불현성질환기 증병기(證病期)	질병 ④ 발현성질환기 진병기(進病期)	회복/사망 ⑤ 회복기 정병기(停病期)
예비적 조치	건강증진 환경위생 영양개선	특수예방 예방접종	조기진단 조기치료	악화방지를 위한 치료	재활 사회복귀
예방차원	1차적 예방		2차적 예방	3차적 예방	

① 자연사의 5단계

- **제1단계(비병원성기)** : 병인과 숙주 및 환경 간의 상호작용에 있어서, 숙주의 저항력이나 환경요인이 숙주에게 유리하게 작용하여 병인의 숙주에 대한 자극을 억제 또는 극복할 수 있는 상태로서 건강이 유지되고 있는 기간이다.
- **제2단계(초기병원성기)** : 병인의 자극이 시작되는 질병 전기로서, 숙주의 면역강화로 인하여 질병에 대한 저항력이 요구되는 기간이다.

• 제3단계(불현성 질환기) : 병인의 자극에 대한 숙주의 반응이 시작되는 조기의 병적인 변화기로서 감염병의 경우는 잠복기에 해당되고, 비감염성 질환의 경우는 자각증상이 없는 초기단계가 된다.

• 제4단계(발현성 질환기) : 임상적인 증상이 나타나는 시기로서 해부학적 또는 기능적 변화가 있으며, 이에 대한 적절한 치료를 요하는 시기이다.

• 제5단계(회복기) : 재활의 단계로서 회복기에 있는 환자에게 질병으로 인한 신체적 · 정신적 후유증(불구)을 최소화하고, 잔여 기능을 최대한으로 재생시켜 활용하도록 도와주는 단계이다.

② 예방의 3단계

• 1차적 예방(질병발생 억제 단계)

질병의 원인과 위험요인을 통제함으로써 해당 질병 발생을 예방하고 대상자의 건강상태를 최고 수준으로 유지되도록 향상시키는 시기(건강증진, 영양개선, 보건교육, 적절한 운동, 생활양식의 개선, 환경개선, 안전관리, 예방접종 → 공중보건학적인 접근방법)

• 2차적 예방(조기발견과 조기치료 단계)

개인 또는 인구집단의 비건강 상태를 조기진단과 치료를 통하여 환자를 회복시키고 위중한 합병증을 줄이고자 하는 것(집단검진; screening test, 조기진단, 건강진단; health examination, 조기치료 → 임상의학적인 접근방법)

• 3차적 예방(재활 및 사회복귀 단계)

증상기 또는 회복기 환자의 기능장애 또는 사망을 방지하고 지속적인 질병의 고통을 완화하여 환자를 적응시키고 기능장애를 복구하거나 남은 기능을 최대한 활용하도록 훈련하거나(의학적 재활), 정상적인 사회생활을 할 수 있도록 직업훈련을 시켜 주는(직업적 재활) 단계이다.

(치료의학, 재활의학, 사회복귀 → 재활의학적인 접근방법)

2. 보건학의 개념

1. 공중보건학의 정의

1920년에 Yale대학 교수인 C.E.A Winslow는 공중보건이란 "조직적인 지역사회의 노력을 통하여 질병을 예방하고, 생명을 연장시킴과 더불어 신체적 · 정신적 효율을 증진시키는 기술과 과학이다."라고 정의하였다. 또한, 목적을 달성하기 위해서,

① 환경위생 개선
② 감염병 관리
③ 개인위생 교육
④ 질병의 조기진단과 치료를 위한 의료 및 간호봉사의 조직화
⑤ 모든 사람들이 자신의 건강 유지에 적합한 생활수준을 보장받도록 사회제도를 발전시키는 등의 노력이 필요하다고 하였다.

이것만은 **꼭~!!**

- 공중보건의 3요소 : 질병예방, 수명연장, 건강효율증진
- 공중보건의 궁극적 목표 : 모든 주민의 건강과 장수의 생득권 실현
- 공중보건의 사업대상 : 지역사회 전체 주민
- 공중보건사업의 최소 단위 : 지역사회

2. 공중보건학의 내용

① **환경위생분야** : 환경위생, 환경오염, 식품위생, 산업보건 등
② **역학 및 질병관리분야** : 역학 , 감염병관리, 기생충질환관리, 비감염성 질환관리
③ **보건관리분야** : 보건교육, 보건행정, 보건통계, 보건영양, 성인보건, 정신보건, 학교보건, 모자보건, 인구보건, 보건통계(정보) 등

3. 공중보건학의 관련 학문

예방의학, 위생학, 공중위생학, 사회의학, 지역사회의학, 지역사회보건학, 건설의학 및 의료사회학 등(공중보건학은 치료가 아닌 예방목적 : 임상의학, 치료의학은 속하지 않음)

① 위생학(Hygiene)

희랍(greece)신화에서 유래된 단어로 Appolo「전지전능한 신」, 그의 아들 Aesculapius(의학의 신)과 딸 Hygiea(건강의 여신)에서 유래되어 A.D. 2세기경 Galenus가 "Hygiene"을 처음 사용하였으며, 동양에서는 중국고서 "莊子(장자)"에 衛生(위생)이라는 단어 사용

- 독일, 일본 : Hygiene 사용(개인위생에서 공중위생으로 바뀜)
- 미국, 영국, 한국 : preventive medicine, public health 사용

② **예방의학**(Preventive medicine) 질병예방을 목적으로 하며 치료의학에 대응되는 말로 개인 가족을 대상으로 질병을 회복하고 건강을 유지증진시키기 위하여 연구하는 것

③ **사회의학**(Social medicine) 건강을 저해하는 요인을 생물학적인 측면에서만 찾지 않고 사회적 맥락에서 이해하고 이를 제거하여 문제를 해결하고자 하는 것

④ **지역사회의학**(Community medicine) 의료제공자와 지역사회주민의 자발적인 참여를 통한 상호작용을 기반으로 모든 주민에게 포괄적인 의료를 효율적으로 제공하는 것

4. 공중보건과 신 공중보건(new public health)

(1) 신 공중보건

질병 양상이 감염병에서 만성퇴행성 질환(생활습관병 ; life-style related diseases)으로 바뀌어 가면서 공중보건(public health) 시대에서 신 공중보건(new public health) 시대로 옮겨지고 있다.

신공중보건은 위생적 · 환경적 · 건강증진적 · 개인적 및 지역사회 중심의 예방 서비스 간의 균형에 기반을 두고, 치료 · 재활 · 장기요양 서비스와의 폭넓은 조화를 통해 개인 및 사회의 건강상태를 보호하고 증진하려는 포괄적인 노력으로 정의할 수 있다.

(2) 신공중보건사업을 통한 건강증진

세계보건기구는 1986년 캐나다 오타와 총회에서 건강증진을 공중보건사업의 하나로 하는 신공중보건사업을 각국이 받아들일 것을 권고하였다. 이에 선진국들은 1990년대 의료개혁의 주요 과제의 하나로 건강증진을 포함하는 신공중보건사업을 전개하게 되었으며, 또한 WHO는 공중보건의 3대 핵심 원칙으로 참여(participation)와 형평(equity) 및 협동(collaboration)을 주장했다.

① **미국** : 「Health People 2010」 및 「Health People」을 발간하여 건강증진사업을 강력히 추진

② **캐나다** : 보건사업을 「Health Canada」라는 명칭하에 건강증진 중심의 공중보건사업을 전개

③ **일본** : 1988년부터 「건강 가꾸기 사업」이라는 이름하에 건강증진사업을 추진하여 왔으며, 최근에는 「건강일본21」을 통하여 건강증진을 공중보건사업으로 추진

④ 그 외에도 호주, 뉴질랜드, 영국, 아일랜드 등 대부분의 서구 국가들은 건강증진을 새로운 공중보건사업으로 추진하고 있음.

(3) 신공중보건사업으로서의 건강증진의 주 사업

① **생활습관 개선에 속하는 사항** : 영양개선(영양과잉 및 실조), 운동, 휴식 및 정신안정, 금연, 절주

② **건강지원환경 조성** : 식품안전, 산업장안전, 학교안전, 주거안전, 지역사회안전, 지역사회 건강생활환경조성

③ **질병예방** : 만성질병 예방, 장애 예방, 구강질환 예방, 감염병 예방과 통제, 여행 관련 질병 통제 및 예방(신종질환 등), 조기검진

(4) 공중보건과 신공중보건의 차이점

공중보건	신공중보건
물리적 환경개선에 초점 (적절한 주택공급, 깨끗한 식수, 위생 등)	물리적 환경개선 외에도 사회적 지원, 행태, 라이프 스타일에도 초점을 맞춤
"의료" 분야의 전문가 중심	여러 분야에 걸친 활동에 대한 중요성 인식 의료분야는 기여하는 여러 전문분야 중 하나
19세기 공중보건은 생활조건 개선을 위한 일련의 사회운동 중 하나로서 주로 전문가가 주도	지역사회의 참여를 강력히 강조
역학적 조사 방법	다양한 방법론 도입
질병예방에 중점 건강은 질병이 없는 상태라는 인식	질병예방 외에 건강증진에도 중점을 둠. 건강에 대한 명문화된(positive) 정의
주된 관심사는 건강에 위협을 주는 감염병의 예방	건강에 대한 모든 위협에 관심을 가짐(만성질환과 정신 건강을 포함). 그 밖에 물리적 환경의 지속성(sustainability)과 생활력(viability)

5. 보건의료

(1) 포괄적 보건의료(comprehensive health care)

현대의료 개념으로 질병의 예방이나 치료 및 재활뿐만 아니라 신체적 · 정신적 건강증진 활동과 생활의 질적 향상 등 인간의 전 생애적 생활개념의 건강관리를 의미

(2) 1차 보건의료(primary health care) : 주민에게 베풀어 주는 기본적이고 필수적인 의료로서 전 국민의 건강을 향상시키기 위한 제도

① **1차 보건의료 회의** : WHO는 1977년 "2000년대까지 인류에게 건강을 확보하자(health for all by the year 2000)" 라는 인류건강 실천목표를 설정하고, 1978년 구 소련 알마아타(Alma-Ata)에서 각 국가의 보건관련자들이 모여 알마아타 선언 채택

② **1차 보건의료의 기본적 개념**

- 지역사회가 받아들일 수 있어야 하고 지역사회 주민의 적극적인 참여 속에 모든 주민이 쉽게 이용할 수 있어야 한다.
- 국가나 지역사회가 재정적으로 부담이 가능한 방법이며, 국가 보건의료체계의 중추적 기능이 핵심이 되고 지역주민이 보건의료체계에 처음 접하는 관문이며, 지역사회 전체 개발정책의 일환으로 수행한다.
- 지역사회의 최말단 부락까지 전달될 수 있어야 하며, 말단 부락이 1차 보건의료의 핵심이 된다.
- 지역사회의 최말단인 마을 단위의 건강보호에 주 목표를 두고 지역주민의 기본적인 건강요구에 기본을 두며, 치료는 물론이고 예방 · 건강증진 · 환경위생 및 생활의 질적 향상을 실현할 수 있어야 한다.
- 의사 혼자만이 아닌 보건의료팀을 통한 접근이 이루어져야 하고 간호사와 주민과의 교량 역할은 주민을 위해 봉사하고자 하는 활동적인 사람이 적합(마을 건강원)하다.
- 기타 건강증진사업, 예방접종사업, 상 · 하수도위생관리사업, 모자보건사업, 보건교육사업, 영양개선사업, 일상적 치료사업, 지방병관리사업 등을 수행한다.

③ **1차 보건의료의 기본정신** : 주민 스스로 자신의 건강을 책임지도록 한다.

④ **1차 보건의료의 접근전략** : 모든 인간이 보건의료를 공평하고 쉽게 이용할 수 있도록 지리적 · 경제적 · 사회적 장벽을 제거하고 지역사회에서 쉽게 받아들일 수 있는 방법으로 제공되어야 한다. 또한, 1차 보건의료사업은 지역사회 주민들의 적극적인

참여를 통해서 이루어져야 하며, 주민들이 경제적으로 부담을 느끼지 않도록 의료수가를 결정해야 한다.

- 접근의 용이성(accessibility)
- 수용가능성(acceptability)
- 지역사회의 적극적인 참여(participation)
- 지역사회의 지불능력에 맞는 가격(cost)

이것만은 꼭~!!

- 포괄적 보건의료 : 치료의학 + 예방의학 + 재활의학 + 건강증진
- 1차 보건의료회의 : 1978년 구 소련 알마아타(Alma-Ata) 2000년에 전 인류의 건강을!
- 2차 보건의료(Secondary health care) : 급성질환관리, 병원의 입원치료 활동 등
- 3차 보건의료(Tertiary health care) : 장기요양이나 만성질환자의 관리, 노인성 질병 관리

6. 공중보건학의 발전과정

(1) 고대기(기원전 ~ 500년)

① 미신 혹은 종교적으로 건강 문제 해결(신벌설)

② 그리스, 이집트, 로마의 위생시설(급수 · 하수시설과 욕탕시설 발달)

③ Hippocrates(의성) : 장기설, 4액체설(혈액, 점액, 황담즙, 흑담즙)

(2) 중세기(500 ~ 1500년) : 암흑기

① 감염병의 범세계적 유행(pandemic) : 페스트, 나병 등

② 방역의사, 빈민구제의사, 경찰의사 활동이 활발

③ 최초의 검역법 제정 및 검역소 설치 : 1383년 마르세이유(Marseilles)

(3) 여명기(1500 ~ 1850년) : 요람기

① 근대과학기술의 태동, 산업혁명으로 공중보건적 사상이 싹튼 시기

② J.P. Frank : 전의사경찰체제(12권) → 최초의 공중보건학 저서 출간

③ Ramazzini : 직업병 저서 출간(1713), John Graunt : 출생사망통계 보고(1662)

④ Sweden은 세계 최초의 국세조사(1749)를 실시

⑤ E. Jenner : 우두 종두법 개발(1798)

⑥ Edwin Chadwick(보건행정의 기틀 마련) → 영국 노동인구의 위생상태 보고서

⑦ Lemuel Shattuck(1842) 미국 보건분야 지침서 작성

⑧ 영국 1848년 공중보건법 제정 → 공중보건국 조직 → 세계 최초 보건부 설치(1919)

(4) 확립기(1850 ~ 1900년)

① 세균학의 발달과 면역학 분야의 발전으로 예방의학적 사상이 싹튼 시기

② John Snow : 콜레라에 관한 역학조사 보고서(1855) Miasma설을 뒤집고 감염병 감염설을 입증하는 동기

③ 1862년 영국 Liverpool시에서 William Rathborne에 의해 방문간호사법을 시작, 이는 오늘날의 보건소 제도의 효시

④ M.V. Pettenkofer : 1866년 뮌헨대학에 세계 최초의 위생학교실 창립

⑤ Bismark : 세계 최초의 근로자 질병보험법 제정(1883)

⑥ L. Pasteur : 현대의학 창시자, 탄저균 등 발견과 광견병 백신 개발(1883)

⑦ R. Koch : 파상풍균(1878), 결핵균(1882), 콜레라균(1883)을 발견

⑧ Ehrlick : 매독치료제인 Salvarsan을 발명(화학요법 시작)

⑨ J. Lister : 소독법 발견, 수술 부작용의 완화

(5) 발전기(1900년 이후)

① 보건학의 전문적 분화와 체계적 종합화, 탈 미생물학의 시대로 사회학적 · 경제학적 개념의 공중보건학에 추가, 사회보장제도 확충, 포괄적인 보건의료의 필요성 대두

② 보건소제도의 확대보급과 국가 간의 보건문제 해결을 위한 WHO의 발족

③ 1차 보건의료 : 1978년 Alma-Ata 에서 2000년에 전 인류의 건강실현 목표

④ 건강증진사업 : 1986년 오타와 회의에서 전 인류 건강증진 전략 마련

⑤ 1차 국제인간환경회의 : 스웨덴의 스톡홀름(1972)

⑥ 국제 환경기구(United Nation Environment Program : UNEP) 설립(1973)

⑦ 유엔 환경개발회의(UNCED) 개최 → 브라질 리우(1992) "리우 환경선언"

⑧ **파리 협정 채택** → 2015년 12월 프랑스 파리에서 195개국(선진국과개도국) 자발적 온실가스 감축 목표 제출 → 5년마다 이행상황 점검

7. 보건지표

(1) WHO의 종합적 건강지표

① **비례사망지수**(Proportional Mortality Indicator : PMI) : 총 사망자 중 50세 이상 사망자 수를 백분율로 나타냄.

② **조사망률**(Crude Death Rate) : 지역의 총 인구 중 연간 총 사망자 수의 비율

③ **평균수명**(Expectation of Life) : "0세의 평균여명"

(2) 한 국가 및 지역사회 보건지표

영아사망률, 조사망률, 평균수명, 신생아사망률, 모성사망률, 질병이환율, 사인별 사망률, 유아사망률 등

(3) 지역사회의 가장 대표적 보건수준 평가지표와 그 이유

① **영아사망률**(Infant death rate) : 출생 후 1년 미만의 영아사망자 수의 율

② 영아는 성인에 비해 환경악화에 예민, 생후 12개월 미만의 일정 연령군이기 때문에 통계적 유의성이 크다.

이것만은 **꼭~!!**

- 공중보건의 사업의 수행을 위한 우선하여야 할 사항 : 보건통계자료수집
- α-index(영아사망수/신생아사망수) : 선진국일수록 α-index의 수치가 1.0에 가깝다.

1장 보건학 개념 출제예상문제 및 해설

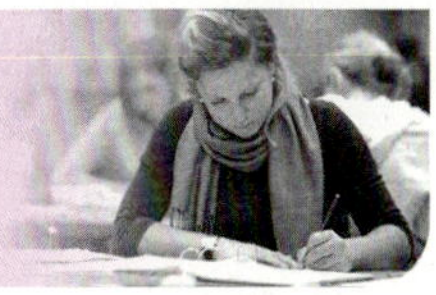

01 WHO 헌장에서 말하는 건강의 정의로 옳은 것은?

① 단순히 질병이 없는 상태
② 질병이 없고 신체적으로 건강한 상태
③ 신체적 · 정신적 · 사회적 안녕의 완전한 상태
④ 정신적 스트레스가 없는 상태
⑤ 사회적 핸디캡이 없는 상태

정답 및 해설

해설 WHO 헌장에서는 건강이란 단지 질병이 없고 허약하지 않을 뿐만 아니라 신체적 · 정신적 · 사회적 안녕의 완전한 상태를 말한다.

정답 ③

02 사회적 안녕의 의미로 가장 적절한 것은?

① 국민 생활수준이 높은 상태
② 사회복지제도가 잘 되어 있는 상태
③ 극빈층이 없는 상태
④ 부의 분배가 잘 이루어지는 상태
⑤ 사회환경 속에서 각자의 기능과 역할을 충분히 수행할 수 있는 상태

정답 및 해설

해설 사회적 안녕이 완전한 상태란 복잡한 사회환경 속에서 각 개인에게 주어진 역할과 기능을 충실히 수행할 수 있는 상태를 의미한다.

정답 ⑤

03 건강의 현대적 개념은?

① 신체개념 ② 정신개념
③ 정신 · 신체개념 ④ 생활개념
⑤ 생리적 개념

정답 및 해설

해설 건강개념은 신체개념에서 심신개념으로 변화되었다가 오늘날에는 사회적 안녕상태를 중시하는 생활개념의 건강을 강조하고 있다.

정답 ④

04 건강개념의 변천 과정에 대한 설명으로 옳지 않은 것은?

① 신체적 개념에서 심신개념으로, 그리고 생활개념으로 바뀌었다.
② 정적 개념에서 동적 개념이 되었다.
③ 병리학적 개념에서 생태학적 개념으로 변모했다.
④ 연속성 개념에서 불연속성 개념으로 변천되었다.
⑤ 수동적 개념에서 능동적 개념으로 해석된다.

정답 및 해설

해설 건강개념의 변천 과정
- 신체적 개념 → 심신개념 → 생활개념
- 정적(수동적) 개념 → 동적(능동적) 개념
- 병리학적 개념 → 생태학적 개념
- 불연속성 개념 → 연속성 개념

정답 ④

05 제1차 국제 건강증진회의를 개최한 곳은?

① 1980년, 태국 ② 1986년, 캐나다
③ 1988년, 호주 ④ 1991년, 스웨덴
⑤ 1992년, 인도네시아

정답 및 해설

해설 제1차 국제 건강증진회의 개최 – 1986년 캐나다 오타와

정답 ②

06 건강결정 요인으로 건강생활습관에서 주로 관심을 갖고 있는 분야가 아닌 것은?

① 흡연습관 ② 음주와 약물 ③ 식습관
④ 육체운동 ⑤ 예방접종

정답 및 해설

해설 건강결정 요인이란 개인이나 인구집단의 건강상태를 결정하는 모든 개인적 · 사회적 · 경제적 그리고 환경적 요인을 총칭한다. 이러한 결정요인들에는 건강행태와 생활양식 같은 개인적 행위에 관련된 것이 중요하다. 건강생활습관에서 주로 관심을 갖고 있는 부분은 현재시점에서 흡연습관, 음주와 약물습관, 식습관, 육체운동습관 그리고 스트레스 관리습관 등이다.

정답 ⑤

07 다음과 같은 특징의 건강결정 요인은?

> 우리나라의 미인의 기준은 날씬한 몸매를 기준으로 하고 있으나 피지는 뚱뚱한 것을 기준으로 미인을 선발한다. 이와 같이 그 나라의 건강의 가치관과 관습이 건강과 질병에 대한 인식과 견해가 다르므로 보건교육 시행 시 중요한 시사점이 된다.

① 사회경제적 요인 ② 환경적 요인 ③ 건강행태 요인
④ 문화적 요인 ⑤ 정치적 요인

정답 및 해설

해설 서로 다른 문화는 서로 다른 가치를 형성하며, 이는 건강의 결정요인으로 작용한다. 문화와 가치에 따라 건강과 질병에 대한 인식과 견해가 다르다는 점을 인지하고 건강에 해를 끼치는 가치관과 관습을 없앤다. 이는 건강보호와 건강증진에 도움이 된다.

정답 ④

08 개인의 사회적 · 심리적 · 행태적 요인을 중시하며 만성질병 발생이 병리적 소인보다는 비병리적 소인(음주, 흡연, 운동, 식생활 등)에 의해 증가한다는 건강 모델은?

① 생의학적 모델(Biomedical Model)
② 생태학적 모델(Ecological Model)
③ 사회생태학적 모델(Social Ecological Model)
④ 총체적 모델(Holistic Model)
⑤ 건강신념 모델 (Health Belief Model)

정답 및 해설

해설 사회생태학적 모델(Social Ecological Model)

개인의 사회적 · 심리적 · 행태적 요인을 중시하는 모델로 일명 사회행태적 모델이라고도 한다. 특히, 병리적 소인보다는 비병리적 소인(음주, 흡연, 운동, 식생활 등)에 의한 만성질병 발생이 증가하는 경향이 모델의 발전 배경임.

정답 ③

09 건강에 영향을 미치는 모든 요인들을 다 고려해서 총체적으로 건강관리를 할 때의 시너지 효과로 효율적이고 효과적인 건강관리를 할 수 있다는 모델로서 건강은 생활양식, 환경, 인간생물학적 요소, 보건의료체계 등 4가지 요인의 복합적 작용에 의해서 이루어진다는 건강 모델은?

① 생의학적 모델(Biomedical Model)
② 생태학적 모델(Ecological Model)
③ 사회생태학적 모델(Social Ecological Model)
④ 전인적 모델(Holistic Model)
⑤ 건강신념모델 (Health Belief Model)

정답 및 해설

해설 전인적 모델(Holistic Model)

건강에 영향을 미치는 모든 요인들을 다 고려해서 총체적으로 건강관리를 할 시너지 효과로 효율적이고 효과적인 건강관리를 할 수 있다는 모델로서 건강은 생활양식, 환경, 인간생물학적 요소, 보건의료체계 등 4가지 요인의 복합적 작용에 의해서 결정된다는 것임.

정답 ④

10 우리나라 건강생활 실천사업 4대 중점과제가 아닌 것은?

① 금연　② 절주　③ 운동
④ 영양　⑤ 만성질환 관리

정답 및 해설

해설 국민건강증진사업 4대 사업과제

- 건강생활 실천 확산 : 금연, 절주, 운동, 영양 등
- 예방중심 건강관리 : 암 관리, 만성병 관리, 감염병 관리, 정신보건, 구강보건 등
- 인구집단별 건강관리 : 모자보건, 노인보건, 근로자보건, 학교보건 등
- 건강환경 조성 : 식품안전, 음용수, 공기, 지역사회 환경 등

정답 ⑤

11 우리나라 건강증진 전략인 Health Plan 2020의 주요 내용에 포함되지 않는 것은?

① 생애주기별 건강관리의 강화
② 의료산업의 시장경쟁력 강화
③ 국민 건강생활실천의 지원
④ 국가 질병관리체계의 확립
⑤ 국민 의료비의 절감

정답 및 해설

해설 건강증진 전략인 Health Plan 2020의 주요 내용은 건강생활 실천 확산 · 예방중심 건강관리로서 질병관리체계의 확립, 생애주기별 건강관리로서 인구집단별 건강관리 또는 건강환경 조성 등 실천으로 국민의료비가 절감된다. 그러나 의료산업의 시장경쟁력 강화 전략은 거리가 멀다.

정답 ②

12 우리나라 국민건강증진종합계획(Health Plan 2020)의 목표는?

① 생애주기별 건강관리의 향상
② 건강수명 연장과 건강형평성 제고
③ 온 국민이 함께하는 건강세상
④ 국민 건강생활의 실천
⑤ 국민 의료비의 절감

정답 및 해설

해설 Health Plan 2020의 궁극적 목표는 건강잠재력을 강화하고 질병과 조기사망을 감소시키며 인구집단 간 건강격차를 완화하여 국민의 건강수명 연장과 건강형평성 제고를 목표로 한다.

정답 ②

13 우리나라 국민건강증진종합계획(Health Plan 2020)의 4대 사업과제에 속하지 않는 것은?

① 건강생활실천 확산
② 예방중심의 건강관리
③ 인구집단별 건강관리
④ 건강환경조성
⑤ 법정감염병관리

정답 및 해설

해설 – 국민건강증진사업 4대 사업과제

- 건강생활 실천 확산 : 금연, 절주, 운동, 영양 등
- 예방중심 건강관리 : 암 관리, 만성병 관리, 감염병 관리, 정신보건, 구강보건 등
- 인구집단별 건강관리 : 모자보건, 노인보건, 근로자보건, 학교보건 등
- 건강환경 조성 : 식품안전, 음용수, 공기, 지역사회 환경 등

정답 ⑤

14 아래와 같은 특성과 관련이 있는 신 공중보건사업은?

- 미국의 「Health People 2020」
- 캐나다의 「Health Canada」
- 세계보건기구는 1986년 캐나다 Ottawa 총회에서 공중보건사업의 하나로 추천

① 금연과 절주 ② 건강증진 ③ 운동과 영양
④ 만성질환 관리 ⑤ 일차보건의료

정답 및 해설

해설 세계보건기구는 1986년 캐나타 Ottawa 총회에서 건강증진을 공중보건사업의 하나로 하는 신 공중보건사업을 각국이 받아들일 것을 권고하였다. 이에 선진국들은 1990년대 의료개혁의 주요 과제의 하나로 건강증진을 포함하는 신 공중보건사업을 전개하게 되었다. 미국의 'Health People' 2020 건강증진사업, 캐나다의 'Health Canada' 건강증진 중심의 공중보건 사업이 있다.

정답 ②

15 건강증진사업의 필요성과 거리가 먼 것은?

① 건강증진사업을 통한 의료비 절감 효과
② 만성 퇴행성 질환의 증가로 인한 삶의 질 저하
③ 국민의 건강에 대한 욕구의 증가
④ 국민생활 수준 향상으로 건강장수의 삶의 질 추구
⑤ 국민이 고급치료의 요구 증가

정답 및 해설

해설 국민건강증진사업은 보건교육 · 질병예방 · 영양개선 · 건강생활 실천유도 등을 통한 국민건강을 증진시키는 사업으로, 그 필요성은 건강증진사업을 통한 의료비 절감 효과를 얻을 수 있고 만성 퇴행성 질환의 증가로 인한 삶의 질 저하를 막기 위해 필요하며, 소득의 증가와 국민의식이 향상되어 건강에 대한 욕구가 증가되어 필요성이 대두되었다. 그러나 이 사업은 스스로 건강을 증진시킬 수 있도록 하는 것이 중요하며 고급치료의 요구 증가는 거리가 멀다.

정답 ⑤

16 다음 내용으로 알 수 있는 것은?

- 건강한 공공정책의 수립
- 지원환경의 구축
- 지역사회 활동의 강화
- 개인 건강기술의 개발
- 보건의료제도의 방향 재설정

① WHO 오타와 헌장의 5대 활동요소
② 건강정책의 결정
③ 보건소 업무추진 방향
④ 공중보건사업의 방향
⑤ 공공보건 정책

정답 및 해설

해설 WHO 오타와 헌장의 5대 활동요소를 설명한 것이다.

정답 ①

17 클라크의 질병 발생 삼원론의 요소로 옳은 것은?

① 병인, 숙주, 환경
② 병균, 병독, 전염력
③ 병원체, 전파, 감수성
④ 병원체, 전염원, 감염원
⑤ 병원체, 감염경로, 감수성 숙주

정답 및 해설

해설 F. G. Clark의 질병 발생 3원론은 병인적 인자, 숙주적 인자, 환경적 인자로 나눌 수 있으며, 이들 3대 인자의 상호 작용으로 질병 발생 여부를 좌우한다.

① 병인(병원체)적 인자 : 생물학적 인자로 세균, 바이러스, 기생충 및 각종 화학물질 및 이와 관계없는 미지의 어떤 요인이 될 수도 있다.
② 숙주적 인자 : 숙주의 성별, 연령, 종족, 직업, 사회경제적 계급, 결혼 및 가족상태와 선천적 인자, 면역성 및 식습성 등 다양하다.
③ 환경적 인자 : 생물학적 환경(병원소 활성 전파체인 매체곤충, 기생충의 중간숙주 존재), 물리적 환경(계절의 변화, 기후, 실내의 환경, 지리적 조건, 농어촌이나 도시 등), 사회적 환경(인구의 밀도, 직업, 사회풍습, 경제생활의 형태 등)이 있다.

정답 ①

18 레벨과 클라크의 예방단계에 대한 설명 중 1차 예방에 속하는 것은?

① 조기진단
② 집단검진
③ 환경개선
④ 조기치료
⑤ 재활치료

정답 및 해설

해설 Leavell과 Clark 교수는 질병의 예방적 활동을 3단계로 구분

- 1차 예방 : 질병 발생의 자극이 있는 시기로 생활환경개선, 예방접종 및 안전관리 등
- 2차 예방 : 숙주의 병적 변화가 있는 시기로 조기발견(집단검진), 조기치료
- 3차 예방 : 병후 회복기로 사회에 환원되기 위한 재활 및 잔여 기능의 최대화

정답 ③

19 어느 지역의 여성 자궁경부암 발생률이 다른 지역보다 높다면 이 높은 요인을 줄이는 임상적 접근방식은?

① 집단검진 ② 영양관리 ③ 보건교육
④ 질병치료 ⑤ 건강증진

정답 및 해설

해설 레벨과 클라크(Leavell & Clark)의 질병의 자연사와 예방단계에서 질병의 자연사는 5단계를 거처 일어나며 그에 따라 1차 · 2차 · 3차 예방단계로 설명하였다. 질병발생을 억제하지 못한 경우, 조기에 질병을 발견하여 치료하는 단계가 중요하다. 집단검진을 통하여 조기에 발견하면 발생률을 줄일 수 있다.

정답 ①

20 C. E. A Winslow교수의 공중보건학의 개념에 포함되지 않는 것은?

① 환경위생 ② 감염병의 관리 ③ 보건교육
④ 수명연장 ⑤ 질병치료 기술개발

정답 및 해설

해설 공중보건학이란 "조직된 지역사회의 노력을 통해서 질병을 예방하고, 수명을 연장시키며, 육체적 · 정신적 효율을 증진시키는 기술이며 과학이다." 라고 정의하였다.
그 목적을 달성하기 위해서는 환경위생 개선, 감염병 관리, 개인위생 교육, 질병의 조기진단 및 치료를 위한 의료 및 간호봉사의 조직화, 모든 사람들이 자신의 건강유지에 적합한 생활수준을 보장받도록 사회제도를 발전시키는 등의 노력이 필요하다고 하였다.

정답 ⑤

21 공중보건학의 궁극적 목표는?

① 모든 주민의 생존권 실현 ② 모든 주민의 행복추구권 실현
③ 모든 주민의 건강과 장수의 실현 ④ 모든 주민의 질병치료의 실현
⑤ 모든 주민의 안전권 실현

정답 및 해설

해설 공중보건은 모든 지역사회 주민의 질병을 예방하여 포괄적인 의미의 건강한 삶을 영위하도록 돕는 것이다. C.E.A Winslow는 공중보건 활동의 궁극적 목적은 모든 주민의 건강과 장수라는 인간의 생득권을 실현할 수 있도록 하는 데 있다고 하였다.

정답 ③

22 공중보건사업의 최소 단위는 무엇인가?

① 개인 ② 가정 ③ 학교
④ 직장 ⑤ 지역사회

정답 및 해설

해설 공중보건사업은 최소 단위가 지역사회이기 때문에 지역사회 자치조직의 공동노력으로 추진하는 것이 합리적이며, 이렇게 해야 성공할 수 있다.

정답 ⑤

23 세계보건기구가 1986년 캐나다 Ottawa 총회에서 공중보건사업의 하나로 각국에서 받아들일 것을 권고한 신공중보건사업(new public health)은?

① 만성질환 관리 ② 건강증진 ③ 금연과 절주
④ 운동과 영양 ⑤ 환경위생관리

정답 및 해설

해설 세계보건기구는 1986년 캐나다 Ottawa 총회에서 건강증진을 공중보건사업의 하나로 하는 신공중보건사업을 각국이 받아들일 것을 권고하였다. 이에 선진국들은 1990년대 의료개혁의 주요 과제의 하나로 건강증진을 포함하는 신공중보건사업을 전개하게 되었다.

① 미국 : 「Health People 2010」 및 「Health People 2020」 을 발간하여 건강증진사업을 강력히 추진
② 캐나다 : 보건사업을 「Health Canada」 라는 명칭하에 건강증진 중심의 공중보건사업을 전개
③ 일본 : 1988년부터 「건강 가꾸기 사업」 이라는 이름하에 건강증진사업을 추진하여 왔다.
최근에는 「건강일본21」 을 통하여 건강증진을 공중보건사업으로 추진

정답 ②

24 포괄적 보건의료 개념의 보건사업과 관련성이 없는 것은?

① 질병의 예방사업 ② 재활사업 및 회복자 사회복귀사업
③ 건강증진 및 건강보호사업 ④ 외과적 수술의 기술향상사업
⑤ 예방의학과 치료의학을 통합한 종합적 보건의료사업

정답 및 해설

해설 포괄적 보건의료란 질병의 예방이나 치료뿐만 아니라, 신체적 · 정신적 건강증진 활동과 생활의 질적 향상 등 인간의 전 생애에 걸친 생활개념의 건강관리를 의미하는 것으로 건강추구의 이상적 접근방법이라고 할 수 있다.

정답 ④

25 다음에서 설명하는 내용으로 적합한 것은?

> 자연과학과 사회과학의 통합과학으로서 질병의 조기발견, 무능력화 예방, 재활 및 신체적 · 정신적 건강증진활동과 생활의 질적 향상 등 전 생애적 생활개념의 건강관리이다.

① 포괄적 보건의료 ② 지역적 보건의료 ③ 개방적 보건의료
④ 전통적 보건의료 ⑤ 일차 보건의료

정답 및 해설

해설 치료의학과 예방의학의 조화를 이루는 포괄적 보건의료는 건강증진 활동, 질병의 예방, 조기진단 및 조기치료, 재활의료까지 포함한 전인적 의료이다.

정답 ①

26 일차 보건의료(Primary Health Care)의 개념에 관한 설명 중 거리가 먼 것은?

① 국가 보건의료 활동으로 말단부락까지 전달될 수 있어야 한다.
② 지역사회 주민의 접근성이 용이한 의료 서비스 제도이다.
③ 국가나 지역사회가 재정적으로 부담이 가능하며 주민의 적극적인 참여가 필요하다.
④ 의사와 같은 고급인력을 주로 활용하는 제도이다.
⑤ 질병의 치료나 예방활동은 물론, 건강증진 및 생활의 질적 향상을 실현할 수 있어야 한다.

정답 및 해설

해설 일차 보건의료는 주민들이 저렴하고 쉽게 이용할 수 있는 기본적이고 필수적 의료를 제공하는 것이다.

정답 ④

27 일차 보건의료(Primary Health Care)의 원칙으로 옳지 않은 것은?

① 지역사회 주민의 적극적 참여
② 지역사회 주민의 평등한 이용
③ 지역사회 주민이 받아들일 수 있는 방법
④ 지역사회 주민이 쉽게 이용할 수 있어야 함
⑤ 지역사회 주민의 지불능력과 무관하게 제공

정답 및 해설

해설 일차 보건의료의 원칙
① 모든 인간에게 쉽고 평등하게 이용 가능하도록 보건사업이 전개되어야 한다.
② 지역사회의 기본적인 건강욕구에 기초를 둔다.
③ 지역사회의 적극적인 참여와 지속성을 가져야 한다.
④ 지역사회의 지불능력에 맞는 보건의료수가로 사업이 제공되어야 한다.
⑤ 보편적이며 포괄적인 지역사회 건강문제를 관리한다.
⑥ 모든 주민이 쉽게 받아들일 수 있는 방법이어야 한다.

정답 ⑤

28 WHO의 일차 보건의료의 접근전략 요약 중 틀린 것은?

① 접근의 용이성(accessibility)
② 수용 가능성(acceptability)
③ 지역사회의 적극적인 참여(participation)
④ 지역사회의 사회의학적 의료(social medicine)
⑤ 지역사회의 지불능력에 맞는 가격(cost)

정답 및 해설

해설 WHO 일차 보건의료는 모든 인간이 공평하고 쉽게 이용할 수 있도록 지리적 · 경제적 · 사회적 장벽을 제거하고 지역사회에서 쉽게 받아들일 수 있는 방법으로 제공한다. 이것은 지역사회 주민들의 적극적인 참여가 필요하고 주민들이 경제적 부담을 느끼지 않게 수가를 결정해야 한다.

정답 ④

29 1978년 알마아타 일차 보건의료(Primary Health Care) 회의의 실현 목표는?

① 생존권 ② 건강권 ③ 환경권 ④ 행복추구권 ⑤ 복지추구권

정답 및 해설

해설 소련 알마아타에서 개최된 제1차 보건의료관계 국제회의에서 "Health for all by the year 2000" 이라는 인류건강 실현목표를 설정하고 이를 실현하는 최선의 방법은 일차 보건의료라는 데 의견을 같이하였다.

정답 ②

30 최초로 검역제도가 실시된 시기는?

① 고대기 ② 중세기 ③ 여명기 ④ 확립기 ⑤ 발전기

정답 및 해설

해설 검역제도는 중세기 때(1383년) 마르세이유시에서 발생한 페스트 유행을 막기 위하여 40일 동안 교통차단을 실시한 데서 유래되었다.

정답 ②

31 다음 내용으로 보았을 때 공중보건학 역사의 발전시기는?

- 채드윅(Chadwick) – 영국 노동인구의 위생상태 보고서
- 라마지니(Ramazzini) – 직업병 저서 출간
- 그라운트(Graunt) – 영국 최초 출생사망통계 보고서
- 제너(Jenner) – 우두 종두법 개발
- 스웨덴(Sweden) – 세계 최초의 국세조사를 실시

① 고대기(기원전 ~ 서기 500년)
② 중세기(500 ~ 1,500년)
③ 여명기(1,500 ~ 1,850년)
④ 확립기(1,850 ~ 1,900년)
⑤ 발전기(1900년 이후 ~)

정답 및 해설

해설 여명기(1,500~1,850년)는 근대 과학기술의 태동, 산업혁명으로 공중보건적 사상이 싹튼 시기이며, 그 활동 내용은 다음과 같다.

- Edwin Chadwick(보건행정의 기틀 마련) : 영국 노동인구의 위생상태 보고서
- J.P. Frank : 전의사경찰체제(12권) → 최초의 공중보건학 저서 출간
- Ramazzini : 직업병 저서 출간(1713),
- John Graunt : 출생사망통계 보고(1662)
- E. Jenner : 우두 종두법 개발(1798)
- Sweden은 세계 최초로 국세조사(1749)를 실시

정답 ③

32 세계 최초로 영국에서 공중보건법이 제정된 시기는?

① 고대기 ② 중세기 ③ 여명기 ④ 확립기 ⑤ 발전기

정답 및 해설

해설 여명기에 해당하는 1848년 영국에서는 세계 최초로 공중보건법이 제정되었으며, 이 법에 근거하여 영국의 중앙보건국과 지방보건국이 설치되고, 1919년 세계 최초로 보건부가 설치되어 보건행정의 기틀을 마련하였다.

정답 ③

33 공중보건학의 발전단계 중 세균학과 면역학이 발전함으로써 예방의학적 사상이 시작된 시기는?

① 고대기 ② 중세기 ③ 여명기 ④ 확립기 ⑤ 발전기

정답 및 해설

해설 확립기는 세균학의 빌달과 면역학 분야의 눈부신 발전으로 예방의학적 사상이 싹트기 시작한 시기이다. 현대의학의 창시자 L. Pasteur는 탄저균 발견과 광견병 백신 개발(1883), R. Koch는 파상풍균(1878), 결핵균(1882), 콜레라균(1883) 등을 발견한 대표 학자이다.

정답 ④

34 공중보건의 발전 과정에서 연대가 가장 오래된 것은?

① WHO가 발족되었다.
② 1차 보건의료 회의가 개최되었다.
③ E. Jenner에 의한 우두 종두법이 개발되었다.
④ C. E. A. Winslow에 의해 공중보건의 정의를 발표하였다.
⑤ London smog 사건이 일어났다.

정답 및 해설

해설 WHO가 발족 : 1948. 7. 4.
1차 보건의료 회의 : 1978. 9월 Alma-Ata에서 개최.
E. Jenner에 의한 우두 종두법 개발 : 1798년 발견 19C 초반부터 전 유럽 두창예방 보급.
C. E. A. Winslow에 의해 공중보건의 정의 발표 : 1920년 발표.
London smog 사건 : 1952년 12월 5일에서 9일까지 smog로 2주간 4,000여 명 사망, 그 후 2개월 간 1,200명 사망

정답 ③

35 세계보건기구에서 권장하는 보건수준을 나타내는 3대 종합지표는?

① 평균수명, 사인별 사망률, 비례사망지수
② 평균수명, 보통사망률, 비례사망지수
③ 질병이환율, 사인별 사망률, 국세조사
④ 질병이환율, 보통사망률, 국세조사
⑤ 영아사망률, 모성사망률, 보통출생률

정답 및 해설

해설 WHO가 국가 간의 보건수준을 비교하기 위한 보건지표 : 비례사망지수(PMI), 평균수명, 보통사망률

정답 ②

36 α−index값에 관한 설명으로 옳지 않은 것은?

① α−index값이 1.0에 가까울수록 보건수준이 높다.
② α−index값은 1보다 작을 수 있다.
③ 1년 간의 영아 사망수(율)/1년 간의 신생아 사망수(율)의 값이다.
④ α−index값이 1이라면 영아기간 중의 사망이 신생아 고유질환에 의한 사망이 높다는 의미이다.
⑤ α−index값을 줄이는 방법은 영아기 예방접종과 미숙아 관리를 하여야 한다.

정답 및 해설

해설 α− index란 1년 간의 영아 사망수(율)/1년 간의 신생아 사망수(율)의 값이다. α− index가 1이라면 영아사망의 전부가 신생아 사망이라는 뜻이다. 이는 '뿐'이라는 뜻으로, 해석되기 때문에 선진국일수록 α− index가 1에 가깝다. α− index 값은 1보다 작을 수 없으며, α− index값이 작년보다 커졌다면 영아가 많이 죽었다는 뜻이다.

정답 ②

37 다음 내용으로 알 수 있는 보건지표는?

- 한 국가나 지역사회의 건강수준을 나타내는 대표적 지표
- 출생 후 12개월까지로서 이 기간은 성인에 비해 환경악화나 비위생적인 생활에 가장 예민하게 영향을 받는 시기
- 보통사망률에 비해 보건수준을 나타내는 지표로서 통계적 유의성이 높다.

① 평균수명
② 보통사망률
③ 비례사망지수
④ 영아사망률
⑤ 신생아사망률

정답 및 해설

해설 영아사망률은 출생아 1,000명당 생후 12개월 이내에 사망하는 영아사망수이다. 영아기는 성인에 비해 환경에 가장 예민하게 영향을 받는 시기이므로 통계적 유의성이 크다. 즉, 조사망률은 연령구성비에 따라 영향을 받지만, 영아사망률은 일정한 연령군이므로 영향을 적게 받고 공중보건 여건에 예민하기 때문에 가장 대표적인 보건수준 평가지표이다.

정답 ④

38 다음 중 공중보건학의 과제에 해당되지 않는 것은?

① 보건의료행정조직의 다원화
② 의학적 보호의 편중문제 해소, 동등한 접근성 유지
③ 환경오염 대책
④ 사회보장제도 구축
⑤ 응급의료전달체계의 확립

정답 및 해설

해설 공중보건학의 과제

① 보건의료행정조직의 다원화(교육부, 노동부, 보건복지부 등) 해결
② 무의촌의 해소와 의학적 보호의 편중문제 해소
③ 인구의 도시화나 산업장에서 원인이 되는 공해질병이나 직업병 문제
④ AIDS(후천성면역결핍증)나 만성유행성 간염 같은 특수질병 예방 문제
⑤ 대기, 수질, 토양, 해양오염 등 환경오염 대책
⑥ 악성신생물, 뇌졸중, 당뇨병, 고혈압 등 성인병 예방과 건강증진사업
⑦ 응급의료전달체계의 확립

정답 ④

39 다음 내용으로 알 수 있는 것은?

- 건강한 공공정책의 수립
- 지원환경의 구축
- 지역사외 활동의 강화
- 개인 건강기술의 개발
- 보건의료제도의 방향 재설정

① WHO 오타와 헌장의 5대 활동요소
② 건강정책의 결정
③ 보건소 업무추진 방향
④ 공중보건사업의 방향
⑤ 공공보건 정책

정답 및 해설

해설 WHO 오타와 헌장의 5대 활동요소를 설명한 것이다.

정답 ④

40 다음 내용은 오타와 헌장의 건강증진 원칙 중 어디에 속하는가?

모든 사람들은 건강을 위한 발전을 계속하도록 건강에 영향을 미치는 경제 · 언론 · 학교 등 홍보 여론조사와 모든 관련분야 전문가들의 함께 힘을 써야 한다.

① 옹호(advocacy)
② 연합(alliance)
③ 역량(empowerment)
④ 개인의 기술개발(develop personal skills)
⑤ 지원적 환경의 구축(crete supportive environment)

정답 및 해설

해설 세계보건기구가 1986년에 건강증진에 관한 제1차 국제건강증진회의에서 채택하여 발표한 오타와 헌장은 각 국가가 국민의 건강증진을 성취하기 위하여 준수하여야 할 세가지 원칙으로 옹호(advocacy), 역량(empowerment), 연합(alliance)을 강조하였다. 건강은 보건부서 뿐만 아니라 건강에 영향을 미치는 경제 · 언론 · 학교 등 홍보여론조사와 모든 관련 분야가 연합하여야 한다.

정답 ②

2장 인구보건 및 보건 통계

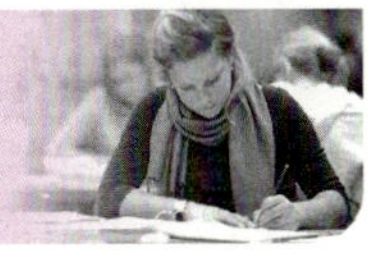

1. 인구보건

1. 인구의 개념

(1) 인구(population)의 정의

인구란 일정한 기간에 일정한 지역에 거주하는 인간집단으로 시간공동체이며 정치적 · 경제적으로 생활권을 같이 하며 집단생활을 하는 주민 총체이다. 즉, 일정한 기간에 일정 지역 내에 생존하는 인간의 집단인 시공공동체(時空共同體)

(2) 인구론의 발전

① 1662년 John Graunt는 처음으로 출생과 사망에 대한 수량적 분석을 함.

② 말더스의 인구론

- 말더스의 인구론(Malthusism)에서 인구증가력과 토지의 생산력을 비교할 때, "인구는 기하급수적으로 증가하는 반면, 식량은 산술급수적으로 증가"
  - 규제의 원리 : 인구는 반드시 생존자료에 의해 규제
  - 증식의 원리 : 생존자료가 증가되는 한, 인구도 증가
  - 파동의 원리 : 인구는 증식과 규제의 상호작용에 의해 균형에서 균형교란으로, 다시 균형회복으로 부단한 파동을 주기적으로 반복
- 인구 억제방법 : 도덕적 억제(성순결, 만혼, 금욕) 주장

③ Neo-Malthusism

- 신 말더스 인구론 : Francis Place가 주장
- 도덕적 억제는 오히려 여러 가지 사회악을 일으킬 수 있으므로 피임과 같은 산아 조절

④ 적정인구론 – E. Cannan 주장 : 인구의 과잉을 식량에만 국한할 것이 아니라 생활수준에 둠.

2. 인구의 변천 이론

(1) Notestein과 Thompson의 분류

① 제1단계(고잠재적 성장단계) : 다산다사형(多産多死型), 공업화되지 못한 나라
② 제2단계(과도기적 성장단계) : 다산소사형(多産小死型), 공업화에 도달한 국가
③ 제3단계(인구감소의 발단기단계) : 소산소사형(小産小死型), 인구의 급속한 증가과정을 거친 이후의 나라로 인구감소 경향의 나라

(2) C.P. Blacker의 분류

① 제1단계(고위정지기) : 고출생률과 고사망률인 인구정지형, 인구증가 잠재력을 가진 후진국형 인구
② 제2단계(초기확장기) : 저사망률에 고출생률인 인구증가형, 경제개발 초기단계 국가의 인구
③ 제3단계(인구감소의 발단기단계) : 인구의 급속한 증가과정을 거친 이후의 나라로 인구감소 경향의 나라
④ 제4단계(저위정지기) : 사망률과 출생률이 최저인 인구증가 정지형
⑤ 제5단계(감퇴기) : 출생률이 사망률보다 낮아져서 인구감소형

3. 인구문제

(1) 급속한 인구의 증가로 야기될 수 있는 문제

① 3P : Population(인구) , Pollution(환경오염) , Poverty(빈곤)
② 3M complex(식량측면) : Malnutrition(영양실조) , Morbidity(질병률) , Mortality(사망률)

(2) 인구증가로 야기되는 사회경제적인 문제

① 경제발전의 둔화
② 환경악화, 자연파괴
③ 정치적 · 사회적 불안
④ 열악한 소질자의 증가 및 역도태 현상
⑤ 생산층 인구(15~64세)의 비생산층 인구(15세 미만과 65세 이상)에 대한 부양비 증가

(3) 인구감소로 야기되는 사회경제적인 문제

① 연령 계층 간의 불균형에서 오는 산업현장의 인력문제

② 인구의 도시화와 농촌의 노동력 부족문제

(4) 인구증가

① 인구증가

- 인구증가 = 자연증가 + 사회증가

- 인구증가율 $= \dfrac{\text{자연증가+사회증가}}{\text{인 구}} \times 1{,}000$

- 연간 인구증가율 $= \dfrac{\text{연말인구} - \text{연초인구}}{\text{연초인구}} \times 1{,}000$

② 자연증가(Natural increase)

- **조자연증가율**(Crude natural increase rate) = 조출생률 − 조사망률
- **인구증가지수**(인구동태지수) : 출생수 ÷ 사망수 × 100, 조출생률과 조사망률의 비
- **재생산율**(Reproduction rate) : 여자가 일생 동안 낳는 여자아이의 평균수이며, 어머니의 사망률을 무시하는 재생산율을 총재생산율이라고 하며, 사망을 고려하는 경우에는 순재생산율이라고 한다.

③ 사회증가(Social increase)

- 사회증가 = 전입인구 − 전출인구

(5) 인구부양비

- **부양비(율)** = (비생산층 인구 ÷ 생산층 인구)×100
- **유소년 부양비** = (유소년층 인구 − 생산층 인구)×100
- **노년 부양비** = (노년층 인구 − 생산층 인구)×100
- 출생률이 높은 인구구조나 인구의 노령화 구조에서는 생산층 인구(15~64세)와 비생산층 인구(15세 미만과 65세 이상)의 불균형으로 부양비의 증가가 문제

4. 인구조사

① **현재인구** : 인구조사의 시점에서 해당 지역 내에 실제로 존재하고 있는 인구 수, 관광도시나 항만도시의 경우에 많이 활용

② **상주인구** : 주민등록인구와 같이 등록된 법정인구로서 그 지역에 거주 여부와는 상관없는 개념이며, 인구조사의 시점에서 해당지역에 거주하고 있는 인구 수

③ **봉쇄인구**(closed population) : 이동을 무시한 출생과 사망만을 근거로 한 인구

④ **안정인구**(stable population) : 봉쇄인구에 있어서 남녀의 연령별 사망률과 출생률이 일정하다고 가정하면, 이러한 인구의 조출생률과 조사망률이 정해지므로 인구의 자연증가율이 일정하다. 봉쇄인구의 특수한 경우를 안정인구라고 한다.

⑤ **개방인구**(open population) : 출생, 사망, 이동을 포함하는 측면에서의 인구

(1) 인구정태(state of population) : 인구의 크기, 분포, 구성, 밀도 그리고 성질 등에 의해서 그 상태를 달리하는데, 이 변동하는 인구의 상태가 인구정태, 즉 변동하는 인구의 어떤 특정한 순간의 상태

- 국세조사(國勢調査, national census)에 의해 조사 : 통계청에서 장기개발계획의 기본자료로 활용하기 위해 사회경제적 상태에 관한 인구구조를 조사

① 정규적으로 매 10년마다 실시(7월 1일 0시)

② 1749년 스웨덴이 최초로 국세조사 실시

③ 1790년 미국이 근대적 의미의 최초 국세조사 실시

④ 우리나라는 1925년에 간이 국세조사 처음 실시

⑤ 한국은 매 5년마다 국세조사 실시 (2020년 20회째)

(2) 인구동태(movement of population) : 인구동태란 출생 · 사망 · 혼인 · 전입 및 전출에 의해서 일정기간의 인구변동을 조사하는 것인데, 여기에서는 자연증감과 사회증감이 발생

- 인구정태는 주로 경제학의 영역에서 논의되는 경우가 많고, 인구동태는 보건학에서 많이 취급, 즉 인구보건자료로 활용
- 출생 및 사망과 조사방법에 따라 발생지주의와 상주지주의가 있음

5. 인구구조

(1) 연령별 구성

① **피라미드형**(인구증가형) : 발전형 → 0~14세 인구가 50세 인구의 2배 이상

② **종형**(인구정지형) : 이상형 → 0~14세 인구가 50세 인구의 2배 이하 정도

③ **항아리형(인구감퇴형)** : 선진국형 → 0~14세 인구가 50세 인구의 2배 이하
④ **별형(인구유입형)** : 도시형 → 생산층 인구가 전체 인구의 50% 이상, 생산층 인구가 증가되는 형
⑤ **기타형(호로형, 인구유출형)** : 농촌형 → 생산층 인구가 전체 인구의 50% 미만, 생산층 인구가 감소하는 형

(2) 성별 구성

① 성비(sex ratio)는 남녀별 구성비를 표시하는 방법으로 여자 100에 대한 남자 인구비를 표시하는 것

$$\text{성비} = \frac{\text{남자 수}}{\text{여자 수}} \times 100$$

② **1차 성비** : 태아 성비 → 남 > 여
③ **2차 성비** : 출생시 성비 → 남 > 여
④ **3차 성비** : 현재 인구의 성비 → 결혼 시(남 = 여), 고령 시(여 > 남)

6. 생명표(Life table)

인구집단에 있어서 출생과 사망에 의한 생명현상을 표시하는 방법으로 생존과 사망자의 비율과 생존할 수 있는 수명이 어떻게 되는가를 나타내는 표이며, 6종의 생명함수로, 생존수 · 사망수 · 생존율 · 사망률 · 사력 · 평균여명 등이 있음

7. 저출산과 고령화

(1) 출산력의 감소

① 합계출산율(가임여성 한 명이 평생 동안 낳을 평균 자녀 수)이 1970년 출생통계 작성 이래 2018년 0.98명, 2019년 0.92명으로 전년대비 0.06명이 감소하여 매우 낮은 수준을 기록
② 여성인구의 감소, 다양한 사회경제적 환경 및 가치관의 변화에 따른 혼인 연령 상승이나 기혼여성의 출산 기피 등으로 저출산 지속
③ 저출산은 인구 고령화를 가속시키고 생산가능 인구와 노동생산성의 감소로 인한 경제성장 둔화, 노인의료비 · 연금 등 공적 부담의 증가, 세입기반의 악화 등으로 인한

재정수지 악화, 노인부양 부담 증가에 따른 세대 간 갈등 첨예화 등의 정치 · 경제 · 사회 · 문화 전반에 걸쳐 심각한 문제 파생

(2) 인구의 고령화

① 우리나라 65세 이상 노인인구는 2000년을 기점으로 총 인구의 7%를 상회하여 고령화 사회(aging society)에 돌입했고, 2018년에는 14%를 넘어 고령사회(aged society)로, 2023년에는 20%가 넘는 초고령사회(super aged society)가 되어 선진국이 경험한 고령화 속도에 비해 빠른 속도로 진행

② 우리나라 노년부양비[(65세 이상 인구수/15～64세 인구수)×100]는 2005년 12.6%이나 2020년과 2050년에는 21.8%와 69.4%로 높아질 전망

③ 노령화 지수[(65세 이상 인구수/0～14세 인구수)×100]는 2005년 47.4%이나 2020년과 2050년에는 124.2%와 415.7%로 높아질 전망

(3) 저출산 고령사회 인구정책

① 정부는 '새로마지 플랜 2010'을 계획, 5년마다 단계적 · 전략적 목표 수립 추진

② '새로마지'란 새로 맞이하는 행복한 출산과 노후란 뜻으로 설계한 계획

- 출산과 양육에 유리한 환경 조성(남녀 양성 평등 사회문화 조성)
- 고령사회의 삶의 질 향상과 기반 구축(노인의 안정적인 노후소득 보장)
- 미래 성장 동력 확보(성장 동력 산업으로 고령친화산업 육성)

③ 저출산 대책은 자녀를 안심하고 맡길 수 있는 다양하고 질 높은 육아 인프라를 확대하고 자녀양육의 경제적 부담을 경감시키며, 임신과 출산 및 자녀양육에 대한 사회 책임을 강화

2. 보건통계

1. 보건통계의 개념

(1) 보건통계의 정의

① **기술통계**(descriptive statistics) : 대상자료를 수집 및 정리하고 요약하여 관련성을 알아보는 통계방법으로 중앙집중성 측정 및 산포성 측정 등을 다루는 분야이다.

② **추측통계**(inductive statistics) : 자료의 일부만 관찰하여 전체 자료의 특성에 관하여 추측하는 것이다. 즉, 추측통계는 기술통계에서 얻은 표본의 결과값을 근거로 모집단의 특성을 추정하여 연구결과를 일반화하는 데 사용되는 통계방법이다.

(2) 보건통계의 의의

① 지역사회나 국가의 보건상태(수준)를 평가
② 보건사업의 필요성을 강조하고 행정 활동의 지침서 역할
③ 보건입법 및 보건사업에 대한 지원 촉구
④ 보건사업의 우선순위 결정과 보건사업기술 발전에 기여
⑤ 보건사업의 기초자료 제공
⑥ 지역사회 주민의 질병양상 파악
⑦ 보건사업 평가 및 보건사업을 위한 지역사회 협조를 구하는 데 도움

(3) 모집단과 표본

① **전수조사**(complete survey) : 모집단 전체를 대상으로 통계자료를 수집하는 조사

② **표본조사**(sample survey) : 표본을 이용하여 조사하는 것

③ **표본추출방법**

- **단순확률추출법**(simple random sampling) : 모집단의 구성요소들이 표본으로 선택될 기회가 동등한 상태에서 표본을 추출하는 방법 (n/N : 유한모집단 N개에서 표본 n개를 뽑을 때 사용, 난수표 이용법)
- **계통추출법**(systematic sampling) : 표본을 추출할 경우에 일정한 간격(class interval)을 두고 표본을 추출하는 방법 (표본추출간격 : N/n=k)
- **층화추출법**(stratified sampling) : 모집단을 (결과에 영향을 미칠) 그 구성성분에 따라 몇 개의 동질적인 소집단(층, stratum)으로 분류한 다음, 각 소집단으로부터 단순확률추출을 하는 방법(연령별, 성별, 인종별, 같은 지역별 등)
- **집락추출법**(cluster sampling) : 모집단의 지역적 분포가 광범위할 경우에 모집단을 몇 개의 집락(cluster, 예 : 群)으로 구분한 다음, 그 속에서 표본을 무작위 추출하여 그 표본을 전수조사하는 방법

(4) 통계의 용어

① **모집단**(母集團, population) : 정보를 얻고자 하는 조사 대상 전체집단

② **표본**(標本, sample) : 대상집단에서 추출한 일부의 집단, 즉 선택된 모집단의 일부분

③ **모수**(母數, parameter) : 모집단의 값을 말하며 상수로서 그 값을 모르는 경우가 대부분이다.

④ **통계량**(統計量, statistics) : 표본의 결과값을 말한다.

⑤ **변수**(變數, variables) : 조사하는 모든 값을 말한다. 그 이유는 조사하는 사람, 장소, 방법 등 조사 상황에 따라 값이 늘 변하기 때문이다. 변하지 않고 고정된 값을 상수(常數, constant)라고 하며, 변수는 양적변수와 질적변수 또는 연속변수와 이산변수 등으로 구분할 수 있다.

⑥ **통계자료** : 변수를 측정하여 나열한 값을 말하며, 연구목적에 맞는 자료수집이 되어야 통계의 연구절차를 통해 올바른 결론을 내릴 수 있다.

이것만은 꼭~!!

연구절차

모집단 설정 → 자료수집 → 정리 · 요약(통계량) → 모수의 추정 또는 검정 → 논리적 결론

2. 자료의 수집

(1) 변수의 종류

① 자료가 가지고 있는 특성에 따라 변수를 양적변수(숫자로 표현되는 것)와 질적변수(내용을 숫자로 측량할 수 없는 것) 또는 연속변수와 이산변수로 나눌 수 있다.

② 양적변수는 몸무게 · 키 · 콜레스테롤 수치 등과 같이 대부분 연속변수의 성격을 띠고 있으며, 질적변수는 성별 · 학력 · 혈액형 등과 같이 관측대상이 어느 범주에 들어가는지를 나타내는 범주형 자료로 이산변수의 성격을 띠고 있다.

③ 기능에 따라 영향을 주는 독립변수와 영향을 받는 종속변수로 나눌 수 있다.

(2) 척도의 종류

연구 목적에 맞는 통계자료를 얻기 위해 측정하는 도구 또는 자(尺)를 척도(尺度)라고 하며, 변수의 값은 척도에 의해 수량화된 것이다.

① **명목척도(nominal scale)** : 조사대상이 어느 범주에 속하는가를 표시, 가장 낮은 수준의 척도. 예를 들면, 성별은 남 · 여, 결혼여부는 결혼 · 미혼, 혈액형은 A · B · O · AB 형 등으로 구분

② **서열척도(ordinal scale)** : 대상자료를 상대적 크기에 따라 각 범주 간의 대소 관계까지 설명이 가능한 척도. 예를 들면, 사회경제적 수준은 상 · 중 · 하, 질병정도는 중증(重症) · 중증(中症) · 경증(輕症)으로 범주와 크기 서열까지 구분

③ **동간척도(interval scale)** : 대상자료의 범주, 대소 관계는 물론, 동일한 간격의 척도이므로 간격의 차이까지 설명이 가능. 온도, 점수, 지능지수 등

④ **비율척도(ratio scale)** : 대상자료의 값이 절대기준에서 시작하므로 가감승제가 모두 가능하고 측정수준이 가장 높은 이상적인 척도. 체중, 신장, 폐활량, 연봉액수 등

3. 통계적 측정

도수분포를 통하여 자료의 여러 가지 특성을 파악할 수 있으며, 측정값들이 어떤 값을 중심으로 분포되어 있는지를 나타내는 대푯값과 자료들이 중심으로부터 얼마나 밀집 또는 분산되어 있는가를 나타내는 산포성을 알 수 있다.

(1) 대푯값(Measure of central tendency) : 객관적이면서 측정치를 대표하는 하나의 값(전체 자료를 하나의 수치로 대표하는 값). 즉, 주어진 자료가 어떤 값을 중심으로 분포되어 있는가를 나타냄. 측정값은 평균(average, mean), 중앙값(중위수, median), 최빈값(최빈수, mode) 등

① **산술평균(算術平均, Arithmetic mean)** : 평균에는 산술평균과 기하평균, 그리고 조화평균이 있다. 이 중 중앙집중성의 측정값으로 가장 많이 이용되는 것은 산술평균

② **중앙값(中位數, Median ; Me)** : 중앙값은 측정값을 크기 순서로 나열한 후, 두 개의 부분으로 구분하는 기준값

③ **최빈값(最頻數, Mode ; Mo)** : 최빈값은 한 분포에서 가장 많이 나타난 값.

결론적으로 대푯값을 요약 · 구분하면 평균은 한 분포의 중심이 되는 값이며, 중앙값은 한 분포를 이등분한 값이고, 최빈값은 한 분포에서 가장 많이 나타나는 값

(2) 산포도(dispersion) : 측정치가 중심위치로부터 얼마나 흩어져 있는가를 나타내는 값 · 범위, 평균편차, 분산, 표준편차, 변이계수 등

① **범위**(Range) : 자료의 측정치 중 최댓값에서 최솟값까지의 값(최댓값 − 최솟값)

② **평균편차**(Mean deviation or Average deviation ; MD) : 절댓값을 취한 편차의 산술평균. 측정값들이 평균으로부터 평균적으로 얼마나 떨어져 있는가를 말해 주는 것, 측정값들의 편차(deviation : 측정값에서 평균을 뺀 값)에 절대치를 하여 평균한 값

③ **분산**(Variance ; S^2, σ^2) : 편차제곱(합)의 산술평균 · 분산은 편차를 제곱함으로써 편차의 합이 0이 되지 않도록 하였는데 편차자승의 합을 전체수(N)로 나눈 것을 말한다. 그리고 표본의 분산은 S^2, 모집단의 분산은 σ^2으로 나타낸다.

④ **표준편차**(Standard Deviation ; S, σ) : 분산에 양(+)의 제곱근을 취한 것 · 산포도 중에서 가장 신뢰되고 안정된 값이며, 정규분포와 일정한 체계를 갖는다. 표본의 표준편차는 S, 모집단의 표준편차는 σ로 나타낸다.

- 표준편차가 크다는 의미 : 데이타가 평균값을 중심으로 광범위하게 분포되어 있음.
- 표준편차가 작다는 의미 : 데이타가 평균값을 중심으로 조밀하게 분포되어 있음.

⑤ **변이계수**(Coefficient of Variation ; CV) : 변이계수는 둘 이상의 집단이 서로 다른 평균 또는 다른 측정단위를 가질 때, 분포의 동질성 비교에 사용되는 상대적 산포도

$$CV = \frac{S}{X} \text{ 또는 } \frac{S}{X} \times 100$$

4. 정규분포(normal distribution)

도수분포를 히스토그램으로 옮겨 종을 엎어 놓은 것같이 되는 분포로서 좌우대칭으로 평균치가 중앙에 있으며, 평균치 = 중앙치 = 최빈치가 성립되는 분포이며 그 분포를 나타내는 곡선을 정규분포곡선이라고 한다. Carl F. Gauss에 의해 정리된 내용이라고 하여 '가우스(Gauss) 분포'라고도 하며, 표본분포에 적용되어 표본을 통한 통계적 추론에 중요한 역할을 한다.

정규분포의 특성

① 평균을 중심으로 좌우대칭이다.

② 평균, 중앙값, 최빈값이 모두 같다(mean = median = mode).

③ X축과 곡선 밑의 면적은 1이 된다.

④ 평균을 중심으로 하여

- $\mu \pm \sigma$ = 전체의 68.26% 차지
- $\mu \pm 2\sigma$ = 전체의 95.44% 차지

- $\mu \pm 3\sigma$ = 전체의 99.73% 차지

⑤ 정규분포곡선의 모양과 위치는 평균값과 표준편차에 의해 결정된다.

- 평균 : 분포의 위치
- 표준편차 : 분포의 모양을 나타냄.

5. 보건지표

(1) 사망률(mortality rate)

일정기간 동안 인구집단 내에서의 사망수이다(보통 1,000명당 표시).

① 보통사망률(crude death rate)

$$\frac{\text{1년 간의 총 사망수}}{\text{인구집단 총수(평균인구, 연앙인구)}} \times 1{,}000$$

② 영아사망률(infant mortality rate) : 연간 1세 미만(영아) 총 사망수

$$\frac{\text{연간 1세 미만 총 사망수}}{\text{연간 총 출생아수}} \times 1{,}000$$

③ 신생아 사망률(neonatal mortality rate) : 출생 후 4주 전(신생아)까지의 사망수

$$\frac{\text{연간 생후 0~28일 사이의 총 사망수}}{\text{연간 총 출생아수}} \times 1{,}000$$

④ 모성사망률(maternal mortality rate)

$$\frac{\text{1년 간 임신, 분만, 산욕에 의한 총 여성사망수}}{\text{가임 여자인구수}} \times 1{,}000$$

⑤ 비례사망지수(proportional mortality indicator: PMI)

$$\frac{\text{1년 간 50세 이상의 총 사망수}}{\text{그 해 총 사망수}} \times 100$$

(2) 출산통계

① 조출생률 = $\frac{\text{연간 출생아수}}{\text{연 중앙인구}} \times 1{,}000$

② **일반출산율** = $\frac{\text{연간 총 출생아수}}{\text{15~49세의 가임 여자인구}}$ X 1,000

③ **합계출산율** = 한 여성이 일생 동안 몇 명의 아기를 낳는가를 나타내는 것

④ **총재생산율** = 합계출산율 중 여아의 출생아만 분자에 포함

⑤ **순재생산율**(NRR : net reproduction rate) = 연령별 출산율에 있어서 분모인 여자인구의 사망률을 계산한 합 (모성의 사망을 고려함)

- 순재생산율이 1.0 이라면 인구의 증감이 없고
- 순재생산율이 1.0 이하이면 인구의 감소
- 순재생산율이 1.0 이상이면 인구의 증가

6. 조율의 표준화(비율의 보정)

지역별로 출생률, 사망률 등을 비교하고자 할 때, 지역사회의 인구학적 주요 특성인 연령, 성, 학력, 직업, 결혼상태 등의 구성비율이 서로 다를 경우에는 보통률의 비교로서는 타당성이 없다. 집단 간의 단순 비교가 의미가 없을 때 각 지역의 연령별 사망률을 비교하여 보정하는 방법을 취한다.

① **직접 표준화법**(direct standardization method) : 두 비교집단의 사망률에 표준화된 인구분포를 적용하여 구하는 방법으로 비교하고자 하는 두 집단의 연령별 사망률을 알고 있을 때, 이를 표준인구에 투영하여 기대사망수를 구하고, 두 집단의 기대사망의 총합이 구해져서 표준인구수로 나누면 각 집단의 표준화사망률을 얻게 되는데, 이를 서로 비교하는 방법이다. 이 직접법은 표준화된 인구분포와 보정을 하려는 비교집단의 연령별 사망률을 둘 다 아는 경우 적용할 수 있다.

② **간접 표준화법**(indirect standardization method) : 두 비교집단의 연령별 사망률을 모르거나 두 지역 간의 인구수의 차이가 너무 클 때, 표준인구의 연령별 사망률을 이용하여 비교집단의 인구에 투영하여 기대사망수를 구한 다음, 표준화사망비(SMR, standardization mortality ratio = 관찰사망수/기대사망수)의 값을 이용하여 간접 표준화사망률을 구하여 두 지역을 비교하는 방법이다. 이 간접법은 지역의 연령별 사망률을 알지 못할 때 표준화 사망비(SMR)를 이용하는 법이다.

2장 인구보건 및 보건통계 출제예상문제 및 해설

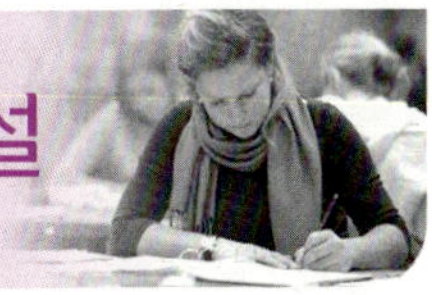

01 인구에 대한 설명으로 옳은 것은?

① 국적 공동체　② 정신적 · 문화적 공동체　③ 법적 공동체
④ 유전적 공동체　⑤ 시공 공동체

정답 및 해설

해설 인구란 일정기간에 일정지역에 생존하는 인간집단으로 시공 공동체적 의미를 지니고 있다. 국적 공동체는 국민, 정신적 · 문화적 공동체는 민족, 유전적 공동체는 인종을 말한다.

정답 ⑤

02 신 말더스 주의에서 인구규제의 방법은 무엇인가?

① 만혼주의　② 성순결주의　③ 피임
④ 도덕적 억제　⑤ 적정인구주의

정답 및 해설

해설 신 말더스 주의 : F. Place는 말더스의 도덕적 억제의 실행이 곤란한 점이 많으므로 피임을 통한 인구억제를 주장하였다.

정답 ③

03 인구론의 발전을 설명하는 내용의 말더스 주의 중 알맞은 것은?

> 인구는 증식과 규제의 상호작용에 의하여 균형에서 불균형으로, 불균형에서 균형으로 부단한 파동을 주기적으로 되풀이하게 된다.

① 규제의 원리　② 증식의 원리　③ 인구변천이론
④ 인구파동의 원리　⑤ 피라미드형

정답 및 해설

해설 말더스의 인구론(Malthusism)에서 인구파동의 원리를 균형에서 불균형으로, 불균형에서 균형으로 부단한 파동을 주기적으로 되풀이하게 된다고 주장하였다.

정답 ④

04 신 말더스 주의를 더욱 발전시켜 인구의 과잉을 식량에만 국한할 것이 아니라 생활수준에 둠으로써 주어진 여건 속에서 최고의 생활수준을 유지할 때에 실질소득을 최대로 할 수 있다는 적정인구론을 주장한 사람은?

① J. R. Malthus
② Francis Place
③ Bernado Ramazzini
④ J. Frank
⑤ E. Cannan

정답 및 해설

해설 E. Cannan은 인구의 과잉을 식량에만 국한할 것이 아니라 생활수준에 두는 적정인구론을 주장하였다.

정답 ⑤

05 저사망률, 저출생률의 경향을 보이며 선진국으로 진입하는 국가는 C. P. Blacker의 분류에 의하면 어느 단계인가?

① 1단계(고위정지기)
② 2단계(초기확장기)
③ 3단계(후기확장기)
④ 4단계(저위정지기)
⑤ 5단계(감퇴기)

정답 및 해설

해설 Blacker의 인구성장단계 분류

① 1단계 : 고출생 · 고사망률을 나타내는 인구정지상태이다. 중부아프리카 지역의 저개발 국가가 여기에 해당한다.
② 2단계 : 사망률 감소, 출생률 증가로 인구가 증가한다. 한국과 일본을 제외한 아시아 국가와 북아프리카 지역이 여기에 해당한다.
③ 3단계 : 저사망률에 저출생률의 경향을 보임으로써 인구성장이 둔화된다. 중앙아메리카, 남아프리카, 남아메리카가 여기에 해당한다.
④ 4단계 : 사망률과 출생률이 최저이며 인구증가가 정지한다. 중동과 이탈리아가 여기에 해당한다.
⑤ 5단계 : 출생률이 사망률보다 낮아지게 됨으로써 인구가 감소한다. 북유럽, 북아프리카, 일본, 호주 등이 여기에 해당한다.

정답 ③

06 인구 부양비로 옳은 것은?

① $\dfrac{(15세\ 미만 + 65세\ 이상\ 인구)}{15 \sim 64세\ 인구} \times 100$

② $\dfrac{65세\ 이상\ 인구}{0 \sim 14세\ 인구} \times 100$

③ $\dfrac{0 \sim 14세\ 인구}{15 \sim 64세\ 인구} \times 100$

④ $\dfrac{(15세\ 미만 + 65세\ 이상\ 인구)}{65세\ 이상\ 인구} \times 100$

정답 및 해설

해설 인구부양비는 생산층 인구(15~64세)에 대한 비생산층 인구(15세 미만 + 65세 이상)의 비율이다.
즉, 인구부양비 $\dfrac{(15세\ 미만 + 65세\ 이상\ 인구)}{15 \sim 64세\ 인구} \times 100$이다.

정답 ①

07 고령화 사회(aging society)의 개념으로 옳은 것은?

① 전체 인구 중 60세 이상의 노인인구 비율이 7% 이상에 도달할 때
② 전체 인구 중 65세 이상의 노인인구 비율이 7% 이상에 도달할 때
③ 전체 인구 중 60세 이상의 노인인구 비율이 14% 이상에 도달할 때
④ 전체 인구 중 65세 이상의 노인인구 비율이 14% 이상에 도달할 때
⑤ 전체 인구 중 65세 이상의 노인인구 비율이 20% 이상에 도달할 때

정답 및 해설

해설 고령화 사회(Aging society) : 전체 인구 중 65세 이상의 인구가 총 인구를 차지하는 비율이 7% 이상
고령 사회(Aged society) : 전체 인구 중 65세 이상 인구가 총 인구를 차지하는 비율이 14% 이상
초고령사회(post-aged society) 혹은 후기고령사회 : 전체 인구 중 65세 이상 인구가 총 인구를 차지하는 비율이 20% 이상일 때

정답 ②

08 인구 부양비에 대한 설명으로 옳지 않은 것은?

① 선진국이 후진국에 비해 부양비가 낮다.
② 농촌은 도시에 비해 부양비가 높다.
③ 노인 인구 증가는 부양비를 높게 한다.
④ 출생률이 높은 지역은 부양비가 낮다.
⑤ 인구 부양비란 비생산층 인구를 생산층 인구로 나눈 것을 말한다.

정답 및 해설

해설 출생률이 높은 지역은 부양비가 높다.

정답 ④

09 인구의 순재생산율이 1보다 크면 그 의미는?

① 인구증가를 의미한다.
② 인구감소를 의미한다.
③ 전입인구를 의미한다.
④ 전출인구를 의미한다.
⑤ 사회인구의 증가를 의미한다.

정답 및 해설

해설 순재생산율(NRR:net reproduction rate) : 현재 생존한 한 여자가 일생 동안 낳는 여자아이 수이며 순재생산율이 1.0 이면 인구는 정지하고, 1.0 이상이면 인구는 증가하며, 1.0 미만이면 인구는 감소한다.

정답 ①

10 국세조사를 최초로 실시한 국가는?

① 미국
② 영국
③ 독일
④ 스웨덴
⑤ 이탈리아

정답 및 해설

해설 현대적 의미의 인구 센서스는 1749년 스웨덴에서 처음으로 실시하였으며, 1790년 미국에서 첫 인구 센서스를 실시하였고, 영국은 1810년, 독일은 1871년에 실시하였다.

정답 ④

11 인구증가율을 정확하게 나타낸 것은?

① (연말인구 – 연초인구)/인구×1,000
② (연초인구 – 연말인구)/인구×1,000
③ (자연증가 – 사회증가)/인구×1,000
④ (자연증가 + 사회증가)/인구×1,000
⑤ (연초인구 + 연말인구)/인구×1,000

정답 및 해설

해설 인구증가율 = (자연증가 + 사회증가)/인구×1,000

정답 ④

12 다음 내용으로 알맞은 것은?

- 출생 · 사망 · 혼인 · 전입 및 전출에 의한 일정기간의 인구변동을 조사하는 것
- 2대 요인으로 출생과 사망
- 인구통계로 출생률, 사망률, 사산율, 혼인율, 이혼율 등이 있다.

① 인구정태
② 인구동태
③ 인구변동
④ 연령별 구성
⑤ 인구구성

정답 및 해설

해설 인구동태란 일정지역 내의 인구상태가 어느 일정한 기간에 있어서 출생, 사망, 전입, 전출 등으로 끊임없이 변화하는 것을 말한다.

정답 ②

13 인구동태에 대한 주요 통계치로 볼 수 없는 것은?

① 출생률 ② 사망률 ③ 이혼율
④ 연령별 인구구조 ⑤ 전입 및 전출률

정답 및 해설

해설 인구동태의 요인은 출생, 사망, 전입 및 전출 등인데 이로써 자연 증감 및 사회 증감이 발생한다. 인구정태의 요인은 일정 시점에서의 일정지역의 인구의 크기, 그 자연적(성별, 연령별) · 사회적(국적별 · 배우자별) · 경제적(직업별 · 산업별) 구조 등이다.

정답 ④

14 다음 내용은 연령별 구성으로 보아서 어디에 해당하는가?

> 평균수명이 높은 선진국가에서 볼 수 있는 형으로 인구가 감퇴하는 형이다. 출생률이 사망률보다 더 낮으며 14세 이하 인구가 65세 이상 인구의 2배 이하인 인구구조형이다.

① 항아리형 ② 피라미드형 ③ 종형
④ 별형 ⑤ 기타형

정답 및 해설

해설 항아리형은 선진국형으로 출생률이 적고 사망률이 낮아짐으로써 노인인구가 많은 인구감퇴형이다.

정답 ①

15 다음에 대한 설명으로 옳은 것은?

> 인구의 크기 · 분포 · 구성 · 밀도 그리고 성질 등에 의해서 그 상태를 달리하는데, 이 변동하는 인구의 상태 즉, 변동하는 인구의 어떤 특정한 순간의 인구 상태를 나타낸다.

① 인구구조 ② 인구동태 ③ 인구정태
④ 상주인구 ⑤ 봉쇄인구

정답 및 해설

해설 인구동태의 요인은 출생 · 사망 · 전입 및 전출 등인데, 이로써 자연 증감 및 사회 증감이 발생한다. 인구정태의 요인은 일정 시점에서의 일정지역의 인구의 크기, 그 자연적(성별, 연령별) · 사회적(국적별 · 배우자별) · 경제적(직업별 · 산업별) 구조 등이다.

정답 ③

16 다음과 같은 인구형은?

> 인구가 증가할 잠재력을 많이 가지고 있는 형으로, 출생률은 높고 사망률이 낮은 인구발전형이다. 14세 이하 인구가 65세 이상 인구의 2배를 초과하는 인구형이다.

① 피라미드형
② 종형
③ 항아리형
④ 별형
⑤ 기타형

정답 및 해설

해설 피라미드형(Pyramid form) : 인구발전형으로 0~14세 인구가 65세 이상 인구의 2배를 초과하며 출생률보다 사망률이 적고 후진국에서 나타난다.

정답 ①

17 성비에 대한 설명 중 옳지 않은 것은?

① 자연적인 현상에서 출생시의 성비는 보통 105~106이다.
② 여자 100명에 대한 남자수로 나타낸다.
③ 1차 성비는 태아의 성비를 말한다.
④ 2차 성비는 출생시의 성비를 말한다.
⑤ 3차 성비는 성년층의 성비를 말한다.

정답 및 해설

해설 3차 성비는 현재 인구의 성비를 말한다.

정답 ⑤

18 인구 구성과 관련한 연결이 옳지 <u>않은</u> 것은?

① 피라미드형 – 인구증가형

② 별형 – 인구유입형

③ 항아리형 – 인구감퇴형

④ 기타형 – 인구불변형

⑤ 종형 – 인구정지형

정답 및 해설

해설 기타형(Guitar form) : 농촌형으로 15~64세 인구가 전체인구의 50% 미만으로 생산연령인구가 다수 유출된 인구유출형이다.

정답 ④

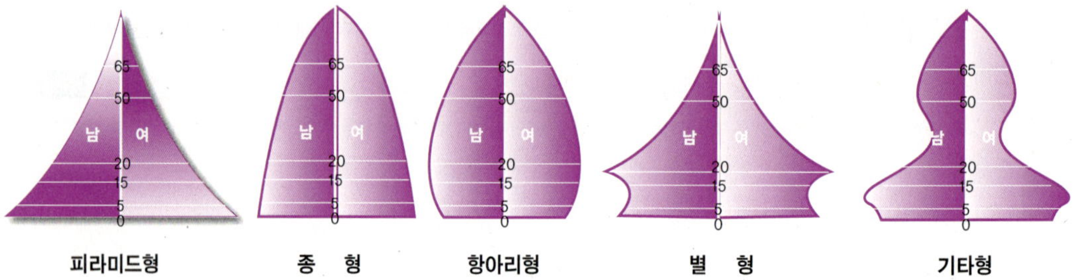

19 한 여성이 일생 동안 몇 명의 아기를 낳는가를 나타내는 인구지표는?

① 일반출생률

② 합계출산율

③ 일반출산율

④ 총재생산율

⑤ 순재생산율

정답 및 해설

해설 합계출산율은 한 여성이 일생 동안 몇 명의 아기를 낳는가를 나타내는 것

① 일반출생률 = (연간 출생아수/연 중앙인구)× 1,000

② 일반출산율 = (연간 총 출생아수/15~49세의 가임 여자인구)× 1,000

③ 총재생산율 = 합계출산율 중 여아의 출생아만 분자에 포함

④ 순재생산율(NRR : net reproduction rate) = 연령별 출산율에 있어서 분모인 여자 인구의 사망률을 계산한 합(모성의 사망을 고려함)

정답 ②

20 인구집단의 생명함수를 표현하는 생명표에 해당되지 않는 것은?

① 사망률 ② 생존수 ③ 평균여명
④ 생존율 ⑤ 건강수명

정답 및 해설

해설 생명표는 인구집단에 있어서 출생과 사망에 의한 생명현상을 표시한 것으로 생존수, 사망수, 생존율, 사망률, 사력, 평균여명의 6종이다.

정답 ⑤

21 산포도에 대한 설명 중 틀린 것은?

① 산포도에는 범위, 사분위편차, 평균편차, 표준편차, 분산, 변이계수 등이 있다.
② 산포도의 값이 작을수록 대푯값 주위에 밀집되어 있다.
③ 표준편차는 산포도를 측정하는 데 가장 많이 쓰인다.
④ 범위는 산포도를 측정하는 가장 간단한 방법으로 변량이 최댓값과 최솟값의 차이다.
⑤ 산포도의 값이 클수록 대푯값 주위에 밀집되어 있다.

정답 및 해설

해설 산포도는 어떤 집단의 자료들이 평균을 중심으로 어떤 범위에서 어느 정도 흩어져 있는가를 나타내는 것으로, 산포도가 클수록 흩어짐의 정도가 크며, 작을수록 흩어짐의 정도가 작다.

정답 ⑤

22 다음 내용이 설명하는 것은?

> 인구집단에 있어서 출생과 사망에 의한 생명현상을 표시하는 방법이다. 생존자와 사망자의 비율과 생존할 수 있는 수명이 어떻게 되는가를 나타내는 6종의 생명함수로서, 생존수 · 사망수 · 생존율 · 사망률 · 사력 · 평균여명 등으로 표현하는 것이다.

① 인구정태 ② 인구정태 ③ 생명표
④ 평균여명 ⑤ 인구구성

정답 및 해설

해설 인구집단에 있어서 생존과 사망자의 비율과 생존할 수 있는 수명이 어떻게 되는가를 나타내는 6종의 생명함수로서, 생존수 · 사망수 · 생존율 · 사망률 · 사력 · 평균여명 등으로 표현하는 것이 생명표(life table)이다.

정답 ③

23 모집단이란 무엇을 말하는가?

① 모성집단
② 인구 1,000 명당 집단
③ 조사표본의 수
④ 조사하고자 하는 전 집합체
⑤ 조사대상의 단위별 집단

정답 및 해설

해설 조사하고자 하는 대상 전체를 의미하고, 모집단의 구성수가 한정된 경우에는 유한모집단, 구성수가 무한인 때에는 무한모집단이라고 한다.

정답 ④

24 다음 내용의 표본추출방법은?

> 모집단의 구성요소들이 표본으로 선택될 기회가 동등한 상태에서 모집단에 일련번호를 부여하고 각 개체가 뽑힐 확률은 모두 똑같게 하며 난수표 등을 이용하여 추출한다.

① 단순확률추출법
② 계통추출법
③ 층화확률추출법
④ 집락추출법
⑤ 할당확률추출법

정답 및 해설

해설 ① 단순확률추출법 : 모집단의 구성요소 중 어느 것이라도 추출될 수 있도록 일련번호를 부여하여 똑같은 방법으로 무작위 추출하는 방법
② 층화확률추출법 : 모집단 중에서 성별, 연령별, 지역별 등의 부분집단별로 무작위 추출하는 방법
③ 계층추출법 : 모집단으로부터 단순 임의추출 후 일정한 간격으로 2차 추출하는 방법
④ 집락추출법 : 모집단을 어떤 특성에 따라 집락으로 만든 후 어떤 집락 전체를 조사하거나 그 집락의 하위집락의 전수를 조사하는 다단계 집락추출법

정답 ①

25 표본(標本)의 정의는?

① 연구하고 싶은 집단의 모든 구성원
② 숫자로 측정할 수 있는 자료
③ 숫자로 측정할 수 없는 자료
④ 모집단에서 추출할 일부 집단
⑤ 가장 많이 사용하는 척도

정답 및 해설

해설 모집단(population) : 조사연구의 대상이 되는 전체 집단
- 전수조사(compleate survey) : 모집단 전체를 대상으로 통계자료를 수집하는 조사

표본(sample) : 모집단에서 추출된 일부의 집단, 즉 선택된 모집단의 일부분
- 표본조사(sample survey) : 표본을 이용하여 조사하는 것

정답 ④

26 모집단 N개에 일련번호를 부여하고 표본추출간격을 정한 후 표본 추출하여 여기에 추출간격을 더하여 n개의 표본이 될 때까지 추출하는 방법은?

① 단순확률추출법
② 층화확률추출법
③ 집락추출법
④ 계통추출법
⑤ 할당추출법

정답 및 해설

해설 표본추출 방법 중 계통추출법은 모집단 N개에 일련번호를 부여하고 표본추출간격(N/n=k)을 정한 후 단순확률추출법에 의하여 최초의 표본을 추출하며 여기에 추출간격(k)을 더하여 n개의 표본이 될 때까지 추출하는 방법이다.

정답 ④

27 다음 중 측정척도의 종류가 아닌 것은?

① 명목척도
② 순서척도
③ 비율척도
④ 연속척도
⑤ 등간척도

정답 및 해설

해설 측정척도의 종류 : 명목척도, 순서척도, 등간척도(동간척도), 비율척도

정답 ④

28 지역사회 주민의 보건소 이용률 조사를 위해 전화번호부를 이용해 10명째마다 한 명씩을 대상으로 전화조사를 실시하였다면 표본추출방법은?

① 단순무작위 추출법
② 계통무작위 추출법
③ 층화무작위 추출법
④ 집락무작위 추출법
⑤ 다단계무작위 추출법

정답 및 해설

해설 계통추출법 : 모집단으로부터 단순 임의추출 후 일정한 간격으로 2차 추출하는 방법

정답 ②

29 척도의 설명 중 인종, 성별, 혈액형과 같이 어떤 범주에 해당하는가를 나타내 주는 것은?

① 양적 자료 중 비율척도이다.
② 질적 자료 중 서열척도이다.
③ 질적 자료 중 명목척도이다.
④ 양적 자료 중 간격척도이다.
⑤ 양적 자료 중 비율척도이다.

정답 및 해설

해설 명목척도(名目尺度, nominal scale) : 질적 자료로서 조사대상이 어느 범주에 속하는가를 표시하며 가장 낮은 수준의 척도이고, 성별은 남 · 여, 결혼여부는 결혼 · 미혼, 혈액형은 A · B · O · AB형 등으로 구분한다.

정답 ③

30 다음 내용이 설명하는 것은?

> 주어진 자료가 어떤 값을 중심으로 분포되어 있는가를 나타내고, 객관적이면서 측정치를 대표하는 하나의 값

① 대푯값
② 중앙값
③ 최빈값
④ 확률
⑤ 평균

정답 및 해설

해설 대푯값은 주어진 자료가 어떤 값을 중심으로 분포되어 있는가를 나타내며, 객관적이면서 측정치를 대표하는 하나의 값으로 평균값 · 중앙값 · 최빈값이 있다.

정답 ①

31 산포도 비교에 가장 많이 사용되는 것은?

① 변이계수 ② 평균편차 ③ 표준편차
④ 범위 ⑤ 분산

정답 및 해설

해설 표준편차는 어떤 집단의 분산정도를 나타내는 산포도로서 가장 많이 사용된다.

정답 ③

32 두 개 이상의 산포도를 비교하고자 할 때, 측정치의 크기가 매우 차이가 나면 변이계수를 사용하는데 표준편차를 어떤 값으로 나누어 얻은 값인가?

① 평균값 ② 범위값 ③ 분산값
④ 평균편차값 ⑤ 대푯값

정답 및 해설

해설 변이계수는 산포도 값을 구하는 것으로 두 개 이상의 산포도를 비교하고자 할 때, 측정치의 크기가 매우 차이가 나거나 서로 다를 때 사용하며 표준편차(SD)를 평균값(M)으로 나누어 얻은 값으로 사용한다.

정답 ①

33 정규분포에서 $\mu \pm 2\sigma$의 범위는 약 얼마인가?

① 20% ② 36% ③ 68% ④ 95% ⑤ 99%

정답 및 해설

해설 정규분포는 평균치 · 중앙치 · 최빈치의 값이 일치할 때로서 정규분포의 표준편차는 $\mu \pm \sigma$ = 68.26%, $\mu \pm 2\sigma$ = 95.44%, $\mu \pm 3\sigma$ = 99.73%이다.

정답 ④

34 모집단과 표본의 설명으로 옳지 않은 것은?

① 모집단(population)은 조사연구의 대상이 되는 전체 집단이다.
② 표본(sample)은 모집단에서 추출된 일부의 집단으로 선택된 모집단의 일부분이다.
③ 전수조사(complete survey)는 모집단 전체를 대상으로 통계자료를 수집하는 조사이다.
④ 통계량으로 모수를 추정할 수 있다.
⑤ 표본조사의 통계값으로 모집단의 특성에 대한 모든 정보가 포함되어 있지 않으므로 모집단의 가설검정은 할 수 없다.

정답 및 해설

해설 모집단(population) : 조사연구의 대상이 되는 전체 집단

- 표본(sample) : 모집단에서 추출된 일부의 집단으로 선택된 모집단의 일부분
- 전수조사(complete survey) : 모집단 전체를 대상으로 통계자료를 수집하는 조사
- 추정과 검정 : 표본에는 알고자 하는 모집단의 특성에 대한 정보가 포함되어 있기 때문에 표본을 가지고 모집단의 추정이 가능하다. 추정은 모집단의 특성을 점 또는 구간으로 추측하고 확률에 근거하여 결론을 내리는 것이며, 가설검정은 모집단의 특성에 대해 미리 정한 가설의 진위(眞僞)를 확인하는 것이다.

정답 ⑤

35 다음은 무엇을 설명하는 것인지 고르시오.

- 두 변수 간의 연관성의 방향 및 크기를 나타내는 것
- r값은 $-1 \leq r \leq 1$의 범위
- 두 변수 x, y가 직선에 가까울수록 상관계수는 1 또는 −1 이 된다.

① 변이계수 ② 상관계수 ③ 회귀계수
④ 정규분포 ⑤ 표준정규분포

정답 및 해설

해설 상관계수(correlation coefficient)는 상관의 범위가 +1에서 −1까지인데, 관련성이 같은 방향으로 강한 상관성(+1)에 가까워지고, 반대방향으로 강한 상관성(−1)에 가까워진다.

정답 ②

36 가설검정에 있어서 귀무가설을 기각하려면 이 값이 유의 수준(통상 0.05)보다 작아야 한다. 귀무가설이 옳을 때 주어진 검정통계량의 수치가 얼마나 자주 또는 희귀하게 일어날 수 있는 것인가를 알게 해주는 값(확률)을 무엇이라고 하는가?

① u – value ② p – value ③ q – value
④ h – value ⑤ t – value

정답 및 해설

해설 p – value : 가설검정에 있어서 귀무가설을 기각하려면 이 값이 유의 수준(통상 0.05)보다 작아야 한다. 귀무가설이 옳을 때 주어진 검정통계량의 수치가 얼마나 자주 또는 희귀하게 일어날 수 있는 것인가를 알게 해주는 값(확률)

정답 ②

37 비례사망지수는 총 사망자수에 대한 어떤 비율을 표시한 지수인가?

① 영아사망수 ② 50세 이상 사망자수 ③ 60세 이상 사망자수
④ 여자사망수 ⑤ 유아사망수

정답 및 해설

해설 비례사망지수는 50세 이상의 사망수를 총 사망수에 대한 백분율로 산출한다. 비례사망지수가 낮다는 것은 평균수명이 낮음을, 크면 장수인구가 많다는 것을 나타내기 때문에 비례사망지수(PMI)가 지역사회 보건수준 평가에 이용된다.

정답 ②

38 지역사회의 건강수준을 종합적으로 가장 잘 나타내는 지표는?

① 영아사망률 ② 조사망률 ③ 모성사망률
④ 유아사망률 ⑤ 질병별 사망률

정답 및 해설

해설 영아사망률은 출생아 1,000명당 생후 1년 이내에 사망하는 영아사망수로 나타내는 보건지표이며 영아기간 동안 성인에 비해 환경에 가장 예민하게 영향을 받는 시기이기 때문에 가장 대표적인 보건수준 평가지표로 많이 활용한다.

정답 ①

39 국가나 지역사회 간의 보건수준을 비교하는 데 사용되는 보건지표의 산출식이 바르지 않은 것은?

① 모성사망률 = $\frac{\text{연간 임신, 분만, 산욕에 의한 모성사망수}}{\text{연간 출생아수}} \times 10,000$

② 주산기사망률 = $\frac{\text{연간 임신 28주 이후 사산+출생 1주 이내 사망수}}{\text{연간 총 출생아수}} \times 1,000$

③ 비례사망지수(PMI) = $\frac{\text{연간 50세 이상의 사망수}}{\text{연간 총 사망수}} \times 100$

④ 발병률 = $\frac{\text{연간 발병자수}}{\text{위험에 폭로된 인구}} \times 1,000$

⑤ α-index = $\frac{\text{어느 해의 신생아사망수}}{\text{어느 해의 영아사망수}} \times 100$

정답 및 해설

해설 알파인덱스(α-index)는 생후 1년 미만의 사망수(영아사망수)를 생후 28일 미만의 사망수(신생아사망수)로 나눈 값이다. 유아사망의 원인이 선천적 원인만이라면 값은 1에 가깝고 선진국일수록 값은 낮으며, 후진국일수록 높다고 할 수 있다. 그러나 수식이 반대로 되어 있고 백분율로 나타내어 오답이다.

정답 ⑤

40 다음 내용은 무엇에 대한 설명인가?

> 비교하고자 하는 두 집단의 연령구성별 사망률을 알고 있을 때, 이를 표준인구에 투영하여 기대사망수를 구한 후, 표준인구상에서 두 지역의 사망률을 구하여 비교하는 방법이다.

① 인구 보정원리
② 인구비교 방법
③ 인구통계 원리
④ 직접 표준화법
⑤ 간접 표준화법

정답 및 해설

해설 두 집단의 사망률을 비교하고자 할 때 지역 간의 연령별 인구구성이 다른 경우네 표준화하는 방법으로 직접 표준화법이나 간접 표준화법으로 보정하는 방법이 있다. 직접 표준화법은 두 집단의 연령구성별 사망률을 알고 있을 때에, 이를 표준인구에 투영하여 기대사망수를 구한 후, 표준인구상에서 두 지역의 사망률을 구하여 비교하는 방법이다.

정답 ④

3장 역학 및 질병관리

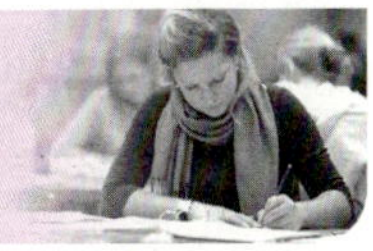

1. 역학

1. 역학의 정의

① 인구집단을 대상으로
② 그 속에서 질병의 발생 · 분포 및 경향의 양상을 파악하고(기술역학)
③ 그 질병의 분포 및 경향을 결정하는 요소들을 규명함으로써(분석역학)
④ 질병의 발생원인을 탐구하고 그 예방과 관리대책을 강구하는 학문

2. 역학의 역할

① 질병발생의 원인규명 역할
② 질병발생과 유행의 감시 역할
③ 보건사업의 기획과 평가자료 제공 역할
④ 질병의 자연사를 연구하는 역할
⑤ 임상분야에 활용하는 역할
⑥ 연구 전략개발

3. 역학의 기본인자(질병 발생의 3요소)

(1) 병인요인 (Agent factors)

① **영양소 요인** : 영양결핍증, 비만증, 당뇨병
② **화학적 요인** : CO중독, 중금속중독
③ **생물학적 요인** : 바이러스, 박테리아, 기생충
④ **물리적 요인** : 화상, 동상, 방사선
⑤ **정신적 요인** : 스트레스, 신경성 두통, 정신질환
⑥ **사회환경적 요인** : 환경오염, 산업재해, 식품중독증

(2) 숙주요인(Host factors)

① **선천적 요인** : 감수성, 저항성
② **생리적 방어기전** : 신체구조, 간기능
③ **건강상태** : 영양, 신체

(3) 환경요인(Environmental factors)

① **물리적 환경** : 지리, 기후
② **생물학적 환경** : 미생물, 병원체
③ **사회경제적 환경** : 인구분포, 사회구조

4. 질병발생의 생태학적 모형

(1) 삼각형 모형(역학적 모형; Epidemiological triangle model) : 병인, 환경, 숙주

역학적 삼각형 모형은 인간이 질병에 이환되는 것은 병인, 숙주, 환경의 세 가지 요소로 설명한 모형으로 감염병 발생 설명에 잘 맞는 장점이 있다.

(2) 수레바퀴 모형(Wheel model) : 인간과 환경과 상호관계 설명

수레바퀴 모형은 인간이 속한 생태계를 하나의 큰 동심원으로 표시하고 원의 중심부는 숙주 즉, 사람이 되어 있고 그 핵심은 유전적인 소인으로 구성된다. 원의 가장자리에 생물학적 · 사회적 및 이화학적 환경으로 구분되며, 이 모형은 질병발생에 대한 원인 요소들의 기여 정도에 중점을 두어 표현함으로써 역학의 분석에 도움이 된다.

(3) 거미줄(원인망) 모형(Web of causation) : 여러 가지 원인이 서로 연관되어 발생

거미줄 모형은 질병발생에 관여하는 여러 직 · 간접적인 요인들이 복잡하게 거미줄처럼 서로 얽혀서 발생한다는 모형으로 병인과 숙주 및 환경을 구분하지 않고 모두 질병발생에 영향을 주는 요인으로 파악하고 심근경색증과 같은 비감염성 질환 발생을 이해하는 데 유용하다.

5. 역학적 조사방법

① **실험적 연구(experimental study)** : 인위적으로 어떠한 시험적 자극이나 조건을 준 상태하에서 실험군과 대조군 간의 차이를 비교, 평가, 분석하는 방법

② **관찰적 연구**(observational study) : 어떤 실험적 자극이나 행위를 가하지 않고 자연상태하에서 일어나는 현상으로부터 정보를 입수하여 비교 평가 · 분석하는 연구

(1) 기술역학(記述疫學 : descriptive epidemiology)

어떤 질병의 발생사실에 대해서 계획적 조사를 실시하는 것으로, 누가(who), 언제(when), 어디서(where), 무엇(what)으로 그런 결과가 생겼는지를 사실 그대로 기록하는 1단계적 역학이다.

(2) 분석역학(分析疫學 : analytical epidemiology)

기술역학의 결과를 바탕으로, 질병발생에 대한 가설을 설정하고 이에 대한 'Why'의 답을 구하려는 2단계적 역학으로 조사방법에 따라 단면적 조사 · 전향성 조사와 후향성 조사로 구분한다.

① **단면조사 연구**(cross sectional study : 상관관계 조사) : 일정한 인구 집단을 대상으로 특정시점이나 기간 내에 질병을 조사하고, 각 질병과 그 인구 집단이 가지고 있는 속성과의 관계를 규명하여 상관관계가 있는지 여부를 조사하는 연구 방법이다.

② **후향성 조사**(retrospective study : 환자-대조군 연구, 기왕력 연구) : 질병이 있다고 진단된 환자(case)를 대상으로 잡고 이와 조건이 비슷한 대조군(control)을 잡아 그 원인이 되는 요인에 폭로되었는가를 조사해서 두 집단을 비교하는 방법

③ **전향성 조사**(prospective study : Cohort법, 폭로 대 비폭로 조사) : 건강한 사람을 대상으로 조사하는 방법으로 질병발생의 원인과 관련되어 있다고 생각되는 인구집단과 관련이 없는 인구집단 간의 질병발생률을 비교 분석하는 연구방법

표 2-1 단면조사, 후향성 조사 및 전향성 조사의 장단점

조사방법	장 점	단 점
단면 조사	① 비교적 단시간 내 결론 얻음 ② 동시에 여러 종류의 질병과 요인과의 관련성에 대한 조사가능 ③ 저렴한 비용	① 질병과 관련 요인 간의 선후 관계를 규명하기 어려움 ② 대상 인구집단이 커야 함.

조사방법	장 점	단 점
후향성 조사	① 비교적 비용이 적게 든다. ② 대상자의 수가 적다. ③ 비교적 단기간 내에 결론 얻음 ④ 희귀한 질병조사에 적합하다.	① 정보수집이 불확실하다. ② 기억력이 흐려 착오가 생김. ③ 대조군 선정이 어렵다.
전향성 조사	① 속성 또는 요인에 편견이 들어가는 일이 적다. ② 상대위험도와 발병률 산출이 가능 ③ 시간적 선후관계를 알 수 있다.	① 많은 대상자를 필요로 한다. ② 오랜기간 관찰해야 한다. ③ 비용이 많이 든다.

1) 질병 발생의 위험도 측정

① **비교위험도** : 질병 발생의 위험이 되는 위험인자에 폭로된 사람과 폭로되지 않은 사람의 발병률을 비교하는 방법

② **귀속위험도** : 어떤 인자에 폭로된 사람과 그렇지 않은 사람에서의 발병률의 차이를 말한다.

		질병(폐암)		계
		질병(+)	질병(−)	
병인 (흡연)	양성(+)	a	b	a+b
	음성(−)	c	d	c+d
계		a+c	b+d	a+b+c+d

- 흡연한 경우, 폐암에 걸릴 위험도 = $\frac{a}{a+b}$
- 흡연하지 않은 경우, 폐암에 걸릴 위험도 = $\frac{c}{c+d}$
- 상대위험도 = $\frac{a/a+b}{c/c+d} = \frac{a(c+b)}{c(\alpha+b)}$
- 귀속위험도 = $\frac{a}{a+b} - \frac{c}{c+d}$

2) 진단검사의 타당성(Validity) − 검사의 정확성 평가

① **민감도**(감수성, Sensitivity) : 실제 병이 있는 사람을 어떤 진단검사법으로 검사한 후 병이 있다고 판정할 수 있는 능력(probability) = a/a+c

② **특이도**(특이성, Specificity) : 그 진단검사법으로 검사한 후 병이 없는 사람을 병이 없다고 판정할 수 있는 능력 또는 확률 = d/b+d

③ **예측도**(Predictability) : 그 진단검사법으로 양성이라고 판정된 사람 중 정말 양성일 확률(양성 예측도 = a/a+b), 진단검사에서 음성이라고 판정된 사람 중 실제 병이 아닐 확률(음성예측도 = d/c+d)

④ **의양성**(위양성, False Positive = b/b+d) : 실제 병이 없음에도 검사법으로 양성으로 판정되는 확률

⑤ **의음성**(위음성,False Negative = c/a+c) : 실제 병이 있음에도 검사법으로 음성으로 판정되는 확률

(3) 실험역학 (實驗疫學 : experimental epidemiology)

대상에서 어떤 자극이나 실험조작을 가하여 그 반응이나 결과를 보는 방법으로 임상역학이라고도 함. 임상의학에서 널리 쓰이는 방법으로 백신(vaccine)의 효과 측정, 새로운 치료약품이나 처치방법 등의 효과(능) 규명 등이 있다.

(4) 이론역학(理論疫學 : theoretical epidemiology)

질병 발생 양상에 관한 모델을 설정하고 그에 따른 수학적 분석을 토대로 유행하는 법칙을 비교하여 타당성 있게 상호관계를 수리적으로 규명하는 역학이다.

6. 감염병의 유행양식(역학의 4대 현상)

(1) 시간적 현상(Time factors)

① **추세변화**(10~수십년 주기) → 장티푸스(30~40년), 디프테리아(10~24년)

② **주기적 변화**(순환변화, 수년~주기) → 홍역(2~3년), 백일해(2~4년)

③ **계절적 변화**(1년) → 하계(소화기계 질환), 동계(호흡기계 질환)

④ **불규칙 변화** : 외래감염병이 국내 침입시 돌발적 유행 → 콜레라

⑤ **단기변화** : 시간별, 날짜별, 주 단위로 질병 발생 양상이 변화하는 것을 말함. 주로 급성 감염병의 집단 발생 시 양상

(2) 지리적 현상(Geographical factors)

산발적(sporadic) < 지방병적(endemic) < 유행병적(epidemic) < 범발적(pandemic)

(3) 생물학적 현상 (Biological factors)

연령, 성별, 인종, 사회경제적 상태와 직업에 따라 유행 양상이 다름.

(4) 사회적 현상(social factors) : 인구밀도, 직업, 문화, 거주 등

7. 발생률과 유병률의 역학적 특징

① **발생률** : 특정 기간 동안에 일정한 인구집단에서 새로 발생된 환자수의 크기를 반영

$$\text{prevalence rate} = \frac{\text{같은 시점의 환자수}}{\text{어느 시점의 인구수}} \times 1{,}000$$

② **유병률** : 어떤 시점(기간)에서 일정한 집단 안에 현재 질병에 걸려 있는 환자가 얼마나 있는가를 나타내는 비율

$$\text{incidence rate} = \frac{\text{새로 발병한 환자수}}{\text{그 지역의 인구수}} \times 1{,}000$$

이것만은 **꼭~!!**

- 유병률(P)과 발생률(I) : P = I × D (D : 질병지속기간)
- 급성 감염병의 역학적 특성 : 발병률이 높고 유병률이 낮다.
- 만성 감염병의 역학적 특성 : 발병률이 낮고 유병률이 높다.
- 발병률≒유병률 : 질병 이환기간이 짧을 때

2. 감염병 관리

1. 감염병의 생성과정

병원체 → 병원소 / 병인 → 병원소로부터 병원체의 탈출 → 전파 → 병원체의 신숙주 내 침입 / 환경 → 숙주의 감수성 / 숙주

(1) 병원체(causative agent)

① 병원체 종류

- 세균(bacteria) : 간균은 디프테리아 · 장티푸스 · 결핵균 등, 구균은 연쇄상구균 · 폐렴균 · 임균 등, 나선균은 콜레라균

- 바이러스(virus) : 소아마비, 일본뇌염, 인플루엔자, 홍역, 유행성이하선염, 광견병, AIDS, 간염 등
- 진균(fungi) 또는 사상균(fungus) : 무좀, 칸디다증(candida)
- 리케차(rickettsia) : 발진티푸스, 발진열, 양충병, 록키산홍반열 등
- 원생동물(protozoa) : 말라리아, 아메바성 이질, 일본흡충병, 아프리카 수면병 등
- 후생동물(metazoa) : 회충, 요충, 십이지장충 등

② 병원체의 병인성(pathogenesis), 병독성(virulence)과 감염력(communicablity)

- 병인성(병원성) : 감염된 숙주로 하여금 발병하게 하는 병원체의 능력이다.

$$\text{병인성} = \frac{\text{환자수}}{\text{총 감염자수}} \times 1,000$$

- 병독성(독성) : 중독한 질병을 일으키는 능력이다.

$$\text{병독성} = \frac{\text{중환자수}+\text{사망자수}}{\text{환자수}} \times 1,000$$

- 감염력 : 병원체가 한 숙주에서 다른 숙주로 이행해 나가는 능력으로 병원체의 배출 경로, 침입구, 숙주 체내에서의 생존기간, 외계에서의 저항성, 침입균의 양 등이 문제가 된다.

이것만은 꼭~!!

병인성과 병독성은 순상관 관계만은 아니다. 결핵균은 병인성과 병독성이 모두 낮고, 광견병은 병인성과 병독성이 모두 높다. 홍역은 병인성은 높으나 병독성은 낮다.

(2) 병원소 : 인간(환자, 보균자), 동물(개, 소, 돼지), 토양, 물 등

① 보균자가 병원소 역할을 하는 감염병

- 회복기 보균자 : 감염성 질환에 이환된 후 그 임상 증상이 소실된 후에도 병원체를 배출하는 자 (예 장티푸스, 이질, 디프테리아)
- 잠복기 보균자 : 감염성 질환의 잠복기간 중에 병원체를 배출하는 감염자 (예 디프테리아, 홍역, 백일해, 유행성이하선염, 수막구균성 수막염)

- **건강보균자** : 감염에 의한 증상이 전혀 없고 건강자와 다름없지만 병원체를 보유하는 보균자(예 디프테리아, 폴리오, 일본뇌염)

② **동물병원소**

- 개 – 광견병
- 쥐 – 페스트, 살모넬라, 서교증, 발진열, 렙토스피라증, 쯔쯔가무시병
- 양 – 탄저, 파상열(brucellosis)
- 돼지 – 일본뇌염, 살모넬라, 파상열
- 고양이 – 살모넬라, 톡소플라스마, 서교열
- 소 – 결핵, 탄저, 파상열

③ **인수공통감염병**(Zoonosis) : 동물과 사람 간에 서로 전파되는 병원체에 의하여 발생되는 감염병으로 장출혈성대장균감염증, 일본뇌염, 브루셀라증, 탄저, 공수병, 동물인플루엔자 인체감염증, 중증급성호흡기증후군(SARS), 변종크로이츠펠트–야콥병(vCJD), 큐열, 결핵 등

④ **토양** : 무생물이면서 병원소 역할을 하며 흙, 먼지, 토양 등 아포(spore)를 형성하는 균이 주로 흙에 산다(파상풍).

⑤ **물** : 병원체가 생존 및 증식 가능한 곳으로 냉각탑 냉각수(레지오넬라균, 슈도모나스균)

(3) 병원소로부터 병원체 탈출

① **호흡기계로부터 탈출**

- 호흡기계통에 많은 병원체가 증식하고 있어서 대화, 기침, 재채기, 객담배출 시, 코 · 입으로 탈출한다.
- 병원체가 공기에 의해 전파되는 것을 포말감염(droplet infection)이라고 한다.
- 폐결핵, 폐렴, 백일해, 홍역, 수두, 천연두 등이 있다.

② **소화기계로부터 탈출**

- 소화기계 질환 병원체가 분변을 통해 배출, 대장을 통한 배설물이 쉽게 새로운 숙주에게 전파된다.
- 배변처리를 위생적으로 하면 피해를 줄일 수 있다.
- 이질, 콜레라, 장티푸스, 파라티푸스, 폴리오 등의 감염병이 있다.

③ 기타 비뇨생식기계의 탈출, 기계적 탈출, 개방병소를 통해 배출

(4) 전파 : 직접, 간접전파

① 직접전파 : 직접접촉, 직접 비말접촉, 병원체 접촉

② 간접전파 : 활성전파체, 비활성전파체

③ 활성전파체(생물) : 절족동물(파리, 모기, 이, 빈대, 벼룩)이나 무척추 동물에 의해 병원체를 운반

④ 비활성전파체(무생물) : 물, 음식물, 우유, 공기, 토양, 개달물

- 개달물(fomite) : 침구, 완구, 의복, 서책, 손수건

⑤ 활성전파체에 의한 생물학적 전파양식

- 증식형 전파(propagative transmiaaion) : 매개곤충에 의한 생물학적 전파양식에 따라 단순히 병원체수만 증가한다.
  - 페스트 : 쥐벼룩, 일본뇌염, 황열
  - 뎅기열 : 모기, 발진티푸스
  - 재귀열 : 이, 발진열 : 벼룩
- 발육형 전파(cyclo-developmental transmission) : 병원체가 발육만 한다.
- 사상충증(filariasis) : 모기
- 발육증식형 전파(cyclo-propagative transmission) : 병원체가 증식과 발육을 함께 한다. 말라리아(malaria) : 모기, 수면병 : 체체 파리
- 배설형 전파(fecal transmission) : 곤충 위장관에 증식, 곤충의 대변과 함께 나와 숙주의 상처 난 피부를 통하여 전파한다. 발진티푸스 : 이, 발진열 · 페스트 : 벼룩
- 경란형 전파(transoverian transmission) : 병원체가 충란을 통해 균을 다음 세대까지 전파한다. 록키산홍반열 · 재귀열 : 진드기

⑥ 활성전파매개체와 질병

- 모기 : 말라리아, 사상충증, 일본뇌염, 황열, 뎅구열로이사상충증(등애)
- 파리 : 장티푸스, 이질, 소아마비, 리슈마니아증(나방), 수면병(체체파리)
- 진드기 : 재귀열(공주진드기), 신증후군출혈열, 수면병, 록키산홍반열(참진드기), 야토병(참진드기), 양충병(털진드기)

- 이 : 발진티푸스, 재귀열, 참호열
- 벼룩 : 발진열, 흑사병, 재귀열
- 쥐 : 렙토스피라증, 소아마비, 살모넬라증
- 물고기: 간흡충증, 게 · 가재 : 폐흡충증

(5) 신숙주 침입

병원소로부터 병원체 탈출의 경로와 침입경로는 다같이 주로 호흡기, 소화기계통과 비뇨생식기계, 점막 및 피부를 통해서 침입된다.

(6) 신숙주 감수성과 면역 : 발병, 면역형성

병원체가 신숙주에 침입되면 반드시 발병되는 것이 아니고, 독력이나 신체 저항 균형의 파괴에 따라 발병과 면역이 형성된다.

1) 감수성지수 또는 접촉지수(index of contageous)

- 숙주에 침입한 병원체에 대하여 감염, 발병을 막을 수 없는 상태를 감수성이라 한다.
- De Rudder는 급성 호흡기계 감염병에 있어서 감수성 보유자가 감염되어 발병하는 율을 %로 표시. 두창 · 홍역(95%), 백일해(60~80%), 성홍열(40%), 디프테리아(10%), 소아마비(0.1%)

2) 면역의 종류

- 선천면역 – 인종, 풍속, 개인 특이성
- 후천면역
  - 능동면역
    - 자연(능동면역) – 질병 이환 후 획득면역
    - 인공(능동면역) – 예방접종 후 면역
  - 수동면역
    - 자연(수동면역) – 모체면역, 태반면역
    - 인공(수동면역) – 면역혈청, 항독소접종 후 면역

① 면역력

- **영구면역(현성감염)** : 두창, 홍역, 수두, 유행성이하선염, 백일해, 성홍열, 발진티푸스, 장티푸스, 페스트, 황열
- **영구면역(불현성 감염)** : 일본뇌염, 폴리오

- 이환되어도 약한 면역만 형성 : 디프테리아, 폐렴, 인플루엔자, 수막구균성 수막염, 세균성 이질
- 무면역성 : 매독, 임질, 말라리아

② 백신(vaccine)

- 생균백신(living vaccine) : 병원미생물의 독력을 약하게 만든 생균의 현탁액[홍역, 결핵, 회백수염, 황열, 폴리오(sabin), 탄저, 두창, 광견병 등]
- 사균백신(killed vaccine) : 미생물을 물리적 · 화학적으로 죽인 균 [장티푸스, 파라티푸스, 콜레라, 백일해, 일본뇌염, 폴리오(salk), 페스트, 발진티푸스, 인플루엔자 등]
- 순화독소(toxoid) : 세균의 체외독소를 변질시켜 독성을 약하게 만든 것 (디프테리아, 파상풍)

2. 감염병 관리의 3대 원칙

(1) 전파예방 : 감염원 및 감염 경로관리

① 병원소의 격리

- 환자격리
- 건강격리 : 외래 감염병의 국내 침입 방지(검역과 격리)
  콜레라 5일(120시간), 페스트 · 황열 6일(144시간), 중증급성호흡기증후군 · 조류인플루엔자 인체감염증 10일, 신종인플루엔자감염증 · 중동 호흡기증후군(MERS) · 기타 감염병(그 최대 잠복기)

② 감염력 감소

③ 병원소 제거

④ 환경위생관리

(2) 면역증강

① 비특이 면역 : 영양관리, 운동, 충분한 수면 등의 관리

② 특이 면역 : 정기 및 수시 예방접종, 면역 혈청이나 감마글로불린 접종(γ-globulin)을 실시하여 면역력을 증강시킴.

표 2-2 예방접종 기준표

분류	연 령	접 종 내 용
기초 접종	1주 이내	B형간염
	4주 이내	BCG
	2개월	B형간염, DTaP, 폴리오
	4개월	DTaP, 경구용 폴리오
	6개월	DTaP, 경구용 폴리오
	12~15개월	MMR(홍역, 유행성이하선염, 풍진)
	12~24개월 36 개월	일본뇌염(1~2주 간격으로 2회) 일본뇌염
추가 접종	15~18개월	DTaP
	4~6세	DTaP, 폴리오, MMR
	11~12세	성인용 Td(성인용 파상풍, 디프테리아 혼합백신)

* DPT = D : diphtheria(디프테리아), P : pertussis(백일해), T : tetanus(파상풍)
* MMR = M : measles(홍역), M : mumps(유행성이하선염), R : rubella(풍진)

(3) 예방되지 못한 환자조치

① 진단시설 제도화 : 조기진단과 조기치료
② 치료를 위한 의료시설의 확충
③ 보건교육을 지속적으로 실시함.

(4) 법정감염병 관리(감염병의 예방 및 관리에 관한 법률 제2조)

① **제1급감염병** : 생물테러감염병 또는 치명률이 높거나 집단 발생의 우려가 커서 발생 또는 유행 즉시 신고하여야 하고, 음압격리와 같은 높은 수준의 격리가 필요한 감염병

- 에볼라바이러스병, 마버그열, 라싸열, 크리미안콩고출혈열, 남아메리카출혈열, 리프트밸리열, 두창, 페스트, 탄저, 보툴리눔독소증, 야토병, 신종감염병증후군, 중증급성호흡기증후군(SARS), 중동호흡기증후군(MERS), 동물인플루엔자 인체감염증, 신종인플루엔자, 디프테리아(17종)

② **제2급감염병** : 전파가능성을 고려하여 발생 또는 유행 시 24시간 이내에 신고하여야 하고, 격리가 필요한 감염병

- 결핵(結核), 수두(水痘), 홍역(紅疫), 콜레라, 장티푸스, 파라티푸스, 세균성이질, 장출혈성대장균감염증, A형간염, 백일해(百日咳), 유행성이하선염(流行性耳下腺炎), 풍진(風疹), 폴리오, 수막구균 감염증, b형헤모필루스인플루엔자, 폐렴구균 감염증, 한센병, 성홍열, 반코마이신내성황색포도알균(VRSA) 감염증, 카바페넴내성장내세균속균종(CRE) 감염증, E형간염(21종)

③ **제3급감염병** : 그 발생을 계속 감시할 필요가 있어 발생 또는 유행 시 24시간 이내에 신고하여야 하는 감염병

- 파상풍(破傷風), B형간염, 일본뇌염, C형간염, 말라리아, 레지오넬라증, 비브리오패혈증, 발진티푸스, 발진열(發疹熱), 쯔쯔가무시증, 렙토스피라증, 브루셀라증, 공수병(恐水病), 신증후군출혈열(腎症侯群出血熱), 후천성면역결핍증(AIDS), 크로이츠펠트-야콥병(CJD) 및 변종크로이츠펠트-야콥병(vCJD), 황열, 뎅기열, 큐열(Q熱), 웨스트나일열, 라임병, 진드기매개뇌염, 유비저(類鼻疽), 치쿤구니야열, 중증열성혈소판감소증후군(SFTS), 지카바이러스 감염증(26종)

④ **제4급감염병** : 제1급감염병부터 제3급감염병까지의 감염병 외에 유행 여부를 조사하기 위하여 표본감시 활동이 필요한 다음 각 목의 감염병

- 인플루엔자, 매독(梅毒), 회충증, 편충증, 요충증, 간흡충증, 폐흡충증, 장흡충증, 수족구병, 임질, 클라미디아감염증, 연성하감, 성기단순포진, 첨규콘딜롬, 반코마이신내성장알균(VRE) 감염증, 메티실린내성황색포도알균(MRSA) 감염증, 다제내성녹농균(MRPA) 감염증, 다제내성아시네토박터바우마니균(MRAB) 감염증, 장관감염증, 급성호흡기감염증, 해외유입기생충감염증, 엔테로바이러스감염증, 사람유두종바이러스 감염증(23종)

⑤ **필수 예방접종감염병**(16종) : 시 · 도지사 또는 시장 · 군수 · 구청장은 관할 보건소를 통하여 정기예방접종을 실시 → 디프테리아, 백일해, 파상풍, 홍역, 유행성이하선염, 풍진, B형간염, 결핵, 수두, 일본뇌염, B형헤모필루스인플루엔자, 폐렴구균, 인플루엔자, A형 간염, 사람유두종바이러스 감염증, 그 밖에 보건복지부장관이 감염병의 예방을 위하여 필요하다고 인정하여 지정하는 감염병(장티푸스, 신증후군출혈열)

⑥ **의료관련 감염병** : 환자나 임산부 등이 의료행위를 적용받는 과정에서 발생한 감염병으로서 감시활동이 필요하여 질병관리청장이 고시하는 감염병

(5) 감염병의 신고

의료기관의 장은 제1급감염병은 즉시, 제2급~제3급감염병은 24시간 이내에, 제4급감염병의 경우에는 7일 이내에 질병관리청장 또는 관할 보건소장에게 신고

3. 급 · 만성 감염병관리

(1) 소화기계 감염병

환자와 보균자의 분변으로부터 배출된 병원체가 음식물이나 음료수에 혼입되어 입으로부터 소화기관에 침입하는 질환이므로 환자와 보균자의 색출 · 격리 · 소독을 철저히 하고, 손을 씻는 습관을 갖도록 하며, 위생해충 구제와 역학적 관리(방역)의 예방대책이 필요한 감염병으로 콜레라 · 페스트 · 장티푸스 · 파라티푸스 · 세균성 이질 · 장출혈성 대장균감염증 등이 대표적이다.

(2) 호흡기계 침입 감염병

환자나 보균자의 객담 · 콧물 등 비말에 의한 직접전파와 비말핵이나 먼지 등에 의한 공기전파를 하며, 환경개선으로 효과를 보기 어려우므로 감염원 및 감수성 보유자의 관리방법으로 예방접종이 이상적이다. 디프테리아 · 백일해 · 홍역 · 성홍열 · 유행성이하선염 · 풍진 · 인플루엔자 등이 대표적이다.

(3) 절족동물 매개 감염병

보통 곤충매개에 의한 감염이라고 불리며 사람에서 사람으로 직접전파는 되지 않는다. 질병을 전파하는 곤충과 질병으로는 페스트(벼룩), 발진티푸스(이), 일본뇌염(모기), 발진열(벼룩), 말라리아(모기), 유행성출혈열(진드기), 쯔쯔가무시증(진드기) 등이 있다.

(4) 동물매개 감염병

동물이 감염된 질병 중에서 2차적으로 인간숙주에게 전염되어 질병을 일으킬 수 있으며, 사람과 가축에 공통적으로 옮기는 질병을 인수공통감염병(Zoonosis)이라고 한다.

- 개 – 광견병
- 소 – 결핵, 탄저, 파상열(브루셀라증)
- 쥐 – 페스트, 살모넬라증, 서교증, 발진열, 렙토스피라증, 쯔쯔가무시증

(5) 만성감염병

감염성 질환은 많이 줄어들었지만, 아직도 그 유병률이나 사망률에서 국민건강에 심각한 영향을 끼치는 만성감염병 질환들이 있다. 대표적 만성질환으로는 결핵, 한센병, 성병, B형 간염, 후천성면역결핍증(AIDS) 등이 있다.

3. 만성질환 관리

1. 만성질환(chronic disease)의 정의

만성질환은 빠르면 20대 후반부터 30대 초반에 나타나기 시작하여 연령이 증가함에 따라 점차 많이 발생하여 장기간의 의료처치와 보호를 요하는 비감염성 질환으로 만성퇴행성 질환(chronic degenerative disease)이라고도 한다.

① 영구적인 질병
② 기능장애가 남는 질병
③ 비가역성 질병
④ 환자의 재활에 특별한 치료방법이 요구되는 질병
⑤ 장기간의 환자진료와 간호가 필요한 질병

(1) 만성퇴행성 질환의 일반적 특성

① 진행의 장기성
② 원인의 다양성
③ 치료의 장기성
④ 개별적 다양성
⑤ 질병의 동시 존재성

(2) 만성퇴행성 질환의 현황(최근 통계청 질환별 사망순위)

① 악성 신생물(암) ② 심장질환 ③ 폐렴 ④ 뇌혈관질환
⑤ 자살 ⑥ 당뇨병 ⑦ 알츠하이머병 ⑧ 간질환
⑨ 만성하기도 질환 ⑩ 고혈압성 질환

(3) 만성퇴행성 질환(생활습관병)의 종류 : 악성 신생물(암), 고혈압, 심장병, 뇌졸중, 관절염, 당뇨병 등

(4) 만성퇴행성 질환의 발생원인

① **유전적 요인** : 유전적, 비감염성 질환으로 혈우병, 고혈압, 특수한 암종, 당뇨병, 알레르기, 정신발육지연, 특수감각기 장애 등
② **습관적 요인** : 과식이나 과다지방식 등의 식이법과 운동부족은 질병의 근원이 되는 요인

③ **기호의 요인** : 담배 연기는 타르를 비롯하여 CO, 니코틴이 주성분

④ **심리적 요인** : 근심, 걱정, 불안, 공포

⑤ **사회적 요인** : 사회경제적 상태에 따라 질병이 다르다.

⑥ **직업적 요인** : 금속공, 방사선 함유, 광부들에게는 폐암이, 화학공업에 종사하는 사람에게는 방광암 발생률이 높다.

⑦ **공해 요인** : 대기 및 수질오염으로 만성질환의 발생을 유발한다.

⑧ **자연환경 요인** : 토양과 수목, 기후, 풍토 그리고 자연환경이 질환을 유발한다.

2. 만성질환의 종류

(1) 암

악성종양이란 정상세포 이외의 세포가 생체기능에 필요도 없이 증식하여 인접 정상조직을 파괴하고 기계적, 내분비적 또는 화학적으로 장애를 일으키며 원발부위에서 다른 부위로 전이해서 증식하는 능력을 가진 질환군을 말한다.

1) 암 발생통계(국가암등록통계)

- **전체** : 위암 > 대장암 > 폐암 > 갑상선암 > 유방암 > 간암 > 전립선암 …
- **남성** : 위암 > 폐암 > 대장암 > 전립선암 > 간암 > 갑상선암 …
- **여성** : 유방암 > 갑상선암 > 대장암 > 위암 > 폐암 > 간암 …

2) 발생요인

① **병인적 요인**

- **화학적 발암물질** : 콜타르, 아스팔트, 천연의 파라핀 기름, 윤활유, 연료용 기름, 방향족 아민류(amin)의 벤졸, 니켈, 크롬, 비소와 의약품 중에도 발암물질로 알려져 있는 것이 있다.
- **물리적 발암물질** : 자외선, α, β, γ 선 및 x선 등이며 생물학적 및 환경적 발암물질은 바이러스, 식품첨가물, 농약, 대기오염물질 등이 원인으로 알려져 있다.

② **숙주적 요인** : 성별, 연령, 지역, 인종별로 호발부위가 다양하며 암종으로 인한 사망은 여자보다 남자가 높다.

③ **환경요인** : 농부, 선원 등 일광에 노출이 많은 작업자에게는 자외선에 의한 피부암이 많고 사회경제적으로 낮은 계층에서 남성은 호흡기계 암이 많으며, 여성은 자궁경부암이 많다.

3) 인체 발암을 일으키는 요인

세계보건기구의 산하기구인 국제암연구소(IARC) 및 미국 국립암협회 암의 원인

원인	국제암연구소(IARC)	미국 국립암협회
흡연	15 ~ 30%	30%
만성 감염	10 ~ 25%	10%
음식	30%	35%
직업	5%	4%
유전	5%	–
생식요인 및 호르몬	5%	7%
음주	3%	3%
환경오염	3%	2%
방사선	3%	3%

우리나라 암발생의 2/3를 차지하는 주요 호발암의 일반직인 원인

암 종류	일반적 원인
위암	식생활(염장식품–짠 음식, 탄 음식, 질산염 등), 헬리코박터 파이로리균
폐암	흡연, 직업력(비소 · 석면 등), 대기오염
간암	간염 바이러스(B형 · C형), 간경변증, 아플라톡신
대장암	유전적 요인, 고지방식, 저식이섬유 섭취
유방암	유전적 요인, 고지방식, 여성 호르몬, 비만
자궁경부암	인유두종 바이러스, 성관계

4) 암 예방

① 1차적 예방

1차 예방은 암이 생기지 않도록 하는 것이고 이를 위해서는 원인으로 알려진 것을 피하는 것이 중요하며 암 발생에 원인이 되는 물질과 환경에 노출되지 않도록 산업장이나 일반환경의 개선이나 특별한 보호대책을 강구하는 것이다.

② 2차적 예방

2차 예방은 암을 조기에 발견하는 것인데, 조기에는 어떠한 증상도 없으므로 반드시 검진 권고안대로 2년에 한번 정기적인 암 검진을 받는 것이 중요하다. 조기발견을 위해서는

정기적인 신체검사가 필요하며 암에 기인하는 경한 증세라도 유관한 증상이 발생했을 때는 곧 진단을 받는 것이 좋다.

(2) 고혈압

① 고혈압 개념

- 혈압 : 심장이 수축해서 동맥으로 간 혈액이 혈관벽에 미치는 힘
- 수축기혈압 : 심장이 수축할 때 혈관벽에 미치는 압력
- 이완기혈압 : 혈액이 심장으로 돌아올 때의 압력
- 고혈압 : 혈관이 받는 압력이 증가할 때

② 고혈압의 원인과 증상

- 1차 본태성 고혈압은 다른 병과 관계없이 생기며 전체 고혈압의 85~90%
- 2차 속발성 고혈압은 10~15% 차지 : 신장과 내분비계통 질환이 원인
- 뚜렷한 증상이 없어 자신도 모르게 지내다가 우연히 신체검사나 진찰 중 발견되는 경우도 적지 않으며 '소리 없는 저승사자'라고 할 정도로 증상이 없는 경우가 대부분이다. 두통, 뒷머리가 아프다, 어지럽고, 심장이 두근거리고, 숨이 차고, 쉽게 피로하고, 코피가 나고, 팔다리가 저리고, 귀에 소리가 나고, 눈이 침침해진다.
- 고혈압의 4대 병발증 : 뇌졸중, 신장장애, 동맥경화, 망막장애

③ 고혈압의 정의와 기준

혈압분류	수축기혈압 mmHg	확장기혈압 mmHg
정상(normal)	<120	< 80
고혈압 전단계(prehypertention)	120 ~ 139	80 ~89
1기 고혈압(stage 1 hypertention)	140 ~ 159	90 ~99
2기 고혈압 (stage 2 hypertention)	≥ 160	≥100

③ 고혈압의 경과와 합병증

고혈압의 경우 합병증이 생기기 전에는 별 증상이 없는 경우가 대부분이지만, 머리가 무겁고 두통, 이명, 현기증 및 숨이 차는 등의 증세 후 합병증은 심부전, 협심증, 심근경색 등의 심장증세와 신경화, 신부전, 요독증 등의 신장증세, 시력저하, 뇌출혈, 뇌졸중, 혼수 등의 뇌신경증상이 있다. 그리고 고혈압의 4대 병발증에는 뇌졸중, 신장장애, 동맥경화, 망막장애가 있다.

④ 고혈압 예방 7가지 생활수칙

- 음식은 싱겁게 골고루 먹는다.
- 살이 찌지 않도록 알맞은 체중을 유지한다.
- 매일 30분 이상 적절한 운동을 한다.
- 담배는 끊고 술은 삼간다.
- 지방질을 줄이고 채소를 많이 섭취한다.
- 스트레스를 피하고 평온한 마음을 유지한다.
- 정기적으로 혈압을 측정하고 의사의 진찰을 받는다.

(3) 뇌졸중

고혈압이나 당뇨 및 심장질환이나 동맥경화증 등이 있는 경우나 이 전에 뇌졸중 경험이 있거나 가족 중 뇌졸중 환자가 있는 경우에 일어날 확률이 높다.

① 뇌출혈

- **원인** : 뇌실 내의 세동맥 파열로 혈액이 주위의 신경조직을 손상시킴으로써 지각 및 운동기능 마비를 초래하게 된다. 기온의 급변, 급격한 충격, 과로, 배변시의 복압에 의한 혈압의 급상승
- **증상** : 의식장애, 반신불수, 언어장애, 운동실조, 시야 · 시력장애, 연하장애(dysphagia), 치매, 의식 장애 , 식물인간 상태, 두통 등

② 뇌혈색전증

신체 다른 부위, 특히 심장 및 그 주변 기관에서 혈전(혈관 내 혈액 응고물)이 발생해서 혈전이 떨어져 나와 뇌의 혈관을 막는 '뇌색전증'에 의해서 발생하기도 하며. 완전 허혈 시에는 뇌 국소 부위의 혈액순환이 완전히 차단되어 뇌 일부분이 죽는 현상, 즉 뇌경색이 발생한다.

③ 뇌막하출혈

급성 경막하 출혈은 뇌를 둘러싸고 있는 경막(dura)이라는 막의 안쪽에서 뇌 표면의 혈관이나 뇌와 경막 사이를 이어 주는 혈관이 외상에 의해 파열되어 다량의 급성 출혈이 발생하여 뇌와 경막 사의의 경막하 공간(subdural space)에 피가 고여서 뇌를 압박하는 상태

(4) 심장질환

① 협심증

- 증상 : 심장에서 필요로 하는 만큼의 혈액을 공급하지 못할 때 나타나는 증상
- 원인 : 심장에 혈액공급을 하는 관상동맥에 문제가 생겨 심장에 원할한 혈액공급을 하지 못할 때, 심장에서 요구하는 혈액량이 갑자기 증가, 혈관의 갑작스러운 수축

② 심근경색

- 증상 : 관상동맥이 막힘으로써 심장에서 혈액을 공급받지 못하여 심장조직에 괴사가 오는 것인데, 협심증과 비슷하거나 더욱 심한 통증이 오랫동안 지속되며 심장근육에 혈액이 30분 이상 공급되지 못하면 해당 부위의 근육세포가 죽게 되고, 심장 근육세포가 죽은 부위는 기능을 전혀 할 수 없으므로 심장의 펌프 기능이 떨어져서 심부전(심장 기능 저하 상태)으로 진행될 수 있음
- 원인 : 대부분 관상동맥의 경화증

③ 부정맥

- 증상 : 심장의 전기자극형성이나 자극전도에 이상이 생겨서 심장박동이 불규칙하고 비정상적인 것으로 빠른 빈맥과 느린 서맥을 총칭하며, 정상적인 사람의 맥박 수는 심장의 박동을 나타내는 것으로 안정 시 50회에서 80회 내외이고, 운동 시에는 최고 180여 회까지도 증가됨

④ 심장질환 예방대책

- 동물성 지방섭취를 제한하고 흡연과 음주를 피한다.
- 적당한 운동을 통해 비만을 예방, 정상체중을 유지한다.
- 당뇨병과 고혈압 등에 대한 정기검진 등을 통해 심장질환의 발생을 최소화한다.

(5) 당뇨병

- 췌장에서 분비되는 인슐린의 부족에 의한 대사장애로 혈액 내에 당의 농도가 증가되어 혈당치가 높아지고 혈액 내의 과도한 당이 소변을 통해 빠져 나옴으로써 당뇨가 생김.
- 인슐린은 혈중 포도당 농도가 증가하면 분비되고 감소하면 분비가 억제되어 에너지원의 적절한 활동을 조절
- 당뇨병은 인슐린 의존성 당뇨병(type I)과 비인슐린 의존성 당뇨병(type II)으로 구분
- 당뇨병의 특징적인 증상은 물을 많이 먹고, 소변을 많이 보며, 다른 특별한 원인 없이

체중감소가 있으면서, 식사 시간에 관계없이 측정한 혈당이 200 mg/dL 이상이거나 8시간 동안 열량섭취가 없는 공복 상태에서 측정한 공복 혈당이 126mg/dL 이상일 때, 경구당부하검사에서 75gm의 포도당을 섭취한 뒤 측정한 2시간째 혈당이 200mg/dL 이상이면 당뇨병으로 진단

① 증상

- 초기에는 자각증상이 거의 없다.
- 다음, 다뇨, 다식 즉, 심한 갈증, 배뇨 횟수의 증가, 권태감 등이 나타난다.
- 아무리 음식을 섭취해도 배가 고파 많이 먹게 되며 갑작스런 체중감소가 나타난다.

② 원인

- **유전적 소인** : 양친이 모두 당뇨병일 경우 당뇨병에 걸릴 가능성 50% 이상
- **바이러스** : 소아당뇨에서 흔히 볼 수 있는데 유행성이하선염, 풍진, 홍역에 걸린 후 당뇨병이 나타나기도 한다.
- **다른 질환** : 다른 질환이 원인이 되어 생기는 것으로 이를 2자성 당뇨병이라고 한다.
  예 갑상선기능항진증, 하수체전엽기능항진증, 부신기능항진증
- **환경적 요인** : 과식, 비만, 운동부족, 스트레스, 외상이나 수술 후, 임신, 약물남용 등

③ 예방대책

- 당뇨병의 예방은 체중조절, 식생활 개선 등에 유의하고 식이조절만으로 치료할 수 있도록 조기발견과 조기치료에 힘써야 한다.
- 발병된 환자에게는 당뇨병과 당뇨병이 신체에 미치는 영향, 적절한 건강상태 유지, 당조절, 검사방법, 인슐린 사용법을 잘 알고 시행하도록 지도해야 한다.

(6) 만성질환 예방대책

- 식생활개선
- 충분한 수면과 휴식
- 규칙적인 운동
- 절주와 금연

3장 역학 및 질병관리 출제예상문제 및 해설

01 역학의 정의에 대한 설명으로 옳지 않은 것은?

① 질병의 분포 및 경향을 결정하는 요소를 규명
② 인구집단을 대상으로 한다.
③ 질병의 발생 · 분포 및 경향의 양상을 파악한다.
④ 질병의 발생 원인을 탐구, 예방과 관리대책 마련
⑤ 질병치료에 관한 연구를 하는 학문

정답 및 해설

해설 질병의 예방을 위하여 질병발생의 원인 및 발생요인을 규명하고 질병의 양적 변동을 관찰함으로써 지역사회의 발생상황 파악, 문제점 발견, 관리예방대책 수립이 목적임. 질병치료 연구는 주 목적이 아니다.

정답 ⑤

02 다음에서 설명하는 질병 및 유행발생에 영향을 주는 요인들의 상호작용을 나타내는 모형은?

> 인간이 질병에 이환되는 것을 병인 · 숙주 · 환경의 세 가지 요소로 설명하고, 세 가지 요인 중 어느 한 가지 요인이 변동을 일으켜 평형이 깨지면 질병 혹은 유행이 발생된다는 것이다. 이 모형은 감염병 발생 설명에 잘 맞는 장점이 있는 반면에, 선천성 질환 등 유전적 소인이 있는 질병이나 비감염성 질환의 발생을 설명하는 데에는 한계가 있다.

① 역학적 삼각형 모형
② 수레바퀴 모형
③ 원인망 모형
④ 환자 – 대조군 모형
⑤ 거미줄 모형

정답 및 해설

해설 역학적 삼각형 모형(epidemiological triangle model) : 인간이 질병에 이환되는 것을 병인, 숙주, 환경의 세 가지 요소로 설명한 모델이다.

정답 ①

03 역학의 역할에 대한 내용이 아닌 것은?

① 보건사업의 기획과 평가자료 제공
② 질병발생의 원인규명
③ 질병의 효과적인 치료
④ 연구 전략개발
⑤ 질병발생과 유행의 감시

정답 및 해설

해설 역학의 역할로는 ①②④⑤외에 질병의 자연사를 연구하는 역할과 임상분야에 활요하는 역할이 포함된다.

정답 ③

04 다음에 설명하는 질병 및 유행발생에 영향을 주는 요인들의 상호작용을 나타내 주는 모형은?

- 중심 부분은 숙주, 그 핵심은 인간의 유전적 요인에 해당된다.
- 숙주를 중심으로 그 밖을 환경이 둘러싸고 있다.
- 원인망 모형의 근본적인 개념을 갖고 있고, 역학분석에 유용한 특성과 숙주 및 환경요인의 분리묘사를 강조한다.

① 역학적 삼각형
② 수레바퀴 모형
③ 원인망 모형
④ 환자 – 대조군 모형
⑤ 거미줄 모형

정답 및 해설

해설 수레바퀴 모형(wheel model) : 질병발생 과정에 대한 인간과 환경 사이 상호관계를 설명하기 위한 모델이다.

정답 ②

05 감염병의 유행 양상에 따라 추세변화, 주기변화, 계절변화가 일어나는 역학적인 요인은?

① 시간적 요인(Time factors)
② 지리적 요인(Geographical factors)
③ 생물학적 요인(Biological factors)
④ 사회적 요인(Social factors)
⑤ 경제적 요인(Economical factors)

정답 및 해설

해설 시간적 요인(Time factors)에 따라 유행 양상구분
- 추세변화(10~수십년 주기) → 장티푸스(30~40년), 디프테리아(10~24년)
- 주기적 변화(순환변화, 수년~주기) → 홍역(2~3년), 백일해(2~4년)
- 계절적 변화(1년) → 하계(소화기계 질환), 동계(호흡기계 질환)
- 불규칙변화 : 외래감염병이 국내 침입시 돌발적 유행→ 콜레라
- 단기변화 : 시간별, 날짜별, 주 단위별로 질병발생 양상이 변화하는 것을 말함. 주로 급성 감염병의 집단 발생 시 양상

정답 ①

06 사스(SARS)와 같은 감염병이 돌연 국내에 들어와 유행하는 현상을 무엇이라 하는가?

① 추세변화 ② 주기변화 ③ 단기변화
④ 계절변화 ⑤ 불규칙변화

정답 및 해설

해설 기술역학의 내용 중 감염병 발생의 시간적 특성
① 추세변화 : 장기적 변화로서 질병의 유행주기가 수십년에 이르는 변화로 장티푸스, 디프테리아, 독감 등이 해당
② 주기적 변화(순환변화, 단기변화) : 질병발생이 수년의 일정한 기간을 두고 반복적으로 변화하는 것으로, 홍역, 일본뇌염, 백일해 등이 해당
③ 계절적 변화 : 질병발생 및 분포가 계절적으로 변화하는 것으로 여름철에 소화기계 질환이 다수 발생하는 것과 같음.
④ 불규칙 변화 : 검역감염병(외래감염병)이 국내에 침입하는 경우를 나타낸다. 콜레라, 황열 등이 해당

정답 ⑤

07 만성감염병의 역학적 특성은?

① 발생률이 낮고 유병률이 높다. ② 발생률이 높고 유병률이 낮다.
③ 발생률과 유병률이 다 높다. ④ 발생률과 유병률이 다 낮다.
⑤ 발생률과 유병률이 항상 같다.

정답 및 해설

해설 만성감염병의 역학적 특성 : 발생률이 낮고 유병률이 높다.

정답 ①

08 다음과 같은 특성을 가진 역학조사 방법은?

- 인구집단에서 발생하는 질병의 분포 및 양상을 파악
- 인구집단의 특성으로 연령, 성별, 지역적, 시간적 특성 파악
- 특성을 조사하여 그 공통적 요소를 도출하여 발생요인의 가설을 설정

① 기술역학(descriptive epidemiology)
② 분석역학(analytical epidemiology)
③ 실험역학(experimental epidemiology)
④ 이론역학(theoretical epidemiology)
⑤ 작전역학(Operational epidemiology)

정답 및 해설

해설 기술역학은 어떤 질병의 발생사실에 대해서 계획적 조사를 통하여 발생하는 질병의 분포 및 양상을 파악하고, 누가(who), 언제(when), 어디서(where), 무엇(what)으로 그런 결과가 생겼는지를 사실 그대로 기록하는 1단계적 역학이다.

정답 ①

09 후향성 조사의 장점으로 옳지 않은 것은?

① 시간과 비용이 적게 든다.
② 적은 연구 대상자로도 연구 가능하다.
③ 상대위험도와 귀속위험도를 알 수 있다.
④ 희소한 질병에도 조사할 수 있다.
⑤ 연구에 대한 결론을 빠른 시간 내에 얻을 수 있다.

정답 및 해설

해설 후향성 조사는 기왕력 연구 또는 환자-대조군 조사라고도 하며, 현재 질병이 있는 집단이 과거에 어떤 속성이 있는지를 비교분석하는 방법이다. 희귀한 질병조사에 적합하고 조사비용이 저렴하며 짧은 시간 안에 결론을 도출할 수 있는 장점이 있으나 상대위험도 산출이 곤란하다는 단점과 정보가 과거 행위에 관한 것이므로 각종 편견이 발생할 수 있는 단점이 있다.

정답 ③

10 다음 내용에서 알 수 있는 역학적 연구방법은?

- 현재 일어나고 있는 원인에 대한 미래의 결과를 관찰하는 것
- 관찰 결과 비교위험도와 귀속위험도를 직접 측정할 수 있다.
- 질병분류의 착오가 생길 수 있다.
- 오랜기간 계속 관찰하여야 하므로 시간과 비용이 많이 든다.

① 환자–대조군 연구　② 코호트 연구
③ 단면조사 연구　④ 기왕력조사 연구

정답 및 해설

해설 코호트 연구(Cohort법, 폭로대 비폭로 조사)는 건강한 사람을 대상으로 조사하는 방법으로 질병 발생의 원인과 관련되어 있다고 생각되는 인구집단과 관련이 없는 인구집단 간에 질병 발생률을 비교 분석하는 연구방법으로 관찰 결과 비교위험도와 귀속위험도를 직접 측정할 수 있으며, 시간과 비용이 많이 든다.
정답근거 : 공중보건학, 강공언외, 2014, 고려의학, PP 240 – 243

정답 ②

11 다음과 같은 특성을 지닌 역학 조사는?

- 표본조사의 결과로 모집단을 추정함
- 조사결과 인과관계의 시간의 선후관계 규명이 어려움
- 동시에 여러 종류의 질병과 발생요인과 관련성 조사 가능함

① 단면조사　② 사례연구　③ 후향성 코호트 연구
④ 전향성 조사　⑤ 실험조사

정답 및 해설

해설 단면조사 연구(cross sectional study)는 일정한 인구 집단을 대상으로 특정시점이나 기간 내에 질병을 조사하고, 각 질병과 그 인구 집단이 가지고 있는 속성과의 관계를 규명하여 상관관계가 있는지 여부를 조사하는 연구 방법이다. 대표성이 확보된 단면연구는 그 결과를 쉽게 일반화할 수 있게 된다. 동시에 여러 종류의 질병과 발생요인과 관련성 조사가 가능하고 조사결과 인과관계의 시간의 선후관계 규명에 어려움이 있다.

정답 ①

12 상대위험도(relative risk)의 계산 방법이 옳은 것은?

① 비폭로집단의 발병률 ÷ 폭로집단의 발병률
② 폭로집단의 발병률 ÷ 비폭로집단의 발병률
③ 폭로집단의 발병률 − 비폭로집단의 발병률
④ 비폭로집단의 발병률 − 비폭로집단의 발병률
⑤ 폭로집단의 발병률 × 비폭로집단의 발병률

정답 및 해설

해설 상대위험도(relative risk)는 비교위험도라고도 하며 질병발생의 위험 요인(risk factor)을 갖고 있거나 폭로된 그룹에서 질병 발생률을 폭로되지 않은 그룹의 질병 발생률로 나눈 것이다. 즉, 폭로군에서는 비폭로군에 비해 질병 발생위험이 몇 배나 더 높은지를 나타내 주는 지표이다.

$$비교위험도 = \frac{위험요인에\ 폭로된\ 그룹의\ 질병\ 발생률}{위험요인\ 비폭로\ 그룹의\ 질병\ 발생률}$$

정답 ②

13 어느 지역 간암 건강검진 결과 간암 양성으로 판정된 사람이 100명이 되었고, 이 중 간조직 검사 결과 90명이 간암 양성으로 판정되어 90%로 확정된 이 검사는?

① 민감도 ② 특이도 ③ 예측도
④ 양성예측도 ⑤ 음성예측도

정답 및 해설

해설 예측도(Predictability)는 그 진단검사법으로 양성이라고 판정된 사람 중 정말 양성일 확률(양성 예측도= a/a+b), 진단검사에서 음성이라고 판정된 사람 중 실제 병이 아닐 확률(음성예측도= d/c+d)이다. 간암 양성으로 판정된 사람이 정말 간암으로 판정된 것은 간암 양성률이 된다.

정답 ④

14 흡연자 10,000명 중 폐암환자가 54명, 비흡연자 20,000명 중 폐암환자가 12명일 때, 흡연한 사람이 폐암에 걸릴 귀속위험도는 10,000명 기준으로 몇 명인가?

① 48 ② 50 ③ 52 ④ 54 ⑤ 56

정답 및 해설

해설 귀속(기여)위험도 : 노출군에서의 질병발생률 − 비노출군에서의 질병발생률 = 54/10,000 − 12/20,000 = 54−6/10,000 = 48/10,000

정답 ①

15 병원체가 숙주를 감염시킨 후 질병을 유발시키는 능력은?

① 특이성(specificity)
② 항원성(antigenicity)
③ 감염력(infectivity)
④ 병인성(pathogenicity)
⑤ 독력(virulence)

정답 및 해설

해설 병인성(병원성) : 감염된 숙주로 하여금 발병하게 하는 병원체의 능력(발병력)

$$\text{병인성} = \frac{\text{환자수}}{\text{총 감염수}} \times 1{,}000$$

정답 ④

16 John Snow가 콜레라에 관한 역학 조사에서 밝힌 내용이 아닌 것은?

① 콜레라는 인간의 상호왕래로 전파된다.
② 콜레라 환자와 접촉한 자에게서 발병한다.
③ 콜레라 전파는 군집생활과 관계가 있다.
④ 콜레라는 위장계에 침범하는 감염병이다.
⑤ 콜레라의 병원체는 세균이다.

정답 및 해설

해설 존 스노우는 콜레라의 발생을 인간집단을 대상으로 하여 시간별 · 지역별 · 인적 특성에 따라 그 분포를 관찰하였으며, 발생요인에 대한 가설을 설정 · 증명하였다. 세균으로 밝혀진 것은 John Snow의 연구(1854년) 이후 30년 뒤 Koch가 cholera 균(1883년)을 발견하게 된다. 그러므로 '⑤ 콜레라의 병원체는 세균이다가 오답'이다.
콜레라는 주로 분변, 오염수 및 오염 음식물로 전파되며 심한 위장장애와 전신증상을 호소하는 급성감염병으로, 발병이 빠르고 구토 · 설사 · 탈수 · 허탈 등의 증세를 일으킨다.

정답 ⑤

17 감염병 발생에 관여하는 6가지 요소의 순서가 올바른 것은?

① 병원체 – 전파 – 병원소 – 병원소로부터 탈출 – 신숙주에의 침입 – 신숙주의 감수성
② 병원소 – 병원소로부터 탈출 – 전파 – 신숙주의 감염 – 신숙주에의 감수성
③ 병원체 – 병원소 – 병원소로부터 탈출 – 전파 – 신숙주에의 침입 – 신숙주의 감수성
④ 병원소 – 전파 – 신숙주에의 침입 – 신숙주의 감수성 – 병원소로부터 탈출 – 병원체
⑤ 병원체 – 전파 – 병원소로부터 탈출 – 신숙주의 감수성 – 신숙주에의 침입 – 병원소

정답 및 해설

해설 병원체 – 병원소 – 병원소로부터 탈출 – 전파 – 신숙주에의 침입 – 신숙주의 감수성

정답 ③

18 공중보건상 감염병의 관리면에서 가장 중요하고 어려운 것은?

① 토양 ② 환자 ③ 보균자
④ 동물 병원소 ⑤ 음료수

정답 및 해설

해설 보균자란 자각, 타각적인 임상증상이 없는 병원체 보유자를 말하는데 병후 보균자, 잠복기 보균자, 건강 보균자로 구분된다.

① 병후 보균자(회복기 보균자) : 감염성 질환에 이환되었으나 그 임상증상이 완전히 소실되었는데도 병원체를 배출하는 사람으로서, 세균성이질 · 장티푸스 · 디프테리아 등의 질병이 여기에 해당된다.
② 잠복기 보균자 : 어떤 감염성 질환의 잠복기간 중에 병원체를 배출하는 사람으로서, 디프테리아 · 홍역 · 백일해 · 유행성이하선염 · 수막구균성수막염 등의 질병이 여기에 해당된다.
③ 건강 보균자 : 감염에 의한 임상증상이 없고, 건강한 사람과 다름이 없지만 병원체를 보유한 사람으로서, 디프테리아 · 폴리오 · 일본뇌염 등의 질병이 여기에 해당된다.

정답 ③

19 수동면역에 대한 설명으로 옳지 않은 것은?

① 수동면역은 다른 숙주에 형성된 면역체를 받는 것이다.
② 인공수동면역으로는 주로 혈청제제를 접종한다.
③ 인공수동면역은 인공능동면역에 비해 효력이 늦게 나타난다.
④ 인공수동면역은 인공능동면역에 비해 효력 지속기간이 짧다.
⑤ 면역혈청이나 감마글로불린(γ-globulin)을 주사하여 얻는다.

정답 및 해설

해설 능동면역은 숙주 스스로 어떤 항원의 자극에 의해 항체가 형성되는 면역으로 면역효과가 천천히 나타나고 지속기간이 길다. 그 반면에 수동면역은 다른 숙주에 의해 형성된 면역체를 받아서 면역이 형성되며, 면역효과가 빨리 나타나고 지속기간이 짧다.

정답 ③

20 인공능동면역에서 생균백신(live vaccine)을 이용하는 감염병은?

① 장티푸스 ② 콜레라 ③ 결핵
④ 백일해 ⑤ 일본뇌염

정답 및 해설

해설 인공능동면역원 제제와 해당 질병
① 생균백신(live vaccine) : 두창, 탄저, 광견병, 결핵, 황열, 폴리오(sabine vaccine), 홍역
② 사균백신(killed vaccine) : 장티푸스, 파라티푸스, 콜레라, 백일해, 일본뇌염, 폴리오(salk vaccine)
③ 순화독소(toxoid) : 디프테리아, 파상풍

정답 ③

21 감염병 관리상 감염병 전파 예방대책과 관계가 가장 적은 것은?

① 병원소 제거 ② 병원소 격리 ③ 예방접종
④ 환경위생개선 ⑤ 환자 치료

정답 및 해설

해설 감염병 관리의 3대 원칙은 ① 전파예방 대책(감염병의 전파를 예방하기 위한 감염원 대책), ② 감수성 숙주의 면역증강 대책(각 개인이 감염되지 않도록 면역을 증강하기 위한 예방접종 등 감수성 숙주 대책), ③ 예방되지 못한 환자관리 대책(여러 조치에도 불구하고 발생된 환자에 대한 치료나 악화방지 등의 조기치료 대책)이 있다.

정답 ⑤

22 최근 조류인플루엔자(AI)의 유행으로 인체감염을 막기 위하여 살 처분 매장 예방 관리하는 방법은?

① 병원소 격리　② 병원소 제거　③ 감염력 감소
④ 격리　⑤ 방역소독

정답 및 해설

해설 동물병원소로 되어 있는 인수공통감염병인 우형결핵, 페스트, 탄저병, 광견병 등 동물질환에서는 감염원이 되는 환축을 제거함으로써 감염병의 전파를 예방할 수 있는 최선의 방법이다.

정답 ②

23 생후 6개월 이내에 기본접종을 실시해야 하는 감염병에 해당되지 않는 것은?

① 결핵　② 백일해　③ 파상풍
④ 풍진　⑤ 디프테리아

정답 및 해설

해설
- 생후 0~1주 : B형간염, 4주 이내 : BCG(결핵)
- 2개월 : 폴리오 · DPT(Diphtheria, Pertussis, Tetanus)
- 4개월 : 폴리오 · DPT
- 6개월 : 폴리오 · DPT
- 12~15개월 : MMR(홍역 · 볼거리 · 풍진)

정답 ④

24 우리나라 감염병의 예방 및 관리에 관한 법률상 제1급감염병이 아닌 것은?

① 두창　② 페스트　③ 탄저
④ 야토병　⑤ 파라티푸스

정답 및 해설

해설
- 제1급감염병은 생물테러감염병 또는 치명률이 높거나 집단발생의 우려가 커서 발생 또는 유행 즉시 신고하여야 한다.
- 파라티푸스는 전파 가능성을 고려하여 발생 또는 유행 시 24시간 이내에 신고하여야 하고 격리가 필요한 제2급감염병에 속한다.

정답 ⑤

25 그 발생을 계속 감시할 필요가 있어 발생 또는 유행 시 24시간 이내에 신고하여야 하는 감염병은?

① 제1급감염병
② 제2급감염병
③ 제3급감염병
④ 제4급감염병
⑤ 제5급감염병

정답 및 해설

해설 제2급감염병은 발생 또는 유행 시 24시간 이내에 신고하여야 할 뿐만 아니라 격리가 필요하나, 제3급감염병은 발생 또는 유행 시 신고만 하면 된다. 제5급 감염병은 없다.

정답 ③

26 법정 감염병의 예방 및 관리 내용으로 옳지 <u>않은</u> 것은?

① 제1급감염병은 생물테러감염병 또는 치명률이 높거나 집단 발생의 우려가 커서 발생 또는 유행 즉시 신고하여야 한다.
② 제2급감염병은 전파 가능성을 고려하여 발생 또는 유행 시 24시간 이내에 신고하여야 하고 격리가 필요하다.
③ 제3급감염병은 그 발생을 계속 감시할 필요가 있어서 발생 또는 유행 시 24시간 이내에 신고하여야 한다.
④ 제4급감염병은 유행여부를 조사하기 위하여 표본감시 활동이 필요하다.
⑤ 제1급감염병부터 제4급감염병까지의 경우에는 지체 없이, 지정감염병의 경우에는 7일 이내 국립의료원장에게 신고해야 한다.

정답 및 해설

해설 제1급감염병의 경우에는 즉시, 제2급감염병 및 제3급감염병의 경우에는 24시간 이내에, 제4급감염병의 경우에는 7일 이내에 질병관리청장 또는 관할 보건소장에게 신고하여야 한다.

정답 ⑤

27 장티푸스의 가장 중요한 관리대책은?

① 환자의 격리 수용
② 환자의 치료 사업
③ 의료기관의 확충
④ 환경위생의 철저와 보균자 색출
⑤ 집단 건강검진

정답 및 해설

해설 식수위생 및 환경위생의 철저가 중요시되는 감염병은 장티푸스 외에 파라티푸스, 세균성 이질, 콜레라, 장출혈성 대장균 감염증 등 소화기계 감염병(수인성 감염병)이다.

정답 ④

28 일반적으로 어린이들에 대한 결핵의 집단검진 순서는?

① OT 및 PPD반응 – X-ray 직접촬영 – 객담검사
② X-ray 직접촬영 – 객담검사 – OT 및 PPD반응
③ X-ray 간접촬영 – 객담검사 – OT 및 PPD반응
④ OT 및 PPD반응 – X-ray 간접촬영 – 객담검사
⑤ 객담검사 – OT 및 PPD반응 – X-ray 직접촬영

정답 및 해설

해설 폐결핵 환자를 발견하기 위한 집단검진의 순서는, 어린이들의 경우에 OT 및 PPD반응 – X-ray 직접촬영 – 객담검사의 순서로 행한다.

정답 ①

29 다음 중 접촉자의 색출이 감염병 관리상 가장 중요한 것은?

① 파상풍
② 성병
③ 일본뇌염
④ 사상충증
⑤ 장티푸스

정답 및 해설

해설 성병관리 : 환자의 색출, 환자 발견을 위한 집단검진, 환자의 관리, 보건교육 등이 필요하며, 윤락여성의 관리를 철저히 하여야 한다.

정답 ②

30 콜레라 유행지역으로부터 입국한 자를 해양 · 공항 검역소에서 감시할 수 있는 한계시간은?

① 48시간 ② 72시간 ③ 120시간
④ 144시간 ⑤ 336시간

정답 및 해설

해설 검역감염병 : 콜레라 5일(120시간), 페스트 · 황열 6일(144시간), 중증급성호흡기증후군 · 조류인플루엔자 인체감염증 10일, 신종인플루엔자감염증 · 중동 호흡기증후군(MERS) · 기타 감염병 : 그 최대 잠복기

정답 ③

31 다음 설명으로 알 수 있는 질환은?

임상적 증상으로 식욕부진, 체중감소, 발열, 피로감, 만성적 설사 등의 비특이적 증상이 나타나고 기회감염병이 발병한다. 기회감염병에는 주폐포자충 폐렴, 만성 장관크립토스포리디아증, 식도칸디다증 등이 있다.

① 한센병 ② 후천성 면역결핍증
③ 브루셀라증 ④ B형간염
⑤ A형간염

정답 및 해설

해설 후천성 면역결핍증의 전파경로는 성적접촉, 감염된 혈액, 혈액 제제 혹은 이식된 장기나 조직을 통해서 이루어지고, 임신 중 · 분만 시 · 산욕기간 동안 감염된 엄마로부터 태아나 영아에게로 전파(수직감염)가 가능하다.

정답 ②

32 다음 내용은 어느 질환인가?

- 일단 발생하면 3개월 이상 오랜 기간의 경과를 취한다.
- 호전과 악화를 반복하면서 점차 나빠지는 방향으로 나아간다.
- 대체로 연령의 증가와 더불어 증가하는 경향이 있다.
- 원인이 대체로 명확치 않고 기능장애를 동반한다.

① 급성질환 ② 만성질환 ③ 호흡기 질환
④ 소화기 질환 ⑤ 바이러스성 질환

정답 및 해설

해설 만성질환은 30대 초반에 나타나기 시작하여 연령이 증가함에 따라 점차 많이 발생하여 장기간의 의료처치와 보호를 요하는 비전염성 질환으로 만성 퇴행질환(chronic degenerative disease)이라고도 한다.

정답 ②

33 감염성 질병 가운데 호흡기 감염병과 소화기 감염병의 특성에 대한 설명으로 옳지 않은 것은?

① 소화기 감염병은 대부분 간접전파의 양식을 나타내며 원인 매개체를 지적할 수 있는 경우가 많다.

② 호흡기 감염병은 계절적으로 많은 변화 양상을 나타내며 소화기 감염병에 비하여 그 관리가 어려운 경우가 많다.

③ 소화기 감염병은 지역사회의 사회 · 경제적 여건 및 환경위생 상태와 밀접하여 그 발생과 유행규모는 지역사회 보건수준의 지표가 된다.

④ 호흡기 감염병은 질병의 증상발현 이후에 감염성이 강하고 만성보균자의 존재가 문제시되는 경우가 많다.

⑤ 소화기계 감염병은 오염된 음식물이나 물의 관리가 중요하며 예방접종관리가 중요하다.

정답 및 해설

해설 소화기계 감염병은 매개체나 오염된 음식물에 의해 전파가 이루어지고 임상증상 이후 만성보균자 관리가 중요하며 호흡기계통 감염병은 비말핵이나 공기전파가 이루어져 소화기계 감염병보다 관리가 어렵고 예방접종을 통해 사전 차단이 필요하고 감염은 발병 전 전구기에 많이 이루어지기도 한다.

정답 ④

34 페스트, 발진열, 신증후군출혈열, 쯔쯔가무시증의 공통적인 사항은?

① 동물감염병
② 인수공통감염병
③ 위생곤충 매개감염병
④ 가축감염병
⑤ 제1급감염병

정답 및 해설

해설 절족동물 매개 감염병

- 페스트 → 벼룩, 발진티푸스 → 이, 신증후군출혈열 → 진드기
- 말라리아 → 모기, 일본뇌염 → 모기, 쯔쯔가무시증 → 진드기
- 발진열 → 벼룩, 록키산 홍반열 → 진드기, 황열 → 모기

제1급감염병(페스트), 제3급감염병(발진열, 신증후군출혈열, 쯔쯔가무시증)

정답 ③

35 성인의 가장 정상적인 수축기혈압과 이완기혈압은?

① 140/90mmHg ② 120/80mmHg ③ 110/90mmHg
④ 160/80mmHg ⑤ 130/100mmHg

정답 및 해설

해설 WHO는 정상(normal)혈압을 120/80mmHg, 고혈압 전단계(prehypertention)는 수축기혈압이 120 ~ 139mmHg, 확장기혈압이 80 ~ 89mmHg, 1기 고혈압(stage 1 hypertention)은 각각 140 ~ 159mmHg, 90 ~ 99mmHg, 2기 고혈압 (stage 2 hypertention)은 각각 ≥ 160mmHg, ≥ 100mmHg으로 구분한다.

정답 ②

36 당뇨병의 3대 증상으로 조합된 것은?

① 우울증 – 협심증 – 다갈증 ② 다갈증 – 다식증 – 다뇨증
③ 다갈증 – 다뇨증 – 우울증 ④ 거부증 – 다뇨증 – 다갈증
⑤ 협심증 – 다식증 – 다뇨증

정답 및 해설

해설 당뇨병은 췌장에서 분비되는 인슐린의 부족에 의하여 생기는 대사장애로 혈액 내에 당의 농도가 증가되어 혈당치가 높아지고 혈액 내의 과도한 당이 소변을 통해 빠져 나옴으로써 당뇨가 생긴다. 주요증상은 다식, 다뇨, 다갈 등이다.

정답 ②

37 성인병인 당뇨질환에 관한 설명 중 틀린 것은?

① 췌장의 인슐린 분비저하나 기능저하가 발생의 원인이 된다.
② 당뇨는 인슐린 의존형과 비의존형으로 구분한다.
③ 성인당뇨의 대부분은 식이요법보다 인슐린 치료가 효과적이다.
④ 당뇨의 원인은 유전적 요인, 비만증이 상관성 있는 것으로 나타났다.
⑤ 당뇨의 주증상은 다뇨, 다음, 다식이다.

정답 및 해설

해설 당뇨병은 인슐린 의존형(type I)과 비인슐린 의존성 당뇨병(type II)으로 구분, 인슐린 의존형은 췌장에서 인슐린을 만들지 못하기 때문에 발생하며, 비인슐린 의존성 당뇨병은 주로 40대 이후에 발생되며 췌장의 인슐린 분비 능력은 정상인 수준이나 비만 등의 이유로 인슐린을 충분히 공급하지 못하여 발생되므로 식이요법이나 운동요법 등이 효과적이다.

정답 ③

38 호흡기계 감염병의 일반적 특징이 아닌 것은?

① 대부분 인간보균자에게서 직접 감수성자에게 전파된다.
② 초기에 삼출성 분비물 배출, 감염기간이 임상지속기간에 앞선다.
③ 호흡기 감염병의 관리는 환경개선으로 큰 효과를 볼 수 있다.
④ 연령과 성 및 사회경제적 상태와 밀접한 관계가 있다.
⑤ 계절적 특징이 있다.

정답 및 해설

해설 환자나 보균자의 객담 · 콧물 등 비말에 의한 직접전파와 비말핵이나 먼지 등에 의한 공기전파를 하며, 환경개선으로 효과를 보기 어려우므로 감염원 및 감수성 보유자의 관리방법으로 예방접종이 이상적이다. 디프테리아 · 백일해 · 홍역 · 성홍열 · 유행성이하선염 · 풍진 · 인플루엔자, 코로나19 등이 대표적이다.

정답 ③

39 고혈압을 치료 중인 환자의 식이요법은?

① 저지방, 저염식　② 저지방, 고염식　③ 고염식, 저탄수화물
④ 고탄수화물, 고지방　⑤ 저단백, 저탄수화물

정답 및 해설

해설 고혈압을 예방하기 위해 동물성 지방의 섭취를 제한하고, 저염식 식이를 한다.

정답 ①

40 미국 암협회의 암 조기발견을 위한 징후가 아닌 것은?

① 유방부위의 멍울이나 혹　② 비정상적인 출혈이나 분비
③ 장기간 낫지 않는 상처　④ 기침이나 쉰 목소리의 지속
⑤ 사마귀나 반점의 발견

정답 및 해설

해설 미국 암협회의 암 조기발견을 위한 징후로는 유방부위의 멍울이나 혹, 비정상적인 출혈이나 분비, 장기간 낫지 않는 상처, 기침이나 쉰 목소리의 지속, 변통, 배뇨이상, 소화불량 및 연하곤란, 사마귀 또는 검은 반점의 변화로 7가지를 지적하였다.
⑤항은 발견이 아니라 변화여야 한다.

정답 ⑤

4장 환경보건

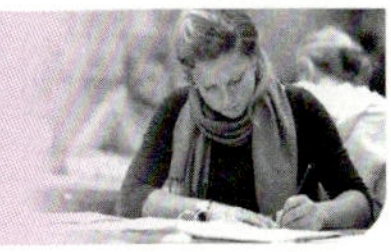

1. 환 경

1. 환경(environment)의 의미

① 환경 : 우주를 형성하고 있는 모든 요소들의 실체
② 인간환경 : 인간을 주체로 한 주위의 일체를 의미

2. 환경위생학의 영역

(1) 자연환경

① 이화학적 환경 : 공기, 물, 토양, 광선, 소리 등
② 생물학적 환경 : 동물, 식물, 위생곤충, 미생물 등

(2) 사회적 환경

① 인위적 환경 : 의복, 식생활, 주거, 위생시설, 산업시설
② 문화적 환경 : 정치, 사회, 문화, 경제 등

3. 환경위생의 정의(WHO의 환경위생전문학회)

환경위생이란 인간의 신체발육과 건강 및 생존에 유해한 영향을 미치거나 미칠 가능성이 있는 인간의 물리적 환경에 있어서의 제반요소를 통제하는 것

2. 기후와 온열요소

1. 기 후

(1) 기후(climate) : 어느 지역에 하루의 기상상태를 일기(weather)라고 하며, 일기의 연간 평균상태를 표시한 대기현상의 종합적인 상태를 기후라고 함.

(2) 기후요소(climate element) : 기후를 구성하는 요소로 기온, 기습, 기류, 기압, 강우, 강설, 풍향, 풍속, 복사량 등이 있다. 기후의 3요소는 기온, 기습, 기류

(3) 기후인자(climate factor) : 기후요소에 영향을 미치어 기후의 변화를 일으키게 하는 것. 위도, 해발고도, 지형, 수륙분포, 해류 등

> 이것만은 **꼭~!!**
>
> 기후요소와 기후인자에 의하여 기후는 달라지며 평균기후는 지역에 고유한 상태를 이루고 인간의 의식주 등 생활과 건강에 많은 영향을 줌.

(4) 기후형

① **대륙성 기후** : 일교차가 크고, 여름은 고온 저기압, 겨울은 맑은 것이 특징
② **해양성 기후** : 기온 변화가 적고 완만, 고습 다우성, 자외선량, 오존량 풍부
③ **산림 기후** : 온화하고 온도 교차가 적고 습도는 비교적 높다.
④ **사막 기후** : 대륙성 기후의 극단 기후
⑤ **산악 기후** : 풍량이 많으며, 자외선과 오존량이 많은 것이 특징

(5) 기후대에 따른 기후의 구분

① **열대** : 연중 월평균 기온이 20℃ 이상인 지대
② **온대** : 열대와 한대의 중간지대
③ **한대** : 일년 중 4개월의 월 평균기온이 10~20℃이고 잔여월이 10℃ 이하인 지대

> 이것만은 **꼭~!!**
>
> - 연교차가 가장 심한 기후대는? 한대 > 온대 > 열대
> - 일교차가 심한 지대는? 내륙 > 해안 > 산림지대

(6) 기후순응(화) (climate acclimatization)

새로운 환경에 적응하고 이주한 지역의 기후에 대해 기질적 · 기능적으로 적응하게 되는 것

① **대상적 순응** : 새로운 환경조건에 대해 세포나 기관이 적응하는 현상
② **자극적 순응** : 환경자극에 의해 저하되었던 기능이 회복됨으로써 순응하는 현상
③ **수동적 순응** : 약한 개체가 최적의 기후를 찾아서 순응해 가는 현상

2. 온열환경 (온열조건)

(1) 온열요소 : 기온, 기습, 기류 및 복사열

사람은 항온동물로서 항상 체내열을 생산 방출하여 체온조절하고 물리적 체온조절로서 방열에 영향을 미치는 외적 환경조건으로 기온, 기습, 기류 등을 온열인자라고 한다. 이들의 종합적 상태를 온열조건이라고 함.

① **기온** : 생물이 생존하는 데 가장 중요한 기후요소로서 대기의 온도를 말함.

- 지상 1.5m에서의 건구온도 측정
- 보건학적 지적온도 : 18 ± 2℃
- 의복으로 조절할 수 있는 체온 : 10~26℃

② **기습** : 일정온도의 공기 중에 수증기가 포함될 수 있는 정도로서 일반적으로 상대습도를 말함 (공기는 1~3%의 수증기 함유).

- **절대습도** : 현재 공기 $1m^3$ 중에 함유된 수증기량 또는 수증기 장력 절대습도 ⊆ 포화습도
- **상대습도(비교습도)** : 현재 공기 $1m^3$ 가 포화상태에서 함유할 수 있는 수증기량(F)과 현새 그 공기 중에 함유되어 있는 수증기량(f)과의 비를 %로 나타낸 것
- **포화습도** : 일정공기가 함유할 수 있는 수증기량의 한계에 달했을 때 (포화상태)의 공기 중의 수증기량(g)이나 수증기 장력(mmHg)을 뜻함.

> 이것만은 꼭~!!
>
> - 상대습도(%) = 절대습도/포화습도 × 100
> - 보건학적 습도 : 40~70% , 습도가 높으면 피부질환, 낮을 때는 호흡기질환에 잘 걸림.

③ **기류** : 기압의 차이와 기온의 차이에서 생김.

- **무풍** : 0.1m/sec, 불감기류 : 0.5m/sec 이하
- **쾌감기류** : 0.2~0.3m/sec (실내), 1m/sec 전후 (실외)

- 기류의 보건학적 의의
  - 신체방열작용 촉진
  - 신진대사 촉진
  - 옥내의 자연 환기 원동력
  - 공기 성분의 평등화
  - 기후 변화의 원동력
- 실내의 기류 측정 : 카타온도계

④ **복사열** : 적외선에 의한 열. 태양 에너지의 50%

- 거리의 제곱에 비례해서 온도가 감소
- **측정기구** : 흑구온도계로 15~20분 동안 측정

(2) 온열지수

① **감각온도** : 기온, 기습, 기류의 3인자가 종합적으로 인체에 주는 온감. 동일한 온감을 주는 포화습도(습도 100%), 정지공기(기류 0.1m/sec)의 온도

- **쾌적 감각온도** : 다수의 사람(50% 이상)에서 쾌적감을 줄 수 있는 감각온도의 범위
  - 여름철 : 64~79°F(18~26℃), 겨울철 : 60~74°F(16~23℃)
- **최적 감각온도** : 쾌감대 중 최대수(97% 이상)의 사람들이 쾌감을 느낄 수 있는 감각온도선 – 여름 : 71°F(21.7℃), 겨울 : 66°F(19℃)

② **쾌감대**(comfort zone) : 적당한 착의상태에서 느낄 수 있는 온열 조건

습도 60~65% / 기온 17~18℃/ 기류 0.2~0.3m/sec

③ **불쾌지수**(Discomfort index) : 1959년 이후 미국에서 이용(E.C. Thom) / 기온 · 기습의 영향에 의해 인체가 느끼는 불쾌감을 숫자로 표시 (기류, 복사열이 고려되지 않음)

DI = (건구온도℃ + 습구온도℃) × 0.72 + 40.6

- 70 : 10% 정도의 불쾌감
- 75 : 50% 정도
- 80 : 거의 모든 사람
- 85 : 더 이상 견딜 수 없는 상태

이것만은 **꼭~!!**

동양인(한국) : 75 → 10% 불쾌감 85 → 93% 불쾌감

3. 공 기

1. 공 기

공기는 지구를 둘러싸고 있는 대기의 하부층을 구성하고 있는 기체, 생명체의 필수물질 (성인 일일 13kL 필요)

2. 공기의 조성

대기의 주요한 화학적 성분은 0℃, 공기 분압 760mmHg 1.013 milibar 건조상태

(단위 : %)

성분	화학성분	체적백분율	호기시 배출량
질소	N_2	78.10	→ 79
산소	O_2	20.93	→ 16
아르곤	Ar	0.93	
이산화탄소	CO_2	0.03	→ 4
네온	Ne	0.0018	
헬륨	He	0.0005	
크립톤	Kr	미량	
키세논	Xe	미량	
오존	O_3	미량	

3. 공기의 자정작용 (self purification)

① 공기 자체의 희석작용

② 강우, 강설에 의한 공기중의 용해성 가스나 분진의 세정작용

③ 산소(O_2), 오존(O_3) 및 과산화수소(H_2O_2) 등에 의한 산화작용

④ 자외선에 의한 살균작용

⑤ 식물의 탄소동화작용에 의한 CO_2 와 O_2 교환작용

4. 공기의 성상

(1) 산소(O_2)

① **구성비** : 체적 20.93%

② 성인 1일 공기를 12~13kL정도 호흡 (1일 산소 필요량 0.52~0.65kL)

③ 위생적 산소 허용농도 : 15~50%(일반적으로 21%)

④ 결핍 시 : 11~12% 이하 – 저산소증(hypoxia) : 근육통, 이명, 두통, 구토
10% 이하 – 호흡곤란, 7% 이하 – 질식사

⑤ 고농도시 : 산소중독(oxygen poisoning) : 폐부종, 충혈, 호흡억제, 폐출혈, 흉통, 서맥

(2) 질소(N_2)

① 구성비 : 체적 78.1%, 인체에 영향을 주지 않는 불활성 가스이나 감압 시 손상

② 4기압 이상은(중추신경계에 영향) 마취작용

③ 10기압 초과 : 의식상실

④ 급격한 기압 강하 : 잠함병(caisson disease)

> 이것만은 **꼭~!!**
>
> 잠함병 – 체지방조직에 용해되어 있는 질소가 감압에 의해 기포화하여 공기 색전을 일으키며, 신경마비, 보행곤란, 혼수상태에 이른다.

(3) 이산화탄소(CO_2)

① 구성비 : 0.03%, 무색, 무취, 비독성 가스, 약산성

② 서한도(恕限度) : 0.1%(1,000ppm)

③ 실내공기의 오염의 지표(환기양부를 결정)

④ 농도 : 7% – 호흡 곤란, 10% 이상 – 의식상실과 사망

⑤ 피해 : 온실효과(지구온도 상승)

(4) 일산화탄소(CO)

① 성상 : 무색 · 무미 · 무취의 맹독성 가스, 비중이 0.976으로 공기보다 가볍고 불완전 연소 시에 발생

② 서한량 : 0.01%(100ppm, 8시간 기준)

③ 담배연기 중의 CO량은 0.5~1.5%

④ Hb와 결합력 : 산소에 비해 200~300배(약 250배) 강함.

⑤ 혈중 COHb(헤모글로빈)량과 중독 증상

- 10% 미만 : 무증상
- 50% 미만 : 구토증
- 60% 미만 : 호흡곤란
- 70% 미만 : 의식상실, 사망
- 80% 이상 : 즉사

5. 실내 공기

- 군집독 (crowd poisoning)

환기가 불충분한 밀폐된 방에 다수인이 장시간 있을 때 불쾌감, 권태감, 두통, 구토, 현기증을 일으키는 생리적 이상 상태

① 원인 : 이화학적 공기조성의 변화(고온, 고습, 무기류, 악취, 유해 가스, 분진 등)와 환기 불량으로 발생

② 예방 : 환기

> 이것만은 꼭~!!
>
> 군집독으로 1756년 Calcutta의 형무소 146명의 죄수 중 23명을 제외한 전원이 밤 사이에 사망

4. 일 광

태양은 열핵 반응을 일으켜 복사선을 방출하는 전자파로 적외선이 52%, 가시광선이 34%, 자외선이 5% 차지(6,000℃의 태양에서 방출되는 복사 에너지)

1. 자외선 (약 5%) 10~4,000Å 사이의 파장

(1) 종류

① 원자외선 : 1,000~2,800Å

② 중자외선 : 2,800~3,150Å(Dorno – ray : 건강선)

③ 근자외선 : 3,150~4,000Å

(2) 생물학적 작용

① **피부에 대한 작용** : 홍반작용, 부종, 수포형성, 멜라닌 색소 침착, 피부비후 피부암

② **눈에 대한 작용** : 결막염, 각막염, 전기성 안염, 설안염, 백내장

③ **전신작용** : 적혈구, 백혈구, 혈소판 증가, 혈압강하, 신진대사 촉진, 두통, 피로, 흥분, 피부결핵, 관절염 치료작용

④ **비타민 D 생성** : 소아의 구루병 예방

(3) 살균작용 : 2,540~2,800 Å

(4) 광화학 작용 : 3,500~4,000 Å의 자외선은 질소산화물(NOx)과 olefin계 탄화수소와 광화학반응을 일으켜 오존(O_3), aldehyde, PAN(peroxyacetyl nitrate) 등의 광화학산화물 생성

이것만은 꼭~!!

Dorno선 : 2,800 ~ 3,150 Å, 건강선, 비타민 D 형성, 피부의 색소침착 등 생물학적 작용

2. 가시광선 (태양광선의 약 34%, 4,000~7,500 Å)

① 눈의 망막 자극으로 명암과 색깔을 구별하게 함

② 가시광선의 장애는 조명부족과 조명과다

- 적당한 조도 : 100 Lux ~ 10,000 Lux
- 조명부족 : 안정피로증상, 근시, 안구진탕증

③ **조명과다** : 시력장애, 시야협착, 망막변성

3. 적외선 (태양광선의 약 52%, 7,500~1.2×107 Å)

① 주로 7,800 Å 이상의 광선으로 일명 열선이라고도 하며 고열 물체의 복사열을 운반함

② 종류

- 근적외선 : 7,500 ~30,000 Å
- 중적외선 : 30,000 ~300,000 Å
- 원적외선 : 300,000 ~ 1,000,000(1.2×107) Å

③ **인체 장애** : 혈관확장, 피부홍반, 괴사, 두통, 현기증, 일사병, 백내장

5. 상 수

1. 물과 건강

(1) 물의 기능과 중요성

① 성인 하루 약 2~3L 섭취(기본적인 수분의 요구량 1,500mL)
② 사람 체중의 60~70%가 물
③ 세포 내 : 약 40%, 조직 내 : 약 20%, 혈액 중 : 약 5%
④ 1~2% 부족 시 갈증, 10% 소실 시 신체 이상 초래, 20~22% 소실되면 생명위험
⑤ 모든 생명체의 근원이며, 생활 및 산업활동에 필수적 존재
⑥ 생명의 주요 구성 성분인 동시에 세포활동, 호흡, 땀의 배출 등 생명유지의 중요한 기능을 수행하는 기본 물질(음식물의 소화, 운반, 영양분의 흡수, 노폐물의 배출, 호흡, 순환, 체온조절 등)
⑦ 물 사용량은 문화생활의 척도

(2) 수인성 질병의 종류

장티푸스, 파라티푸스, 콜레라, 세균성 이질, 여시니아증, 소아마비, A형 간염 등

(3) 수인성 감염병의 특징

- 유행지역과 음료수 사용지역이 일치
- 집단적 또는 폭발적으로 발생(2~3일 이내 폭발적 발생)
- 음료수 중에서 원인 병원체를 검출
- 비교적 잠복기가 길고 치명률, 2차 감염률이 낮음(가족 집적성 낮다).
- 성별과 직업별 및 연령에 차이가 없음.
- 계절에 관계없이 발생하나, 여름에 많이 발생

(4) 기생충질환의 감염원 : 간디스토마, 폐디스토마, 광절열두조충, 회충, 편충, 구충 등

(5) 유해물질의 오염원 : 산업장에서 유출되는 유해물질로 시안, 수은, 카드뮴, 크롬, 유기인, 페놀, 비소 등이 있으며 각종 중독성을 일으킴.

(6) 수중 불소와 치아의 영향

① 1.5mg/L 이하의 소량인 경우, 충치(dental caries) 발생
② 2~3mg/L 이상일 때는 치아의 법랑질이 침식되며 반상치(mottle teeth)를 유발

2. 상수도

- 수도란 도관 기타 공작물을 사용하여 원수나 정수를 공급하는 시설로 일반수도로는 광역상수도 · 지방상수도 및 마을상수도로 구분
- 수도의 구성 : 수원 → 취수 → 도수 → 정수 → 송수 → 배수 → 급수
- 수도열(water fever)과 Mills–Reinke 현상

① **수도열**(water fever) : 1926년 독일의 Hannover시에서 수돗물 오염에 의하여 장티푸스 환자 2,500명 발생. 수돗물에 기인한 열병이라고 하여 물이 수인성 감염병과 깊은 관계가 있음을 보여줌.

② Mills–Reinke **현상** : 여과하여 급수한 결과 수인성 질병감소와 일반사망률도 감소하는 현상 (1893년 미국의 Mills → Massachusetts/Lawrence강에서 장티푸스, 독일의 Reincke → Hamburg/Elbe강에서 콜레라 연구 → 그 후 Sedgwick / Mac Nutt)

3. 물의 정화

(1) 물의 자정작용 (self–purification)

- 물리적 작용 : 희석작용, 침전작용
- 화학적 작용 : 폭기에 의한 산화작용(유기물 분해), 자외선에 의한 살균작용
- 생물학적 작용 : 미생물에 의한 유기물 분해, 수중생물에 의한 식균작용

(2) 물의 정수법

- 정수방법 : 침전, 여과, 소독
- 정수처리과정 : 완속사여과법, 급속사여과법

① **완속사여과법**(slow sand filtration)
- 영국식 여과법
- 보통침전 후 여과하며 그 속도는 3~6m/day
- 수중 부유물 등 이물질은 모래층의 상부에서 제거(생물막)
- 여과막 청소는 1~2개월마다 사면 대치

② **급속사여과법**(Rapid sand filtration)
- 미국식 여과법
- 약품침전실시[황산알루미늄[$Al_2(SO_4)_3$]

- 여과 속도는 50~200m/day(120m/day)
- 수중 부유물 등 이물질은 모래층 전체에서 제거
- 여과지 청소는 1~2일마다 역류세척

표 2-3 완속사여과법과 급속사여과법의 비교

구 분	완속사여과법	급속사여과법
예비처리	보통 침전	약품 침전
여과속도	3~6m/day	50~200 m/day
1회 사용일수	1~2개월	12시간~3일
여과막 제거	사면 대치	역류 세척
조류, 부유물 다량 함유시	처리부적합	처리가능
겨울철 수면동결	부적합	적합
면적	넓은 면적	좁은 면적
비용	많은 건설비 적은 유지관리비	적은 건설비 많은 유지관리비
세균제거율	98~99%	95~98%

(3) 소독(disinfection)

① 소독의 종류 : 열처리법, 자외선소독법, 오존소독법, 염소소독법

② 염소소독

- 염소소독의 규정
  - 평상시 수도꼭지에서 유리잔류염소는 항상 0.1mg/L 이상(결합잔류염소 0.4mg/L), 병원미생물이 오염되었거나 오염 우려가 있는 경우, 0.4mg/L 이상(결합잔류염소 1.8mg/L) 유지
  - 수돗물에는 액화염소(Cl_2) 또는 이산화염소(ClO_2)를 사용하고 공동급수시설에는 표백분[$Ca(OCl)_2$]을 사용함.
- 염소소독의 장단점
  - 장점 : 강한 소독력, 강한 잔류 효과, 조작이 간편함, 경제적임.
  - 단점 : 강한 냄새, TriHaloMethane(THM) 생성에 의한 독성 있음.
- 불연속점 염소처리(break point chlorination) : 물에 주입되는 염소는 유기물의 산화로 잔류염소가 0 가까이 감소되다가 산화가 끝나면 증가하게 되는데, 이 전환점을 불연속점

이라고 한다. 그리고 불연속점 이전의 잔류염소는 결합잔류염소, 이후의 잔류염소를 유리잔류염소라고 한다.

- **염소요구량** : 불연속점 이전까지의 소요된 염소량, 또는 수중 유기물을 산화하는 데 필요한 염소량
- **부활현상** : 염소소독 후 상수의 세균은 일방적으로 감소하나 일정시간 후에는 세균이 평상시보다 증가하는 현상(불연속점 후 염소처리 필요)

6. 환경오염

1. 환경오염

(1) 환경오염(Environmental Pollution)의 정의

인간의 행위로 환경의 구성성분과 상태가 변화해서 자연상태의 경우보다 인간이 그 환경을 사용하는 데 불합리하게 악화된 상태. 즉, 환경오염은 생활과 산업활동에서 배출되는 매연, 분진, 가스, 악취, 하수, 폐수, 고형폐기물, 소음, 진동으로 인하여 대기, 수질, 토양, 해양수질이 오염되고 그것으로 인하여 인간생활의 불편이나 보건상 피해와 동식물의 생육에 장해를 주거나 재산상의 손실을 주는 현상

3P : Pollution(오염), Population(인구), Poverty(빈곤)

① 환경오염의 본질적 원인

- 인구의 증가, 산업화, 도시화
- 지구환경의 부하능력을 고려하지 않은 산업의 확충(환경의 자정능력 상실)
- 화석연료의 사용, 유해물질의 배출량 증가

② 광역적 지구환경문제의 심각

- 지구온난화 : 온실 가스(CO_2, CH_4, CFCs, O_3, N_2O)의 배출량 증가
- 산성비 : pH 5.6 이하, 화석연료의 연소에 따른 황산화물(SOx)과 질소산화물(NOx)의 배출량 증가

③ 오존층 고갈 : CFCs와 할론(Halon) 가스에 의한 오존층 파괴

(2) 환경보전(conservation of environment)

오염으로부터 환경을 보호하고 오염된 환경을 개선함과 동시에 쾌적한 환경의 상태를 유지 조성하기 위한 행위

(3) 현대 환경오염의 특징

① 다양화 ② 다발화
③ 누적화 ④ 광역화
⑤ 생태학적 질서 파괴

(4) 환경보전운동

① 1972. 6월 : UN 인간환경회의 개최(스웨덴 스톡홀름) – 인간환경선언
- 단 하나뿐인 지구(The only one earth)
- 인간환경선언
- 1973년 UN 산하에 국제환경전담기구인 유엔환경계획지구(UN environment planning ; UNEP) 창설

② **1987년 몬트리올 의정서** : 캐나다 몬트리올에서 오존층 파괴물질의 생산과 규제에 관한 몬트리올 의정서가 채택

③ **1992. 6월 UN 환경개발회의(UNCED)** : 브라질 리우데자네이루에서 170여 개국 정상이 참가하여 "리우 환경선언" 선포, 아젠다 21채택(기후변화, 생물다양성 보전, 삼림보전원칙에 서명)

④ **1971년 이란 람사르(Ramsar) 협약** : 습지에 관한 협약으로 '자연자원의 보전과 현명한 이용' 에 관한 정부간의 협약. 1975년 발효, 한국은 1997년 가입하였다.

⑤ **1972년 런던 협약** : 폐기물의 해양투기로 인한 해양오염방지를 위한 국제협약. 1975년에 발효, 한국은 1997년에 가입하였다.

⑥ **1989년 3월 스위스 바젤(Basel) 협약** : 유해 폐기물의 국가간 이동 및 교역을 규제하는 협약. 1992년에 5월 발효, 한국은 1994년에 가입하였다.

⑦ **2015년 파리 협정 채택** : 2020년 이후 선진국과 개도국의(195개국) 자발적 온실 가스 감축목표 제출, 5년마다 이행상황 점검 합의

2. 대기오염

(1) 대기오염의 정의

대기 중의 오염물질인 먼지, 매연, 가스, 연무, 냄새 등이 사람의 보건위생에 위해를 주며, 재산과 동식물 및 그 생육환경에 해를 미칠 정도로 존재하는 상태

(2) 대기오염물질

① **1차 오염물질** : 가스(SOx , NOx , CO, HC)와 먼지, 재, 연무, 연기, 안개, 검댕 등

② **2차 오염물질** : O_3, PAN, 광화학산화물, 알데히드, 아크로에딘 등

③ **광화학 스모그** : 광화학 산화물이 황산 mist, CO, 기타 유기물과 혼합되어 대기오염을 초래하는 상태

NOx
유기물 + $\xrightarrow[\text{자외선}]{\text{377 nm}}$ ➡ O_3 , 알데히드, PAN
탄화수소

(3) 대기오염사건

상 황	London smog	Losangeles smog
기상	저온(4℃ 이하), 고습(90% 이상)	강한 햇빛과 고온(24℃), 저습
안개	짙은 연무(농무)	황갈색 안개
가시도	매우 불량	불량
기온역전	복사역전	침강역전
계절	겨울	여름
연료	석탄(가정난방), 석유	석유(자동차)
최대 발생시간	이른 아침	낮(자외선)
대기오염물질	매연, SO_2, H_2SO_4 mist	NOx, CH 광화학산화물(O_3, PAN)
인체영향	호흡기 · 심장질환	눈 · 코 · 기도 · 폐 자극

(4) 대기오염에 영향을 미치는 기상조건

① **기온감률** : 지상으로부터 상공으로 올라감에 따라 온도가 저하하는 저하율을 말함. (−1℃/100m)

② 기온역전 : 찬공기 위에 따뜻한 공기가 있는 것, 즉, 지상고도에 따라 기온이 상승하는 현상
③ 방사성 역전 : 야간에 대지가 복사에 의해서 냉각되면 따뜻한 공기 밑에 차가운 공기층이 생겨 대지가 태양에 의해 뜨거워질 때까지 공기의 수직운동이 정지
④ 침강성 역전 : 고기압에 의해 야기, 고기압 지역의 공기가 단열압축을 받아 가열되어 따뜻한 공기층을 형성하여 오염물질이 위에 있는 차가운 공기 중으로 이동이 안 됨.

(5) 대기오염의 영향

① 인간 : 만성 기관지염, 기관지천식, 폐기종, 인후두염, 시야방해, 악취, 불쾌감

② 식물 : SO_2는 잎을 고사, 성장장애 유발 및 생리대사 장애를 일으킴.

③ 동물 : 우유 분비량 및 닭의 산란율 감소

④ 재산상 피해: SO_2는 석조건물 및 양철 부식

⑤ 산성비 : pH 5.6 미만일 때 황산화물(SOx), 질소산화물(NOx), 탄소산화물이 원인

⑥ 오존층의 피괴 : $CFCl_3$ 등 화합물로 인한 오존층 파괴, 자외선량 증가로 피부암, 결막염 등 질병발생

⑦ 온실효과(Green house effect) : 화석연료의 사용량 증가로 CO_2 배출량의 증가를 일으켜 지표면의 온도가 높아지게 되는 현상(기타 CH_4, CFC, N_2O 등)

⑧ 엘리뇨와 라니냐 현상

페루 앞바다인 동태평양의 바닷물의 온도가 올라가는 현상을 엘리뇨 현상이라고 한다. 엘리뇨는 대략 9월에서 다음해 3월 사이 크리스마스 전후로 발생해서 스페인어로 '아기예수' 또는 '작은 사내아이' 라는 뜻의 엘리뇨라고 불리게 된 것이다.

라니냐는 '작은 소녀' 라는 뜻으로 엘리뇨와 반대현상을 말한다. 엘리뇨 현상은 페루 앞바다에서만 일어나는 좁은 지역의 기상 현상이 아니라 전 지구적으로 발생하는 대규모의 기상현상으로 극심한 가뭄 · 홍수가 인류를 위협한다. 엘리뇨 현상은 전형적으로 3, 4년 간격으로 발생하며, 라니냐는 지구 온난화의 영향으로 동태평양의 해수온도가 평소보다 낮아지는 경우로서 극심한 가뭄과 추위를 몰고 온다.

(6) 매연의 배출허용기준

① 매연 배출량의 측정 : 링겔만 비탁표(0~5도)

② 매연농도(검댕량) = 도수 X 20%

③ 허용기준 : 2도(40%) 이하

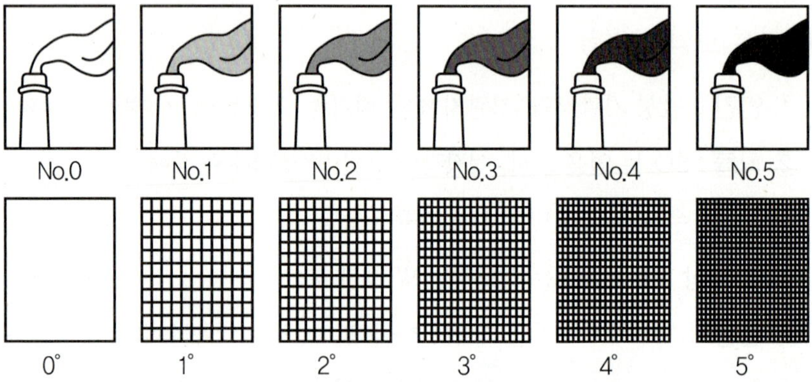

흑색의 폭:	전백	1.0mm	2.3mm	3.7mm	5.5mm	전흑
백색의 폭:		9.0mm	7.7mm	6.3mm	4.5mm	–
백색의 부분:	100%	80%	60%	40%	20%	0%
매연농도:	0%	20%	40%	60%	80%	100%

(7) 대기의 환경기준

① 환경기준 설정항목 : SO_2, CO, NO_2, 미세먼지(PM−10), O_3, Pb, 벤젠

② 아황산가스 : 연간 평균치 0.02ppm 이하

③ 이산화질소 : 연간 평균치 0.03ppm 이하

④ 일산화탄소 : 8시간 평균치 9ppm 이하

⑤ 초미세먼지(PM−2.5) : 연간 평균치 15㎍/m^3 이하, 24시간 평균치 35㎍/m^3 이하

- 주의보 : 시간당 평균농도가 75㎍/m^3 이상 2시간이상 지속인 때
- 경보 : 시간당 평균농도가 150㎍/m^3 이상 2시간이상 지속인 때

⑥ 오존 : 8시간 평균치 0.06ppm 이하, 1시간 평균치 0.1ppm 이하 (오존주의보 : 0.12ppm/1시간, 오존경보 : 0.3ppm/1시간, 오존중대경보 : 0.5ppm/1시간)

⑦ 납 : 연간 평균치 0.5㎍/m^3 이하

⑧ 벤젠 : 연간 평균치 5㎍/m^3 이하

3. 수질오염

(1) 수질오염의 정의

도시하수, 생활용수, 공장폐수 등에 의한 이화학적 오탁이나 생물학적 오염으로 물의 자정능력이 상실되거나 생물체에 유해 작용을 줄 수 있는 상태

(2) 수질오염의 발생원

① **도시하수** : 가정하수나 산업폐수 등이 있는데, 병원균 · 부유물 · 유기물질 등이 들어 있음.

② **공장폐수** : 공장에서 배출하는 유 · 무기물질, 산알칼리성, 고온폐수, 색도가 높은 폐수 등

③ **농경하수** : 화학비료 · 살충제(BHC, DDT, 유기인제 등) · 제초제 등이 하천에 유입, 어족을 사멸시킴.

④ **축산폐수** : 축산에 의한 배설물로 인해 부영양화의 주원인이 됨.

⑤ **광산폐수** : 채탄시의 미분탄, 용해성 유독물질, 탄광의 산성 폐액은 하천 및 해수를 오염시킴.

(3) 수질오염의 영향 및 피해

① **부영양화 및 적조현상** : 도시하수나 농경지의 비료, 합성세제 등 다양한 영양염류(N, P)가 유입되어 대량의 조류(algae)나 수생생물(동식물성 plankton)이 과도로 번식된 상태. 또한, 염분농도 저하, 해류의 정체, 질소, 인 등의 영양염류의 증가로 해역에 적갈색의 색소를 갖는 식물성 플랑크톤이 과도로 번식하여 바닷물이 적색을 띠는 현상. DO의 감소와 어패류의 사멸 등이 일어난다.

② 미나마타병

- 일본 질소비료공장의 폐수가 강물로 유입, 물고기에 축적 → 사람이 섭취 → 발병
- **원인물질** : 메칠 수은
- **증상** : 손발이 마비, 시야협착, 지각 · 언어 · 청력 · 보행의 장애, 정신장애 등
- **피해** : 1,583명 발생, 284명 사망

③ 이따이 이따이병

- 일본 아연 폐광산의 카드뮴이 배수에 의해 하천유입 → 관개용수 → 쌀에 축적 → 사람 섭취 → 발병
- **원인물질** : 카드뮴
- **증상** : 신장의 기능이 나빠지고 칼슘과 인이 체외로 배출되어 전신에 통증과 골연화증 및 병적인 골절

• 피해 : 258명 발생, 128명 사망

④ 가네미 사건

• 일본 키타큐슈시 가네미창고 주식회사에서 만든 미강유에 가열매체로 사용한 PCB가 누출되어 기름에 혼입. 식용한 사람에게서 쌀겨유 중독이 집단적으로 발생(14,320명)
• 원인물질 : PCB(Polychlorinated biphenyls)
• 증상 : 손톱과 발톱의 변색, 식욕부진, 구토, 사지무력감, 마비증, 관절통, 체중감소, 월경불순, 빈혈

⑤ 수질오염도 측정

• 생물화학적 산소요구량(Biochemical Oxygen Demand : BOD) : 수중의 유기물을 산화하는 데 소모되는 산소의 손실량으로 20℃ 에서 5일 동안 측정함
  - 유기성 오염이 심한 하천일수록 BOD는 높다
  - 물고기 서식 한계 : 5ppm 이하
  - 1단계 BOD = 탄소 BOD (20℃에서 7~10일)
  - 2단계 BOD = 질소 BOD (20℃에서 90~100일)
• 용존산소량(Dissolved Oxygen : DO) 물에 녹아 있는 유리산소량을 말한다. 물의 오염상태를 나타내는 하나의 지표로서 염분농도가 높거나 온도가 낮을수록, 용존산소는 낮고 압력이 높을수록 용존산소는 높다.
  - DO가 높은 물은 천수, 지표수, 복류수, 지하수
  - DO가 부족(5ppm 이하)하게 되면 수중에 서식하는 어패류의 생존을 위협
  - 유기물 유입이 많으면 용존산소의 과다소비로 인한 용존산소가 낮아지거나 심하면 산소의 결핍으로 혐기성 상태가 되어 H_2S, NH_3, CH_4 등을 발생
  - 20℃에서 물의 포화용존산소량 : 9.2ppm
• 화학적 산소요구량(Chemical Oxygen Demand : COD) : 유기물질을 화학적으로 산화시킬 때 소모된 산화제의 양에 상당하는 산소량, 수중의 유기물질을 간접적으로 측정하는 방법(유독성 폐수 또는 해수 측정)

4. 소음과 진동

(1) 소음 (Noise disturbance)

• 원하지 않는 불유쾌한 소리(unwanted sound)

• 가청음역 : 20~20,000Hz, 언어구성 주파수 : 250~3,000Hz

① 소음의 단위

• Decibel(dB) : 음파의 전파 방향에 수직한 단위면적을 단위시간에 통과하는 음의 압력 – 음의 세기
• Phon : 소리의 청감의 단위, 1,000Hz에서 dB = phon이므로 1,000Hz를 기준으로 해서 나타난 dB을 phon이라고 함 – 음의 고저도와 감도
• Sone : 소음 감각 크기의 양적 단위. 1,000Hz의 순음이 40dB의 음일 때 1sone – 감각량

② 소음의 정도

• 20~30dB : 속삭이는 음
• 50~60dB : 일반적 대화음
• 70~80dB : 시끄러운 거리
• 80~90dB : 지하철 소음
• 110~120dB : 제트기 이착륙 지점음
• 140dB : 통각음

③ 소음의 허용기준과 규제기준

• 소음작업은 1일 8시간 작업을 기준으로 85dB 이상의 소음이 발생하는 작업
• 소음의 작업환경 측정 결과 소음 수준이 90dB을 초과하는 사업장 – 청력보존프로그램 시행

④ 소음성 난청

• **일시적 난청** : 4,000Hz와 6,000Hz에서 발생, 회복됨
• **영구적 난청** : 3,000~6,000Hz에서 나타나고 특히 4,000Hz에서 가장 심함

이것만은 **꼭~!!**

C_5 -dip 현상 : 강렬한 고주파음에 오래 폭로되었을 때 청력장애가 생기는데 4,000Hz를 중심으로 한 청력손실이 가장 심한 것을 말함.

⑤ 소음의 영향

• 불쾌감과 수면장애
• 대화장애와 작업능률 저하
• 청력장애
• 기타 노이로제, 혈압상승, 신진대사증가, 위장관 운동 억제 등

(2) 진동 (Vibration)

① 진동의 개념

- 진동이란 : 기계, 기구의 사용으로 인하여 발생하는 강한 흔들림
- 진동원 : 착암기, 굴착기, 분쇄기, 병타기, 체인톱, 엔진커터 등
- 진동단위 : 진동 가속도 레벨(VAL) : dB (배출허용기준 : 60dB 이하)

② 진동에 의한 신체장애

- 전신 진동장애 : 위장하수, 내장하수, 두통, 불쾌감, 불안, 동통, 생리불순, 스트레스
  – 교통기관 승무원, 기중기 운전공, 발전기 조작원
- 국소 진동장애 : Raynaud's Phenomenon(white finger) : 압축공기를 이용한 여러 진공 공구를 사용하는 근로자들의 손가락에 말초혈관 운동장해로 인해 혈액순환이 저해되어 손가락이 창백해지거나 동통을 느끼게 되며 추위에 노출되면 더욱 악화된다.
  – 착암공, 연마공, 벌목공, 토건공 등

7. 산업보건

1. 산업보건의 개념

- 산업보건의 정의 : ILO와 WHO 공동위원회
  모든 산업장에 있는 직업인들의 육체적 · 정신적 · 사회적 안녕이 최고도로 유지 · 증진되도록 하는 데 있다.

2. 산업재해

(1) 산업재해의 개념 : 근로자의 업무수행 중 그 업무에 기인하여 발생한 사망, 부상, 질병 등을 말함. 즉, 원하지도 않고 계획하지도 않은 사건(accident)의 발생

(2) 재해발생 원인

① 인적 원인(80% 이상) : 관리상 원인(작업미숙, 인원부족), 생리적 원인(비건강, 체력 부족), 심리적 원인(정신집중력 부족, 부주의, 태만)

② 환경적 원인(물적 원인) : 시설물 공기구 불량, 안전장치의 미비, 작업환경의 불량(조도, 소음, 환기, 온도)

(3) 재해구성 비율

- Heinrich 법칙

– 현성 재해(휴업 재해) : 불현성 재해(불휴 재해) : 잠재성 재해(1 : 29 : 300)

– Heinrich는 330회의 사고 가운데 중상 또는 사망 1회, 경상 29회, 무상해사고 300의 비율로 사고 발생 주장

(4) 산업재해의 지표

① **건수율**(연 천인율) = 재해건수/평균 실근로자수 × 1,000

② **도수율**(빈도율) = 재해건수/연 근로시간수 × 1,000,000 또는
재해건수/연 근로일수 × 1,000

③ **강도율** = 근로손실 일수/연 근로시간수 × 1,000

(5) 산업재해의 보상 : 요양급여, 휴업급여, 장해급여, 간병급여, 유족급여, 상병(傷病)보상연금, 장의비(葬儀費), 직업재활급여

3. 근로자의 건강진단

일반 질병이나 직업병을 효과적으로 예방하기 위해서는 근로자들에게 건강진단을 실시하고 이상자를 조기에 발견하여 적절하게 관리

(1) 건강진단의 목적

① 근로자들의 건강을 보호 · 유지하고 질병과 건강장애를 일으킬 수 있는 소인을 가진 근로자들을 발견

② 직업성 질환자 및 건강장애를 조기 발견

③ 그 밖의 일반질환을 조기 발견

(2) 건강진단 관련 조치

① 건강진단기관은 건강진단을 실시한 후 그 결과를 근로자 및 사업주에게 통보하고 고용노동부장관에게 보고하여야 함.

② 사업주는 건강진단 결과 근로자의 건강을 유지하기 위하여 필요하다고 인정할 때에는 작업장소 변경, 작업 전환, 근로시간 단축, 야간근로의 제한, 작업 환경측정 또는 시설 · 설비의 설치 · 개선 등 적절한 조치를 하여야 함.

(3) 건강진단의 종류

① 일반건강진단은 상시 사용하는 근로자의 건강관리를 위하여 사업주가 주기적으로 실시하는 건강진단으로 고혈압, 당뇨 등 일반 질병을 조기에 발견하기 위해서 정기적으로 실시하는 건강진단이다. 실시주기는 사무직 근로자의 경우 2년에 1회 이상 기타 근로자는 1년에 1회 이상이다.

② 특수건강진단은 유해인자에 노출되는 업무에 종사하는 근로자 등을 대상으로 유해인자로 인한 직업병을 조기 발견하기 위해서 실시하는 건강진단으로 다음에 해당하는 근로자의 건강관리를 위하여 사업주가 실시하는 건강진단(6~12개월)

- 특수건강진단 대상 유해인자에 노출되는 업무(이하 "특수건강진단대상업무" 라고 한다)에 종사하는 근로자
- 근로자 건강진단 실시 결과 직업병 유소견자로 판정받은 후 작업 전환을 하거나 작업장소를 변경하고, 직업병 유소견 판정의 원인이 된 유해인자에 대한 건강진단이 필요하다는 의사의 소견이 있는 근로자

③ 배치 전 건강진단은 특수건강진단대상업무에 종사할 근로자에 대하여 배치예정업무에 대한 적합성 평가를 위하여 사업주가 실시하는 건강진단

④ 수시건강진단은 특수건강진단대상업무로 인하여 해당 유해인자에 의한 직업성 천식, 직업성 피부염, 그 밖에 건강장해를 의심하게 하는 증상을 보이거나 의학적 소견이 있는 근로자에 대하여 사업주가 실시하는 건강진단

⑤ 임시건강진단은 다음에 해당하는 경우에 특수건강진단대상 유해인자 또는 그 밖의 유해인자에 의한 중독 여부, 질병에 걸렸는지 여부 또는 질병의 발생 원인 등을 확인하기 위하여 지방고용노동관서의 장의 명령에 따라 사업주가 실시하는 건강진단

- 같은 부서에 근무하는 근로자 또는 같은 유해인자에 노출되는 근로자에게 유사한 질병의 자각 · 타각증상이 발생한 경우
- 직업병 유소견자가 발생하거나 여러 명이 발생할 우려가 있는 경우
- 그 밖에 지방고용노동관서의 장이 필요하다고 판단하는 경우

(4) 건강진단 결과의 보고

건강진단기관이 건강진단을 실시하였을 때에는 그 결과를 고용노동부장관이 정하는 건강진단개인표에 기록하고, 건강진단 실시일부터 30일 이내에 근로자에게 송부하여야 함.

(5) 건강진단 결과애 따른 사후관리

① 사업주는 건강진단 결과표에 따라 근로자의 건강을 유지하기 위하여 필요할 때에는 작업 장소 변경, 작업 전환, 근로시간 단축, 야간근로의 제한, 작업환경측정 또는 시설 · 설비의 설치 · 개선 등 적절한 조치를 하고, 근로자에게 내용에 대하여 설명해야 함.

① 사업주는 건강진단 결과표를 송부받은 날부터 30일 이내에 사후관리 조치결과 보고서에 건강진단 결과표, 근로자에 대한 조치 내용 또는 실시 계획 등을 첨부하여 관할 지방고용노동관서의 장에게 제출해야 함.

(6) 건강진단결과 판정 등 내용

건강관리 구분 판정은 현 상태에서 질병을 예방하기 위해 어떤 예방조치나 관리가 필요한지를 결정하는 데 참고하는 기준

① 건강관리 구분 판정

건강관리 구분		건강관리 구분 내용
A		건강관리상 사후관리가 필요 없는 근로자(건강한 근로자)
C C	C_1	직업성 질병으로 진전될 우려가 있어 추적검사 등 관찰이 필요한 근로자 (직업병 요관찰자)
	C_2	일반질병으로 진전될 우려가 있어 추적관찰이 필요한 근로자(일반질병 요관찰자)
D D	D_1	직업성 질병의 소견을 보여 사후관리가 필요한 근로자(직업병 유소견자)
	D_2	일반질병의 소견을 보여 사후관리가 필요한 근로자(일반질병 유소견자)
R		건강진단 1차 검사결과 건강수준의 평가가 곤란하거나 질병이 의심되는 근로자(제2차 건강진단 대상자)

4. 직업병

근로자들이 작업환경에 폭로되어 그 직업에 종사함으로써 발생하는 질병

(1) 직업병의 원인

① **물리적 원인** : 소음, 진동, 고열, 한냉, 유해광선, 전리방사선 등

② **화학적 원인** : 가스, 유기용제, 중금속

③ **분진에 의한 원인** : 유리규산, 석면, 면분진, 탄분진 등

④ **생물학적 원인** : 세균, 곰팡이, 동식물 등

(2) 열중증 : 고온 · 고습한 작업환경에서 발생되는 질환의 총칭

① 열경련(heat cramps)

- 원인 : 지나친 발한에 의한 체내 수분 및 염분의 손실
- 증상 : 이명, 구기, 현기증, 사지경련
- 구급처치 : 서늘한 바람이 잘 통하는 곳에 옮기고, 1~2L의 생리적 식염수 정맥주사

② 열허탈증(heat collapse)

- 원인 : 말초혈액순환의 부전
- 증상 : 전신권태, 두통, 구기, 현기증, 의식상실
- 구급처치 : 강심제, 포도당 및 생리적 식염수 주사

③ 열사병(heat stroke) : 울열증

- 원인 : 체온조절 중추의 기능장애로 체온조절 부조화
- 증상 : 뇌온상승, 현기증, 이명, 두통, 혼수, 동공반응 소실
- 구급처치 : 두부를 냉각시키고 냉수를 마시게 하고, 생리적 식염수 주사

④ 열쇠약증(heat prostration)

- 원인 : 고열에 의한 만성적 체열소모, 비타민 B_1 결핍
- 증상 : 전신권태, 식욕부진, 위장장애, 빈혈
- 처치 : 비타민 B_1의 투여와 영양공급 및 휴양

(3) 분진에 의한 장애

① 진폐증(pneumoconiosis) : 분진을 흡입함으로써 발생되는 폐포의 병적 변화
　– 먼지입자 크기 : 0.5~5㎛, 폐의 섬유화(fibrosis) 초래

- 규폐증(silicosis) : 유리규산(SiO_2)의 분진 흡입으로 폐에 만성섬유증식 발생 질환으로 토석 채취업, 암석가공업, 도자기업, 요업, 석탄공업, 유리제조업 등
- 석면폐증 : 소화용제, 절연제, 내화직물제조 근로자 다발, 건물제제(스레이트)
- 면폐증 : 만성호흡기 질환, 만성기관지염, 폐기종, 천식성 호흡곤란, 가래 등
- 농부폐증 : 곰팡이가 핀 건초 등 식물성 분진을 흡입함으로써 생기는 폐질환

(4) 공업중독

① 납 중독

- 산업장 : 납광산, 납제련, 축전지제조업, 페인트와 안료제조, 인쇄업 등
- 급성증상 : 식욕감퇴, 구토, 복부팽만감, 구역, 두통, 변비, 관절통, 근육통
- 만성증상 : 기억력 감퇴, 경련, 난청, 망상, 정신착란, 혼수 등 또는 사망
- 납 중독의 4대 증상 : 빈혈, 연연(구강치은부 암청회색침착: Lead Line), 호염기성 과립적혈구의 증가, 소변 중 코프로폴피린(Coproporphyrin) 검출

② 수은 중독

- 산업장 : 수은광산, 약품제조, 수은추출작업 – 수은증기에 폭로
- 증상 : 구내염, 치은출혈, 치은발적, 근육경련, 정신증상 – 홍독성 흥분, 피로감, 시력저하, 언어장애, 보행장애, 운동실조 등

③ 카드뮴 중독

- 산업장 : 카드뮴 정련가공, 도금작업, 합금제조, 합성수지, 도료, 비료제조 등
- 증상 : 급성위장염, 복통, 구토, 설사, 급성폐렴, 호흡곤란, 흉부압박감 등
- 골다공증, 골연화증 및 말초신경장애
- 3대 만성증상 : 폐기종, 신기능장애, 단백뇨

④ 크롬 중독 (Cr + 6 > Cr + 3)

- 산업장 : 크롬도금작업, 크롬산염을 촉매로 취급하는 작업
- 급성증상 : 신장장애 – 과뇨증, 무뇨증, 요독증
- 만성증상 : 기침, 두통, 호흡곤란, 위장장애, 비점막 염증, 폐렴 등
- 주증상 : 비중격 천공

⑤ 망간중독

- 산업장 : 제강공
- 증상 : 무력증, 식욕감퇴, 두통, 현기증, 흥분성 발작 등이 나타남. 더 진전되면 파킨슨병과 비슷한 증상으로 안면근육의 이상이나 운동실조 등이 나타남.

⑥ 유기용제 중독

- 벤젠 중독 : 조혈기능장애
- 트리클로로에칠렌 중독 : 시신경장애, 중추신경장애, 조혈기능장애

4장 환경보건 출제예상문제 및 해설

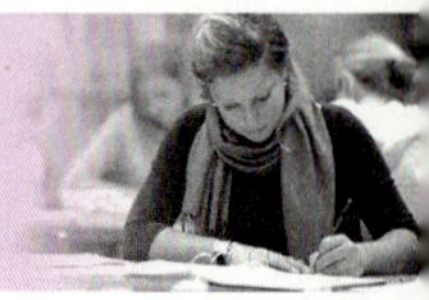

01 실내공기의 오염도를 판정하는 기준을 CO_2로 하는 이유는?

① 산소량과 반비례하므로
② 미량이라도 유해한 기체이므로
③ CO_2가 CO가스로 변화하므로
④ 공기 오탁의 전반적인 상태를 추측할 수 있기 때문에
⑤ 공기 중 산소, 질소 등의 가스 구성비를 알 수 있기 때문에

정답 및 해설

해설 CO_2는 실내공기의 오염의 지표

정답 ④

02 다음에서 설명하는 것은 무엇인가?

> 이것과 헤모글로빈의 결합력은 산소와 헤모글로빈의 결합력보다 300배나 강하다.
> 헤모글로빈과 이것이 결합 생성되어 혈액의 산소 운반능력이 상실된다.
> 장기간 흡입 시 조직은 산소부족이 되며, 운동중추가 가장 빨리 영향을 받는다.

① NO_2
② CO
③ CH
④ O_3
⑤ SO_2

정답 및 해설

해설 일산화탄소는 HbO_2 형성 방해와 COHb로 결합하여 조직의 무산소증을 초래한다. 일산화탄소는 Hb와 결합력이 산소에 비해 200~300배(약 250배) 강하다.

정답 ②

03 다음과 같은 상태에서 그 해결책은?

> 실내에 다수인이 장시간 밀집되어 있을 때 고온 · 고습 · 무기류와 유해가스 발생 · O_2 부족 · 악취발생 등 공기의 이화학적 조성의 변화에 의해 불쾌, 권태감, 두통, 구토, 현기증 등에 의해 군집독이 발생할 수 있다.

① 난방
② 냉방
③ 목욕
④ 환기
⑤ 식염수 공급

정답 및 해설

해설 군집독은 실내에서 고온, 고습, 무기류와 유해가스 발생, O_2 부족, 악취 발생 등 공기의 이화학적 조성 변화에 의해 발생한다. 군집독은 다수의 사람이 장시간 밀폐상태에 있을 때 나타나는 불쾌, 권태감, 두통, 구토, 현기증 등을 나타내며 관리방법은 환기이다.

정답 ④

04 다음 내용에서 알 수 있는 환경위생학적 의미는?

> 1953년, 에드먼드 힐러리와 함께 에베레스트를 초등정한 텐징 노르가이에 의해 세르파라는 소수민족이 알려졌다. 이들은 고산지대에 살면서 다른 지역의 사람들보다 추운 기후와 높은 고도에서 생활하기 적합한 신체를 가지게 되었다.

① 기후순화
② 기후적응
③ 고산 적응
④ 인간의 항상성
⑤ 불모지 개척

정답 및 해설

해설 기후순화(acclimatization)에 대한 문제로 외부 환경의 변동이 장시간 계속되면 생리적인 적응을 거쳐 내부 환경의 변화에 의하여 새로운 적응한도가 성립되는 현상을 말한다. 이러한 인체의 순화 형태는 외부환경의 변화가 장시간 지속되는 상황에서 일어나는 현상으로 이 현상은 고원지대에 사는 원주민에게서 흔히 볼 수 있다.

정답 ①

05 다음 내용에서 알 수 있는 공기의 물질은?

> 고압상태로부터 급속히 감압할 때 체액 중에 용해되어 있던 공기가스가 기체로 바뀌며 기포를 형성하여 모세혈관에 혈전을 일으킨다. 전신의 동통과 신경마비 혹은 보행곤란 등을 일으키는 것으로 주로 잠수작업을 하는 사람에게 잠수병을 일으킨다.

① 산소　② 이산화탄소
③ 일산화탄소　④ 질소
⑤ 수소

정답 및 해설

해설 감압(減壓)병 또는 잠함병(caisson disease)에 대한 설명으로 이러한 병을 유발시키는 원인은 질소이다. 질소는 공기의 약 78%를 차지하고 있는 불활성 기체이고 정상기압에서는 인체에 피해를 주지 않지만 고기압환경이나 감압 시에는 영향을 준다.

정답 ④

06 다음 중 (　　　　)에 들어갈 적당한 것은?

> 사우나에 들어갔을 때 안의 온도가 높아지면 포화습도가 높은 관계로 사우나실의 습도는 낮아 건조하다. 겨울 같은 경우에 사우나 문을 열면 갑자기 수증기(노점 : dew point)가 발생하는 것은 사우나 밖의 온도가 낮아 함유할 수 있는 (　　　　)이(가) 줄어들면서 이슬점이 생기는 현상이다.

① 절대수증기량　② 포화수증기량
③ 포차　④ 상대습도
⑤ 수증기량

정답 및 해설

해설 포화수증기량은 온도에 따라 달라진다. 즉, 온도가 높을수록 포화수증기량은 많아지고 온도가 낮을수록 포화수증기량은 낮아진다. 특히, 겨울에는 방안의 절대습도는 일정한데 방안 온도를 높이면 포화습도가 높아져 방안이 건조하여 호흡기질환이 유발되기 쉽다.

정답 ②

07 다음은 온열조건의 종합작용 중 무엇에 대한 설명인가?

미국의 톰(E. C. Thom)이 1959년에 고안하여 발표한 체감기후를 나타내는 지수인데, 기온과 습도의 조합으로 온습도지수라고도 한다. 실제로 이 지수는 복사나 기류가 포함되어 있지 않아 감각온도와 차이가 있을 수 있는 결점이 있기 때문에 여름철 실내의 무더위 기준으로만 사용되고 있다.

① 쾌감대
② 감각온도
③ 불쾌지수
④ 카타 냉각력
⑤ 체감온도

정답 및 해설

해설 불쾌지수(Discomfort index)는 1959년 이후 미국에서 이용(E.C. Thom). 기온이나 기습의 영향에 의해 인체가 느끼는 불쾌감을 숫자로 표시(기류, 복사열이 고려되지 않음)

DI = (건구온도℃ + 습구온도℃) × 0.72 + 40.6

- 70 : 10% 정도의 불쾌감
- 75 : 50% 정도
- 80 : 거의 모든 사람
- 85 이상 : 견딜 수 없는 상태

정답 ③

08 다음 설명한 자외선의 파장은?

이 파장은 사람의 몸에 유익한 작용을 하기 때문에 생명선 또는 Dorno의 건강선이라고 하는데, 도르노(Dorno Arla)가 발견했다.

① 1700~2200Å
② 1900~2400Å
③ 2200~2700Å
④ 2800~3200Å
⑤ 3000~3400Å

정답 및 해설

해설 도르노(Dorno Arla)가 발견한 건강선(Dorno-ray)은 2800~3200Å으로 적혈구·백혈구·혈소판 증가, 피부의 색소침착, 혈압강하, 신진대사 촉진, 피부결핵, 관절염 치료작용, 비타민 D 생성작용을 한다.

정답 ④

09 다음 내용으로 알 수 있는 것은?

> 어느 학자의 연구에 의하여 강물을 아무 여과 없이 공급하는 것보다 물을 여과하여 공급함으로써 콜레라와 같은 수인성 감염병이 감소할 뿐만 아니라 일반 사망률이 감소하는 결과를 가져왔다.

① 밀즈-라인케(Mills-Reincke) 현상
② 세지윅(Sedgwick) 현상
③ 맥너트(Mac Nutt) 현상
④ 스노(Snow) 현상
⑤ 코흐(Koch) 현상

정답 및 해설

해설 mills-Reinke 현상은 여과하여 급수한 결과 수인성 질병감소와 일반사망률도 감소하는 현상으로 1893년 미국의 Mills 가 Massachusetts/Lawrence강에서 연구, 독일의 Reincke가 Hamburg/Elbe강에서 콜레라를 연구하였으며 그 후 Sedgwick/Mac Nutt도 똑같은 결과를 얻었다.

정답 ①

10 대장균지수(Coli Index)가 의미하는 것은?

① 대장균을 검출한 최소 검수량
② 검수 50mL 중 대장균 수
③ 검수 100mL 중 대장균 수
④ 대장균을 검출한 최소 검수량의 역수
⑤ 대장균과 일반세균의 비율

정답 및 해설

해설 상수의 수질검사 항목 중 대장균의 수질검사기준은 일반적으로 검수 100mL당 대장균군수이며 대장균군 검사법으로는 최확수(MPN)가 사용되며, 대장균지수(Coli Index)는 대장균을 검출한 최소 검수량의 역수(逆數)를 의미한다.

정답 ④

11 급속사여과법의 특성과 관계가 없는 것은?

① 보통 침전법
② 역류 세척법
③ 여과속도는 120m/day
④ 1차 사용일수는 12시간~2일
⑤ 동결이 잘 되는 추운 지역에서 사용

정답 및 해설

해설 급속사여과법에서는 약품침전법을 사용하기 때문에 보통침전법과는 무관하며, 보통침전법은 완속사여과법에서 적용된다.

정답 ①

12 음용수 소독에 염소를 사용하는 이유와 관계가 없는 것은?

① 강한 소독력이 있기 때문에
② 강한 잔류효과가 있기 때문에
③ 조작이 간편하기 때문에
④ 경제적이기 때문에
⑤ 무취, 무독하기 때문에

정답 및 해설

해설 염소소독의 장단점

① 상점 : 강한 소독력, 강한 잔류 효과, 조작이 간편함, 경제적임.
② 단점 : 강한 냄새, TriHaloMethane(THM) 생성에 의한 독성 있음.

정답 ⑤

13 다음에서 설명하는 물속의 물질은?

> 이것이 너무 많이 들어 있는 물을 장기음용하면 반상치를, 너무 적게 들어 있는 물을 장기음용하면 치아우식의 원인이 된다. 특히, 8~9세 정도의 어린이에게 많이 발생한다.

① 인 ② 칼슘 ③ 철분
④ 불소 ⑤ 납

정답 및 해설

해설 수중 불소가 너무 많이 녹아 있는 물을 장기음용하면 반상치를, 너무 적게 들어 있는 물을 장기음용하면 치아우식증의 원인이 된다.

정답 ④

14 다음과 같은 내용으로 보아 그 특성에 맞는 감염병은?

- 환자발생이 폭발적이다.
- 음료수에서 동일 감염병의 병원체가 검출된다.
- 2차 환자발생률이 낮으며 치명률도 낮다.
- 하절기에 많으나 계절과 관계없이 일어난다.

① 일본뇌염
② 홍역
③ 유행성 이하선염
④ 렙토스피라증
⑤ 세균성 이질

정답 및 해설

해설 수인성 감염병은 물로 전파되는 감염병으로 장티푸스, 콜레라, 세균성 이질 등이다. 일반적으로 잠복기는 길고 치명률이 낮은 편이며, 2차 발병률이 호흡기 질환에 비하여 낮아 가족집적성도 낮게 나타난다.

정답 ⑤

15 BOD와 DO에 대한 설명으로 옳은 것은?

① BOD는 수중에 용해되어 있는 산소량을 말한다.
② BOD가 높을수록 유기물질이 적고, 오염도가 낮다.
③ 5°C에서 20일간 배양한 BOD를 이용한다.
④ BOD가 낮을수록, DO가 높을수록 오염도가 낮다.
⑤ DO는 수온이 높을수록, 기압이 낮을수록 증가한다.

정답 및 해설

해설 BOD와 DO에 대한 설명

① DO(dissolved oxygen, 용존산소) : 수중에 용해되어 있는 산소량
- DO가 클수록 수질이 양호하고 수온이 낮을수록 증가
- 물고기의 서식을 위해서 5ppm 이상

② BOD(biochemical oxygen demand, 생물화학적 산소요구량)
- 호기성 미생물에 의해 수중의 유기물이 산화되는 데 소비되는 DO 농도(ppm)로 측정
- 초기 DO 농도와 20℃에서 5일간 방치 후 DO 농도의 차로부터 산출
- BOD가 높을수록 수중에 다량의 유기물이 함유되어 있음을 의미(수질악화)
- 5ppm이 되면 자정능력 상실, 10ppm이 넘으면 악취 발생

정답 ④

16 아래와 같은 특성을 지닌 오염물질은?

- 일본의 구마모토현 미나마타시 인근 화학공장에서 방류한 오염물질이 원인됨
- 오염된 어패류를 먹은 사람들에게서 발병현상이 일어남
- 뇌나 중추신경계에 영향을 주어 신경마비를 일으킴
- 주 증상으로 시각기능장애, 언어장애, 보행 실조, 행동장애 등

① 망간(Mn) ② 수은(Hg) ③ 카드뮴(Cd) ④ 크롬(Cr) ⑤ 납(Pb)

정답 및 해설

해설 미나마타병은 수은중독으로 인해 발생하는 다양한 신경학적 증상과 징후를 특징으로 하는 것으로 1956년 일본의 구마모토현 미나마타시에서 메틸수은이 포함된 조개 및 어류를 먹은 주민들에게서 집단적으로 발생하면서 사회적으로 큰 문제가 되었다. 메틸수은은 인근의 화학 공장에서 바다에 방류된 후 어패류에 축적되어 주 증상으로 시각 기능장애, 언어장애, 보행 실조, 행동장애 등을 일으킨다.

정답 ②

17 태평양상의 무역풍이 약화되면 해수의 흐름이 적도의 난류가 동쪽으로 강하게 흘러 페루 부근은 평년보다 2℃ 이상 상승하여 호우와 홍수가, 반대편 서부에는 큰 가뭄이 발생하는 것은?

① 엘니뇨 현상 ② 라니냐 현상
③ 사이클론 ④ 허리케인
⑤ 타이푼

정답 및 해설

해설 엘니뇨 현상은 태평양상의 무역풍이 약화되어 적도의 강력한 난류가 동쪽으로 강하게 흐름에 따라, 페루 부근은 호우가 발생하고 반대편 서부에는 큰 가뭄이 발생한다.

정답 ①

18 다음 내용에 해당하는 국제 환경협약은?

오존층 파괴 물질인 염화불화탄소(CFCs)의 생산과 사용을 규제함을 목적으로 하는 것으로 1989년 1월에 발효되었으며, 한국은 1992년 2월에 가입하였다.

① 런던 협약
② 바젤 협약
③ 람사르 협약
④ 몬트리올 의정서
⑤ 기후변화 방지 협약

정답 및 해설

해설 의정서의 공식명칭은 '오존층 파괴물질에 관한 몬트리올 의정서' 이다. 몬트리올 의정서는 프레온가스(CFCs)나 할론 등 지구대기권 오존층을 파괴하는 물질에 대한 사용금지 및 규제를 통해 오존층 파괴로부터 초래되는 인체 및 동식물에 대한 피해를 최소화하기 위한 목적으로 1987년 9월 채택되어 1989년 1월 발효되었다. 우리나라는 1992년 2월 동 의정서에 가입(1992년 5월 발효)하였다.

정답 ④

19 다음 내용으로 알맞은 것은?

인간은 좋은 환경에서 쾌적한 생활을 영위할 기본적인 권리가 있고, 현재와 미래에 있어서 공기와 물 등의 자연생태계를 포함하여 지구의 천연자원이 적절히 계획 관리되어야 한다.

① 국제환경협약
② 대기오염
③ 지구온난화
④ 인간환경선언
⑤ 환경오염

정답 및 해설

해설 1972년 6월에 스톡홀름에서 개최한 국제인간회의에서 '인간환경선언' 의 4대 원칙은 다음과 같다.

① 인간은 좋은 환경에서 쾌적한 생활을 영위할 기본적인 권리가 있다.
② 현재와 미래에 있어서 공기, 물 등의 자연생태계를 포함하여 지구의 천연자원이 적절히 계획 관리되어야 한다.
③ 유해물질의 배출로 인하여 생태계가 회복불능 상태로 영향을 받지 않아야 한다.
④ 경제개발, 사회개발, 도시계획 등의 모든 계획은 환경의 보호와 향상을 고려하고 계획되어야 한다.

정답 ④

20 대기오염물질 중 광화학 반응에 의해서 생성된 2차 오염물질은?

① 오존, PAN ② 일산화탄소, 일산화질소 ③ 이산화황, 이산화질소
④ 탄화수소, 질소산화물 ⑤ 탄산가스, 알데히드

정답 및 해설

해설 2차 오염물질 : O_3, PAN, PPN, 광화학산화물, 알데히드, 아크로에딘 등
1차 오염물질 : 대기오염 발생원으로부터 직접 대기 중으로 배출되는 CO, CO_2, NO_2, SO_2, NH_3, Pb, Zn, Hg, 매연 등

정답 ①

21 다음 설명으로 옳은 것은?

> 바람이 적고 맑은 날 밤에 잘 나타난다. 밤중에 지표에서 재복사되는 장파장의 열선이 방출되고 지표의 열이 손실되어 지표가 냉각됨으로써 대기를 하부로부터 냉각시키게 된다. 그러므로 위쪽에 있는 공기보다 한랭하게 되는 경우로 여름보다 겨울에 많이 일어나는데, 이것은 겨울밤이 길기 때문이다.

① 침강성 역전 ② 전선성 역전 ③ 해풍형 역전
④ 훈증형 역전 ⑤ 복사성 역전

정답 및 해설

해설 복사역전
기온역전은 찬공기 위에 따뜻한 공기가 있는 것, 즉 지상고도에 따라 기온이 상승하는 현상으로 방사성 역전(복사성 역전)은 야간에 대지가 복사에 의해서 냉각되면 따뜻한 공기 밑에 차가운 공기층이 생겨 대지가 태양에 의해 뜨거워질 때까지 공기의 수직운동이 정지되어 오염물질이 아래쪽으로 쌓여 대기오염현상을 초래하게 된다.

정답 ⑤

22 London형 스모그의 설명 중 옳지 않은 것은?

① 복사성 역전에 의해 발생한다.
② 발생 주 원인은 자동차 배기가스 때문이다.
③ 주로 석탄연소에 의한 오염물질로 발생한다.
④ 무풍 상태에서 매연이나 황산화물 등이 문제이다.
⑤ 인체에 대한 영향은 주로 호흡기계 질환이다.

정답 및 해설

해설 발생 주 원인은 석탄연소에 의한 오염물질이다.

정답 ②

23 링겔만 비탁표(Ringelmann smoke chart)는 몇 도로 구분되어 있는가?

① 0~3도 ② 0~4도 ③ 0~5도 ④ 1~5도 ⑤ 1~6도

정답 및 해설

해설 매연 배출량의 측정은 링겔만 비탁표(0~5도)로 하며 링켈만 비탁표의 매연농도기준은 2도인데 매연농도 = 비탁도 × 20(%) = 40%가 된다.

정답 ③

24 인류가 당면한 환경오염문제와 그 결과의 연결이 잘못된 것은?

① 적외선 증가 – 구루병 발생
② 삼림 파괴 – 사막화
③ 산성비 – 식물성장의 억제
④ 프레온(CFC) 가스 – 대기의 오존층 파괴
⑤ 이산화탄소(CO_2) 증가 – 온실효과 발생

정답 및 해설

해설 산업화 후 환경오염으로 이산화탄소(CO_2) 증가는 온실효과를 발생시키고 기후변화와 프레온(CFC)가스에 의한 오존층 파괴와 개발에 의한 삼림 파괴는 사막화를 초래하고 있으며 산성비로 인한 삼림 파괴 및 고사가 일어나고 있다. 그러나 환경오염과 적외선 증가는 상관이 없으며 구루병 발생은 비타민 D 부족 시 일어날 수 있고 자외선을 받으면 구루병을 예방할 수 있다.

정답 ①

25 다음 중 지구 온난화에 가장 큰 영향을 미치는 오염물질은?

① 아황산가스 (SO_2)
② 아산화질소 (N_2O)
③ 염화불화탄소 (CFCs)
④ 메탄 (CH_4)
⑤ 이산화탄소 (CO_2)

정답 및 해설

해설 온실가스는 CO_2, CH_4, N_2O, CFCs, HFCs, PFCs, SF_6 및 대류권의 O_3 등이 대표적이다.

정답 ⑤

26 부영양화를 일으키는 오염물질은?

① 광산물질, 질산염, 합성세제
② 무기물질, 합성세제, 광산물질
③ 유기물질, 질산염, 인물질
④ 인물질, 납물질, 다이옥신
⑤ 농약, 이산화탄소, 인물질

정답 및 해설

해설 수중의 질소, 인, 탄소 성분이 부영양화 현상을 초래하는 원인물질로 작용한다.

정답 ③

27 생화학적 산소요구량(BOD)을 가장 잘 표현한 것은?

① 수중의 용존 산소량
② 수중생물의 서식에 필요한 산소량
③ 수중의 유기물을 산화하는 데 소비되는 산소량
④ 수중에 용존되는 대기 중의 산소 손실량
⑤ 20℃에서 5일간 수중에 용존되는 산소량

정답 및 해설

해설 생화학적 산소요구량(Biochemical Oxygen Demand: BOD)
하수 중의 유기물질이 미생물에 의해 분해 산화되어서 보다 안정된 무기물질과 가스체로 되는 데 필요한 하수 중 용존 산소의 손실량을 측정함으로써, 간접적으로 하수의 오염도를 측정하는 방법으로 20℃에서 5일 동안 측정한다. BOD치가 높다는 것은 분해 가능한 유기물질이 많이 함유되어 있다는 것을 의미하며, 하수의 오염도가 높다는 것을 뜻한다.

정답 ③

28 성층권에서 오존층 고갈의 주요 원인물질은?

① H_2S ② CFCs ③ NOx ④ O_3 ⑤ CO

정답 및 해설

해설 오존층 파괴의 원인물질은 염화불화탄소화합물(CFCs)과 할론가스(Halon)이며 오존층 파괴물질의 생산 및 소비삭감을 주요 내용으로 하는 몬트리올 의정서 채택

정답 ②

29 미나마타병의 원인 물질은?

① 소음 ② 수은 ③ 진동 ④ 규소분진 ⑤ 카드뮴

정답 및 해설

해설 유기수은 중독은 먹이사슬에 의한 생물농축의 미나마타병(Hunter-Russel 증후군)으로 알려짐

정답 ②

30 다음 내용으로 알 수 있는 것은?

> 주로 고온환경에서 심한 육체적 노동을 할 때 발생하며, 지나친 발한에 의한 탈수와 염분손실이 원인이다. 현기증 · 귀울림 · 두통 · 경련 등의 증상이 나타난다.

① 열피로 ② 열사병 ③ 열경련 ④ 일사병 ⑤ 열실신

정답 및 해설

해설 열경련(heat cramps) : 고온환경에서 심한 근육운동 시 발한에 의한 탈수와 염분의 손실로 근육경련 발생, 체온이나 혈압의 현저한 상승은 없으나 현기증, 이명, 두통, 구토 등

정답 ③

31 작업상 소음성 난청의 초기증상을 나타낼 수 있는 음역은 몇 Hz인가?

① 2,000Hz ② 3,000Hz ③ 4,000Hz ④ 5,000Hz ⑤ 6,000Hz

정답 및 해설

해설 소음성 난청의 초기증상을 나타는 음력은 4,000Hz로서 audio gram C_5- dip이라고 한다.

정답 ③

32 레이노드씨 병(Raynaud's disease)이 자주 발생하는 작업장은?

① 고온공구 사용 작업장
② 진동공구 사용 작업장
③ 자외선기기 사용 작업장
④ 소음기기 사용 작업장
⑤ 페인트 연료 작업장

정답 및 해설

해설 진동공구를 사용하는 사업장에서 일어나는 직업병으로서 수지의 간헐적인 창백, 청색증을 주증상으로 하는데, 수지에 동통, 마비감, 냉감 등이 일어난다.

정답 ②

33 이따이 이따이병과 같이 폐기종, 신장기능 장애, 단백뇨 및 골연화증을 일으키는 수질 오염물질은?

① Mn ② Hg ③ Pb ④ Cr ⑤ Cd

정답 및 해설

해설 카드뮴은 간과 신장에 축적되어 골연화증 유발, 이따이 이따이병의 원인물질

정답 ⑤

34 다음 내용으로 알 수 있는 것은?

> 높은 기압에서 감압하는 과정에서 발생하는 장애로 급격한 감압에 따라 혈액과 조직에 용해되어 있던 질소가 기포를 형성하여 일으키며 순환장애와 조직손상을 일으킨다.

① 고산병 ② 잠함병 ③ 청색증 ④ 백내장 ⑤ 질소중독

정답 및 해설

해설 잠함병은 체지방조직에 용해되어 있는 질소가 감압에 의해 기포화하여 공기 색전을 일으키며, 신경마비, 보행곤란, 순환장애, 혼수상태에 이른다.

정답 ②

35 건강관리구분판정기준 설명으로 옳지 않은 것은?

① A – 건강관리상 사후관리가 필요 없는 근로자(건강한 근로자)
② C_1 – 직업성 질병으로 진전될 우려가 있어 추적검사 등 관찰이 필요한 근로자(직업병 요관찰자)
③ D_1 – 일반질병으로 진전될 우려가 있어 추적관찰이 필요한 근로자(일반질병 요관찰자)
④ D_2 – 일반 질병의 소견을 보여 사후관리가 필요한 근로자(일반질병 유소견자)
⑤ R – 건강진단 1차 검사결과 건강수준의 평가가 곤란하거나 질병이 의심되는 근로자(제2차 건강진단 대상자)

정답 및 해설

해설 건강관리구분판정은 현 상태에서 질병을 예방하기 위해 어떤 예방조치나 관리가 필요한지를 결정하는 데 참고하는 기준

- A : 건강관리상 사후관리가 필요 없는 근로자(건강한 근로자)
- C_1 : 직업성 질병으로 진전될 우려가 있어 추적검사 등 관찰이 필요한 근로자 (직업병 요관찰자)
- C_2 : 일반질병으로 진전될 우려가 있어 추적관찰이 필요한 근로자(일반질병 요관찰자)
- D_1 : 직업성 질병의 소견을 보여 사후관리가 필요한 근로자(직업병 유소견자)
- D_2 : 일반 질병의 소견을 보여 사후관리가 필요한 근로자(일반질병 유소견자)
- R : 건강진단 1차 검사결과 건강수준의 평가가 곤란하거나 질병이 의심되는 근로자(제2차 건강진단 대상자)

정답 ③

36 흡연을 하는 근로자가 암에 잘 걸릴 수 있는 작업장은?

① 크롬 작업장 ② 카드뮴 작업장 ③ 수은 작업장
④ 석면 작업장 ⑤ 납 작업장

정답 및 해설

해설 석면분진흡입으로 폐에 만성 섬유증식 폐암을 유발할 수 있다. 석면은 소화용제, 절연제, 내화직물 제조 근로자에게 다발

정답 ④

37 규폐증에 관한 설명으로 옳지 않은 것은?

① 폐활량이 감소한다.
② 규산분진 흡입은 폐결핵 합병증의 원인이 된다.
③ 0.1 이하의 규산진이 가장 유해하다.
④ 호흡장애, 흉통, 기침 등의 증세가 있다.
⑤ 폐포조직에 규폐결절이 형성된다.

정답 및 해설

해설 규폐증을 일으킬 수 있는 먼지(SiO_2)의 크기는 0.5~5μ

정답 ③

38 다음 내용으로 알 수 있는 사람은?

> 이 사람에 의하면 재해구성비율은 1 : 29 : 300의 법칙이라고 했으며 이것은 330회의 사고 가운데 중상 또는 사망 1회, 경상 29회, 무상해사고 300회의 비율로 사고가 발생한다고 하였다.

① 라마치니(Ramazzini) ② 채드윅(E.Chadwick)
③ 하인리히(Heinrich) ④ 프랑크(J.P.Frank)
⑤ 존 스노(John Snow)

정답 및 해설

해설 하인리히(Heinrich)는 재해구성비율 1 : 29 : 300의 법칙을 주장
라마치니(Ramazzini)는 직업병에 관한 저서를 출간
채드윅(E.Chadwick)은 영국 노동인구의 위생 상태에 관한 조사 보고서 제출
프랑크(J.P.Frank)는 의사경찰체계라는 위생행정에 관한 12권의 저서를 출간
존 스노(John Snow)는 콜레라에 관한 역학조사 보고서 제출

정답 ③

39 산업장에서 근로시간당 산업재해가 일어나는 지표는?

① 재해율(건수율)

② 재해일수

③ 업무상 재해일수

④ 강도율

⑤ 도수율

정답 및 해설

해설 산업재해 지표

① 건수율(연 천인율) = (재해건수/평균 실근로자수) × 1,000

② 도수율(빈도율) = (재해건수/연 근로시간수) × 1,000,000

③ 강도율 = (근로손실 일수/ 연 근로시간수) × 1,000

정답 ⑤

40 위험한 환경이거나 직업병 예방이 필요한 경우 주기적으로 실시하는 건강검진은?

① 일반건강진단

② 특수건강진단

③ 배치 전 건강진단

④ 수시건강진단

⑤ 임시건강진단

정답 및 해설

해설
- 업무상 질병을 예방하고 근로자의 건강을 유지 증진하기 위하여 매년 근로자의 건강진단을 실시하도록 산업안전보건법에 정기적으로 일반건강진단, 특수건강진단, 배치 전 건강진단, 수시건강진단 및 임시건강진단을 실시하도록 의무화 되어있다.
- 일반건강진단은 고혈압, 당뇨 등 일반 질병을 조기에 발견하기 위해서 정기적으로 사무직 근로자의 경우 2년에 1회 기타 근로자는 1년에 1회 이상 실시한다.
- 특수건강진단은 유해인자에 노출되는 업무에 종사하는 근로자 등을 대상으로 유해인자로 인한 직업병을 조기발견을 위해서 실시하는 건강진단이다.

정답 ②

5장 식생활과 건강

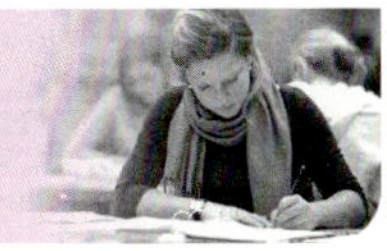

1. 식품위생

1. 식품위생의 개념

(1) 식품위생의 정의 : WHO의 환경위생전문학회

식품위생이란 "식품의 생육, 생산, 제조로부터 최종적으로 사람에게 섭취될 때까지의 모든 단계에 있어서 식품의 안전성, 건강성, 건전성을 확보하기 위한 모든 수단을 말한다" 라고 정의

(2) 식품위생의 대상 : 식품, 첨가물, 기구 및 용기와 포장을 대상으로 하는 음식에 관한 위생

(3) 식품위해요소중전관리기준(HACCP : Hazard Analysis Critical Control Points)

HACCP은 "Hazard Analysis Critical Control Points" 의 머리글자로서, 일명 "해썹" 이라고 부르며 식품위해요소중점관리기준으로 번역하고 있다. HACCP은 위해분석(HA)과 중요관리점(CCP)으로 구성되어 있는데, HA는 위해가능성이 있는 요소를 찾아 분석 · 평가하는 것이며, CCP는 해당 위해 요소를 방지 · 제거하고 안전성을 확보하기 위하여 중점적으로 다루어야 할 관리점이다.

종합적으로, HACCP이란 식품의 원재료 생산에서부터 제조 · 가공 · 보존 · 유통단계를 거침으로써 최종 소비자가 섭취하기 전까지의 각 단계에서 발생할 우려가 있는 위해요소를 규명하고, 이를 중점적으로 관리하기 위한 중요관리점을 결정하여 자주적이며 체계적이고 효율적인 관리로 식품의 안전성(safety)을 확보하기 위한 과학적인 위생관리체계이다.

[HACCP(식품위해요소중점관리기준)의 7원칙]

① 위해분석
② 중요관리점의 특정(特定)
③ 관리기준의 설정
④ 모니터링 방법의 설정
⑤ 개선조치의 설정
⑥ 기록보존 및 문서 작성 규정의 설정
⑦ 검증방법의 설정

2. 식품과 질병

(1) 감염성 질병 : 세균성 이질, 장티푸스, 파라티푸스, 콜레라, 폴리오, 유행성 간염

(2) 인수공통감염병(zoonosis)

장출혈성 대장균감염증, 일본뇌염, 브루셀라증, 탄저, 공수병, 동물인플루엔자 인체감염증, 중증급성호흡기증후군(SARS), 크로이츠펠트-야콥병, 큐열, 결핵, 중증열성 혈소판감소증후군(SFTS) 등

(3) 기생충 질환

회충, 구충, 요충, 편충, 이질아메바, 간디스토마, 폐디스토마, 광절열두조충, 유구조충, 무구조충, 선모충, 아니사키스증 등

3. 식중독(food poisoning)

유해 물질이 음식물에 혼입되고 경구적으로 섭취되어 생리적 이상(위장장애)을 초래하는 질병의 총칭(세균성 식중독, 자연독 식중독, 화학성 식중독)

(1) 세균성 식중독의 특징

① 2차 감염이 없고 오염식품을 섭취함으로써 감염

② 면역성이 없다.

③ 균의 수나 독소량이 많을 때만 발병

④ 잠복기가 짧다.

(2) 감염형 식중독

① 살모넬라증(Salmonellosis, 살모넬라 식중독)

- 원인균 : 장염균, 쥐티푸스균, 돈콜레라균
- 잠복기 : 12~48시간(평균 20시간), 발병률 75% 이상
- 증상 : 설사, 복통, 구토 등을 일으킨다.(열은 38~40℃ 정도)
- 감염경로 : 보균동물(닭, 오리, 소, 돼지) 섭취 시 → 감염환자, 보균자, 기타 동물의 배설물에 오염된 음식물 섭취
- 원인식품 : 어류, 유제품, 어패류 등(장기저장식품)

② 장염 비브리오 식중독 (vibrio food poisoning)

- 원인균 : *Vibrio parahaemolyticus* 3% 식염수에서 생존

- 잠복기 : 8~20시간(평균 12시간)
- 증상 : 급성 위장염(복통, 설사, 구토증 유발)
- 발생시기 : 주로 7~9월에 잘 발생(여름에 국한해서 발생)
- 원인식품 : 어패류, 해산물

③ 병원성 대장균 식중독(E. Coli poisoning)

- 원인균 : *Escherichia Coli O-157*
- 잠복기 : 10~30시간 영유아에게 위험
- 감염원 및 감염경로 : 가축, 사람, 자연환경 등에 광범위하게 분포. 환자, 보균자, 동물의 배설물이 주된 감염원, 어린이 급속확산이 특징이며 *O-157*이 생산하는 베로독소는(세포변성 단백질독소) 대장 점막에 궤양과 출혈을 유발하는 장관출혈성 대장균이다.
- 증상 : 심한 설사(점액성 설사), 복통, 발열, 구토이며 심하면 출혈성 대장염, 용혈성 요독증후군, 혈전성 혈소판감소증 등
- 원인식품 : 햄, 치이즈, 소시지, 두부 등

(3) 독소형 식중독

① 포도싱구균 식중독(staphylococcal food poisoning)

- 원인균 : 황색 포도상구균(*Staphylococcus aureus*), 화농성
- 식중독 원인물질 : 포도상구균이 생성하는 독소 Enterotoxin
- 장독소의 특징 : Enterotoxin(장독소)은 내열성이 아주 강하다(120℃에서 20분 동안 가열처리시에도 파괴 안 됨).
- 잠복기 : 2~3시간
- 증상 : 구토, 설사, 복통(급성 위장염 증상), 치명률 1% 이하
- 원인식품 : 유제품, 김밥, 떡, 도시락 등(늦은 봄과 가을에 발생)

② Botulinus균 식중독(clostridium botulinus food poisoning)

- 원인균 : *Clostridium botulinum*(혐기성, 아포형성세균)
- 원인물질 : 균이 Neurotoxin이라는 신경독소를 분비
- 균의 종류 : A, B, C, D, E, F, G형 중 A, B, E형이 식중독을 일으킴.
- 잠복기 : 12~36시간
- 증상 : 신경장애, 시력장애(복시, 동공산대), 호흡곤란 등. 치명률이 높다.
- 원인식품 : 통조림, 소시지, 유제품 등

(4) 바이러스성 식중독

- 바이러스성 식중독은 기온의 영향을 받지 않아 겨울철에 주로 유행한다는 점
- 감염경로가 다양하다. 식품, 음용수, 변이나 토물, 공기 감염 등
- 장염 바이러스 중 주로 노로바이러스(norovirus), 그 외에 로타바이러스(rotavirus), 장 아데노바이러스(adenovirus), 아스트로바이러스(astrovirus) 등
- 로타바이러스는 주로 6개월에서 2세까지 아이들에게 배탈과 설사, 노로바이러스는 어린이에서 성인에게 까지 집단 식중독 발생시킴

① 노로바이러스(norovirus) 식중독

- 원인균 : norovirus
- 발생경과 : 11월부터 3월에 주로 발생, 여름에 발생하기도 함. 위장염은 심각한 위해 없이 대부분 1~2일 후 완전 회복
- 전파 : 발병 후부터 회복 후 최소 3일까지 전파가능. 적은 수로도 질병 일으킴
  식품이나 음료수는 물론이고 오염된 물건을 손으로, 환자의 간호과정에서 또는 환자와 식품이나 기구 등을 함께 사용했을 때 감염
- 잠복기 : 24~48시간
- 증상 : 구토, 설사, 복통, 메스꺼움, 두통, 오한 및 근육통 유발
- 원인식품 : 식품, 음료수
- 예방 치료 : 바이러스 사멸에는 열탕이나 차아염소산나트륨 사용이 도움이 됨, 항바이러스제제나 예방용 백신이 개발되지 않아 대증요법 의존, 탈수 시 수분보충,

(5) 자연독에 의한 식중독

1) 동물성 식중독

① 복어 중독

- 원인독소 성분 : Tetrodotoxin(5, 6월 산란기에 독성 강함, 내열성이 강함)
- 주요 4대 증상
  - 구순 및 혀의 지각마비
  - 사지의 운동마비
  - 언어장애
  - 호흡근 마비
- 존재 장기 : 복어알 · 난소 · 고환 · 간장 · 내장 · 피부 등

② 조개류 중독

- 모시조개, 바지락의 독소성분 : Venerupin(2~4월이 유독시기, 내열성이 강함)
- 주요 증상 : 전신권태, 구토, 출혈반점, 치아의 출혈, 토혈 등
- 섭조개 : Mytilotoxin = Saxitoxin

2) 식물성 식중독

① 버섯 중독

- 원인독소성분 : muscarin, muscaridine, cholin, neurin, phalin 등
- 주요 증상 : 구토, 설사, 경련, 경직 등

② 감자 중독

- 원인독소성분 : solanin(내열성이 강함)
- 주요 증상 : 용혈작용, 운동중추마비, 복통, 현기증

③ 맥각 중독

- 원인독소성분 : ergotamin, ergotoxin, ergometrin

④ 기타 식물성 식중독(독소성분)

- 청매 : amygdalin
- 독미나리 : cicutoxin
- 목화씨 : gossypol
- 피마자씨 : ricine, ricinen
- 은행 : 청산(HCN)화합물 ; 많이 먹으면 위장장애(구토 · 설사 · 복통), 호흡중추마비

4. 식품의 변질과 보존방법

(1) 식품 보존의 목적

식품이 생물학적 · 화학적 · 물리적 요인 등에 의해 그 품질이 변화하여 섭취할 수 없는 상태에 이른 것을 변질이라 하며 **부패**(putrefaction)는 일반적으로 육류, 달걀, 어패류 등과 같은 단백질을 주성분으로 하는 식품에서 일어나는 유해한 변질에 국한해서 사용하며, 인간에게 유용한 물질이 만들어지면 **발효**(fermentation)라 할 수 있다. 지방이 분해되는 경우를 **산패**(rancidity)라고 하며, 지방이나 탄수화물이 변질되는 현상을 **변패**(deterioration)라고 구분한다.

(2) 식품 보존의 목적

① 식품의 신선도 유지 ② 식품가치 유지
③ 유통, 수송, 비축 등 조치 원활 ④ 식품변질사고 미연 방지
⑤ 영양가 유지

(3) 식품의 보존방법

① 물리적 보존

- 가열법(80℃에서 30분 ; 무아포성균, 120℃에서 20분 ; 아포성균)
- 냉장법(0 ~ 10℃ 사이에서 보관 ; 1 ~ 4℃: 채소 · 과일 · 육류)
- 냉동법(0℃ 이하 : 육류 : −19℃, 어류 : −4 ~ −6℃)
- 건조법(drying) : 수분 15% 이하
- 자외선 및 방사선 이용법(radiation) : 2,500~2,700 Å의 자외선은 강한 살균작용을 이용하고, 최근 식품살균에 CO_{60}, CS_{137}을 사용
- 통조림법(canning)
- 밀봉법(sealing)

② 화학적 보존

- 방부제 첨가법(antispetics) : 식염, 초산, 알코올 등의 정균작용
- 염장법(salting) : 10~20%
- 당장법(sugaring) : 40~50% 농도유지
- 절임법 : 음식을 소금, 설탕, 식초절임으로 미생물의 생육이 억제, 소금 절임은 소금 농도 5% 이상, 당절임은 당의 종류에 따라 다르지만 설탕의 경우는 30% 이상, 조절임은 식초 1~4% 정도에서 식품의 보존이 가능
- 훈연법(smoking) : 주로 육류, 어류의 보존법 (햄 · 베이컨 · 조개 등)
- 가스저장법 : CO, N_2 가스 이용 → 어육류, 난류, 채소저장

5. 식품과 기생충 질환

(1) 회충증 (ascariasis)

전파는 채소를 통해 경구침입(위 − 심장 − 폐포 − 기관지 − 식도 − 소장). 감염 75일이면 성충이 되고 소장에 기생, 수명은 1년 (1일 → 10~40만 개 산란)

수정란 : 분변탈출 후 자연상태에서 2주 후면 감염형 충란이 되어 감염

(2) 구충증 (Hookworm disease)

전파 감염형 (피낭자충), 경피감염 (폐 · 인후 · 식도 – 소장), 감염 5주 후 성충, 수명 5년, 경구감염 (회충과 같은 경로 침입)

(3) 요충증 (Pinworm diaease)

전파는 집단감염, 자가감염, 항문주위 산란 – 감염 후 40일 성충, 수명은 30일 정도, 소장하부, 맹장에 기생

(4) 아니사키스 (Anisakis)

전파는 유충이 중간숙주인 해산어류를 생식할 때 인체에 감염(고등어, 전갱이, 청어, 오징어, 가자미 등의 내장, 복강, 근육에 기생), 성충은 해산포유류(고래, 돌고래)의 소화관에 기생

(5) 간흡충증 (간디스토마 ; Clonorchis sinensis)

전파는 충란 → 제1중간숙주 (왜우렁 – 셀카리아) → 제2중간숙주(민물고기 – 메타 셀카리아 : 피낭유충) → 인체감염 → 장관을 통해 간에 기생 3개월 성충, 수명 15~20년

(6) 폐흡충증 (폐디스토마 , Paragonimus westermanii)

전파는 충란 → 제1중간숙주(다슬기 – 셀카리아) → 제2중간숙주(게 · 가재 – 메타 셀카리아) → 인체감염(장 – 림프선 – 폐)

(7) 무구조충 (Beef tape worm : 민촌충)

전파는 사람 소장에서 기생 → 분변을 통해 체외로 나옴 → 사료에 오염 → 牛(소)가 섭취 → 牛(소)의 장에서 부화 → 육구유충이 됨 → 조직에 무구낭미충이 된 후 사람에 기생하여 2~3개월이면 성충이 됨.

(8) 유구조충 (pork tapeworm 갈고리 촌충)

전파는 인체 소장에 기생 → 분변 → 돼지가 섭취 → 돼지의 장에서 충란이 부화 → 육구유충 → 약 8~10주 후 유구낭미충 → 사람 섭취 2~3개월이면 성충이 되며 장에서 20년 간 생존

(9) 광절열두조충 (fish tapeworm 긴촌충)

전파는 사람, 개, 고양이, 여우 등의 소장상부 → 생식공을 통해 산출 → 분변을 통해 외부로 배출 → 수중에서 부화 → 육구조충(cotacidium) → 물벼룩(제1중간숙주) → 담수어(연어, 송어, 농어 – 제2중간숙주) 근육조직에서 발육 → 사람 섭취 → 1개월 후 성충, 20년 생존

(10) 말라리아(Malaria)

말라리아는 모기에게 물리면 감염이 되며 우리나라에 3일열원충, 4일열원충, 열대열원충이 있으며 유행은 3일열원충뿐이고, 모기 체내에서 유성생식을 하고 인체 내에서 무성생식하므로 말라리아원충의 종숙주는 모기이며, 중간숙주는 사람이 된다.

2. 보건영양

1. 영양소

(1) 영양소의 정의

인간이 건강과 생명을 유지하고 성장하여 활동을 지속하는 데 필요한 물질

(2) 6대 영양소

탄수화물, 단백질, 지방, 비타민, 무기질, 물

(3) 영양소의 3대 기능

① 신체의 열량공급 작용

- 단백질 및 탄수화물 : 1g당 4kcal 전후 열량 발생
- 지방질 : 9kcal 전후 열량 발생

② 신체조직의 구성

- 단백질(16%, 근육조직), 지방질(14%), 무기질(5%, 칼슘과 인 : 치아와 골격, 철분 : 혈액구성), 수분(65%)

③ 신체의 생리 기능조절 작용

- 비타민과 무기질 : 식품의 산화작용 촉진 및 심장운동 촉진, 요오드(I) : 갑상선 기능유지
- 물 : 생리작용

2. 각종 영양소의 종류와 특성

(1) 단백질 (Protein)

① 구성원소 : C, H, O, N, P, S

② 기능 : 신체구성의 주요 성분으로서 칼로리원이 되며, 효소와 호르몬의 성분이 되고, 질병에 대한 면역체와 항독물질의 주 성분

③ **필수 아미노산** : 사람의 체내에서 합성되지 않는 아미노산으로 반드시 외부에서 섭취해야 하는 것을 필수아미노산이라 함.

- 리신, 로이신, 발린, 이솔루신, 슬레오닌, 메티오닌, 페니알라린, 트리토판, 히스티딘, 아르기닌 (10종) : 필수아미노산을 많이 함유하는 단백질일수록 조직을 보충하는 능력이 큼.

④ 1일 체중 1kg당 소요량 : 1.25g(1.3~1.6g)

⑤ 단백질 부족증 (Kwashioker) : 발육부진, 신체소모, 부종, 빈혈, 지방간 초래, 질병에 대한 저항력 감소 → 주로 아프리카 지역에 많이 발생,

⑥ 마라스무스(Marasmus)증 : 다른 에너지와 단백질 부족

(2) 지방 (Fat)

① 구성원소 : C, H, O

② 기능 : 에너지원, 뇌, 척수, 신경 등의 생성성분, 인체의 체온유지 및 피부보호

③ 구성물질 : 지방산과 글리세린 , Vitamin A, D 함유

④ 부족시 : 허약, 빈혈, 거친 피부, 질병에 대한 저항력 감퇴

(3) 탄수화물 (Carbohydrate)

① 구성원소 : C, H, O

② 기능

- C, H, O는 열량 공급원
- 이용률이 가장 높아서 95%가 열량원으로 이용
- 피로회복에 유효하며, 주요 에너지원임.
- 탄수화물은 단백질 절약작용(탄수화물이 부족 → 단백질이 열량원으로 작용)

③ 부작용

- 부족 시 : 지방질만으로 열량을 보급하면 산성의 연소 중간산물이 생겨서 산혈증(acidosis)을 초래하므로 전 열량의 10% 이상은 탄수화물로 공급
- 과다 시 : 지방축적, 비만증의 원인
- 성인 칼로리 권장량(FAO) : 남자 2,700 kcal, 여자 2,100 kcal

(4) 비타민 (Vitamin)

식품에 극히 소량 존재한다. 생명의 보존과 기능 유지에 절대 필요하며 체내에서 전혀 합성되지 않거나 필요한 만큼 합성되지 아니하며 반드시 식품으로부터 섭취해야 한다.

① 주요 기능

- 성장을 촉진한다.
- 에너지 영양소의 대사과정을 돕는다.
- 질병에 대한 저항력을 높인다.
- 신경안정을 돕는다.
- 소화기관의 정상적 작용을 도모한다.
- 무기질의 이용을 돕는다.
- 생식능력을 증진시킨다.
- 창상치유에 도움이 된다.

② 지용성 비타민의 특징

- 매일 섭취할 필요가 없다.
- 지방성 용매에 녹는다.
- 체내 저장이 가능하다.
- 체외 방출이 쉽지 않다.
- 결핍 증세가 서서히 나타난다.

③ 비타민 종류와 결핍증

구분	종류	기능 및 특성	결핍증	함유식품
지용성	비타민 A	상피세포를 보호 간상세포 내 시자홍을 형성	야맹증, 피부각화	녹 · 적황색 채소, 간, 난황, 버터, 뱀장어, 간유
	비타민 D	칼슘과 인의 대사에 관여 자외선에 의해 합성(일광욕으로 예방)	구루병, 골연화증	동물의 간, 어류의 내장, 난황, 버터, 우유, 효모, 버섯
	비타민 E	항산화 작용 불포화지방산 특히 리놀레산 보호	동물의 불임증	곡물의 배아, 녹색채소, 버터, 난황
	비타민 K	프로트로빈을 형성하여 혈액 응고에 관여	혈액응고지연, 출혈성질환	녹색채소, 간, 대두유, 난황
수용성	비타민 B_1 (티아민)	탄수화물 중간대사 관여 열, 산, 알칼리에 약하다.	각기병	간, 돼지고기, 보리, 우유, 곡류, 감자, 곱창, 현미, 콩
	비타민 B_2 (리보플라빈)	인산과 결합해 헤모글로빈을 형성, 단백질과 결합해 세포 내 에너지 대사에 관여, 수용성이지만 물에 쉽게 녹지 않는다.	구각염, 피부염	효모, 간, 달걀, 우유, 채소, 양대콩, 곡물
	비타민 B_6 (피리독신)	단백질, 지방, 탄수화물의 대사 과정에서 중요한 역할을 하며 결핵약, INH와 같이 복용하면 좋다	빈혈	돼지고기, 소고기, 간, 채소, 우유
수용성	비타민 B_{12} (코발라민)	소장에서 흡수, 혈액순환과 혈액 생성을 조절, 조혈작용에 관여함.	악성빈혈	우유, 콩팥, 생선, 달걀, 돼지고기
	니코틴산 (니아신)	콜레스테롤 저하 작용, 장내 세균에 의해 체내에 합성된다.	펠리그라 (3D증상) 설사, 치매, 피부염	녹색 잎사귀, 채소, 마른 콩, 완두콩, 식빵

구분	종류	기능 및 특성	결핍증	함유식품
	비타민 C (아르코르브산)	세포간 물질 형성, 모세관 벽 수축, 빠른 상처치유 효과, 골수에서 철에 관여 · 조혈 도움	괴혈병	신선한 과일 및 채소

(5) 무기염류 (Mineral)

무기염류는 인체의 생리작용을 조절하는 데 사용된다.

표 2-4 주요 무기염류의 종류와 특성

종류	기능	결핍증	함유식품
칼슘(Ca)	뼈와 치아의 구성 성분으로 혈액응고와 근육수축에 관여	성장부진, 골연화증, 구루병, 임산부 치아의 약화	우유 및 유제품, 뼈째 먹는 생선
인(P)	칼슘과 함께 뼈와 치아의 구성 성분, 뇌신경의 구성성분	골연화증, 골절	육류, 가금, 생선, 달걀, 곡류
나트륨(Na)	체액의 등장성 유지와 체내 수분 함량 조절에 중요	구토, 설사, 저혈압 (부종환자에게는 나트륨이 제한됨)	소금
염소(Cl)	소화작용 증진을 돕고 산 · 염기의 평형을 유지하며 심장 박동에 도움, 근육 및 신경의 자극, 진도, 삼투압의 조절 등	성장속도 지연, 식욕감퇴, 부족하면 열중증과 탈수증 초래	소금 및 가공식품
철(Fe)	헤모글로빈의 구성성분	허약, 빈혈, 두통	달걀 노른자, 간, 소고기, 콩류
요오드(I)	갑상선 기능 유지(갑상선에서 분비되는 티록신 호르몬의 구성요소)	크레틴증(아동) 믹스이데마(성인)	다시마, 미역, 김 등의 해조류
구리(Cu)	헤모글로빈 합성과정에서 철분의 흡수 및 이용을 도움	빈혈증, 뼈의 손실	간장 ,곡물, 간, 굴, 버섯, 물, 초콜릿

(6) 수분 : 수분의 체내작용으로는 인체 구성성분, 인체의 생리기능 조절, 영양소의 흡수와 운반, 배설, 체온조절, 체액의 삼투압 조절 등을 함.

(7) 기초대사량 (basal metabolic rate, BMR)

- 생명유지(호흡 · 혈액순환 · 배설작용 등)에 필요한 생리적 최소 에너지량, 공복상태에서 누워서 측정
- 체중 1kg당 한 시간에 약 1kcal가 소요되며 실온이 20℃일 때 최저
- 체중이 60kg인 사람의 경우 약 1,440 kcal 소요

- 체표면적, 연령, 성별, 기온, 호르몬 분비량 등에 따라 다르지만 남녀 모두 20~40세의 경우에 비슷

(8) 비교에너지대사량 (relative metabolic rate, RMR)

- 기초대사량에 대한 작업대사량의 비로 작업 시 근로강도를 설명
- 안정 시 에너지대사량은 기초대사량의 1.1~1.2배

$$\text{RMR} = \frac{(\text{작업 시}\sim\text{에너지대사량}) - (\text{안정 시}\sim\text{에너지대사량})}{\text{기초대사량}} = \frac{\text{작업대사량}}{\text{기초대사량}}$$

- 경노동 : 0 – 1, 중등노동 : 1 – 2, 강노동 : 2 – 4, 중노동 : 4 – 7, 격노동 : 7 이상

(9) 식품의 특이동적 작용 (specific dynamic action, SDA)

- 식사 후 음식물의 소화 · 흡수과정에서 에너지대사량의 특이적 증가(약 2시간 후에 최고)
- 단백질 16~30%, 탄수화물 4~9%, 지방 3~4%
- 단백질의 경우 SDA에 따른 소모열량이 많아 에너지원으로서 불리

(10) 체질량지수(BMI : Bodymass Index) : WHO가 비만을 나타내는 지수

$$\text{신체질량지수(BMI)} = \frac{\text{체중(kg)}}{\text{시장(m)} \times \text{신장(m)}}$$

WHO 구미지역		WHO 아시아 지역	
BMI = 18.5 미만	저체중	BMI = ≤ 18.5	저체중
BMI = 18.5~24.99	정상	BMI = 18.5~22.9	정상
BMI = 25.0~29.99	과체중	BMI = 23.0~24.9	과체중
BMI = 30.0 이상	비만	BMI = 25.0~29.9	비만 1단계
BMI = 40.0 이상	극도비만	BMI = ≥ 30.0	비만 2단계

5장 식생활과 건강 출제예상문제 및 해설

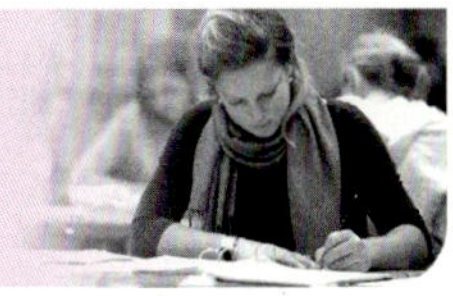

01 식중독에 관한 설명으로 옳지 않은 것은?

① 급성위장염의 일종이다.
② 세균에 의한 감염성 질병의 일종이다.
③ 화학물질의 오염에 의한 식중독이 있다.
④ 세균의 감염에 의한 감염형 식중독이 있다.
⑤ 세균의 독소에 의한 독소형 식중독이 있다.

정답 및 해설

해설 식중독이란 자연유독물질, 유해화학물질 및 세균 등이 음식물에 첨가되거나 오염되어 경구적으로 섭취함으로써 발생하는 급성위장염이며, 감염성 질병은 아니다.

정답 ②

02 포도상구균 식중독의 특징과 거리가 먼 것은?

① 잠복기는 2~6시간이다.
② 사망자가 거의 발생하지 않는다.
③ 열이 39℃ 이상으로 지속된다.
④ Enterotoxin에 의한 독소형이다.
⑤ 증상은 구토, 메스꺼움, 설사 등이 나타난다.

정답 및 해설

해설 포도상구균의 잠복기간은 1~6(3)시간이고, 급성위장염을 일으키는데, 발열은 38℃ 이하이고, 장독소는 120℃에서 20분 동안 가열을 해도 파괴되지 않는다. 원인균은 황색포도상구균이며, 장독소는 A, B, C, D, E등 5형이 있다.

정답 ③

03 화농의 원인균으로 내열성이 강한 장독소를 가진 식중독은?

① 포도상구균 식중독
② 살모넬라 식중독
③ 호염균 식중독
④ 보툴리누스 식중독
⑤ 프로테우스 식중독

정답 및 해설

해설 포도상구균은 균의 증식과정에서 장독소(enterotoxin)를 내는 독소형 식중독이다.

정답 ①

04 감염형 식중독에 속하지 않는 것은?

① 쥐티푸스균
② 돈콜레라균
③ 장염균
④ 포도상구균
⑤ 장염비브리오균

정답 및 해설

해설 포도상구균은 균의 증식과정에서 장독소(enterotoxin)를 내는 독소형 식중독이다.

정답 ④

05 어패류의 섭취로 인해 중독되는 균은?

① 살모넬라균
② 장염비브리오균
③ 포도상구균
④ 보툴리누스균
⑤ 장구균

정답 및 해설

해설 장염비브리오 식중독

- 원인균 : 호염균 (*Vibrio parahaemolyticus*)
- 원인식품 : 어패류, 오이 및 야채소금절이
- 발생 : 여름철에 집중적으로 발생
- 잠복기 : 8~20시간
- 증상 : 복통, 설사, 구토, 혈변, 열은 거의 없음, 콜레라와 비슷한 급성 위장염

정답 ②

06 다음 내용으로 알 수 있는 세균성 식중독은?

- 균이 생산하는 신경독소(neurotoxin)에 의해 일어나는 독소형 식중독
- 신경장애, 시력장애, 호흡곤란 등의 증상이 나타나며 치명률이 높음
- 통조림, 소시지, 유제품 섭취가 원인

① 포도상구균 식중독 ② 장염비브리오 식중독 ③ 보툴리누스균 식중독
④ 캄필로박터 식중독 ⑤ 살모넬라 식중독

정답 및 해설

해설 보툴리누스균 식중독은 통조림, 소시지 등 식품의 혐기성 상태에서 발육하여 신경독소(neurotoxin)를 분비한다. 독소는 80℃에서 몇 분 안에 파괴되므로 먹기 전에 가열하는 것이 좋다. 그러나 보툴리누스 균은 4℃ 이하에서도 증식되어 독소를 신출한다.

정답 ③

07 복어 중독에 관한 설명으로 틀린 것은?

① 100℃에서 가열하면 독성이 상실된다.
② 혀나 입술 등의 마비 증상이 오면서 언어장애가 나타난다.
③ 복어 내장에 독소가 함유되어 있다.
④ 유독물질은 테트로도톡신이다.
⑤ 4~5월은 복어에게는 산란기여서 1년 중 가장 독성이 강한 시기이다.

정답 및 해설

해설 복어 식중독의 독성분은 테트로도톡신(Tetrodotoxin)으로 복어의 난소 · 간장 · 위장 피부 등에 많이 함유되어 있으며, 내열성이어서 100℃에 4시간으로도 파괴되지 않는다. 증상은 입술과 혀의 마비, 사지 운동마비, 언어장애, 호흡마비 등이다. 봄철 4~5월은 복어에게는 산란기여서 1년 중 가장 독성이 강한 시기라고 한다.

정답 ①

08 식품과 독소 연결이 올바르지 않은 것은?

① 복어 : tetrodotoxin ② 감자 : solanine ③ 맥각 : ergotoxin
④ 버섯 : muscarine ⑤ 섭조개 : venerupin

정답 및 해설

해설 식품과 식물성 자연독소
청매 – amygdalin, 버섯 – muscarine, 복어 – tetrodotoxin, 독미나리 – cicutoxin, 감자 – solanine, 맥각 – ergotoxin, 조개 – venerupin, 섭조개 – Mytilotoxin = Saxitoxin

정답 ⑤

09 다음과 같은 특성을 지닌 기생충 질환은?

- 기생부위는 간의 담관에 기생
- 제1중간 숙주는 왜우렁
- 제2중간 숙주는 민물고기
- 증상으로 간비대, 복수, 소화기 장애, 황달 등

① 폐흡충증 ② 선모충증 ③ 간흡충증 ④ 광절열두조충증 ⑤ 요코가와흡충증

정답 및 해설

해설 간흡충의 기생부위는 간의 담관에 기생하며 제1중간 숙주는 왜우렁이고 제2중간 숙주는 민물고기이다. 민물고기를 생식하므로 감염되며 주요 증상은 간비대, 복수, 소화기 장애, 황달 등이다.

정답 ③

10 고등어나 오징어 등 해산물을 날로 먹을 경우, 올 수 있는 기생충 질환은?

① 간흡충증 ② 폐흡충증 ③ 선모충증
④ 아니사키스증 ⑤ 광절열두조충증

정답 및 해설

해설 아니사키스증은 고래 · 돌고래 · 물개 등 해산 포유류에 기생하는 회충류이나 사람이 중간숙주인 고등어나 오징어 등 해산물을 회로 먹을 경우에 감염될 수 있는 질환이다.

정답 ④

11 부패의 초기단계로 판정할 때 적용하는 식품 1g당 생균수는?

① 10^2 ② 10^4 ③ 10^6 ④ 10^8 ⑤ 10^{10}

정답 및 해설

해설 생균수 검사의 목적은 식품의 신선도 판정에 있으며 변질초기의 생균수 (1g당 10^7~10^8)

정답 ④

12 다음과 같은 특성을 나타내는 식중독은?

- 식품은 오염된 육류나 어육류를 먹고 발생한다.
- 발열은 급격하게 발생하여 38℃ 이상의 고열이 있으나 치명률은 낮다.
- 잠복기는 경우에 따라서 다르지만 보통 12~48시간이다.
- 증상은 복통, 발열, 설사 등이다. 그리고 전신권태, 식욕감퇴, 두통, 구토, 현기증 등을 수반한다.

① 살모넬라에 의한 식중독
② 포도상 구균에 의한 식중독
③ 보툴리누스에 의한 식중독
④ 장염 비브리오균에 의한 식중독
⑤ 병원성대장균에 의한 식중독

정답 및 해설

해설 살모넬라 식중독은 보균동물(닭, 오리, 소, 돼지) 섭취시, 기타 동물의 배설물에 오염된 음식물(육류나 어육류)을 섭취시 발생되며 38℃ 이상의 고열이 있으나 치명률은 낮다. 증상은 복통, 발열, 설사 등이며 전신권태, 식욕감퇴, 두통, 구토, 현기증 등을 수반한다.

정답 ①

13 다음과 같은 특성을 가진 식중독은?

- 주로 겨울철인 11월부터 3월에 걸쳐 발생하며 합병증 없이 1~2일 후 회복되는 경향
- 구토 · 설사 · 복통 등의 증상이 있으나 오한, 근육통도 유발
- 감염경로는 원인식품에 국한 되지 않고 음용수, 환자의 변, 토물 등 매우 다양하며 오염의 적은 수로도 질병을 일으킴

① 장염비브리오 식중독
② 노로 바이러스 식중독
③ 살모넬라 식중독
④ 보툴리누스균 식중독
⑤ 캄필로박터 식중독

정답 및 해설

해설 노로 바이러스 식중독은 기온의 영향을 받지 않아 겨울철에 주로 유행하며 감염경로가 원인식품에 국한 되지 않고 음용수, 환자의 변이나 토물, 공기감염 등 매우 다양하며, 식품이나 음료수에 쉽게 오염되고, 오염의 적은 수로도 사람에게 질병을 일으킨다. 증상은 구토 · 설사 · 복통 등이 있으나 때로는 두통, 오한, 근육통도 유발한다.

정답 ②

14 식품의 원재료 생산에서부터 제조 · 가공 · 보존 · 유통단계를 거쳐 최종 소비자가 섭취하기 전까지의 각 단계에서 발생할 우려가 있는 위해요소를 규명하고, 이를 중점적으로 관리하는 식품위생은?

① HACCP ② CCP ③ HA ④ FAO ⑤ FDA

정답 및 해설

해설 HACCP(식품위해요소중점관리기준, Hazard Analysis Critical Control Points)란 식품의 원재료 생산에서부터 제조 · 가공 · 보존 · 유통단계를 거쳐 최종 소비자가 섭취하기 전까지의 각 단계에서 발생할 우려가있는 위해요소를 규명하고, 이를 중점 위생관리체계, FAO는 Food and Drug Administration (미국 식품 의약품국), FDA는 Food and Agriculture Organization(세계식량농업기구)이다.

정답 ①

15 식품을 통해서 전파될 가능성이 가장 적은 감염병은?

① 장티푸스, 파라티푸스 ② 홍역, 발진열 ③ 폴리오, 감염성 설사증
④ 콜레라, 유행성 간염 ⑤ 세균성 이질

정답 및 해설

해설 식품과 관련된 감염병은 세균성으로 세균성 이질, 장티푸스, 파라티푸스, 콜레라, 폴리오, 감염성 설사증, 유행성 간염, 아메바성 이질 등이 있다.

정답 ②

16 복어를 먹고 난 후 입술 및 혀끝의 지각마비, 발성불능, 운동장애를 일으키는 독소는?

① Solanine ② Ergotoxin ③ Amygdaline ④ Tetrodotoxin ⑤ Cicutoxin

정답 및 해설

해설 식품섭취 시 말초 및 중추신경 자극 · 통각 · 호흡중추신경 마비 등을 일으키는 독소는 복어의 알이나 난소에 많이 들어 있는 tetrodotoxin이다. 감자의 독소는 solanine, 청매의 독소는 amygdalin, 맥각의 독소는 ergotoxine, 독미나리의 독소는 Cicutoxin이다.

정답 ④

17 질소성분이 함유되지 않은 유기화합물로서 당질이나 지방질의 식품이 미생물에 의해 분해되어 변질되는 것은?

① 발효(fermentation) ② 변패(deterioration) ③ 자기소화(self digestion)
④ 숙성(aging) ⑤ 변질(spoilage)

정답 및 해설

해설 식품이 생물학적 · 화학적 · 물리적 요인 등에 의해 그 품질이 변화하여 섭취할 수 없는 상태에 이른 것을 변질 또는 열화(spoilage)라고 한다. 단백질 이외의 성분인 탄수화물과 지방이 분해되어 변질되는 것을 변패라고 하며 단백질이 변질되는 것은 부패라고한다. 변질단계는 사후강직 이후 효소반응에 의하여 근육의 연화작용인 자기소화를 거쳐 부패가 이루어진다. 발효는 미생물에 의하여 분해되면서 사람에 유용한 물질을 생성하는 현상이라면 숙성은 포유류의 단백질 경화조직이 연화되면서 맛과 향이 증가되어 식용에 적합하게 되는 현상이다. 정답 ②

18 식품의 보존법 중 물리적 보존법으로 알맞은 것은?

ㄱ. 냉동냉장법	ㄴ. 염장법	ㄷ. 가열법	ㄹ. 훈연법
ㅁ. 건조법	ㅂ. 보존료첨가법	ㅅ. 당장법	ㅇ. 방사선이용법

① ㄱ, ㄴ, ㄷ ② ㄴ, ㄷ, ㄹ ③ ㅁ, ㅂ, ㅅ
④ ㄱ, ㅅ, ㅇ ⑤ ㄱ, ㄷ, ㅁ

정답 및 해설

해설 물리적 보존 : 가열법, 냉장법, 냉동법, 건조법, 자외선 및 방사선 이용법, 통조림법(canning), 밀봉법(sealing), 화학적 보존 : 방부제 첨가법(antispetics), 염장법(salting), 당장법(sugaring), 훈연법(smoking), 가스저장법 등

정답 ⑤

19 식품의 변질방지 조건으로 옳지 않은 것은?

① 냉동실의 온도는 0℃ 이하
② 건조식품의 습도는 50% 이상
③ 냉장식품의 냉장온도는 0~10℃
④ 소금 절임식품의 소금농도는 10% 이상
⑤ 설탕 절임식품의 설탕농도는 50% 이상

정답 및 해설

해설 건조식품의 습도는 15%가 적당하다.

정답 ②

20 음식을 냉장고에 보관하는 목적이 <u>아닌</u> 것은?

① 미생물의 멸균　② 식품변질 억제　③ 음식물 자기소화 억제
④ 미생물 번식 억제　⑤ 식품신선도 유지

정답 및 해설

해설 냉장고는 보관 방법일 뿐, 미생물 멸균 목적은 아님.

정답 ①

21 다음 중 보건영양의 목표가 <u>아닌</u> 것은?

① 식생활의 서구화 추구
② 영양소의 불균형으로 인한 질병관리
③ 노인집단의 영양관리
④ 영양소의 결핍에 의한 질병예방
⑤ 식생활 습관의 개선

정답 및 해설

해설 지역사회 전 주민의 건강을 위해서 식생활에 있어 결함을 제거하고 개선하여 영양부족이나 결핍이 없도록 하고자 함.

정답 ①

22 다음의 섭취된 영양소 중 열량 공급원으로 95% 이상 소비하는 것은?

① 탄수화물　② 지방질　③ 단백질
④ 비타민　⑤ 무기질

정답 및 해설

해설 C · O · H의 3원소로 구성, 경제적인 에너지 공급원(약 96% 이상의 높은 이용률)

정답 ①

23 다음 내용으로 알 수 있는 것은?

- 인간이 생활하고 건강을 유지하기 위해서는 충분한 영양섭취와 적합한 식생활을 영위하는 것이 필요하다.
- 이는 건강증진을 위한 질병예방과 질병으로부터의 회복이나 재활 또는 문화생활을 향상하는 데 있어서도 중요한 요소이다.
- 지역사회 전 주민의 건강을 위해서 식생활의 결함을 제거하고 개선하여 영양부족이나 결핍이 없도록 하는 것이 중요하다.

① 보건영양의 개념 ② 질병의 예방
③ 건강증진 ④ 문화생활
⑤ 영양상태 개선

정답 및 해설

해설 보건영양은 지역사회 전 주민의 건강을 위해서 식생활의 결함을 제거하고 개선하여 영양부족이나 결핍이 없도록 하는 데에 그 목적이 있음.

정답 ①

24 다음 내용으로 적당한 것은?

- 질병에 대한 면역체와 항독물질의 주성분이며, 체조직의 구성 물질이다.
- 1일 필요량은 체중 1kg당 1g이지만, 1.3~1.6g이 되어야 충분하다.
- 부족하면 발육저지, 신체소모, 부종, 빈혈, 질병에 대한 저항력의 감소 등을 유발한다.

① 비타민 ② 무기질 ③ 지방
④ 단백질 ⑤ 탄수화물

정답 및 해설

해설 단백질(protein)

- 신체의 주요 구성물질로 지방질의 섭취가 부족할 때 에너지원으로 작용
- 효소와 호르몬의 성분이 되고 질병에 대한 면역체(항체)와 항독물질의 주성분으로 작용
- 체내로 섭취된 뒤 아미노산으로 분해, 체내에서 합성되지 않은 필수 아미노산의 경우는 반드시 식품으로부터 섭취

정답 ④

25 콰시오커(Kwashioker)증에 대한 설명으로 옳지 않은 것은?

① 에너지 섭취는 적당하나 단백질 특히 필수 아미노산의 부족 상태
② 혈액의 희석, 혈색소의 감소로 빈혈이 나타난다.
③ 부종이 생긴다.
④ 설사증상이 나타난다.
⑤ 색소탈출이 일어난다.

정답 및 해설

해설 콰시오커(Kwashioker)증은 에너지 섭취는 적당하나 단백질 특히 필수 아미노산의 부족상태를 말한다. 혈장 단백질의 감소, 혈액의 희석, 혈색소의 감소로 빈혈의 원인이 된다. 부종 · 창백 · 색소탈출 등의 변화가 나타나며, 질병에 대한 저항력을 감소시킨다. 주로 아프리카 지역에 많이 발생한다.

정답 ④

26 탄수화물을 과소하게 섭취하여 지방질 분해가 많을 때 나타나는 증상은?

① 산혈증
② 간 비대
③ 콰시오커증
④ 펠라그라증
⑤ 빈혈

정답 및 해설

해설 탄수화물(carbohydrate, 당질)

① C · O · H의 3원소로 구성, 경제적인 에너지 공급원(약 96% 이상의 높은 이용률)
② 탄수화물 부족이나 소모 시 단백질이 분해되기 때문에 단백질을 절약하는 역할
③ 체내에서 쉽게 산화 · 분해되기 때문에 빠른 피로회복 효과가 있으나 과량섭취 시 당질이 지방으로 전환되어 비만증의 원인
④ 부족 시 여러 가지 영양장애, 허약, 피로, 탈수작용을 초래
⑤ 지방질만으로 열량 공급 시 산성의 연소중간생성물이 생성되어 산혈증(acidosis) 초래, 전 열량의 10% 이상 탄수화물 공급이 필요

정답 ①

27 WHO가 정한 서구인들의 비만 체질량지수(Body Mass Index)는?

① 17 이하
② 18~20
③ 20~24
④ 25~30
⑤ 30 이상

정답 및 해설

해설 WHO가 정한 BMI(Body Mass Index)는 체중(kg)/(신장m)2 값으로 성인의 비만판정에 기본이 되는 지표로 가장 많이 사용된다. 20 미만은 저체중, 20~24이면 정상체중, 25~29이면 과체중(경도비만), 30 이상이면 비만, 40 이상은 고도비만으로 판정한다.

정답 ⑤

28 다음 내용으로 옳은 것은?

> 열량소로서 인체의 체온을 유지하고 피부를 부드럽게 하며 탄력성을 지니게 한다. 이것이 부족하면 허약, 빈혈, 거친 피부, 피부질병에 대한 저항력이 감퇴되는 현상을 초래할 수 있다.

① 무기질 ② 지방 ③ 탄수화물
④ 비타민 ⑤ 단백질

정답 및 해설

해설 지방(Fat)
① 1g열량은 9kcal로서 단백질이나 탄수화물의 2배 이상으로 열량원
② 체내역할은 에너지원, 뇌, 척수, 신경 등의 생성성분, 인체의 체온유지 및 피부보호
③ 구성물질은 지방산과 글리세린, Vitamin A, D 함유
④ 부족 시 : 허약, 빈혈, 거친 피부, 질병에 대한 저항력 감퇴

정답 ②

29 다음 비타민과 결핍증의 연결이 옳지 않은 것은?

① 비타민 A – 야맹증, 야뇨증 ② 비타민 B_1 – 각기병
③ 비타민 C – 괴혈병 ④ 비디민 D – 빈혈
⑤ 비타민 E – 불임증

정답 및 해설

해설 비타민 B – 각기병, 비타민 A – 야맹증, 안구건조증, 비타민 C – 괴혈병, 비타민 D – 구루병, 비타민 E – 불임증과 유산의 원인

정답 ④

30 객관적인 영양상태 판정 방법 중 영 · 유아의 비만증 판정에 사용되는 것은?

① Rohrer 지수 ② Broca 지수 ③ Kaup 지수
④ 비만도(%) ⑤ 촉진

정답 및 해설

해설 영 · 유아의 비만증 판정에는 'Kaup 지수', 초등학교 입학 전의 소아에게는 'Rohrer 지수', 성인의 비만증 판정에는 'Broca 지수'가 사용된다.

정답 ③

31 다음 내용에서 설명하는 비타민은?

> 지용성이며 자외선 조사로 합성되는 경우와 간유로부터 인공적으로 취해지는 경우가 있다. 뼈의 생성에 관여하며 결핍 시 구루병을 일으킬 수 있고, 주로 난황 · 간 · 버터 등에 많이 함유되어 있다.

① 비타민 A ② 비타민 B ③ 비타민 C ④ 비타민 D ⑤ 비타민 E

정답 및 해설

해설 비타민 D는 칼슘과 인의 대사에 관여. 자외선에 의해 합성, 동물의 간, 어류의 내장, 난황, 버터, 우유, 효모, 버섯 등에 많이 함유되어 있다. 지용성 비타민은 A, D, E, F, K이다. 수용성 비타민은 물에 녹고 소변과 땀으로 쉽게 배설된다. B_1, B_2, 니아신, B_6, B_{12}, C 등이 있다.

정답 ④

32 열량은 없지만 체조직을 구성하고 대사과정에 중요한 영양소는?

① 단백질 ② 탄수화물 ③ 지방질 ④ 무기질 ⑤ 비타민

정답 및 해설

해설 무기질(mineral)

- 골격, 근육조직과 체액의 주요성분으로 신체의 기능조절 역할
- 골과 치아 등의 경조직과 근육이나 신경 등의 연조직을 구성
- 생명유지에 필요한 인단백질, 인지질, 헤모글로빈, 호르몬, 아미노산 및 효소 등의 각종 유기화합물의 구성성분
- 효소의 기능 활성화
- 체내에서 중요한 조절작용(삼투압 · pH 조절, 심장의 규칙적인 박동유지, 자극에 대한 신경의 정상적인 기능 및 혈액응고에 관여)
- 식품으로 섭취해야 하며 칼슘, 철분 및 요오드 등은 충분한 섭취가 필요
- 아연 · 셀레늄 · 마그네슘 등이 결핍되거나 카드뮴 · 크롬 · 납 등의 중금속 중독시 면역능력 저하

정답 ④

33 식품을 섭취하면 에너지 대사가 항진되는데 식품섭취에 따른 대사 항진을 무엇이라고 하는가?

① 비교 에너지 대사량 ② 기초 에너지 대사량 ③ 안정 시 작용
④ 특이동적 작용 ⑤ 작업대사 작용

정답 및 해설

해설 식품을 섭취하면 에너지 대사가 항진되는 데 식품섭취에 따른 대사항진을 특이동적 작용(specific dynamic action)이라 한다.

정답 ④

34 다음 내용으로 알 수 있는 것은?

- 치아의 주 성분으로 근수축과 정상적인 심박동, 신경흥분에 필수적인 무기질이다.
- 우유, 치즈, 요구르트, 브로콜리, 양배추 등에 많이 함유되어 있다.
- 성인의 경우에 1일 0.5~0.7g이 필요하다. 임산부, 수유부, 청소년은 1.2g 이상 필요하다.

① 식염 ② 철분 ③ 요오드 ④ 칼슘 ⑤ 인

정답 및 해설

해설 칼슘(Ca)

- 골과 치아의 주성분, 근육수축과 심박동, 신경흥분에 필수
- 우유 · 치즈 · 아이스크림 등에 많이 함유
- 결핍시 뼈와 치아의 쇠퇴, 어린이의 경우 왜소한 성장, 성인의 경우 골다공증 발생
- 임산부와 어린이의 경우 충분한 섭취가 필요

정답 ④

35 다음 내용으로 알 수 있는 영양소는?

- 체내 저장이 안 되므로 음식물을 통해서 보충해야 한다.
- 부족 시 피로와 건망증이 심해지며 빈혈의 원인이다.
- 간, 고기, 달걀 노른자에 특히 많으며 체내 저장이 안 된다.
- 헤모글로빈의 주요 구성 성분이다.

① 칼슘 ② 요오드 ③ 인 ④ 지방 ⑤ 철

정답 및 해설

해설 철은 혈액성분의 구성성분으로 체내 저장이 되지 않으므로 철분이 부족하면 피로와 건망증이 심해지며, 빈혈의 원인이다.

정답 ⑤

6장 보건행정

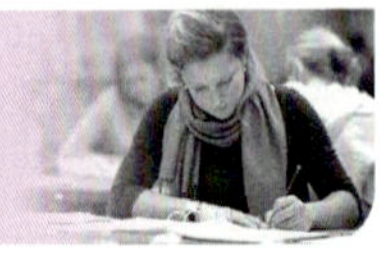

1. 보건행정

1. 보건행정의 개념

(1) 보건행정의 정의

보건행정이란 공중보건의 목적을 달성하기 위해서 공공의 책임하에 국민의 생명연장, 질병예방 및 육체적 · 정신적 효율의 증진을 도모하고자 수행하는 행정활동. 즉, 행정은 조직의 공동목적을 달성하기 위해서 정책을 결정하고 집행하는 활동이며, 보건행정은 보건이란 내용과 행정이라는 형식을 하나로 묶은 활동(국민보건을 위한 정책형성, 집행, 통제기능을 발휘하는 것)

(2) 보건행정의 특성

① **공공성과 사회성** : 보건행정은 국민건강의 유지 · 증진을 위해 조직된 지역사회의 노력이다. 그러므로 보건행정은 공공복지와 집단적 건강을 추구함.

② **봉사성** : 공공행정이 소극적인 질서유지로부터 국민의 행복과 복지를 위해 직접 개입하고 간섭하는 봉사행정

③ **조장성 및 교육성** : 보건행정은 지역사회 주민의 자발적인 참여 없이는 그 성과를 기대하기 어려우므로 지역사회 주민을 위한 교육 또는 조장함으로써 목적을 달성

④ **과학성과 기술성** : 보건행정에서 응용되고 있는 과학적인 지식은 지역사회 건강증진을 위하여 이용되고 실천적이며 실제적인 기술을 제공하고 있다. 따라서 보건행정은 과학행정인 동시에 기술행정

(3) 세계보건기구(WHO)에서 규정한 보건행정의 범위 : 보건관계 기록의 보존, 대중에 의한 보건교육, 환경위생, 감염병 관리, 모자보건, 의료, 보건간호, 재해예방

2. 보건행정의 관리과정

보건행정의 일반적 관리는 Input(투입) · Process(과정) · Output(산출)의 모형으로, 즉 어떤 자원을 어느 정도 투입하여 어떤 전환과정을 거쳐 보건의료서비스를 생산 분배하여 가장 효율적으로 건강증진(국민보건수준향상)에 이바지할 수 있는가를 결정하는 것이다.

행정의 일반적인 관리과정은 Gulick이 말한 POSDCoRB나 POAC(기획 · 조직 · 실시 · 통제)의 절차를 들 수 있다. Gulick의 POSDCoRB는 아래와 같다.

① **기획** (Planning) : 목표를 설정하고 목표에 도달하기 위하여 필요한 단계를 구성하고 설정하는 관리과정이다. 기획에는 미래에 대한 전망과 목표설정 및 방침과 절차를 설정하고, 사업수행의 순서와 체계를 정하는 등의 활동

기획방법 : 기획은 미래에 대하여 예측하고 이에 대한 의사결정을 하는 것인데, 이에 도움이 되는 기획방법들이 개발되어 활용

- **계획 – 사업 – 예산 – 체계**(PPBS, planning – programming – budgeting – system) : 사업목표 달성을 위해 자원 배정을 능률적으로 하기 위한 계획방법
- **운영 연구**(OR, operation research) : 제 2차 대전 당시 군사 작전상의 문제를 해결하기 위해 고안된 것
- **체계 분석**(system analysis) : 정책 결정자에게 각종 사업의 경비와 그 가치에 관한 정확한 정보 제공 · 정책 결정 · 수립 과정을 향상토록 함.
- **사업 평가 및 검열 기술**(PERT, programming – evaluation and review technique) : 사업의 실천 단계를 계획할 때 유용한 것

② **조직** (Organizing) : 조직이란 2명 이상이 공동의 목표달성을 위하여 노력하는 협동체를 말한다. 조직과정이란 공동의 목표를 달성하기 위하여 업무를 분담하는 과정

③ **인사** (Staffing) : 인사관리의 전문화, 인사관리기관의 독립, 직원의 적절한 근무평가 등의 과학화와 직원 신분보장 및 징계에 공정한 관리 등이 인사관리의 중요한 기능

④ **지휘** (Directing) : 행정관리에서는 명령체계의 일원성이 중요, 명령은 직속 상위직 이외의 어느 곳에서도 행해지지 않도록 해야 하며, 지휘의 일원화를 위하여 직선조직과 참모조직을 적절한 운영구조로 구성 필요

⑤ **조정** (Coordinating) : 조정이란 조직이나 기관의 공동목표 달성을 위한 조직원 또는 부서간의 협의 · 회의 · 토의 등을 통하여 행동통일을 가져오도록 집단적인 노력을 하게 하는 관리활동

⑥ **보고** (Reporting) : 조직체의 모든 사업활동이 효율적으로 관리되도록 하기 위해서 보고내용이 정확하고 성실하게 관리되고 운영되어야 함.

⑦ **예산** (Budgeting) : 사업수행의 원동력은 예산이라 할 수 있으므로, 예산의 적정한 계획과 확보 및 효율적인 관리 등은 사업의 성패와 절대적 관계임.

이것만은 꼭~!!

고전적인 조직의 원칙

① **분업의 원칙** : 조직의 목적을 실현하기 위하여 조직원 개인이나 하부조직에 업무내용을 분담시키는 원칙, 전문화, 기능화, 동질화의 뜻

② **조정의 원칙** : 조정이란 조직운영에 중요한 요소로서 조직원의 집단노력을 질서 정연하게 배정하여 공동목표 달성을 위한 행동통일의 수단이며 과정.

③ **명령통일의 원칙** : 조직상의 모든 명령은 한 사람의 상위자에 의해서 내려져야 한다는 원칙

④ **동등한 권한과 책임의 원칙** : 권한과 책임은 일치되어야 한다. 권한 없이 책임만 진다든지, 책임은 없고 권한만 남용할 수 있도록 조직이 구성되어서는 안 된다는 원칙

⑤ **계층화의 원칙** : 권한과 책임의 정도에 따라 직무를 등급화함으로써 상하 계층 간의 직무상의 지휘나 복종관계가 이루어지도록 하는 원칙

⑥ **통솔범위의 원칙** : 한 사람의 상급자가 효과적으로 감독할 수 있는 이상적인 부하의 수, 일반적으로 상부관리층에서는 1명의 장 밑에 4~8명, 하부의 감독층에서는 8~15명 정도가 적당

⑦ **목적의 원칙** : 모든 사업은 명확한 목적 아래 세밀한 계획이 필요하며, 그 조직이 갖는 장기적인 목적과 하부조직이 갖는 단기적 목적이 명확하게 설정되어 있어야 한다는 원칙

3. 우리나라 보건행정의 역사

(1) 삼국시대

① **고구려** : 시의제도 → 왕실치료 담당

② **백제** : 약부관청(약물, 의학 담당) → 의박사(의학 담당), 채약사, 약사주(약초 담당)

③ **신라** : 약전(의료행정기관), 공봉의사, 내공봉의사(왕실시의), 의박사

(2) 고려시대

① 대의감 → 의약관청

② 상약국 → 궁내 어약 담당

③ 상식국 → 임금의 음식 담당

④ 제위보, 혜민국, 동서대비원 → 서민의 구료 담당

(3) 조선시대

① 중앙의료기관(예조판서 산하)

- 전의감 → 일반의료행정 및 의과고시 담당
- 내의원 → 왕실 의료

- 전향사 → 의약 담당
- 혜민서 → 일반서민의 구료사업
- 활인서 → 감염병환자 치료
- 제생원 → 향약수납, 의녀제도

② 조선 후기 선조 때 허준이 '동의보감' 집필(1610)

③ 1894년 갑오개혁을 계기로 관제 개혁, 내부(內部)에 위생국 설치

④ 1885년 : 알렌(H.N. Allen, 선교사) 궁중전의로 위촉, 왕립병원 '광혜원' 설립

이것만은 꼭~!!

근대적 의미의 최초 보건의료 행정기관 : 위생국

(4) 일제시대

- 1910. 8. 29일 조선총독부 경무총감부 내에 위생과 신설(경찰위생행정)
- 서울과 각 지방에 자혜의원 설치 운영

(5) 해방 이후

① 해방 후 미군정시대 보건의료 (1945~1948)

- 1945. 9. 미군정 장관(미군정령 제1호로 → 위생국 설치 공포)
- 1945. 10. 미군정령 18호 (위생국 → 보건후생국으로 개칭)
- 1946. 3. 미군정령 제64호 제2조(보건후생국 → 보건후생부로 개칭)
- 1946. 6. 미군정이 끝나고(남한 과도정부수립) → 보건후생부 축소 (6개국)

이것만은 꼭~!!

보건후생부 시절 15개국 47개 행정과로 운영, 보건부분이 가장 활발하였던 시기

② 대한민국 정부수립 이후 보건의료 (1948년 이후)

- 1948. 7. 17 → 헌법제정 공포
- 1948. 8. 15 → 대한민국 정부수립(보건후생부 폐지 → 사회부)

- 1949. 7. → 사회부에서 독립, 보건부
- 1955. 2. → 보건부와 사회부가 통합하여 보건사회부
- 1994. 12. → 보건사회부가 보건복지부(1관리실, 2사업단, 4개본부, 11관, 55개팀)
- 2008. 2. → 보건복지가족부(4관리실, 4국, 1사업단, 26관, 67개과)
- 2010. 4. → 보건복지가족부가 보건복지부(4개실, 3개국, 19개관, 12개 담당관 1센터, 51개과)
- 2013. 3. → 보건복지부 조직개편 (4개실, 5개국, 14개관, 10개 담당관 1센터, 53개과)
- 2015. 6. → 보건복지부(4실, 5국, 15개관, 11개담당관, 각1개센터 · 추진단 · 지원단, 55개과)
- 2016. 6. → 보건복지부(4실, 6국, 14개관, 11개담당관, 각1개센터 · 추진단 · 지원단, 60개과)
- 2020. 9. → 보건복지부(4실, 6국, 15개관, 13개담당관, 각1개센터 · 추진단 · 지원단, 67개과)

  ※ 4실(기획조정실, 보건의료정책실, 사회복지정책실, 인구정책실)

  ※ 6국(건강보험정책국 · 건강정책국 · 보건산업정책국 · 장애인정책국 · 연금정책국 · 사회보장위원회사무국)

이것만은 **꼭~!!**

국민건강증진에 관한 조사, 연구, 홍보, 교육에 관한 사항 : 건강정책과
근세 이후 보건행정조직의 변천 : 위생국 → 위생과 → 보건후생국 → 보건후생부 → 사회부 → 보건부 → 보건사회부 → 보건복지부 → 보건복지가족부 → 보건복지부

4. 보건행정 조직

(1) 중앙보건행정 조직 : 중앙보건행정의 주무관청은 보건복지부

1) 보건사업이 중앙정부의 주도하에 이루어지는 이유

① 감염병 관리와 같은 경우, 지역단위로 사업을 수행하는 것은 무의미할 수 있다.

② 정부 각 부처간의 조직이나 기술인력의 협력 없이는 불가능한 보건사업이 있기 때문

③ 보건사업의 일관성을 유지하여 업무의 중첩성을 방지하기 위해서이다.

④ 업무추진 및 집행을 담당하는 중앙조직이 설정되어야 사업수행이 가능한 보건사업이 존재하는 경우가 많다.

2) 보건복지부의 직제 : 4실, 6국, 15개관, 13개 담당관, 67개과

① 실과 국 : 기획조정실, 보건의료정책실, 사회복지정책실, 인구정책실, 건강보험정책국 · 건강정책국 · 보건산업정책국 · 장애인정책국 · 연금정책국 · 사회보장위원회사무국

② 보건의료정책실

- 보건의료정책과
  - 보건의료정책에 관한 종합계획의 수립 및 조정
  - 보건의료 · 건강보험 · 한의약정책 상호간 정책조정 및 추진전략 수립
  - 보건의료분야 규제개혁방안 수립
- 의료자원정책과
  - 보건의료 인력에 대한 수급정책의 수립 및 조정
  - 보건의료인 국가시험의 관리에 관한 사항
  - 의료인, 의료기사 등의 보수교육 관리 및 지도
- 의료기관 정책과
  - 의료기관 인증에 관한 사항
  - 상급종합병원의 지정 및 제도개선에 관한 사항
  - 의료분쟁의 조정에 관한 사항
- 약무정책과
  - 의약품관련 정책에 관한 종합계획의 수립 및 조정
  - 의약품관련 법령에 관한 사항
  - 의약품에 대한 유동정책의 수립 및 조정

3) 보건복지부 소속기관 : 질병관리청, 국립정신건강센터, 국립나주병원, 국립부곡병원, 국립춘천병원, 국립공주병원, 국립소록도병원, 국립재활원, 국립장기조직혈액관리원, 오송생명과학단지지원센터, 국립망향의동산관리원, 건강보험분쟁조정위원회사무국, 첨단재생의료 및 첨단바이오의약품심의위원회사무국

(2) 지방보건행정 조직

보건행정의 중앙조직 : 대통령→국무총리→부총리→보건복지부로 이루어져 있고, 보건과 관계되는 지방조직은 행정안전부 산하에 있으며, 보건에 관한 사항만 보건복지부가 관장하고 있다(2원화, 우리나라 보건행정의 단점).

1) 보건소(Health center) 현황

- 보건소는 공중보건 향상을 도모하는 보건행정의 말단기관, 즉 보건사업 실시 기관
- 1946년 10월 서울에 시범보건소가 설치
- 1962년 9월 24일 새로운 보건소법(1995년 12월 29일. 지역보건법으로 개정)의 공포에 의해 시 · 군 · 구에 185개 보건소 설치
  - 2019년 보건소(보건의료원 포함, 256), 보건지소(1,340), 건강생활지원센터(64), 보건진료소(1,904)가 설치

2) 보건소의 조직 : 보건계몽활동의 중심이 되는 곳이다.

① 시 · 군 · 구(보건소 설치기준)에 설치되어 있으며 일선에서 보건행정을 담당하는 말단 조직이다.

② 보건소는 국가의 보조를 받는다.

③ 보건소에 대한 인사 · 예산상의 지휘 · 감독권한은 시장 · 군수 · 구청장에게 있으며, 보건소는 시장 · 군수 · 구청장이 설치하는 지방자치단체의 사업소적인 성격도 갖고 있다.

④ **보건지소** : 보건소 업무수행을 위하여 필요하다고 인정될 때 읍 · 면에 설치한다.

⑤ **보건진료소** : 1980년 농어촌 보건의료를 위한 특별조치법에 의하여 1차 보건의료를 제공하기 위해 설치된 기관

⑥ **보건의료원** : 보건소 중 병원의 요건을 갖춘 기관

3) 보건소의 기능 및 업무

① 건강 친화적인 지역사회 여건의 조성

② 지역보건의료정책의 기획, 조사 · 연구 및 평가

③ 보건의료인 및 「보건의료기본법」 제3조제4호에 따른 보건의료기관 등에 대한 지도 · 관리 · 육성과 국민보건 향상을 위한 지도 · 관리

④ 보건의료 관련기관 · 단체, 학교, 직장 등과의 협력체계 구축

⑤ 지역주민의 건강증진 및 질병예방 · 관리를 위한 지역보건의료 서비스의 제공

- 국민건강증진 · 구강건강 · 영양관리사업 및 보건교육
- 감염병의 예방 및 관리
- 모성과 영유아의 건강유지 · 증진
- 여성 · 노인 · 장애인 등 보건의료 취약계층의 건강유지 · 증진
- 정신건강증진 및 생명존중에 관한 사항
- 지역주민에 대한 진료, 건강검진 및 만성질환 등의 질병관리에 관한 사항

• 가정 및 사회복지시설 등을 방문하여 행하는 보건의료사업

5. 국제보건기구

(1) 세계보건기구(WHO: World Health Organization) : 국제 보건 전문조직

1) WHO의 연혁

① 발족년도 : 1948년 4월 7일

② 본부 : 제네바

③ 6개 지역사무소

• 동지중해 지역 혹은 중동지역(MEARO, 본부 : 이집트. Alexandria)

• 동남아시아 지역(SEARO, 본부 : 인도. New Delhi) → 북한

• 서태평양 지역(WPRO, 본부 : 필리핀. Manila) → 한국, 중국, 일본, 호주

• 범미주 지역(PAHO, 본부 : 미국. Washington D.C.)

• 유럽 지역(EURO, 본부 : 덴마크. Cophenhagen)

• 아프리카 지역(AFRO, 본부 : 브라질. Brazzaville)

④ 한국 가입 연도 : 1949년 8월 17일 65번째 가입

⑤ 북한 가입 연도 : 1973년 138번째 가입

2) WHO의 주요업무

① 국제적인 보건사업의 지휘 및 조정

② 회원국에 대한 기술지원 및 자료공급

③ 전문가 파견에 의한 기술자문 활동

(2) 유엔아동긴급기금(UNICEF : United Nations International Children's Emergency Fund)

① 전쟁으로 인해 피해를 입은 지역과 전세계의 모자보건 향상을 위해 식품과 자재 등의 공급을 하고 있는 단체

② 설립목적

• 아동의 보건, 복지향상을 위한 원조사업 전개

• 개발도상국을 대상으로 한 보건사업 등 사회사업에 대한 원조

• '어린이 권리선언' 정신에 의거한 아동권리보호 증진

2. 보건의료 관리

1. 보건의료체계

(1) 의료제도의 개념

의료제도는 의료 서비스를 생산하고 분배하며 소비하는 일련의 체계를 말하며, 정치 · 경제 · 사회와 밀접한 관련성을 갖고 있다. 의료제도는 의료자원 · 조직 · 서비스 · 재원 및 관리 등에 따라 다양하며 역사적 · 문화적 · 사회적 환경 등을 반영하는 종합적인 체계이다.

(2) 국가보건의료체계

① 국가보건의료체계의 정의

보건의료체계(health care system)는 경제체계의 하부체계로서 모든 국민에게 인간답고 건강한 삶을 마련해 주기 위하여 의료를 필요로 하는 사람에게 질적으로나 양적으로 적정한 의료를 효과적으로 제공하기 위한 사회제도의 하나이다.

② 국가보건의료체계의 구성요소

- 보건의료 자원의 개발 : 보건의료의 인력, 보건의료 시설, 보건의료의 장비 및 물자, 보건의료의 지식 및 기술
- 자원의 조직적 배치 : 여러 가지 보건의료 자원을 보건의료 활동으로 옮겨 그 자원들로 하여금 적절한 기능을 할 수 있도록 하려면 일정한 유형의 사회조직이 필요하다. 조직적 배치는 각 나라의 보건의료체계에 따라 다양하다. 공공보건의료조직, 건강보험프로그램, 기타정부기관, 비정부기관, 독립민간부분
- 보건의료의 제공 : 보건의료는 대상인구의 건강요구의 수준에 따라 1차 · 2차 · 3차 예방활동으로 구분되며 보건의료 서비스 제공의 수준에 따라서 1차 · 2차 · 3차 진료로 나뉘어진다.
- 경제적 지원 : 보건의료 자원을 생산하여 조직하고 이를 국민에게 제공하는 데에는 재원이 필요하다. 공공재원(보건복지부, 건강보험기관, 기타 관련 정부기관), 고용주, 조직화된 민간기관, 지역사회의 기부, 외국의 원조, 가구별 부담(의료비), 기타 가능 재원들(복권, 기부금)
- 관리 : 보건의료 관리란 국가가 국민의 건강을 유지 · 증진시키기 위하여 행정적 · 기능적 수준에서 수행하는 업무체계를 말한다. 지도력, 의사결정(기획 · 실행 · 감시 및 평가, 정부지원 등), 규제의 세 가지 측면으로 나뉘어진다.

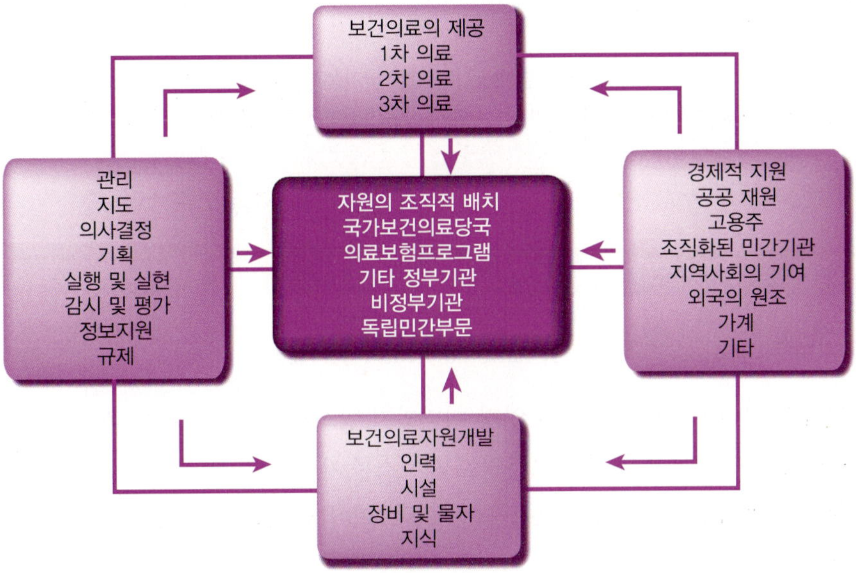

그림 2-1 국가보건의료체계 하부구조

(3) 보건의료체계의 유형(Roemer의 분류)

국가보건의료체계의 구조와 기능은 그 나라의 경제 · 사회 환경에 따라 달라진다.

① **자유기업형** : 역사가 짧은 자본주의 국가에서 볼 수 있으며 보건의료제도 상태하에서는 보건 의료비가 개인적으로 조달되는 것이 가장 큰 특징이다(미국, 일본, 한국).

② **복지국가형** : 인구 대부분이 사회보험이나 조세에 의해 보건의료 서비스를 제공받으며 정부 세출에서 보건의료비 지출이 차지하는 비중이 크다는 것이 가장 큰 특징이다(독일, 영국, 프랑스, 스칸디나비아 제국).

③ **저개발국형** : 경제개발의 정도가 미진해서 인구 대부분이 보건의료비 지불능력을 갖추지 못한 나라들이 여기에 속하며 국민 대다수를 차지하는 빈곤층의 보건의료는 공적부조 차원에서 다루어지고 있다(아시아, 아프리카의 저개발국).

④ **개발도상국형** : 경제개발정책의 성공적 추진으로 전형적인 저발전 상태를 벗어나고 있는 국가에서 볼 수 있는 유형이다. 이 유형은 국가의 정치체제에 따라서 자본주의 국가형태의 변이형 보건의료제도(자유기업형, 복지국가형의 혼합형)를 갖든지, 아니면 사회주의 국가형태의 보건의료제도를 가지게 된다(아시아, 남미 제국의 개발도상국가).

⑤ **사회주의국형** : 보건의료 서비스는 다른 사회복지 서비스와 마찬가지로 국가가 모든 책임을 지고 제공하는 전체주의 국가에서 볼 수 있다(러시아, 중국, 쿠바 등).

이것만은 **꼭~!!**

우리나라는 국민건강보험의 실시로 볼 때 복지지향형 국가유형이라 볼 수 있지만 의료 서비스의 80% 이상이 민간부문에 의해 공급되고 있다는 점에서 자유기업형의 특성을 지니고 있다고 볼 수 있다.

2. OECD 의료보장제도 분류

(1) 국민보건 서비스 방식(NHS; national health service)

① 영국의 비버리지가 제안하여 일명 비버리지 방식으로 소득수준에 관계없이 모든 국민에게 포괄적이고 균등한 보건의료 서비스를 제공

② 정부가 관리주체이므로 의료공급이 공공화되어 의료비 증가에 대한 통제력이 강하다.

③ 조세제도를 통한 재원조달로 비교적 소득재분배 효과가 강하다.

④ 의료의 사회화를 초래함으로써 상대적으로 의료의 질이 낮다.

⑤ 정부의 과다한 복지비용으로 재정적 부담이 크다.

⑥ 의료수요자측의 비용의식이 부족하고, 장기간 진료대기 문제가 생길 수 있다.

⑦ 실시국가 - 영국, 스웨덴, 이탈리아, 영연방국가 등

(2) 국민건강보험 방식(NHI; national health insurance)

① 보험자가 보험료로 재원을 마련하여 의료를 보장하는 제도로, 일명 마르크 방식이라고도 한다. 정부는 지원과 감독을 한다.

② 조합원이 의료보험운영에 관한 의사결정에 참여하므로 제도운영의 민주성을 기할 수 있다.

③ 국민의 비용의식이 강하게 작용

④ 상대적으로 양질의 의료 제공

⑤ 재정은 보험료에 의하여 충당하거나 국가, 고용주가 일부 부담한다. 보험료를 부담하기 어려운 계층에 대해서는 국가의 일반 재정을 충당한다.

⑥ 보험료 부과의 형평성 부족, 의료비 증가에 대한 억제 기능 취약

⑦ 국민건강보험제도를 실시하는 국가 - 우리나라, 독일, 프랑스, 일본, 대만 등

(3) 민간의료보험방식 (consumer sovereignty)

① 일반 민간기관이나 민간기구에서 운영하는 보험방식으로 민간보험방식은 사회정책적 차원의 제도는 아니다.

② 미국의 경우는 공공의료보장 대상이 노령자(medicare) 및 일부저소득층(medicaid)에 국한되어 사회보험이 적용되고 대부분 영리단체 혹은 blue cross, blue shield 및 HMO 등 사보험에 가입되어 있다.

3. 보건의료의 특성

① **수요의 불확실성** : 질병 발생의 예측 곤란, 집단적 대응 : 건강보험제도

② **소비자의 지식 결여**

- 소비자의 무지, 정보와 지식의 비대칭성
- 공급자 의존현상, 의사는 환자의 대리인 역할
- 의사유인 수요(physican induced demand)

③ **노동집약적 성격** : 보건의료 서비스 제공은 다양한 직종의 협력 필요

④ **외부효과 존재** : 제3자에게 영향을 미치는 외부효과가 존재하며 국가의 의료 서비스 개입의 당위성을 제공

⑤ **생산의 독점성** : 보건의료의 생산을 면허권자에게 부여. 즉, 의료 서비스의 생산과 유통은 일정한 자격이나 면허를 보유한 사람에게만 허용

⑥ **보건의료 공급의 비탄력성** : 면허 의료인의 수가 제한되며, 서비스의 저장이 불가능해 수요 발생에 대응의 한계가 있음

⑦ **우량재** : 교육과 마찬가지로 보건의료 서비스도 소비함으로써 국민 개개인뿐만 아니라 국가 전체에도 장기적 이익을 주는 재화이므로 생산과 소비 및 분배의 전 과정은 국가가 개입함으로써 공급을 조장, 국가의 의료 서비스 개입의 당위성을 제공

⑧ **소비재 요소와 투자재 요소의 혼재** : 의료 서비스는 비용지출을 수반하는 소비요인인 동시에 노동의 질과 생산력을 증가시키는 투자요인임.

⑨ **서비스와 교육의 공동생산** : 수련병원의 경우, 수련의들에 대한 교육이 동시에 이루어짐

⑩ **첨단기술 기반산업** : IT(정보기술), BT(생명공학), NT(나노기술) 분야의 기술이 의료분야에 다양하게 접목되고 있음.

4. 1차 보건의료와 포괄적 보건의료

(1) 1차 보건의료(Primary health care)

1차 보건의료란 필수적 보건의료로서 실질적이며 과학적인 면에서도 합당하고, 사회적으로도 받아들일 수 있는 제도

(2) 포괄적 보건의료(comprehensive health care)

현대의료 개념으로 질병의 예방이나 치료 및 재활뿐만 아니라 신체적 · 정신적 건강증진 활동의 통합적 의료제도

5. 보건의료전달체계 (health care delivery system)

(1) 보건의료전달체계의 정의

보건의료를 필요로 하는 사람에게 질적 · 양적으로 적정한 보건의료를 효과적 · 효율적으로 제공하는 제도. 즉, 국민 모두에게 동등한 수준의 의료를 동등한 접근도를 유지하면서 제공

① **1차 진료 단계** : 질병이 발생하여 진료를 받을 때 처음으로 담당하는 곳으로 의원급, 보건소, 보건지소, 보건진료소 등이다. 이곳에서 전체 질병의 70% ~ 80%를 처리한다.

② **2차 진료 단계** : 해당 전문의가 있는 병원급이다.

③ **3차 진료 단계** : 분화된 전문의 서비스를 받을 수 있는 500병동 이상의 대학병원, 종합병원 등이다.

④ **특수진료병원** : 감염병동, 정신병동, 산업재해 특수 방사선 치료병원 등이다.

(2) 우리나라의 의료전달체계

우리나라의 보건의료전달체계는 자유방임형이다.

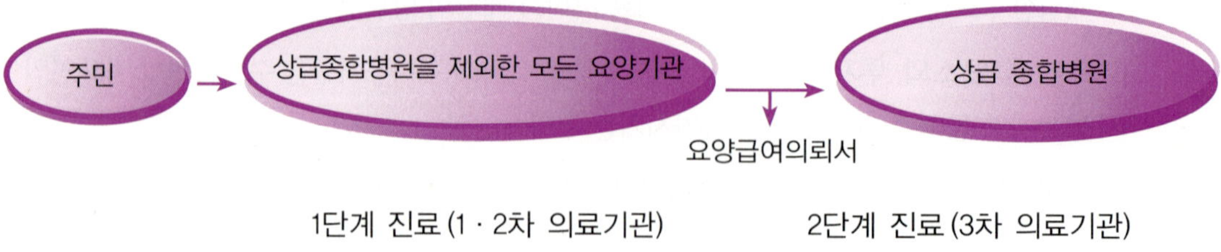

(3) 보건의료전달체계의 특징

① 보건의료 수요자에게 적절한 의료를 효과적으로 제공한다.
② 지역별로 병 · 의원이 골고루 있어야 시행된다.
③ 질병성의 심각성에 따라 적합한 의료기관을 이용할 수 있어야 한다.
④ 보건의료기관의 설비, 자원을 최대한 효율적으로 이용한다.
⑤ 건강은 국민의 기본 권리이다.

(4) 보건의료전달체계의 필요성

① **필요성** : 양적 · 질적으로 팽창하는 보건의료분야의 자원에 대해 이를 좀 더 효율적으로 관리하여 의료제공자나 소비자 및 국가 모두에게 적당한 전달체계가 필요하게 되었다.
② **체계적인 의료전달이 대두되게 된 구체적 요인**
- 의료인력의 전문화 · 고급화 추세
- 의료시설과 인력의 분포 측면
- 의료기술의 향상
- 제3자 지불제도의 도입 확산
- 의료비의 급증
- 제한된 의료자원의 효율적 제고

6. 양질의 의료

(1) 보건의료의 측면에서 국가나 사회가 국민들에게 제공하고자 하는 최고의 목표는 완전한 건강이라고 할 수 있다.
(2) Myers는 접근성, 질, 계속성, 효율성 등으로 양질의 의료에 대해 언급했다.
① 접근성은 국민 누구나 쉽게 필요한 때에 필요한 보건의료 서비스를 제공
② 의료의 질은 지식과 기술에 대한 의료제공자의 전문적 능력을 말한다.
③ 계속성은 전인적 보건의료의 제공과 연속성의 보장 그리고 보건의료 서비스 간의 상호 조정을 말한다.
④ 효율성은 치료 과정에 최소의 자원을 투입하여 건강을 빨리 회복시키는 것을 의미한다.

7. 국민 의료비

(1) 개념 : 한 국가의 국민이 제반 보건의료 서비스를 이용하며 지출한 직접비용과 미래의 보건의료 서비스의 공급능력 확대를 위하여 투자한 비용의 합계를 의미한다. 다시 말해서, 개인 가계, 기업, 국가가 의료를 위해 지출한 총 합계비용을 말한다.

(2) 국민 의료비 종류

① **직접비** : 의료 서비스 이용, 약품, 소모품, 한약조제비, 치과 진료비 등이 있다.
② **간접비** : 병원통원 시 교통비, 능력상실에 의한 경제적 손실을 말한다.

(3) 국민 의료비 증가원인

① 평균수명 연장에 따른 노인 인구 증가에 있다.
② 교통시설 발달로 의료기관 이용이 용이하다.
③ 소득 · 교육의 수준이 높아지면서 의료수요의 증가가 이루어졌다.
④ **진료비 보상방법** : 우리나라 진료비 지불 보상방법은 행위별 수가제로 국민 의료비 증가의 큰 원인이 되고 있다.
⑤ 의료 서비스의 고급화와 의료 서비스의 양적 확대
⑥ 의료기술 발달과 병원규모 대형화이다.
⑦ 의료보험 적용으로 본인 부담 비용이 감소된다.

이것만은 **꼭~!!**

본인 부담금제도를 실시하는 이유 : 의료시설 이용의 남용을 억제하기 위함이다.

(4) 의료수요의 증가요인

① **소득의 증가** : 소득이 증가하면 질병의 기회비용, 다시 말해서 질병으로 인한 소득 상실이 증가하므로 건강에 대한 관심이 더욱 높아져서 의료수요가 증가한다.
② **의료보험의 확대에 따른 경제적 장벽의 제거** : 의료보험은 잠재적 수요를 현실화할 뿐만 아니라 기존의 수요를 증가시키기도 한다.
③ **인구구조의 변화** : 절대 인구수가 많아질수록 그리고 65세 이상의 노인 인구 비율이 높아질수록 의료비 증가는 계속된다. 특히 노인 인구의 증가는 만성퇴행성 질환 및 노인성 질환의 증가와 매우 밀접하게 관련이 있다.

④ **사회간접시설의 확충에 의한 보건의료 서비스 이용의 용이** : 교통과 통신의 발달은 소비자의 의료에 대한 접근을 용이하게 해주고 있다.

3. 지역사회 및 학교보건

1. 모자보건

(1) 모자보건 사업의 정의

① 모자보건사업의 목적

모성의 건강을 보호하고 증진하여 건강한 자녀를 낳게 하고 태어난 어린이를 건강하게 성장, 발육케 하여 타고난 잠재력을 최대로 발휘할 수 있게 하는 것.

② 모자보건 대상자

- 모성인구와 아동인구
- 모성인구 : 광의(초경부터 폐경의 모든 여성), 협의(임신, 분만, 산욕기, 수유기)
- 아동인구 : 광의(출생에서 사춘기 남녀), 협의(미취학 아동, 출생 후 6세 미만)

③ 모자보건 사업이 중요한 이유

- 모자보건사업의 대상은 전체 인구의 60~70%를 차지
- 적은 비용으로 건강증진에 기여하며, 어린이는 국가와 사회의 장래의 주인공
- 다른 연령층에 비해 쉽게 질병에 이환되며, 어린이의 경우 영구적 장애를 가져올 수 있음.
- 모자보건사업 대상자의 관리는 예방사업을 통해 효과를 극대화할 수 있음
- 모성과 아동의 건강은 차세대의 인구자질에 영향
- 영유아기에 대부분의 지능발달이 이루어 짐

(2) 모성보건의 사업

① 산전관리

임신의 시작과 함께 초기, 중기, 말기로 진행되는 동안 산모의 진찰과 진단을 통한 이상 임신 및 임신합병증의 조기진단이나 임신 시의 영양관리 등

④ 분만관리

분만이란 자궁 내에 있던 태아와 그 부속물이 모체 밖으로 배출되는 현상을 일컬으며, 산모와 태아의 안전분만 및 산모의 건강을 위해 관리

이것만은 꼭~!!

출산예정일(최종 월경일로부터 280일, 40주 임신기간) 파악

- 최종월경의 월수가 3보다 클 때 → 월수 –3 이 예정 월 수
  3보다 작을 때 → 월수 +9 가 예정 월 수
- 분만예정일 수 → 최종월경 일에 +7 이 예정 일 수

⑤ 산후관리

모체 밖으로 배출된 신생아와 산모의 건강을 위해 수유 · 섭생 등의 건강관리를 추구

(3) 모성사망

모성사망이란 임신, 출산 또는 산욕의 합병증으로 야기되는 사망에 국한하며, 임신 중에 발생하는 각종 감염병이나 만성질병 및 사고 등에 의한 사망은 포함되지 않음. 모성사망 원인으로 임신중독증 · 출혈 · 산욕열 · 자궁외 임신 등이며, 모성사망률은 출산 10만명당 임산부 사망자 수로 현재 우리나라 통계는 11.3 으로 나타나고 있음.

① 모성사망 원인

- 임신중독증
  - 모성사망의 가장 큰 비중을 차지하며
  - 유산이나 조산의 원인
  - 비타민 B_1 부족, 단백질 부족, 빈혈, 당질, 지방질 과량섭취 등
  - 임신중독증의 3대 요인 : 단백질 부족, 티아민 부족, 빈혈
  - 임신중독증의 3대증상 : 고혈압, 부종 단백뇨
- 출혈 : 출혈은 산전 출혈, 태반조기박리, 산후 출혈, 반수 이상이 원인불명의 출혈이며, 출혈성 환자는 입원분만 권장
- 감염(패혈증) 및 산욕열
  - 비위생적인 분만에 의한 감염이 원인
  - 산욕기(출산 6~8주) 감염에 의한 심한 발열
  - 문화정도에 따라서 감소 추세
- 자궁외 임신과 유산
  - 원인 : 임균성 및 결핵성 난관염과 인공유산 후의 염증
  - 증상 : 난관 및 자궁파열 등에 의한 출혈과 극심한 복통을 호소
    자궁외 임신은 조속한 수술이 필요

이것만은 **꼭~!!**

분만 후 사망 : 60~70%　　**분만 중 사망** : 20% 전후　　**분만전 사망** : 20% 미만

① 임신중독증 > ② 출혈 > ③ 감염 및 산욕열 > ④ 자궁 외 임신 순

(4) 모성 건강관리

① 정기적 검진

- 임신 28주까지 : 매월 1회
- 임신 29주~36주 : 격주 1회
- 임신 37주 이후 : 매주 1회 이상

2. 노인보건

(1) 노인보건 개념

① 노인보건

노인 인구의 신체적 · 정신적 · 사회적 건강을 유지 증진시키기 위하여 보건의료 자원들을 효율적이고 효과적으로 조달 · 분배 · 관리하려는 일련의 노력들에 관심을 갖는 분야로서 노인들에 대한 임상의학적 · 생물학적 · 사회학적 등 여러 가지 특성과 제반 문제들을 과학적으로 연구하는 학문이다.

② 노인의 정의 : 국제연합 등의 국제적 기구에서 65세 이상으로 정의

③ 유엔의 규정에 따른 분류

- **고령화 사회** : 65세 이상 노인 인구가 전체 인구에서 7%를 차지하는 사회
- **고령 사회** : 65세 이상 노인 인구가 전체 인구에서 14%를 차지하는 사회
- **초고령 사회** : 65세 이상 노인 인구가 전체 인구에서 20% 이상 차지하는 사회

④ 고령화에 따른 문제점

- 생산가능 인구의 감소
- 노인 부양비의 증가
- 노인 의료비 및 연금 등 공적부담 증가
- 세입기반 약화로 인한 재정수지 악화
- 노인부양 부담증가에 따른 세대 간 갈등 첨예화
- 민간저축의 감소나 투자위축 등 국가경제의 성장둔화 초래

(2) 노화현상

노화현상은 전신위축, 색소침착, 혈관의 탄력성 감퇴 등이다.

- 일반 쇠약감 또는 계속된 피로감
- 호흡곤란
- 각종 발작(뇌졸중 발작 · 협심증 발작 등)
- 야간빈뇨 및 배뇨장애
- 보행장애
- 언어장애 등
- 동통
- 현기증
- 수면장애
- 변비 및 요실금
- 노인성 진전(振顫)

(3) 노년기의 질병발생요인

① 노인 영양의 부족과 과잉의 원인

- 영양소의 섭취 부족(소화기 질환)
- 소화흡수장애(설사) 및 이용 장애(간질환)
- 영양소의 과잉 및 불균형 섭취

② 노인병의 공통적인 질병과 회복이 늦는 원인

- 여러 종류의 질병이 겹쳐 있어서 회복 속도가 느리다.
- 자각증상은 가벼우나 면역력의 약화로 질병이 진행된다.
- 만성적이고 다발성(多發性)인 병이며 합병증이 잘 생긴다.
- 약에 대한 효과가 적고 부작용이 많다.

(4) 노화예방

- 정기적 건강진단
- 식사조절
- 강한 육체노동과 감정적 자극의 감소
- 적당한 운동, 취미생활, 여행, 휴식 등의 활동이 필요

(5) 노인영양관리의 주의할 점

- 열량은 적당량을 취한다.
- 변비가 되지 않도록 섬유소가 많은 식품이나 채소와 과일을 적당히 섭취한다.
- 소화되기 쉬운 것을 섭취한다.
- 특히, 단백질과 비타민에 주의한다.

(6) 노인문제의 보건사회학적 의의

노년기는 상실의 시기

- 역할의 상실 : 영역의 상실
- 소득의 상실 : 수단을 상실
- 건강의 상실 : 건강수준이 점진적으로 낮아지는 것

(7) 노인문제 부각의 주요한 이유

- 노인 인구의 증가로 노인 부양비 급증
- 노인의 건강상 문제는 궁극적으로 국가경쟁력에 영향
- 노령화가 심화될수록 만성퇴행성 질환 등으로 장기요양과 관련된 보건문제가 심화

(8) 노인의 대책

① 노인의 home care service

- 각종 상담 · social
- 가사 · home helper
- 간호 · home nurse
- 식사 · 급식 service
- 대화상대 · 우애(友愛)방문

② 노인생활에 대하여 고려할 사항

- 취업 상태의 계속
- 경제적 보장
- 심리적 불안의 배제
- 주택의 확보
- 가족관계의 조정
- 우인관계의 형성과 유지
- 조직구성원으로서의 자격 유지
- 새 조직에 참가
- 오락시설의 확충

3. 정신보건

(1) 정신보건 개념

① 정신건강의 정의

- 정신장애(mental disorder)를 예방하고,
- 건전한 정신 기능을 유지 · 증진시키며,
- 정신질환이 발생했을 경우에는 이를 치료하며,
- 치료 후의 사회복귀 등의 목적을 갖는다.

(2) 욕구충족과 건전한 성격

① 인간의 기본적 욕구

- 제1차적인 욕구

인간은 개체(個體) 유지를 위한 식욕, 종족 유지를 위한 성욕(性慾), 생식욕(生殖慾), 군거욕(群居欲) 등의 기본적 · 생리적 · 동물적 욕구를 지닌다.

- 제2차적인 욕구

제2차적인 욕구를 자아욕구(自我欲求)와 사회적 욕구로 대별하는 사람도 있다. 이는 인간적 · 인격적 · 사회적 욕구로 좀 더 진보된 애정, 소속, 사회적인 독립, 자유 등의 욕구 및 진리 탐구의 욕구

- 욕구불만의 방어

인간의 여러 가지 욕구는 반드시 실현된다고 할 수 없으며, 많은 장벽에 부딪치게 된다. 장벽을 극복하지 못하게 되면 욕구 그 자체가 억압당하든지, 욕구를 충족시키기 위한 노력을 시도하다가 좌절하게 되면 욕구불만이 해소되지 않은 채로 심리적인 불안이 남게 된다. 방어나 적응기전은 이러한 욕구불만이나 갈등에 빠진 자신을 보호하고자 하는 무의식적 심리기전으로서 자기 자신도 모르게 여러 가지 행동이 나타남

② 매슬로(Maslow)의 인간의 기본적 욕구 5단계

- 생리적 욕구(衣 · 食 · 住 · 性 등의 기본적 욕구) : **생리적**
- 안전 · 안정의 욕구(生命 · 생활의 자기보존 욕구) : **안정감**
- 친애와 용인의 욕구(집단소속과 유행을 따르는 욕구) : **애정감**
- 존경의 욕구(자존심, 승인, 자립, 독립의 욕구) : **존중감**
- 자기실현의 욕구(涵在能力 실현의 욕구) : **자기실현**

③ 정신장애의 심리적 기전

인간의 다섯 단계의 기본적 욕구

- **생리적 욕구** : 배고픔, 갈증, 피로, 성, 수면, 배설 등과 같은 생리적 욕구가 있음.
- **안전의 욕구** : 안전하게 생활하고 싶은 안전의 욕구 발생
- **심리적 욕구** : 성과 애정의 욕구, 애정의 욕구가 충족되지 않을 경우는 정서적으로 적응 못함
- **유기적 욕구** : 권력소유나 성취욕과 같은 자기존경의 욕구. 이때 자기존경의 욕구가 충족되면 자신감이 생기지만 욕구충족이 되지 못하는 경우에 열등감이 생기고 용기를 잃게 됨

- 인격적 대우 : 인생의 목표를 성취시키고 또한 사회적으로 인정을 받고자 하는 욕구. 인간들은 이렇듯 스스로가 사회적 인정을 받는다고 느낄 때 행복감을 느낀다.

(3) 정신장애의 심리적 요인

① **몽상(dry-dream)** : 인간이 가지는 야망과 그 실천은 소망스러운 일이지만 가상적이며 현실적이지 못한 허망한 몽상은 달성될 수 없다. 이와 같은 과도한 몽상의 결과는 정신장애를 가져올 수 있는 것이다.

② **부모와의 갈등** : 부모의 엄한 권한은 자녀를 갈등의 상태로 만들 수 있다.

③ **열등감과 우월감** : 지나친 열등감은 개인주의적이 되어 폭력으로 해결하려고 들며, 대상적 행위로 욕구불만을 해소하려고 하게 된다. 지나친 우월감은 신망을 잃게 되어 단체생활에서 도외시됨으로써 이상한 성격을 조성할 수 있다.

④ **번민** : 이미 저지른 과오나 어떤 곤란한 문제의 해결이 어려워져서 지나친 번민 속에 빠지는 경우, 끝끝내 해결되지 못하면 정신장애의 요인이 된다.

⑤ **기타** : 불쾌한 입장을 도피하려고만 하는 생활 또는 갈등이나 복잡한 개인문제 등도 해결되지 않은 상태가 오래 계속되면 정신장애의 원인이 될 수 있다.

(4) 정서의 성질과 기능

인간 생활에서 가장 복잡한 내용으로 동적인 역할을 하고 이를 감정이라고도 하였다. 정서의 3요소로서 본질(nature)과 발달(development) 및 제어(制禦, control) 등이 있다.

① 정서의 의미(meaning of emotion)

정서는 생리적인 변화를 수반한다. 예컨대 화가 나면 얼굴이 창백해지거나 붉어진다거나 하는 등이다. 우리의 마음대로 할 수 없는 것이 정서이다. 정서적인 표현은 우리의 몸 전체에 널리 퍼져 있으며, 인간 전체에 영향을 끼치고 있는 내분비와 밀접하게 작용한다.

② 정서의 종류

- 공포(fear) : 공포란 위험한 사태가 생길 때에 일어나는 대상으로부터의 도피 혹은 회피라는 반응이 일어나고 주관적으로는 불쾌하다.
- 근심 및 걱정(worry) : 본질적으로 미래에 일어날지도 모르는 사건에 대한 약한 공포반응으로서 실제적인 원인보다는 상상적인 원인 때문에 생긴다고 보고 있다. 그러므로 누구나 쉽게 느끼고 자주 일어난다.

- **분노(angry)** : 분노는 행동에 장애를 받았을 때에 그 장애물을 타파하려는 적극적인 공격의 반응을 일으키는 것을 말한다. 이 정서는 대상이 뚜렷하며 불쾌감을 준다.
- **애정(사랑)** : 사랑에 있어서 가장 기본적인 무조건 자극은 어머니가 주는 즐거운 만족이며, 이것이 조건 자극인 다른 사람이나 물건들에 대한 사랑으로 발달된다.
- **혐오(disgust)** : 사랑과 반대되는 것으로서 욕구충족을 방해하는 대상을 향해서 일어난다. 이러한 정서는 몹시 불쾌하여, 그 대상을 회피하려고 하며 파괴하려고 한다.
- **질투(jealousy)** : 질투는 노여움에서 발달된 것으로서 자기가 애정을 느끼는 상대방이 포함된 사회관계가 이러한 정서를 느끼게 한다.
- **슬픔(grief)** : 슬픔은 부모나 친구 간의 이별과 정신 및 물질적인 손상 등에서 일어나는데, 극도에 도달하면 아무 반응이 일어나지 않는다.
- **기쁨 및 환희(joy)** : 인간의 욕구가 충족되었을 때에 일어난다.

(5) 정신질환의 분류

① 정신질환과 정신결함으로 구분

② 정신질환은 크게 협의의 정신질환과 신경증이 있다.

③ 협의의 정신질환은

- **내인성 정신병**(정신분열증, 조울병)
- **외인성 정신병**
  - 신체적 원인 : 마비성, 노쇠성, 중독성치매, 내분비성 정신병
  - 심인성 원인 : 반응성 조울병, 정신분열증 반응

④ 신경증(히스테리, 정신쇠약)

⑤ 정신결함은 정신박약과 이상성격으로 구분한다.

(6) 정신보건의 대책

① **지역사회 주민의 정신보건 건강관리를 위한 노력**

- 건강증진
- 조기발견, 조기치료
- 특수예방
- 폐질 방지 및 폐질자 보호
- 사회 복귀사업

② 정신질환의 예방을 위한 단계적인 방법

- 1차 예방 : 정신질환의 원인이 되는 요인 제거 및 질병 발생의 예방과 상담 프로그램, 지역사회 요원의 교육, 지역사회인의 계몽
- 2차 예방 : 조기진단과 치료를 통해 생산성의 제한 방지
- 3차 예방 : 잔존하는 능력의 감퇴와 제한성의 제거로 인한 후유증의 감소

(7) 정신건강을 위한 10가지 수칙

① 긍정적으로 세상을 본다. → 동전에 양면이 있다는 사실을 믿게 된다.
② 감사하는 마음으로 산다. → 생활에 활력이 된다.
③ 반가운 마음이 담긴 인사를 한다. → 내 마음이 따뜻해지고 성공의 바탕이 된다.
④ 하루 세 끼를 맛있게 천천히 먹는다. → 건강의 기본이자, 즐거움의 샘이다.
⑤ 상대의 입장에서 생각한다. → 다툴 일이 없어진다.
⑥ 누구라도 칭찬한다. → 칭찬하는 만큼 내게 자신이 생기고, 결국 그 칭찬은 내게 돌아온다.
⑦ 약속시간에 여유 있게 가서 기다린다. → 초조해지지 않아 좋고 신용이 쌓인다.
⑧ 일부러라도 웃는 표정을 짓는다. → 웃는 표정만으로도 기분이 밝아진다.
⑨ 원칙대로 정직하게 산다. → 거짓말을 하면 죄책감 때문에 불안해지기 쉽다.
⑩ 때로는 손해 볼 줄도 알아야 한다. → 내 마음이 편하고 언젠가는 큰 것으로 돌아온다.

4. 학교보건

(1) 정의

학교에 있는 학생들로 하여금 건강하고 안전하게 살 수 있게 하는 데 목적을 둔 학문인 동시에 사업이다.

(2) 학교보건의 중요성

① 학교라는 기관은 비단 교육뿐만 아니라 여러 방면으로 지역사회의 중심체적인 역할을 하고 있다.

② 학교인구는 학교가 존립하고 있는 지역사회 총 인구의 25% 내외라는 많은 수를 점하게 된다.

③ 학생들은 보건교육의 대상으로서 가장 능률적이고 그들을 통하여 교육을 받지 못한 학부모에까지 건강지식이나 정보를 전할 수 있다.

④ 교직원은 그 지역사회의 지도적 입장에 있고 항상 보호자와 접촉하고 있다.

⑤ 기타 보건사업 추진에 있어서 여러 모로 유리한 조건을 내포하고 있다.

(3) 학교보건사업(School health service)의 기본 업무

① 학교보건봉사 ② 학교환경위생 ③ 학교보건교육

④ 학교급식관리 ⑤ 학교정신보건 ⑥ 사고예방과 응급처치

(4) 학교보건사업의 종류

① **건강검사** : 신장, 체중, 가슴둘레, 앉은키

② **체질검사** : 영양상태, 가슴통, 눈, 귀, 목, 피부 및 구강 등의 이상 여부검사

③ **체력검사** : 달리기, 넓이뛰기, 턱걸이, 윗몸일으키기, 앉아 윗몸 앞으로 굽히기 등의 능력검사

④ 소변검사, 결핵검사, 혈액검사

(5) 학교보건의 조직과 직무

학교보건의 운영조직은 교직원, 학부형 및 지역사회 의료관계인 등과 협력체제

학교보건관계요원 : 교장, 학교의사, 학교치과의사, 일반교사, 보건교사 등

① **학교보건 요원의 기준**

- **초등학교** : 18학급 이상 – 학교의사, 학교약사, 보건교사 각 1인
  18학급 미만 – 학교의사 또는 학교약사 중 1인, 보건교사 1인
- **중고등학교** : 9학급 이상 – 학교의사, 학교약사, 보건교사 각 1인
  9학급 미만 – 학교의사 또는 학교약사 중 1인, 보건교사 1인
- **대학**(전문대 포함) : 학교의사 및 학교약사 1인

② **교장의 책무**

- 학교보건의 총 책임
- 학생과 교직원의 건강검사를 실시(학교보건법 제7조)

- 감염병에 감염되었거나, 우려가 있는 학생 및 교직원에 대하여 등교중지
- 감염병의 유행 우려 시 휴교 조치

이것만은 꼭~!!

감염병 유행 시 휴교조치를 취하는 3개 조건

- 계속적인 교내접촉이 감염원이라는 증거가 있을 때
- 모든 감염원인 규명에도 불구하고 계속 환자가 발생할 때
- 휴교로서 감염에 폭로될 가능성이 감소하리라는 충분한 이유가 있을 때

③ 보건교사의 직무

- 학교보건계획의 수립
- 학교 환경위생의 유지관리 및 개선에 관한 사항
- 학생 및 교직원에 대한 건강진단실시의 준비 및 협조
- 각종 질병의 예방처치 및 보건지도
- 학생 및 교직원의 건강관찰 및 학교의사의 건강평가 협조
- 신체허약 학생에 대한 보건지도
- 교사의 보건교육에 관한 협조 및 필요 시 보건교육

④ 담임교사의 책무

- 학교보건 관리와 보건지도의 가장 중요한 담당자
- 반 학생들의 건강증진, 사고방지 책임

(6) 학교급식의 목적

① 성장기 어린이의 발육과 심신의 발달 및 건강증진

② 올바른 식생활 습관 및 식생활의 예절교육

③ 편식의 교정 및 결핍증 예방

④ 질서의식과 협동정신 함양

⑤ 영양에 관한 지식 및 식품의 생산과 소비에 관한 지식

⑥ 학력향상에 기여

4. 사회보장

1. 사회보장의 정의

질병 · 장애 · 노령 · 실업 · 사망 등 각종 사회적 위험으로부터 모든 국민을 보호하고 빈곤을 해소하며 국민생활의 질을 향상시키기 위하여 제공되는 사회보험, 공공부조, 사회복지 서비스 및 관련복지제도

(1) 사회보장 정의 3요소

① 대상 : 모든 국민
② 책임 : 국가
③ 보장 : 최소한의 생활보장

(2) 세계 최초의 사회보장제도

① 창시 : 1883년 독일의 Bismark
② 법 제정 : 1935년 미국에서 최초로 제정
③ 사회보장제도가 가장 발달한 나라 : 영국

(3) 사회보장의 기능

① 최저 생활보장 기능
② 소득재분배 기능
③ 경제적 기능
④ 사회통합 기능

(4) 우리나라 사회보장체계

사회보장제도
- 사회보험 : 국민연금, 건강보험, 고용보험, 산재보험, 노인 장기요양보험
- 공공부조 : 기초생활보장, 의료급여, 기초연금
- 사회 서비스 : 노인복지, 아동복지, 장애자복지, 부녀자복지

2. 우리나라 건강보험제도

(1) 건강보험의 목적과 연혁

① **목적** : 국민의 질병 · 부상에 대한 예방 · 진단 · 치료 · 재활과 출산 · 사망 및 건강증진의 보험급여를 실시함으로써 국민보건을 향상시키고 사회보장의 증진을 도모함.

② **역사**

- 1963년 12. 16. 의료보험법 제정
- 1977년 7. 1. 의료보험제도가 처음 강제적 실시
- 1989년 7. 1. 전 국민 의료보험 실시
- 2000년 7. 1. 국민 건강보험법 실시와 건강보험의 완전통합, 완전 의약분업의 시행

(2) 우리나라 건강보험제도의 조기 정착 이유

① **적용대상의 단계화**

- 보험료를 지불할 능력이 있는 계층부터 먼저 시작하여 보험재정의 안정을 기하였다.
- 고용상태를 기준으로 확대해 나가므로 다음 확대 대상에 대한 계획을 세울 수 있었으며, 조합 간 경쟁적으로 의료보험의 확대에 주력하게 하였다.

② **낮은 의료수가책정 및 수가의 차등**

- 의료수가를 낮게 책정하여 의료보험 확대에 수반되는 보험재정 부담을 최소화할 수 있었다.
- 의료보험수가는 관행수가의 약 42% 수준이었는데 의료보험수가와 일반수가의 차이를 크게 함으로써 의료보험에 가입하려는 동기를 유발시킬 수 있었음.
- 수가상의 격차는 미적용자에게 이중의 불공평을 야기시켜 전 국민 의료보험의 조기 실시를 앞당기게 하는 계기가 되었다.

③ **요양취급기관의 강제 지정** : 강제로 요양취급기관을 지정함으로써 의료공급상의 문제를 해소하고 전 국민 의료보험을 지원하게 하였다.

④ **비용분담제 실시** : 본인 일부부담제를 실시함으로써 의료이용의 남용을 억제하여 보험재정을 안정화할 수 있었다.

⑤ **농어촌 주민의 생활수준 향상** : 농어촌 자영민이 보험료를 납부(부담)할 능력을 갖추게 되어 지역 의료보험의 적용이 가능해졌다.

(3) 우리나라 건강보험의 특성

① 건강보험은 질병보험이다.
② 건강보험은 강제보험이다.
③ 건강보험은 단기보험이다.
④ 건강보험은 능력에 따른 보험료의 차등부과와 균등한 보험급여를 받는다.
⑤ 건강보험은 국민의 건강과 가계의 일시 과중한 의료비 부담을 경감하는 특성이 있다.

(4) 건강보험의 주요기능 및 역할

① 사회적 연대와 사회통합 기능
② 위험분산의 기능
③ 소득재분배 기능
④ 형평한 비용부담과 균등한 보험급여

(5) 우리나라 건강보험제도의 운영 실태

보험급여
- 법정급여 : 요양급여, 요양비, 건강진단
- 부가급여 : 임신, 산전 진료비의 지급

(6) 요양급여 : 가입자 및 피부양자의 질병 · 부상 · 출산 등에 대하여 요양급여 실시

① 진찰 · 검사
② 약제 · 치료재료의 지급
③ 처치 · 수술 기타의 치료
④ 예방 · 재활
⑤ 입원
⑥ 간호
⑦ 이송

3. 의료급여

(1) 의료급여 연혁

① 1977년 1월 생활보호법에 의거 시행
② 1977년 12월 의료보호법 제정 시행
③ 2001년 5월 의료보호법을 의료급여법으로 전면개정

(2) 목적 : 의료급여는 국민기초생활보장 대상자 등 일정 수준 이하의 저소득층을 대상으로 그들이 자력으로 의료문제를 해결할 수 없는 경우에 국가재정으로 의료혜택을 주는 공적부조제도

(3) 의료급여 수급권자 종류 및 선정방법 : 의료급여법에 의한 수급자는 1종 및 2종 수급권자로 구분하며 보건복지부장관이 정한 기준에 따라 시장 · 군수 · 구청장이 국민기초생활 신청자의 소득, 재산 등을 조사하여 1종과 2종으로 구분하여 매년 선정

(4) 진료체계

의료급여 환자는 「의료급여법 시행규칙」에 의한 제1차 진료기관 → 제2차 진료기관 → 제3차 진료기관에서 단계적으로 진료

4. 의료보수 지불 방식

(1) 행위별 수가제(fee for service) : 의료행위 하나하나에 대해 사전에 수가를 고시해 두고 의료인이 행한 서비스 내용에 따라 진료비 총액을 지불하는 방법으로서 의료보험제도에서 가장 전형적 방법이며, 우리나라가 채택하고 있는 지불 방식이다. 행위별 수가제는 환자가 원하는 서비스를 충분히 제공받고 의료의 발전을 가능하게 하는 장점이 있는 반면, 의료 제공자의 과잉진료와 의료비 증가를 초래하는 단점이 있다.

(2) 인두제(capitation) : 행위별 수가제와 반대되는 제도로서 등록 환자수나 이용자수를 기준으로 진료수가가 결정되며, 서비스의 내용과 수가가 전혀 무관하다. 인두제는 지역사회 등 1차 기관에 적합하다. 인두제의 장점으로는 진료행위의 예방중심과 국민 총 의료비의 앙등억제 효과를 기대할 수 있다. 단점으로는 의료의 질이 떨어지며 치료의 계속성을 유지할 수 없다는 것을 들 수 있다.

(3) 포괄수가제(case payment) : 빈도가 높고 납득이 갈 만한 질환에 대해 진료행위별로 합산을 해서 진료비를 계산하지 않고 진단별로 수가가 결정된다. 포괄수가제는 의료비 상승을 통제할 수 있다는 장점이 있는 반면, 불확실한 진단이나 질병의 진료수가에 적용시키는데는 무리가 따른다는 단점이 있다. 행위별수가제의 단점을 보완한 지불방식이다.

(4) 봉급제(salary) : 봉급제는 의료인의 능력에 의한 지급방식으로 모든 공직 의료인과 조직화되어 있는 병원급 의료기관에서 많이 이용되고 있다. 봉급제는 의사 간 경쟁의 필요성이 없고 상호간 지식과 기술의 숙련도를 평가하기 쉽고 동료들이 진료행위를 감시하므

로 의료의 질을 유지 · 향상시키는 데 도움이 된다는 장점이 있는 반면, 단점으로는 보건의료 서비스가 관료주의화되기 쉽다는 것과 진료의 계속성 유지가 어렵다는 것이 있다.

(5) 총액계약제(collective payment based on negotiation) : 총액계약제는 독일에서 채택되고 있는 제도로 행위별수가제와 인두제를 혼합한 형태이다. 독일의 경우는 보험자측과 의사단체(보험의 협회) 간에 인두방식 또는 건수방식으로 1년 간의 진료비 총액을 추계 협의한 후 그 총액을 개산불로 지급한다. 보험의협회는 이후 나름대로의 진료행위별수가표에 의해 각각의 개업보험의에게 총액 진료비를 지불한다.

총액계약제를 실시하게 되면 총 의료비의 억제가 가능하며 과잉진료에 대해 의료인 단체에 의해 자율적인 억제가 가능하여 의료비의 효율화를 기할 수 있다.

5. 산업재해보상보험

① **실시년도** : 1964년 1월 사회보장제도로 최초 시행

② **목적** : 산업재해보상보험은 근로자의 업무와 관련된 질병이나 부상 및 사망 등에 관한 보상을 목적으로 실시

③ **산재급여**(법 제36조) : 요양급여, 휴업급여, 장해급여, 유족급여, 장의비급여, 간병급여, 상병보상연금, 직업재활급여

- **요양급여** : 요양급여는 근로자가 업무상의 사유로 부상을 당하거나 질병에 걸린 경우에 그 근로자에게 지급(3일 이내 지급 불가). 요양급여의 범위는 진찰 및 검사, 약제 또는 진료재료와 의지(義肢) 그 밖의 보조기의 지급, 처치, 수술, 그 밖의 치료, 재활치료, 입원, 간호 및 간병, 이송 그 밖에 고용노동부령으로 정하는 사람.
- **휴업급여** : 휴업급여는 업무상 사유로 부상을 당하거나 질병에 걸린 근로자에게 요양으로 취업하지 못한 기간에 대하여 지급(3일 이내 지급불가)하되, 1일당 지급액은 평균임금의 100분의 70에 상당하는 금액으로 함.

6. 노인 장기요양보험

(1) 제도의 목적

고령이나 노인성 질병 등으로 목욕이나 집안 일 등 일상생활을 혼자하기 어려운 노인들에게 신체활동 · 가사활동 지원 등의 급여를 제공하여 노후생활의 안정과 그 가족의 부담을 덜어 주어서 국민의 삶의 질을 높여 주는 사회보험제도

(2) 노인요양보험 대상(시행령제2조)

65세 이상의 노인 또는 65세 미만의 자로서 치매 · 뇌혈관성 질환 등 대통령령으로 정하는 노인성 질병[21종류 : 치매, 알츠하이머병, 뇌내출혈, 뇌경색증, 뇌졸중, 파킨슨병, 뇌병(뇌전동맥 · 대뇌동맥의 폐쇄 · 협착), 진전 등]의 원인으로 인하여 6개월 이상 동안 혼자서 일상생활을 수행하기 어려운 노인에게 신체활동 및 일상 활동을 지원

(3) 요양등급 기준

① **장기요양 1등급** : 심신의 기능상태 장애로 일상생활에서 전적으로 다른 사람의 도움이 필요한 자로서 장기요양인정 점수가 95점 이상인 자

② **장기요양 2등급** : 심신의 기능상태 장애로 일상생활에서 상당 부분 다른 사람의 도움이 필요한 자로서 장기요양인정 점수가 75점 이상 95점 미만인 자

③ **장기요양 3등급** : 심신의 기능상태 장애로 일상생활에서 부분적으로 다른 사람의 도움이 필요한 자로서 장기요양인정 점수가 60점 이상 75점 미만인 자

④ **장기요양 4등급** : 심신의 기능상태 장애로 일상생활에서 일정 부분 다른 사람의 도움이 필요한 자로서 장기요양인정 점수가 51점 이상 60점 미만인 자

⑤ **장기요양 5등급** : 치매(노인성 질병에 해당하는 치매로 한정) 환자로서 장기요양인정 점수가 45점 이상 51점 미만인 자

⑥ **장기요양 인지지원등급** : 치매(제2조에 따른 노인성 질병에 해당하는 치매로 한정한다.) 환자로서 장기요양인정 점수가 45점 미만인 자

※ **장기요양인정 점수**(영역별심신상태 52개 항목) : 신체기능(기본적 일상생활기능)12항목, 인지기능 7항목, 행동변화 14항목, 간호처치 9항목, 재활 10항목

(4) 장기요양급여의 종류

① 재가급여

- **방문요양** : 장기요양요원이 수급자의 가정 등을 방문하여 신체활동 및 가사활동 등을 지원하는 장기요양급여
- **방문목욕** : 장기요양요원이 목욕설비를 갖춘 장비를 이용하여 수급자의 가정 등을 방문하여 목욕을 제공하는 장기요양급여

- **방문간호** : 장기요양요원인 간호사 등이 의사나 한의사 또는 치과의사의 방문간호지시서에 따라 수급자의 가정 등을 방문하여 간호, 진료의 보조, 요양에 관한 상담 또는 구강위생 등을 제공하는 장기요양급여
- **주 · 야간보호** : 수급자를 하루 중 일정한 시간 동안 장기요양기관에 보호하여 신체활동 지원 및 심신기능의 유지 · 향상을 위한 교육 · 훈련 등을 제공하는 장기요양급여
- **단기보호** : 수급자를 일정 기간 동안 장기요양기관에 보호하여 신체활동 지원 및 심신기능의 유지 · 향상을 위한 교육 · 훈련 등을 제공하는 장기요양급여(1회 90일 이내로 하되, 이용일수는 연간 180일을 초과 불가)
- **기타 재가급여** : 수급자의 일상생활 · 신체활동 지원에 필요한 용구를 제공하거나 가정을 방문하여 재활에 관한 지원 등을 제공하는 장기요양급여

② 시설급여

장기요양기관이 운영하는 노인복지법에 따른 노인의료복지시설(노인전문병원은 제외한다) 등에 장기간 동안 입소하여 신체활동 지원 및 심신기능의 유지 · 향상을 위한 교육 · 훈련 등을 제공하는 장기요양급여

③ 특별현금급여

- **가족요양비** : 가족장기요양급여 수급자가 가족 등으로부터 방문요양에 상당한 장기요양급여를 받은 때 수급자에게 가족요양비를 지급
- **특례요양비** : 특례장기요양급여 수급자가 장기요양기관이 아닌 노인요양시설 등의 기관 또는 시설에서 재가급여 또는 시설급여에 상당한 장기요양급여를 받은 경우 당해 장기요양급여비용의 일부를 당해 수급자에게 특례요양비로 지급
- **요양병원간병비** : 요양병원장기요양급여 수급자가 요양병원에 입원한 때 장기요양에 사용되는 비요의 일부를 요양병원간병비로 지급

6장 보건행정 출제예상문제 및 해설

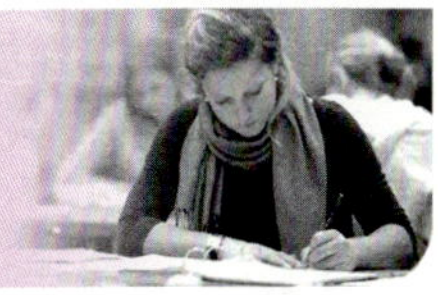

01 다음 내용으로 알 수 있는 것은?

> 공중보건의 목적을 달성하기 위하여 공중보건의 원리를 적용함으로써 행정조직을 통해서 행하는 일련의 과정이다.

① 보건행정　② 보건교육　③ 보건통계　④ 사회보장　⑤ 건강보험

정답 및 해설

해설 보건행정은 공중보건의 목적을 달성하기 위해서 공공의 책임하에 국민의 생명연장과 질병예방 및 육체적 · 정신적 효율의 증진을 도모하기 위해서 수행하는 행정활동. 즉, 행정은 조직의 공동목적을 달성하기 위해서 정책을 결정하고 집행하는 활동이다.

정답 ①

02 보건행정의 특성으로 옳지 않은 것은?

① 공공성과 사회성
② 과학성과 기술성
③ 조장성 및 교육성
④ 자주성과 독립성
⑤ 봉사성

정답 및 해설

해설 보건행정의 특성
① 공공성 및 사회성 : 공공복지와 집단의 건강을 증진하는 공공이익
② 조장성 및 교육성 : 지역주민을 교육 또는 조장함으로써 목적을 달성
③ 봉사성 : 현대 행정의 특징
④ 과학성 및 기술성 : 과학적 기법 및 기술 도입

정답 ④

03 다음 중 보건행정의 특성 중 조장성에 대한 설명은?

① 공공의 이익을 추구한다.

② 과학과 기술을 바탕으로 한다.

③ 교육을 주된 수단으로 한다.

④ 지역주민들의 자발적인 참여를 유도한다.

⑤ 사회 구성원의 건강증진을 위한 사회 행정이다.

정답 및 해설

해설 조장성 : 보건행정의 원활한 수행은 국민들의 자발적인 참여를 전제로 하며 국민 스스로 질병예방과 건강증진을 위해 노력하도록 조장해야 소기의 목적을 달성할 수 있음.

정답 ④

04 공중보건사업을 중앙정부 책임하에 실시하는 이유라고 할 수 없는 것은?

① 지역사회 단위별 사업만으로 불가능한 보건사업이 있기 때문에

② 지역사회 단위별 사업으로 의미가 없는 것이 있기 때문에

③ 정부 부처 간의 협력 없이는 불가능한 것이 있기 때문에

④ 지역사회 특성에 맞는 사업 수행이 용이하기 때문에

⑤ 보건사업의 중첩을 피할 수 있기 때문에

정답 및 해설

해설 지역단위로 관리할 수 없는 감염병이나 검역질병관리와 같은 공중보건사업은 중앙정부가 담당하는 것이 불가피하지만, 지방의 고유질환관리나 보건사업은 중앙정부가 담당하는 경우는 지방 특성에 맞는 사업 수행이 용이하지 않기 때문에 지방정부가 담당하는 것이 효율적이다.

정답 ④

05 노년 부양비는?

① 65세 이상 인구/15~64세 이상 인구 × 100
② 65세 이상 인구/0~14세 이상 인구 × 100
③ 65세 이상 인구/0~14세 이상 인구 + 15~64세 이상 인구 × 100
④ 0~14세 이상 인구 + 65세 이상 인구/15~64세 이상 인구 × 100
⑤ 0~14세 이상 인구/15~64세 이상 인구 × 100

정답 및 해설

해설 노년 부양비= 65세 이상 인구÷(15 ~ 64세 인구) × 100

정답 ①

06 다음 내용은 POSDCoRB의 어디에 해당하는가?

- 목표를 설정하고 목표에 도달하기 위하여 필요한 단계를 구성하고 설정하는 관리과정이다.
- 미래에 대한 전망과 목표설정 및 방침과 절차를 설정하고, 사업수행의 순서와 체계를 정하는 등의 활동이다.

① 기획(Planning)
② 조직(Organizing)
③ 인사(Staffing)
④ 지휘(Directing)
⑤ 조정(Coordinating)

정답 및 해설

해설 Gulick은 행정의 일반적인 관리과정을 POSDCoRB로 설명하였는데 기획(Planning)은 미래에 대한 전망과 목표설정, 방침과 절차를 설정하고, 사업수행의 순서와 체계를 정하는 등의 활동이다.

정답 ①

07 Gulick의 행정관리 과정에 속하지 않는 것은?

① 기획 ② 인사 ③ 조정
④ 통제 ⑤ 예산

정답 및 해설

해설 Gulick은 행정의 일반적인 관리과정을 POSDCoRB로 설명
기획(planing), 조직(organization), 인사(staffing), 지휘(directing), 조정(coordinating), 보고(reporting), 예산(budgeting)

정답 ④

08 다음 내용은 조직의 고전적 원칙 중 어떤 원칙의 내용인가?

> 조직운영에 중요한 요소로서 조직원의 집단노력을 질서정연하게 배정하여 공동목표를 달성하기 위한 행동통일의 수단이며 과정이어야 한다는 원칙이다.

① 조정의 원칙 ② 분업의 원칙
③ 통솔범위의 원칙 ④ 목적의 원칙
⑤ 계층화의 원칙

정답 및 해설

해설 조직관리의 7대 고전적 원칙은 분업의 원칙, 조정의 원칙, 명령통일의 원칙, 동등한 권한과 책임의 원칙, 계층화의 원칙, 통솔범위의 원칙, 목적의 원칙이 있다. 위 내용은 조정의 원칙이다.

정답 ①

09 보건행정의 기획기법인 PPBS가 의미하는 것은?

① 사업 – 예산 – 체계 – 계획 ② 체계 – 예산 – 계획 – 사업
③ 예산 – 계획 – 사업 – 체계 ④ 계획 – 사업 – 예산 – 체계
⑤ 계획 – 예산 – 사업 – 체계

정답 및 해설

해설 PPBS : Planning–Programming–Budgeting–System(계획 – 사업 – 예산 – 체계)
SA : System Analysis(체계분석)
PERT : Programming Evaluation and Review Technique(체계 – 사업 – 예산체계)
POAC : Plannning, Organizing, Actuating, Controlling(기획, 조직, 실행, 관리)
OR : Operation Research(운영 연구)

정답 ④

10 다음 중 아래에서 설명하는 조직은?

> 계층적 조직에 프로젝트 조직의 수평관계가 혼합된 조직을 말한다. 조직의 직능 부분을 전문화하면서 동시에 전문화 한 부분을 프로젝트로 통합하는 조직으로, 전형적인 형태는 병원조직을 들 수 있다.

① 프로젝트 조직
② 공식적 조직
③ 매트릭스 조직
④ 비공식적 조직
⑤ 공개적 조직

정답 및 해설

해설 병원조직의 특징인 매트릭스 조직에 대한 내용이다.

정답 ③

11 다음 모성건강관리 내용 중 산전관리에 속하지 <u>않는</u> 것은?

① 신체검진 및 상담
② 영양 및 약물지도
③ 일상생활 유지
④ 수유지도
⑤ 여행 등 과중한 체력부담 관리

정답 및 해설

해설 산전관리는 임신의 시작과 함께 초기, 중기, 말기로 진행되는 동안 산모의 진찰·진단과 상담을 통한 이상 임신 및 임신합병증의 조기진단이나 임신 시에 영양관리 등 일상생활의 유지 지도를 한다. 수유지도는 분만 후 관리에 속한다.

정답 ④

12 모성사망률 산출 시 가장 옳은 것은?

① 출혈로 인한 사망
② 출산 시 사망
③ 임신, 분만, 산욕과 관련된 사망
④ 자궁외 임신과 사산에 의한 사망
⑤ 임신중독증으로 인한 사망

정답 및 해설

해설 모성사망이란 임신 · 출산 또는 산욕의 합병증으로 야기되는 사망에 국한하며, 임신 중에 발생하는 각종 감염병과 만성질병 및 사고 등에 의한 사망은 포함되지 않음. 모성사망 원인으로 임신중독증, 출혈, 산욕열, 자궁외 임신 등

정답 ③

13 우리나라 보건소가 설치되어 있는 행정단위는?

① 농 · 어촌
② 시 · 군 · 구
③ 시범지역
④ 읍 · 면
⑤ 시 · 도

정답 및 해설

해설 한국의 보건소는 기존의 보건소법을 폐지하고, 현재는 지역보건법(1996년)에 의거하여 시 · 군 · 구에 설치하고 있으나 설치기준은 지방자치단체의 조례에 의해 설치하고 있다.

정답 ②

14 농어촌 도서벽지 주민들의 건강관리를 위하여 설립한 1차 보건의료사업기관은?

① 지역보건센터
② 보건의료원
③ 보건소
④ 보건지소
⑤ 보건진료소

정답 및 해설

해설 보건진료소는 1980년 제정된 「농어촌 등 보건의료를 위한 특별조치법」에 의하여 1차 보건의료를 제공하기 위해 설치된 기관으로 의사의 배치가 곤란할 것으로 예상되는 의료취약지역 안에서 진료전담공무원으로 하여금 의료행위를 하게 함.

정답 ⑤

15 지역보건법에 명시된 보건소의 업무 내용에 해당되지 않는 것은?

① 건강 친화적인 지역사회 여건의 조성

② 감염병의 예방 및 관리

③ 모성과 영유아의 건강유지 · 증진

④ 보건의료기관 등에 대한 지도 · 관리 · 육성

⑤ 의약품의 품질검사 및 안전성에 관한 평가

정답 및 해설

해설 보건소의 기능 및 업무(법 제11조)

① 건강 친화적인 지역사회 여건의 조성

② 지역보건의료정책의 기획, 조사 · 연구 및 평가

③ 보건의료인 및 「보건의료기본법」 제3조제4호에 따른 보건의료기관 등에 대한 지도 · 관리 · 육성과 국민보건 향상을 위한 지도 · 관리

④ 보건의료 관련기관 · 단체, 학교, 직장 등과의 협력체계 구축

⑤ 지역주민의 건강증진 및 질병예방 · 관리를 위한 다음 각 목의 지역보건의료 서비스의 제공

- 국민건강증진 · 구강건강 · 영양관리사업 및 보건교육
- 감염병의 예방 및 관리
- 모성과 영유아의 건강유지 · 증진
- 여성 · 노인 · 장애인의 건강유지 · 증진
- 정신건강증진 및 생명존중에 관한 사항
- 지역주민에 대한 진료, 건강검진 및 만성질환 등의 질병관리에 관한 사항
- 가정 및 사회복지시설 등을 방문하여 행하는 보건의료사업
- 난임의 예방 및 관리

정답 ⑤

16 보건소제도는 언제 어느 나라에서 시작되었는가?

① 18세기 말엽, 미국 ② 19세기 초엽, 미국 ③ 18세기 말엽, 영국

④ 19세기 중엽, 영국 ⑤ 19세기 중엽, 독일

정답 및 해설

해설 보건소제도는 영국의 William Rathbone에 의해 1862년 리버풀(Liverpool)시를 18개 지역구로 나누어 가정방문 사업을 실시한 것이 최초이다.

정답 ④

17 다음은 무엇의 기능을 설명한 내용인가?

> • 국민건강증진 · 구강건강 · 영양관리사업 및 보건교육
> • 감염병의 예방 및 관리
> • 모성과 영유아의 건강유지 · 증진
> • 여성 · 노인 · 장애인의 건강유지 · 증진

① 보건소
② 국립검역소
③ 질병관리청
④ UNICEF
⑤ WHO

정답 및 해설

해설 보건소의 기능 및 업무로서 지역주민의 건강증진 및 질병예방 · 관리를 위한 지역보건 의료 서비스의 제공은 국민건강증진 · 구강건강 · 영양관리사업 및 보건교육, 감염병의 예방 및 관리, 모성과 영유아의 건강유지 · 증진, 여성 · 노인 · 장애인의 건강유지 · 증진 등이 있다.

정답 ①

18 세계보건기구(WHO)에 관한 설명으로 옳지 <u>않은</u> 것은?

① 우리나라는 1949년에 가입하였다.
② 우리나라는 동남아시아지역 사무국에 속한다.
③ 국제연합 경제사회이사회의 한 전문기관이다.
④ 1948년 4월 7일 발족되었다.
⑤ 국제보건전문가 단체이다.

정답 및 해설

해설 서태평양 지역(WPRO, Manila) – 한국, 중국, 일본, 호주

정답 ②

19 UN 기구 중 소아보건과 가장 밀접한 관계가 있는 것은?

① UNDP ② ILO ③ UNICEF
④ UNESCO ⑤ WHO

정답 및 해설

해설 유엔국제아동긴급기금(United Nations International Children's Emergency Fund, UNICEF)

정답 ③

20 보건의료체계의 구성요소로 거리가 먼 것은?

① 보건의료자원 ② 보건의료지표 ③ 보건의료조직
④ 보건의료재정 ⑤ 보건의료서비스

정답 및 해설

해설 국가보건의료체계의 구성요소

① 보건의료자원의 개발 : 보건의료의 인력, 보건의료시설, 보건의료의 장비 및 물자, 보건의료의 지식 및 기술
② 자원의 조직적 배치 : 일정한 유형의 사회조직이 필요하며 조직적 배치는 각 나라의 보건의료체계에 따라 다양
③ 보건의료의 제공 : 보건의료 서비스 제공의 수준에 따라서 1차, 2차, 3차 진료
④ 경제적 지원 : 보건의료 자원을 생산, 조직, 국민에게 제공하는 재원이 필요
⑤ 관리 : 보건의료관리란 국가가 국민의 건강을 유지 · 증진시키기 위하여 행정적 · 기능적 수준에서 수행하는 업무체계

정답 ②

21 다음 중 보건의료자원의 내용과 거리가 먼 것은?

① 보건의료인력 ② 보건의료시설 ③ 보건의료법규
④ 보건의료기술 ⑤ 보건의료장비

정답 및 해설

해설 보건의료자원은 보건의료의 인력, 보건의료시설, 보건의료의 장비 및 물자, 보건의료의 지식 및 기술

정답 ③

22 보건의료체계 유형 중 민간의료부문의 자율성이 존중되는 미국의 의료제도는 어디에 해당하는가?

① 자유기업형
② 복지국가형
③ 사회주의 국가형
④ 저개발국형
⑤ 개발도상국형

정답 및 해설

해설 보건의료체계 유형
① 자유기업형 : 자본주의 국가에서 볼 수 있으며 보건의료제도 상대하에서는 보건의료비를 개인적으로 조달(미국, 일본, 한국)
② 복지국가형 : 사회보험이나 조세에 의해 보건의료 서비스를 제공받으며 정부 세출에서 보건의료비 지출이 차지하는 비중이 크다(독일, 영국, 프랑스, 스칸디나비아 제국).
③ 저개발국형 : 국민 대다수를 차지하는 빈곤층의 보건의료는 공적부조 차원에서 다루어지고 있다(아시아, 아프리카의 저개발국).
④ 사회주의국형 : 보건의료 서비스는 국가가 모든 책임을 지고 제공하는 전체주의 국가에서 볼 수 있다(러시아, 중국, 쿠바 등).

정답 ①

23 다음 건강보험제도 유형 중 옳은 것은?

- 국민의 의료문제는 국가가 책임져야 한다.
- 조세방식 또는 비버리지 방식
- 영국, 스웨덴, 이탈리아 등에서 채택
- 정부가 일반조세로 재원을 마련하여 모든 국민에게 무상으로 의료 제공

① National Health Insurance
② Consumer Sovereignty Model
③ Fee For Service
④ Diagnosis Related Group
⑤ National Health Service

정답 및 해설

해설 국가보건서비스방식(NHS)은 정부가 일반조세로 재원을 마련하여 모든 국민에게 무상으로 의료혜택을 제공하며 영국, 스웨덴, 이탈리아 등에서 채택하고 있다. 사회보험방식(National Health Insurance), 민간보험방식Consumer Sovereignty Model), 행위별수가제(Fee For Service), 포괄수가제도(Diagnosis Related Group)

정답 ⑤

24 UN에서 규정한 고령화 사회의 설명으로 옳은 것은?

① 60세 이상 인구가 전체 인구의 7% 이상일 때
② 60세 이상 인구가 전체 인구의 14% 이상일 때
③ 65세 이상 인구가 전체 인구의 7% 이상일 때
④ 65세 이상 인구가 전체 인구의 14% 이상일 때
⑤ 65세 이상 인구가 전체 인구의 20% 이상일 때

정답 및 해설

해설 노인은 국제연합 등의 국제적 기구에서 65세 이상으로 정의하고 유엔의 규정에 따른 노령사회의 분류는 다음과 같다.

① 고령화 사회 : 65세 이상 노인 인구가 전체 인구에서 7%를 차지하는 사회
② 고령 사회 : 65세 이상 노인 인구가 전체 인구에서 14%를 차지하는 사회
③ 초고령 사회 : 65세 이상 노인 인구가 전체 인구에서 20% 이상 차지하는 사회

정답 ③

25 보건의료 서비스의 사회 · 경제적 특성이 아닌 것은?

① 경쟁의 제한
② 비영리적 동기
③ 질병의 예측불가능성과 치료의 확실성
④ 노동집약적인 인적 서비스
⑤ 소비적 요소와 투자적 요소의 혼재

정답 및 해설

해설 보건의료 서비스의 특성
질병의 예측불가능성, 외부효과, 생활필수품으로서의 보건의료, 공공재적 성격, 정보의 비대칭성, 비영리 동기, 경쟁 제한, 소비적 요소와 투자적 요소의 혼재, 노동집약적인 인적 서비스, 치료의 불확실성, 공동생산물로서의 보건의료와 교육

정답 ③

26 정신장애의 심리적 요인에 속하지 않는 것은?

① 몽상
② 불만
③ 갈등
④ 열등감
⑤ 정신박약

정답 및 해설

해설 정신장애의 심리적 요인으로 몽상(dry-dream), 부모와의 갈등, 열등감과 우월감, 번민, 기타 갈등이나 복잡한 개인문제 등도 해결되지 않은 상태가 오래 계속되면 정신장애의 원인이 될 수 있다.

정답 ⑤

27 감염병 예방접종 서비스를 제공함으로써, 해당 서비스를 받은 주민들뿐만 아니라 서비스를 받지 않은 주민들도 이익이 된다. 이는 보건의료 서비스의 사회경제적 특징 중 무엇을 설명하는가?

① 소비자의 지식부족
② 외부효과
③ 공급의 독점성
④ 수요의 불확실성
⑤ 질병발생의 예측 불가능성

정답 및 해설

해설 외부효과는 감염성 질환에 대한 예방 및 치료는 감염병 감염의 경로를 차단하므로 예방접종을 받지 않은 다른 사람들에게도 큰 영향을 미친다. 군집면역이 생기면 다른 사람도 감염될 위험이 적기 때문에 전통적으로 공중보건사업은 대부분 외부효과를 가지는 것이다.

정답 ②

28 「정신건강증진 및 정신질환자 복지 서비스 지원에 관한 법률」 상 정신보건 기본이념과 거리가 먼 것은?

① 모든 국민은 정신질환으로부터 보호받을 권리를 가진다.
② 모든 정신질환자는 인간으로서의 존엄과 가치를 보장받고, 최적의 치료를 받을 권리를 가진다.
③ 모든 정신질환자는 정신질환이 있다는 이유로 부당한 차별대우를 받지 아니한다.
④ 미성년자인 정신질환자는 특별히 치료와 보호 및 교육을 받을 권리를 가진다.
⑤ 정신질환자에 대해서는 입원 등 치료중심을 우선적으로 고려되어야 하며, 정신건강증진시설에 가족의 권유에 따라 입원 또는 입소가 권장되어야 한다.

정답 및 해설

해설 「정신건강증진 및 정신질환자 복지서비스 지원에 관한 법률」 제2조의 기본이념은 ①②③④ 모두 기본이념이며 정신질환자에 대해서는 입원 또는 입소가 최소화되도록 지역 사회 중심의 치료가 우선적으로 고려되어야 하며, 정신건강증진시설에 자신의 의지에 따른 자의입원 등이 권장되어야 한다.

정답 ⑤

29 의료전달체계를 실시하는 목적으로 옳지 않은 것은?

① 제한된 보건의료자원을 최대로 이용하는 데 있다.
② 환자후송체계를 확립하여 의료의 효율성을 도모하는 데 있다.
③ 공공부문의 의료기관에 환자를 집중시키는 데 있다.
④ 대규모 종합병원에 불필요한 환자의 집중을 시정하는 데 있다.
⑤ 가벼운 질환은 1 · 2차 의료기관에서 진료를 받도록 하는 데 있다.

정답 및 해설

해설 보건의료전달체계는 보건의료를 필요로 하는 사람에게 질적 · 양적으로 적정한 보건의료를 효과적 · 효율적으로 제공하는 제도. 즉, 국민 모두에게 동등한 수준의 의료를 동등한 접근도를 유지하면서 제공하려는 체계이며, 1차 의료기관은 기본진료를, 2차는 입원진료를, 3차 기관은 전문분야의 입원수술을 하도록 기능을 분담하는 체제.

정답 ③

30 Myers가 말하는 양질의 보건의료에 대한 구성요인으로 옳지 않은 것은?

① 접근성(accessibility) ② 질(quality) ③ 계속성(continuity)
④ 효율성(efficiency) ⑤ 수용가능성(acceptability)

정답 및 해설

해설 Myers는 양질의 보건의료를 위한 요인으로 ① 접근성(accessicility), ② 질(quality), ③ 계속성(continuity) ④ 효율성(efficiency)을 제시하였다.

정답 ⑤

31 건강검사의 결과에 따라 감염병에 감염되었거나 감염된 것으로 의심되는 학생 및 교직원에 대하여 등교를 중지시킬 수 있는 자는?

① 보건소장 ② 학교장 ③ 교육감
④ 학교의사 ⑤ 보건교사

정답 및 해설

해설 학교의 장은 건강검사의 결과나 의사의 진단 결과 감염병에 감염되었거나 감염된 것으로 의심되거나 감염될 우려가 있는 학생 및 교직원에 대하여 대통령령으로 정하는 바에 따라 등교를 중지시킬 수 있다.

정답 ②

32 1차 보건의료사업 추진 시 지켜야 할 기본원칙이 아닌 것은?

① 효율성(efficiency)
② 수용가능성(acceptability)
③ 접근의 용이성(accessibility)
④ 지역사회의 적극적인 참여(participation)
⑤ 지역사회의 지불능력에 맞는 가격(cost)

정답 및 해설

해설 지역사회 주민들의 적극적인 참여를 통해서 쉽게 접근이 가능하며 주민 누구에게나 경제적으로 부담을 느끼지 않고 지불이 가능한 의료제도이다.

① 접근의 용이성(accessibility)
② 수용가능성(acceptability)
③ 지역사회의 적극적인 참여(participation)
④ 지역사회의 지불능력에 맞는 가격(cost)

정답 ①

33 우리나라 국민의료비를 증가시키는 원인으로 거리가 먼 것은?

① 국민소득수준 향상 ② 전 국민 건강보험 실시 ③ 인구증가
④ 인구의 노령화 ⑤ 의료 서비스의 고급화

정답 및 해설

해설 국민의료비 증가 원인

① 평균수명 연장에 따른 노인 인구 증가
② 교통시설 발달로 의료기관 이용이 용이
③ 소득과 교육의 수준이 높아지면서 의료수요의 증가
④ 의료 서비스의 고급화와 의료 서비스의 양적 확대
⑤ 의료보험 적용으로 본인 부담 비용이 감소

정답 ③

34 학교환경위생 정화구역에 대한 설명으로 옳은 것은?

① 절대 정화구역 : 학교 정문에서 50m 반경
② 절대 정화구역 : 학교 경계선에서 100m까지
③ 상대 정화구역 : 학교 정문에서 50m 반경
④ 상대 정화구역 : 학교 경계선에서 100m까지
⑤ 상대 정화구역 : 학교 경계선에서 150m까지

정답 및 해설

해설 학교환경위생 정화구역을 설정하여 이 정화구역에서 환경유해업소, 유흥접객업, 오물매립시설 등 학생의 학습에 지장이 있다고 인정되는 행위 등을 규제하고 있다. 절대 정화구역은 학교정문에서 50m 반경이고, 상대 정화구역은 학교 경계선에서 200m 이내이다.

정답 ①

35 사회보장제도상 공공부조에 속하는 것은?

① 의료급여 ② 건강보험 ③ 고용보험
④ 산재보험 ⑤ 연금제도

정답 및 해설

해설 사회보장제도는 사회보험제도, 공적부조제도, 사회서비스제도로 구분할 수 있다. 공적부조제도는 소득보장을 위한 기초생활보장제도, 의료보장을 위한 의료급여제도 등이 있다.

정답 ①

36 행위별 수가제의 내용으로 틀린 것은?

① 의사들은 가능한 많은 서비스를 환자에게 제공하려고 한다.
② 환자에게 제공된 서비스의 내용은 모두 진료비 청구의 근거가 된다.
③ 국민의료비가 상승될 가능성이 많다.
④ 의사의 권한이 커진다.
⑤ 정해진 환자 수에 따라 지급한다.

정답 및 해설

해설 행위별 수가제(Fee-for-Service)는 진료에 소요되는 약제 또는 재료비를 별도로 산정하고, 의료인이 제공하는 진료행위 하나하나마다 항목별로 가격을 책정하여 진료비를 지불하는 제도로서 가장 일반적인 지불방식이며, 시장의 거래관행에 가장 가까운 방법이다.

정답 ⑤

37 일정 기간에 걸쳐 의사에게 등록된 주민의 수에 따라 보수가 결정되며, 의사는 등록된 주민 수에 의해 보수를 지급 받는 제도는?

① 행위별 수가제 ② 포괄수가제 ③ 봉급제
④ 인두제 ⑤ 총액계약제

정답 및 해설

해설 인두제(capitation)는 행위별 수가제와 반대되는 제도로서 등록환자 수나 이용자 수를 기준으로 진료수가가 결정되며, 장점은 진료행위의 예방중심과 국민 총 의료비의 앙등억제효과를 기대할 수 있고, 단점은 의료의 질이 떨어지며 치료의 계속성을 유지할 수 없다는 것을 들 수 있다.

정답 ④

38 환자가 병원에 입원해 있는 동안 제공된 의료 서비스들을 하나하나 그 사용량과 가격에 의해 진료비를 계산하여 지급하는 방법은?

① 봉급제
② 행위별 수가제
③ 인두제
④ 의료저축제도
⑤ 포괄수가제

정답 및 해설

해설 행위별 수가제
① 비교적 합리적인 지불방식
② 서비스를 제공한 만큼 진료비 지급
③ 의료 서비스 제공자 측면에서 수입증대를 위해 진료 서비스의 양을 증가시킴.
④ 보험재정 악화문제 발생
⑤ 우리나라는 현재 포괄수가제의 질병군 이외에는 행위별 수가제를 근간으로 하는 상대가치점수제를 적용하고 있음.

정답 ②

39 다음은 진료비 지불제도 방법 중 어디에 해당하는가?

- 질병별로 단일 수가를 적용하는 방식
- 서비스의 행위량과는 무관하며, 병명에 따라 진료비가 지불됨
- 과잉진료행위를 없앨 수 있음
- 의료의 질이나 환자의 만족도는 떨어지는 경향이 있음

① 인두제
② 포괄수가제
③ 행위별 수가제
④ 총액계약제
⑤ 봉급제

정답 및 해설

해설 포괄수가제(case payment)는 빈도가 높고 납득이 갈 만한 질환에 대해 진료행위별로 합산을 해서 진료비를 계산하지 않고 진단별로 수가가 결정된다. 의사에 의해 병명이 진단되면 이에 따라 사전에 정해진 수가가 적용되는 것으로 서비스의 행위량과는 무관하고 병명에 따라 진료비가 지불되는 제도

정답 ②

40 공공부조와 사회보험에 대한 설명 중 옳지 않은 것은?

① 사회보험은 필요한 재원조달을 가입자의 보험료를 통하여 마련한다.

② 사회보험은 국민 전체를 대상으로 하는 경우가 대부분이다.

③ 산재보험은 공공부조의 대표적인 사례이다.

④ 공공부조는 스스로 생활유지능력이 없는 사람들을 대상으로 한다.

⑤ 공공부조에 필요한 재원조달은 일반 조세를 통하여 마련한다.

정답 및 해설

해설 공공부조란 국가 및 지방자치단체의 책임하에 생활유지능력이 없거나 생활이 어려운 국민의 최저생활을 보장하고 자립을 지원하는 제도이다. 산재보험은 사회보험 성격의 사회보장제도이다.

정답 ③

41 노인 장기요양보험의 설명으로 옳지 않은 것은?

① 시설급여로 주 · 야간보호와 단기보호가 있다.

② 요양급여로 특별현금급여를 받을 수 있다.

③ 재가요양급여로 방문요양, 방문목욕 및 방문간호를 받을 수 있다.

④ 요양등급 기준으로 장기요양 1등급 ~ 5등급 및 장기요양 인지지원 등급으로 구분한다.

⑤ 65세 이상의 노인 및 65세 미만의 자로서 치매 · 뇌혈관성질환 등 노인성 질병 대상자는 요양급여를 받을 수 있다.

정답 및 해설

해설 노인 장기요양보험은 고령이나 노인성 질병 등으로 일상생활을 혼자하기 어려운 노인들에게 신체활동 · 가사활동지원 등의 급여를 제공하여 노후의 건강증진과 생활안전을 도모하고 그 가족의 부담을 덜어 주어 국민의 삶의 질을 높여 주는 사회보험제도

- 65세 이상의 노인 또는 65세 미만의 자로서 치매 · 뇌혈관성질환 등 노인성 질병을 대상
- 요양등급 기준 : 장기요양 1 ~ 5등급 및 장기요양 인지지원 등급으로 구분(시행령 제7조)

정답 ①

42 다음 내용으로 알 수 있는 것은?

학생들이 가지고 있는 잘못된 지식 태도나 행동 등에 교육이라는 방법을 통하여 바람직하고 올바른 양상으로 이끌어가는 교육활동이다.

① 학교보건 교육
② 학교보건 봉사
③ 학교보건 활동
④ 학교 바른생활
⑤ 학교윤리 교육

정답 및 해설

해설 학생들이 가지고 있는 잘못된 지식 태도나 행동 등에 교육이라는 방법을 통하여 바람직하고 올바른 양상으로 이끌어가는 교육활동이다.

정답 ①

43 다음 내용의 설명과 관련이 없는 것은?

- 국민을 대상으로 질병 · 사망 · 노령 · 실업 기타 신체장애 등으로 인하여 활동능력의 상실과 소득의 감소가 발생하였을 때에 보험방식에 의하여 그것을 보장하는 제도
- 사회의 연대성과 강제성이 적용

① 산재보험 ② 연금보험 ③ 고용보험
④ 건강보험 ⑤ 의료급여

정답 및 해설

해설 사회보장제도는 사회적 위험으로부터 모든 국민을 보호하고 빈곤을 해소하며 국민생활의 질을 향상시키기 위하여 제공되는 사회보험 · 공공부조 · 사회 서비스 제도이고 사회보험제도에 대한 설명이다. 의료급여는 공공부조에 포함된다.

정답 ⑤

44 다음 내용으로 알 수 있는 산업재해보상보험은?

> 업무상 사유로 부상을 당하거나 질병에 걸린 근로자에게 요양으로 취업하지 못한 기간에 대하여 지급하되, 1일당 지급액은 평균임금의 100분의 70에 상당하는 금액으로 한다. 다만, 취업하지 못한 기간이 3일 이내이면 지급하지 아니한다.

① 요양급여　② 휴업급여　③ 장해급여
④ 간병급여　⑤ 상병보상연금

정답 및 해설

해설 휴업급여는 업무상 사유로 부상을 당하거나 질병에 걸린 근로자에게 요양으로 취업하지 못한 기간에 대하여 지급한다. (산업재해보상보험법 제52조 참조)

정답 ②

45 산업재해보상보험의 보험급여 내용 설명으로 맞게 조합된 것은?

> • 업무상 사유로 부상을 당하거나 질병에 걸린 근로자에게 요양으로 취업하지 못한 기간에 대하여 지급
> • 근로자가 업무상의 사유로 사망하였을 경우, 유가족에게 연금 또는 일시금 지급
> • 2년 이상 장기요양을 하는 재해 근로자가 폐질자로 판정된 경우, 휴업급여 대신 그 근로자에게 지급
> • 보기 : ㄱ. 장의비　ㄴ. 휴업급여　ㄷ. 직업재활급여　ㄹ. 간병급여
> ㅁ. 요양급여　ㅂ. 유족급여　ㅅ. 상병보상연금　ㅇ. 장해급여

① ㄱ, ㅂ, ㅁ　② ㄴ, ㅂ, ㅅ　③ ㄴ, ㄷ, ㅅ　④ ㄷ, ㅂ, ㅁ　⑤ ㄴ, ㅂ, ㅇ

정답 및 해설

해설 산업재해보상보험의 보험급여 중 휴업급여는 업무상 사유로 부상을 당하거나 질병에 걸린 근로자에게 요양으로 취업하지 못한 기간에 대하여 지급, 유족급여는 근로자가 업무상의 사유로 사망하였을 경우는 유가족에게 연금 또는 일시금 지급, 상병보상연금은 2년 이상 장기요양을 하는 재해 근로자가 폐질자로 판정된 경우, 휴업급여 대신 그 근로자에게 지급한다.

정답 ②

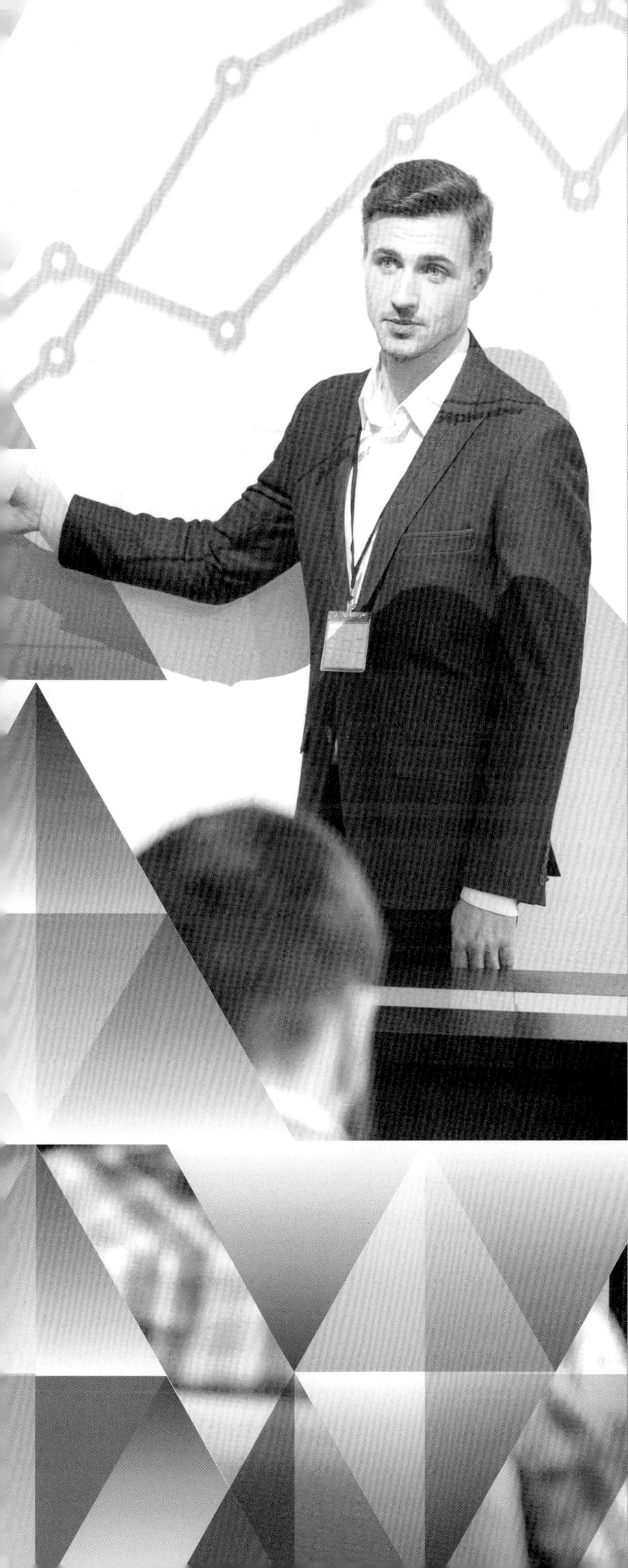

제3과목

Health education

보건교육학

part 2 보건교육학

1장 보건교육의 이해

1. 보건교육의 개념

1. 보건교육의 정의

① Mayhew Derryberry (1960) : "보건교육을 실천하기 위해서는 지식, 태도, 목적, 지각, 사회적 상태, 권력 구조, 문화적 전통 및 대중의 관점을 주의 깊게 살펴보고 고려할 필요가 있다." 라고 하며 사회구조와 문화의 중요성을 강조

② Dorothy Nyswander (1966) : 사회적 정의, 개인의 통제력 및 자기결정의 중요성을 강조

③ William Griffiths (1972) : "개인이 최적의 건강을 성취하기 위해서는 개인과 가족만을 대상으로 하는 보건교육은 효과적이지 못하며, 개인에게 영향을 미치는 조직과 사회적 상태나 조건들도 고려하고 관심을 가져야 한다." 라고 주장

④ 대통령보건교육위원회 (1973) : 보건교육은 정보와 실천적 건강행위 사이의 격차를 줄이는 과정

⑤ Simonds (1976) : "개인, 집단 또는 대규모 인구집단으로 하여금 건강에 위해한 행위를 현재와 미래의 건강에 도움이 되는 행위로 변화를 유도하는 것" 이 보건교육의 목표

⑥ Green (1980) : 건강에 유익한 행동에 대한 자발적 선택을 촉진하기 위해 고안된 모든 학습경험

⑦ Ross (1980) : 직 · 간접적으로 건강행위에 영향을 주는 행위나 문제점에 중점을 둔 계획된 변화의 교육과정

⑧ Lalonde (1980) : 건강에 가장 영향을 미치는 요인으로 생활습관의 변화를 강조

⑨ National Task Force on the Preparation and Practice of Health Educators (1985)

개인이 개별적 또는 집합적으로 자신과 다른 사람들의 건강에 영향을 주는 문제에 대해서 충분한 정보를 바탕으로 결정을 내릴 수 있도록 돕는 과정

⑩ Bartlett (1985) : 환자교육에 대해 대상자의 지식과 행동변화에 영향을 주는 교수방법이나 상담기법 혹은 행동수정기법을 혼합하여 사용하는 계획된 학습경험

⑪ 미국 보건교육사 준비와 실천을 위한 국가정책위원회 (1985)

개인의 건강과 다른 사람의 건강에 영향을 주기 위해 올바른 결정을 내릴 수 있도록 개별적 혹은 집단적 행동을 하는 것을 돕는 과정

⑫ Tons (1986) : 건강과 관련된 학습을 향상시키는 일련의 활동

⑬ 미국의 Joint Committee on Terminology in School Health Education (2001)

개인이나 집단을 대상으로 건강에 관한 지식, 태도, 행위의 변화가 오도록 영향을 주는 모든 경험의 총합

⑭ WHO (세계보건기구)

- 광의의 보건교육 : 건강에 관한 지식, 신념, 태도, 행동에 영향을 주는 개인(보건교육의 최소단위), 집단, 지역사회에서의 모든 경험, 노력, 과정
- 협의의 보건교육 : 기술과 경험, 과정 중 계획된 것

⑮ Grout : 우리가 알고 있는 건강에 관한 지식을 교육이라는 수단을 통하여 개인 또는 지역사회가 바람직하게 습관화되도록 바꾸어 놓는 것

2. 보건교육의 목적

① 보건교육은 잘못된 지식(knowledge) · 태도(attitude) · 행동(behavior) 등에 영향을 줌으로써, 이를 새롭고 올바른 양상으로 바꾸어 놓는 행위

② 보건교육의 궁극적인 목표는 '건강은 자신 스스로가 지켜야 한다' 는 긍정적인 건강관을 갖도록 하는 것. 건강에 관한 자기 책임, 자주성, 협동성, 연대의식 등을 의미함.

표 3-1 보건교육의 목표(음주 예방교육의 예)

목 표	음주예방교육
1. 건강에 대한 의식변화 유도	본인을 위해 술을 과다하게 마시는 것은 매우 나쁘다.
2. 지식증대	음주의 영향 및 결과에 대해 안다.
3. 자아인식/자각 유도	잦은 음주로 인해 무척 걱정이 된다는 것을 깨닫는다.
4. 태도변화	음주버릇을 고치는 것은 중요하다고 믿는다.
5. 올바른 의사결정 유도	하루에 한 컵으로 음주량을 제한할 것이다.
6. 행동변화 유도	평소보다 술을 덜 마신다.
7. 사회변화 유도	알코올 소비세가 비싸진다. 술집에서 연령에 따라 음주제한이 엄격해진다. 술을 사는 것이 어려워진다. 술 광고 선전이 금지된다.

참조: "보건교육이론과 적용", 계축문화사, 김명 외 2008.

이것만은 꼭~!!

세계보건기구(WHO)의 보건교육의 기본목적

① 세계보건기구 헌장에 규정된 최적의 건강상태를 완전히 구현하기 위해 개인이나 혹은 집단의 구성원으로서 자기 스스로 해야 할 일을 수행하는 능력을 기름.
② 건강은 지역사회의 귀중한 재산임을 인식
③ 보건사업을 이루고 활용토록 함.

3. 보건교육의 필요성

① 인간의 수명연장
② 식생활 양상의 변화와 생활양식의 변화로 인한 만성질환 증가에 의해 의료비가 증가되므로 의료비 감소를 위해 필요
③ 건강한 행동실천으로 삶의 질 향상
④ 건강소비자의 권리 강화를 위함

4. 보건교육의 내용과 범위

(1) 국민건강증진법의 보건교육 내용(국민건강증진법 시행령 제17조)

① 금연 · 절주 등 건강생활의 실천에 관한 사항
② 만성퇴행성 질환 등 질병의 예방에 관한 사항
③ 영양 및 식생활에 관한 사항
④ 구강건강에 관한 사항

⑤ 공중위생에 관한 사항

⑥ 건강증진을 위한 체육활동에 관한 사항

⑦ 그 밖에 건강증진사업에 관한 사항

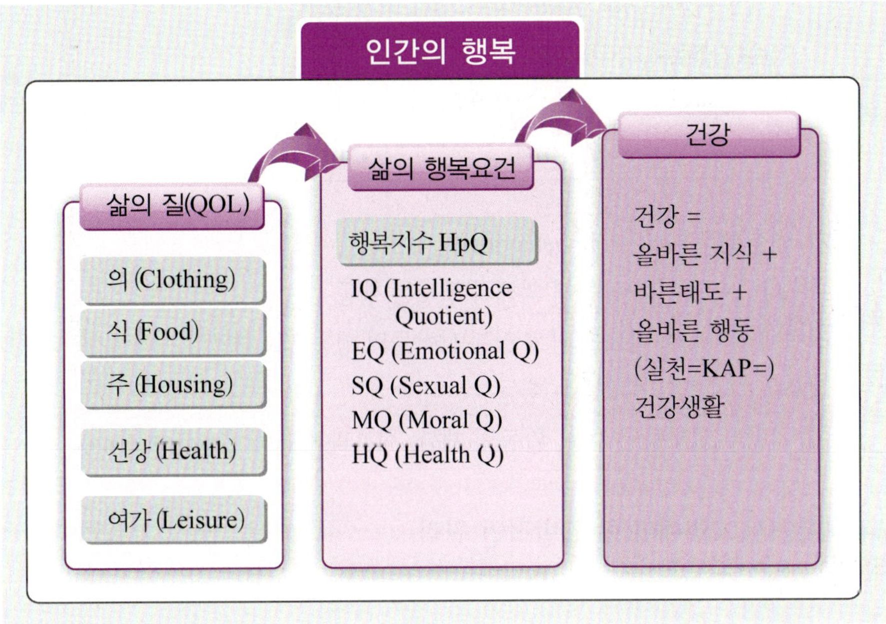

(2) 보건행동의 분류(Karl과 Cobb, 1966)

개인 또는 집단의 건강의 유지 증진에 도움이 되는 행동 혹은 건강상 좋은 행동

① **건강행동**(health behavior, 예방행동)

- 아무런 증상이 없을 때 질병을 예방하고 발견하기 위해서 취하는 모든 행동

  예 건강진단의 수진, 예방접종
- 건강 상태는 양호한 경우와 자각 증상이 없는 질환을 가진 경우도 있으며 전반적인 사회적 역할을 수행
- 생활양식을 개선하는 행동

② **질병행동**(illness behavior, 병감행동)

- 증상이 있을 때 진단을 받고 적절한 치료책을 찾기 위한 행동
- 자신의 건강에 대해 확신하지 못하거나 신체적으로 질병의 증후나 증상이 있다고 문제시하거나 의심하여 자신이 건강한지 여부를 알기 원하는 행동
- 건강하지 못할 때 무엇을 해야 하는지를 알기 원할 때 취하는 행동

표 3-2 보건교육의 범위와 내용

	학교보건	산업보건	지역사회보건	환자관리 (병원 및 재가)
대상	학생, 교직원, 학부모	근로자, 관리직, 관련가족	보건인력, 공공단체, 민간단체, 주민(위험집단 우선 환자)	전문인력, 환자, 환자 가족
내용	교과과정 내(정규교육), 수시교육(모임, 보건 서비스)	안전교육, 보건교육, 산재예방, 치료 · 재활	지역사회 건강 • 개인 • 집단 • 지역사회 조직 • 인력 개발	처방 순응교육, 가족교육, 재활교육 등

③ 환자 역할행동(sick-role behavior)

- 아프다고 인정된 사람들에 의해 수행되는 행동
- 질병에 이환되어 치료를 받고 있는 사람들의 행동으로 의료인 · 의료기관과 장기간의 접촉을 가지면서 치료받는 행동

  예 처방된 섭생법의 수용, 활동의 제한, 회복과 재활에 관련된 행동

5. 보건교육에서 고려해야 할 일반적인 원리

① 모든 연령층이 대상이 된다.

② 보건교육의 목적이 개인이나 집단의 건강에 대한 지식, 태도, 행위를 바람직한 방향으로 변화시키는 것이다.

③ 개인적인 신뢰나 우정이 크게 작용하므로 형제, 동료, 친구사이도 중요하다.

④ 실제 경험과 비슷한 환경일 때 그 효과가 크다.

⑤ 지역사회에 있는 가정, 학교 및 지역사회간의 접촉수단이 되어야 한다.

⑥ 명확한 목표를 설정하여 보건교육을 계획하여야 한다.

⑦ 모든 학문과의 연계가 중요하다.

⑧ 지역사회 주민의 건강에 대한 태도, 신념, 미신, 습관, 금기사항, 전통 등 일상생활의 전반적인 사항을 알고 보건교육을 계획한다.

⑨ 보건교육의 평가를 위해 사전, 중간, 사후평가를 실시하여 재계획에 참고한다.

⑩ 보건교육의 효과를 위해 개인, 가족, 지역사회 주민의 요구도를 고려한다.

⑪ 연령, 교육수준, 경제수준 등을 고려하여 보건교육을 실시한다.

⑫ 단편적인 지식전달이 아닌 일상생활에서 응용가능한 내용을 선정하고 인간의 신체적, 정신적, 사회적 측면의 조화를 고려한다.

⑬ 대상자의 자발적 참여를 유도한다.

⑭ 건강문제 해결을 위한 공식은 없으므로 창의적인 과정으로 인식한다.

2. 보건교육사의 역할

1. 보건교육사 제도

(1) 보건교육사의 정의

Simonds(1976) : "보건교육사는 항상 개인의 지역사회 보건 문제를 고려하면서 일반대중을 교육시키고 보건 분야에서 전문 훈련에 의해서 효과적으로 이루어진 기능을 보장해야 한다."라고 하였다. 전문적으로 훈련된 보건교육사는 보건교육 프로그램을 계획하고 지도(수행)하며 평가하는 유일한 기능을 가졌다.

(2) 보건교육사의 기본기능

① 단순한 보건지식의 전달이 아닌 보건과 관련된 인간의 의식과 행태를 바람직하게 변화시켜 건강생활 양식을 스스로 갖도록 도와주는 일

② 보건교육 기획(정책개발 : 프로그램 계획), 수행(상담 · 훈련 · 연구), 평가

③ 교육홍보자료의 개발, 선정, 활용

④ 사회과학과 행동과학 방법 등 전문가가 가져야 할 폭넓고 다양한 지식과 기술습득

(3) 보건교육사의 법적 근거

① **보건교육사 자격기준**(국민건강증진법 시행령 제18조제1항) [별표 2]

등 급	자격기준
보건교육사 1급	1. 보건교육사 1급 시험에 합격한 자
보건교육사 2급	1. 보건교육사 2급 시험에 합격한 자 2. 보건교육사 3급 자격을 취득한 자로서 보건복지부장관이 정하여 고시하는 보건교육 업무에 3년 이상 종사한 자
보건교육사 3급	1. 보건교육사 3급 시험에 합격한 자

② 보건교육사 시험의 응시자격(국민건강증진법 시행령 제18조의3) [별표 4]

등 급	자격기준
보건교육사 1급	1. 보건교육사 2급 자격을 취득한 자로서 시험일 현재 보건복지부장관이 정하여 고시하는 보건교육 업무에 3년 이상 종사한 자 2. 고등교육법에 따른 대학원 또는 이와 동등 이상의 교육과정에서 보건복지부령으로 정하는 보건교육 관련 교과목을 이수하고 석사 또는 박사학위를 취득한 자로서 시험일 현재 보건복지부장관이 정하여 고시하는 보건교육 업무에 2년 이상 종사한 자
보건교육사 2급	1. 고등교육법 제2조에 따른 학교 또는 이와 동등 이상의 교육과정에서 보건복지부령으로 정하는 보건교육 관련 교과목을 이수하고 전문학사 학위 이상을 취득한 자
보건교육사 3급	1. 시험일 현재 보건복지부 장관이 정하여 고시하는 보건교육 업무에 3년 이상 종사한자 2. 2009년 1월 1일 이전에 보건복지부장관이 정하여 고시하는 민간단체의 보건교육사 양성과정을 이수한 자 3. 고등교육법 제2조에 따른 학교 또는 이와 동등 이상의 교육과정에서 보건복지부령으로 정하는 보건교육 관련 교과목 중 필수과목 5과목 이상, 선택과목 2과목 이상을 이수하고 전문학사 학위 이상을 취득한 자

※ 보건교육사 3급 시험응시자격과 관련 제1호 및 제2호는 2012년 12월 31일까지 효력이 유지됨.

③ 보건교육사 관련 교과목 및 시험과목

표 3-3 보건교육 관련 교과목 (국민건강증진법 시행규칙 제7조의2) [별표 4]

구분	교과목	최소 이수과목 및 학적
필수과목	보건교육학, 보건학, 보건프로그램 개발 및 평가, 보건교육방법론, 보건교육실습, 조사방법론, 보건사업관리, 보건의사소통, 보건의료법규	총 9과목 및 총 22학점 이수
선택과목	해부생리, 보건통계, 보건정보, 인간발달론, 사회심리학, 보건윤리, 환경보건, 역학, 질병관리, 안전교육, 생식보건, 재활보건, 식품위생, 정신보건, 보건영양, 건강과 운동, 구강보건, 아동보건, 노인보건, 학교보건, 산업보건, 지역사회보건	총 4과목 및 총 10학점 이수

비고 : 교과목의 명칭이 동일하지 아니하더라도 보건복지부장관 또는 보건복지부장관이 정하여 고시하는 보건교육 관련 법인 · 단체가 교과의 내용이 동일한지 여부를 심사하여 동일하다고 인정하는 경우에는 동일 교과목으로 본다.

표 3-4 보건교육사 시험과목 (국민건강증진법 시행령 제18조의2) [별표 3]

구 분	시험과목
보건교육사 1급	보건프로그램 개발 및 평가, 보건교육방법론, 보건사업관리
보건교육사 2급	보건교육학, 보건학, 보건프로그램 개발 및 평가, 보건교육방법론, 조사방법론, 보건사업관리, 보건의사소통, 보건의료법규
보건교육사 3급	보건교육학, 보건학, 보건프로그램 개발 및 평가, 보건의료법규

2. 보건교육사 역할(대한보건교육사협회)

① 보건정보 수집 및 분석(지역사회진단 – 보건교육 요구도 조사)

② 보건교육사업의 기획과 프로그램 작성

③ 보건교육 프로그램 실행(관련 보건의료기관과 협조)

④ 보건교육방법 및 자료 개발

⑤ 보건교육서비스 연계 및 조정

⑥ 보건교육 프로그램 효과 평가

⑦ 건강보험에서 보건교육 및 건강정보제공

⑧ 보건의료기관에서 일반 환자 및 가족 보건교육

⑨ 산업장에서 근로자 건강증진사업 수행

⑩ 학교보건교육의 실시와 지원(보건교사와 협조, 지원)

⑪ 노인요양 및 수발 서비스에서 건강교육 및 상담

⑫ 방문보건사업에서 건강상담

⑬ 언론매체 보건정보관리 담당

⑭ 건강관련기업에 건강 정보 및 홍보 담당

3. 보건교육사의 진로

① **보건교육사의 채용**(국민건강증진법 제12조의 4)

국가 및 지방자치단체는 대통령이 정하는 국민건강증진 관련 법인 또는 단체 등에 대하여 보건교육사를 그 종사자로 채용하도록 권장해야 함

② **자격증**(공무원 임용시험령 제27조제1항, 제31조제2항)

경력경쟁채용시험 등에 응시할 수 있는 자격증, 6급이하 공무원 및 기능직공무원 채용시험(경력경쟁시험 등의 경우에는 필기시험을 실시하는 경우만 해당) 가산점 인정대상자격증으로 지정함

표 3-5 경력경쟁채용 등을 위한 자격증 구분표 (국민건강증진법 제27조제1항 관련) [별표 8]

계급	5급	6급	7급	8급	9급
보건	보건교육사1급(7)	보건교육사1급(3)	보건교육사1급	보건교육사2급	보건교육사3급

비고 : 해당 자격증을 소지한 후 ( )안의 기간(년)이상 관련 분야에서 연구 또는 근무한 경력이 있어야 한다. 다만, 소속 장관이 필요하다고 인정하는 경우에는 3년의 범위에서 ( )안의 기간을 단축할 수 있다.

표 3-6 6급 이하 채용시험 가산대상 자격증(국민건강증진법 제31조제2항 관련) [별표 11,12]

계급 / 직렬	가산비율 적용기준		
	기사 자격증	산업기사 자격증	기능사 자격증
보건	보건교육사 1급(5%) 의사, 한의사, 치과의사, 약사 등	보건교육사 2급 (6-7급 : 3%, 8-9급 : 5%) 간호사, 영양사, 치과위생사, 물리치료사, 위생사 등	보건교육사 3급(3%)

비고 : 해당 자격증을 소지한 후 ( )안의 기간(년)이상 관련 분야에서 연구 또는 근무한 경력이 있어야 한다. 다만, 소속 장관

③ **사회서비스 투자사업 제공인력 자격기준 고시**(제31조제2항 관련 별표 11,12)

아동 청소년 분야 건강관리서비스, 노인 장애인분야 노인맞춤형 운동처방서비스, 장애인 노인 등 건강취약계층 운동처방서비스 제공에 적합한 인력으로 제정 고시

④ **지역사회 통합건강증진사업 전문인력**(지역사회 통합건강증진사업 총괄 안내서)

금연, 절주, 신체활동, 비만 분야의 원활한 사업수행을 위한 전문인력으로의 채용권장

1장 보건교육의 이해 출제예상문제 및 해설

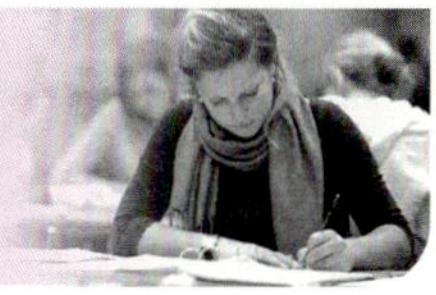

01 보건교육의 정의로 가장 올바른 것은?

① 전문 건강지식을 가르치는 것이다.
② 건강에 대한 지식전달에 목적이 있다.
③ 얻어진 지식을 비판 없이 실천에 옮기는 것이다.
④ 질병을 예방하기 위해 사용되는 모든 방법을 뜻한다.
⑤ 건강을 자기 스스로 지키고 보건지식의 전달로 태도와 행동을 변화하도록 한다.

정답 및 해설

해설 보건교육이란 단순히 지식을 전달하거나 지식을 가지고 있는데 그치는 것이 아니라 개인과 집단이 건강을 유지, 향상시켜 나가기 위하여 이들이 현재 가지고 있는 건강생활에 관련된 나쁜 태도와 행위를 새로운 학습경험을 통해 계획된 실천 목표에 따라 바람직한 행태 변화가 이루어질 수 있도록 유도해 나가는 과정으로서 보건의료 소비자 입장에서는 건강을 증진시키기 위하여 습득하는 모든 상태이며 보건의료 공급자 입장에서는 지역사회 주민에게 건강생활의 방법을 가르쳐 건강을 증진시키는 수단을 말한다.

정답 ⑤

02 보건교육의 필요성으로 옳지 않은 것은?

① 모든 보건의료 서비스 프로그램의 공통되는 성분이다.
② 보건에 관한 최신정보를 교육대상에게 제공할 수 있다.
③ 개인이나 지역사회가 건강에 이로운 생활양식을 유지 및 촉진하게 할 수 있다.
④ 개인이나 지역사회가 건강에 관련되는 문제를 해결할 수 있는 능력을 확보하게 할 수 있다.
⑤ 개인, 가족, 지역사회의 건강을 증진시키기 위해 건강에 대한 정보를 주고 치료를 위해 태도가 변화하도록 설득하는 것이다.

정답 ⑤

03 보건교육의 정의로 올바른 것은?

① 건강증진과 동일한 개념
② 전문 건강지식을 가르치는 것
③ 지식을 실천에 옮기도록 하는 것
④ 행동의 변화가 나타나도록 학습경험을 제공하는 것
⑤ 질병 예방 태도를 기르도록 학습경험을 제공하는 것

정답 및 해설

해설 보건교육은 개인이나 집단의 건강과 관련된 행동의 변화가 나타나도록 계획적인 학습경험을 제공하는 과정으로 단순히 지식만을 전달하는 것은 아님.

정답 ④

04 보건교육의 개념으로 가장 타당한 것은?

① 학습자의 동기유발과 건강의 위험요소 제거
② 현실과 바람직한 상황의 차이를 교육을 통해 줄이는 행위
③ 개인이나 집단에게 일련의 교육을 통한 바람직한 건강행위로의 변화
④ 개인이나 집단의 건강에 대한 지식, 태도, 흥미에 대한 평가와 인식 변화
⑤ 교육의 독자성과 아울러 가정, 학교, 지역사회, 집단을 통한 건강문제의 해결

정답 ③

05 보건교육의 목적으로 옳지 않은 것은?

① 지역사회 구성원의 건강은 지역사회 발전에 중요한 자산임을 인식시킨다.
② 개인이나 집단이 자신의 건강을 스스로 관리할 수 있는 능력을 갖도록 돕는다.
③ 지역사회가 자신들의 건강문제를 인식하고 스스로 행동하여 해결하는 것을 돕는다.
④ 개인이나 가족, 지역사회가 질병을 예방하고 최적의 건강을 유지하는 책임을 촉진한다.
⑤ 보건전문가의 지역사회 주민의 건강을 위한 보건 프로그램 개발이 가장 중요하다.

정답 및 해설

해설 ①②③④ 모두 WHO에서 밝히고 있는 보건교육의 목적에 해당된다.

정답 ⑤

06 WHO가 밝힌 보건교육의 목적은?

① 지역사회 구성원의 건강은 국가 전체 발전에 중요한 열쇠임을 인식시킨다.

② 개인이나 지역사회 구성원들이 자기 스스로 자신의 건강을 관리할 능력을 갖도록 한다.

③ 자신들이 속한 지역사회의 건강문제에 대해 전문기관의 도움으로 지역사회의 건강을 수동적으로 유지 · 증진하도록 하는 힘을 갖게 한다.

④ 지역사회 건강문제의 해결을 위해서는 건강전문가의 전문적 지식과 판단이 가장 중요한 요인이다.

⑤ 자신의 건강을 지켜야 한다는 태도를 갖고 자신의 건강에만 주력하여 자신이 속한 지역사회의 발전은 전문가들이 노력하여야 한다.

정답 및 해설

해설 보건교육의 목적(WHO)

- 지역사회 구성원의 건강은 지역사회 발전에 중요한 열쇠임을 인식시킨다.
- 개인이나 지역사회 구성원들이 자기 스스로 자신의 건강을 관리할 능력을 갖도록 한다.
- 자신들이 속한 지역사회의 건강문제를 스스로 인식하고 자신들이 해결할 수 있는 문제는 해결하려는 노력을 통하여 지역사회의 건강을 자율적으로 유지 · 증진하도록 하는 힘을 갖게 하는데 보건교육의 최종목표를 두고 있다.

즉, 보건교육의 최종목표는 자신의 건강을 지켜야 한다는 긍정적인 태도를 갖고 자신의 건강을 지킴과 동시에 자신이 속한 지역사회가 발전하는 데 건강이 중요한 재산이며 목표임을 인식하고 지역사회의 건강은 구성원들 스스로의 노력으로 해결할 수 있도록 하는 데 있다

정답 ②

07 지역사회 보건교육에서 보건교육사의 주요 임무는?

① 지역주민과의 의사소통 방법의 능숙함

② 지역사회 주민과의 건강상담

③ 지역사회 내 활용 자원 조사

④ 지역사회 주민의 건강요구도 파악

⑤ 질병치료사로서의 역할

정답 및 해설

해설 지역사회 보건교육에서 보건교육사의 주요 임무 : 지역사회 주민과의 건강상담, 지역사회 내 활용 자원 조사, 지역사회주민의 건강요구도 파악,질병예방 지도사로서의 역할 등이 있다 그러나 이 모든 임무를 완성하기 위해서는 가장 중요한 지역주민과의 의사소통 방법을 이해하고 능숙하게 활용할 수 있어야 한다.

정답 ①

08 보건교육은 "건강에 이로운 행동을 자발적으로 할 수 있도록 계획한 모든 학습경험들의 조합" 이라 정의한 것은?

① WHO 보고서

② Simonds

③ Griffiths

④ Green

⑤ Ross

정답 및 해설

해설 보건교육 정의로 가장 많이 인용되는 Green 등(1980)의 정의이다.

정답 ④

09 1995년 미국 국제보건교육표준위원회에서 제시한 보건교육의 목표는?

① 건강증진 질병예방과 치료의 이해

② 정확한 정보, 건강증진 서비스 활용

③ 건강개선을 위한 의사소통, 의사결정 기술 함양

④ 지역사회 내 지도자로서의 자질 함양

⑤ 지역사회 내 건강지원센터 설치

정답 및 해설

해설 보건교육의 목표

- 건강증진 및 질병예방과 관련된 개념의 이해
- 정확한 정보 및 건강증진 서비스에 접근할 수 있는 능력 함양
- 건강개선, 건강위험을 줄이는 능력
- 문화, 매체, 기술 등이 건강에 미치는 영향 인지
- 건강개설을 위한 커뮤니케이션 기술 함양
- 건강개설을 위한 목표 설정, 의사결정 기술 능력 함양
- 개인의 건강, 가족의 건강, 지역사회의 건강을 위해 지원 활동 유도

정답 ③

10 환자에게 실시하여야 할 보건교육은?

① 건강증진과 질병치료에 필요한 지식을 전달한다.

② 질병 발생의 요인과 생활습관 및 청결에 대해서 인식시켜 준다.

③ 치료의학의 중요성을 강조하여 교육시킨다.

④ 건강보험에 대하여 교육시킨다.

⑤ 재활치료에 대하여 교육시킨다.

정답 및 해설

해설 환자에 대한 보건교육

① 각종 질병발생의 요인과 생활습관 및 청결에 대하여 교육시킨다.
② 질병의 치료뿐만 아니라 예방의 중요성도 강조하여 교육시킨다.
③ 잘못 인식된 환자의 질병에 대한 인식을 바로잡아 준다.
④ 건강증진과 질병예방에 필요한 지식을 전달한다.
⑤ 재활과 사회 적응에 대하여 교육시킨다.

정답 ②

11 보건교육의 사전 준비사항은?

① 교육자에 관한 정보 입수

② 보건교육 장소에 관한 사전 조사

③ 교육매체의 단순화

④ 보건교육 내용의 실제 생활과의 무연관성

⑤ 피교육자의 보건교육 내용에 관한 숙지

정답 및 해설

해설 보건교육의 준비

① 피교육자들에 관한 각종 정보의 입수
② 보건교육 장소에 대한 사전 조사 실시
③ 보건교육 매체의 선정과 매체사용에 관한 연습
④ 보건교육 내용의 순서 결정
⑤ 보건교육 내용의 실제생활화
⑥ 교육자의 보건교육 내용에 관한 숙지
⑦ 보건교육 시간의 정확한 점검

정답 ②

12 주민에게 실시하여야 할 보건교육은?

① 보건교육사의 역할이 중요하다.
② 보건관계자 모두 보건교육의 방법, 교육매체의 사용법을 충분히 습득해야 한다.
③ 재활과 사회 적응에 대하여 중점적으로 교육시킨다.
④ 보건교육자 실정과 내용에 맞는 보건교육을 한다.
⑤ 보건교육을 하기 전에는 반드시 평가를 해야 한다.

정답 및 해설

해설 주민에 대한 보건교육
① 보건교육 대상 주민의 실정과 상황에 맞는 보건교육을 한다.
② 보건교육을 실시하기 전에 전체 대상보다 작은 범위 내에서 연습을 실시해 보아야 한다.
③ 보건교육 관계자와 그 밖의 보건관계 직원 사이에 팀워크가 이루어져야 한다.
④ 모든 보건관계자는 교육의 방법, 매체의 사용법을 충분히 습득해야 한다.
⑤ 보건교육 전문가의 지도를 받아야 한다.
⑥ 필요한 경비는 재정사정을 감안하여 우선순위를 정하여 쓰도록 한다.
⑦ 보건교육 후에는 반드시 평가를 해야 한다.
⑧ 보건교육 계획은 전체 보건사업의 일부분으로 이루어져야 한다.
⑨ 대상 지역사회나 대상 주민에 대한 예비 조사를 실시하고 주민의 희망사항, 각종 필요자원 파악 등을 실시한다.
⑩ 보건교육 대상 주민의 문화적 배경 즉 신앙, 전통, 행동, 규범, 미신 등에 관한 조사가 필요하다.
⑪ 보건교육 대상이 되는 주민 대표와 함께 계획을 수립함으로써 주민들이 자신들의 일이라는 느낌과 확신을 갖게 한다.
⑫ 보건교육에 필요한 인적 자원 및 물적 자원에 대하여 조사하고, 주민들의 협력을 구한다.

정답 ②

13 보건교육 전략, 중재, 프로그램 수행에 관련되는 보건교육사의 임무는?

① 보건관련 데이터 검색 및 수집
② 프로그램 인력과 조직 참여
③ 실행계획 착수
④ 평가와 연구를 위한 계획
⑤ 조직적 리더쉽 계발

정답 및 해설

해설 보건교육사 7대 책임 및 능력
① 보건교육을 위한 개인과 지역사회의 요구도 사정 : 보건관련 데이터 검색 및 수집
② 보건교육 전략, 중재, 프로그램 기획 : 프로그램 인력과 조직 참여
③ 보건교육 전략, 중재, 프로그램 수행 : 실행계획 착수, 연구 프로그램 수행
④ 보건교육과 관련된 평가와 연구 수행 : 평가와 연구를 위한 계획
⑤ 보건교육 전략, 중재, 프로그램 관리/행정 : 조직적 리더쉽 계발
⑥ 보건교육 정보원으로서의 활동 : 보건 관련 정보자원들의 활용
⑦ 건강과 보건교육을 위한 지원 및 의사소통 : 보건교육에 대한 현재와 미래의 요구도 시점과 반응

정답 ②

14 보건교육 과정에서 고려해야 할 사항은?

① 피교육자의 능력
② 교육자의 교육에 대한 욕구
③ 교육자의 교육에 대한 확신
④ 교육자의 교육에 대한 만족
⑤ 교육 내용의 불확실

정답 및 해설

해설 보건교육에서 고려해야 할 사항

① 피교육자의 능력
② 피교육자의 교육 내용 실천의 정도
③ 피교육자의 교육에 대한 욕구
④ 피교육자의 주의 집중도
⑤ 피교육자의 교육에 대한 확신
⑥ 피교육자의 교육에 대한 만족
⑦ 교육 내용의 정확하고 확실한 근거
⑧ 지역사회 및 지역사회 주민에 대한 각종 사항
⑨ 보건교육 대상 지역에 대한 고려
⑩ 교육담당자의 자질

정답 ①

15 보건의료기관에서 보건교육사의 역할이 아닌 것은?

① 환자 개인의 건강정보 수집
② 치료에 긍정적으로 따르게 교육 실시
③ 환자의 동의를 토대로 치료 전 지도교육
④ 자신이 받는 치료에 대해 의사를 결정할 권리에 대해 인식시킴.
⑤ 환자와 의료기관 사이의 의사소통을 원활하도록 함.

정답 및 해설

해설 보건의료기관에서의 보건교육사의 역할

- 환자 개인의 건강정보 수집
- 치료에 대해 의사를 결정할 권리에 대해 인식시킴.
- 환자의 동의를 전제로 한 치료 전 지도교육
- 치료에 대해 긍정적 생각을 갖도록 교육

정답 ⑤

16 오늘날 수명연장과 노인 인구의 증가, 생활양식의 변화로 인한 만성퇴행성질환의 증가 등의 사회적 변화에 따른 보건교육사의 역할은?

① 지역사회가 자신의 건강에 대한 책임을 갖도록 조직적 활동과 환경을 조성한다.
② 대상자의 치료적 요구를 충족시켜 단기간의 이익을 얻도록 치료를 강조하는 보건교육을 말한다.
③ 대상자가 건강전문가가 최선으로 생각하는 행동으로 자신의 행동을 바꾸는 결정을 강제하는 교육을 한다.
④ 대상자의 심리 · 사회적 문제를 제외한 신체적인 문제를 강조하여 관심과 흥미를 자극하는 보건교육을 한다.
⑤ 건강활동에 대한 지역사회 흥미를 자극하기 위해 이벤트 중심의 보건교육을 하는 것이 첫 번째로 해야 할 역할이다.

정답 및 해설

해설 ① 대상자의 건강결정을 도울 뿐 강제하지 않는다.
② 대상자의 자기 치유, 독립을 강조한 교육을 해야한다.
③ 대상자의 신체 · 심리 · 사회적인 것을 포함하여 총체적인 접근을 한다.
④ 흥미를 자극하기 위해서는 지역사회를 조직하는 활동이 효과적이다.
⑤ 교수 활동뿐만 아니라 조직의 변화 활동, 정책방향의 제시, 경제적 지원, 환경적 활동과 지역사회 수준의 프로그램을 포함한 활동을 하는 교육자 역할이 요망된다.

정답 ①

17 보건교육사의 자질에 대한 설명이 어긋난 것은?

① 주관성을 가진다.
② 의사소통 기술의 전문성
③ 대상자와의 긍정적 대인관계
④ 지속적이고 효과적인 교육방법의 연구
⑤ 대상자의 자발적 보건교육의 참여 유도를 위한 동기유발

정답 및 해설

해설 보건교육사는 자신의 편견과 주관적인 의견은 배제하여야 한다.

정답 ①

18 보건교육사가 될 수 없는 자는?

① 파산자로 복권되지 아니한 자
② 금고 이상의 실형을 받고 그 집행이 종료된 자
③ 금고 이상의 실형을 받고 그 집행을 받지 않기로 확정된 자
④ 법률 또는 법원의 판결에 자격이 복원된 자
⑤ 보건교육사 1급에 합격한 자

정답 및 해설

해설 보건교육사가 될 수 없는 자(국민건강증진법 제12조의 2)

1. 금치산자 또는 한정치산자
2. 파산자로서 복권되지 아니한 자
3. 금고 이상의 실형을 선고받고 그 집행이 종료되지 아니하거나 그 집행을 받지 아니하기로 확정되지 아니한 자
4. 법률 또는 법원의 판결에 의해서 자격이 상실 또는 정지된 자

정답 ①

19 보건교육사의 역할 및 세부 업무에 대한 설명은?

① 요구도 사정 – 보건교육 수행에 필요한 행위 분류
② 프로그램 기획 및 수행 – 보건관련 사업들의 고찰과 제언
③ 연구수행 – 대상자 선택을 위한 주요문제 파악
④ 정보원 활동 – 모든 학문의 자원 활용 및 조사도구 개발
⑤ 의사소통 – 대상자 특성에 따른 의사소통 기술 활용

정답 ①

20 우리나라 보건교육사 시험을 주관하는 기관은?

① 보건복지부
② 한국보건복지인력개발원
③ 한국보건의료인국가시험원
④ 보건교육 자격 심사원
⑤ 전국 시 · 군 · 구

정답 및 해설

해설 한국보건복지인력개발원에서는 보건교육사의 자격 및 행정을 담당하고 한국보건의료인 국가시험원에서는 시험을 주관한다.

정답 ③

21 보건교육에 대한 설명으로 옳지 않는 것은?

① 건강증진에 기여
② 공중보건의 상위개념
③ 이론과 모델을 근거로 교육적 경험의 조합
④ 법, 경제, 사회, 문화, 환경과의 상호협력체계
⑤ 건강을 위한 올바른 선택을 위한 지식과 기술향상을 도모

정답 및 해설

해설 보건교육은 공중보건 또는 국민건강증진을 위한 하위영역이지만 역할이 중요해지면서 최근 건강증진과 혼용되어 사용된다.

정답 ②

22 건강과 질병은 질병이 없는 사람이 건강하다는 건강모형은?

① 생의학적 모형 ② 사회 생태학적 모형 ③ 전체론적 모형
④ 생태학적 모형 ⑤ 안녕모형

정답 및 해설

해설
- 생의학적 모형 : 건강과 질병은 질병이 없는 사람이 건강하다는 모형
- 사회 생태학적 모형 : 질병에 대한 감수성, 인구밀도와 사회적 관습 및 건강한 생활습관에 의해 건강이 결정된다는 모형
- 전체론적 모형 : WHO에서 정의한 신체적, 정신적, 사회적 요인의 건강개념과 관련된 모형
- 생태학적 모형 : 건강과 질병은 병원, 인간, 환경이 평형을 이룰 때 건강하다는 모형
- 안녕모형 : 건강은 전체성과 평안을 얻기 위한 개인이 가진 잠재력이며 건강은 창조적인 생활을 영위하기 위한 개인의 이상적인 상태

정답 ①

23 건강관리 기본방향 중 적극적인 건강관리 방법이 아닌 것은?

① 법규제정 ② 체중조절 ③ 보건교육
④ 운동 ⑤ 생명보험 가입

정답 및 해설

해설 적극적인 건강관리는 보건교육이나 법규제정, 운동시설 확충, 자기 건강관리, 운동, 스트레스 조절, 음식량 조절, 체중조절, 정기적인 건강검사

정답 ⑤

24 산업장에서 보건교육사 역할이 아닌 것은?

① 보호장비 구비 ② 건강장애의 원인조사 ③ 근로자의 직업병 치료
④ 작업환경의 측정 및 평가 ⑤ 근로자 대상 보건교육 실시

정답 및 해설

해설 근로자의 치료는 병원에 의뢰한다.

정답 ③

2장 건강증진의 이해

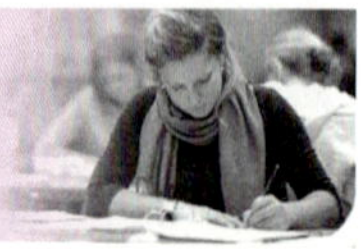

1. 건강증진의 개념

1. 건강의 정의

1) Claude Bernard (1895) : 외부환경 변동에 대하여 내부환경의 항상성이 유지된 상태

2) 세계보건기구헌장 (1948) : 정신적 · 사회적으로 완전히 안녕한 상태

3) 세계보건기구 전세계보건위원회 (1959) : 주어진 환경 여건하에서 인간이 적절하게 기능하는 상태 또는 수준

4) Talcott Parson : 각 개개인이 사회적인 역할과 임무를 효과적으로 수행할 수 있는 최적의 상태

5) Wilson (1970) : 심각한 불능의 상태를 나타내지 않고 적절하게 효과적으로 기능하는 상태 – 기능적 효율성 강조

6) Murray와 Zentner (1979) : 안정과 편안함을 유지하기 위한 내 · 외적인 자극에 대한 신체 · 정신 · 감성 및 사회적으로 목적적이고 적응적 반응

7) Freshman (1979) : 건강에 긍정적으로 영향을 주는 기능과 부정적으로 영향을 주는 상대적인 개념으로 분류, 특정 시점의 건강은 적정기능 수준과 기능장애 사이의 연속선상에 놓이게 된다. 즉, 모든 건강결정 요인을 고려함.

8) Orem (1980) : 일상생활에서 기능의 통합

9) Simth (1981)

① **임상개념** : 건강이란 질병, 증상, 그리고 불구 등이 없는 것으로 보는 입장

② **역할수행개념** : 인간이 자신에게 주어진 일상적인 역할을 수행하는 데 어려움이 없는 상태

③ **적응건강개념** : 물리적, 사회적으로 효과적인 상호작용을 통해 적응을 잘 해나가는 상태

④ **행복론적개념** : 일반적인 안녕(well-being)과 자아실현화를 말하며 보다 높은 수준의

안녕을 성취하려는 능력

10) Rene Dubos : 건강은 곧 삶의 질이며 개인적 입장에서 사회적 · 정서적 · 정신적 · 영적 및 생물학적 적합성이 포함된 것이고 이 적합성은 환경에 적응하면서 얻어진 결과

11) Eberst (1984) : 건강은 한 개인이 도달할 수 있는 최적의 상태 수준. 건강을 6가지 측면 즉, 지적 · 육체적 · 직업적 · 정서적 · 영적 · 사회적 차원으로 구분.

12) Ezell과 Anspaugh (1990) : 건강을 신체적 · 사회적 · 영적 · 정서적 · 지적 · 직업적 차원으로 나누며, 건강에 대한 관점을 정적이고 고정돼 있는 상태가 아닌 동적인 상태로 이해.

13) Roy (1990) : 통합된 전인(whole person)의 상태이며 이러한 상태가 되는 과정. 인간이 변화하는 내 · 외적 환경과 끊임없이 상호 작용하여 전체성으로 기능하는 개방적 적응이며 건강이 이에 대한 적응을 통해 얻어짐.

2. 건강증진의 개념 도입

1974년 캐나다의 Lalonde 보고서 : 새로운 건강관리에 대한 조망을 재구축
질병치료 중심 → 건강관리로 전환
건강의 주요 결정요인 : 생활양식과 환경
인간, 생활양식, 환경, 보건의료의 상호작용 → 건강

3. 건강증진의 정의

1) 미국 보건성(Surgeon General)의 보고서 (1970) : "건강증진 행위(activity)란 사람들이 최적정의 건강유지에 필요한 생활방식(life style)을 가지도록 하기 위해 개인에게 적용할 수 있는 행위들을 말한다."

광범위한 건강증진의 정의 : "건강증진은 건강을 위한 행동과 환경의 변화를 일으킬 수 있도록 만드는 보건교육과 그와 관련되는 조직적 · 정치적 · 경제적 활동의 복합체이다."

2) 라론드 (1974) : 정신적 · 육체적 건강에 영향을 미치는 문제에 개인과 지역사회가 더 책임을 지고 능동적으로 대처할 수 있도록 정보를 제공하고 도움을 주며, 영향을 미치는 것 등이 목표인 전략

3) L. W. Green (1980) : 건강에 유익한 행동을 유도하기 위한 보건교육, 그리고 건강과 관련된 조직적 · 경제적 · 환경적인 지원의 조합

4) 테일러 등(1982) : 건강증진의 실행을 8개의 장(영양, 체중관리, 운동, 적당한 음주, 금연, 적당한 약품사용, 휴식 및 수면, 스트레스 관리)으로 소개, 건강증진의 실행적 개념

5) 세계보건기구(WHO)(1984) : "사람들이 자신의 건강을 더욱 잘 관리할 수 있도록 하고, 개선할 수 있도록 하는 과정". 모든 사람들이 건강능력을 최대한 개발하는 것이며, 평등한 기회와 자원의 확보를 목적으로 한 공공정책의 수립, 지리적 환경확보, 개인의 건강관리기술개발, 치료적인 관리 이상의 건강관리를 포함한 모든 활동이 확대 적용된 개념

6) 오타와 헌장, 제1차 건강증진 국제회의(1986) : 사람들이 자신들의 건강관리 능력을 향상시켜 건강을 개선시킬 수 있도록 하는 과정

7) Pender의 건강증진 : 안녕 수준을 높이고 개인, 가족, 지역사회의 잠재력을 활성화하기 위한 접근행위로 보아 건강증진을 "건강한 생활양식을 향상시키기 위한 개인, 가족, 집단, 지역사회 활동으로서 안녕의 수준을 높이고, 자아실현과 개인적 만족감을 유지하거나 높이기 위한 방향으로 취해지는 활동"이라고 봄.

8) L. W. Green(1993) : 건강증진을 보건교육과 비교하여 다음과 같이 개념화 함.

① **보건교육** – 개인 · 집단 · 지역사회에서 건강으로 이끌 수 있는 행동의 자발적 적응을 촉진하도록 고안된 학습 경험들의 조합

② **건강증진** – 건강으로 이끌 수 있는 행동을 위한 교육 · 조직 · 경제 · 환경적 자원들의 조합

9) 방콕 헌장(2005) : 사람들이 자신의 건강과 그 결정요소에 대한 관리를 증대시켜서 자신들의 건강을 개선하게 하는 과정

10) 건강증진의 종합된 정의 : 건강에 유익한 생활양식 및 환경으로 변화시키고 예방 서비스를 개선하여 건강 잠재력을 함양하고 적극적 건강 향상을 도모하는 것

4. 건강증진의 실천 과정

(1) 국민건강을 보장하는 건강증진정책 수립

① 국민건강정책(법 제정, 재정적 조치, 과세와 조직의 변화)을 통해 안전하고 건강한 상품과 서비스, 건강한 공공 서비스, 깨끗하고 쾌적한 환경의 향유

② 비 보건의료부문에서 국민건강보장정책 수립의 장애요소를 파악하고 제거하는 방법 확인(여성보건지원정책, 영양, 금주, 금연정책, 환경관련정책)

(2) 정책수립과 실천을 뒷받침할 수 있는 사회환경 조성과 전략

① 사회생태학적 접근 방법 적용 : 생활습관, 일하는 방식, 여가선용 방식에 변화

② 생활환경, 작업환경의 변화

③ 자연환경, 인공환경의 보호

④ 천연자원의 보호

(3) 환경조성을 효과적으로 추진하기 위해 지역사회 조직 활동의 강화

① 이 과정에서 가장 중요한 것은 지역사회의 역량, 주인의식, 자신의 노력 조절

② 지역사회 개발 : 지역사회 내 인적 · 물적 자원 이용, 자조와 사회적 지지 강화, 대중의 참여도 증가, 융통성 있는 체계 개발

③ 건강에 관련된 정보와 계속적인 학습 기회 제공

(4) 건강유지 증진을 위한 기술개발

① 건강정보 제공과 교육 · 기술 · 증진 · 개인적 · 사회적 발달을 지원

② 개인 · 가족이 자신의 건강과 환경의 조절 능력과 선택 능력 습득

③ 인생의 각 단계 대비, 질병과 상해의 대응방법 습득

(5) 보건의료 서비스의 방향 전환

① 개인, 지역사회, 보건의료전문가, 보건의료기관, 정부의 보건의료 서비스 체계 확립을 위해 협력

② 임상적 치료 서비스에서 건강증진 방향으로 전환

③ 전문가의 교육과 훈련의 변화 및 건강관련 연구에 대한 관심 요구

5. 건강증진과 유사개념

1) 건강증진 : 건강보호적 수단, 보건교육적 수단, 예방의학적 수단, 불건강의 위험요인 감소, 적극적인 건강향상 활동

2) 건강보호

① 사람들이 위해 환경요인에 대한 접촉기회와 건강에 해로운 행동을 줄임.

② 건강한 환경 속에서 살 기회를 확대

③ 건강증진을 위한 생활양식을 갖도록 유도

3) 질병예방

① 불건강의 위험요인을 조기에 발견 · 관리

② 예방의학적인 사업활동

③ 건강검진, 상담 · 지도 및 예방접종 등의 서비스 활동

- **질병예방, 건강보호** : 질병과정을 방지하기 위한 목적의 소극적인 행동 자세
- **건강증진** : 사람과 환경의 상호작용에서 삶의 질을 강화시키기 위한 적극적인 행동 자세

6. 건강증진 모형

(1) Tannahill의 건강증진 모형

① 보건교육

- 학습자의 인지 발달, 원기회복, 자존감, 신뢰성, 생활기술 능력 육성
- 건강과 사회적 돌봄에서 예방적인 서비스, 질병의 예방과 긍정적인 건강에 도움이 되는 지지적 행동과 격려

  흡연자에게 흡연의 위험성에 대해 인식시키고 흡연금지서비스 이용을 권장, 흡연자를 격려, 대중 및 정책 결정자들에게는 흡연을 통제하도록 촉진

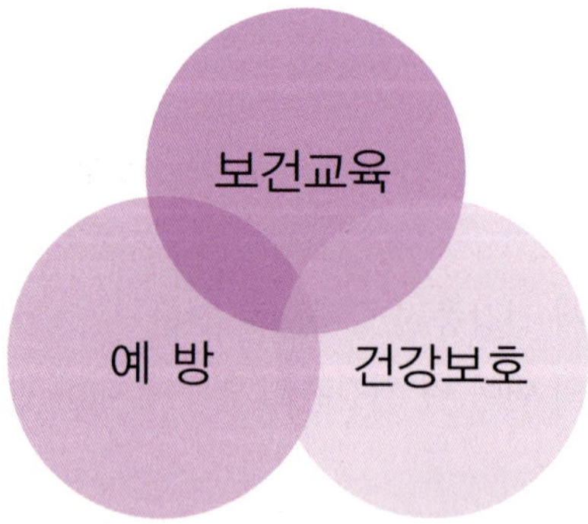

그림 3-1 Tannahill의 건강증진 모형

출처 : Tannahill, A, (2008), Health promotion : the Tannaill model revisited, Public health, Flsevier Science B.V. Amsterdam.

② 예방

- 의학적 중재를 통해 질병과 불건강을 감소.
- 1차 예방 : 건강위험요인을 감소시켜 질병이 생기지 않도록 함.
  2차 예방 : 질병이나 건강문제를 조기에 발견
  3차 예방 : 질병이나 건강문제로 인해 발생하는 합병증 예방 · 재발 방지

③ 건강보호

- 환경에서 발생하는 환경적 위험과 감염을 통제하려는 노력
- 자발적인 규칙 및 정책을 정하는 법률적 · 재정적 통제, 공공장소 금연정책

④ Tannahill의 건강증진 모델의 건강증진 7가지 영역

- **예방사업** : 예방접종, 선별검사, 질병 조기발견 사업 실시
- **예방적 보건교육** : 질병을 예방하기 위해 생활양식의 변화를 유도하는 보건교육 실시
- **예방적 건강보호** : 치아우식증 예방을 위해 수돗물에 불소 투입사업 등 건강보호 차원의 정책, 규칙의 제정과 시행
- **예방적 건강보호를 위한 보건교육** : 예방적 건강보호의 성공을 위해 지역민에게 보건교육을 실시하여 사회적 환경을 조성
- **적극적 보건교육** : 개인이나 지역사회가 적극적으로 건강에 필요한 속성을 개발할 수 있도록 도와주는 보건교육
- **적극적 건강보호** : 적극적 건강상태를 증진하기 위해 사용이 편리한 여가시설을 마련하는 데 공공자금을 제공하는 것(예 : 깨끗한 공기를 제공하기 위해 직장 내에서의 흡연금지규칙을 시행)
- **적극적 건강보호를 목적으로 하는 보건교육** : 대중이나 정책 결정자들에게 적극적 건강보호 수단의 중요성을 인식시키고 이들에 대한 지원을 보장받기 위한 노력

(2) Pender(1987)의 건강증진 모형

① 건강신념 모형과 사회학습 이론을 기초로 하여 개발

② 건강증진 모형 : 전반적인 건강증진 행위를 설명

③ 건강신념 모형 : 질병관련 행위를 주로 설명

④ 초기 건강증진모형(1987)의 개념
인지지각요인과 조정요인으로 구분

직간접적으로 건강증진 행위에 영향을 미치는 것으로 설명

⑤ 수정 건강증진 모형(1996)의 개념

건강의 중요성, 지각된 건강통제 위해 행동의 계기를 삭제

건강의 정의, 지각된 건강상태, 인구학적 특성, 생물학적 특성을 재배치

(3) Pender(1987)의 건강증진 개념

1) 개인의 특성과 경험

① **이전의 관련행위** (prior related behavior)

- 현재와 비슷하거나 같은 행위를 과거에 얼마나 자주 했는지를 의미
- 행위의 주요 예측요소
- 이전의 행위는 현재의 건강증진 행위에 직간접적으로 영향을 미쳐 주의를 기울이지 않고도 자동적으로 특정 행위를 하도록 습관화하게 함.
- 습관화의 장점은 행위가 발생할 때마다 일어난다는 것이며 축적되고 반복될 때 강화
- 행위하기 전, 하는 동안, 후의 모든 긍정적이거나 부정적인 정서는 기억으로 저장되었다가 나중에 그 행위를 하게 될 때 상기되어 지각된 자기효능감, 지각된 이익, 지각된 장애성, 행동과 관련된 감정을 통해 건강증진 행위에 간접적으로 영향을 줌.

② **개인적 요인** (personal factors)

- 생물학적 요인의 변수 : 나이, 성, 체중, 사춘기상태, 폐경상태, 운동능력, 힘, 민첩성, 균형성
- 심리적 요인의 변수 : 자존감, 자기동기화, 개인의 능력, 지각된 건강상태, 건강의 정의
- 사회 · 문화적 요인의 변수 : 인종, 민족, 문화이입, 교육수준, 사회경제적 상태

2) 행위와 관련된 인지와 감정 (Behavior-specific congnition and affect)

① **행동의 지각된 이익** (perceived benefits of action, **지각된 유익성**)

- 특정 행위에 대해 개인이 기대하는 이익이나 긍정적인 결과를 의미
- 행동에 따른 긍정적 결과나 강화된 결과로부터 얻어짐.
- 내적 지각된 이익 : 피로감의 감소, 각성수준의 증가 등
- 외적 지각된 이익 : 경제적 보상이나 사회적 상호작용의 증가 등
- 처음에는 외적인 이익이 높은 동기적인 의미를 지니지만 건강행위를 지속시키도록 동기화시키는 데는 내적 이익이 더 강력
- 지각된 유익성은 행위를 직접적으로 동기화시키기도 하지만 이익을 가져올 것이라고 기대되는 행위를 하기 위한 계획에 몰입하게 함으로써 행위를 간접적으로 동기화

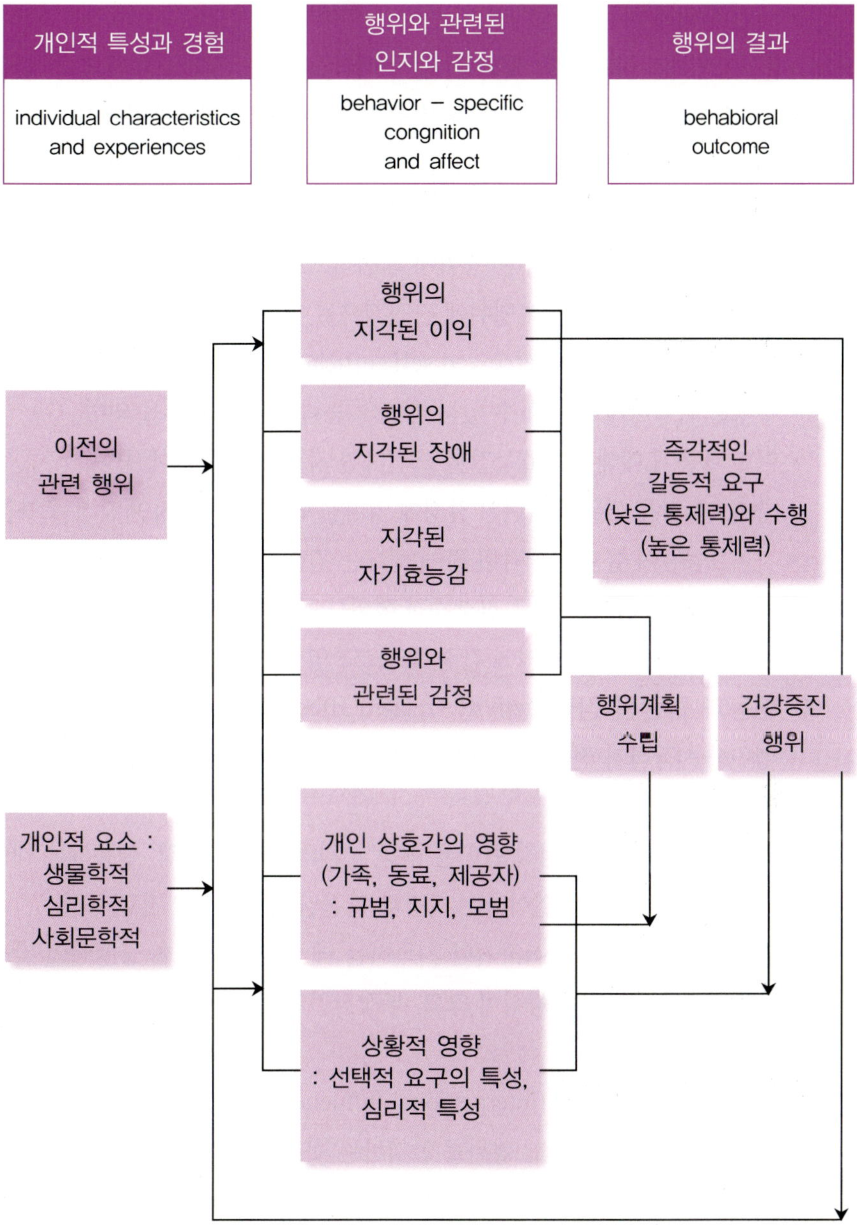

그림 3–2 개정된 건강증진 모형(Pender)

출처 : Nola J. Pender(1996), Health promotion in nuning practice, Appletce & Lange : A, Simon & Schuster Comparty.

② 행동의 지각된 장애(perceived barriers to action)

- 어떤 행위를 하는 데 장애가 되는 것을 의미

  예 이용하기 불가능함, 불편함, 값이 비쌈, 어려움, 시간소요가 많음, 만족감의 감소
- 지각된 장애성은 행위를 피하도록 동기를 유발시켜 활동준비를 미흡하게 하므로 장애가 클 때에는 활동이 거의 일어나지 않는다. 반면에 활동준비는 잘 되어 있고 장애 정도가 낮으면 행위를 실천할 확률이 커짐.
- 지각된 장애성은 건강증진 행위에 직접적으로 영향을 미칠뿐만 아니라 활동계획에 몰입하는 것을 감소시켜 행위에 간접적으로 영향

③ 지각된 자기효능감(perceived self-efficacy)

- 수행을 확실하게 성취할 수 있는 개인의 능력에 대한 판단을 의미
- 어떤 행동에 대해 자기효능감을 느낀다면 자주 목표 행위에 참여
- 자기효능감은 행위와 관련된 감정에 영향을 받으며, 긍정적인 감정을 가질수록 커짐.
- 자기효능감이 클수록 지각된 장애 정도는 감소.
- 자기효능감은 직접적으로 건강증진 행위를 동기화하고 지각된 장애에 영향을 줌으로써 행위의 시행이나 유지에 간접적으로도 영향

④ 행동과 관련된 감정(activity-related affect)

- 행위를 시작하기 전, 하는 동안, 후에 일어나는 주관적 느낌으로 행동 자체가 가지는 자극의 특성을 의미
- 특정 행위에 대한 감정적 반응은 행동 자체와 관련된 감정, 행동하는 개인과 관련된 감정, 그리고 행위가 일어나는 환경과 관련된 감정 등 3가지로 구성
- 감정상태는 행위를 반복하거나 지속하는 데 영향을 미치며 긍정적인 감정을 동반한 행위일수록 반복될 가능성이 크고, 부정적인 감정을 느끼게 하는 행위일수록 피할 가능성이 큼.

⑤ 인간 상호간의 영향(interpersonal influences)

- 다른 사람의 태도, 신념, 행위를 인지하는 것을 의미
- 1차적인(직접적인) 인간 상호간의 영향의 원천 : 가족(부모 · 형제), 또래집단, 보건의료 제공자
- 2차적인(간접적인) 인간 상호간의 영향의 원천 : 규범(의미있는 타인의 기대), 사회적 지지(도구적 · 정서적 격려), 모델링(특정행위에 참여하는 타인을 관찰하여 대리학습함) 등 사회적 압력이나 행동계획 수립의 격려를 통해 직간접적으로 행위에 영향을 미침.

- 인간 상호간의 영향과 일치하는 방향으로 행동하도록 충분히 동기화 되었을 때는 개인이 존경하거나 사회적으로 강화된 행위를 수행
- 인간 상호간의 영향이 효과적이기 위해서는 개인이 타인의 행동, 소망 등에 관심을 가져야 하며 그들을 이해할 수 있어야 하고, 또한 그것을 인지적 형태로 흡수할 수 있어야 함.

⑥ 상황적 영향 (situational influences)

- 상황적 영향은 상황에 대한 개인의 지각과 인지로 행위를 촉진하거나 저해
- 상황은 행동을 유발하는 역할을 하면서 환경적 부담으로 작용하여 행위에 직접적인 영향

3) 행위의 결과

① 행동계획수립 (commitment to a plan of action)

- 주어진 시간과 장소에서 특정한 사람과 함께 또는 혼자 구체적인 활동을 하거나 행위를 수행 또는 강화하기 위한 명확한 전략을 확인하는 인지적 과정을 의미

② 즉각적인 갈등적 요구와 선호 (immediate competing demands and preferences)

- 계획된 건강행위를 하는 데 방해가 되는 다른 행위로 건강증진 행위를 계획하기 이전에 이미 의식 속에 자리잡고 있는 대안적 행위를 의미
- 개인이 갈등적인 다른 요구를 얼마나 잘 처리하는지는 각자의 자기조절 능력에 달려 있다.

  예 맛이나 향을 선호하기 때문에 저지방 식이보다는 고지방 식이를 선택하게 된다.
- 갈등적 요구 : 외부적 요구에 따라 예상하지 않은 일을 실행해야 하거나 좋지 못한 결과가 일어날 가능성이 높을 때 발생
- 갈등적 선호 : 긍정적인 건강행위 계획으로부터 이탈하도록 하는 선호도 순위에 기반한 강력한 충동

③ 건강증진 행위 (health promoting behavior)

- 건강증진 행위는 개인이나 집단이 최적의 안녕 상태를 이루고 자아실현 및 개인적 욕구 충족을 유지 · 증진하려는 행위로서 질병을 예방하는 것 이상을 의미하며 균형과 안정성을 지키게 하고 최적의 기능상태로 만들며, 조화를 증진시키며 적응을 강화시키고 안녕을 극대화하고 의식을 확대시키는 것
- 건강생활 양식은 개인의 건강을 위협하는 활동에 대해 개인이 조절할 수 있는 행위이며, 건강상태와 수명에 영향을 미치는 자발적 행위로서 개인의 일상적인 삶의 유형의 규칙적인 부분

- 건강증진 행위는 건강생활 양식의 보충적 요소로 개인이 질병에 걸릴 가능성을 감소시키고 개인의 안녕, 자기실현, 개인의 만족을 증가시키는 방향으로 나아감.
- 삶의 모든 측면에서 건강증진 행위가 건강생활 양식으로 통합되면 생애 기간 동안 긍정적인 건강 경험을 가져다 줌.

7. 건강증진의 발전 과정

(1) 오타와 선언

국가가 건강증진을 성취하기 위하여 준수해야 할 원칙

① **옹호**(advocacy) : 건강에 대한 대중의 관심을 불러 일으키고 보건의료의 수요를 충족시킬 수 있는 건강한 보건정책을 수립하도록 강력히 촉구하는 것

② **역량강화**(empowerment) : 본인과 가족의 건강을 유지할 수 있게 하는 것을 그들의 권리로 인정하며, 이들이 스스로의 건강관리에 적극 참여하며 자신들의 행동에 책임을 느끼게 하는 것

③ **연합**(alliance) : 모든 사람들이 건강을 위한 발전을 계속하도록 건강에 영향을 미치는 경제, 언론, 학교 등 모든 관련 분야 전문가들이 협조하는 것

(2) 국제 건강증진회의

표 3-7 역대 국제 건강증진회의

		주요 의제	전 략
제1차	1986년 11월 캐나다의 오타와 (Ottawa)	전체 인구의 보다 나은 건강향유를 위한 생활양식의 변화와 보건교육의 필요성 강조	① 건전한 보건정책수립에 기여할 수 있어야 함. ② 정책수립과 그 실천을 가능하게 하는 사회환경 조성이 필요 ③ 지역사회 조직활동 요구 ④ 개인 및 가족과 사회의 건강을 계속 향상시킬 수 있는 방법과 기술에 대한 교육의 뒷받침 ⑤ 전체 보건의료제도의 새로운 방향을 정립하기 위한 새로운 보건운동의 필요성을 강조
제2차	1988년 4월 호주의 아델레이드 (Adelaide)	건강증진을 위한 정부정책의 중요성 강조	① 정부정책을 통해서 건강보장을 위한 국가자원이 공평하게 배분, 여성의 건강 강화 ② 국민 모두의 건강을 위하여 쾌적한 생활과 작업환경 조성 ③ 정책수립에 있어서 평화, 기본인권, 사회정의, 자연생태 보전, 지속적 발전 보장 ④ 국민보건의 향상을 위하여 부처 간의 협력이 요구
제3차	1991년 6월 스웨덴의 선즈볼	보건지원 환경구축의 중요성을 강조, 적극적으로 행동할 것을 촉구	① 건강의식의 고취를 위하여 여성을 포함하는 모든 지역사회를 통한 범국민적 계몽교육이 필요 ② 개인과 지역사회는 그들의 건강을 지키고 건강한 환경을 조성할 수 있는 능력을 구비할 수 있도록 교육되고 활성화 ③ 건강과 환경개선을 위한 사회적 운동이 일어나야 하며 이를 효과적으로 이끌어가기 위하여 모든 관련기관 간의 협력체제 구성

(계속)

(계속)

		주요 의제	전 략
			④ 보건지원 환경구축을 위한 범사회적 운동을 전개함에 있어서 간혹 야기될 수 있는 기관 · 단체 · 계층 간의 상반된 이해로 인한 협력관계의 훼손을 예방할 수 있는 조정기능 유지. 지역사회 활동(특히, 여성에 의해 조직된)을 통한 지지강화
제4차	1997년 인도네시아의 자카르타	'건강증진은 가치있는 투자'	① 21세기 건강증진을 위하여 우선적으로 해야 할 일은 건강에 관한 사회적 책임을 지고 보건발전에 대한 투자 증대 ② 민관에 걸친 보건사업 동반관계 구축 및 확대 ③ 지역사회의 능력증대 및 개인역량의 강화, 건강증진을 위한 하부구조 확충 ④ 건강증진의 전략이 생활양식과 사회 · 경제 · 환경 조건을 발전 · 변화시킬 수 있음. ⑤ 보건교육 · 정보에 대한 접근성을 강조
제5차	2000년 6월 멕시코	건강에 관한 사회적 형평성을 제고 건강증진을 위한 '과학적 근거의 확보' 건강증진을 위한 '파트너십의 구축'	① 건강을 위한 사회적 책임감의 증진 ② 건강증진 및 개방을 위한 투자의 증대 ③ 지역사회의 역량과 개인의 능력 향상 ④ 건강증진을 위한 과학적 근거의 강화 ⑤ 보건조직과 보건서비스의 재구성
제6차	2005년 8월 방콕	1986년 오타와 선언 이후 약 20년이 지난 시점에서 개최 건강증진정책과 건강결정요인(policy and partnership for action : addressing the determinants of health)	① 지속가능하고 통합된 건강증진을 위한 틀과 전략을 개발 ② 건강증진 정책개발 및 파트너십 구축을 위한 모형 개발 ③ 건강의 사회적 · 경제적 · 환경적 결정요인 관리에 대한 성공경험 ④ 전세계적 건강증진을 위한 모니터링, 보고 및 능력개발
제7차	2009년 10월 케냐 나이로비	수행역량격차 해소를 통한 건강증진과 개발 - '나이로비 선언'	① 지역사회 권능 부여 ② 건강지식 및 건강행동 ③ 보건시스템 강화 ④ 파트너십 및 부문간 활동 ⑤ 건강증진 역량구축
제8차	2013년 6월 핀란드의 헬싱키	모든 정책의 보건지향적 접근 및 노력[Health in All Policies(HiAP)]	① 헬싱키 성명서 : 건강과 건강형평성 및 사회경제 개발의 목표달성을 위한 HiAP 접근의 중요성과 정부의 책임 ② 모든 정책에서의 보건지향적 노력
제9차	2016년 11월 중국 상하이	지속가능발전 목표에서의 건강증진(Health for All and All for Health)	UN의 2030년까지 세계의 지속가능성을 위한 과제에서 건강증진의 역할 선언(Shang hai Declaration on promoting health in the 2030 Agenda for Sustainable Development) • 건강과 웰빙은 지속가능성의 필수요건 • 지속가능 개발 목적의 실행을 통해 건강을 증진해야 함 • 좋은 협치를 위한 조직(good govermance)이 건강에 필수적 • 도시와 지역이 건강을 위해 구조화, 조직화해야 함

2. 국내외 건강증진정책 및 사업

1. 우리나라 건강증진사업

(1) 우리나라 건강증진사업의 발전단계

① 1980년대 후반 대기업 근로자를 대상으로 시작

② 1992년 노동부 산하 한국산업안전공단의 산업보건지도국 내 건강증진부 신설. 사업장 건강증진사업 모형 발표

③ 1995년 국민건강증진법과 지역보건법 제정

표 3-8 우리나라 건강증진사업의 발전 단계

발전 단계	사업기간	사업 내용
사업 태동기	1998~2002	민간단체와 언론매체를 통한 사업홍보, 사회 분위기 조성, 전국 18개 보건소를 대상으로 한 시범사업과 사업기반 구축을 위한 각종 연구개발 사업 등
사업기반 구축기	2003~2005	보건소를 중심으로 한 건강증진사업의 확대
사업 확대기	2006~2010	보건소 중심 건강증진사업체계의 구축으로 지역 내 교육, 환경, 복지, 산업, 주택, 교통 등 안전분야와 통합 접근 시도, 건강증진사업의 전국적 확산을 위한 전문요원의 양성 등

출처 : "보건교육학", 최연희 외, 계축문화사, 2012

(2) 국민건강증진사업

① 국민건강증진사업의 필요성

- 평균수명 연장으로 노인 인구의 급속한 증가
- 낮은 건강수명
- 인구 노령화에 따른 질병의 만성화, 난치병의 증가 등 치료중심 의료제도의 보완 필요 (치료 위주의 비효율적 관리)
- 사회발전에 따른 생활양식 · 식생활 · 생활환경의 변화는 각종 질환에 대한 새로운 위험요인을 증가시켜 새로운 해결방안 필요
- 건강결정 요인의 기여비율 (생활습관 50%, 환경 20%, 유전 20%, 의료서비스 10%)
- 환경오염에 따른 시급한 대책의 필요
- 질병유발 요인의 다양화에 따른 보건의료 이외에 다른 분야와의 협조요구 등

② 국민건강증진사업의 기본 목표

- 1995년 국민건강증진법을 제정하고, 건강증진기금을 확보
- 2002년 '국민건강증진종합계획(Health Plan 2010)' 을 수립
- 국민건강증진사업의 비전
  "온 국민이 함께 하는 건강세상"
- 국민건강증진사업의 궁극적인 목표
  "건강장수와 삶의 질 향상"
- 국민건강증진사업의 궁극적 목표에 도달하기 위한 실천 방안
  - 국민의 건강생활 실천수준이 향상
  - 질병 예방 서비스의 접근성이 재조정
  - 건강하게 생활할 수 있는 환경여건이 조성

③ 국민건강증진사업의 기본방향

- 만성질환의 주요 원인이 흡연, 음주, 불균형한 영양 등 비 건강적 생활양식에 기인한 것이므로 국민건강증진사업추진의 1차적 초점은 건강생활 실천을 위한 금연 홍보, 교육 등 교육 홍보와 건강생활 지원에 둠.
- 국민건강을 저해하는 질병발생의 주 요인이 생활양식 및 환경의 변화 등 다요인적 성향임을 고려하여 국민건강증진사업은 보건교육적 수단, 예방의학적 수단, 환경보건학적 수단 등을 이용한 다각적이고 종합적인 접근 방법을 고려
- 중앙 및 지방정부의 역할의 구분, 사업수행체계 구축 등을 통해 건강증진사업 활동이 효과적으로 이루어질 수 있도록 사업체계를 구축
- 국가와 지방자치단체는 물론 관련 보건의료 기관 및 단체, 학교 및 사업장과 기타 지역사회 조직 등 각계 각층의 사업참여와 협력을 유도
- 보건소가 건강증진사업을 활성화하여 지역주민의 건강관리를 위한 지역사회 중심기관이 될 수 있도록 건강증진사업 역량을 키우고 사업추진을 지원
- 학생과 직장인의 건강증진을 위하여 학교에 대한 보건교육을 개선 강화하고, 사업장의 건강증진사업을 활성화

④ 국민건강증진사업의 추진 전략

- 국민 보건교육 홍보강화와 건강생활실천운동 추진
- 보건의료 기관 및 관련 단체의 예방보건사업 활성화
- 건강증진시설 확충과 건강위해 환경요소 규제

- 사업추진에 필요한 정보제공 및 연구지원 활동 강화
- 사업조직 및 제도적 지원체계 구축

[제도적 지원체계 확립]

① 국민건강증진법 시행과 관련된 지방조례 제정
② 금연 및 절주 등 건강생활 실천 유인제도 보강
③ 예방사업 활성화를 위한 건강보험제 및 주치의 등록제 도입
④ 건강증진사업 비용에 대한 세제상의 혜택 부여
⑤ 2014년 지역사회 통합 건강증진사업의 전문인력 적극 활용

[전문 인력의 자격 및 기준(권장사항)]

① 인력을 채용하는 기준 등은 지방자치단체 여건에 따라 채용하되, 가능하다면 일정 수준의 사업의 질을 담보할 수 있도록 해당 사업분야를 수행할 수 있는 전문인력 채용을 권장함.
② 분야별 자격자를 우선하는 것을 권장하나, 보건소장의 판단에 따라 해당 지역사회 통합건강증진사업을 충분히 수행할 수 있는 보건의료 관련 전공자로 구성
③ 사업수행 인력은 역할을 원활히 수행하기 위하여 지침에서 제시한 인력 교육과정을 이수하여야 함.

이것만은 꼭~!!

[전문인력의 자격기준]

- **금연** : 대학이상 졸업자로 간호학, 보건교육학, 보건학, 심리학, 상담학 등 보건의료 및 관련 전공자, 보건교육사, 보건업무 5년 이상 경력자
- **영양** : (임상) 영양사
- **구강보건** : 치과의사, 치위생사
- **고혈압, 당뇨병, 고지혈증 등 만성질환** : 의사, 한의사, 간호사, (임상)영양사
- **한의약건강증진** : 한의사, 간호사, 영양사, 운동전문인력, 기공지도사
- **아토피 · 천식** : 의사, 간호사, (임상)영양사
- **임산부 · 어린이 특화** : 의사, 간호사, 조산사
- **치매** : 의사, 한의사, 간호사, 사회복지사
- **지역사회중심재활** : 의사, 간호사, 물리치료사, 작업치료사
- **방문** : 간호사, 물리치료사, 작업치료사, 운동전문인력, 영양사, 치과위생사, 사회복지사, 북한이탈 주민 상담사 등 팀 구성

• 자원 확보

1차 의료기관에서 평생건강관리서비스의 제공 기능이 강화될 수 있도록 그 기능과 역할을 정립하고, 현 행위별수가제를 주치의 등록제 및 인두제 등에 기초한 진료비 지불방식으로 전환 유도

• 학교보건교육 개선 강화와 산업장 건강증진사업 활성화

⑤ 국민건강증진사업의 범위와 내용

• 대민적 건강증진사업
  – 건강생활실천사업
  – 건강보호환경 조성사업
  – 질병예방사업

• 건강증진지원사업
  – 행정지원사업
  – 기술지원사업
  – 연구개발사업

[한국건강증진개발원]

① 보건복지부장관은 국민건강증진기금의 효율적인 운영과 국민건강증진사업의 원활한 추진을 위하여 필요한 정책 수립의 지원과 사업평가 등의 업무를 수행할 수 있도록 한 국건강증진개발원을 설립한다.

② **한국건강증진개발원의 업무** (개정 2019. 12. 3)

• 국민건강증진 정책수립을 위한 자료개발 및 정책분석
• 종합계획 수립의 지원
• 위원회의 운영지원
• 제24조에 따른 기금의 관리 · 운용의 지원 업무
• 제25조제1항제1호부터 제10호까지의 사업에 관한 업무
• 국민건강증진과 관련된 연구과제의 기획 및 평가
• 국민건강증진사업의 관리, 기술 지원 및 평가
• 「지역보건법」 제7조부터 제9조까지에 따른 지역보건의료계획에 대한 기술 지원
• 「지역보건법」 제24조에 따른 보건소의 설치와 운영에 필요한 비용의 보조

- 「농어촌 등 보건의료를 위한 특별조치법」 제2조의 공중보건의사의 효율적 활용을 위한 지원
- 지역보건사업의 원활한 추진을 위한 지원
- 그 밖에 국민건강증진과 관련하여 보건복지부장관이 필요하다고 인정한 업무

2. 우리나라 건강증진 정책

(1) 국민건강증진종합계획 2020

① 비전

- 온 국민이 함께 만들고 누리는 건강세상
- 신체적, 정신적, 사회적, 영적 건강개념 추구
- 각 구성원의 적극적인 자기건강관리 참여와 기본권으로서의 평등하게 건강을 누리는 개념 적용

② 총괄목표

- 건강수명 연장과 건강형평성 제고
- 건강형평성은 각 영역의 주제별 특성에 따라 건강형평성 제고의 적용대상과 범위가 다양하다는 점을 고려

③ 사업과제 영역

건강생활실천, 만성퇴행성질환과 발병위험요인관리, 감염질환관리, 안전 · 환경보건관리, 인구집단별 건강관리, 사업체계관리

표 3-9 HP2010과 HP2020의 건강수명 목표

구분	건강수명(세)		
	전체	남자	여자
HP2010목표	72.0	69.7	74.2
HP2020목표	75.0	73.2	76.6

* 건강수명: 기대수명에서 질병이나 부상으로 활동하지 못한 기간을 뺀 것으로, 얼마나 건강하게 오래 사는지를 나타내는 지표

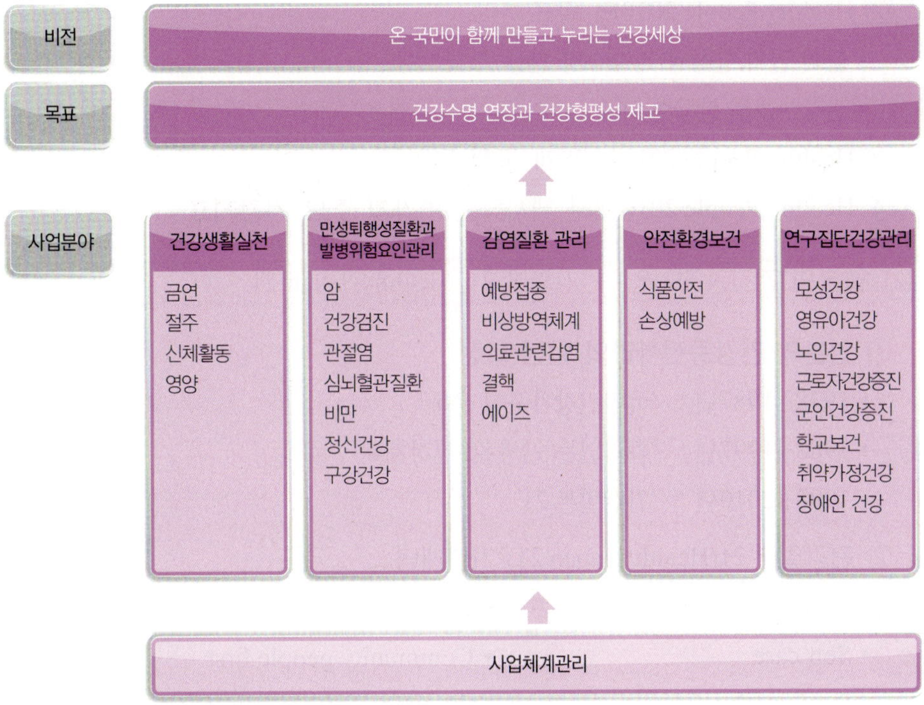

그림 3-3 국민건강증진종합계획2020 기본 틀

3. 외국의 건강증진사업

(1) 미국의 건강증진사업

① 미국의 건강증진사업의 발전 과정

- 1979년 : Surgeon General's Report (건강증진과 질병예방)
- 1980년 : 국가 단위의 건강증진과 질병예방 목적 설정

  지역건강평가의 진단 – 전체 사망자 중 70%가 만성질병인 심혈관질병 · 암 · 당뇨
  – 주요 사망 원인은 흡연, 영양 및 운동부족으로 평가
- 1988년 – 질병통제본부에 '만성질병예방 및 건강증진센터(NCCDPHP)' 를 설립
  – 만성질병을 예방하기 위하여 많은 예산을 투입
- 1999년 : Healthy People 2000
- 2000년 : Healthy People 2010
- 2010년 : Healthy People 2020

② Healthy People 2010의 목표
- 삶의 질의 향상과 건강수명 연장
- 건강수준의 불균형 해소

③ Healthy People 2010의 28개 중점 영역

④ Healthy People 2010에서 제시하는 10가지 주요 건강지표

(2) 일본의 건강증진사업 (건강일본 21, Healthy Japan 21)

① 일본의 건강증진사업의 발전 과정
- 1978~1987년 : '국민건강가꾸기 운동'
- 1988~1997년 : '활력있는 인생 80 건강계획'
- 1998~2010년 : '건강일본 21'

② 건강일본 21(Healthy Japan 21) 기본개념
- 정확한 정보제공
- Empowerment
- Self care
- Community people first
- Participation

③ 건강일본 21(Healthy Japan 21)의 목표
- 조기사망 예방
- 건강한 삶 향상

④ 건강일본 21(Healthy Japan 21)의 9개 중점 영역
- 식생활
- 신체활동 및 운동
- 휴양 및 마음의 건강
- 담배
- 알코올
- 구강보건
- 당뇨병
- 순환기질환
- 암

2장 건강증진의 이해 출제예상문제 및 해설

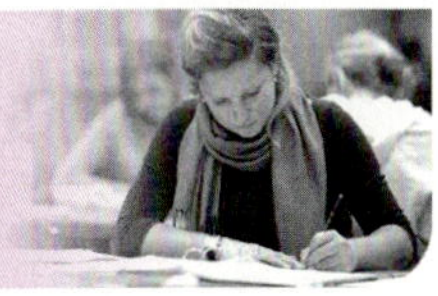

01 건강증진의 개념으로 옳지 않은 것은?

① 국가 예산에 의하여 이루어지는 보건사업
② 최적의 건강상태를 위한 생활양식의 개선
③ 자신의 건강에 대한 통제력 강화
④ 사람들이 스스로 건강문제를 관리하려는 노력
⑤ 적절한 수면과 식사, 정신적 능력의 개선

정답 및 해설

해설 지역사회 주민의 자발적인 참여에 의해 이루어지는 사업이다.

정답 ①

02 건강증진 활동 목적에 포함되는 내용에서 제외되는 것은?

① 건강유지 증진을 위한 기술 개발
② 건강을 지원하는 사회 환경 조성
③ 지역사회 조직 활동 강화
④ 전문보건교육사의 독자적인 업무 추진
⑤ 건강한 공공정책의 수립

정답 및 해설

해설 건강증진 활동 목적

- 국민건강을 보장하는 건강한 공공정책수립
- 정책수립과 실천을 뒷받침할 수 있는 사회 환경 조성
- 환경조성의 효과적 추진을 위한 지역사회 조직 활동 강화
- 건강유지 증진을 위한 기술 개발
- 보건의료 서비스의 방향 전환

정답 ④

03 건강증진 사업의 필요성은?

① 국민의 고급치료에 대한 욕구 증가
② 의학과 보건의료인의 요구
③ 만성질환 감소에 따른 삶의 질 증가
④ 건강생활 실천에 따른 의료비 절감 효과
⑤ 사회적 위험 요인의 감소

정답 및 해설

해설 건강증진 사업의 필요성
① 건강생활 실천에 따른 의료비 절감효과
② 만성질환 증가에 따른 삶의 질 저하
③ 국민의 건강에 대한 욕구 증가
④ 개인의 생활습관의 변화 및 사회적 위험요인의 증가

정답 ④

04 라논드 보고서에서 삶의 질과 수명에 가장 영향을 크게 미치는 요인은?

① 유전적 요인
② 환경적 요인
③ 신체활동의 부족
④ 보건의료조직
⑤ 정책의 불균형

정답 및 해설

해설 라논드 보고서에서는 생활습관이 많은 질병을 예방하고 이겨내는 데 관여하며 나아가 삶의 질과 수명에 중요한 영향을 미친다고 하였다.

정답 ③

05 건강문제를 야기시키는 원인은?

① 산업화와 농촌화
② 인구의 고령화와 생활양식의 단순화
③ 의 · 약 분업으로 인한 구조적인 문제
④ 의료 서비스의 다양화 및 고가화
⑤ 국민 의료비의 지출감소

정답 및 해설

해설 건강문제를 야기시키는 원인 : 의료 서비스의 다양화 및 고가화로 인한 국민 의료비의 지출증대, 산업화와 도시화, 인구의 고령화와 생활양식의 변화

정답 ④

06 다음 ( ) 안에 들어갈 알맞은 말은?

> 예방접종, 자궁경부암, 선별검사, 선천성 장애 선별검사는 ( )이다.

① 예방사업
② 건강증진사업
③ 적극적 건강보호사업
④ 소극적 건강보호사업
⑤ 예방적 건강보호사업

정답 및 해설

해설 건강증진 7가지 영역
① 예방사업 : 예방접종, 자궁경부암 선별검사
② 예방적 보건교육 : 불건강 예방을 위한 생활양식 변화유도
③ 예방적 건강보호 : 충치 예방을 위한 상수도의 불소 투입
④ 예방적 건강보호를 위한 보건교육 : 안전벨트 착용의 의무화
⑤ 적극적 보건교육 : 개인의 건강기초를 수립하도록 행동변화를 시키는 보건교육
⑥ 적극적 건강보호 : 직장 내의 흡연금지 규칙 시행
⑦ 적극적 건강보호를 위한 보건교육 : 적극적 건강보호 수단의 중요성 인식

정답 ①

07 우리나라 국민건강증진기금을 사용하는 사업이 아닌 것은?

① 구강건강관리 사업
② 국민의 일상생활 개발사업
③ 건강생활의 지원사업
④ 보건교육 및 자료의 개발
⑤ 국민영양관리사업

정답 및 해설

해설 기금의 사용등(국민건강증진법 제25조)
기금은 다음 각 호의 사업에 사용한다 〈개정 2019. 12. 3〉
① 금연교육 및 광고, 흡연피해 예방 및 흡연피해자 지원 등 국민건강관리사업
② 건강생활의 지원사업
③ 보건교육 및 그 자료의 개발
④ 보건통계의 작성 · 보급과 보건의료관련 조사 · 연구 및 개발에 관한 사업
⑤ 질병의 예방 · 검진 · 관리 및 암의 치료를 위한 사업
⑥ 국민영양관리사업
⑦ 신체활동장려사업
⑧ 구강건강관리사업
⑨ 시 · 도지사 및 시장 · 군수 · 구청장이 행하는 건강증진사업
⑩ 공공보건의료 및 건강증진을 위한 시설 · 장비의 확충
⑪ 기금의 관리 · 운용에 필요한 경비
⑫ 그 밖에 국민건강증진사업에 소요되는 경비로서 대통령령이 정하는 사업

정답 ②

08 제1차 건강증진에 대한 국제회의는 1986년에 시작되었고, 2016년 9차 건강증진 회의가 개최된 곳은?

① 오타와
② 서울
③ 상하이
④ 시드니
⑤ 뉴욕

정답 및 해설

해설 9차 건강증진회의는 중국 상하이에서 개최되었다.

정답 ③

09 오타와 헌장의 주요 원칙에 속하지 않는 것은?

① 옹호
② 조정
③ 역량
④ 연합
⑤ 촉구

정답 및 해설

해설 오타와 헌장의 건강증진의 3대 원칙 : 역량 · 옹호 · 연합
연합은 부문간 통합, 조정으로 모든 사람들이 건강하도록 건강에 영향을 미치는 관련 분야 사람들이 연합해야 한다는 것

정답 ⑤

10 우리나라 '국민건강증진종합계획 Health plan 2020'에 포함된 사업분야가 아닌 것은?

① 건강 형평성 제고
② 인구집단별 관리
③ 예방중심 관리
④ 건강생활 실천 확산
⑤ 안전환경 보건

정답 및 해설

해설 Health Plan 2020
비전 : 온 국민이 함께 만들고 누리는 건강세상
목표 : 건강수명 연장과 건강 형평성 제고
사업과제 : 건강생활 실천 확산, 만성퇴행성질환과 발병위험관리, 감염질환관리, 안전 환경보건, 인구집단 건강관리(취약계층 건강관리), 사업체계 관리

정답 ①

11 오타와 헌장에 포함된 주요 원칙 중 올바른 것은?

① 촉구는 본인과 가족의 건강을 유지할 수 있게 하는 것을 권리로 인정하는 것이다.
② 연합은 건강관리에 적극 참여하며 자기 행동에 책임을 지는 것이다.
③ 역량은 모든 사람들이 건강하도록 관련 분야 사람들이 모이는 것이다.
④ 옹호는 건강에 대한 대중적 관심을 불러일으키는 것이다.
⑤ 촉구는 보건의료의 수요를 충족시키기 위한 건강한 보건정책 도입을 요구하는 것이다.

정답 및 해설

해설 오타와 헌장의 주요 원칙 중 옹호 : 건강한 보건정책 도입의 촉구가 필요하며, 건강에 대한 대중적 관심을 불러일으키는 것이다.

정답 ④

12 "본인과 가족의 건강을 유지할 수 있도록 권리로 인정하여 스스로 건강관리에 적극 참여하며, 자신의 행동에 책임을 느끼도록 하여야 한다." 는 건강증진에 관한 오타와 헌장에서 제시하는 어느 원칙과 관련이 깊은가?

① 책임
② 연합
③ 역량
④ 옹호
⑤ 촉구

정답 및 해설

해설 오타와 헌장에서 제시한 건강증진의 3대 원칙 : 옹호, 역량, 연합이며 역량은 '본인과 가족의 건강을 유지할 수 있도록 권리로 인정하여 스스로 건강관리에 적극 참여하며, 자신의 행동에 책임을 느끼도록 하여야 한다.' 는 것이다.

정답 ③

13 오타와 헌장의 주요 원칙 중 역량에 대한 것은?

① 사람들의 건강평등 실현에 초점을 두는 것이다.
② 모든 사람들이 건강하도록 관련분야 사람들이 모이는 것이다.
③ 스스로 건강관리에 적극 참여하며 자기 행동에 책임지는 것이다.
④ 건강에 대한 대중적 관심을 불러일으키는 것이다.
⑤ 건강한 보건정책의 도입을 요구하는 것이다.

정답 ③

14 건강증진 요소들이 실천되어야 할 다섯 가지 영역에 속하지 않는 것은?

① 지지적 환경의 조성 ② 중앙활동의 강화 ③ 개인의 기술개발
④ 보건사업의 재정립 ⑤ 지역활동의 강화

정답 및 해설

해설 건강증진 요소들이 실천되어야 할 영역 : 지역활동의 강화, 개인의 기술개발, 건강한 공공정책의 수립, 지지적 환경의 조성, 보건사업의 재정립

정답 ②

15 세계건강증진회의의 요지로 볼 수 없는 것은?

① 건강에 대한 사회적 책임을 높인다. ② 건강개발에 투자를 높인다.
③ 동반자관계를 넓힌다. ④ 건강증진을 위한 상부구조를 확보한다.
⑤ 건강증진을 위한 하부구조를 확보한다.

정답 및 해설

해설 세계건강증진회의의 요지 : 건강개발에 투자 증가, 동반자관계 확장, 건강에 대한 사회적 책임 향상, 건강증진을 위한 하부구조 확보

정답 ④

16 건강생활실천사업의 내용에 해당하는 우리나라 건강증진사업의 영역은?

① 영양

② 정신보건사업

③ 당뇨병 관리

④ 고혈압 관리

⑤ 환경보건

정답 및 해설

해설 우리나라 건강증진사업의 영역별 사업내용

- 건강보호 환경 : 식품안전관리, 사업안전보건, 지역사회, 건강생활 환경, 환경보건 등
- 예방보건 서비스 : 심혈관질환, 만성 관절염, 구강보건, 정신보건, 고혈압, 당뇨병, 암, 뇌혈관 질환, 모자보건 등
- 건강생활 실천 : 영양, 운동, 성교육, 약물사용, 일반 보건교육, 흡연, 음주, 사고예방 등

정답 ①

17 예방의 4가지 영역에 포함되지 않는 것은?

① 재발 예방

② 합병증 예방

③ 질병 또는 특정 건강문제의 발생 예방

④ 질병 또는 특정 질병의 조기발견과 그 진행 예방

⑤ 질병 또는 특정 건강문제의 치료

정답 및 해설

해설 예방의 4가지 영역

- 질병 또는 특정 건강문제 발생의 예방
- 질병 또는 특정 건강문제의 조기발견과 그 진행 예방
- 질병 또는 건강문제로 발생하는 합병증 예방
- 질병 또는 특정 건강문제의 재발 예방

정답 ⑤

18 국가적 차원의 건강증진사업의 우선순위로 <u>틀린</u> 것은?

① 사회계층 간 건강수준의 격차 감소
② 실천적용 가능한 프로그램 운용
③ 새로운 발견적 해결방법 적용
④ 범국민적 건강생활 실천운동
⑤ 건강보다는 질병에 초점

정답 및 해설

해설 국가적 차원의 건강증진사업의 우선순위 : 사회계층 간 건강수준의 격차 감소 및 건강잠재력 증대, 실천적용 가능한 프로그램 운용, 새로운 발견적 해결방법 적용, 질병보다는 건강에 초점, 생활양식 개선효과가 큰 집단, 범국민적 건강생활 실천운동 등에 두고 있다.

정답 ⑤

19 다음과 관련된 건강증진 요소는?

호주에서는 1980년대 여성의 흡연율이 증가하여 이와 관련된 담배법을 통해 영화관에서의 담배광고 금지, 담배공급 금지, 시연을 위한 소량 담배판매 금지 등 정책을 실시하였다.

① 건강관리
② 예방 서비스
③ 영양개선
④ 보건교육
⑤ 건강보호

정답 및 해설

해설 건강증진의 요소 중 건강보호 차원의 정책에 관심을 둔 정책 : 시연을 위한 소량 담배판매 금지, 담배세의 인상, 옥외와 영화관에서의 담배광고 금지, 담배공급 금지

⑤

정답

20 광의의 건강증진 개념을 요약한 것은?

① 신체적 · 정신적 · 사회적 안녕으로 향하는 1차적 예방수단을 통한 건강상태에 주된 관심을 갖는 것이다.
② 건강증진은 질병이나 특정 건강문제에 대한 관심이 있는 것이다.
③ 건강증진은 단순히 질병의 확대로부터 피하려는(회피행위) 소극적인 행위다.
④ 건강증진은 예방 서비스를 통해 소극적 건강을 강화하고 건강을 예방하는 노력이다.
⑤ 적극적이고 역동적인 과정이며 예방과 증진이 상호 교환적으로 사용될 수 있다.

정답 ⑤

21 다음 예시는 타나힐의 건강증진 요소 중 어디에 속하는가?

> 길거리에서 낱개로 담배를 피워보도록 시연하는 것을 법적으로 규제

① 예방 ② 건강권리 ③ 건강보호
④ 보건교육 ⑤ 예방보호

정답 및 해설

해설 타나힐의 건강증진 요소 : 건강보호, 예방, 보건교육의 세 차원이 있다.

정답 ③

22 금연 행동화 단계에서 금연 권고 금연경쟁심 유발의 단계는?

① 계획단계 ② 계획 전 단계 ③ 유지단계
④ 실행단계 ⑤ 준비단계

정답 ②

23 초기진단과 중재증진을 통해 원치 않는 상태의 진행이나 병리학적 질병과정의 진행을 예방하는 단계는?

① 1차 예방
② 2차 예방
③ 3차 예방
④ 보건교육
⑤ 건강보호

정답 및 해설

해설 1) 1차 예방 : 발병하기 이전에 원인에의 폭로를 방지하여 발병을 예방하는 것(예 : B형간염 예방접종, 금연, 절주, 운동, 영양개선사업)
2) 2차 예방 : 특별한 질병이 나타나기 이전의 상태로 되돌리는 것, 초기진단과 중재증진을 통해 원치 않는 상태의 진행이나 병리학적 질병과정의 진행을 예방 진단 및 치료(예 : 건강검진, 암등록사업)
3) 3차 예방 : 만성퇴행성 질환에 의한 합병증의 진행 예방, 재활치료로 기능 회복, 사회생활로의 복귀 촉진(예 : 정신재활시설, 기타 재활기관)

정답 ②

24 3차 예방단계는?

① 쉽게 질병으로부터 회복될 수 있다.
② 능력이 저하된 개인이 적정기능 수준을 유지하도록 하는 것이다.
③ 특별한 질병이 나타나기 이전의 상태로 되돌리는 것이다.
④ 질병이나 원치 않는 상태로 인한 피할 수 없는 합병증이 유발된다.
⑤ 3차 예방의 목표는 특별한 상태의 증상이 나타나기 이전의 상태로 되돌리는 것이다.

정답 및 해설

해설 3차 예방의 목표 : 질병의 재발과 재활의 측면을 강조하는 것이다.

정답 ②

25 건강증진요소 중 관련이 깊은 것은?

- 안전띠 미착용에 대한 벌금부과나 술 담배의 대중매체 광고 금지
- 음주운전 단속
- 전염성 질병의 감시와 통제

① 2차 예방 ② 예방 ③ 건강보호
④ 보건교육 ⑤ 건강관리

정답 및 해설

해설 건강보호를 위한 법적 통제의 예로는 음주운전 단속, 독성물질 통제, 전염성 질병의 감시와 통제, 차에서의 안전띠 착용, 술과 담배의 판매금지, 산업안전과 보건, 승용차의 무연휘발유 사용 등이 이에 속한다. 사람들이 적극적으로 건전한 환경에서 살 수 있도록 하는 것으로 해로운 물질로부터 사람을 보호하기 위한 방법이다.

정답 ③

26 건강보호측면의 건강증진사업을 실천하는 데 장애 요소가 아닌 것은?

① 술, 담배의 광고제한 ② 정부부처 간 이익의 차이
③ 공공정책의 우선순위 부여 ④ 공공정책의 감시 실패
⑤ 이익단체의 압력

정답 및 해설

해설 건강보호에 대한 장애 : 공공정책에 영향을 주는 이익단체의 엄청난 압력, 정부부처 사이 이익의 차이, 공공정책의 우선순위 부여나 감시의 실패

정답 ①

27 '보건소에서 지역의 성인 남성을 대상으로 금연교육을 실시' 의 예방단계는?

① 1차 예방 ② 2차 예방 ③ 3차 예방 ④ 보건교육 ⑤ 건강보호

정답 및 해설

해설 1차 예방은 발병하기 이전에 원인에의 폭로를 방지하여 발병을 예방하는 것에 해당되므로 병에 이환되지 않은 대상자에게 교육을 시키는 것이 해당됨.

정답 ①

28 질병예방과 건강증진의 차이에 대한 설명은?

① 질병예방은 건강증진에 비해 건강악화를 막으려는 부정적 측면의 건강 개념이다.
② 질병예방은 건강집단을 주 대상으로 한 가지 질병 혹은 병리학적인 병변예방을 목표로 한다.
③ 건강증진은 인구집단 전체의 건강에 초점을 둔다.
④ 건강증진은 건강수준을 더욱 향상시키려는 노력이며, 부정적 측면의 개념이다.
⑤ 건강증진은 보건교육과 동일한 개념이다.

정답 및 해설

해설 건강증진은 자신의 건강에 대한 통제력을 증가시키고 건강을 향상시키는 능력을 갖도록 하는 과정으로 보건교육은 건강증진 활동의 하나임.

정답 ③

29 보건교육과 건강증진과의 관계를 설명한 것 중 옳지 않은 것은?

① 보건교육의 궁극적 목적은 건강증진이다.
② 보건교육은 건강증진의 교육적 수단이다.
③ 오늘날의 보건교육은 건강증진 영역을 모두 포함한다.
④ 1991년 Green은 건강증진 안에 보건교육을 포함시켰다.
⑤ 보건교육, 건강증진의 중요한 원칙은 역량강화다.

정답 및 해설

해설 건강증진과 보건교육의 관계

- 교육적 수단으로서 보건교육을 통한 생활양식의 개선
- 환경적 수단으로서의 건강생활 환경조성
- 예방적 수단으로서 질병 위험요인의 조기발견 관리를 위한 예방서비스 강화
- 건강증진과 질병예방을 위해서는 3가지 사업 활동이 필요하며 이러한 사업 활동은 서로 불가분의 관계를 가지고 있다.

정답 ⑤

30 국민 건강수준과 질병양상 변화에 따른 지역사회 건강증진사업의 필요성과 관련 없는 것은?

① 노인 인구 증가
② 난치병 증가
③ 만성퇴행성 질환 증가
④ 높은 건강수명
⑤ 생활양식, 식생활, 생활환경의 변화

정답 및 해설

해설 건강증진사업의 필요성
① 평균 수명 연장으로 노인 인구의 급속한 증가
② 낮은 건강수명
③ 인구 노령화에 따른 질병의 만성화, 난치병의 증가
④ 생활양식, 식생활, 생활환경의 변화
⑤ 건강결정 요인의 기여 비율(생활습관 50%, 환경 20%, 유전 20%, 의료 서비스 10%)
⑥ 환경오염에 따른 시급한 대책 필요
⑦ 국민들의 의료에 대한 관심 증가와 국민 의료비 및 진료비 증대
⑧ 질병유발 요인의 다양화에 따른 보건의료 이외의 타 분야와의 협조체계가 요구됨.

정답 ④

31 공공보건기관에서 만성퇴행성 질환 관리사업을 전개하기 위한 접근 전략으로 옳지 않은 것은?

① 만성퇴행성 질환의 위험요인을 관리하기 위해 1차 예방사업에 중점을 둔다.
② 민간 의료기관과 중복되는 서비스의 개발은 가능한 피한다.
③ 보건의료 조직의 수준별 관리체계를 구성한다.
④ 집단 조기검진을 통해 발견된 만성 질환자는 다른 사업보다 우선적으로 집중 관리한다.
⑤ 발견된 환자의 집중 관리는 민간보건의료기관에서 이루어지고 있다.

정답 및 해설

해설 ④ 공공보건기관에서는 만성퇴행성 질환의 예방과 조기 발견을 하며, 발견된 환자의 집중 관리는 민간보건의료 기관에서 이루어지고 있음.

정답 ④

32 지역사회 정신보건사업의 1차 예방사업이 아닌 것은?

① 대중매체를 통해 깨끗한 환경, 안락한 생활공간 및 건강식이에 대해 교육한다.

② 개인 및 사회의 안녕과 질서를 유지하여 정신질환 발병률을 감소시킨다.

③ 가족 및 타인과 심리적인 상호관계를 잘 맺기 위한 효율적인 인간관계방법을 훈련시킨다.

④ 정신질환자를 빨리 발견하여 조기치료를 받도록 한다.

⑤ 정신보건을 위해 지역사회 주민을 위한 대체의학적으로 미술치료를 실시한다.

정답 및 해설

해설 ④ 조기진단 및 치료는 2차 예방 활동임.

정답 ④

33 건강증진을 위하여 집단검신을 시행하고자 할 때 선행 조건으로 옳지 않은 것은?

① 검진방법이 정확해야 한다.

② 타당하고 신뢰성 있는 검사방법이 있어야 한다.

③ 조기 발견하여 효과적인 치료방법을 취할 수 있어야 한다.

④ 검진비용이 비싸도 질병이 있는 사람은 모두 발견할 수 있어야 한다.

⑤ 잠복기 또는 초기증상을 나타내는 시기가 있는 질병이어야 한다.

정답 및 해설

해설 집단검진을 위한 구비 조건

① 선별해 내려는 상태는 중요한 건강문제여야 함.
② 질병이 발견되면 이를 치료할 수 있어야 함.
③ 어느 정도의 잠복기 또는 초기증상을 나타내는 시기가 있는 질병이어야 함.
④ 타당하고 신뢰성 있는 검사방법이 있어야 함.
⑤ 주민들이 검사방법을 받아들일 수 있어야 함.
⑥ 질병의 발생 및 진행과정이 알려진 질병이어야 함.
⑦ 치료를 해야 할 환자로 규정하는 기준이 마련되어 있어야 함.
⑧ 환자를 발견해서 진단과 치료를 하는 데 쓰이는 경비가 일상적인 의료비에 준해서 부담이 되지 않아야 함.
⑨ 환자 색출은 계속적으로 이루어져야 하며, 한 번으로 끝나서는 안 됨.

정답 ④

34 의사에게 치료를 받고, 처방대로 약을 복용하고 진료예약 등 회복과 재활에 관련된 행동은?

① 예방행동 ② 병감행동 ③ 사회적역할행동
④ 환자역할행동 ⑤ 영적건강행동

정답 및 해설

해설 환자역할행동 : 질병이 있다고 간주되는 사람이 취하는 행동으로 의학적 처방, 처방된 약 복용, 진료예약 등 회복과 재활에 관련된 행동도 포함한다. 대안요법을 찾는 행동, 대체 치료사나 성당이나 교회를 방문하는 행동도 포함한다.

정답 ④

35 보건교육의 권장, 상수도 불소화, 담배, 알코올, 소비자 관련 정책, 환경을 감독하는 일 등은 어떤 행동인가?

① 예방행동 ② 병감행동 ③ 사회적역할행동
④ 환자역할행동 ⑤ 사회적건강행동

정답 및 해설

해설 사회적 건강행동 : 보건교육의 장려, 식품안전 확인, 전문가에게 자격증을 부여하는 일, 상수도 불소화, 환경을 감독하는 일, 음식, 담배, 알코올, 약품 소비자 관련 산물정책, 도시계획, 주택공급, 상하수도 오염통제와 자연보전과 관련된 정책 및 법 등을 말한다.

정답 ⑤

36 건강증진의 가정으로 옳은 것은?

① 건강상태는 변화하지 않는다
② 행동변화를 시작하고 유지하는 것은 쉽다.
③ 지역사회 자원, 정책은 행동변화와 무관하다.
④ 개인의 건강문제 행동은 개인에 대해 문책이 필요하다.
⑤ 행동은 변화 가능하고 이 변화들은 건강에 영향을 미칠 수 있다.

정답 및 해설

해설 ① 지역사회 자원, 정책은 개인 행동변화에 영향을 미친다.
② 행동변화를 시작하고 유지하는 것은 쉽지 않다.
③ 개인적 책임은 문책이 목적이 아니며, 건강상태에 있어 건강행동의 중요성 강조로 이해되어야 한다.
④ 건강상태는 변화할 수 있다.

정답 ⑤

3장 보건교육 관련 행위 이론

1. 개인의 건강행동 변화

1. 건강신념 모형

① Beck(1977)에 의해 발전

② Lewin의 장이론을 기반으로 건강관련 행동을 사회심리학적으로 설명

③ 인지가 의사결정에 가장 중요한 역할

④ 특정행동의 예측, 설명 및 영향을 미치는 요인들을 분석하기 위하여 고안

⑤ 질병과 관련된 행위를 설명하는데 적합(질병예방 · 질병조기발견을 위한 예방적 행위)

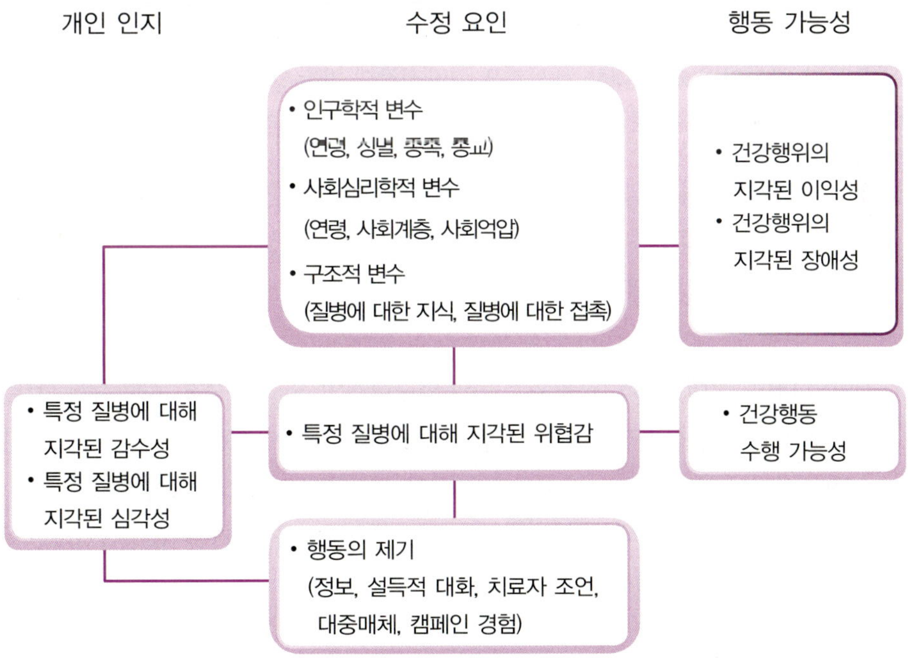

출처 : Karen Glanz et al (2008), Health Behavior and Health Education, Jossey-Bass

그림 3-4 건강신념 모형

(1) 인지된 감수성 (perceived susceptibility)

자신이 어떤 질병에 걸릴 위험이 있다고 지각하는 것을 의미

질병의 재발 가능성에 대한 판단 및 일반적인 질병에 대한 민감성

(2) 인지된 심각성 (perceived seriousness)

① 질병에 걸릴 것을 심각하게 느끼거나, 질병 감염 시 이를 치료하지 않고 방관하는 것이 얼마나 심각한지를 인지

② 죽음이나 장애 혹은 고통을 겪거나 직업을 잃거나 가족생활과 사회적 관계에 문제가 생길 것이라고 심각하게 생각하는 것을 요인으로 포함

예 유행성 독감을 심각한 병으로 인식 – '독감 예방주사' 를 맞으라고 제안. 노인들은 유행성 감기에 관심을 보이고 예방주사를 더 맞을 것이다.

(3) 인지된 이익성 (perceived benefits)

① 사람들은 건강문제에 대하여 민감하고 심각하게 느낄지라도 건강행동이 질병의 위협을 감소시키는 데 유용하다고 믿을 때 행동

② 감수성이나 심각성보다 지각된 이익 정도에 따라 건강행동

예 독감 백신의 효과에 대한 자신감은 예방접종의 가능성 증가

(4) 인지된 장애성 (perceived barriers)

① 질병에 대한 민감성과 심각성 및 건강행동에 따른 이익과 장애요인이 대립하면서 건강행위의 실천을 결정

② 부정적 측면의 건강장애 요인은 비용, 위험성, 부작용, 고통, 불편감, 시간이 소요됨, 습관의 변화 등

- 개인의 나이, 성별, 문화, 교육수준 등의 인구학적인 요소와 성격, 사회경제 상태, 동료의 압력 등 사회심리적인 요소, 건강문제에 대한 지각이나 경험과 같은 구조적인 요소들이 개인이 민감하게 느끼거나 혹은 이익이나 장애로 느끼는 것에 영향

예 독감 예방주사 비용이 비싸거나, 아프다고 지각하거나, 시간을 내기 어렵다면 예방주사를 맞지 않을 것이다.

(5) 행동의 계기 (cues to action)

교육 대상자의 인식 속에 적절한 신념을 불러 일으켜 건강에 관한 의사결정 시 도움.

예 흡연자의 가족이 폐암으로 갑자기 사망하거나, 광고 · 대중매체 · 인쇄물 등 보건 교육을 통해 금연 행동을 유발

(6) 자기효능감 향상(보건교육 실무에의 적용)

본래의 건강신념 모형에는 없었던 개념으로 로젠스톡(1990)이 건강신념 모형에 통합하여야 한다고 주장. 이는 Bandura가 소개한 개념으로 결과를 산출하는 데 필요한 행동을 자신이 잘 해낼 수 있다는 확신이 있을 때 행동. 장기간에 걸친 생활양식의 변화에서는 자신이 할 수 있다는 자신감이 있어야 변화를 수행

2. 합리적 / 계획된 행동론

(1) 합리적 행동이론(theory of reasoned action : TRA)의 개요

① Fishbein과 Ajzen(1975)이 태도 이외의 행위에 영향을 미치는 사회적 요인을 고려하여 개발한 이론

② 행위의도를 예측함으로써 사회적 행위나 건강관련 행위를 예측하기 위한 이론

③ 인간의 행동이란 의지의 조절하에 있으며 인간은 환경에 대처하기 위해 합리적으로 정보를 사용하는 존재라고 가정

④ 어떠한 행위를 수행하려는 개인의 의도가 그 행위의 직접적인 결정요소가 된다고 보며 이 행위의도는 행위에 대한 자신의 태도와 주위의 중요한 사람들이 그 행위를 어떻게 여길 것인가를 면밀히 검토함으로써 결정

- 행동에 대한 태도
- 주관적 규범

} • 행동에 대한 의도

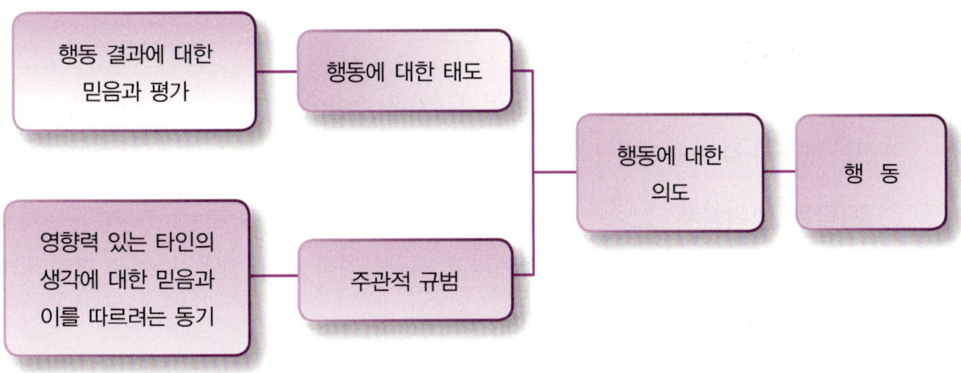

출처 : Karen Glanz et al (2008), Health Behavior and Health Education, Jossey-Bass

그림 3-5 합리적 행동론

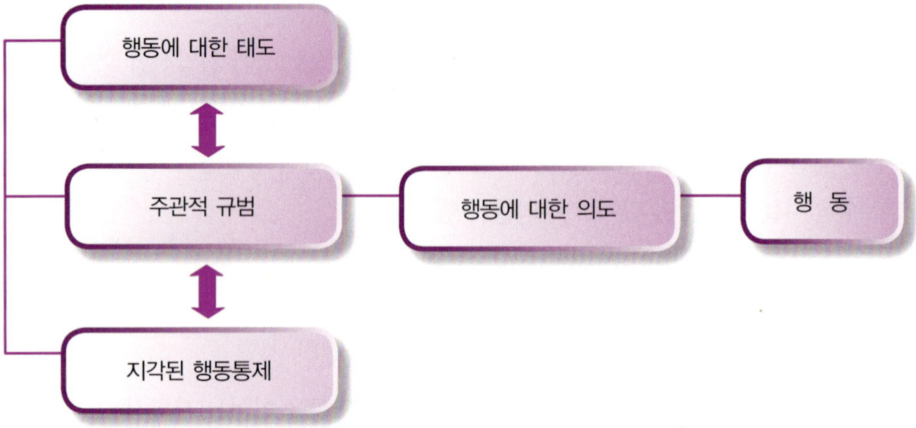

출처 : Karen Glanz et al (2008), Health Behavior and Health Education, Jossey−Bass

그림 3-6 계획된 행동론

(2) 계획된 행동이론(theory of planned behavior)의 구성 개념

Ajzen(1988)에 의해 합리적 행동이론에서 발전된 이론. 행동 그 자체보다 행동을 하게 된 의도에 초점

의도에 영향을 미치는 요소로 지각된 행동통제를 포함

① 행위에 대한 태도

행위결과에 대한 태도를 의미하며, 행위가 특정결과를 가져올 것이라는 개인의 믿음과 이러한 결과들에 대한 개인의 평가로 결정

태도를 믿음으로 구성된 것이라 정의하여 태도에 관한 정확한 측정

② 주관적 규범

의미 있는 타인들이 무엇을 옳다고 여기는지를 개인이 인식하는 것. 의미 있는 타인이란 개인의 행동과 사고에 직접적인 영향을 미치는 사람으로 부모, 선생님, 친구 등

③ 지각된 행위통제

특정행위를 수행하기에 어려울 것이라고 지각하거나 쉽게 해낼 수 있을 것이라고 지각하는 것을 의미

④ 행위의도

특정행동에 대한 동기유발이나 준비를 의미. 인간은 그 행동을 하고자 하는 개인의 의향에 의해 결정되기 때문에 행동하고자 하는 의향은 행동에 대한 가장 직접적인 결정요인

3. 범이론적 모형(trans-theoretical model, TTM)

(1) 행동변화단계의 개요

① Prochaska(1979) & Didemente(1983)가 심리치료 연구를 바탕으로 변화에는 공통적 과정이 있음을 발견하고, 사람들이 어떻게 문제행위를 수정하고 긍정적인 행위를 획득하는가를 매우 효과적으로 이해하고 기술하여 예측

② 2개(변화의 단계와 변화과정)의 상호 연관된 차원으로 구성

③ 변화단계를 사정하고 변화단계별 중재전략을 제공하여 대상자가 다음 단계로 나아가도록 함.

(2) 모형

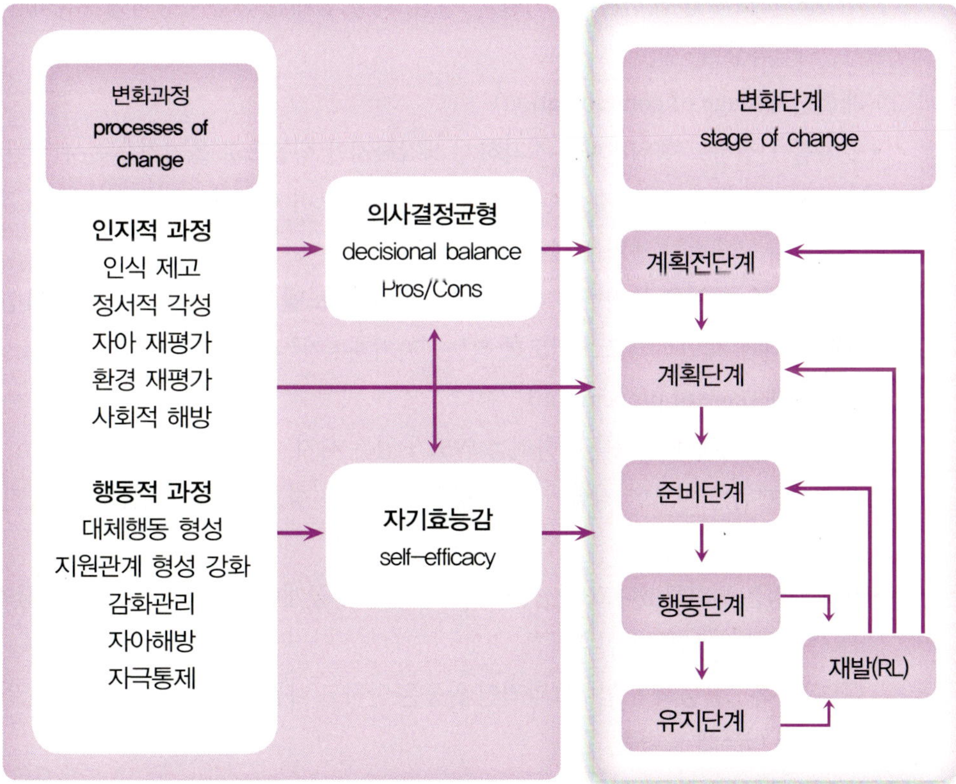

출처 : Karen Glanz et al (2008), Health Behavior and Health Education, Jossey-Bass

그림 3-7 범이론적 행동 변화 모형

(3) 변화단계

① 계획전단계(stage of precontemplation)

- 가까운 미래(보통 6개월 이내)에 자신의 행위변화에 대해 심각하게 생각하지 않는 무관심기
- 자신의 문제를 인식하지 못하거나 과소평가. 성공할 자신이 없거나 무기력하기 때문에 간과. 동기가 없으면 변화에 저항
- 자신의 환경과 문제들에 대해 감정적 · 인지적으로 재인식
- 건강행위와 그렇지 않은 행위가 사회에 미치는 영향을 인식하게 하고 감정이입 훈련, 다큐멘터리, 토론 등을 하여 "환경의 재평가"를 하도록 함.
  - 예 문제를 깨닫도록 피드백, 대처, 해석, 독서요법, 대중 캠페인을 통해 "의식을 형성"하도록 중재. 심리극, 역할극, 상담, 대중 캠페인 등을 이용하여 "극적안도, 즉 의식각성"을 함.

② 계획단계(stage of contemplation)

- 문제를 인식하고 행위변화를 심각하게 생각하지만 행동으로 옮기지 않는 관심기
- 6개월 이내에 변화하고자 하는 의도를 가지고 있으며 행위변화로 인한 이익과 장애를 인식하나 구체적인 계획은 없어 생각만 함.
- 변화과정은 가치를 분명하게 하거나 건강한 역할 모델과 비교함으로써 자기자신과 문제들에 대해 재인식하고 느끼도록 하는 "자기재평가" 과정이 필요

③ 준비단계(stage of preperation)

- 보통 한 달 이내에 행위를 취하려는 의도가 있는 시기
- 과거에 행위를 시도한 경험이 있는 경우 과거에는 성공적으로 행위를 시도하지 못했다고 생각
- 변화과정은 변화하겠다고 결심을 하고 그 결심을 공개함으로써 의지를 더욱 강화시키는 "자기해방과정"이 이루어짐.
  - 예 운동복 · 운동화 구입 : 효과적인 활동은 안하고 나름대로 행위를 시도하기 위한 정보를 얻는데 노력함.

④ 행동단계(stage of action)

- 건강한 생활습관을 갖기 위해 노력하는 시기
- 문제를 극복하기 위해 행위, 경험 혹은 환경을 눈에 띄게 변화시키는 시기
- 일관성 있는 행위 패턴

- 기간은 하루에서 6개월 정도 지속된 경우
- 변화된 행동을 실천하고 있으나 행동변화가 안정되어 있지는 않다. 변화과정은 유지단계에까지 이어지는 4가지(개발, 보호, 신뢰, 진실, 감정이입)
- 자조모임, 개별 혹은 집단상담을 통해서 가능하며 "도움관계를 형성" 해 나가도록 하는 것이 필요
- 문제행위를 보다 긍정적 행위나 경험으로 대치하는데, 스트레스 해소를 위해 음주나 흡연보다는 규칙적인 운동과 근육이완법을 적용해 보도록 하는 "대응과정" 이 필요
- 긍정적 행위를 강화하고 부정적 행위는 수정할 수 있도록 "강화과정" 을 거친다. 건강행위를 방해하는 환경과 경험을 제거하거나 변경하여 문제자극이 덜 발생하도록 한다는 "자극통제과정" 이 필요

⑤ **유지 단계**(stage of maintenance)

- 실행단계에서 시작된 변화가 지속 – 중독성 또는 습관적인 불건전한 행동이 없어짐.
- 중독행위의 경우 변화된 행위를 6개월 이상 지속하여 생활의 일부분으로 정착되는 단계
- 재발유혹에 저항하며 행동유지에 자신감을 보이고 보통 6개월에서 5년까지 지속. "사회적 개선" 과정도 변화를 하는 개인에게 매우 유익한 과정
- 문제행위를 가진 사람들의 다수가 다시 재발하여 자각 전단계나 자각단계로 돌아가기도 하는데, 재발은 특별한 것이 아니고 변화주기의 일부분으로 해석

  예 금연구역 지정과 같은 정책

(4) 변화과정

① **의식 고양** : 행동변화를 지지하는 새로운 사실과 정보 제공하기
② **극적완화** : 부정적 감정 경험을 심리적 안도감으로 변화시키기
③ **자기 재평가** : 문제행동이 자신에 미치는 부정적 영향 깨닫기
④ **환경 재평가** : 문제행동이 사회에 미치는 부정적 영향 깨닫기
⑤ **자기 개방** : 행동변화 결심하고 자기계획 주변 사람들에게 알리기
⑥ **지원 관계** : 행동변화 위해 타인의 지지와 도움 받을 관계 형성하기
⑦ **역조건 형성** : 문제행동 대체 할 수 있는 바람직한 행동 학습하기
⑧ **강화 관리** : 기대되는 행동변화에 즉각적으로 보상하기
⑨ **자극 통제** : 문제행동 유발 원인 제거하고 행동변화 계기 제공하기
⑩ **사회적 해방** : 사회적 기회나 대안 확대시켜 주기

표 3-10 범이론적 모형의 변화단계별 특징과 과정

변화단계	행동의 특징	변화과정
계획전단계	• 가까운 미래(6개월 이내)에 행동을 변화시킬 의사가 없음. • 문제를 인식하지 못하거나 간과함. • 변화를 강요당하는 느낌을 받음.	• 인식 제고 : 피드백, 대처, 해석, 독서요법, 대중 캠페인 • 정서적 각성 : 심리극, 역할극, 상담 • 환경 재평가 : 감정이입 훈련, 다큐멘터리, 토론
계획단계	• 문제를 인식함. • 가까운 미래(6개월 이내)에 변화할 의사가 있음. • 구체적인 계획은 없음. • 이 단계에 머무르고 준비단계로 넘어가지 못하는 경우가 많음.	• 인식 제고 : 변화에 따른 불편함, 작은 생각의 변화가 큰 행동의 변화 유도 • 자아 재평가 : 건강한 역할 모형
준비단계	• 1개월 이내에 행동으로 옮길 계획이 있음. • 과거에 시작했던 계획이 실패했던 경험이 있기도 함. • 작은 행동의 변화가 나타나기도 함.	• 행동실천교육 행동 중심적인 프로그램 / (금연)교실 등 / 실현 가능한 목표 설정 • 자아해방 : 결심
행동단계	• 현재의 문제를 극복하기 위하여 행동, 경험, 환경을 조성함. • 상당한 시간과 정성이 필요함. • 1일~6개월 정도 신속함.	• 지원관계, 형성강화 : 지조모임, 개별 혹은 집단상담 • 대체행동 형성 : 규칙적인 운동, 근육이완법 • 강화관리 : 긍정적 행위를 강화하고 부정적 행위는 수정 • 자극통제 : 건강행위 방해환경 제거
유지단계	• 중독성 또는 습관성 행동이 없음. • 새로운 생활습관이 6개월 이상 지속됨. • 새로운 행동이 자신의 한 부분으로 정착됨. • 재발 유혹에 저항하며 행동 유지함.	• 지원관계, 형성강화 : 변화된 행동의 지속 • 사회적 해방 : 금연구역 확대

4. 인지조화론

(1) 기본전제

지식, 태도, 행동이 일관된 즉 서로 조화를 이루고 있는 상태를 선호한다는 것이 중심원리이다.

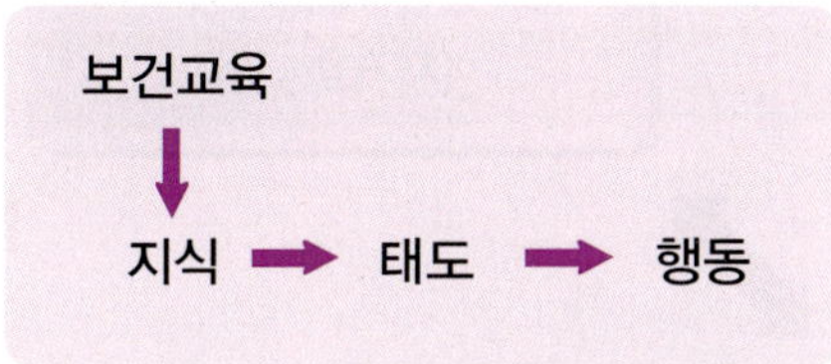

그림 3-8 인지조화론의 원리

출처 : Simons-Morton, Green&Gottlieb, 1995.

(2) 적용

동기부여상담(motivational interviewing) : 행동변화에 대한 준비가 되어 있지 않을 때 개인에게 특히 효과적인 교육방법(Miller & Rollnick, 2002)

개인은 인지부조화(congnitive dissonance)의 상태를 경험.

2. 개인 간 수준의 이론

1. 사회인지이론(social cognitive theory)

(1) 개요

① Bandura(1977)에 의해 제시

② 인간의 행위, 인지를 포함한 개인적 요소, 환경적 영향이 서로 역동적으로 상호작용

③ 개인의 행위가 결정된다는 것으로 사람들의 인지와 이 인지가 행위에 미치는 영향을 강조

④ 개인 행동과 행동이 수행되는 환경이 끊임없는 동적인 상호작용을 한다는 것으로 계속적인 상호작용의 과정에 있음을 강조하며, 환경과 개인의 변화에 초점을 두는 장점

(2) 개념

사회학습이론의 개인(person), 행동(behavior), 환경(environment)이 상호 작용한다는 상호결정론(reciprocal determinism)을 기틀로 제시.

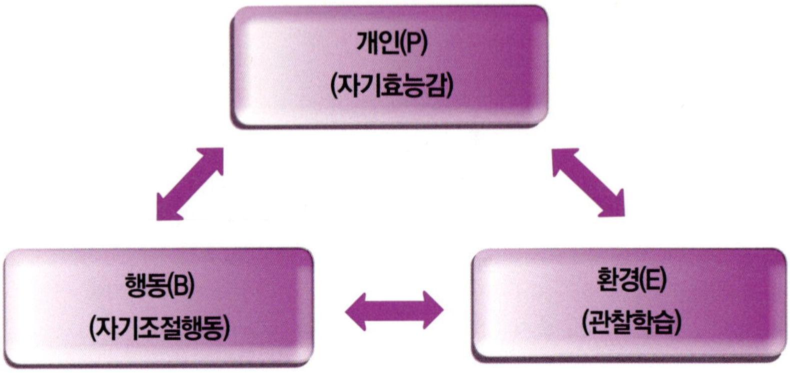

출처 : Karen Glanz et al (2008), Health Behavior and Health Education, Jossey–Bass

(3) 구성요소

1) 개인요소 : 자기효능감(self–efficacy)

특정한 상황에 특정한 행동의 조직과 수행을 얼마나 잘 할 수 있는가에 대한 주관적인 판단을 의미

① **수행하는 경험** : 목표가 되는 행동을 성공적으로 하도록 하는 것

② **대리경험** : 자신이 직접 경험하지는 않았지만 자신과 비슷한 능력을 가진 타인의 목표 행동수행을 관찰하도록 하는 것

③ **언어적인 설득** : 타인(특히 그 타인이 다른 사람으로부터 존경받는 사람일 경우)으로부터 듣는 격려의 말이나 비판의 말에 의해 영향

④ **생리적 상태** : 신체능력이나 잠재력을 어떻게 인식하는가

2) 행동요소 : 자기조절 행동(self–regulated behavior)

① **자기관찰** : 자기자신에 대한 관심과 외부에 대한 관심을 가지고 행동을 관찰하고 평가. 자기관찰의 정확성이나 객관성의 정도와 강도는 개인차가 있음. 강력한 학습경험으로 알려져 있는데, 감정은 자신의 행동을 바라보는 개인의 시각을 왜곡되게 할 수 있어 주의 요함.

② **자기평가** : 자신의 행동을 관찰하면서 행동이 효과적이었는지, 그리고 윤리적 · 사회적 의미로 비교적 좋은 일이었는지, 나쁜 일이었는지를 평가. 이는 현 상황에서 적용가능하고, 타당하다고 개인이 생각하는 일련의 내면화된 기준을 토대. 아이들에게 옳고 그른 행동을 명백하게 가르치는 직접적인 교육과 한 사람의 행동에 대해 사람들이 일반적으로 칭찬이나 경멸, 무관심 등의 반응을 보이는 평가적인 사회반응, 자신이 속한 사회에서 특별히 존경받거나 동일시하는 특정한 사람의 영향을 받는 타인이 만든 '자기평가적' 기준들에 의해 형성

③ **자기반응** : 특정한 일을 하는 자신을 관찰하고 판단한 후 그에 따른 보상을 주거나 처벌을 하는 과정. 장기적 효과.

예 옷을 사거나 기념될 만한 일을 하거나 하는 등의 행동.

3) 환경요소 : 관찰학습

① **강화** : 직접강화(도구적 조건화), 대리강화(관찰학습), 자기강화(자기조절)가 있으며, 보상기제에서 필요 이상으로 보상하는 것은 동기를 감소시킴. 강화 중에서도 외적 보상을 하면서도 대상자의 행위 자체에 대한 내적 보상을 하는 것이 효과적

② **관찰학습** : 주의집중, 파지(행동을 언어적으로 부호화), 운동적 재생, 동기화 등으로 타인들의 행동을 관찰함으로써 학습이 이루어지는 것으로 정보, 가치관, 태도형성, 도덕적 판단, 행동의 기준, 새로운 행동의 타인을 관찰함으로써 학습

예 아이들이 부모의 행동을 보고 비슷한 행동을 하게 되는 것,
사람들이 멋을 내는 과정에 보지 않았던 행동들을 해 나가는 것

따라서, 보건교육 실무에서 모델링 기법에서는 주의집중과 기억, 연습, 보상과 긍정적 해석을 주는 것이 필요함. 또한, 기술훈련 과정을 통해서 적절한 단계적 반복학습으로 원하는 목표에 도달할 수 있도록 설명과 학습자의 시범, 교정 및 시범이 순환적으로 이루어지도록 학습기회를 가지는 것이 효과적임.

2. 사회적 지지 이론

(1) 개념 : Cobb(1976) · Kaplan(1977) · Dean과 Lin(1979) · House(1981) · Cohen과 Hoberman(1983) 어려움에 처해 있을 때 가족, 친구, 이웃 등 사회적 관계망에 있는 구성원들이 심리적 · 물질적 등의 도움을 제공하는 것을 의미. 개인을 대상으로 한 긍정적인 지지를 의미

(2) 특성 : 개인 간의 상호관계를 다루면서 긍정적인 측면을 지닌다.

(3) 종류 : 스트레스가 건강에 미치는 악영향에 대한 감수성을 경감시켜 주는 사회심리적 보호요인의 역할 수행

① 정서적 지지(emotional support) : 공감, 사랑, 신뢰, 보살핌 등을 제공
② 물질적 지지(instrumental support) : 물질적인 도움이나 서비스를 직접 제공
③ 정보적 지지(informational support) : 사람이 문제를 해결하는 데 활용할 수 있는 충고, 제안 그리고 정보들을 제공
④ 평가적 지지(appraisal support) : 자기평가 과정에 유용하게 활용할 수 있는 정보를 제공

3. 지역사회 수준별 보건교육 행위이론

1. PRECEDE-PROCEED 모형

1) Green과 Kreuter(1991)에 의해 개발
2) 건강문제에 영향을 준 요인분석 후 보건교육 건강증진 프로그램 개발 때 활용. 집단을 대상으로 할 때 유용
3) PRECEDE(Predisposing, Reinforcing and Enabling Causes in Educational Diagnosis and Evaluation)는 보건교육 요구도 진단, 우선순위 파악
4) PROCEED(Policy, Regulatory, Organization, Constructs in Educational and Environmental Development)는 프로그램 실행, 평가

① 1단계 : 사회진단(Social diagnosis) : 삶의 질 ; 개인 · 지역사회의 객관적 기준에 의하여 파악된 문제점 및 우선 순위.
사회지표 – 결근율, 업적, 미적 정서, 차별정도, 편리성, 범죄율, 인구밀도, 만족도, 적의, 불합리, 폭동, 자기존중, 실업률, 투표, 복지상태
② 2단계 : 역학진단(Epidemiological diagnosis) : 건강 ; 생정지수 – 장애, 불쾌지수, 출산, 유병, 사망, 위험요인.
범위 – 분포, 기간, 기능 정도, 발병률 및 유병률, 심각성, 평균수명
③ 3단계 : 행위 및 환경진단(Behavioral and environmental diagnosis) : 행동 및 생활습관 ; 행동지표 – 적응, 소비양상, 예방활동, 자기관리, 시설이용

범위 – 빈도, 지속성, 정확성, 질, 분포

환경 ; 환경지표 – 경제, 물리적 환경, 서비스, 사회

범위 – 접근 용이성, 여유 정도, 평등성

④ 4단계 : 교육 및 조직진단(Educational and Organizational diagnosis)

개인 속성(경향) 요인 ; 지식, 태도, 신념, 가치, 인지, 성별, 연령

강화 요인 ; 가족, 친구, 교사, 고용주, 보건전문가, 정책 결정자의 태도, 긍정 또는 부정적 행위에 대한 대가

가능 요인 ; 자원의 이용 가능성, 접근 용이성, 규칙, 법률, 건강관련 기술

⑤ 5단계 : 행정 및 정책진단(Administrative and policy diagnosis)

행정진단 과정 ; 계획 실행에 필요한 자원, 해당기관 및 지역사회에서 이용 가능한 자원 및 장애요인을 진단

정책진단 과정 ; 계획 수행자가 성공적인 프로그램의 수행을 위하여 변경 가능한 정책, 규칙, 장애를 파악하는 단계

⑥ 6단계 : 프로그램 실행(Implementation)

계획, 충분한 재정, 정책 및 조직 단체의 지원, 프로그램을 실행하는 인력에 대한 훈련 및 감독, 계속적인 과정평가가 프로그램의 성공적인 실행.

⑦ 7단계 : 과정평가(Process evaluation)

프로그램을 통하여 제공되는 모든 것들(정책, 프로그램의 이론적 타당성, 프로그램 목적 및 목표의 당위성 및 구체성, 자원할당 및 소비)과 프로그램 실행과 관련된 활동들(요원들의 수행능력, 자료수집 방법, 법규 및 조직단체의 활동 등) 그리고 교육대상자들의 반응들을 평가

⑧ 8단계 : 영향평가(Impact evaluation)

대상 보건행위나 이 행위의 소인성 요인, 기능 요인, 그리고 강화 요인이나 영향력있는 환경적 요인에 대한 프로그램의 즉각적인 효과를 평가하는 것. 3단계와 4단계에서 제시된 행동적, 교육적 목표들의 명확성(clarity), 구체성(specificity), 당위성(plausibility)이 프로그램 영향평가의 기초

⑨ 9단계 : 결과평가(Outcome evaluation)

기획단계에서 설정된 건강상태나 삶의 질을 나타내는 지표들의 변화를 평가.

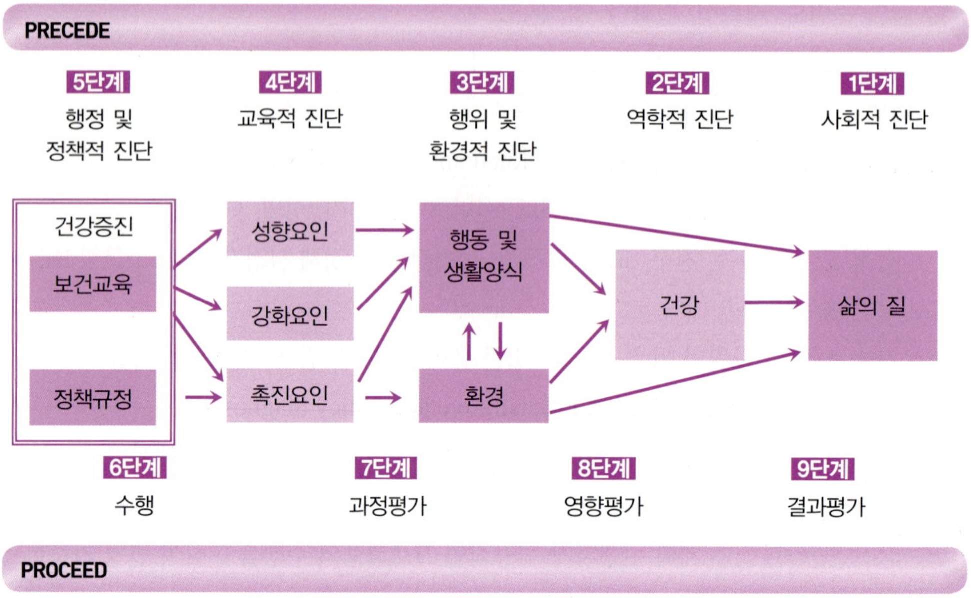

그림 3-9 PRECEDE-PROCEED 모형

출처 : Green L. W. and Kreuter M. W. (1991). Health promotion planning−An educational and environmental approach, 2nd ed, Mayfield pub.co.

2. MATCH (Multilevel Approach to Community Health)

- 1980년대 후반에 개발되었으며, 다양한 차원에 단계적으로 영향을 주도록 고안된 모형
- 질병이나 상해에 대한 행동적/환경적 위험 또는 보호요인들에 대한 사업 활동의 우선순위가 결정될 때 적용될 수 있는 모형
- 요구도 진단과 우선순위 결정 그리고 효율적인 교육 프로그램 개발로 이어지는 방법을 제공

1) 1단계 : 목표선정

건강상태 개선에 관한 목표와 목적을 선정(goal selection)

건강문제의 정도(예, 유병률), 건강문제의 상대적 중요도, 문제의 변화 가능성 등을 고려

2) 2단계 : 중재기획

중재대상, 중재목표, 중재목표에 대한 매개요인을 파악한 후 중재방법을 선정

① 개인 수준(대상 집단의 개인)

② **개인 간 수준**(가족구성원, 동료, 친구, 선생님, 기타 대상 집단의 사람들과 가까운 사람)
③ **조직 수준**(조직의 의사결정자, 규칙의 변화를 유도하는 조직의 정책)
④ **지역사회 수준**(지역사회 지도자)
⑤ **정부 수준**(정부의 의사결정자, 규칙제정자, 집행자)

3) 3단계 : 프로그램 개발

프로그램의 요소들을 개발

요소들은 대상 집단의 하위집단(성별, 연령, 집단별), 목표(금연, 식습관, 신체활동 등), 중재차원, 환경이나 구조 단위(교실 등), 중재방법(식품제공, 보건의료 서비스)이나 전달경로(미디어, 개인 간)에 따라 구성

4) 4단계 : 실행준비

중재실행에 대한 준비를 하는 단계로 채택, 실행, 유지를 촉진시키는 것으로 시작

여론주도자(opinion leader)를 찾아 좋은 관계를 형성하고 의식변화의 필요성을 수용하도록 설득. 그리고 실행 보건요원들을 선정, 훈련, 관리, 감독

5) 5단계 : 평가

과정평가 : 프로그램 실행계획의 유용성, 실행의 정도와 질, 학습결과에 대한 프로그램 실행의 효과와 영향을 평가한다. 대개 매개변인들(지식, 태도, 실천, 건강행동, 환경적 요인 등)을 측정

3. PATCH (Planned Approach to Community Health)

1980년대 중반 미국 질병관리예방본부(Centers for Disease Control and Prevention, CDC)가 주와 지역사회 보건소 지역단체들과의 협력으로 개발한 건강증진사업 기획모형

① 1단계 : 지역사회 가동(Mobilizing the Community)
② 2단계 : 자료수집과 분석(Collecting and Organizing Data)
③ 3단계 : 건강우선순위 선정(Choosing Health Priorities)
④ 4단계 : 포괄적인 중재 프로그램 개발(Developing a Comprehensive Intervention)
⑤ 5단계 : PATCH평가(Evaluating PATCH)

3장 보건교육 관련 행위 이론 출제예상문제 및 해설

01 인간의 행동은 인지를 포함하는 개인요소와 행동의 세 요소가 서로 영향을 미치는 결과로 만들어졌다고 본 이론은?

① 사회인지이론　② 상호결정론　③ 사회학습이론
④ 유인이론　⑤ 가치기대이론

정답 및 해설

해설 상호결정론 : 인간 행동은 개인요소와 행동요소가 서로 지속적 상호작용을 하는 것이다.

정답 ②

02 사회인지이론에 대한 설명으로 옳지 않은 것은?

① 환경은 행동에 대한 모델을 제시해 준다.
② 사람들의 인지와 이 인지가 행위에 미치는 영향을 강조한다.
③ 개인의 행동과 인지 중 인지를 강조한다.
④ 반두라(Bandura)의 인간과 동물의 모방행동 설명으로부터 발전되었다.
⑤ 인간 행동은 개인요소와 행동요소가 상호작용을 하는 것이다.

정답 및 해설

해설 사회인지이론은 개인의 행위가 결정된다는 것으로 사람들의 인지와 이 인지가 행위에 미치는 영향을 강조한다.

정답 ②

03 반두라(A. Bandura)가 주장한 내용 중 사실과 다른 것은?

① 상호결정론을 주장하였다.

② 아이들은 조작적 학습이론과 같이 직접적인 보상이 있을 때 학습을 한다.

③ 학습이해를 위한 전통적 학습원리의 적절성을 주장한 저술을 썼다.

④ 종전의 사회학습이론을 사회인지이론으로 개칭하였다.

⑤ 대리학습, 모델링, 대리강화를 학습한다고 주장하였다.

정답 및 해설

해설 조작적 학습이론과는 달리, 반두라는 아이들이 직접적인 보상 없이도 대리학습, 모델링, 대리강화를 학습한다고 주장하였다.

정답 ②

04 개인 간 수준의 건강행동이론인 것은?

① 사회인지이론 ② 건강신념모델 ③ 합리적 행동론

④ 계획된 행동론 ⑤ 범이론적 모형

정답 및 해설

해설 개인수준의 건강행동이론의 종류

- 인지조화론
- 건강신념모델
- 합리적 행동론(계획된 행동론)
- 귀인이론
- 범이론적 모형

정답 ①

05 다음 중 관찰학습에 대한 설명으로 옳지 않은 것은?

① 다른 사람의 행동이나 결과를 지켜봄으로써 이루어지는 행동획득
② 관찰학습은 복잡한 행동을 학습하는 데에는 조작적 학습보다 비효율적이다.
③ 관찰학습에서는 불확실한 상황에서의 시간 소모적 과정을 거칠 필요가 없다.
④ 바람직한 행동에 대한 관찰학습을 위하여 다른 사람들의 성공적 행위 실천을 모델링하여 볼 수 있는 기회를 제공한다.
⑤ 관찰학습은 개인이 다른 사람의 행동을 관찰하고 강화받는 것을 볼 때 이루어지며, 이를 대리경험 또는 대리강화라고 한다.

정답 및 해설

해설 복잡한 행동을 학습하는 데 있어 관찰학습은 조작적 학습보다 매우 효율적이다.

정답 ②

06 금연교육 시 금연에 성공한 사람으로부터의 경험과 금연 후의 생활을 보도록 함으로써 금연을 이끌도록 하는 개념은?

① 자기효능 ② 자기통제 ③ 결과기대
④ 관찰학습 ⑤ 행동능력

정답 및 해설

해설 관찰학습 : 개인이 다른 사람의 행동을 관찰하고 강화받는 것을 볼 때 이루어진다.

정답 ④

07 사회인지이론의 구성 개념 중 강화(reinforcement)에 대한 설명으로 적합한 것은?

① 개인의 훈련, 지적 수준, 학습형태의 결과

② 특정행위에 대하여 칭찬, 격려와 같은 보상을 함으로써 그 행동의 가능성을 높여 준다.

③ 특정행위를 수행할 수 있는 자신감의 정도로 행동변화의 선행요소

④ 개인이 자신의 행위를 내적 평가기준에 의하여 관찰, 판단, 반응해 가는 과정

⑤ 개인이 다른 사람의 행동을 관찰할 때 생김.

정답 및 해설

해설 강화 : 특정행위에 대하여 칭찬, 격려와 같은 보상을 함으로써 그 행동의 가능성을 높여 주고, 학습이론의 조작적 요소로 중요한 개념이다.

정답 ②

08 사회인지이론에서 적용 방법이다. 대리강화의 효과가 큰 것은?

① 직접강화 ② 자기통제 ③ 조작적 조건화

④ 관찰학습 ⑤ 결과기대

정답 및 해설

해설 사회인지이론에서 관찰학습은 개인이 다른 사람의 행동을 관찰하여 강화받을 때 이루어지므로, 이를 대리경험 또는 대리강화라고 한다.

정답 ④

09 강화는 행동을 결정하는 데 중심적인 역할을 하고 있는 것으로 제시되는 건강행동이론은?

① 계획된 행동이론
② 합리적 행동이론
③ 건강신념이론
④ 범이론
⑤ 사회인지이론

정답 및 해설

해설 사회인지이론은 강화의 세 가지 측면을 강조
1. 실제행동의 결과보다는 행동의 결과에 대한 개인의 해석, 즉 인지된 결과가 더 중요
2. 대리강화의 개념을 포함
3. 자기강화, 즉 환경과는 독립적으로 개인의 통제 하에 있는 과정

정답 ⑤

10 범이론적 모형에 대한 설명 중 옳지 <u>않은</u> 것은?

① 개인의 건강행동 변화의 원칙과 과정을 설명하는 통합적 모형
② 중요한 구성요소는 변화단계, 변화과정, 의사결정균형, 자기효능감
③ 초기의 범이론적 모형은 주로 흡연 대상 연구에 적용
④ 만성적 건강문제를 가지고 있는 사람에게 적용
⑤ 개인적 요인으로 자기효능감, 결과기대의 중요성 강조

정답 및 해설

해설 범이론적 모형의 구성 개념
- 변화단계 : 계획전단계, 계획단계, 준비단계, 행동단계, 유지단계 → 핵심적 구성 개념
- 변화과정 : 인지적 과정, 행동적 과정
- 의사결정균형
- 자기효능감

정답 ⑤

11 강화(reinforcement)에 대한 설명으로 옳은 것은?

① 내적강화는 예측 가능한 강화가치를 가진 사건이나 행동이 제공되는 것이다.
② 사회인지이론에서 적용되는 세 가지 강화방법은 직접강화, 대리강화, 자기효능감이 있다.
③ 부정적 강화는 특정행동의 가능성을 낮춘다.
④ 강화는 학습이론의 조작적 요소로 중요하지 않다.
⑤ 외부에서 예측 가능한 강화가치를 가진 사건이나 행동이 제공되는 것이다.

정답 및 해설

해설 내적강화와 외적강화
- 내적강화 : 개인 자신의 경험이나 지각을 가치 있는 것으로 판단하는 것
- 외적강화 : 외부에서 예측가능한 강화가치를 가진 사건이나 행동이 제공되는 것.

정답 ⑤

12 〈보기〉는 사회인지이론의 구성 개념 중 어떤 것과 관계가 있는가?

〈보기〉
금연을 위해 금연 패치, 금연껌을 이용하는 사람에게 비용지불을 하여 금연을 중단할 상황이 된다.

① 결과기대치
② 과정당화 효과
③ 대리강화
④ 자기통제
⑤ 자기효능

정답 및 해설

해설 과정당화 효과(overjustification effect) : 개인에게 내적강화로 수행된 과업에 대해 외적으로 보상을 준다면 그 일에 대한 내재적 관심이 감소하게 될 것이다.

정답 ②

13 행동변화를 위한 가장 중요한 선결요건은?

① 내적강화 ② 결과기대치 ③ 자기효능
④ 경험 ⑤ 행동능력

정답 및 해설

해설 자기효능 : 자신의 건강에 필요한 행위를 잘 해낼 수 있다는 확신으로 행위수행이나 행동변화를 위한 자신감

정답 ③

14 반두라의 자기효능 증진방법의 요인이 아닌 것은?

① 언어적 설득 ② 대리 만족 ③ 수행경험
④ 대리경험 ⑤ 결과기대

정답 및 해설

해설 자기효능이론
자기효능감, 수행경험, 대리경험, 언어적 설득, 생리적 상태, 결과기대 등

정답 ②

15 다른 사람의 성공적 경험을 통해 자신도 관리할 수 있도록 한다는 자기효능 증진방법은?

① 언어적 설득 ② 정서적 각성상태 조정 ③ 대리경험
④ 성취감 ⑤ 자기효능

정답 및 해설

해설 대리경험 : 비슷한 상태에 있는 다른 사람들의 성공적 경험을 통해 자신의 상황을 관리할 수 있는 간접적 경험이다.

정답 ③

16 자기통제에 대한 설명은?

① 자기통제가 자신의 외적 평가기준에 의하여 자기조절되는 과정으로 실행된다고 하였다.
② 자기조절 행위는 순환적 과정으로 자신의 행동을 관찰 · 판단 · 반응함으로써 수행기준을 성취해 나간다.
③ 자기조절 과정에서 가장 중요한 요소는 자기효능감이다.
④ 자기통제는 자신의 실천과 행동변화의 정도를 선택하게 하는 데 중요한 요소가 된다.
⑤ 개인의 목표 지향적 행동이나 수행의 조절능력

정답 및 해설

해설 반두라는 인간행동이 자신의 내적 평가기준에 의하여 개인의 목표 지향적 행동이나 수행이 조절되는 과정으로 실행된다고 보았다.

정답 ②

17 변화단계, 변화과정, 의사결정균형, 자기효능감 등으로 구성된 보건교육 이론은?

① 계획된 행동이론
② 사회인지 이론
③ 합리적 행동이론
④ 범이론적 모형
⑤ 건강신념이론

정답 및 해설

해설 범이론적 모형
개인이 어떻게 건강행동을 시작하고 이를 유지하는가에 대한 행동변화의 원칙과 과정을 설명하는 통합적인 모형으로 변화단계, 변화과정, 의사결정균형, 자기효능감 등 네 개의 중요한 구성 개념들로 이루어져 있다.

정답 ④

18 인지조화론에 대한 설명이 아닌 것은?

① 개인 수준의 건강행동이론
② 전통적 보건교육의 기반
③ 개인의 동기부여 상담에 적용
④ 중심원리는 사람들은 지식, 태도, 행동 간의 조화를 이룬 상태를 선호한다는 이론
⑤ 특정 건강문제에 대한 감수성과 심각성을 인식해야 반드시 실천으로 이어진다.

정답 및 해설

해설 인지조화론
- 개인 수준의 건강행동이론
- 사람들은 지식, 태도, 행동 간의 서로 조화를 이룬 상태에서 선호한다는 것이 중심이론
- 전통적 보건교육의 기반
- 개인의 동기부여 상담에 적용

정답 ⑤

19 건강신념 모형의 구성 요인으로 볼 수 없는 것은?

① 민감성 ② 심각성 ③ 유익성 ④ 복잡성 ⑤ 장애성

정답 및 해설

해설 건강신념 모형의 구성 요인 : 장애성 · 지각된 심각성 · 민감성 · 유익성
- 건강신념 모형의 5가지 변수

① 지각된 민감성
어떤 질병에 걸릴 가능성을 예측하는 것으로 질병에 걸릴 위험성, 합병증이 생길 위험성을 포함.

② 지각된 심각성
- 어떤 질병에 걸렸을 때 심각하게 진행될 가능성에 대한 예측으로 사망, 불구를 포함.
- 질병에 대한 위협감이 높을수록 질병예방 행위를 할 가능성이 커진다.

③ 지각된 유익성
질병예방 행위를 함으로써 얻게 될 유익성과 혜택으로 질병예방 행위를 함.

④ 지각된 장애
질병예방 행위를 하게 될 때 발생되는 부정적인 지각으로 시간소요, 비용, 합병증을 포함.

⑤ 행동의 계기
질병예방 행위를 하도록 도와주는 주위의 지지로서 의료진과의 약속, 건강 캠페인을 포함.

정답 ④

20 건강신념 모형의 구성요인 중 지각된 민감성을 기술한 것은?

① 특정 건강행위에 대한 부정적
② 어떤 건강상태가 될 것이라는 가능성
③ 특정행위를 하게 될 경우 얻을 수 있는 혜택
④ 질병에 걸려 치료하지 않았을 경우 생기는 문제
⑤ 자신의 건강에 필요한 행위를 잘 해낼 수 있다.

정답 및 해설

해설 건강신념 모형의 주요개념 중 지각된 민감성 : 어떤 건강상태가 될 것이라는 가능성에 대한 생각이다.

정답 ②

21 유방 자가검진이 '자신의 건강에 필요한 행위를 잘 해낼 수 있다.' 는 확신을 키우는 데 주력하는 개념은?

① 지각된 유익성 ② 행동계기 ③ 지각된 민감성
④ 지각된 심각성 ⑤ 자기효능

정답 및 해설

해설 건강신념 모형의 주요개념 중 자기효능 : '자신의 건강에 필요한 행위를 잘 해낼 수 있다.' 는 확신을 키우는 데 주력, 행위수행에 대한 훈련 · 자신감 등이다.

정답 ⑤

22 건강신념 모형의 어떤 요인이 영향을 미치는 것인가?

- 유방촬영술을 통해 유방암을 조기에 발견할 수 있고, 유방암이 발견되어도 조기치료로 예후가 좋을 것이라고 생각한다.
- 당뇨진단을 받고 그 진단을 받아들이면서 처방된 지침을 따르는데, 어떤 사람은 그렇지 않기도 하나. 처방된 약과 식이 조절, 운동 등이 위험을 감소시킨다고 생각한다.
- 고혈압 검진 캠페인을 하였는데, 처방된 약을 복용하고 체중감량을 하는 것이 위험을 감소시킨다고 생각한다.

① 지각된 유익성 ② 지각된 심각성 ③ 지기효능
④ 지각된 장애성 ⑤ 행동계기

정답 및 해설

해설 건강신념 모형의 주요개념 중 지각된 유익성 : 건강문제에 대해 심각하게 느낄지라도 다양한 행위 예후가 좋을 것이라고 생각할 때 행동하게 되는 것이다.
건강신념 모형을 통해 당뇨조절을 위한 보건교육 메시지를 설명해 보면, 어떠한 사람은 당뇨진단을 받아들이고 처방된 지침을 따르는가 하면 또 어떤 사람은 그렇지 않기도 하다. 그리고 처방된 약 복용과 체중조절이 위험을 감소(유익성)시킨다고 생각한다.

정답 ①

23 건강신념 모형의 개념은?

- 특정행위를 하게 만드는 필요한 자극으로 증상, 대중매체, 대인관계, 의료정보 등이 포함되는 건강행위와 관련
- 고혈압 환자를 위해 집으로 우송된 고혈압관리와 관련된 각종 인쇄물이 도움이 된다.

① 행동계기 ② 지각된 유익성 ③ 지각된 민감성
④ 지각된 심각성 ⑤ 지각된 장애성

정답 및 해설

해설 행동계기 : 특정행위를 하게 만드는 필요한 자극이다.
고혈압 환자를 위한 보건교육 메시지 중 행동계기 : 인쇄물이나 각종 자료들은 일관성 있는 행동을 하는 데 도움이 된다.

정답 ①

24 건강신념 모형의 개념은?

우리나라 여성의 유방암 발생률이 점점 증가하고 있다. 유방암의 조기발견 방법 중 하나로 유방촬영술의 규칙적 검진이 효과적인데, 검사가 창피하고, 아프고, 비용이 비싸다고 생각해 검진율이 높아지지 않고 있다.

① 행동계기 ② 지각된 유익성 ③ 지각된 민감성
④ 지각된 심각성 ⑤ 지각된 장애성

정답 및 해설

해설 지각된 장애성 : 특정 건강행위에 대한 부정적 지각이다.

정답 ⑤

25 다음은 계획된 행위이론의 어떤 요인인가?

공공시설에서의 흡연금지, 담배판매제한, 거리에서의 낱개시연 금지 등 점점 증대되는 흡연 정책이 개인에게 영향을 미친다.

① 행동의도 ② 지각된 행위통제 ③ 주관적 규범
④ 행위에 대한 태도 ⑤ 지각된 민감성

정답 및 해설

해설 지각된 행위통제는 행위수행을 용이 또는 방해하는 자원이나 장애물에 대한 영향력(지각된 권한)에 의하여 결정된다.

정답 ②

26 합리적 행동이론에 대한 설명 중 옳지 않은 것은?

① 개인 수준의 건강행동이론으로 계획된 행동론이라고도 한다.

② 행동을 위한 의사결정을 설명하는 일반적인 이론이다.

③ 인간의 본성은 합리적이며, 이용할 수 있는 정보를 활용하여 행동을 결정한다는 이론이다.

④ 흡연의 시작, 콘돔, 경구 피임약 사용, 운동 프로그램 참여 등 건강관련 행동예측에 사용된다.

⑤ 특정상황에서 사람들은 자신의 영향력과 통제력을 행사한다.

정답 및 해설

해설 ① 귀인이론
- 특정상황에서 사람들은 자신의 영향력과 통제력을 행사

② 합리적 행동론(계획된 행동론)
- 개인 수준의 건강행동이론
- 인간은 기본적으로 합리적이며 자신이 이용할 수 있는 정보를 활용하여 행동을 결정한다는 이론
- 행동을 위한 의사결정을 설명하는 일반적 이론
- 흡연의 시작, 콘돔 사용, 경구 피임약 사용, 운동 프로그램 참여 등 건강관련 행동예측에 사용

정답 ⑤

27 합리적 행동이론에 대한 설명은?

① 유인이론에 근거

② 프로채스카(Prochaska)와 디클리먼트(DiClemente)에 의해 개발

③ 자기 의지로 통제할 수 없는 행위를 설명하는 데 적용

④ 개인의 행위의도는 그 행위를 수행하는 데 대한 태도와 행위와 관련된 타인에 의하여 결정

⑤ 행위에 영향을 주는 주요 행위적 · 규범적 신념을 파악할 수 있도록 만들어 준다.

정답 및 해설

해설 피시바인과 아젠은 합리적 행위이론을 개발했으며, 이 이론은 가치기대이론에 근거하고 있다. 개인의 행위의도는 그 행위를 수행하는 데 대한 태도와 행위와 관련된 주관적 규범에 의하여 결정

정답 ⑤

28 계획된 행위이론에 대한 설명은?

① 합리적 행위이론이 갖고 있는 제한점은 행동이 의지적 통제하에 있는지에 상관없이 인간의 의도만으로 행위를 설명하기 때문에 의지가 통제되는 행위의 설명이 어려웠다.
② 인간행위의 결정적 요인은 행위에 대한 주관적 규범으로 설명
③ 외적요인은 주어진 행위와 관련된 지식과 기술 및 능력 등
④ 행위에 영향을 주는 주요 행위적 · 규범적 신념을 파악
⑤ 내적요인에는 시간, 기회 등이 포함된다.

정답 및 해설

해설 계획된 행위이론에서 개인이 의도된 행위를 수행하기 위한 내 · 외적요인
- 내적요인 : 지식, 기술 및 능력 등
- 외적요인 : 시간, 기회, 타인의 협조 등

정답 ①

29 행위과학이론 중 행위의도로 설명하는 것은?

① 건강증진이론 ② 건강신념모형 ③ 계획된 행위이론
④ 변화단계이론 ⑤ 사회인지이론

정답 및 해설

해설 계획된 행위이론 : 행위의도는 행위를 일으키는 가장 중요한 요소이다.

정답 ③

30 계획된 행위이론에서 행위의도의 결정요인은?

① 강화요법 ② 행동계기 ③ 주관적 규범
④ 지각된 심각성 ⑤ 자기효능

정답 및 해설

해설 계획된 행위이론에서 행위의도의 결정요인 : 주관적 규범 및 지각된 행위통제, 행위에 대한 태도

정답 ③

31 개인의 행동변화를 다섯 단계로 나누고 각 단계별로 열 가지의 변화과정으로 설명한 이론은?

① 건강신념모형 ② 합리적 행위이론 ③ 계획된 행위이론
④ 변화단계이론 ⑤ 사회인지이론

정답 및 해설

해설 변화단계이론 : 여러 가지 중재이론을 통합하여 행동변화의 원칙과 과정을 변화단계로 제시하고 있으며, 프로채스카(Prochaska)와 디클리먼트(DiClemente)에 의해 개발되었다.

정답 ④

32 6개월 이전에는 어떠한 행동도 수행할 의도가 없는 변화단계는?

① 행동단계 ② 준비단계 ③ 계획단계
④ 계획이전단계 ⑤ 유지단계

정답 및 해설

해설 계획이전단계 : 6개월 이내에 어떤 행동도 수행할 의도가 전혀 없는 시기이다.
변화단계이론에서 변화의 단계 : 계획이전단계 – 계획단계 – 준비단계 – 행동단계 – 유지단계 – 종료단계

정답 ④

33 다음의 변화단계는?

금연을 위한 보건교육 사업에서 담배를 끊겠다는 자기선언

① 계획단계 ② 준비단계 ③ 유지단계
④ 계획이전단계 ⑤ 행동단계

정답 및 해설

해설 준비단계 : 금연, 체중조절, 운동과 같은 활동중심 프로그램에 참여해야 하는 경우에 해당하며, 이 시기의 사람들은 자기변화를 위한 노력을 시도하거나 계획을 세우기도 한다.

정답 ②

34 다음 〈보기〉와 관계가 깊은 변화단계는?

〈보기〉

절주교육 내용 중 자기확신 키우기, 스트레스 다루기, 재발에 대한 대처, 음주관련 전문기관 소개 등에 대해 집중적으로 다루도록 한다.

① 유지단계 ② 행동단계 ③ 계획단계
④ 준비단계 ⑤ 계획이전단계

정답 및 해설

해설 유지단계 : 재발을 방지하기 위하여 새로운 행동을 6개월 이상 계속하는 시기이지만 활동단계에서처럼 변화과정을 자주 사용하지 않는다.

정답 ①

35 완전한 자기효능을 갖는 단계는?

① 준비단계 ② 행동단계 ③ 유지단계
④ 종료단계 ⑤ 계획이전단계

정답 및 해설

해설 종료단계 : 이 시기의 사람은 유혹을 전혀 받지 않으며, 완전한 자기효능을 갖는다.

정답 ④

36 변화단계이론의 변화과정 방법은?

눈치를 보며 담배를 피우는 모습과 금연하고 활기 넘치는 모습을 대비시켜 서로 다른 자신의 모습에 대하여 실천해야 할 가치를 분명하게 하는 것

① 협조관계 ② 자기재평가 ③ 극적 완화
④ 의식고취 ⑤ 자기선언

정답 및 해설

해설 변화단계이론의 변화과정 중 자기재평가 : 특정한 행동을 하지 않을 때와 할 때의 자아상에 대한 지적이고 정의적인 평가이다.

정답 ②

37 변화단계이론에서 각 변화단계에 적용할 수 있는 변화과정에 속하지 <u>않는</u> 것은?

① 환경재평가 ② 자기통제 ③ 자기선언
④ 강화요법 ⑤ 의식고취

정답 및 해설

해설 변화단계이론에서의 변화과정 : 자기선언, 협조관계, 역조건화, 강화요법, 자극통제, 의식고취, 극적완화, 자기재평가, 환경재평가, 사회적 개선

정답 ②

38 다음 〈보기〉와 관계가 있는 변화과정은?

〈보기〉
금연에 대해 새해 첫날 가족 앞에서 약속하거나 자신의 결심을 대중에게 공개

① 자극통제 ② 의식고취 ③ 자기선언
④ 극적 완화 ⑤ 자기재평가

정답 및 해설

해설 자기선언(self-liberation)은 자신의 결의를 대외적으로 알리는 것이다.

정답 ③

39 다음 〈보기〉와 관계가 있는 변화과정은?

〈보기〉
캠페인을 통해 금연 상황에서의 감정을 경험하고 표출
심리극, 역할극 등을 통해 감정을 경험하고 표출

① 자극통제 ② 의식고취 ③ 극적 완화
④ 자기선언 ⑤ 자기재평가

정답 및 해설

해설 극적 완화 : 대중매체 캠페인, 심리극, 역할극 등을 통하여 특정상황에서의 감정을 경험하고 표출시킬 수 있다.

정답 ③

40 다음 〈보기〉와 관계가 있는 변화과정은?

〈보기〉

금연에 대한 인식수준을 높이고자 회환이나 직면 등의 방법
중년여성을 대상으로 변화이론을 근거로 운동 프로그램을 시작

① 자기선언 ② 자기재평가 ③ 의식고취
④ 극적 완화 ⑤ 강화요법

정답 및 해설

해설 의식고취 : 특정 건강행위 문제에 대한 인식수준을 높이고자 해석, 독서법, 송환, 직면, 대중매체 캠페인 등의 방법을 사용한다.

정답 ③

41 횡이론적 변화이론을 설명하는 변화과정의 주요 개념은?

기대되는 특정방향으로 행동을 하게 만드는 즉각적 보상물을 제공

① 의식고취 ② 자기선언 ③ 자기재평가
④ 극적 완화 ⑤ 강화요법

정답 및 해설

해설 변화과정 중 강화요법에 대한 설명으로 자발적 변화자들에게는 처벌보다 보상방법이 더 효과적이다.

정답 ⑤

42 변화단계이론의 변화과정 중 강화요법에 쓰이는 방법은?

① 완화요법 ② 역할극 ③ 보상계약
④ 주장적 선언 ⑤ 독서법

정답 및 해설

해설 강화요법에 쓰이는 방법 : 집단인정, 보상계약, 내적 혹은 외적 강화요법 등

정답 ③

43 변화단계이론에서 보건교육사가 흡연자에게 협조할 수 있는 과정은?

① 계획이전단계 – 자기선언
② 계획단계 – 완화
③ 준비단계 – 의식고취
④ 종료단계 – 자기효능
⑤ 유지단계 – 강화요법

정답 및 해설

해설 각 변화단계별로 실무자가 적용할 수 있는 주요 변화과정의 예
① 계획이전단계에서 계획단계로의 변화 : 의식고취, 완화, 환경적 재조정
② 계획단계 : 자기재평가
③ 준비단계 : 자기선언
④ 활동단계에서 유지단계로의 변화 : 강화요법, 협조관계, 역조건화, 자극통제

정답 ⑤

44 개인의 행동에 영향을 미치는 요소가 아닌 것은?

① 신념과 감정 ② 사회의 문화 ③ 자원
④ 중요한 사람들의 영향 ⑤ 자본

정답 ⑤

45 사회학습이론에 근거할 때 금연 프로그램의 성공여부를 예측할 수 있는 요인은?

① 금연을 하면 폐암을 비롯한 건강위험이 상당히 줄어들 것이라는 기대감
② 금연행위에 따른 기대되는 보상
③ 담배를 끊을 수 없다는 불신
④ 흡연행위에 대한 의미 있는 다른 사람(친구, 부모, 선생님 등)의 태도
⑤ 보건교육사의 도움

정답 및 해설

해설 인간의 인지활동에 영향을 미치는 것 중에서 특히 중요한 것은 결과기대와 자기학습이다. 결과기대란 어떤 행동으로 특정의 결과가 초래될 것이라고 믿는 것을 의미한다. 자기 확신은 이러한 행동을 자신이 해낼 수 있는 능력이 있다고 믿는 자기믿음이다.

정답 ①

46 보건교육사가 금연을 시도하여 유지단계에 있는 근로자를 돕기 위한 역할은?

① 금연 유익성에 대해 정보를 제공한다.
② 흡연으로 인해 폐암에 걸린 사례를 소개한다.
③ 흡연이 건강에 미치는 영향에 대해 교육한다.
④ 흡연 유혹을 거절할 수 있는 방법을 훈련시킨다.
⑤ 담배 유해성분을 확인할 수 있는 실험에 참여시킨다.

정답 및 해설

해설 금연 프로그램의 유지단계 – 1개월 이상 금연을 지속하고 있는 단계, 금연을 지속할 수 있는 전략에 대한 정보를 제공하는 단계

정답 ④

47 보건교육 시 폐암 사진을 보여주면서 교육할 때 동기를 유발하는 단계는?

① 도약단계

② 도입단계

③ 전개단계

④ 종결단계

⑤ 평가단계

정답 및 해설

해설 도입단계 - 동기유발, 준비단계(사전 테스트, 조사, 영화와 슬라이드 보기, 녹음 테이프 듣기, 전시하기, 실물 보여주기 등)

정답 ②

48 건강의 결정요인이 아닌 것은?

① 인종, 성별 등 유전적 인자

② 쓰레기처리, 운송체계, 사회적 환경

③ 생활습관

④ 보건의료대책

⑤ 자본력

정답 및 해설

해설 건강의 결정요인

- 생물학적 요인 : 유전, 노화, 신체 각 기관의 조직
- 환경적 요인 : 공기, 물, 식품, 쓰레기처리, 저소음, 운송체계, 사회적 환경
- 생활습관
- 보건의료조직 : 의료인, 보건의료기관

정답 ⑤

49 흡연자 이씨가 2주 이내에 금연하기로 결심했다면 이씨의 행동변화단계는?

① 계획 전단계 ② 계획단계 ③ 준비단계
④ 행동단계 ⑤ 유지단계

정답 및 해설

해설 준비단계 ; 구체적인 행동변화 계획이 잡혀져 있는 단계. 한 달 이내에 행동변화를 하겠다고 생각하는 단계.

정답 ③

50 담배를 권하는 친구에게 금연 중임을 밝히고 거절할 수 있는 구성개념은?

① 자기 결정권 ② 자기 통제 ③ 의사결정균형
④ 자기효능감 ⑤ 변화과정

정답 및 해설

해설 자기효능감은 직면한 상황에서 필요한 행동을 성공적으로 수행할 수 있다는 개인의 신념을 의미한다.

정답 ④

51 감염병 예방 백신을 맞으려 하니 비용이 많이 들어갈 것이 걱정이 되어 꺼려진다면 무엇과 관련이 있나?

① 지각된 민감성 ② 지각된 심각성 ③ 지각된 유익성
④ 지각된 장애성 ⑤ 자기효능감

정답 및 해설

해설 지각된 장애성은 어떤 행위를 하는 것에 대해 유무형의 비용에 대한 개인적인 생각이며, 관련된 장애물을 확인하는 것 등을 의미한다.

정답 ④

52 건강신념모형의 주요개념이 아닌 것은?

① 인지된 감수성
② 인지된 심각성
③ 인지된 이익
④ 주관적 규범
⑤ 행동의 계기

정답 및 해설

해설 주관적 규범 : 의미있는 타인들이 무엇을 옳다고 여기는지 개인이 인식하는 것을 지칭하며, 개인의 행동결정 과정에 타인의 영향력을 행사한다는 것을 이론적으로 정립하는 것

정답 ④

53 금연의 자기효능감을 가장 높일 수 있는 방법은 무엇인가?

① 금연 선언문을 쓴다.
② 금연센타에 방문하도록 한다.
③ 금연하면 좋은점을 생각하게 한다.
④ 24시간 금연하도록 한다.
⑤ 금연을 결심하는 계기를 마련해 준다.

정답 및 해설

해설 자기효능감을 높이는 방법은 직접체험하도록 한다

정답 ④

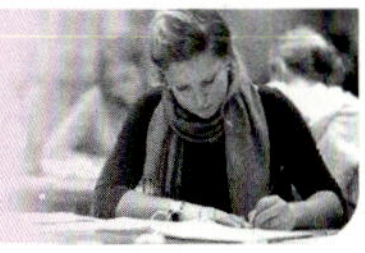

4장 보건교육방법론

1. 교수-학습방법의 선정

1. 교수-학습방법의 선정기준

1) 교사의 학습지도 기술

- 교사는 자신의 장점과 단점을 인식
- 장점을 살리고 단점을 보완해 나가는 노력
- 기술의 종류와 능력을 향상

2) 학습심리

- 학습 원리와 규칙을 기본으로 함.
- 학습활동을 선택하는데 동기유발, 요구와 능력, 기타 대상자의 일반적 특성과 관련된 원리들을 적용

3) 교육목적

- 학습하여야 할 내용을 고려
- 정의적 · 인지적 · 기술적 영역에 맞는 방법을 선택

4) 대상자의 성숙수준

대상자들의 교육 정도, 성숙도(태도와 기대), 과거경험을 바탕, 복잡성, 추상성의 정도 고려

5) 학습환경의 수준

- 교육장소, 조명, 난방, 환기, 소음 등의 조건이 영향
- 학습방법도 수정

6) 자료 및 장비의 이용가능성

학습에 필요한 자료와 장비, 이용

학습에 필요한 자료 시연 필요

7) 대상집단의 크기

- 대상집단의 지도 방법
- 대상집단의 인원의 크기에 따라 효과적인 방법
- 방법의 선택과 적용에 신중

2. 교육방법의 유형별 장단점

방 법	장 점	단 점
집단토의, 상담	지속적 회환, 태도발달, 수정 가능 대상의 참여를 촉진, 참여자의 동기에 따라 융통성 있음 어려움을 드러내어 해결을 돕는다. 높은 수준의 인지와 정의적 학습에 적합 적은 수의 대상자에 적합 조직망의 매체로 기능	촛점에서 벗어나는 기회가 많다. 지배적인 참여자와 소극적인 참여지로 분리 시간이 많이 걸린다.
동료교수 peer teaching	대상자의 참여 조장 각각 다른 재능을 이용할 수 있다.	세심한 계획과 감시가 필요하다.
집단 프로젝트	대상의 적극적인 참여를 촉진 높은 수준의 학습에 유용 학습의 전이가 잘 된다. 의사결정 능력과 문제해결 능력이 발달 협동정신, 지도력, 희생정신이 배양 문제해결과정에 영향변수 이해증가	세심한 계획과 평가기술이 필요 집단역동에 어려움이 발생가능 시간이 많이 소요 대상자가 위협적으로 느낄 수 있다.
강의	많은 정보의 조직, 전달 용이 많은 집단에 빨리, 효율적으로 전달가능 자신이 준비한 자료를 조절할 수 있다. 낮은 수준의 학습에 적합 질문으로 대상의 참여조장 가능	대상자가 수동적이다. 대상자의 회환이 부족 정보량이 과다하기 쉽다. 흥미를 지속시키기 어렵다. 집단에 적합한 자료준비가 어렵다.
시범	많은 감각을 활성화 '왜' 의 원리를 명확히 한다. 흥미유발 이론과 실제 관련 교육자가 대상자 학습을 보고 문제진단 가능 학습자가 지시된 행동을 하도록 한다.	시간이 많이 소요 인지적 학습의 모든 면을 다루지 못함. 대상자가 수동적이다.
모델링	정의적 학습을 촉진 방어를 피할 수 있다. 아동에게 효과적이다.	신뢰감 없이는 비효과적임. 무엇이 학습되었는지 알 수 없을 때도 있다. 학습자가 양가감정을 가질 수 있다.
프로그램 학습법 및 컴퓨터 보조학습(CAI)	학습자가 자신의 능력에 따라 학습, 반복할 수 있다. 학습자료를 다룰 수 있는 양만큼 나눌 수 있다. 교수의 시간을 절약한다.	학습자의 동기에 따라 다름. 미리 계획되지 않은 회환은 줄 수 없다. CAI는 재정적 투자 필요
개별 프로젝트	동기유발 용이, 자주성, 책임감 개발 높은 수준의 학습에 유용 의사결정, 문제해결, 탐구능력 개발	학습자에게 부담 가능 세심한 계획, 평가기술 필요
현장경험, 실험실 실습	학습자의 적극적 참여를 조장 실제, 자연스러운 상황에서 발생	세심한 계획과 평가 필요 관리, 평가가 어려울 수 있다.
역할극, 모의상황	특수한 문제, 환경을 다루는 데 필요한 학습 가장 잘 전이할 수 있는 실습을 다룰 수 있다.	예측하지 못한 일이 발생 가능 대상자가 위협적으로 느낄 수 있다. 시간이 많이 걸린다.

2. 보건교육 매체의 선정 및 활용

교육자료는 대상자의 학습을 증진시키기 위해서 물리적으로 조작할 수 있는 실제물건을 의미. 대상자의 감각적인 경험을 확대하여 추상적인 내용에 구체적인 의미를 더해 주고 복잡하고 어려운 내용을 이해하기 쉽게 전달하기 위하여 사용

1. 교육자료의 선정기준

① 학습목적, 내용, 대상자, 자료의 이용 가능성
② 학습목적과 내용에 알맞은 자료
③ 대상자가 개인, 소집단, 대중인가에 따라 다름. 대상자의 성숙도, 흥미정도, 배경과 경험, 익숙한 매체는 무엇인가를 고려
④ 자료는 자주 새로운 것으로 교체하여야 하는가? 교사가 매체를 다루는 기술이 있는가? 예산이나 시간이 현실적으로 적절한 것인가?
⑤ 자료의 가격, 노력, 시간 등을 고려하여 이용 가능한 자료를 선택 · 사용

2. 교육매체

1) 유인물 또는 음성으로 전달되는 매체 : 지속적 기억력에 도움

2) 면접대화, 육성 및 유인물 : 다른 매체에 비하여 효과

3) 같은 내용이라도 움직이는 그림(영화)이 정지해 있는 그림(슬라이드)보다 다소 좋으나 교육 효과면은 비슷

4) 유인물의 특성

① 독자가 보고 싶을 때에 보는 장점
② 반복해서 봄
③ 비교적 자세한 내용을 담을 수 있음
④ 특수한 내용을 전달
⑤ 정기적 간행 유인물이나 책자는 다른 매체보다 큰 권위를 갖는다.

5) 라디오의 특성

① 유인물 · 영화 등 다른 매체에 노출되지 않을 대상층에서 더 인기
② 청취자에게 친근감을 주는 작용
③ 청취자는 방송에서 들은 얘기를 마치 직접 그 누구로부터 들은 것처럼 착각하는 효과

④ 가장 빠르게 뉴스를 전달하는 특징

⑤ 신속성 때문에 처음 들은 것에 대한 강한 집착력에서 오는 주장의 효과

⑥ 교육 수준이 낮고 경제적으로 곤란한 지역에서는 이 방법을 고려. 가장 빠른 시간 내에 많은 사람들에게 지식을 제공. 여론형성에 절대적인 효과를 가지므로 어떤 건강문제에 대하여 주민들의 관심을 빨리 집중시킴.

표 3-11 교육매체별 특징

종 류	장 점	단 점	활용시 고려사항
실물, 모형	• 가능한 실제와 가까운 물건을 묘사 • 대상자의 속도대로 다룸 • 복사물 – 정적 • 유사물 – 동적 • 근육운동형 학습자에게 적합	• 부피가 크고 무거울 수 있음 • 이동에 불편함 • 시간이 소모됨 • 고비용 • 유사물 – 개념적으로 복잡	• 교육장소 안에서 여러 군데에 위치해 놓음 • 각 위치마다 교사가 필요함
비디오 테이프	• 실제 경험을 대신할 수 있는 가장 현실적 방법 • 비교적 쉽게 장만 • 재생과 갱신이 쉬움 • 멈추고 되돌려 볼 수 있음 • 많은 사람에게 익숙	• 화면의 크기가 청중의 크기를 제한함 • 필름에 대한 기술적 기법을 요구함 • 처음 마련할 때 비쌈	• VCR과 함께 있어야 함 • 테이프를 만드는 데 많은 시간이 소요됨
영화, 동영상	• 청중의 크기와 상관없음 • 긍정적인 마음의 태세를 갖게 함 • 정서적으로 열중하게 함	• 비싸고 망가지기 쉬움 • 기술적 능력 요구 • 어두운 방이 필요 • 빨리 시대에 뒤지게 됨 • 커다란 기구를 사용함	• 최신의 것을 구입함 • 지원 계획이 필요함 • 기구를 사전에 조작해 봄 • 사용 후 옳게 되감아 놓음 • 교사가 다루는 방법을 배워야 함
슬라이드, 필름스트립	• 슬라이드 – 제작, 개선, 저장, 재배치가 쉬움 • 필름스트립 – 비교적 싸고, 저장이 용이, 개인 및 집단에 적합 • 대상자의 속도에 맞추어 이용 가능 • 색채감과 현실감이 있음 • 해설이나 음악과 함께 사용 가능	• 움직임이 없음 • 색이 바랠 수 있음 • 필름스트립 – 개선하기 위해서는 다시 제작함	• 그림과 해설이 일치하도록 해야 함 • 슬라이드 꽂이에 제대로 꽂는 법을 익혀야 함

〈계속〉

종 류	장 점	단 점	활용시 고려사항
녹음기와 테이프	• 개인과 집단에서 이용가능함 • 듣는 기술발달에 적절 • 쉽게 이용가능, 가격이 저렴 • 제작, 지우기, 재생이 가능 • 스트레스 관리기술 향상에 적절	• 한 가지만으로는 무료함 • 쉽게 손상가능함	• 온도와 습도에 유의해야 함 • 양질의 것이어야 함 • 충분히 길어야 함
투시환물기 (OHP)	• 용도가 넓고, 싸고, 재사용이 가능 • 대상자와 마주 볼 수 있음 • 밝은 곳에서도 사용이 가능함 • 덮어 씌울 수 있음	• 부피가 큼 • 수업도중 전구가 소모될 수 있음 • 한 가지만 사용 시 무료 • TP 준비에 시간이 걸림	• TP에 묻을 수 있는 손의 기름과 지문을 조심해야 함 • 사기 전에 지워지는 펜인지 확인함
실물환등기	• 책이나 그림을 많은 집단에서 보여줄 수 있음 • 확대 투사되도록 벽에 비출 수 있음	• 부피가 큼 • 어두운 방과 기법이 필요함 • 오래 놔둘 경우 책이 상할 수 있음	• 기계가 영상을 만드는 법을 이해함 • 교사는 초점을 맞추고 스크린이나 벽으로부터 알맞은 거리를 결정함
실물화상 기기	• 보는 시청각 자료와 교재를 TV화면에 보여줄 수 있음 • 여러 가지 시청각 기기와 연결하여 사용 가능	• 값이 비쌈 • 암막이 불필요함	• 사전에 조작하는 기술을 익힘
칠판	• 폭넓게 이용 가능 • 대상자에게 관심에 따라 자연스럽게 이용 가능 • 대상자에게 강화하는 데 사용, 지우기 가능	• 이차원적임 • 지저분함 • 분필이나 펜, 지우개를 필요로 함 • 시간을 소모할 수 있음 • 교사는 글씨를 잘 써야 함	• 분필과 지우개를 공급함 • 칠판 위에서 시작하여 대상자의 눈높이까지 양쪽을 이분하여 사용함(내용이 길 경우)
차트	• 용도가 넓고 이동이 용이하며, 칠판같이 사용할 수 있음 • 발표 중 자연스럽게 혹은 발표 이전에 준비가능	• 예술적 재능과 글씨를 잘 쓰는 재능이 필요함 • 대상자에게 제한된 견해만을 제공함	• 다양한 색의 펜과 flip charts를 벽에 붙일 도구를 준비함
팸플릿과 포스터	• 이동가능, 매력적, 관심을 유도 • 발표 전, 중, 후에 사용가능 • 대상자의 속도에 맞게 이용가능 • 미리 이용할 준비가 됨 • 종종 무료배급	• 제작에 시간이 걸림 • 제한된 견해만 제공함 • 갖고 다니거나 보관하기 불편함 • 읽는 사람에게만 유용함 • 팸플릿은 분량이 많으면 대상이 질림 • 청각적 자극이 없음	• 팸플릿 – 유행을 확인해야 하고 가장 적절한 시기에 그만 쓰도록 해야 함 • 공간은 많고 글을 조금만 씀

〈계속〉

종 류	장 점	단 점	활용시 고려사항
게시판	• 이것저것 읽는 사람에게 좋음	• 어지럽거나 시대에 뒤떨어질 수 있음 • 길거나 복잡한 메시지에는 맞지 않음	• 종종 바꾸어야 하고 매력적이고 생동감있게 유지되어야 함 • 최소한의 메시지를 포함하도록 해야 함
그림, 사진	• 정서자극, 대화촉진, 의미를 분명하게	• 개인, 소집단에 적용함 • 대상자의 주의가 분산됨	• 요점을 잘 전달하는 그림을 그려야 함 • 평상시 교육목적에 맞는 사진을 모음
융판	• 경제적, 흥미유발 • 휴대하기 편리함 • 보관하고 재사용 가능	• 소수의 대상에게 적용 가능함 • 제작기술이 필요함	• 교육목적에 맞게 글, 그림을 제작함
대중전달 체계	• 어떤 청중에게도 목소리를 전달할 수 있음	• 불완전한 기구 사용시 비효과적임	• 마이크로폰 – 대상자가 도착하기 전 시험해 놓음 • 적절한 높이로 조절함 • 잡음이 있는 경우 사람이 뒤, 옆으로 이동하여 조절함
인쇄물	• 사용자가 가장 쉽고 편하게 접할 수 있다. • 휴대가 간편 • 대량 제작이 가능 • 제작비가 비교적 저렴	• 자료의 편집 및 갱신이 불가능 • 학습자와 상호작용 불가능 • 태도, 기술영역의 지식과 정보 전달에 비효과적	• 문자중심 • 지적인 지식이나 정보전달에 효과적 • 대강의, 개발학습 등에 활용, 기본적인 교육방법
디오라마	• 적절한 곳에 잘 배치하여 입체적으로 실감나는 장치 • 실물을 축소한 미니어처로 실제 상황을 재현	• 제작 기술이 필요 • 제작 시간이 오래 걸림 • 값이 비쌈	• 적절한 장소가 필요 • 교육목적에 맞는 교육자료 활용
포토보이스	• 소외된 사람들의 목소리를 사진을 통해 들을 수 있다. • 지역사회의 강약을 기록 및 성찰	• 참여자의 적극적 의지가 필요 • 사지능로 저작권 및 사용권 문제 발생 • 나쁜 인상이나 오해의 요지 발생	• 요구사항으로 그칠 우려가 있다. • 사생활 침해가 되지 않도록 한다.

3. 상담요원의 태도

1) 봉사정신 : 국민에 서비스하는 기본적 태도를 갖추어야 함은 물론이거니와 특정사업을 수행함에 있어 우선 그것이 국민을 위하고 국민의 욕구를 충족시키기 위한 봉사가 자기의 기본입장임을 늘 명심하고 활동.

2) 단정한 자세 : 몸가짐과 복장 · 외모 등의 단정을 동시에 의미.

3) 친절과 순화된 언어의 사용 : 상대방을 설득 · 계도하거나 애로나 욕구를 해결해 주려는 상담요원으로서 상대방과의 쉬운 접근을 위해서는 친절. 봉사한다는 마음으로 친절한 태도. 순화된 언어의 사용.

4) 확실한 지식과 목표의 성립 : 상담주제에 대한 확실한 지식, 주제에 대한 자기목표를 우선 설정

5) 상대방의 입장 이해 : 상담자는 상대방 입장의 이해를 바탕으로 주제와 관련된 목표에 도달시키는 태도를 견지

예 금연교육의 경우, 흡연의 인체에 대한 피해를 확실하게 주입시켜야 한다. 폐암 환자의 폐사진과 죽어 가는 환자 모습을 보여주는 것도 한 방법

6) 시간의 절약

상담자는 요령 있는 대화로 가능한 한 시간을 절약, 설득이 어려워 장시간을 요한다고 인정되는 경우에는 차라리 같은 시간을 두세 번에 나누어 상담기회를 반복하는 것이 보다 효과적

7) 신뢰성 있는 인간관계 수립

보건요원과 대상주민과의 신뢰성과 인간관계의 정립이 무엇보다 중요. 보건요원은 지역 내 대상 주민들과의 신뢰성 있는 인간관계를 수립하겠다는 마음가짐이 중요.

4. 개인, 소집단 및 대집단 보건교육방법

1) 개인 보건교육

① **프로그램 학습** : 금연교육(금연실천을 위한 단계별 교육내용을 설정), 만성질환 예방교육

② **프로젝트/구안법** : 청소년 대상 절주교육 또는 성교육에 활용, '대학절주 동아리 활동사업'

③ **컴퓨터 보조사업** : 금연교육(교육자료로 CDROM 활용), 건강주제별로 컴퓨터 보조학습을 활용

④ **자가 행동수정 계획** : 체중조절을 위한 식습관 및 운동실천의 기초단계로 제공

⑤ **게임/놀이** : 단어 맞추기, 퍼즐게임, 악기놀이, 모래판 놀이 등 활용

2) 소집단 보건교육

① **브레인 스토밍** : 사회자 포함 10명 내외가 적당. 구성원은 다루는 문제와 관련된 사람으로 구성

② **또래교육** : 문제내용에 대한 학습자 이해도가 높으며, 현장감 있는 사례를 제공

③ **토론** : 설명, 대화를 통해 상대방이나 청중을 설득하는 능력과 기술을 습득하는데 용이

④ **역할극** : 배역을 맡은 참여자들은 각자 맡은 배역에 몰입

⑤ **문제해결** : 학습자가 문제의 의도와 내용을 정확히 파악하도록 지도. 편견을 피하고, 결론을 빠르게 내리지 않도록 지도한다.

⑥ **발견학습** : 학습자들을 탐구활동에 주도적으로 참여시킴으로써 학습내용에 대한 학습자의 이해를 보다 심화시키고자 하는 것

⑦ **협동학습** : 소집단 구성원 배정 및 편성이 상대적으로 매우 중요. 서로 다른 배경과 지식을 가진 구성원들과 작업할 때 우수한 결과를 도출

⑧ **실험** : 흡연에 의한 타르작용 실험. 비용이 많이 드는 단점이 있다.

⑨ **시범** : 바람직한 건강행동을 실천하는 데 필요한 기술이나 방법의 모범을 보여주고 반복함으로써 적용.

3) 대집단 보건교육

① **강의법** : 일반적으로 다수의 사람들에게 단시간에 많은 정보를 전달할 수 있는 장점이 있다. 교육대상자의 이해 수준이 차이가 있는 경우 효과가 매우 낮아지는 단점이 있다.

② **세미나/심포지엄** : 세미나는 연구회 · 집중강의 · 전문가 회의의 성격이 있는 개념. 보건교육과 관련된 모임을 정기적으로 개최. 심포지엄은 특정주제에 대해 다각적이고 종합적인 분석이 가능하다는 장점이 있으나 자칫 집단 강연식이 될 수 있다.

③ **포럼** : 공개토의 형태로 진행. 어떤 주제에 관해 새로운 사고방식이나 정보 · 자료나 분석결과 등을 제공

④ **패널토의** : 청중들 앞에서 회의 참석자가 회의를 진행하는 것. ‘MBC 100분 토론’이 대표적

⑤ **전시회** : 다양한 정보나 연구내용, 관련교육 내용을 전시하고 비치

4장 보건교육방법론 출제예상문제 및 해설

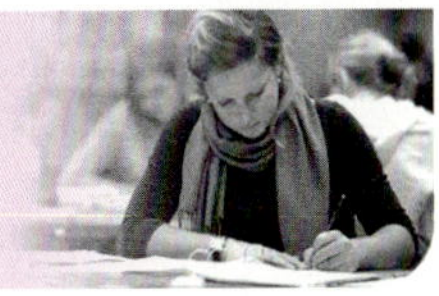

01 학습자 요인 중 보건교육에 가장 중요한 것은?

① 연령
② 지능
③ 학습동기
④ 문화
⑤ 경제수준

정답 ③

02 보건교육을 위한 교안작성 중 "전개단계" 에서 강조되는 것은?

① 내용 요약과 강조
② 동기유발
③ 내용전달
④ 평가적 질문
⑤ 학습내용의 평가

정답 ③

03 보건교육 방법 및 매체 선택의 기준으로 올바른 것은?

① 계통학습
② 개별교육과 건강상담
③ 매스 커뮤니케이션과 퍼스널 커뮤니케이션
④ 자기관리
⑤ 면접활동

정답 ③

04 교육방법 선정에 영향을 미치는 요소가 아닌 것은?

① 대상자 수
② 교육자의 능력
③ 대상자 경제수준
④ 교육시설
⑤ 대상자 교육수준

정답 ③

05 보건교육을 할 때 고려사항으로 옳은 것은?

① 학습자의 연령이 맞아야 한다.
② 교육목표는 광범위하게 선정
③ 학습자의 태도를 변화시킬 수 없다.
④ 사전 평가와 중간평가만 실시
⑤ 학습자의 흥미 위주로만 실시

정답 및 해설

해설 보건교육 시 고려사항
① 학습자의 지식, 태도, 행위를 바람직한 방향으로 변화시켜야 함.
② 보건교육 계획 수립 시 명확한 목표설정을 해야 함.
③ 다른 분야와의 협조적인 노력이 있어야 함.
④ 사전평가, 중간평가, 사후평가를 실시하여 재계획에 반영
⑤ 학습자의 요구 또는 흥미에 따라 실시해야 함.
⑥ 학습자의 연령, 교육수준에 맞게 실시해야 함.
⑦ 일상생활에서 응용될 수 있도록 해야 함.
⑧ 학습자의 자발적인 참여를 유도해야 함.

정답 ①

06 아동을 상대로 눈에 대한 보건교육을 할 때 적절치 못한 것은?

① 녹내장, 백내장에 대하여 설명한다.

② 눈의 그림을 보여주면서 교육한다.

③ 눈의 구조와 기능에 대하여 설명한다.

④ 눈에 대한 응급처치방법을 인형을 사용하여 교육한다.

⑤ 눈 건강에 대한 역할극을 한다.

정답 및 해설

해설 교육 내용은 학습자에게 꼭 필요하며 중요한 내용이어야 하는데, 녹내장과 백내장은 아동을 대상으로 교육하기에는 부적절함.

정답 ①

07 학교보건교육 시 교육방법을 선정할 때 고려해야 할 요소가 아닌 것은?

① 교육시설

② 교육장비

③ 학습목표의 난이도

④ 학습자의 요구

⑤ 보건교육사의 관심도

정답 및 해설

해설 학교보건교육 시 교육방법을 선정할 때에는 보건교육사의 관심도 보다는 학습자의 요구도와 흥미에 따라 교육방법이 정해져야 한다.

정답 ⑤

08 보건교육 방법 선정 시 고려해야 할 사항으로 옳지 않은 것은?

① 대상자 수
② 학습목표의 난이도
③ 대상자의 교육수준
④ 예산
⑤ 교육자의 능력

정답 및 해설

해설 교육방법 선정 시 고려사항
- 보건교육 과제 및 내용을 분명히 판단
- 교육 장소의 적절한 물리적 환경을 조성
- 예산 및 비용을 고려
- 교육방법 선정에 영향을 주는 요소
- 대상자의 교육 정도
- 대상 집단의 크기(대상자 수)
- 학습목표의 난이도
- 교육실시 장소 및 시설
- 학습자의 능력

정답 ⑤

09 아래 예시와 같은 보건교육 방법은?

> A보건소에서 학교폭력에 관한 교육을 8~10명으로 나누어 가해자와 피해자 입장에서 문제를 해결해 보려고 한다.

① 분단토의　　② 배심토의
③ 시범회　　④ 심포지엄
⑤ 역할극

정답 및 해설

해설 분단토의는 소규모의 집단으로 나누어 토의한 후 종합 정리하는 방법으로 참석 인원이 많아도 전체 의견을 모두 교환할 수 있고, 문제를 다각도로 분석 및 해결이 가능한 방법임.

정답 ①

10 〈보기〉와 같은 보건교육 방법은?

〈보기〉

주제 : 치매노인과 그 가족의 복지
참여자 : 사회복지사, 노인병원장, 정신과 의사, 보건교육사
내용 : 참여자 발표 후 치매가족과 함께 공개토론

① 심포지엄
② 배심토의
③ 분단토의
④ 시범회
⑤ 워크숍

정답 및 해설

해설 심포지엄–동일한 주제에 대해 전문적인 지식을 가진 연사 2~5명을 초청하여 각자 10~15분 정도씩 의견을 발표하도록 한 후 발표 내용을 중심으로 사회자가 청중을 공개토론 형식으로 참여시키는 방법

정답 ①

11 보건교육 중 문제해결 학습법의 장점은?

① 학습동기를 유발시킬 수 있다.
② 문제해결 능력이 감소된다.
③ 자율학습 능력이 없다.
④ 체계적인 기초학력을 기를 수 있다.
⑤ 교육자의 사전준비와 능력에 따라 한계를 가진다.

정답 및 해설

해설 학습자가 주어진 문제를 해결해 나가는 과정을 통하여 학습이 이루어지는 방법

① 장점 : 이론적 지식을 실제 상황으로 연결하는 능력이 배양됨.
실제 생활에 통합적으로 사용됨.
자율학습 능력이 배양됨.
지식, 태도, 기술을 동시에 학습할 수 있음.

② 단점 : 교육자의 사전준비와 능력에 따라 한계를 가짐.
체계적인 기초 학력을 기르기 어려움.
노력에 비해 능률이 낮음.

정답 ①

12 교육매체의 효과를 높이기 위한 전략으로 올바르지 않은 것은?

① 매체의 집중성
② 내용의 집중성
③ 대상의 집중성
④ 시기의 집중성
⑤ 각종 매체의 단일성

정답 ⑤

13 집단 보건 교육 중 강의의 장점으로 맞는 것은?

㉠ 짧은 시간 내에 많은 양의 정보를 제공할 수 있다.
㉡ 학습자로부터 회환(feed back)을 받기가 용이하다.
㉢ 교육 대상자가 많을 때도 가능하다.
㉣ 학습자가 능동적이 되는 경우가 많다.
㉤ 학습자의 개인차를 고려할 수 없다.

① ㉠, ㉡, ㉢　② ㉠, ㉢　③ ㉡, ㉣
④ ㉣　⑤ ㉠, ㉡, ㉢, ㉣

정답 및 해설

해설 강의 : 언어를 통한 교수 또는 학습, 가장 원시적인 교육방법

① 장점 : 동시에 많은 사람들을 교육할 수 있으므로 경제적
짧은 시간 내 많은 양의 지식이나 정보 제공 가능
교육자가 자신이 준비한 자료를 조절하여 교육 가능
대상자가 기본지식이 없을 때 지식이나 정보 전달 유용
대상자의 적극적인 참여 없이도 가능
대상자가 많을 때도 가능

② 단점 : 많은 양의 지식이나 정보가 전달되었으나 학습자가 다 기억하지 못하고 기억에 오래 남아 있지 않음.
학습자가 수동적이 되며, 문제 해결 능력을 갖기 어려움.
학습자의 개인차를 고려할 수 없음.
학습자로부터 회환이 부족

정답 ②

14 아래와 같은 집단교육기법에 대한 설명은?

> 참가자가 비교적 높은 수준의 토론을 경험하게 된다.
> 토의될 주제에 대해 각기 다른 의견을 발표해 문제를 다각도로 다룬다.
> 연사나 청중이 토의를 통해 문제해결이 제시될 수가 있다.
> 사회자 외에 4 ~ 7명의 전문가로 구성하면 좋다.
> 훌륭한 전문가를 위촉하기 힘들며 연사의 토의로 그칠 가능성이 많다.

① 배심토의
② 심포지엄
③ 분단토론회
④ 공개토론회
⑤ 집단토론회

정답 ①

15 4~5명의 전문가들이 단상에 둘러앉아서 어떤 주제에 대하여 서로 찬반양론의 의견을 진술하고 청중들은 청중석에서 듣고 있다. 이와 같은 교육방법은?

① 심포지엄(symposium)
② 패널 토의(panel discussion)
③ 그룹 토의(group discussion)
④ 버즈 토의(buzz session)
⑤ 세미나(seminar)

정답 ②

16 특정 지역에 감염병 환자가 발생하였다. 주민을 대상으로 실시할 수 있는 보건교육 방법 중 가장 적당한 것은?

① 집단토의
② 보건실활동
③ 대중매체활용
④ 방문활동
⑤ 개별상담

정답 ③

17 10여 명의 농촌 어머니에게 이유식을 지도하려고 할 때 실천에 옮기는 데 가장 도움을 주는 교육방법은?

① 강의 ② 개별상담 ③ 집단토의
④ 시범지도 ⑤ 브레인스토밍

정답 및 해설

해설 시범은 실제 적용해 보거나 나타내 보이는 활동으로 기술교육에 적합한 방법이다. 학습자의 흥미와 동기 유발이 용이하며, 학습자가 실습할 수 있는 기회를 주어 잘못된 점을 바로 시정할 수 있는 장점이 있어 이유식을 지도할 때 효과적임.

정답 ④

18 지역사회 보건교육사의 활동 수단 중 가장 민주적이며, 자조능력을 강화하는 것은?

① 시범 ② 역할극 ③ 집단토론
④ 개별상담 ⑤ 강의

정답 및 해설

해설 집단토론은 참가자들이 특정 주제에 대하여 자유롭게 상호의견을 교환하고 결론을 내리는 방법으로 학습자들이 능동적으로 참여할 수 있고, 의사전달 능력이 배양되며, 다른 사람들의 의견을 존중하는 능력이 길러짐.

정답 ③

19 특정 지역에 장티푸스 환자, 일본뇌염 환자, 이질 환자가 발생했을 경우 가장 적절한 보건교육방법은?

① 학교교육 ② 전시회 ③ 대중매체
④ 강연회 ⑤ 집단 토론회

정답 및 해설

해설 장티푸스, 일본뇌염, 이질 등의 감염병은 많은 인구에게 영향을 미칠 수 있으므로 가장 빠르고 많은 대상자에게 전달이 가능한 대중매체를 이용해야 함.

정답 ③

20 학교 교실에서 실시하는 10대 청소년 대상의 교육매체로 효과적인 것은?

① 비디오(영상자료) ② 놀이기구 ③ 소책자
④ 음반 ⑤ 인쇄물

정답 ①

21 다음 중 OHP(Overhead Projector)의 장점에 대한 설명은?

① 암막장치가 필요하다.
② 기계조작이 복잡하다.
③ 다양한 색깔을 사용할 수 있다.
④ 입체적인 영상을 보여줄 수 있다.
⑤ 자료의 관리가 복잡하다.

정답 및 해설

해설 투시환등기(OHP)

① 장점 : 암막장치 없이 투시물 확대
어떤 형태의 집단에서도 보건교육 가능
기계조작과 자료의 관리가 용이
짧은 거리에서 확대된 화면 볼 수 있음
다양한 색깔로 여러 모양 표현 가능

② 단점 : 사전 준비를 위해 시간과 기술이 필요
움직임이 없는 평면적인 상만 제시하므로 지루함

정답 ③

22 보건교육 매체에 관한 설명 중 옳은 것은?

① 비디오는 반복하여 볼 수 있다.
② OHP는 암막장치가 필요하다.
③ 융판은 자료의 제작이 용이하다.
④ 슬라이드는 제작비가 많이 든다.
⑤ 인쇄매체는 자료의 편집, 갱신이 쉽다.

정답 및 해설

해설 OHP는 암막장치가 필요 없이 투시물의 확대가 가능함.
슬라이드는 정지된 상태만 보여주므로 연속적인 과정을 배우는 데는 부적절하지만 많은 대상자가 볼 수 있고 제작비가 적게 든다.

정답 ①

23 보건교육 매체에 관한 내용은?

① 매체는 교육내용 그 자체를 말한다.
② 매체는 모든 형태의 채널을 의미한다.
③ 매체는 목표달성을 위한 수단이 될 수 없다.
④ 교육의 효율성을 위해서 교육매체를 선정하지 않는다.
⑤ 교육매체를 활용한 보건교육은 대상자의 경험의 폭을 좁혀 간다.

정답 및 해설

해설 교육매체는 교육내용 그 자체가 아니라 교육내용의 도구(tools)이고, 목표달성의 중요한 수단. 다양한 교육매체를 활용한 보건교육은 대상자의 경험의 폭을 넓혀 준다.

정답 ②

24 보건교육 매체의 효과를 높이는 전략으로 옳지 않은 것은?

① 자료에 대한 사전 검토 ② 자료준비 ③ 환경준비
④ 교육자 준비 ⑤ 학습경험 제공

정답 및 해설

해설 보건교육 매체의 효과를 높이는 전략은 학습자 준비이다.

정답 ④

25 다음 중에서 투사적 매체에 해당하는 것은?

① OHP ② 실물 ③ 그림
④ 포스터 ⑤ 오디오테이프

정답 및 해설

해설 투사적 매체로는 OHP, 실물화상기 등이 있다.

정답 ①

26 흡연자들에게 건강의 위험을 알려주기 위해 흡연으로 망가진 장기를 3차원적인 실물 복제를 통해 경각심을 일깨우는 보건교육방법은?

① 전시 ② 토론회 ③ 브레인스토밍
④ 포토보이스 ⑤ 디오라마

정답 및 해설

해설 디오라마는 3차원의 실물 또는 축소 모형이다. 경우에 따라서는 박물관에 전시되거나 취미로 제작되기도 한다. 예를 들면, '모형 군용 차량', '미니어처', '피겨 모형', '모형 비행기', '스케일 모델' 등

정답 ⑤

27 경제적이며 개발하기 쉬운 장점이 있는 교육매체는?

① 영상 ② 게시판 ③ 시범
④ OHP ⑤ 포스터

정답 및 해설

해설 게시판의 장점 : 겨제적이며 개발하기 쉽다.

정답 ②

28 보건교육에 사용할 매체를 선정할 때 유의할 점이 아닌 것은?

① 구입하기 쉬워야 한다. ② 교육 주제에 알맞아야 한다.
③ 학습자에게 적합해야 한다. ④ 유지비가 적게 들어야 한다.
⑤ 가격은 비싸도 좋다.

정답 및 해설

해설 매체선정시 유의사항
- 구입하기 쉽고 가격이 적절해야 함.
- 유지와 수선비가 적게 들어야 함.
- 학습자에게 적합한 방법이어야 함.
- 쉽게 사용할 수 있어야 하고 보관이나 운반하기 쉬워야 함.
- 교육 주제에 적당한 방법이어야 함.

정답 ⑤

29 떠오르는 생각을 말로 표현한 후 정리하면서 생각을 논리화하는 방법은?

① 분단 토의　② 버즈 토의　③ 브레인 스토밍
④ 집단 명목법　⑤ 델파이 기법

정답 및 해설

해설 브레인 스토밍 : 갑자기 떠오른 생각을 종이에 기록하거나 말로 표현한 후 정리하면서 생각을 논리화하는 방법

정답 ③

30 움직이는 과정을 보여주어 사실과 가장 가깝게 접근할 수 있고, 비용이 많이 드는 단점이 있는 보건교육 매체는?

① 모형　② 융판　③ 비디오
④ OHP　⑤ 슬라이드

정답 및 해설

해설 비디오
① 장점 : 움직이는 과정을 보여주어 사실과 가장 가깝게 접근 가능
학습자의 주의집중 지속 가능
필요 시 화면을 정지시키거나 되돌려 볼 수 있음.
② 단점 : 비용이 많이 들고 목적에 맞는 제작이 어려움.
사용하기 위한 시설, 기구를 갖추어야 함. 제작된 필름은 수정이 어려움.

정답 ③

31 유방 자가검진을 위한 교육 시 교육방법은?

① 모형　② OHP　③ 슬라이드
④ 실물화상기　⑤ 유인물

정답 및 해설

해설 모형
- 실물이나 실제 상황과 거의 비슷한 효과
- 교육 목적에 맞게 모형 제작 가능
- 반복적인 검사나 관찰 가능
- 운반할 수 있고 재사용 가능
- 쉽게 관심을 끌 수 있음.

정답 ①

32 학교 보건교육에 활용될 수 있는 교육방법으로 올바르게 연결된 것은?

① 연극적기법 – 상담, 질의응답, 게임
② 학생중심기법 – 현장실습, 시범, 회의
③ 집단적기법 – 자유토론, 문제해결방법
④ 자료중심기법 – 영화회, 슬라이드전, 비디오 상영
⑤ 교육자중심기법 – 집단토의, 개별연구, 컴퓨터 보조학습

정답 ③

33 교육보조자료 사용 목적이다. 옳지 않은 것은?

① 보조자료를 활용함으로써 목표도달이 어려워진다.
② 보조자료는 교육 대상자가 성취해야 할 학습목적과 동일할 때 효과가 크다.
③ 보조자료를 활용함으로써 학습이 보다 능률적으로 흥미있게 이루어질 수 있다.
④ 보조자료를 활용함으로써 교육 대상자의 경험의 폭을 넓혀 준다.
⑤ 보조자료를 선택할 때 이론지식, 이해 운용, 기술지도, 태도, 동기부여를 염두에 두고 결정하는 것이 바람직하다.

정답 ①

34 보건교육 자료로 팸플릿이나 포스터를 작성할 때 유의해야 할 사항은?

① 예술작품처럼 아름답게 만든다.
② 동색계열의 색을 주로 사용한다.
③ 포스터 그림은 사실 그대로 묘사하는 것이 좋다.
④ 되도록 많은 정보를 담기 위해 여백없이 지면을 활용한다.
⑤ 대상자의 연령, 성, 사회경제적 특성에 알맞은 것으로 한다.

정답 ⑤

35 순회이동 보건교육의 장점은?

① 지역별 보건정보센터의 운영
② 지역보건의료기관과의 제한적인 협조 가능
③ 보건교육 사각지역 인구에게 기회부여 가능의 저조
④ 필요한 시기, 장소, 내용으로 효율적인 보건교육 실시 불가능
⑤ 순회차량의 전국 순회로 보건전반에 대한 지역사회 주민의 관심유도 및 효과 제고

정답 ⑤

36 섬유직조 사업장 300명을 대상으로 진폐증 예방교육을 하려고 했는데 작업장 내 소음이 90dB이고, 3교대 근무라면 이때 작업장에서의 효율적인 홍보방법은 무엇인가?

① 융판 ② 모형 ③ 인쇄물
④ OHP ⑤ 실물

정답 및 해설

해설 인쇄물
① 장점 : 대상자가 이해하기 쉬운 언어로 표현
장소와 관계없이 활용 가능
대상자의 속도에 맞추어 교육이 가능
② 단점 : 제작에 시간이 걸림.
내용이 추상적으로 전달됨.
비개별적이고, 즉각 피드백을 받지 못함. 대상자 수가 많고, 교육장소의 소음이 심하므로 장소와 관계없이 사용할 수 있는 인쇄물을 사용하도록 함.

정답 ③

37 비만을 줄이기 위한 운동의 행동실천을 유도하는 데 효과적인 보건교육 방법은?

① 연극 ② 슬라이드 ③ 영화
④ 시범 ⑤ 강의

정답 ④

38 시연(Demonstration, 시범) 교육방식의 장점은?

① 교육대상자의 교육수준이 일정해야 한다.
② 참여자의 동기유발이 용이하고 흥미를 유발시킨다.
③ 다각적인 감각을 통하여 교육이 제한적이다.
④ 말이나 글로 교육하는 것이 더욱 분명해진다.
⑤ 시범자(교육자)는 전문기술과 전문지식을 지니고 있어야 한다.

정답 및 해설

해설 시범교육방법의 장점
① 시연회는 보건교육의 내용을 실천에 옮기는 데 효과적이다.
② 참여자의 동기유발이 용이하고 흥미를 유발시킨다.
③ 교육대상자의 교육수준이 일정하지 않아도 된다.
④ 말이나 글로 교육하는 것보다 실제교육에 있어서 더욱 분명해진다.
⑤ 피교육자가 각 단계별 교육 내용의 요점을 쉽게 파악할 수 있다.
⑥ 다각적인 감각을 통하여 교육을 폭넓게 실시할 수 있다.

정답 ②

39 휠체어를 탄 장애인이 카메라를 들고 지역 예술회관의 경사로 없는 계단을 촬영하여 다른 주민들에게 변화의 필요성을 느끼도록 하고 지역구 의원이 장애인 배려시설을 확충하도록 하였다면 이는 보건교육방법 중 무엇일까?

① 전시 ② 토론회 ③ 브레인스토밍
④ 포토보이스 ⑤ 디오라마

정답 및 해설

해설 포토보이스는 질적 연구의 한 방법으로, 지역사회 내에서 소외된 사람들이 사진이라는 매개체를 통하여 자신의 목소리와 경험을 드러내고 지역사회의 변화를 촉진하는 방법

정답 ④

40 k시에 급성감염병이 확산되고 있을 때 보건교육 방법은?

① 강의 ② 개별교육 ③ 그룹 토론회
④ 매스컴 ⑤ 브레인 스토밍

정답 ④

5장 분야별 보건 교육

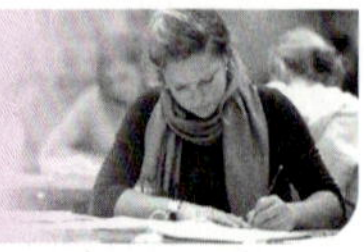

1. 건강생활실천 및 질병예방보건교육

1. 금연

1) 흡연으로 인한 주요 유해성분

① **타르** : 담배의 독특한 맛이며 담배연기를 통해 폐로 들어가 혈액에 스며들어 우리몸에 피해를 주며 표피세포를 파괴하고 만성염증을 일으킴

② **일산화탄소** : 연탄가스의 주요 성분이며 머리가 아프고 정신이 멍해짐

③ **니코틴** : 강력한 습관성 중독을 일으킴. 의학적으로 마약성분, 몸 밖으로 완전히 배출되는 데 3일 정도 걸림

2) 주요 질병

① **암** : 담배연기와 직접 접촉되는 장기(구강 · 식도 · 폐 · 기관지)의 암 중 90% 정도가 흡연에 의함

② **심혈관 질환** : 심근에 필요한 산소 소비량에 비하여 심근으로 보내는 산소공급량이 담배로 인해 줄어들어 심근에 산소부족 상태를 초래하기 때문에 이로 인해 심근허혈 상태가 되고 협심증, 심근경색 등의 증상이 나타나 심혈관계 질환에 걸릴 위험이 60~70% 더 높음.

③ **폐질환** : 담배속의 독성물질이 직접 폐포에 작용하여 폐포 벽에 신축성을 떨어뜨려 만성폐쇄성 폐질환을 유발하며, 20~30년간 담배를 계속 피우면 조금만 움직여도 숨이 찬 폐기종에 걸림

④ **구강질환** : 치주조직이 약화되어 치주염을 앓고 있고 치아의 색이 누렇게 변해 담배진으로 검은 태가 끼여 구강암으로 발전. 흡연자의 사망확률이 13배나 높음

3) 2차 흡연 : 타인이 피우는 담배연기를 간접적으로 마시게 되는 상태

4) 3차 흡연 : 실내 가구, 외벽 또는 카펫, 커튼과 같은 직물에 스며들어 흡연을 하고 있는 사람이 없더라도 특정 공간에서 담배연기의 위해성에 노출되는 것

2. 음주

1) 알코올이 신체에 미치는 영향

혈중 농도	음주량(소주 25도 기준)	신체에 미치는 효과
0.05%	소주 1~2잔	자극에 대한 반응 시간과 판단력의 경미한 감소, 부주의 해짐, 자제력이나 운동 조절 능력의 부분적인 상실
0.1%	소주 3~4잔	운동 조절 능력, 시각 능력, 판단력의 현저한 감소, 자제력의 이완
0.2%	소주 5~6잔	자제력, 명료한 사고 능력, 기억력의 현저한 상실, 근육 조절이 어려워짐
0.3%	소주 7~8잔	보거나 듣고, 거리를 판단하는 능력이 거의 없어짐, 거의 인사불성 상태에서 심신을 겨우 가눔
0.4%	소주 9~10잔	뇌가 거의 기능하지 않음, 계속 토하거나 소변을 볼 수 있음, 움직일 수 없음
0.5%	소주 11잔 이상	신체는 혼수 상태에 빠짐, 뇌가 체오닝나 호흡 조절을 할 수 없어 사망에 이를 수 있음

2) 주요 질병

① **암** : 구강암과 식도암의 경우는 음주량과 암의 발생 빈도가 비례. 간이나 다른 조직에 비해 구강 및 식도에는 유해산소를 중화시킬 수 있는 여러 가지 항산화제나 복구에 관여하는 효소들이 적어서 암이 쉽게 발생

② **만성 간질환** : 알코올성 지방간–알코올성 간염이나 간섬유화 – 알코올성 간경화증

③ **췌장 질환** : 알코올에 의한 간 기능의 약화로 췌장의 분해효소가 많이 분비되어 만성 췌장염으로 발전

④ **위장질환** : 헬리코박테리아를 갖고 있는 사람들이 음주를 많이 하면 위장의 정상 기능에 더욱 나쁜 영향을 미쳐 더 빨리 위염이나 위궤양으로 진전

⑤ **근골격계질환** : 장기간 만성적으로 음주를 할 경우 비타민 D의 대사장애로 칼슘의 흡수가 떨어지고 조골세포에 직접 손상을 주어 뼈가 약해짐. 특히, 뼈가 약한 노인이나 골다공증의 위험이 높은 폐경기가 지난 여성이 과음을 할 경우 술에 의한 영향이 더 크다

⑥ **알코올성 태아증후군(Fetal Alcohol Syndrome : FAS)** : 알코올에 의한 태반 혈관의 수축으로 영양분 공급 감소, 산소 공급 저하, 정상 발육에 필요한 비타민 A와 엽산의 저하 등이 나타남

3. 신체활동

1) 유산소 운동 : 걷기, 자전거 타기, 등산, 수영, 실내운동 등을 매일하는 것이 좋으며 20분 이상부터 체지방이 연소되므로 20분 이상 해야 함

2) 올바른 걷기운동 방법

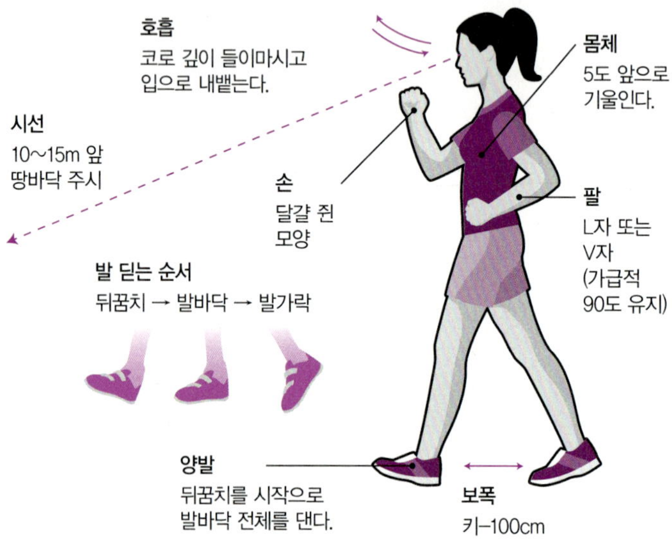

4. 스트레스

1) 주요 질병

① 우울증 : 스트레스를 받으면 초기에는 초조, 걱정, 근심 등의 불안증상이 발생하고 점차 우울증상이 나타남. 대부분의 경우 불안이나 우울증상은 일시적이며, 스트레스가 끝나면 사라짐

② 정신신체장애 : 정신 · 심리적인 요인에 의해 신체적인 질병이 발생하거나 악화될 수 있다는 것

③ 면역기능장애 : 장기간 스트레스로 인한 면역기능의 저하로 암으로 까지 발전

2) 스트레스 관리

① 즐거운 대화

② 카페인 자제

③ 규칙적인 식사와 균형적인 영양섭취

④ 적절한 수면
⑤ 규칙적인 운동

5. 고혈압

1) 진단 기준

혈압		수축기(mmHg)		이완기(mmHg)
정상		< 120	그리고	< 80
고혈압 전단계		120~139	또는	80~89
고혈압	1단계	140~159	또는	90~99
	2단계	≥ 160	또는	≥ 100

2) 혈압측정 방법

① 혈압측정 30분 전에는 담배를 피우거나 커피를 마시지 않기
② 발은 평평한 바닥에 디디고 의자에 등을 편하게 기대어 5분간 앉아 있기
③ 팔은 심장 높이 정도의 탁자 위에 올려놓기
④ 방광이 차지 않도록 화장실 다녀오기

3) 고혈압 관리방법

① 체중감소, 운동요법, 식이요법, 기타 건강습관 등
② 약물요법

6. 당뇨병

1) 진단 기준

공복혈당(mg/dL)	식후2시간 혈당(mg/dL)	진단
126 이상	200 이상	당뇨병
100~125 미만	140~199 미만	내당능 장애
99 이하	139 이하	정상

2) 증상

① 혈당이 높아지면 소변으로 당이 빠져나가게 되는데, 이때 포도당이 다량의 물을 끌고 나가기 때문에 소변양이 많아짐

② 당뇨병의 3대 증상은 다음(多飮), 다식(多食), 다뇨(多尿) 등

3) 종류

① **제1형 당뇨병** : 당뇨병의 2% 미만을 차지하며, 주로 소아에서 발생

② **제2형 당뇨병** : 당뇨병의 대부분을 차지하며, 40세 이후에 많이 발생, 칼로리 과잉섭취, 운동량 감소, 스트레스 증가에 노출되면 인슐린의 성능이 떨어져서 나타남. 제1형 당뇨병에 비해 임상증상이 뚜렷하지 않고 당뇨병의 가족력 영향

③ **임신성 당뇨** : 임신 중 처음 발견되었거나 임신의 시작과 동시에 생긴 당 조절 이상을 말하며, 임신 전 진단된 당뇨병과는 구분. 임산부의 2~3%가 발병하며, 대부분은 출산 후 정상. 당뇨병의 가족력이 있거나 거대아, 기형아, 사산아를 출산한 분만력이 있는 경우, 산모가 비만한 경우, 고혈압이 있거나 요당이 나오는 경우는 보통 임신 24~28주에 간단한 임신성 당뇨병 검사를 받아야 함

4) 관리방법

① **자가혈당측정** : 알코올 솜으로 채혈할 부위를 소독하고 채혈할 손을 약 10~15초간 심장보다 아래쪽으로 내리고, 손가락의 가장자리를 채혈침으로 찔러 피가 충분히 나오도록 손끝을 살짝 누르고 시험지 반응 부위에 충분한 양의 혈액을 떨어뜨린다.

② 식사요법

③ 운동요법

④ 약물요법

2. 생활터 별 보건교육

1. 지역사회의 정의

구 분	정 의
지역사회는 인간의 일상생활 활동의 장	• 집단 구성원의 공동적 요구 충족과 상호의존성에 의해서 이룩된 공식적 혹은 비공식적 집단체계(Goeppinger, Lassiter & Wilcox, 1982) • 개인들의 요구를 충족할 수 있는 곳(Wigley & Cook, 1975)
지역사회는 지리적인 경계선을 가짐	• 하나의 사회체계, 하나의 장소, 어떤 집단의 사람들(Harpper & Lambert, 1994)

구 분	정 의
지역사회는 인간의 집합체 각종 사회체계를 가짐	• 구성원의 삶에 어떤 중요한 특징적인 것을 서로 나누며 사는 사람들의 집합체 • 가치관이나 공공시설들을 서로 나누어 갖는 사람들의 모임(Thompson & Kinne, 1990) • 일정한 단위를 형성하고 있는 사람들 중 공통적인 생활을 취하고 있는 하나의 사회적 단위(Green & Anderson, 1986) • 지리학적 위치, 직업, 인종, 주택생태 등 최소한 한 가지 이상의 공통 특성을 공유한 집단 또는 사람들의 모임(Kathryn, Gardner, 1988)
세계보건기구(WHO, 1974)	• 지리적 경계 또는 공동가치와 관심에 의해 구분되는 사회집단으로 이들은 서로를 알고 상호작용하면서 특정 사회구조 내에서 기능하며, 규범 · 가치 · 사회제도를 창출 • 일정한 유형의 결속관계를 이룩하고 있는 인구집단, 서로 상호작용을 맺고 있는 인구 집단, 공통의 관심에 관하여 공동으로 기능하고 있는 인구집단

2. 지역사회의 분류

1) 구조적 지역사회

① 지역사회 주민들 간에 시간적 · 공간적인 관계에 의하여 모여진 공동체

② 집합체, 대면공동체(이웃, 가족, 교민회), 생태학적 문제의 공동체, 지정학적 공동체(시, 군, 면), 조직(병원, 보건소, 학교), 문제해결 공동체

2) 기능적 지역사회

① 어떤 것을 성취하는 데 도움이 되는 지역적 공감을 기반으로 한 집합체

② 단순한 지리적 경계보다는 목표성취라는 과업의 결과로 나타난 공동체

③ 요구공동체(불구아동 집단, 유산을 원하는 부인, 모자보건 대상 집단)

④ 자원공동체(강의 오염문제 해결 시 자원동원 가능 범위로 공동체를 형성하는 경우)

3) 감정적 지역사회

① 지역사회 감각/감성을 중심으로 모인 공동체

② **소속공동체** : 향우회, 동창회, 종친회 등

③ **특수흥미공동체** : 전문직 단체, 낚시회, 독서회, 산악회 등

3. 지역사회의 기능

1) 사회화 기능

① 지역사회가 공유하는 일반적 지식, 사회적 가치, 행동양상을 새로이 창출, 유지 및 전달하는 기능

② 구별된 생활양식을 터득하게 됨.

2) 사회통제의 기능

지역사회가 그 구성원에게 사회의 규범을 순응하게 하는 기능

3) 경제적인 기능

필요한 물자와 서비스를 생산, 분배 및 소비하는 과정과 관련된 기능

4) 사회통합 또는 참여의 기능

지역사회 유지를 위해 지역사회 결속력과 사기를 높이고 주민의 공동문제를 해결하기 위해 공동 노력하는 활동들이 포함됨.

5) 상부상조의 기능

경조사나 도움이 필요한 상황에 대해 서로 상호간에 지지, 조력해 주는 기능

3. 지역사회 건강현황 분석

1. 자료수집 방법

① 기존 자료 활용(2차적인 분석)

② 직접정보 수집

2. 자료수집 내용

1) 지역특성

특성	자료수집 내용
지리적 특성	• 지역사회 유형 : 도시, 농촌 등 • 면적 : 주민의 수와 지역 크기의 균형 비교 • 위치 : 격리 여부 • 가구 및 시설 분포 : 밀집 정도
지리적 특성	• 전반적 모습 및 분위기 : 지형관련 사고 유무 • 역사 및 발전상황, 기후에 의한 영향 • 지형의 특성 • 산업 및 관광자원의 기여도 • 지역사회 건강을 위한 시설 현황
인구학적 특성	• 인구통계 : 인구수, 연령별 · 성별 분포, 노인 · 학령기 · 영유아수 등 • 생정통계 : 출생률, 사망률, 평균결혼연령, 전 · 출입, 인구이동률, 자연 증가율 • 인구분포 양상 및 인구밀도 • 가족특성 • 분만상태 및 가족계획 실시상태
사회 문화적 특성	• 경제상태 : 취업인구분포, 연간 평균 수입, 물가동향, 엥겔지수 • 교육수준 : 교육수준 분포, 학교수, 낮은 교육수준과 경제력과의 관계 • 문화 및 관습: 지역의 행사, 가치관, 인식, 갈등, 정치적 입장 • 종교 • 오락 및 휴식
교통, 통신, 공공시설	• 공공 및 사적 교통수단 : 안전성, 사고율, 응급전달체계 • 공공 및 통신수단 : 전화 보급률, 신문 구독률, 라디오 및 TV 보급률, 게시판, 방송, 유용한 보건교육, 지역사회와 건강 프로그램과의 통신망, 의사결정 • 안전시설 : 소방서, 파출소, 대피장소, 예방시설

2) 건강수준

특성	자료수집 내용
사망 실태	성별, 연령별, 원인별 사망률, 영유아 사망률 등
질병이환 상태	급성질환 발생률, 감염병 유무, 만성질환 유병률, 잠재적인 건강문제를 가진 사람수, 풍토병 등
정신사회적 건강	스트레스원, 집단적 정신보건, 범죄 · 사고율 등
환경위생	식수형태, 하수처리, 쓰레기 처리방법, 공해, 환경오염원, 화장실 형태 등
건강행위	음주, 흡연율, 식습관, 질병치료 및 예방행위, 안전사고 대책, 스트레스, 보건사업 이용률, 건강관련 미신이나 관습, 어린이 성장 및 건강관리 등 개인위생관리 행태
건강상태 평가	체질 · 체력검사 결과, 건강검진 결과 이상률 등

3) 지역사회 자원

특성	자료수집 내용
인적자원	건강관련 인력의 종류 및 그들의 태도, 24시간 이용 가능성, 자원봉사 등
사회자원	양로원, 탁아소, 음식점, 휴식공간 등
정치자원	주민의 건강과 안정에 관련된 정부기관, 지방자치단체, 사립단체, 자원봉사단체 등의 활동과 연계성
유용한 보건자료	관공서의 기록(생정통계 · 사업보고서), 병원 및 학교, 산업장에서의 결석 및 결근기록, 간호 잡지나 공중보건 잡지 등
건강관련기관	공공 · 민간 의료시설의 종류와 수, 이용률, 응급 시 의뢰 및 이용 가능한 기관, 학교보건 내용 등

3. 지역사회 진단

1) 자료 분석

2) 지역사회 보건사업의 기준 및 지침 확인

- 보건진료소 : 직접 치료가능의 범위와 깊이를 파악, 치료에 사용할 수 있는 처치와 약품의 종류 및 범위를 확인
- 학교 : 학교보건 관리기준을 확인
- 산업장 : 산업안전보건법 · 동시행령 및 시행규칙, 산업체 내 각종 업무지침 및 기준 확인
- 보건소 건강증진실 : 건강증진관계 법령, 보건소 업무지침, 보건복지부 건강증진사업 지침, 지역요구 재조사를 확인

3) 지역사회 보건문제 진단

4) 지역사회 보건문제의 우선순위 설정

일반적으로 문제의 크기(빈도) 및 중요도(위중도), 해결가능성(비용, 기술, 인력), 사업의 효율성(경제적 가치, 인본주의적 가치) 등을 염두에 두어 점수화 (1~3점 까지 위중도별 부가점을 부여하여 총점을 구하고 이를 비교)

표 3-12 사업의 우선순위 설정 (예)

문제	상대적 중요도 (빈도×위중도)	사업의 효과	해결 가능성 (재원 · 기술 · 인력)	총점	순위
부적절한 쓰레기 처리	3×2	2	3	11	1
노인건강 지지체계 부족	2×1	2	1	5	3
단수로 인한 생활용수 부족	2×3	2	1	9	2

4. 지역사회 보건교육사업

1. 지역사회 보건교육의 목적

① **지식 습득** : 건강을 유지 · 증진하는 데 필요한 올바른 지식 이해
② **태도 함양** : 건강에 이로운 행동을 적절하게 취득
③ **능력 획득** : 보건의료서비스 이용이나 자기 건강관리 및 지역사회 활동을 조직할 수 있는 능력과 기술
④ **훈련** : 지속적인 효과를 갖기 위한 연속적 시행

2. 지역사회 보건교육의 기본 방향

(1) 기본 모델 및 원칙 : 지역사회 보건사업과 보건교육의 틀

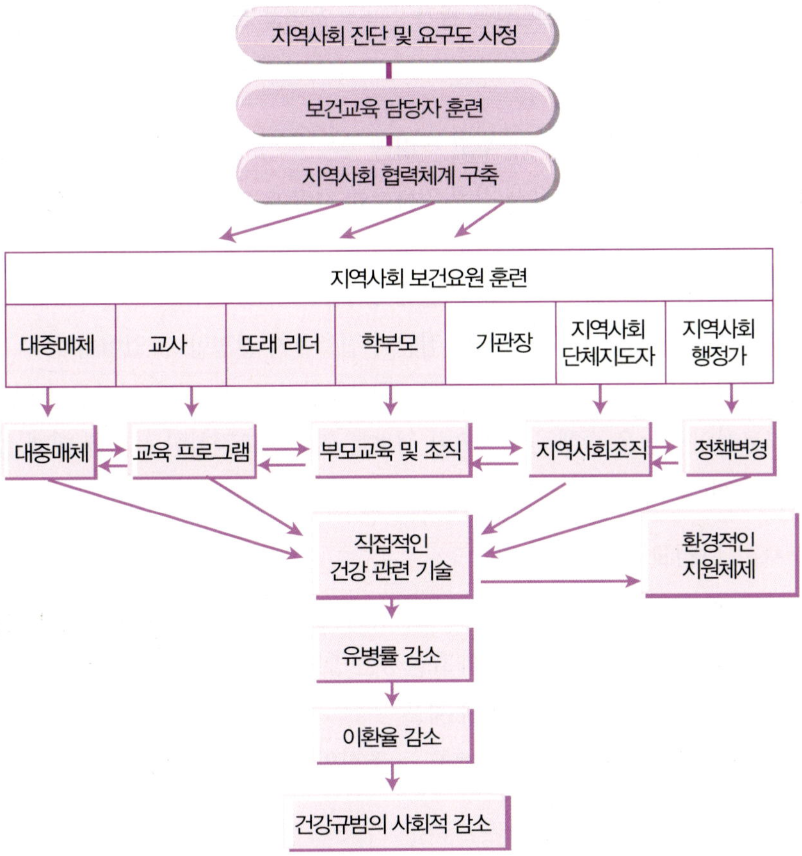

그림 3-10 지역사회 보건사업과 보건교육의 틀

(2) 지역사회보건교육 모델

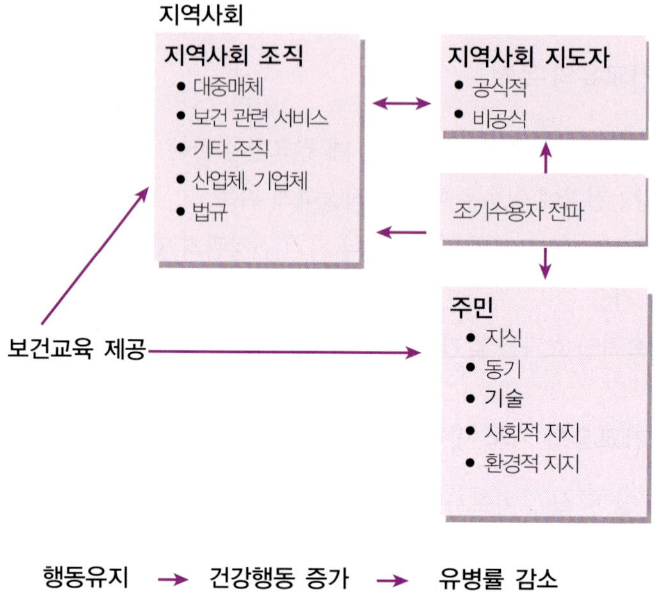

1) 지역사회 조직자의 역할

① 사람들의 의사결정을 지지해 주고 격려해 주는 촉진자

② 사람들의 인식을 변화시키기 위해 의사소통 기술을 적용할 수 있어야 함.

③ 지역사회 구성원과 이야기하면서 아이디어를 찾아낼 수 있어야 함.

④ 조직 지도자의 능력은 지역사회 개발에 필수

⑤ 전문가로서 정보를 찾아내고 어느 집단과 접촉할지 결정할 수 있어야 함.

⑥ 관료주의적인 정부가 비협조적, 혹은 정보가 복잡할 때, 집단 리더십이 없을 때, 연구자로서의 기능을 수행하여 필요한 정보를 획득하고 적합한 선택에 대해 설명할 수 있어야 함.

2) 지역사회 보건교육의 특성

① 주로 대중매체를 활용하는 집단 보건교육 수행, 불특정 다수에게 정보의 전달 가능, 매우 유용, 경제적임, 보건교육의 효율성은 증대

② 지역사회 조직, 지도자, 주민에게 제공

③ 산업체와 기업체에서 보건교육 제공 → 조직의 행동변화 → 지역사회 지도자가 주민에게 행동 변화의 방향 제시

④ 주민교육 → 정보의 조기수용자 → 교육내용 주민에게 전달 → 교육의 파급효과 기대

⑤ 조기수용자 → 지역사회 조직 지도자

⑥ **지역사회 보건교육의 목적** : 건강행동의 증가와 위험요인의 감소를 통해 유병률을 감소

3) 지역사회 보건교육 수행 기본원칙

① 건강증진 및 질병예방에 우선순위 둘 것

② 보건교육 계획은 지역사회 진단을 통한 실증적인 자료를 근거로 수립

③ 보건교육 계획은 지역사회 보건 프로그램의 일부로 포함하여 상호 조정해야 함.

④ 보건교육사업은 건강증진사업과 연계되어 추진되어야 함.

⑤ 지역주민의 적극적인 참여 유도

⑥ 보건소의 보건교육 전문인력 활용

⑦ 지역사회의 보건 관련 민간조직(건강생활실천협의회 등)의 적극적인 참여 유도

⑧ 지역사회 보건관련 공공조직(시 · 군 · 구청, 지방의회 등)의 행정지원 유도

표 3-13 지역사회 보건교육의 대상 및 내용

교육 대상	교육 내용
모아	• 가족계획, 피임법, 산전관리, 안전분만, 산후관리 • 예방접종, 영유아 발육성장, 소아질환, 수유 및 이유 • 치아관리, 사고예방, 시력보호 • 행동장애, 장애아관리
성인	• 개인위생, 평생건강관리, 건강증진 • 안전한 성생활, 임신과 출산, 가족계획 • 건강행동 : 금연, 폭음의 중단, 체중조절, 운동, 예방접종 • 구강보건, 정신건강 • 건강위험요인 : 스트레스, 약물남용, 불규칙한 식습관 • 비전염성 질환관리, 암에 대한 관리, 정기 건강검진 • 안전생활, 환경보건, 구충구서(방역)
노인	• 노화, 정기 건강검진, 치매예방, 노인성 질환 관리, 죽음 • 치아 관리, 치주염 예방, 변비 예방, 사고 예방, 우울증 • 신체의 움직임, 금연 · 금주, 스트레스 해소, 영양
군인	• 건강행태 개선 : 음주, 흡연, 체중관리 • 대사증후군 관리 • 정신건강 : 스트레스 관리, 자살 예방, 우울 예방
다문화 가정	• 여성과 자녀에 대한 건강관리

출처 : 김명 외, "보건교육 이론과 적용", 계축문화사, 2003. 최연희 외, "보건교육학" , 정담미디어, 2012.

5. 학교보건교육

1. 학교보건 (School health)

① 학교 구성원인 학생과 교직원의 건강을 유지 · 증진하는 것

② 학생과 교직원의 건강상태 평가, 예방접종, 응급처치 등 학교보건 대상자의 건강관리를 내용으로 하는 보건 서비스, 보건교육을 포함.

이것만은 꼭~!!

학교보건의 필요성

- 학교보건의 대상 인구는 전체 인구의 1/3~1/4
- 학교인구는 모든 가정 내에 다 포함되어 있음.
- 학생은 성장발달 시기이므로 교육의 효과가 높고 일생에 걸쳐 영향을 끼치며 질병을 조기에 발견함으로써 장애의 예방
- 학습효과가 높은 시기이므로 좋은 건강습관을 길러 주며 가족과 지역사회의 간접교육의 효과도 가짐.
- 전염에 대한 저항력이 약한 학령기의 집단 생활은 감염병 발생의 근원
- 학교는 지역사회의 중심적 역할
- 교직원은 그 지역사회의 지도적 입장에 있고 항상 보호자와 접촉하고 있으므로 교직원의 건강이 지역사회의 시범이 됨.
- 보건사업 수행에 유리한 조건을 학교가 가지고 있음.

2. 학교보건교육의 기본 방향

1) 국민건강증진종합계획

아동과 청소년을 대상으로 금연, 절주, 운동, 영양, 과체중과 비만, 에이즈 · 성병 및 혈액매개 감염병 관리, 정신보건, 구강보건, 학교보건 등 9가지 분야로 나누어 각각 구체적인 건강행동 개선 목표를 제시

2) 교육부의 보건과 교육과정 고시안

교육부는 보건과 교육과정의 학습내용을 일상생활과 건강, 질병 예방과 관리, 약물 오남용 및 흡연 · 음주 예방, 성과 건강, 정신 건강, 사회와 건강, 사고 예방과 응급 처치 등 각 영역별로 학교급별 연계 · 심화 구성체계를 이룸.

학교보건

학교보건행사 (School health service)

- 학생이나 교직원의 건강상태 평가(학교보건법 제7조)
- 건강평가 결과에 대한 학생, 교직원의 건강문제 파악 및 이에 대한 관련 인사와의 협의(13, 16, 17조)
- 질병 및 결함 교정(9, 14조)
- 학교 내 질병과 사고 예방, 예방접종(4, 10, 14조 2)
- 불시에 발생하는 질병이나 상해에 대한 응급처치(15조 등)
- 학교급식(학교급식법)

건전한 학교생활 환경조정 (healthful school living)

환경 및 안전관리
- 안전점검, 시설 · 설비관리(조명, 방음, 음용수, 화장실, 폐기물 처리 등)
- 교구관리(책상, 흑판, 체육용기 등)
- 환경위생검사, 청소미화, 음용수 관리

생활관리
- 학급편성, 시간편성, 통학관계, 휴식시간, 복장, 피로, 정신위생

학교보건교육 (School health education)

보건지도
- 보건관리와 병행하는 보건지도
- 교육과정 내 활동으로서 보건지도

보건학습
- 교과로서의 보건체육과의 학습
- 보건학습 특별활동

학교와 지역사회와의 관계 (relationship between the school and the community)

- 가정과 학교와 지역사회는 삼위일체로 서로 관련되어 있으므로, 지역사회 내 보건사업과 동일한 사업내용으로 전개되어야 한다.
- 학교인구란 어느 지역사회를 막론하고 지역주민의 약 20~30%를 차지하므로 학생 및 교직원의 보건조직 생활이 중심이 되어야 한다.

그림 3-11 학교보건

3) 학교보건법에 의한 교육관리자의 책무

① 교육 구청장, 시 · 군 교육장

- 학교 환경위생 정화구역의 설정 의무 : 감염병 예방과 학교보건을 위한 휴교 명령
- 정화구역 내 금지시설 및 행위에 대해 철거 또는 정화조치하도록 행정기관장에게 건의할 의무

② 서울특별시장, 광역시장, 도지사 : 학교 환경위생 정화구역 내의 금지행위 및 시설의 방지조치 의무

③ 학교 설립자, 경영자 : 학교 보건시설의 구비 의무

④ 학교장

- 학교 환경위생 및 식품위생의 유지 의무
- 건강검사실시 의무
- 등교중지
- 학생과 교직원의 보건관리 의무
- 등교중지와 휴교조치 : 제1급 감염병 환자(의사환자 · 사망자) 신고, 건강진단 및 예방접종과 예방조치)
- 학생의 보건관리
- 학생의 체력증진, 영양관리, 치료와 예방을 위한 지도의무 : 예방접종 완료 여부 검사 의무, 질병의 치료 및 예방에 대한 조치의무
- 교직원의 보건관리 : 질병의 치료, 근무조건의 개선 등 조치 의미
- 휴교의무

3. 학교 보건인력의 배치기준

① 18학급 이상의 초등학교 : 학교의사 1명, 학교약사 1명 및 보건교사 1명
18학급 미만의 초등학교 : 학교의사 또는 학교약사 중 1명을 두고, 보건교사 1명

② 9학급 이상의 중학교와 고등학교 : 학교의사 1명 학교약사 및 보건교사 1명
9학급 미만의 중학교와 고등학교 : 학교의사 또는 학교약사 중 1명과 보건교사 1명

③ 대학 이상의 단과대학을 두는 대학 : 사범대학 · 교육대학 · 전문대학에는 학교의사 1명 및 학교약사 1명

④ 기술학교 · 고등기술학교 · 공민학교 · 고등공민학교 · 특수학교 · 유치원 및 각종 학교 (제1호 내지 제3호에 규정된 해당학교에 준하여 학교의사 · 학교약사 · 보건교사)

* 위의 규정에 의한 학교의사 · 학교약사는 각각 그 면허가 있는 자 중에서 학교장이 위촉한다.

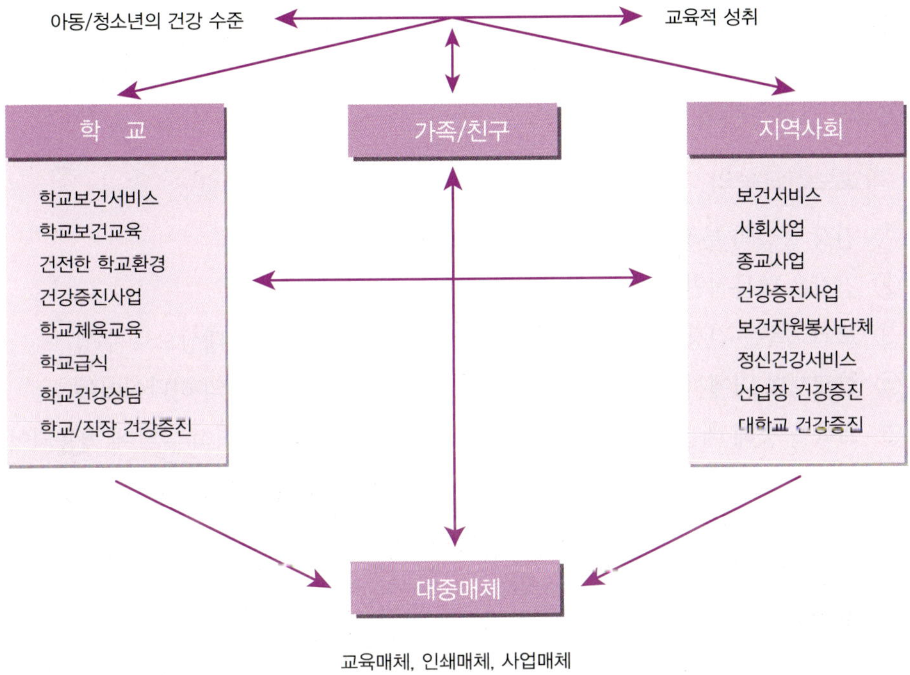

그림 3-12 학교 건강증진사업에 관한 Nader Model

4. 학교보건교육의 개념

미국의 학교보건교육용어제정위원회 : "개인이나 집단의 건강과 관련된 지식(knowledge), 태도(attitude), 행위(practice or behavior)에 영향을 미치도록 학습경험을 제공하는 과정"

① Kaplan : "학생 개인이나 학교 전체의 건강과 관련된 지식, 태도, 행위에 바람직한 영향을 주도록 학습경험을 제공하는 것

② Bruess 등 : "학생 개인과 집단의 흥미와 요구에 따라 그들의 지식과 태도에 영향을 주기 위해 학습경험을 제공하는 과정

5. 학교보건교육의 목표

① 건강의 본질을 파악
② 건강지식을 개발
③ 건강생활 설계의 능력을 만듦.
④ 건강생활을 실천시킴.

6. 학교보건교육계획

1) 학교보건교육의 기본 원칙

① 건강 양상의 부정적인 측면보다는 긍정적인 측면을 강조
② 건강은 학문적인 주제가 아니라 획득해야 하는 목표임.
③ 보건교육은 건강문제가 있는 학생뿐 아니라 정상인 아동을 대상으로 수행
④ 학교생활 내에서의 건강증진이 전체 학교 프로그램 목적 중의 하나이어야 함.
⑤ 교육을 통해 배운 경험들이 학생들의 생리적 · 심리적 · 사회적 발달에 적용되어야 함.
⑥ 교육은 아이들의 흥미, 욕구, 능력, 과거경험 등을 고려하여야 함.
⑦ 배움은 경험을 통해 이루어져야 하고, 참여와 실습 및 상황에 따른 재시도와 경험을 가질 수 있는 기회가 제공되어야 함.
⑧ 문제해결은 가장 효과적인 교육 상황 중 하나를 제공하지만, 그것이 피교육자에게 실제적인 상황이거나 의미 있는 중요한 문제일 때에만 효과적
⑨ 교육의 효과가 있으려면 모든 행동의 목적이 피교육자를 위한 성과의 측면에서 일일이 열거 되어야 하고 학생들에게 수긍되어야 함.
⑩ 교육적 행동들은 항상 피교육자의 실제적인 경험과 연관되어 있어야 함.
⑪ 학습 경험들은 학생들이 전체적인 경험 속에서 부분적 경험과의 관계를 알 때 효과적
⑫ 학생들이 다양한 새로운 경험을 일반화시키고 적용할 때 도움을 줄 수 있어야 함.
⑬ 통합된 경험들은 매우 효과적이고, 그렇게 통합된 학습만이 영구적으로 지속됨.
⑭ 이전 학습을 강화시키거나 기술 개발을 목적으로 할 때 반복이나 훈련이 필요
⑮ 학생들은 독특성과 개인차로 인해 각자의 방법으로 학습함. 따라서 보건교육 활동과 재료의 다양성이 필수적
⑯ 항상 부수적 학습이 동반되어 일어나므로 교사는 기회를 포착하여 각 학습 경험이 더 훌륭한 효과를 가져오도록 노력하여야 함.

⑰ 학교에서의 보건사업은 가정 및 지역사회에서의 생활과 통합되지 않는다면 충분한 효과를 기대할 수 없음.

2) 새 국민건강증진종합계획의 학생건강행동개선 목표

형태 영역	세부 목표
금연	• 흡연 개시 억제, 흡연율 감소 • 금연 인지율 향상 • 실내 간접흡연시간 감소 • 보건교육 내실화를 통한 건강한 학생 육성
절주	• 음주 개시 억제, 음주율 감소 • 폭음경험 감소, 음주관련 문제 감소
운동	• 규칙적인 중등도 신체활동 참여 증가 • 규칙적인 고강도 신체활동 참여 증가
영양	• 칼슘, 철, 비타민 A, 리보플라빈의 적정 섭취율 증가 • 나트륨 섭취 감소 • 과일/채소 섭취 권장량 섭취 인구 증가 • 주당 아침식사 섭취 2일 이상 인구 비율 증가
과체중과 비만	• 비만인구 비율 현 수준 유지 • 소아 비만인구 비율 현 수준 유지
에이즈/성병	• 에이즈 환자에 대한 부정적인 태도 개선 • 성교육 만족도 증가 • 적절한 성병 및 피임에 대한 지식 보유자 증가
정신보건	• 시 · 군 · 구 아동청소년 정신건강보건사업 수행체계 구축
구강보건	• 어린이 치아우식 경험률 감소 • 어린이 우식치아수 감소 • 구강보건실 설치비율 증가 • 어린이 점심식사 후 칫솔질 실천율 증가
학교보건	• 건강증진학교 네트워크 구축과 참여 학교를 10% 확보 • 질병, 위생, 사고 대응시스템 구축 • 학생 개인위생 실천율 증가 • 학생 영양 관련 문제(과체중, 비만, 빈혈 등) 감소 • 학생 자살률 감소

출처: 보건복지부. 새 국민건강증진종합계획(New Health Plan 2010), 2005.

3) 보건과 교육과정 : 중 · 고등학교 학교급별 연계 · 심화 구성체계

내용 영역	중학교 보건교육과정	고등학교 보건교육과정
1. 일상생활과 건강	① 건강의 이해 ② 생애주기와 건강 ③ 청소년과 건강 ④ 비만 예방과 건강한 습관 ⑤ 건강정보의 선택	①'~②' 건강과 삶의 질 ③' 건강관리를 위한 검사 ④' 비만 예방과 건강 ⑦ 혈압, 맥박 등 활력징후와 이상 증상
2. 질병 예방과 관리	① 질병의 발생과 예방 ② 신체 기관별 건강관리 ③ 생활 습관병 예방 ④ 감염성 질환 예방	②' 신체 기관별 건강관리 ③' 고혈압, 당뇨병, 뇌졸중, 암의 예방과 관리 ④' 감염병 예방과 관리
3. 약물 오남용 및 흡연 · 음주 예방	① 약물의 이해 ② 의약품의 올바른 사용 ③ 니코틴 중독과 흡연 예방 ④ 알코올 중독 예방	①' 약물 오남용과 중독 예방 ②' 의약품 관리와 사용법 ③' 흡연 폐해와 금연 이득 ④' 음주 폐해와 절주 이득
4. 성과 건강	① 신체변화와 성 욕구 조절 ② 성 심리 차이와 이성교제 ③ 건강한 성 생활 ④ 건강한 임신과 피임 ⑤ 성폭력과 성매매 예방 ⑥ 에이즈와 성인성 질환	①' 신체변화와 성 욕구 조절 ②' 성 역할, 자기결정권 ⑤' 성폭력과 성매매 예방 ⑥' 성인성 질환과 사회문화 ⑦ 사랑과 책임
5. 정신건강	① 정신건강 이해 ② 스트레스, 우울, 불안 관리 ③ 학교폭력, 분노 · 갈등 조절 ④ 행위 중독 예방 ⑤ 의사소통과 건강한 삶	①' 자아존중감 높이기 ②' 신경증 등 정신질환 이해 ③' 감정 표현과 폭력 예방 ⑤' 의사소통과 건강한 삶 ⑥' 신체상과 섭식 장애
6. 사회와 건강	① 또래 집단과 건강 ② 소수자 · 사회약자와 건강 ③ 의료기관 이용과 권리 ④ 건강과 환경	①' 가족 · 공동체 건강관리 ②' 헌혈, 골수 · 장기기증 등 나누는 건강 ③' 의료제도, 의료서비스 ④' 생활환경과 건강
7. 사고 예방과 응급처치	① 응급처치 의미, 일반 원칙 ② 간단한 응급처치 ③ 배밀어올리기법 (하임리히요법) ④ 구조호흡과 심폐소생술	①'~④' 응급처치와 심폐소생술 ⑤ 사고 · 손실 예방과 관리 ⑥ 환자 운반법

출처: 교육부, "보건과 교육과정 고시안", 2008.

6. 산업장 보건교육 프로그램

1. 산업보건의 이해

(1) 산업보건의 개념

국제노동기구(ILO)와 세계보건기구(WHO)의 공동위원회(1950)에서는 산업보건이란 '모든 직업에서 일하는 근로자들의 육체적 · 정신적 · 사회적 건강을 유지 증진시키며, 작업조건으로 인한 질병을 예방하고 건강에 유해한 취업을 방지하며 근로자를 생리적 · 심리적으로 적합한 작업환경에 배치하여 일하도록 하는 것' 이라고 정의함.

(2) 산업장 보건교육의 필요성

① 취업한 근로자는 건강관리가 체계적으로 시작되어야 하는 시기
② 입사부터 퇴사까지 오랜 시간 같은 환경에 노출되어 건강에 악영향을 미침.
③ 산업장 건강관리는 산업장의 생산성과 경제적 효과와 밀접
④ 안전과 보건교육은 밀접하게 상호 연관
⑤ 웰빙에 대한 인식과 건강 및 삶의 질에 대한 관심이 높아짐.
⑥ 보건교육의 효과가 입증되어 관심이 증대

이것만은 꼭~!!

산업보건사업의 권장 목표(ILO)

① 노동과 노동조건으로 인하여 일어날 수 있는 건강장애로부터 근로자를 보호하고 직업성 질병을 예방
② 채용 시 적정 배치함으로 작업능률과 재생산성을 확보
③ 근로자들의 정신적 · 육체적 적응을 도와 최적의 상태로 건강을 유지 및 증진

(3) 산업장 보건교육의 효과

① 안전사고의 발생이 감소된다.
② 질병과 사고로 인한 결근율이 감소된다.
③ 질병과 사고로 인한 이직률이 감소된다.

④ 질병과 사고로 인한 의료비 지출이 감소된다.

⑤ 업무능률과 생산성 향상으로 경제적 이익이 증가된다.

⑥ 산업장 스트레스와 비만 등 건강증진 위험 요인을 줄인다.

⑦ 건강한 직장 분위기 조성에 기여한다.

(4) 산업장 보건교육의 내용

1) 산업장 안전보건교육 시간규정

① 사업 내 안전 · 보건교육

<table>
<tr><th>교육과정</th><th colspan="2">교육대상</th><th>교육시간</th></tr>
<tr><td rowspan="4">정기 교육</td><td colspan="2">사무직 종사 근로자</td><td>매분기 3시간 이상</td></tr>
<tr><td rowspan="2">사무직 종사 근로자 외의 근로자</td><td>판매업무에 직접 종사하는 근로자</td><td>매분기 3시간 이상</td></tr>
<tr><td>판매업무에 직접 종사하는 근로자 외의 근로자</td><td>매분기 6시간 이상</td></tr>
<tr><td colspan="2">관리감독자의 지위에 있는 근로자</td><td>연간 16시간 이상</td></tr>
<tr><td rowspan="2">채용 시의 교육</td><td colspan="2">일용근로자</td><td>1시간 이상</td></tr>
<tr><td colspan="2">일용근로자를 제외한 근로자</td><td>8시간 이상</td></tr>
<tr><td rowspan="2">작업내용 변경 시의 교육</td><td colspan="2">일용근로자</td><td>1시간 이상</td></tr>
<tr><td colspan="2">일용근로자를 제외한 근로자</td><td>2시간 이상</td></tr>
<tr><td rowspan="2">특별교육</td><td colspan="2">별표 5 제1호 라목 각 호의 어느 하나에 해당하는 작업에 종사하는 일용근로자(제40호 제외 → 8시간 이상)</td><td>2시간 이상</td></tr>
<tr><td colspan="2">별표 5 제1호 라목 각 호의 어느 하나에 해당하는 작업에 종사하는 일용근로자를 제외한 근로자</td><td>– 16시간 이상(최초 작업에 종사하기 전 4시간 이상 실시하고 12시간은 3개월 이내에서 분할하여 실시가능)
– 단기간 작업 또는 간헐적 작업인 경우에는 2시간 이상</td></tr>
<tr><td>건설업
기초안전 · 보건교육</td><td colspan="2">건설 일용근로자</td><td>4시간</td></tr>
</table>

※상시 근로자 50인 미만의 도매업과 숙박 및 음식점업은 다음 표의 가목부터 라목까지의 규정에도 불구하고 해당교육 과정별 교육시간의 2분의 1이상을 실시해야 함.

② 안전보건관리책임자 등에 대한 교육 (제29조 제2항 관련)

교육 대상	교육시간	
	신규교육	보수교육
가. 안전보건관리책임자	6시간 이상	6시간 이상
나. 안전관리자, 안전관리전문기관의 종사자	34시간 이상	24시간 이상
다. 보건관리자, 보건관리전문기관의 종사자	34시간 이상	24시간 이상
라. 건설재해예방전문지도기관의 종사자	34시간 이상	24시간 이상
마. 석면조사기관의 종사자	34시간 이상	24시간 이상
바. 안전보건관리담당자	–	8시간 이상
사. 안전검사기관, 자율안전검사기관의 종사자	34시간 이상	24시간 이상

③ 검사원 성능검사 교육(제131조 제2항 관련)

교육과정	교육대상	교육시간
성능검사 교육	–	28시간 이상

④ 특수형태근로종사자에 대한 안전보건교육(제95조제1항 관련)

교육과정	교육시간
가. 최초 노무제공 시 교육	2시간 이상(단기간 작업 또는 간헐적 작업에 노무를 제공하는 경우에는 1시간 이상 실시하고, 특별교육을 실시한 경우는 면제)
나. 특별교육	16시간 이상(최초 작업에 종사하기 전 4시간 이상 실시하고 12시간은 3개월 이내에서 분할하여 실시가능)
	단기간 작업 또는 간헐적 작업인 경우에는 2시간 이상

2) 산업장 안전보건교육 내용

교육시기	교육대상	교육내용
채용 시 작업내용 변경 시	모든 업종 근로자	• 기계 · 기구의 위험성과 작업의 순서 및 동선에 관한 사항 • 작업 개시 전 점검에 관한 사항 • 정리정돈 및 청소에 관한 사항 • 사고 발생 시 긴급조치에 관한 사항 • 산업보건 및 직업병 예방에 관한 사항 • 물질안전보건자료에 관한 사항 • 직무스트레스 예방 및 관리에 관한 사항 • 「산업안전보건법」 및 일반관리에 관한 사항

(계속)

정기적	모든 업종 근로자	• 산업안전 및 사고 예방에 관한 사항 • 산업보건 및 직업병 예방에 관한 사항 • 건강증진 및 질병 예방에 관한 사항 • 유해 · 위험 작업환경 관리에 관한 사항 • 「산업안전보건법」 및 일반관리에 관한 사항 • 직무스트레스 예방 및 관리에 관한 사항 • 산업재해보상보험제도에 관한 사항
정기적	모든 업종 관리감독자	• 작업공정의 유해 · 위험과 재해 예방대책에 관한 사항 • 표준안전작업방법 및 지도 요령에 관한 사항 • 관리감독자의 역할과 임무에 관한 사항 • 산업보건 및 직업병 예방에 관한 사항 • 유해 · 위험 작업환경 관리에 관한 사항 • 「산업안전보건법」 및 일반관리에 관한 사항 • 직무스트레스 예방 및 관리에 관한 사항 • 산재보상보험제도에 관한 사항 • 안전보건교육능력배양에 관한 사항 – 현장 근로자 외의 의사소통능력 향상, 강의능력향상, 기타 안전보건교육 능력 배양 등에 관한 사항

3) 산업장 건강진단 결과 구분

순위		내용
A		건강상 사후관리가 필요 없는 자(건강자)
C	C_1	직업성 질환으로 진전될 우려가 있어 추적 관찰이 필요한 자(요관찰자)
	C_2	일반 질병으로 진전될 우려가 있어 추적관찰이 필요한 자(요관찰자)
D	D_1	직업성 질환의 소견을 보여서 사후관리가 필요한 자(직업병 유소견자)
	D_2	일반 질병의 소견을 보여 사후관리가 필요한 자(일반질병 유소견자)
R		일반 건강진단에서의 질환 의심자, 2차 건강진단 대상자

* 특수건강진단 선택검사항목 추가검사 대상임을 통보하였으나 당해 근로자의 퇴직 등으로 당해검사가 이루어지지 않아 건강관리 구분을 판정할 수 없는 근로자에 대해서는 "U"로 분류함.

* 요관찰자 : 질환의 우려가 있어 예방적 차원에서 관찰이 필요한 자

(5) 산업장 보건교육 프로그램 개발

보건교육 프로그램을 개발하기 위하여 활용되는 기초 자료로는 건강검진자료, 결근율, 이직원인, 병가, 안전사고 관련 통계 등이 있다.

① 대상자별 보건교육 요구도 사정

② 대상자별 보건교육 주제와 목표 계획 수립

③ 대상자별 보건교육 수행

④ 대상자별 보건교육 평가

(6) 직업적으로 유해한 요인

① **생물학적 요인** : 박테리아, 곰팡이, 곤충, 기생충, 동물, 식물, 오염된 음식과 물, 처리되지 않은 하수 등

② **화학적 요인** : 연기, 먼지, 가스, 액체, 증기, 솔벤트, 납, 미립자, 분무된 미세립자

③ **물리적 요인** : 잡음, 소음, 열, 추위, 압력, 진동, 방사(전자장과 이온화)

④ **인간환경적 요인** : 피로, 단순함, 지루함, 일의 느림, 비현실적 기준, 혼돈스럽고 불공평한 지도자, 저임금, 윤리적 딜레마, 밀폐공간, 밀집된 공간

(7) 산업장 보건교육 시 유의사항

① 근로자의 건강요구를 정확히 사정한다.

② 보건교육의 우선순위와 목표를 명확하게 제시한다.

③ 보건교육에 대한 흥미를 유발하고 적극적인 참여를 유도한다.

④ 대상자의 반응을 살피며 교육을 진행한다.

⑤ 교육 프로그램 진행 시기의 장애요인(회사사정, 구조적인 문제)에 대처한다.

⑥ 근로자 개개인의 건강상 비밀을 유지한다.

7. 의료기관 보건교육 프로그램

1. 의료기관 보건교육의 개념

① 의료기관은 대상자가 일상생활의 불편을 호소하며 통증을 겪는 과정에 건강문제를 해결하기 위하여 찾는 기관이므로 상황마다 보건교육의 중요성이 강조

② 질병발생 원인의 54%가 생활습관으로 인한 것이므로 건강문제의 원인이 되는 기관과 장기의 병적인 상태를 치료하였다면 올바른 생활습관으로 질병이 재발하지 않도록 교육

③ 의료기관에서는 환자, 환자보호자, 질병위험군 및 예방이 필요한 사람을 대상으로 생명을 구하는 것부터 질병의 단계에 따른 특정관리방법이나 질병 예방적 차원을 교육

④ 특정 질병으로 기관의 손상이 발생하였으므로 병의 진행을 막고, 장애를 최소화하는 것이 중요

⑤ 의료기관에서는 경제적 측면에서도 병상회전율을 높이고 있는데, 이러한 측면에서도 효과적인 서비스 제공으로 질병으로부터 회복시키고 재발하지 않도록 돕는 것이 중요

2. 의료기관 보건교육의 필요성

① 환자의 신체적 · 정신적 상태뿐만 아니라 경제적 · 사회적 상태에도 영향을 미침.
② 입원환자와 간병을 하는 보호자가 중심
③ 질병군별 보건교육이 가능
④ 외래를 방문하는 내원자와 환자보호자 및 지역사회 주민을 대상 – 질병 예방과 관리 및 최신지견을 교육
⑤ 고혈압, 당뇨, 관절염, 만성폐질환, 파킨슨씨 병, 장기 투석자, 암 발병자, 재발위험자, 만성적 질환 등 질병의 치유뿐만 아니라 건강증진과 예방에 관한 교육을 지속적으로 수행–지역사회 주민, 노인, 때로는 모성과 아동을 위한 특별 보건교육 프로그램을 기획하는 서비스를 제공

3. 의료기관 보건교육의 효과

① 의료비 지출을 감소시킨다.
② 입원일수를 줄인다.
③ 질병으로부터의 고통과 불편을 줄인다.
④ 질병에 효율적으로 대처한다.
⑤ 질병의 예후에 바람직한 영향을 준다.
⑥ 질병의 합병증을 줄인다.
⑦ 건강생활습관을 익힌다.

4. 의료기관 보건교육 프로그램 개발

① **대상자별 보건교육 요구도 사정** : 의료기관의 진료기록, 의료기관 이용실태, 병원 내 의료인 및 병원종사자의 의견 등을 고려. 보건교육에 영향을 미치는 요인을 고려할 필요

- **물리적 요인** : 나이, 성, 질병상태, 감각계 손상(청각, 시각, 미각, 감각), 정신상태
- **정신적 요인** : 사회적 환경, 직업, 경제적 안정, 과거 교육 정도, 교육태도, 정신적 건강
- **인지적 요소** : 발달수준, 교육 정도, 대화력, 언어력, 읽기능력, 문제해결능력, 학습유형
- **환경적 요소** : 가정환경, 이미지, 가족관계, 보호자 능력

② 대상자별 보건교육 목표 계획 수립
③ 대상자별 보건교육방법
④ 대상자별 보건교육 평가

5. 의료기관 보건교육 시 유의할 사항

① 질병 상태에 따라 보건교육 요구 사정
② 질병의 예후에 대한 정보 전달에 신중
③ 질병 치료와 회복의 과정에 개인차를 고려
④ 질병발생의 요인에 대한 개인차를 고려

8. 인구집단 보건교육

1. 영 · 유아기

① 건강관련 특성
- 영유아보육법에서는 보육시설에서 보육하는 영유아에 대한 건강검진을 1년에 한 번 이상 하도록 규정
- 유치원 아동의 경우에도 신체발달 상황과 건강검진을 포함하는 건강검사를 하도록 규정
- 황달, 습진(태열, 아토피성 피부염), 땀띠, 아구창, 구토, 변비 등이 발생하고, 각종 감염병을 예방하기 위한 예방접종이 필요한 시기

② 접근방법
- 근육이 발달하여 움직임이 많아지고 사람의 발달주기에서 가장 빠른 신체적 성장시기이며, 언어를 습득하기 시작하므로 기본적인 상호작용이 가능

③ 보건교육방법
- 개인교육게임, 실습, 모의실험 등

④ 건강관리의 목표
- 선천성 기형의 조기발견, 치료
- 정상적인 성장과 발달유지
- 감염병예방을 위한 예방접종 실시
- 건강한 생활습관 유도

2. 학령기

① 건강관련 특성

- 각종 사고의 위험이 큰 시기이며, 주요 질병으로는 감염병, 폐렴 및 기관지염, 결핵 등이 있으며 선천성 이상으로 인한 질병 및 장애가 발생

② 접근방법

- 건강한 생활습관과 건강행동이 결정되는 중요한 시기로 어느 때보다 보건교육이 필요

③ 보건교육방법

- 개인교육강의, 전체토의게임, 시범, 모의실험, 협동학습

④ 건강관리의 목표

- 올바른 식습관, 규칙적인 운동 등 건강한 생활습관 유도
- 학교생활과 사회적응을 위한 지속적인 성장과 발달
- 원활한 학교생활과 교외활동 촉진

3. 청소년기

① 건강관련 특성

- 청소년기는 급속한 신체적 변화에 따라 정서, 자아, 대인관계, 이성에 대한 태도와 행동에 변화를 갖는 단계
- 급속한 신체의 외형적 성장과 호르몬의 변화에 의한 생식능력의 획득이다.

② 접근방법

- 또래집단을 통해 흡연, 음주, 약물남용, 폭력, 성문제, 각종 중독 등의 문제에 노출되고, 이때 형성된 생활습관은 성인기 건강에 중요한 영향

③ 보건교육방법

- 개인교육강의, 전체토의, 실습, 협동학습, 문제기반학습, 프로젝트학습

④ 건강관리의 목표

- 급속한 신체 변화에 적응
- 금연, 금주 등 건강한 생활습관 유도
- 올바른 성의식 고취

4. 청년기

① 건강관련 특성

- 생리적 기능을 기준으로 청년기(20세~39세)와 장년기(40세~64세)로 구분
- 청년기는 일생 중 가장 활력이 넘치고 활동적인 시기
- 가정과 사회에서 중추적인 역할을 하게 되면서 스트레스와 불규칙한 식사, 운동 부족 등으로 체지방이 증가

② 접근방법

- 학습자들이 가지고 있는 사고와 기술을 재 편성하는 과정
- 부모로부터 독립과 결혼을 하게 되면 부부와 부모의 역할 등 새로운 역할에 대한 적응이 필요한 시기
- 술, 담배, 약물 등의 건강하지 못한 행동이 발생할 수 있고, 이전 시기에 형성된 건강생활습관에 따라 건강위험요인에 노출이 심함

③ 보건교육방법

- 개인교육강의, 원탁식 토의, 분임토의, 문제기반 학습, 프로젝트학습

④ 건강관리의 목표

- 스트레스 관리, 올바른 식습관, 규칙적인 운동 등 유도
- 건강생활실천으로 질병예방 및 건강증진
- 질병의 조기 발견 및 치료를 통한 만성질환의 최소화

5. 장년기

① 건강관련 특성

- 신체적 능력과 건강이 감퇴되기 시작하는데, 신진대사 활동이 둔화되고 허리둘레와 체중이 증가하며, 질병에 대한 저항력이 약해질 뿐만 아니라 질병에서 회복되는 데 소요되는 시간도 늘어남
- 사회적으로도 성취감보다는 신체의 노화와 은퇴에 대한 불안감에 무기력해지기 쉬운 시기로 경제적 압박, 소외감 등

② 접근방법

- 장년기부터 사망률 및 의료이용률이 서서히 증가하기 시작
- 40세 중반을 고비로 체력과 운동능력이 감소하고, 암, 당뇨병, 고혈압, 심뇌혈관질환 등 만성질환이 나타나기 시작

- 중년기 후반의 사람들은 건강이 나빠지고 죽음이 갑자기 다가올 수도 있다는 사실을 깨닫고, 그에 따라 의식적이든 무의식적이든 자신의 생활을 변화

③ 보건교육방법

- 개인교육강의, 원탁식 토의, 분임토의, 문제기반 학습, 프로젝트학습

④ 건강관리의 목표

- 갱년기, 폐경기 등 신체변화에 적응
- 만성질환의 최소화

6. 노년기

① 건강관련 특성

- 신체 능력과 감각 · 지각 능력이 쇠퇴하여 의존성이 증가
- 사회생활로부터 은퇴가 시작되고 경제력 상실, 건강 상실, 배우자 상실 등을 경험
- 2개 이상의 만성질환을 가지고 있고, 우울증 등 정신질환의 발생 가능성이 증가
- 소외와 고립감을 느끼면서 우울감이 발생

② 접근방법

- 도전적인 상황보다는 노인들에게 학습에 대한 용기를 주고 그들로 하여금 긍정적 기대감, 자신감을 갖도록 함
- 노인 혼자 해결하기 어려운 경우가 많기 때문에 가족이나 보호자를 보건교육 대상에 포함
- 현재의 건강상태를 유지하게 하는 것
- 정기적으로 건강수준을 파악하여 질병이 발생하였다면 개인별 맞춤형 서비스를 제공하여 더 심각해지지 않도록 하거나 재발되지 않도록 함

③ 보건교육방법

- 개인교육강의, 시범, 문제기반학습

④ 건강관리의 목표

- 우울증 극복으로 정신건강 향상
- 만성질환에 대한 장애발생 최소화

5장 분야별 보건교육 출제예상문제 및 해설

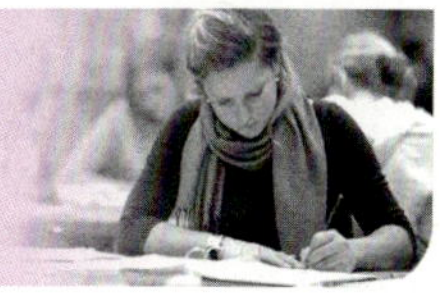

01 보건교육 대상 가운데 가장 효율적이고 파급효과가 큰 대상자는?

① 학교
② 지역주민
③ 산업장
④ 기숙사 집단
⑤ 병원

정답 및 해설

해설 보건교육을 통하여 학생시절에 형성된 건강에 이로운 생활양식은 일생 동안 지속되는 경향이 있다. 그러므로 투자에 비하여 결과에 따르는 효율성이 크고, 학생 인구는 전체 인구의 약 20%를 차지하므로 학생으로 인하여 가정에 파급되는 효과는 그 나라 전체 인구에 영향을 미칠 수 있다는 점에서 학교가 보건교육 대상자로서 가장 효율적이고 파급효과가 크다.

정답 ①

02 지역사회를 대상으로 한 보건교육에 대해 바르게 설명한 것은 어느 것인가?

① 주로 질병예방에 초점을 두어야 한다.
② 보건소 사업을 홍보하는 것이 가장 중요하다.
③ 주민의 질병 치료에 도움이 되는지가 평가의 기준이 된다.
④ 지역사회에서 이루어지는 보건교육은 주로 정규교육 형태이다.
⑤ 주민 스스로 건강을 관리할 수 있는 능력을 길러주므로 중요성을 가진다.

정답 및 해설

해설 보건교육의 초점은 주민 스스로의 건강관리 능력을 기르는 데 있다.

정답 ⑤

03 지역사회에서 보건교육사의 역할로 옳은 것은?

① 사회적 관계와 조직을 통하여 전체 인구집단을 대상으로 한 보건교육이 이루어질 수 있도록 한다.

② 주민들이 스스로 필요에 의해 참여, 문제해결을 해 나가도록 하고 보건교육사는 조직을 앞서서 이끌어 가는 지도자 역할을 한다.

③ 지역사회의 참여를 촉진하기 위하여 건강증진 캠페인을 위한 소위원회에 지역의 명사들을 주로 참여하게 한다.

④ 지역사회를 변화시키기 위해 보건교육사가 옳다고 생각하는 주제의 보건교육을 하여 지역사회의 힘을 북돋운다.

⑤ 건강과 관련된 법이나 규정은 국회의원과 시의원이 만드는 것이므로 보건교육사는 지역사회를 계몽할 교육에 초점을 둔다.

정답 및 해설

해설 지역사회의 참여를 촉진하기 위해 주민을 조직하는 것이므로 소위원회에 주민이 참여해야 한다.
지역사회의 힘을 북돋워야 하므로 그들이 스스로 하게 돕고, 보건교육사는 필요할 때 도움이 되어 준다.
지역사회의 보건교육은 주민의 실질적인 요구에 맞추어 해야 한다.
보건교육사는 법이나 규정이 건강에 도움이 되도록 변경시키는 활동을 한다.

정답 ①

04 지역사회 조직 활동에 주민참여를 조장하기 위해 필요한 사항은?

① 주민들에게 계획하고 있는 활동에 관한 정보를 계속 제공한다.

② 계획에 대한 정보를 알리지 않고 도움을 요청하지 않는다.

③ 문제제의는 간접적으로 한다.

④ 모임은 지도자들이 참여할 수 있는 날짜와 시간을 위주로 결정한다.

⑤ 계획에 대한 것은 대표 지도자들끼리만 알고 있도록 한다.

정답 ①

05 지역사회 조직활동의 특징이다. 옳지 않은 것은?

① 자발적인 조직으로 구성한다.
② 자주적 민간조직 활동이 이루어지도록 한다.
③ 종합적 생활 개선 합리화를 도모한다.
④ 기존 조직을 최대한 활용한다.
⑤ 개인이나 지역주민보다는 정부가 중심이 되어야 한다.

정답 ⑤

06 지역사회 보건사업 및 보건교육의 가장 기본적인 사항을 고른다면?

① 지역사회 진단 및 요구도 사정
② 보건교육생 교육훈련
③ 지역사회 협력체제 확산
④ 건강규범의 사회적 확산
⑤ 지역사회 진단 및 예산배분

정답 ①

07 지역사회 주민에게 포괄적이고 계속적인 보건 서비스를 제공하기 위해 실시해야 하는 보건 활동은?

① 추후 관리
② 건강관리실의 설치
③ 우선 순위 결정
④ 보건교육
⑤ 목표 설정

정답 및 해설

해설 개인이나 집단의 건강과 관련된 행동의 변화가 나타나도록 계획적이며, 계속적인 보건서비스를 제공할 수 있는 것은 보건교육임.

정답 ④

08 지역주민의 보건교육을 계획하고 있다. 우선적으로 해야 하는 것은?

① 대상자의 건강문제를 파악한다.
② 대상자의 교육요구가 무엇인지 사정한다.
③ 다른 의료요원들과 함께 보건교육에 대해 의논한다.
④ 이용할 수 있는 교육자원이 있는지 파악한다.
⑤ 기관의 철학 및 목표 등을 사정한다.

정답 및 해설

해설 가장 우선적으로 사정을 해야 할 사항은 대상자의 요구가 무엇인지 사정하는 것이다. 그 다음 다른 사항들을 사정하여야 한다.

정답 ②

09 지역주민들을 대상으로 보건교육에 대한 요구사정 시 적절하지 못한 것은?

① 대상자 및 가족들과 대화를 한다.
② 대상자를 대표하는 초점 그룹(focus group)과 모임을 갖고 자유롭게 토론한다.
③ 대상자들의 건강행위를 관찰한다.
④ 대상자의 자가보고서나 의료기록지를 분석한다.
⑤ 보건교육 프로그램의 계획 및 평가를 실시한다.

정답 및 해설

해설 보건교육 요구사정 방법으로 면접, 초점 그룹, 자가보고서, 시험, 관찰, 환자의 의료기록지 등을 사용할 수 있다.

정답 ⑤

10 다음과 같은 지역사회 보건교육사업의 기본원리는?

> "보건교육의 최종 효과는 주민의 건강증진이나 가정의 행복 등으로 표현될 수 있겠으나, 1차적으로 달성할 수 있는 구체적인 목표는 지식수준, 태도 그리고 행위의 변화이다."

① 사업주제 선택과 결정에 대한 타당성 수립
② 사업의 연속성 또는 지속성
③ 실증적인 자료의 이용
④ 사업의 기대효과 설정
⑤ 사업의 평가

정답 및 해설

해설 지역사회 보건교육 사업계획 수립의 기본원리 중 사업의 기대효과 설정에 대한 내용이다.

정답 ④

11 보건소 영유아실에 내소한 자 모두를 대상으로 보건교육을 실시하고자 한다. 학습지도안 작성 시 학습목표 기술방법으로 가장 중요한 것은 무엇인가?

① 교육한 경험을 최대한 살려서 기술한다.
② 어머니가 터득하게 될 행동용어로 기술한다.
③ 보건교육사가 수행할 활동을 기술한다.
④ 어머니의 지식수준 평가를 측정 기술한다.
⑤ 보건소 내 이용할 수 있는 자원을 반드시 염두에 두고 학습지도안을 작성한다.

정답 및 해설

해설 학습목표는 학습자에게 교육 후 어떤 변화를 얼마나 기대하느냐 하는 구체적인 것이 되어야 교육 후 평가할 수 있으므로 학습자 중심의 구체적인 학습목표 설정이 되어야 한다.

정답 ②

12 초등학교 보건교사가 4학년 학생들을 대상으로 흡연예방교육을 계획하고 있다. 제일 먼저 검토해야 할 요소는?

① 부모의 연령
② 신체적 건강상태
③ 학업성취도
④ 가족의 경제적 상태
⑤ 부모의 흡연 여부

정답 및 해설

해설 흡연은 일단 습관화되면 교정하기 어렵고 청소년기에는 담배로 인한 유해신체반응 및 질병발생이 적어서 금연에 대한 동기부여가 약하기 때문에 시작하기 전 예방교육을 실시하는 것이 보다 효과적이고 효율적이다.

정답 ⑤

13 보건교육에 있어 가정단위의 교실운영이 갖는 내용으로 잘못된 것은?

① 가족은 구성원의 건강문제를 예방하고 교정하려는 힘이 크다.
② 가족의 개별적 건강문제는 서로 상호 관련성이 많은 편이다.
③ 가족은 환경으로서 가족 구성원에게 결정적 영향력을 갖는다.
④ 가족의 특성을 이용한 가정단위 집단교육은 매우 효과적이다.
⑤ 가족단위의 보건교육은 파급효과가 작은 편이다.

정답 ⑤

14 지역사회에서 보건교육이 필요한 시기를 결정하는 데 고려되는 사항은?

① 지역의 건강문제를 해결하기 위해 서로 도움이 필요없을 때
② 지역의 건강문제가 특정한 사람들에게 영향을 미칠 때
③ 지역사회의 특정 사람에 국한하여 문제가 발생하였을 때
④ 지역의 건강문제 해결을 위해 많은 사람의 협조가 요구될 때
⑤ 지역사회의 건강문제 해결을 위해 생활습관을 바꿀 필요가 없을 때

정답 ④

15 학교보건의 목적으로 볼 수 없는 것은?

① 건강관리
② 질병예방
③ 건강보호
④ 보건수업
⑤ 건강유지

정답 및 해설

해설 학교보건의 목적 : 건강관리, 질병예방, 건강보호 · 유지 · 증진 능력을 갖추도록 하는 데 있다.

정답 ④

16 교실의 운영 계획 중 잘못된 것은?

① 같은 일에 관심을 가지고 있는 사람들을 모으는 것이 우선 중요하다.
② 학습 인원은 10~ 16명이 가장 이상적이다.
③ 내용 설정에 있어서 피교육자 대표 혹은 전원과 충분한 상담을 한 후에 학급 계획의 내용에 맞는 것을 선택하는 것이 좋다.
④ 학급활동은 반드시 교재를 준비한다는 것을 염두에 두어야 한다.
⑤ 각각 다른 분야에 관심이 있는 사람들을 모아 참여율을 높인다.

정답 ⑤

17 보건교육에 있어 학교에서의 학급활동이 갖는 내용으로 맞지 않는 것은?

① 학교에서 이루어지지만 학부모의 공동참여가 필요하다.
② 학동기의 건강상태는 생애 전 과정 중 매우 중요한 시기이다.
③ 학생, 교사 및 지역사회까지 포함할 수 있어 효율성이 높다.
④ 부모교육을 돕는 유용한 방법으로 가정방문과 가족상담이 적용된다.
⑤ 교사가 보건교육의 주 대상이 되므로 교직원들을 대상으로 집중교육을 실시한다.

정답 ⑤

18 학교교사의 환경위생 기준이 아닌 것은?

① 온도 18도 이상 28도 이하　② 냉방 시 26도 이하일 것
③ 교실조명 300룩스 이상　④ 비교습도 30% 이상 80% 이하
⑤ 소음은 55dB 이하

정답 및 해설

해설 실내온도는 18도 이상 28도 이하, 난방온도는 18도 이상 20도 이하, 냉방온도는 26도 이상 28도 이하, 비교습도 30% 이상 80% 이하

정답 ②

19 학교보건사업 내용 중 옳지 않은 것은?

① 성교육 포함　② 약물예방교육 실시
③ 올바른 생활습관 형성 교육　④ 자살예방 상담 및 예방교육
⑤ 학교 교직원 건강관리 미포함

정답 및 해설

해설 학교보건법 13조에 따라 건강검사 결과에 따라 교직원에 대한 질병치료와 근무여건 개선 등 필요한 조치를 하여야 한다.

정답 ⑤

20 학생들의 건강검진 대상자가 아닌 것은?

① 초 1　② 초 4　③ 중 1
④ 고 1　⑤ 대학생 1

정답 및 해설

해설 건강검진 대상자는 초 1, 초 4, 중 1, 고 1 이고 신체발달 상황검사는 키, 몸무게, 비만도이다.

정답 ⑤

21 산업장 보건교육에 대한 설명으로 잘못된 것은?

① 산업장 근로자들은 위험한 화학물질, 위험한 기계, 스트레스가 많은 상황에 노출되기 쉽다.
② 산업장에서의 보건교육은 근로자들이 어떻게 그들 자신을 위험요인으로부터 지킬 것인지에 관하여만 교육한다.
③ 산업장 근로자의 건강문제는 크게 직업성 질병과 일반 질병으로 인한 문제가 있다.
④ 특정 직업군이 일반 인구보다 질병 발생률이 높음을 나타내는 자료도 많다.
⑤ 오늘날 많은 산업장의 보건교육은 산업안전보건법과 연관된다.

정답 및 해설

해설 산업장에서의 보건교육 : 근로자들이 위험요인으로부터 자신을 지키는 방법과 스스로 건강을 유지 · 증진할 수 있는 능력을 배양하도록 도와주는 것이다.

정답 ②

22 산업장의 일반 건강관리 측면에서 강조한 내용으로 볼 수 없는 것은?

① 건강에 대한 개념
② 직업병 예방
③ 충분한 수면
④ 스트레스의 관리
⑤ 구강보건의 필요성

정답 및 해설

해설 일반 건강관리 측면 : 체력보강의 방법, 바람직한 식생활, 적절한 운동의 효과, 건강에 대한 개념, 건강증진의 필요성, 노동적응력의 향상, 성인병 예방을 위한 식이요법, 생활양식의 개선, 충분한 수면, 음주가 미치는 영향, 구강보건의 필요성, 스트레스의 관리

정답 ②

23 다음 중 산업장에서 알코올 중독에 대한 보건교육 실시전략에 대한 설명으로 올바른 것은?

① 근로자가 협조를 하지 않으면 벌칙을 준다.
② 근로자의 재활보다 해고를 강조한다.
③ 알코올 중독을 도덕적 문제가 아닌 의료적 문제로 보고 접근한다.
④ 필요한 경우 의무기록을 공개한다.
⑤ 알코올 중독은 완치가 되지 않는 만성질병으로 인식한다.

정답 및 해설

해설

알코올 중독자의 보건교육 실시전략

- 의무기록의 비밀보장 유지
- 건강보험 적용
- 알코올 남용을 도덕적 문제가 아닌 의료적 문제로 보고 접근
- 근로자가 협조하지 않더라도 벌칙은 주지 않음.
- 알코올 중독을 성공적으로 치료될 수 있는 질병으로 인식

정답 ③

24 산업보건의 목표에 대한 기술이 아닌 것은?

① 작업장 내 유해물질로부터 근로자의 건강보호
② 근로자의 육체적 · 정신적 · 사회적 안녕 증진
③ 사고와 상해, 업무관련 질환의 최소화
④ 산업장 또는 기타 설비 근처에서 1차 보건의료 서비스를 근로자와 가족에게 제공
⑤ 직업병에 관한 사항은 교육이 아닌 치료의 개념으로 접근

정답 ⑤

25 우리나라 산업재해의 특성으로 옳지 않은 것은 ?

① 산재 발생 상황은 광업이 제조업에 비해 높으며, 규모가 적을수록 높아 50인 이하 산업장의 경우 200인 이상의 산업장에 비해 약 2배의 산업재해가 일어난다.
② 산업재해의 원인은 부주의가 가장 높고 다음이 안전작업 미숙이다.
③ 상해의 부위별 특성은 손이 가장 많고 다음이 발이다.
④ 상해의 종류는 골절상이 가장 많고, 시간적으로는 오전 11시~12시, 오후 2~3시가 많다.
⑤ 하인리히의 학설에 따르면 사고의 88%가 불가항력으로 비율이 가장 높다.

정답 ⑤

26 건강증진을 위한 전반적 지역사회 전략에서 숫자의 강조는 어떤 요인인가?

① 역학적 특성
② 사회직 측면
③ 경제적 여건
④ 정치적 조건
⑤ 사회적 규범

정답 및 해설

해설 건강증진을 위한 전반적 지역사회 전략에서 사회적 규범의 강화는 사회적 측면을, 구매능력과 세금의 힘은 경제적 여건을, 숫자의 강조는 역학적 특성을 만들어 준다.

정답 ①

27 산업보건에서 보건교육에 대한 설명으로 적합하지 않은 것은?

① 작업으로 초래될 수 있는 건강장애와 질병
② 작업환경 측정 유해인자의 종류와 유해정도, 대처방안
③ 생활습관의 개선과 일반 질병의 관리방법
④ 응급환자 발생 시 대처방법
⑤ 비정기적 안전교육 및 훈련 실시

정답 ⑤

28 보건행태 진단에 대한 설명으로 알맞은 내용은?

① 현대사회의 특성을 가진 지역사회일수록 그 지역사회의 건강문제는 보건행태와 밀접한 관계를 가진다.

② 주민들의 일상생활에서 건강과 관련된 행태의 특성은 앞으로 그 중요성이 점점 줄어든다.

③ 전통사회의 건강문제는 그 특성상 보건행태와 밀접한 관계를 맺지 못하였다.

④ 보건교육의 단기적 목적은 집단주민의 행태를 변화시키는 데 있다.

⑤ 지역사회 보건교육 사업을 위한 진단내용은 과거 질병발생 현황에 있다.

정답 및 해설

해설 전통사회에서의 건강문제는 보건행태와 밀접한 관계를 가진다.
지역사회의 사정에 있어서 보건행태의 진단 내용 : 보건정보 구독, 질병예방 행태, 건강위험 행태, 개인위생 관리행태, 건강에 대한 일반적 태도, 보건의료기관 시설 및 인력접촉, 환경위생 관리행태 등이 있다.

정답 ①

29 산업보건에서 보건교육에 대한 올바른 설명은?

① 소비적인 활동이다.

② 건강한 작업환경 유지가 가능하다.

③ 근로자의 건강증진과 안전보장은 불가능하다.

④ 생산성과는 상관없이 건강증진과 근로자의 안전을 보장한다.

⑤ 산업장의 위험요소가 많기 때문에 보건교육을 통한 건강증진은 무리다.

정답 및 해설

해설 산업보건에서 보건교육은 근로자의 건강을 증진하고 안전을 보장하며 생산성을 제고하고 이들의 삶의 질 향상에 기여한다는 점에서 그 중요성을 찾을 수 있다. 산업장의 작업환경 및 조건들은 근로자의 건강과 안전에 큰 영향을 미치는 산업 생산성과 직결되므로 건강에 이로운 작업환경 유지와 근로자의 건강향상을 위한 보건교육은 생산적인 투자라고 할 수 있다.

정답 ②

30 병원 환자의 보건교육모형에서 의학모형과 교육모형의 차이를 올바르게 설명하고 있는 것은?

① 교육모형은 병리상태의 치유에 초점을 둔다.
② 의학모형은 질병보다 건강에 더 관심을 둔다.
③ 교육모형은 질병의 치료보다 환자의 행동변화에 초점을 둔다.
④ 의학모형은 환자를 적극적인 수혜자로 간주하고 역할을 배분한다.
⑤ 의학모형은 환자의 행동변화와 건강증진에 초점을 둔다.

정답 및 해설

해설 교육모형은 질병의 치료보다 환자의 행동변화에 초점을 두는 반면, 의학모형은 건강보다는 질병에 더 관심을 둔다.

정답 ③

31 보건교육사가 환자보건교육 수행원칙에서 고려해야 할 것은?

① 각각의 전문적인 의료인의 기술이 필요하다.
② 개별교육 시 교육의 질보다는 방법에 중점을 두어야 한다.
③ 효과적, 교육적, 행위적 전략보다는 교육방법이 필요하다.
④ 환자의 행동과 장애요인보다 환자의 지식수준을 파악하는 것이 우선이다.
⑤ 환자교육 시 환자들이 알아야할 지식보다는 취해야 할 행동에 초점을 맞추어야 한다.

정답 및 해설

해설 단체교육보다는 개별교육이 효과적이고 개별교육 시 방법보다는 교육의 질에 중점을 두어야 한다. 의료인들간의 효과적인 기술협력이 필요하다.

정답 ⑤

32 학교, 병원, 직장, 마트, 복지관, 노인정, 어린이집 등을 중심으로 하는 보건교육은?

① 지역사회 협력 중심 ② 생활 터 중심 ③ 참여 중심
④ 문화적 중심 ⑤ 사회적 거리 중심

정답 및 해설

해설 최근의 보건교육은 학교, 병원, 직장, 마트, 복지관, 노인정, 어린이집 등을 포함하는 생활 터별로 확대하고 있다.

정답 ②

33 특정기간의 세대에 특정건강위험요소에 대해 이 집단을 추적하는 연구 방법은?

① 사회적 연구 ② 상관성 연구 ③ 실험적 연구
④ 분산분석 연구 ⑤ 코호트 연구

정답 및 해설

해설 코호트 연구는 같은 세대에 태어난 특정집단의 코호트(집단, cohort)를 계속 추적해 가면서 연구하는 방법이다.

정답 ⑤

34 WHO에서 발표한 대사증후군 진단기준이 아닌 것은?

① 고혈압 ② 고혈당 ③ 중성지방
④ 허리둘레 ⑤ 엉덩이 둘레

정답 및 해설

해설 대사증후군 진단기준
허리둘레, 중성지방, 고혈압, 고혈당, 고밀도지단백콜레스테롤

정답 ⑤

35 당뇨병에 대한 설명은?

① 우리나라는 제1형이 제2형보다 적다.
② 임신성 당뇨는 가임기 때에도 일어난다.
③ 제1형은 바이러스나 기타 요인에 의해 생긴다.
④ 제2형은 유아나 소아에게 많은 소아당뇨이다.
⑤ 제1형은 인슐린 비의존형이고 제2형은 인슐린 의존형이다.

정답 및 해설

해설 우리나라는 제2형이 80% 이상을 차지한다.
임신성 당뇨는 임신과 더불어 발생한다.
제2형은 바이러스나 기타 요인에 의해 생긴다.
제1형은 유아나 소아에게 많은 소아당뇨이다.
제1형은 인슐린 의존형이고, 제2형은 인슐린 비의존형이다.

정답 ①

36 고령사회는 65세 이상 인구가 전체인구의 얼마인가?

① 7% ② 14% ③ 16%
④ 20% ⑤ 25%

정답 및 해설

해설 고령화 사회는 7%이상, 고령사회는 14%이상, 초고령사회는 20%이상이다.

정답 ②

37 K도시의 영아사망률을 감소시키기 위한 가장 중요한 서비스는?

① 임산부의 분만교육
② 의료시설의 위생 서비스
③ 영아의 영양개선 교육 서비스
④ 임산부에 대한 산전관리 서비스
⑤ 영아 예방접종 교육 서비스

정답 및 해설

해설 임산부에 대한 산전관리 서비스는 임신 중 모성을 대상으로 모성 및 태아의 건강을 유지하고 증진하기 위한 지도와 검사를 받도록 하는 것으로 영아 사망률을 줄이는 가장 효과적인 방법이다.

정답 ④

38 고령사회의 기준으로 가장 알맞은 것은?

① 노인 인구 구성비 ② 건강보험료 ③ 노령화 지수
④ 평균수명 ⑤ 건강수명

정답 및 해설

해설 고령사회는 총 인구 중 65세 이상 인구가 14% 이상인 사회로 즉 노인 인구 구성비를 기준으로 구분한다.

정답 ①

39 국민건강증진법에 의한 담배에 포함된 발암성 물질은?

① 타르 ② 카드뮴 ③ 일산화탄소
④ 니코틴 ⑤ 이산화탄소

정답 및 해설

해설 국민건강증진법 제9조의2
담배에 포함된 발암성 물질
나프틸 아민, 니켈, 벤젠, 비닐 크롤라이드, 비소, 카드뮴

정답 ②

40 직업병의 정의는?

① 직장에서 발생하는 질병
② 근로자에게 발생하는 모든 질병
③ 직장에 근무하는 동안 발생하는 질병
④ 직업을 가진 사람에게서 발생하는 질병
⑤ 근로자들이 직업에 종사함으로써 발생하는 질병

정답 및 해설

해설 직업병은 근로자들이 그 직업에 종사함으로써 발생하는 질병이다.

정답 ⑤

41 감염병 전파예방 방법이 아닌 것은?

① 병원소 제거 ② 전염력 감소 ③ 병원소 격리
④ 환경위생 관리 ⑤ 병원소와 병원체 결합

정답 및 해설

해설 병원소 제거, 전염력 감소, 병원소 격리, 환경위생 관리-청결유지와 소독

정답 ⑤

42 환자보건교육의 장애요인이 아닌 것은?

① 보건교육사의 자질, 가치관, 교육적 능력부족
② 보건교육사의 회의적 인식, 부정적 태도와 인식
③ 보건교육사의 행정자원 부족, 경제적 부담
④ 보건교육 과정의 체계적 전략부족
⑤ 시간적, 공간적 접근의 용이

정답 및 해설

해설 환자보건교육의 장애요인
- 교육적 준비 부족 : 교육 전문가의 자질, 가치관, 교육적 능력부족
- 전문가의 교육적 태도 : 회의적 인식, 부정적 태도와 인식
- 환경의 제약 : 근무일정, 활동공간, 교육자원 부족, 행정자원 부족, 경제적 부담
- 전략 부족 : 보건교육 과정의 활성화, 체계적 전략 부족

정답 ⑤

43 생애주기별 보건교육을 실시할 때의 장점이 아닌 것은?

① 보건교육을 위한 적절한 시기를 파악
② 각 특성에 따른 다양한 보건교육을 제공
③ 개인별 맞춤형 보건교육 프로그램을 기획
④ 보건행동이론을 근거로 하는 보건프로그램 활용
⑤ 성장과 발달학적 측면보다는 보건교육 주제에 맞도록 계획 가능

정답 및 해설

해설 생애주기별 보건교육의 이점
- 적절한 보건교육 시기 파악
- 특성에 따른 다양한 보건교육 제공
- 개인별 맞춤형 보건교육 프로그램 기획
- 생애주기에 따른 보건행동이론을 적용하면 더욱 효과적

정답 ⑤

44 금연교육을 위한 가장 적합한 연령은?

① 사회 초년생　② 대학교 신입생　③ 고등학생
④ 중학생　⑤ 초등학교 고학년생

정답 ⑤

45 1차 보건의료에 대한 설명이 아닌 것은?

① 2차 보건의료와 3차 보건의료에 대한 반의적인 개념이다.
② 1차 보건의료는 적극적인 참여를 전제로 실제적인 측면이 강하다.
③ 1차 보건의료는 UN총회와 Alma–Ata회의에서 제시
④ 1차 보건의료의 조건은 지역사회의 수용과 주민의 적극적인 참여
⑤ 1차 > 2차 > 3차의 개념으로 보건의료체계를 가진다.

정답 및 해설

해설 1차 보건의료는 2차 보건의료와 3차 보건의료의 보완적인 보건의료다. 따라서, 1차, 2차, 3차 보건의료는 상호 보완적이고 연계적인 의미를 지닌다.

정답 ①

46 노인보건에 관한 지수가 아닌 것은?

① 노령화 지수 = (65세 이상 인구수/ 15세 미만 인구수) × 100
② 노령인구 지수 = (65세 이상 인구수/ 15–64세 인구수)× 100
③ 노인인구비 = (65세 이상 인구수/ 총 인구수)× 100
④ 연소인구 지수 = (생산연령인구/ 연소인구) × 100
⑤ 부양인구 지수 = (연소인구수/ 노년인구수) × 100

정답 및 해설

해설 부양인구 지수 = (연소인구+노년인구)/생산연령인구 × 100

정답 ⑤

47 환자대상 보건교육의 특징은?

① 병원입장에서는 재원일수 단축으로 경제적 손실
② 환자는 치료과정에 적극적으로 참여
③ 주로 금연, 절주, 운동교실로 구성
④ 의료인으로부터 지식 전달
⑤ 1,2차 예방활동 중심

정답 및 해설

해설 병원에서 환자대상 보건교육은 2,3차 예방교육이고 지식 전달보다는 환자 중심 교육이고 질병관리 내용으로 보건교육을 한다.

정답 ②

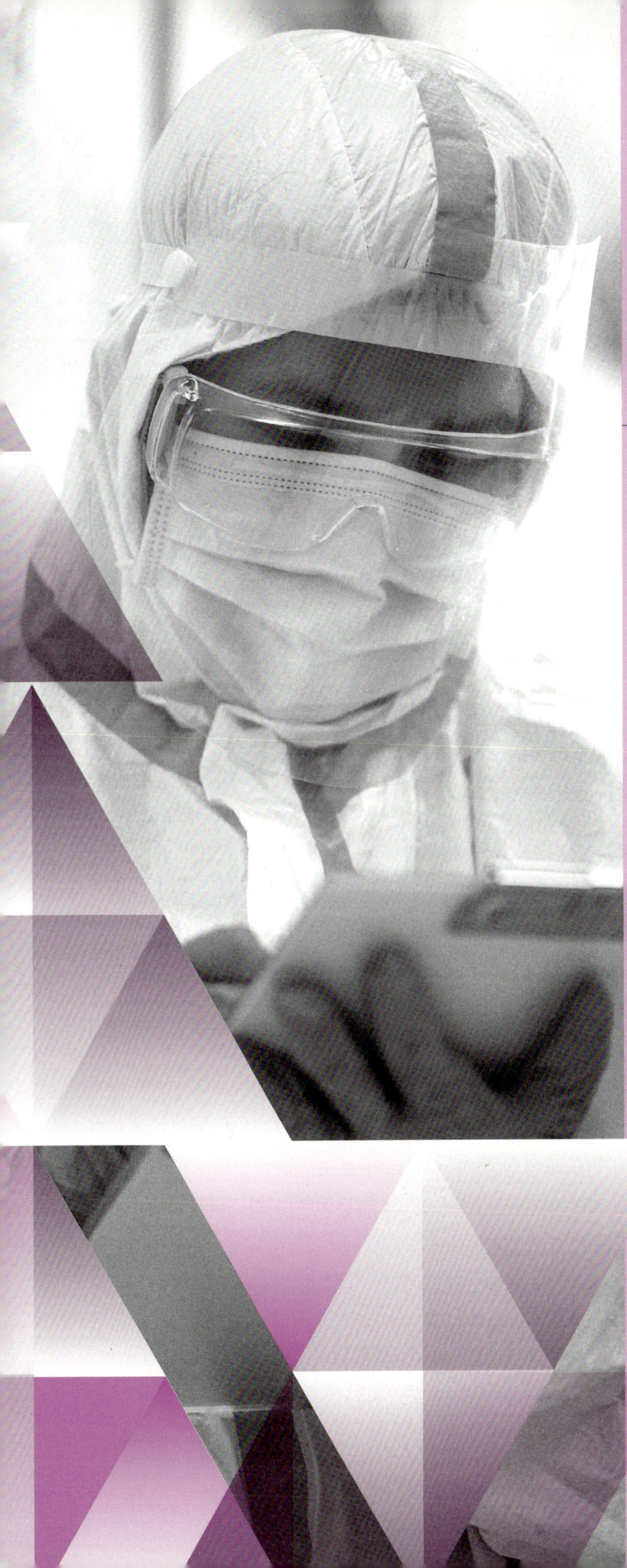

제4과목

Health
medical law

보건의료법규

part 4
보건의료법규

1장 의료법

1. 총 칙

(1) 의료법의 목적 (법 제1조)

모든 국민이 수준 높은 의료혜택을 받을 수 있도록 국민의료에 필요한 사항을 규정함으로써 국민의 건강을 보호하고 증진하기 위함.

(2) 의료인의 종별과 임무 (법 제2조)

1) 의료인 : 보건복지부장관의 면허를 받은 의사·치과의사·한의사·조산사·간호사(5종)
2) 의사 : 의료와 보건지도
3) 치과의사 : 치과의료 및 구강보건지도
4) 한의사 : 한방의료와 한방보건지도
5) 조산사 : 조산과 임부·해산부·산욕부 및 신생아에 대한 보건과 양호지도
6) 간호사 : 요양을 위한 간호, 진료보조, 보건활동 등
   ① 환자의 간호요구에 대한 관찰, 자료수집, 간호판단 및 요양을 위한 간호
   ② 의사, 치과의사, 한의사의 지도하에 시행하는 진료의 보조
   ③ 간호 요구자에 대한 교육·상담 및 건강증진을 위한 활동의 기획과 수행
   ④ 간호조무사가 수행하는 업무보조에 대한 지도
   ⑤ 그 밖의 대통령령(제2조)으로 정하는 보건활동
   ※ 그밖의 대통령령이 정하는 보건활동(영 제2조)
   ①「농어촌 등 보건의료를 위한 특별조치법」(제19조)에 의한 보건진료전담공무원으로서의 보건활동

② 「모자보건법」(제10조 제1항)의 규정에 의한 모자보건전문가가 행하는 모자보건 및 가족계획활동
③ 「결핵예방법」(제18조)에 따른 보건활동
④ 그 밖의 법령에 의한 간호사로서의 보건활동

(3) 의료기관의 정의·구분 및 시설(법 제3조)

1) 의료기관 : 의료인이 공중 또는 특정 다수인을 위하여 의료·조산(助産)의 업을 행하는 곳으로 이를 의료업(醫療業)이라고 한다.

2) 의료기관의 구분 : 의원급 의료기관, 조산원, 병원급 의료기관. 〈개정 2020. 3. 4〉

① **의원급 의료기관** : 의사, 치과의사 또는 한의사가 주로 외래환자를 대상으로 각각 그 의료행위를 하는 의료기관으로서 그 종류는 다음과 같다.
- 의원
- 치과의원
- 한의원

② **조산원** : 조산사가 조산과 임산부 및 신생아를 대상으로 보건활동과 교육·상담을 하는 의료기관을 말한다.

③ **병원급 의료기관** : 의사, 치과의사 또는 한의사가 주로 입원환자를 대상으로 의료행위를 하는 의료기관으로서 그 종류는 다음과 같다.
- 병원
- 치과병원
- 한방병원
- 요양병원, 「장애인복지법」 제58조제1항제4호에 따른 의료재활시설로서 제3조의2의 요건을 갖춘 의료기관을 포함한다. 이하 같다)
- 정신병원
- 종합병원

3) 의료기관 시설

① **종합병원(법 제3조의3)**
- 성격 : 설치된 진료과목마다 전속하는 의료인으로 전문의(專門醫)를 두어야 한다.
- 요건 : 100개 이상의 병상을 갖출 것
  ㉠ 100병상 이상 300병상 이하인 경우 : 내과·외과·소아청소년과·산부인과 중 3

개 진료과목, 영상의학과, 마취통증의학과와 진단검사의학과 또는 병리과를 포함한 7개 이상의 진료과목을 갖출 것

㉡ 300병상을 초과하는 경우 : 내과, 외과, 소아청소년과, 산부인과, 영상의학과, 마취통증의학과, 진단검사의학과 또는 병리과, 정신건강의학과 및 치과를 포함한 9개 이상의 진료과목을 갖출 것

- 특징

㉠ 종합병원은 위에 제시된 필수진료과목 외에 필요하면 추가로 진료과목을 설치·운영할 수 있다.

㉡ 추가된 진료과목에 대하여는 해당 의료기관에 전속하지 아니한 전문의를 둘 수 있다.

② 병원(법 제3조의2)

- 병원, 한방병원은 30개 이상의 병상을 시설 갖출 것
- 치과병원은 입원시설 제한 없음.
- 요양병원은 장기입원이 필요한 환자를 대상으로 의료행위를 하기 위한 요양병상을 설치하여야 한다.

③ 상급종합병원(법 제3조의4)

- 상급병원은 3년마다 평가를 실시하여 재지정하거나 지정을 취소할 수 있다.
- 종합병원 중에서 중증질환에 대하여 난이도가 높은 의료행위를 전문적으로 하는 종합병원을 상급종합병원으로 지정
- 보건복지부령으로 정하는 20개 이상의 진료과목을 갖추고 각 진료과목마다 전속하는 전문의를 둘 것
- 전문의가 되려는 자를 수련시키는 기관일 것
- 보건복지부령으로 정하는 인력·시설·장비 등을 갖출 것
- 질병군별(疾病群別) 환자 구성 비율이 보건복지부령으로 정하는 기준에 해당할 것
- 상급종합병원 지정·재지정의 기준·절차 및 평가업무의 위탁 절차 등에 관하여 필요한 사항은 보건복지부령으로 정함.

④ 전문병원(법 제3조의5)

- 병원급 의료기관 중에서 특정 진료과목이나 특정 질환 등에 대하여 난이도가 높은 의료행위를 하는 병원을 전문병원으로 지정 가능
- 특정 질환별·진료과목별 환자의 구성비율 등이 보건복지부령으로 정하는 기준에 해당할 것

- 보건복지부령으로 정하는 수 이상의 진료과목을 갖추고 각 진료과목마다 전속하는 전문의를 둘 것
- 전문병원으로 지정받은 의료기관에 대하여 3년마다 평가를 실시하여 전문병원으로 재지정 할 수 있음.〈개정 2015. 1. 28〉
- 보건복지부장관은 제1항 또는 제4항에 따라 지정받거나 재지정받은 전문병원이 다음 각 호의 어느 하나에 해당하는 경우에는 그 지정 또는 재지정을 취소할 수 있다. 다만, 제1호에 해당하는 경우에는 그 지정 또는 재지정을 취소하여야 한다.
  ㉠ 거짓이나 그 밖의 부정한 방법으로 지정 또는 재지정을 받은 경우
  ㉡ 지정 또는 재지정의 취소를 원하는 경우
  ㉢ 제4항에 따른 평가 결과 제2항 각 호의 요건을 갖추지 못한 것으로 확인된 경우
- 보건복지부장관은 제3항 및 제4항에 따른 평가업무를 관계 전문기관 또는 단체에 위탁할 수 있다. 〈개정 2015. 1. 28〉
- 전문병원 지정·재지정의 기준·절차 및 평가업무의 위탁 절차 등에 관하여 필요한 사항은 보건복지부령으로 정한다. 〈개정 2015. 1. 28〉

2. 의료인

(1) 의료인의 의무와 자격 및 면허(법 제4, 제5, 제6, 제7조)

1) 의료인과 의료기관의 장의 의무(법 제4조)〈개정 2020. 3. 4〉

① 의료인과 의료기관의 장은 의료의 질을 높이고 의료관련감염(의료기관 내에서 환자, 환자의 보호자, 의료인 또는 의료기관 종사자 등에게 발생하는 감염을 말한다. 이하 같다.)을 예방하며 의료기술을 발전시키는 등 환자에게 최선의 의료서비스를 제공하기 위하여 노력하여야 한다.

② 의료인은 다른 의료인 또는 의료법인 등의 명의로 의료기관을 개설하거나 운영할 수 없다.

③ 의료기관의 장은 「보건의료기본법」 제6조·제12조 및 제13조에 따른 환자의 권리 등 보건복지부령으로 정하는 사항을 환자가 쉽게 볼 수 있도록 의료기관 내에 게시하여야 한다. 이 경우에 게시 방법, 게시 장소 등 게시에 필요한 사항은 보건복지부령으로 정한다.

④ 의료기관의 장은 환자와 보호자가 의료행위를 하는 사람의 신분을 알 수 있도록 의료인, 제27조제1항제3호에 따른 학생, 제80조에 따른 간호조무사 및 「의료기사 등에 관한 법률」 제2조에 따른 의료기사에게 의료기관 내에서 대통령령으로 정하는 바에 따라 명찰을 달도록 지시·감독하여야 한다. 단, 응급의료상황, 수술실 내인 경우, 의료행위를 하지 아니할 때에는 명찰을 달지 아니하도록 할 수 있다.

⑤ 의료인은 일회용 의료기기(한 번 사용할 목적으로 제작되거나 한 번의 의료행위에서 한 환자에게 사용하여야 하는 의료기기로서 보건복지부령으로 정하는 의료기기를 말한다. 이하 같다)를 한 번 사용한 후 다시 사용하여서는 아니 된다.

2) 간호·간병통합서비스 제공(법 제4조의2)

① 보건복지부령으로 정하는 병원급 의료기관은 간호·간병통합서비스를 제공할 수 있도록 노력하여야 한다.

② 「공공보건의료에 관한 법률」 제2조제3호에 따른 공공보건의료기관 중 보건복지부령으로 정하는 병원급 의료기관은 간호·간병통합서비스를 제공하여야 한다.

③ 간호·간병통합서비스 제공기관은 보호자 등의 입원실 내 상주를 제한하고 환자 병문안에 관한 기준을 마련하는 등 안전관리를 위하여 노력하여야 한다.

④ 국가 및 지방자치단체는 간호·간병통합서비스의 제공·확대, 인력의 원활한 수급 및 근무 환경 개선을 위하여 필요한 시책을 수립하고 그에 따른 지원을 하여야 한다.

3) 의료인의 면허 대여 금지(법 제4조의3)

① 의료인은 제5조(의사·치과의사 및 한의사), 제6조(조산사) 및 제7조(간호사)에 따라 받은 면허를 다른 사람에게 대여하여서는 아니 된다.

② 누구든지 ①항의 면허를 대여 받아서는 아니 되며, 면허 대여를 알선하여서도 아니 된다.

4) 의사·치과의사 및 한의사의 면허 (법 제5조) : 해당 국가시험에 합격한 후 보건복지부 장관의 면허 취득

5) 조산사의 면허 (법 제6조)

조산사 국가시험에 합격한 후 보건복지부장관의 면허 취득

① 국가시험 응시자격

- 간호사 면허를 가지고 보건복지부장관이 인정하는 의료기관에서 1년간 조산 수습 과정을 마친 자

• 보건복지부장관이 정하는 고시하는 외국의 조산사의 면허를 받은 자

(2) 의료인의 결격사유(법 제8조)

다음에 해당하는 자는 의료인이 될 수 없다.

① **정신질환자** :「정신건강증진 및 정신질환자 복지서비스 지원에 관한 법률」제3조제1호에 따른 정신질환자. 다만, 전문의가 의료인으로 적합하다고 인정하는 사람은 그러하지 아니하다.

② 마약·대마·향정신성의약품 중독자

③ 피성년후견인·피한정후견인

④ **이 법 또는 형법 등 의료 관련법령을 위반하여 금고 이상의 형을 선고 받고 그 형의 집행이 종료되지 아니하였거나 집행을 받지 아니하기로 확정되지 아니한 자** : 현재, 구속기소 중이거나 재판계류 중에는 상관없다.

(3) 국가시험(법 제9조, 제10조)

1) 시행 및 관리

① 의사·치과의사·한의사·조산사 또는 간호사 국가시험과 의사·치과의사·한의사 예비시험은 매년 보건복지부장관이 시행

② **관리** : 보건복지부장관은 국가시험등의 관리를 대통령령으로 정하는 바에 따라「한국보건의료인국가시험원법」에 따른 한국보건의료인국가시험원에 맡길 수 있다.

③ 보건복지부장관은 제2항에 따라 국가시험등의 관리를 맡긴 때에는 그 관리에 필요한 예산을 보조할 수 있다.

2) 국가시험의 시행 및 공고(영 제4조)

① 보건복지부장관은 매년 1회 이상 국가시험과 예비시험을 시행하여야 함.

② 보건복지부장관은 국가시험등의 관리에 관한 업무를「한국보건의료인국가시험원법」에 따른 한국보건의료인국가시험원(이하 "국가시험등관리기관"이라 한다)이 시행하도록 한다.

③ 국가시험 관리기관의 장은 미리 보건복지부장관의 승인을 얻어 시험일시·시험장소·시험과목, 응시원서 제출기간, 그 밖에 시험의 실시에 관하여 필요한 사항을 시험실시 90일 전까지 공고함. 다만, 시험장소는 지역별 응시인원이 확정된 후 시험 실시 30일 전까지 공고

3) 국가시험과목 (영 제5조, 규칙 제2조)

① **시험과목** : 「보건의약관계법규」는 조산사만 제외하고 모든 의료인이 다 응시해야 한다.

② **시험방법 및 합격자 결정** : 시험방법은 필기시험으로 하고 합격자 결정은 전과목 총점 60% 이상, 매 과목 40% 이상 득점한 자 – 보건의료인 모두 다 같다.

4) 응시자격 제한 등(법 제10조)

① 제8조 각 호의 어느 하나에 해당하는 자는 국가시험 등에 응시할 수 없다.

② 부정한 방법으로 국가시험등에 응시한 자나 국가시험등에 관하여 부정행위를 한 자는 그 수험을 정지시키거나 합격을 무효로 한다.

③ 보건복지부장관은 제2항에 따라 수험이 정지되거나 합격이 무효가 된 사람에 대하여 처분의 사유와 위반 정도 등을 고려하여 대통령령으로 정하는 바에 따라 그 다음에 치러지는 이 법에 따른 국가시험 등의 응시를 3회의 범위에서 제한할 수 있다.

(4) 의료인의 권리 (법 제12, 제13, 제14조)

1) 의료기술 등에 대한 보호 (법 제12조)

① 의료인이 행하는 의료·조산·간호 등 의료기술의 시행(의료행위)에 대해서는 누구든지 간섭하지 못함.

② 누구든지 의료기관의 의료용 시설, 기재, 약품, 기타의 기물 등을 파괴 손상하거나 의료기관을 점거하여 진료를 방해해서는 안 되며, 이를 교사 또는 방조해서는 안 됨.

※ 벌칙 : 5년 이하의 징역 또는 5천만 원 이하의 벌금(법 제87조의2제2항)

③ 누구든지 의료행위가 이루어지는 장소에서 의료행위를 행하는 의료인, 제80조에 따른 간호조무사 및 「의료기사 등에 관한 법률」 제2조에 따른 의료기사 또는 의료행위를 받는 사람을 폭행·협박하여서는 아니 된다.

2) 의료기재 압류금지(법 제13조) : 의료인의 의료업무에 필요한 기구, 약품, 그 밖의 재료는 압류하지 못한다.

3) 기구 등 우선 공급(법 제14조) : 의료인은 의료행위를 위해 필요한 기구, 약품, 그 밖의 시설 및 재료를 우선적으로 공급받을 권리를 가 있다.

(5) 의료인의 의무와 벌칙

1) 진료 거부금지 등(법 제15조)

① 의료인 또는 의료기관 개설자는 진료나 조산 요청을 받으면 정당한 사유없이 거부하지 못함.

※ 벌칙 : 1년 이하의 징역 또는 1천만 원 이하의 벌금(법 제89조)

② 의료인은 응급환자에게 「응급의료에 관한 법률」에서 정하는 바에 따라 최선의 처치를 행하여야 함.

2) 세탁물의 처리(법 제16조)

① 의료기관에서 나오는 세탁물은 의료인·의료기관 또는 특별자치시장·특별자치도지사·시장·군수·구청장에게 신고한 자가 아니면 처리할 수 없다.

② 세탁물처리는 위생적으로 보관·운반·처리하여야 함.

③ 세탁물을 처리하는 자의 시설·장비기준, 신고절차 및 지도·감독, 그 밖에 관리에 필요한 사항은 보건복지부령으로 정한다.

※ 벌칙 1항, 2항 위반 : 500만 원 이하의 벌금(법 제90조)

3) 진단서 등 (법 제17조)

① **의료업에 종사하고 직접 진찰하거나 검안(檢案)한 의사**[이하 이 항에서는 검안서에 한하여 검시(檢屍)업무를 담당하는 국가기관에 종사하는 의사를 포함한다], **치과의사, 한의사가 아니면 진단서·검안서·증명서 또는 처방전**[의사나 치과의사가 전자서명이 기재된 전자문서 형태로 작성한 처방전(이하 "전자처방전"이라 한다)을 포함한다.]을 **작성하여 환자**(환자가 사망하거나 의식이 없는 경우에는 직계존속·비속, 배우자 또는 배우자의 직계존속을 말하며, 직계존속·비속, 배우자 및 배우자의 직계존속이 모두 없는 경우에는 형제자매를 말한다) **또는 검시(檢屍)를 하는 지방검찰청검사**(검안서에 한한다)에게 **교부하거나 발송**(전자처방전에 한한다) **하지 못함.**

② 진료 중이던 환자가 최종 진료 시부터 48시간 이내에 사망한 경우에는 다시 진료하지 아니하더라도 진단서 또는 증명서를 교부할 수 있음.

③ 환자를 직접 진찰 또는 검안한 의사·치과의사 또는 한의사가 부득이한 사유로 진단서·검안서 또는 증명서를 내줄 수 없을 때에는 같은 의료기관에 종사하는 다른 의사·치과의사 또는 한의사가 환자의 진료기록부 등에 따라 내줄 수 있다.

④ 의사·한의사 또는 조산사는 자신이 조산(助産)한 것에 대한 출생·사망 또는 사산증명서 교부를 요구받은 때에는 정당한 사유 없이 거부하지 못한다.

⑤ 제1항부터 제4항까지의 규정에 따른 진단서, 증명서의 서식·기재사항, 그 밖에 필요한 사항은 보건복지부령으로 정한다.

※ 벌칙 제17조 ①② 위반 : 1년 이하의 징역 또는 1천만 원 이하의 벌금(법 제89조)
제17조 ③④ 위반 : 500만 원 이하의 벌금(법 제90조)

4) 처방전의 작성과 교부 (법 제18조)

① 의료업에 종사하고 직접 진찰한 의사, 치과의사 또는 한의사가 아니면 처방전을 작성하여 환자에게 교부하거나 발송(전자처방전에 한함)하지 못하며, 의사, 치과의사 또는 한의사에게 직접 진찰을 받은 환자가 아니면 누구든지 그 의사, 치과의사 또는 한의사가 작성한 처방전을 수령하지 못한다(법 제17조의 2).

② 예외적으로 다음 각 호의 어느 하나에 해당하는 경우에는 처방전을 교부하거나 발송할 수 있으며 대리수령자는 환자를 대리하여 그 처방전을 수령할 수 있다.

- 환자의 의식이 없는 경우
- 환자의 거동이 현저히 곤란하고 동일한 상병(傷病)에 대하여 장기간 동일한 처방이 이루어 지는 경우

③ 의사나 치과의사는 환자에게 의약품을 투여할 필요가 있다고 인정하면 「약사법」에 따라 자신이 직접 의약품을 조제할 수 있는 경우가 아니면 보건복지부령으로 정하는 바에 따라 처방전을 작성하여 환자에게 내주거나 발송(전자처방전만 해당된다)하여야 한다.(제18조제1항)

5) 정보누설의 금지 (법 제19조)

① 의료인이나 의료기관 종사자는 의료·조산 또는 간호업무, 진단서·검안서·증명서 작성·교부 업무, 처방전 작성·교부 업무, 진료기록 열람·사본 교부 업무, 진료기록부등 보존 업무 및 전자의무기록 작성·보관·관리 업무를 하면서 알게 된 다른 사람의 정보를 누설하거나 발표하지 못한다.

② 의료기관 인증에 관한 업무에 종사하는 자 또는 종사하였던 자는 그 업무를 하면서 알게 된 정보를 다른 사람에게 누설하거나 부당한 목적으로 사용하여서는 아니된다.

※ 벌칙 : 3년 이하의 징역이나 3천만 원 이하의 벌금, 친고죄(법 제88조)

6) 태아의 성감별 행위 등의 금지 (법 제20조)

① 의료인은 태아 성(性) 감별을 목적으로 임부를 진찰 또는 검사해서는 안 되며, 같은 목적을 위한 다른 사람의 행위를 도와서도 안 됨.

② 의료인은 임신 32주 이전에 태아나 임부를 진찰하거나 검사하면서 알게 된 태아의 성(性)을 임부, 임부의 가족, 그 밖의 다른 사람이 알게 하여서는 아니 된다.

※ 벌칙 : 2년 이하의 징역 또는 2천만 원 이하의 벌금(법 제88조의2)

(6) 기록 열람 등 (법 제21조)

① 환자는 의료인, 의료기관의 장 및 의료기관 종사자에게 본인에 관한 기록의 열람 또는 그 사본의 발급 등 내용의 확인을 요청할 수 있다. 이 경우 의료인, 의료기관의 장 및 의료기관 종사자는 정당한 사유가 없으면 이를 거부하여서는 아니 된다. 〈신설 2016. 12. 20〉

② 의료인, 의료기관의 장 및 의료기관 종사자는 환자가 아닌 다른 사람에게 환자에 관한 기록을 열람하게 하거나 그 사본을 내주는 등 내용을 확인할 수 있게 하여서는 아니 된다. 〈개정 2016. 12. 20〉

③ 제2항에도 불구하고 의료인, 의료기관의 장 및 의료기관 종사자는 다음 각 호의 어느 하나에 해당하면 그 기록을 열람하게 하거나 그 사본을 교부하는 등 그 내용을 확인할 수 있게 하여야 한다. 다만, 의사·치과의사 또는 한의사가 환자의 진료를 위하여 불가피하다고 인정한 경우에는 그러하지 아니하다. 〈개정 2020. 8. 11〉

- 환자의 배우자, 직계 존속·비속, 형제·자매(환자의 배우자 및 직계 존속·비속, 배우자의 직계존속이 모두 없는 경우에 한정한다) 또는 배우자의 직계 존속이 환자 본인의 동의서와 친족관계임을 나타내는 증명서 등을 첨부하는 등 보건복지부령으로 정하는 요건을 갖추어 요청한 경우
- 환자가 지정하는 대리인이 환자 본인의 동의서와 대리권이 있음을 증명하는 서류를 첨부하는 등 보건복지부령으로 정하는 요건을 갖추어 요청한 경우
- 환자가 사망하거나 의식이 없는 등 환자의 동의를 받을 수 없어 환자의 배우자, 직계 존속·비속, 형제·자매(환자의 배우자 및 직계 존속·비속, 배우자의 직계존속이 모두 없는 경우에 한정한다) 또는 배우자의 직계 존속이 친족관계임을 나타내는 증명서 등을 첨부하는 등 보건복지부령으로 정하는 요건을 갖추어 요청한 경우
- 「국민건강보험법」 제14조, 제47조, 제48조 및 제63조에 따라 급여비용 심사·지

급·대상여부 확인·사후관리 및 요양급여의 적정성 평가·가감지급 등을 위하여 국민건강보험공단 또는 건강보험심사평가원에 제공하는 경우

- 「의료급여법」 제5조, 제11조, 제11조의3 및 제33조에 따라 의료급여 수급권자 확인, 급여비용의 심사·지급, 사후관리 등 의료급여 업무를 위하여 보장기관(시·군·구), 국민건강보험공단, 건강보험심사평가원에 제공하는 경우
- 「형사소송법」 제106조, 제215조 또는 제218조에 따른 경우
- 「군사법원법」 제146조, 제254조 또는 제257조에 따른 경우
- 「민사소송법」 제347조에 따라 문서제출을 명한 경우
- 「산업재해보상보험법」 제118조에 따라 근로복지공단이 보험급여를 받는 근로자를 진료한 산재보험 의료기관(의사를 포함한다)에 대하여 그 근로자의 진료에 관한 보고 또는 서류 등 제출을 요구하거나 조사하는 경우
- 「자동차손해배상 보장법」 제12조제2항 및 제14조에 따라 의료기관으로부터 자동차보험진료수가를 청구받은 보험회사 등이 그 의료기관에 대하여 관계 진료기록의 열람을 청구한 경우
- 「병역법」 제11조의2에 따라 지방병무청장이 병역판정검사와 관련하여 질병 또는 심신장애의 확인을 위하여 필요하다고 인정하여 의료기관의 장에게 병역판정검사대상자의 진료기록·치료 관련 기록의 제출을 요구한 경우
- 「학교안전사고 예방 및 보상에 관한 법률」 제42조에 따라 공제회가 공제급여의 지급 여부를 결정하기 위하여 필요하다고 인정하여 「국민건강보험법」 제42조에 따른 요양기관에 대하여 관계 진료기록의 열람 또는 필요한 자료의 제출을 요청하는 경우
- 「고엽제후유의증 등 환자지원 및 단체설립에 관한 법률」 제7조제3항에 따라 의료기관의 장이 진료기록 및 임상소견서를 보훈병원장에게 보내는 경우
- 「의료사고 피해구제 및 의료분쟁 조정 등에 관한 법률」 제28조제1항 또는 제3항에 따른 경우
- 「공무원연금법」 제92조에 따라 인사혁신처장이 퇴직유족급여 및 비공무상장해급여와 관련하여 요청하는 경우
- 「공무원연금법」 제93조에 따라 공무원연금공단이 퇴직유족급여 및 비공무상장해급여와 관련하여 요청하는 경우
- 「공무원 재해보상법」 제57조 및 제58조에 따라 인사혁신처장(같은 법 제61조에 따라 업무를 위탁받은 자를 포함한다)이 요양급여, 재활급여, 장해급여, 간병급여 및 재해유족급여와 관련하여 요청하는 경우

- 「사립학교교직원 연금법」 제19조제4항제4호의2에 따라 사립학교교직원연금공단이 요양급여, 장해급여 및 재해유족급여의 지급심사와 관련하여 교직원 또는 교직원이었던 자를 진료한 의료기관에 해당 진료에 관한 사항의 열람 또는 사본 교부를 요청하는 경우
- 「장애인복지법」 제32조제7항에 따라 대통령령으로 정하는 공공기관의 장이 장애정도에 관한 심사와 관련하여 장애인 등록을 신청한 사람 및 장애인으로 등록한 사람을 진료한 의료기관에 해당 진료에 관한 사항의 열람 또는 사본 교부를 요청하는 경우
- 「감염병의 예방 및 관리에 관한 법률」 제18조의4 및 제29조에 따라 보건복지부장관, 질병관리청장, 시·도지사 또는 시장·군수·구청장이 감염병의 역학조사 및 예방접종에 관한 역학조사를 위하여 필요하다고 인정하여 의료기관의 장에게 감염병환자 등의 진료기록 및 예방접종을 받은 사람의 예방접종 후 이상반응에 관한 진료기록의 제출을 요청하는 경우
- 「국가유공자 등 예우 및 지원에 관한 법률」 제74조의8제1항제7호에 따라 보훈심사위원회가 보훈심사와 관련하여 보훈심사대상자를 진료한 의료기관에 해당 진료에 관한 사항의 열람 또는 사본 교부를 요청하는 경우

④ 진료기록을 보관하고 있는 의료기관이나 진료기록이 이관된 보건소에 근무하는 의사·치과의사 또는 한의사는 자신이 직접 진료하지 아니한 환자의 과거 진료 내용의 확인 요청을 받은 경우에는 진료기록을 근거로 하여 사실을 확인하여 줄 수 있다.

⑤ ①, ③ 또는 ④의 경우 의료인, 의료기관의 장 및 의료기관 종사자는 「전자서명법」에 따른 전자서명이 기재된 전자문서를 제공하는 방법으로 환자 또는 환자가 아닌 다른 사람에게 기록의 내용을 확인하게 할 수 있다. 〈신설 2020. 3. 4〉

※ 벌칙 : 법 제21조제2항 위반시 3년 이하의 징역이나 3천만원 이하의 벌금(법 제88조)제1항 후단 위반시 500만원 이하의 벌금

(6-2) 진료기록의 송부 등 (법 제21조의2)

① 의료인 또는 의료기관의 장은 다른 의료인 또는 의료기관의 장으로부터 제22조 또는 제23조에 따른 진료기록의 내용 확인이나 진료기록의 사본 및 환자의 진료경과에 대한 소견 등을 송부 또는 전송할 것을 요청받은 경우 해당 환자나 환자 보호자의 동의를 받아 그 요청에 응하여야 한다. 다만, 해당 환자의 의식이 없거나 응급

환자인 경우 또는 환자의 보호자가 없어 동의를 받을 수 없는 경우에는 환자나 환자 보호자의 동의 없이 송부 또는 전송할 수 있다.

② 의료인 또는 의료기관의 장이 응급환자를 다른 의료기관에 이송하는 경우에는 지체 없이 내원 당시 작성된 진료기록의 사본 등을 이송하여야 한다.

③ 보건복지부장관은 제1항 및 제2항에 따른 진료기록의 사본 및 진료경과에 대한 소견 등의 전송 업무를 지원하기 위하여 전자정보시스템(이하 이 조에서 "진료기록전송지원시스템"이라 한다)을 구축·운영할 수 있다.

④ 보건복지부장관은 진료기록전송지원시스템의 구축·운영을 대통령령으로 정하는 바에 따라 관계 전문기관에 위탁할 수 있다. 이 경우 보건복지부장관은 그 소요 비용의 전부 또는 일부를 지원할 수 있다.

⑤ ④에 따라 업무를 위탁받은 전문기관은 다음 각 호의 사항을 준수하여야 한다.

- 진료기록전송지원시스템이 보유한 정보의 누출, 변조, 훼손 등을 방지하기 위하여 접근 권한자의 지정, 방화벽의 설치, 암호화 소프트웨어의 활용, 접속기록 보관 등 대통령령으로 정하는 바에 따라 안전성 확보에 필요한 기술적·관리적 조치를 할 것
- 진료기록전송지원시스템 운영 업무를 다른 기관에 재위탁하지 아니할 것
- 진료기록전송지원시스템이 보유한 정보를 제3자에게 임의로 제공하거나 유출하지 아니할 것

⑥ 보건복지부장관은 의료인 또는 의료기관의 장에게 보건복지부령으로 정하는 바에 따라 ① 본문에 따른 환자나 환자 보호자의 동의에 관한 자료 등 진료기록전송지원시스템의 구축·운영에 필요한 자료의 제출을 요구하고 제출받은 목적의 범위에서 보유·이용할 수 있다. 이 경우 자료 제출을 요구받은 자는 정당한 사유가 없으면 이에 따라야 한다.

⑦ 그 밖에 진료기록전송지원시스템의 구축·운영 등에 필요한 사항은 보건복지부령으로 정한다.

⑧ 누구든지 정당한 사유 없이 진료기록전송지원시스템에 저장된 정보를 누출·변조 또는 훼손하여서는 아니 된다.

⑨ 진료기록전송지원시스템의 구축·운영에 관하여 이 법에서 규정된 것을 제외하고는 「개인정보 보호법」에 따른다.

※ 벌칙 : ② 위반시 5년 이하의 징역이나 5천만 원 이하의 벌금
　　　　①·② 위반시 500만 원 이하의 벌금(법 제87조의2)

(7) 진료기록부 등 (법 제22조)

1) 처방전의 기재사항 (규칙 제12조)

① 환자의 성명 및 주민등록번호, 의료기관의 명칭, 전화번호 및 팩스 번호, 질병분류기호, 의료인의 성명·면허종류 및 번호, 처방 의약품의 명칭·분량·용법 및 용량, 처방전 발급 연월일 및 사용기간, 의약품 조제시 참고사항, 「국민건강보험법 시행령」 별표 2에 따라 건강보험 가입자 또는 피부양자가 요양급여 비용의 일부를 부담하는 행위·약제 및 치료재료에 대하여 보건복지부장관이 정하여 고시하는 본인부담 구분기호, 「의료급여법 시행령」 별표 1 및 「의료급여법 시행규칙」 별표 1의2에 따라 수급자가 의료급여 비용의 전부 또는 일부를 부담하는 행위·약제 및 치료재료에 대하여 보건복지부장관이 정하여 고시하는 본인부담 구분기호 등을 적은 후 서명하거나 도장을 찍어야 한다. 다만, '질병분류기호'는 환자가 요구한 경우에는 적지 아니한다(규칙 제12조제1항).

2) 약제용기 등의 기재사항 (규칙 제13조)

① 약제의 용기 또는 포장에 환자의 이름, 용법 및 용량, 그 밖에 보건복지부령으로 정하는 사항을 적어야 한다(법 제18조제5항).

② 시행규칙의 내용은 다음과 같다(제13조제1항).

- 약제의 내용·외용의 구분에 관한 사항
- 조제자의 면허 종류 및 성명
- 조제 연월일
- 조제자가 근무하는 의료기관의 명칭·소재지

③ 다만, 약제의 용기 또는 포장에 적는 것이 어려운 경우로서 다음의 경우에는 그러하지 아니 하다(규칙 제13조제2항).

- 급박한 응급의료상황으로서 환자에 대한 신속한 약제 사용이 필요한 경우
- 주사제의 주사 등 해당 약제의 성질상 환자에 대한 즉각적 사용이 이루어지는 경우

3) 진료기록부 등의 기재사항 (규칙 제14조)

의료인은 진료기록부등을 한글로 기록하도록 노력하여야 한다(규칙 제14조제2항).

① **진료기록부**

- 진료를 받은 사람의 주소·성명·연락처·주민등록번호 등 인적사항
- 주된 증상. 증상과 관련한 병력(病歷)·가족력(家族歷)

- 진단결과 또는 진단명
- 진료경과(외래환자는 재진환자로서 증상·상태)
- 치료 내용(주사·투약·처치 등)
- 진료 일시(日時)

② 조산기록부

- 조산을 받은 자의 주소·성명·연락처·주민등록번호 등 인적사항
- 생·사산별(生·死産別) 분만 횟수
- 임신 후의 경과와 그에 대한 소견
- 임신 중 의사에 의한 건강진단의 유무(결핵·성병에 관한 검사 포함)
- 분만 장소 및 분만 연월일시분(年月日時分)
- 분만의 경과 및 그 처치
- 산아(産兒) 수와 그 성별 및 생·사의 구별
- 산아와 태아부속물에 대한 소견
- 산후 의사의 건강진단 유무

③ 간호기록부

- 간호를 받는 사람의 성명
- 체온·맥박·호흡·혈압에 관한 사항
- 투약에 관한 사항
- 섭취 및 배설물에 관한 사항
- 처치와 간호에 관한 사항
- 간호 일시(日時)

4) 진료에 관한 기록의 보존 (규칙 제15조)

계속적인 진료를 위하여 필요한 경우 정해진 기간의 범위에서 1회에 한하여 그 기간을 연장·보존할 수 있다(규칙 제15조제1항).

내용	보존기간	비고
처방전	2년	
진단서 등의 부본	3년	진단서·사망진단서 및 시체검안서 등을 따로 구분하여 보존할 것
환자 명부	5년	
검사내용 및 검사 소견기록	5년	
방사선 사진 및 그 소견서	5년	영상물의 포함
간호기록부	5년	
조산기록부	5년	
진료기록부	10년	
수술기록	10년	

(8) 신고 (법 제25조)

의료인은 그 실태와 취업상황 등을 면허증을 발급 또는 재발급 받은 날부터 매 3년이 되는 해의 12월 31일까지 보건복지부장관에게 신고하여야 한다. 신고 수리 업무를 의사회·치과의사회·한의사회·조산사회 및 간호사회(이하"중앙회"라 한다)에 위탁할 수 있고, 신고의 방법 및 절차 등에 관하여 필요한 사항은 보건복지부령으로 정한다(영 제11조)

(9) 변사체의 신고 (법 제26조)

의사·치과의사·한의사 및 조산사는 사체를 검안하여 변사한 것으로 의심되는 때에는 사체의 소재지 관할경찰서장에게 신고하여야 하고, 위반시 500만 원 이하의 벌금에 처함.(법 제90조)

(10) 무면허 의료행위 등 금지 (법 제27조)

의료인이 아니면 누구든지 의료행위를 할 수 없으며 의료인도 면허된 것 이외의 의료행위를 할 수 없다. 다만, 다음 각 호의 어느 하나에 해당하는 자는 의료행위를 할 수 있다.

1) 법 제27조제1항

① 외국의 의료인 면허를 가진 자로서 일정 기간 국내에 체류하는 자

② 의과대학, 치과대학, 한의과대학, 의학전문대학원, 치의학전문대학원, 한의학전문대학원, 종합병원 또는 외국 의료원조기관의 의료봉사 또는 연구 및 시범사업을 위하여 의료행위를 하는 자

③ 의학·치과의학·한방의학 또는 간호학을 전공하는 학교의 학생

2) 시행규칙 제18조

국내에 체류하는 외국면허 소지자는 다음 각 호의 어느 하나에 해당하는 업무를 수행하기 위하여 필요한 범위에서 보건복지부장관의 승인을 받아 의료행위를 할 수 있다.

① 외국과의 교육 또는 기술협력에 따른 교환교수의 업무

② 교육연구사업을 위한 업무

③ 국제의료봉사단의 의료봉사 업무

(11) 환자의 소개·알선·유인 및 사주(使嗾) 행위의 금지 (법 27조제3항)

① 누구든지 「국민건강보험법」이나 「의료급여법」에 따른 본인부담금 면제·할인, 금품

제공, 불특정 다수인에게 교통편의를 제공하는 행위 등 영리를 목적으로 환자를 의료기관이나 의료인에게 소개·알선·유인하는 행위 및 이를 사주하는 행위를 하여서는 아니 된다. (3년 이하의 징역 또는 3천만 원 이하의 벌금)(법 제88조)

② 「보험업법」 제2조에 따른 보험회사, 상호회사, 보험설계사, 보험대리점 또는 보험중개사는 외국인환자를 유치하기 위한 행위를 하여서는 아니 된다(법 제27조제4항)

③ 예외규정 (법 제27조 제3항)

- 환자의 경제적 사정 등을 이유로 개별적으로 관할 시장·군수·구청장의 사전승인을 받아 환자를 유치하는 행위
- 「국민건강보험법」 제109조에 따른 가입자나 피부양자가 아닌 외국인 환자를 유치하기 위한 행위

(12) 의료인 단체

1) 중앙회와 그 지부 (법 제28조)

① **의사·치과의사·한의사·조산사 및 간호사는 대통령령이 정하는 바에 의하여 각각 전국적 조직을 가지는 회를 설립해야 함** : 당연설립, 법정법인임. 이에 반해 의료기사 등은 임의설립, 임의법인임.

② 의료인은 당연히 해당하는 중앙회의 회원이 되며, 중앙회의 정관을 지켜야 함.

③ 이 법에 규정되지 아니한 사항은 민법 중 사단법인에 관한 규정을 준용함.

2) 설립허가 등 (법 제29조) : 중앙회를 설립하고자 할 때에는 그 대표자가 정관과 그 밖에 필요한 서류를 보건복지부장관에게 제출하여 그 설립허가를 받아야 함.

3) 협조의 의무 (법 제30조)

① 중앙회는 보건복지부장관으로부터 의료 및 국민보건의 향상에 관한 협조 요청을 받은 때에는 이에 응하여야 함.

② 중앙회는 보건복지부령이 정하는 바에 따라 회원의 자질향상을 위하여 필요한 보수교육을 실시하여야 하며, 의료인은 이 규정에 의한 보수교육을 받아야 함

㉠ **보수교육 횟수 및 시간** : 중앙회는 보수교육을 매년 실시하여야 하며 이 경우 교육시간은 연간 8시간 이상으로 한다.

㉡ **보수교육 실시기관**(시행규칙 제20조제4항)

- 중앙회 지부 또는 중앙회에 설치된 의학 분야별 전문학회 및 전문단체

- 의과대학·치과대학·한의과대학·의학전문대학원·치의학전문대학원·한의학전문대학원·간호대학 및 그 부속병원
- 수련병원
- 한국보건복지인력개발원
- 다른 법률에 따른 보수교육 실시기관

ⓒ **보수교육 면제 대상자**(시행규칙 제20조제6항)

- 전공의
- 의과대학·치과대학·한의과대학·간호대학의 대학원 재학생
- 면허증을 발급받은 신규 면허취득자
- 보건복지부장관이 보수교육을 받을 필요가 없다고 인정하는 자

ⓓ **보수교육 유예 대상자**(시행규칙 제20조제7항)

- 해당 연도에 6개월 이상 환자진료 업무에 종사하지 아니한 사람
- 보건복지부장관이 보수교육을 받기가 곤란하다고 인정하는 사람

ⓔ **보수교육 서류의 보존**(시행규칙 제23조)

- 3년간 보존
- 보수교육 대상자명단(대상자의 교육이수 여부가 명시될 것)
- 보수교육 면제자명단
- 그 밖에 이수자의 교육 이수를 확인할 수 있는 서류

4) 지부 및 분회

① 중앙회는 특별시·광역시·도와 특별자치도에 지부를 설치하여야 한다.

② 시·군·구(자치구)에 분회를 설치할 수 있으며, 그 외의 지부나 외국에 의사회 지부를 설치하려면 보건복지부장관의 승인을 받아야 한다.

③ 지부나 분회를 설치한 때에는 그 지부나 분회의 책임자는 지체없이 특별시장·광역시장·도지사·특별자치도지사 또는 시장·군수·구청장에게 신고하여야 한다.

3. 의료기관

(1) 의료기관의 개설 (법 제33조)

1) 의료인은 의료법에 의한 의료기관을 개설하지 아니하고는 의료업을 행할 수 없음

2) 예외의 경우(법 제33조제1항)

① 「응급의료에 관한 법률」 제2조제1호의 규정에 의한 응급환자를 진료하는 경우
② 환자나 환자 보호자의 요청에 따라 진료하는 경우
③ 국가나 지방자치단체의 장이 공익상 필요하다고 인정하여 요청하는 경우
④ 보건복지부령으로 정하는 바에 따라 가정간호를 하는 경우
⑤ 그 밖에 이 법 또는 다른 법령으로 특별히 정한 경우나 환자가 있는 현장에서 진료를 행해야 하는 부득이한 사유가 있는 경우

3) 의료기관을 개설할 수 있는 자(법 제33조제2항)

① 의사·치과의사·한의사 또는 조산사
② 국가나 지방자치단체
③ 의료업을 목적으로 설립된 법인(의료법인)
④ 「민법」이나 특별법에 의하여 설립된 비영리법인
⑤ 「공공기관의 운영에 관한 법률」에 따른 준정부기관, 「지방의료원의 설립 및 운영에 관한 법률」에 따른 지방의료원, 「한국보훈복지의료공단법」에 따른 한국보훈복지의료공단

4) 의료인은 어떠한 명목으로도 둘 이상의 의료기관을 개설·운영할 수 없다. 다만, 둘 이상의 의료인 면허를 소지한 자가 의원급 의료기관을 개설하려는 경우에는 하나의 장소에 한하여 면허 종별에 따른 의료기관을 함께 개설할 수 있다.

① **의사** : 종합병원·병원·요양병원·정신병원 또는 의원 〈개정 2020. 3. 4〉
② **치과의사** : 치과병원·치과의원
③ **한의사** : 한방병원·요양병원 또는 한의원
④ **조산사** : 조산원

5) 의료기관 개설의 신고 및 허가

① **의원·치과의원·한의원 또는 조산원을 개설할 때** : 시장·군수·구청장에게 신고
② **종합병원·병원·치과병원·한방병원·요양병원 또는 정신병원을 개설할 때** : 시·도지사의 허가

6) 의료기관의 개설허가를 하지 않는 경우(법 제33조 제7항)

① 약국 시설 안이나 구내인 경우
② 약국의 시설이나 부지 일부를 분할·변경 또는 개수하여 의료기관을 개설하는 경우

③ 약국과 전용 복도·계단·승강기 또는 구름다리 등의 통로가 설치되어 있거나 이런 것들을 설치하여 의료기관을 개설하는 경우
④ 「건축법」 등 관계 법령에 따라 허가를 받지 아니하거나 신고를 하지 아니하고 건축 또는 증축·개축한 건축물에 의료기관을 개설하는 경우

(2) 준수사항 (법 제36조)

의료기관을 개설하는 자는 보건복지부령으로 정하는 바에 따라 다음 각 호의 사항을 지켜야 한다. 〈개정 2020. 3. 4〉

① 의료기관의 종류에 따른 시설기준 및 규격에 관한 사항
② 의료기관의 안전관리시설 기준에 관한 사항
③ 의료기관 및 요양병원의 운영 기준에 관한 사항
④ 고가의료장비의 설치·운영 기준에 관한 사항
⑤ 의료기관의 종류에 따른 의료인 등의 정원 기준에 관한 사항
⑥ 급식관리 기준에 관한 사항
⑦ 의료기관의 위생 관리에 관한 사항
⑧ 의료기관의 의약품 및 일회용 의료기기의 사용에 관한 사항
⑨ 의료기관의 「감염병의 예방 및 관리에 관한 법률」 제41조제4항에 따른 감염병환자 등의 진료 기준에 관한 사항
⑩ 의료기관 내 수술실, 분만실, 중환자실 등 감염관리가 필요한 시설의 출입 기준에 관한 사항
⑪ 의료인 및 환자 안전을 위한 보안장비 설치 및 보안인력 배치 등에 관한 사항
⑫ 의료기관의 신체보호대 사용에 관한 사항
⑬ 의료기관의 의료관련감염 예방에 관한 사항

(3) 의료기관의 휴업·폐업의 신고와 진료기록부 등의 이관 (법 제40조)

① **신고** : 의료기관 개설자는 의료업을 폐업하거나 1개월 이상 휴업(입원환자가 있는 경우에는 1개월 미만의 휴업도 포함)하려면 보건복지부령으로 정하는 바에 따라 관할 시장·군수·구청장에게 신고하여야 한다.
② **진료기록부등의 이관** : 폐업 또는 휴업 신고를 할 때 기록·보존하고 있는 진료기록부등의 수량 및 목록을 확인하고 진료기록부등을 관할 보건소장에게 넘겨야 한다(법 제40조의2).

③ **진료기록보관시스템의 구축·운영** : 폐업 또는 휴업한 의료기관의 진료기록부등을 보관하는 관할 보건소장 및 의료기관 개설자는 진료기록보관시스템에 진료기록부등을 보관할 수 있다(법 제40조의3).

(4) 당직 의료인 (법 제41조)

1) 각종 병원에는 응급환자와 입원환자의 진료 등에 필요한 당직 의료인을 두어야 한다.

① 입원환자 200명까지는 의사·치과의사 또는 한의사의 경우에는 1명, 간호사의 경우에는 2명을 둔다.

② 입원환자 200명을 초과하는 200명마다 의사·치과의사 또는 한의사의 경우에는 1명, 간호사의 경우에는 2명을 추가한 인원수로 한다.

2) 요양병원의 당직 의료인(규칙 제39조의9제2항)

① 의사·치과의사 또는 한의사의 경우에는 입원환자 300명까지는 1명, 입원환자 300명을 초과하는 300명마다 1명을 추가한 인원 수

② 간호사의 경우에는 입원환자 80명까지는 1명, 입원환자 80명을 초과하는 80명마다 1명을 추가한 인원 수

3) 병원의 자체 기준에 따라 당직 의료인을 배치할 수 있는 의료기관 (규칙 제39조의9제3항)

① 정신병원

② 의료재활시설로서 법 제3조의2에 따른 요건을 갖춘 의료기관

③ 국립정신건강센터, 국립정신병원, 국립소록도병원, 국립결핵병원 및 국립재활원

④ 그 밖에 보건복지부장관이 인정하여 고시하는 의료기관

(5) 의료기관의 명칭 (법 제42조)

1) 의료기관은 의료기관의 종류에 따르는 명칭 외의 명칭을 사용하지 못한다.

2) 예외의 경우 〈개정 2020. 3. 4〉

① 종합병원 또는 정신병원이 그 명칭을 병원으로 표시하는 경우(법 제42조제1항제1호)

② 상급종합병원으로 지정받거나 전문병원으로 지정받은 의료기관이 지정받은 기간 동안 그 명칭을 사용하는 경우

③ 의원급 의료기관이 면허 종별에 따른 종별명칭을 함께 사용하는 경우
④ 국가나 지방자치단체에서 개설하는 의료기관이 보건복지부장관이나 시·도지사와 협의하여 정한 명칭을 사용하는 경우

(6) 의료법인의 설립허가 (법 제48조)

의료법인은 그 법인이 개설하는 의료기관에서 의료업무 외에 다음의 부대사업을 할 수 있음. 의료법인을 설립하고자 하는 자는 대통령령이 정하는 바에 의하여 그 법인의 주된 사무소의 소재를 관할하는 시·도지사의 허가를 받아야 함.

(7) 의료법인의 부대사업 (법 제49조)

부대사업으로 얻은 수익에 관한 회계는 의료법인의 다른 회계와 구분하여 계산
① 의료인과 의료관계자 양성이나 보수교육
② 의료나 의학에 관한 조사연구
③ 노인의료복지시설의 설치·운영
④ 장례식장의 설치·운영
⑤ 부설주차장의 설치·운영
⑥ 의료업 수행에 수반되는 의료정보시스템 개발·운영사업 중 대통령령으로 정하는 사업
⑦ 그 밖에 휴게음식점영업, 일반음식점영업, 이용업, 미용업 등 환자 또는 의료법인이 개설한 의료기관 종사자 등의 편의를 위하여 보건복지부령으로 정하는 사업

(8) 설립허가 취소 (법 제51조)

① 정관으로 정하지 아니한 사업을 한 때
② 설립된 날로부터 2년 안에 의료기관을 개설하지 아니한 때
③ 개설허가를 취소당한 때
④ 보건복지부장관 또는 시·도지사가 감독을 위하여 내린 명령을 위반한 때
⑤ 부대사업 외의 사업을 한 때

(9) 원격의료 (법 제34조)

① 의료인은 컴퓨터·화상통신 등 정보통신기술을 활용하여 먼 곳에 있는 의료인에게 의료지식이나 기술을 지원하는 원격의료를 할 수 있다.

② 원격의료를 행하거나 받으려는 자는 보건복지부령으로 정하는 시설과 장비를 갖추어야 한다.
③ 원격의료를 하는 자는 환자를 직접 대면하여 진료하는 경우와 같은 책임을 진다.
④ 원격지의사의 원격의료에 따라 의료행위를 한 의료인이 의사·치과의사 또는 한의사인 경우에는 그 의료행위에 대하여 원격지의사의 과실을 인정할 만한 명백한 근거가 없으면 환자에 대한 책임은 제3항에도 불구하고 현지의사에게 있는 것으로 본다.

(10) 요양병원의 운영 (규칙 제36조)

1) 입원대상(규칙 제36조제1항·제3항)

① 노인성 질환자
② 만성질환자
③ 외과적 수술 후 또는 상해 후 회복기간에 있는 자
④ 노인성 치매환자

2) 입원대상에서의 제외(규칙 제36조제2항 ·제3항)

① 감염병환자
② 감염병의사환자 또는 병원체보유자
③ 「감염병의 예방 및 관리에 관한 법률」 제42조제1항 각 호의 어느 하나에 해당하는 감염병 환자등
④ 정신질환자

(11) 의료관련감염 예방(법 제47조)

일정 규모 이상의 병원급 의료기관의 장은 의료관련감염 예방을 위하여 감염관리위원회와 감염관리실을 설치·운영하고 감염관리 업무를 수행하는 전담 인력을 두는 등 필요한 조치를 하여야 한다. 〈개정 2020. 3. 4〉 [시행일 : 2020. 9. 5]

※ **감염관리위원회 및 감염관리실의 설치 요건** (규칙 제43조제1항)

"일정 규모 이상의 병원급 의료기관"이란 다음의 구분에 따른 의료기관을 말한다.

- 2017년 3월 31일까지의 기간 : 종합병원 및 200개 이상의 병상을 갖춘 병원으로서 중환자실을 운영하는 의료기관

- 2017년 4월 1일부터 2018년 9월 30일까지의 기간 : 종합병원 및 200개 이상의 병상을 갖춘 병원
- 2018년 10월 1일부터의 기간 : 종합병원 및 150개 이상의 병상을 갖춘 병원

1) 의료기관의 장의 임무(법 제47조제2항·제3항)

① 감염병의 예방을 위하여 해당 의료기관에 소속된 의료인 및 의료기관 종사자에게 정기적으로 교육을 실시하여야 한다.

② 감염병이 유행하는 경우 환자, 환자의 보호자, 의료인, 의료기관 종사자 및 경비원 등 해당 의료기관 내에서 업무를 수행하는 사람에게 감염병의 확산 방지를 위하여 필요한 정보를 제공하여야 한다.

2) 감염관리위원회와 감염관리실의 업무(규칙 제43조제2항)

① 감염관리위원회의 업무

- 병원감염에 대한 대책, 연간 감염예방계획의 수립 및 시행에 관한 사항
- 감염관리요원의 선정 및 배치에 관한 사항
- 감염병환자등의 처리에 관한 사항
- 병원의 전반적인 위생관리에 관한 사항
- 병원감염관리에 관한 자체 규정의 제정 및 개정에 관한 사항
- 그 밖에 병원감염관리에 관한 중요한 사항

② 감염관리실의 업무(규칙 제43조제3항)

- 병원감염의 발생 감시
- 병원감염관리 실적의 분석 및 평가
- 직원의 감염관리교육 및 감염과 관련된 직원의 건강관리에 관한 사항
- 그 밖에 감염 관리에 필요한 사항

4. 신 의료기술 평가

(1) 신 의료기술의 평가(법 제53조)

국민건강을 보호하고 의료기술의 발전을 촉진하기 위하여 신의료기술평가위원회의 심의를 거쳐 안전성·유효성 등에 관한 평가를 함

(2) 신 의료기술평가위원회의 설치 등(법 제54조)

1) 위원장 1명을 포함 20명 이내의 위원

2) 보건복지부장관이 임명

3) 임기 : 3년

5. 의료광고

(1) 의료광고의 금지 등 (법 제56조)

1) 의료기관 개설자, 의료기관의 장 또는 의료인이 아닌 자는 의료에 관한 광고를 하지 못한다.

2) 의료광고의 금지(법 제56조제2항), (영 제23조)

① 평가를 받지 아니한 신의료기술에 관한 광고
② 환자에 관한 치료경험담 등 치료효과를 오인하게 할 우려가 있는 내용의 광고
③ 거짓된 내용을 표시하는 광고
④ 다른 의료인 등의 기능 또는 진료방법과 비교하는 내용의 광고
⑤ 다른 의료인 등을 비방하는 내용의 광고
⑥ 수술 장면 등 직접적인 시술행위를 노출하는 내용의 광고
⑦ 의료인등의 기능, 진료 방법과 관련하여 심각한 부작용 등 중요한 정보를 누락하는 광고
⑧ 객관적인 사실을 과장하는 내용의 광고
⑨ 법적 근거가 없는 자격이나 명칭을 표방하는 내용의 광고
⑩ 신문, 방송, 잡지 등을 이용하여 기사(記事) 또는 전문가의 의견 형태로 표현되는 광고
⑪ 심의를 받지 아니하거나 심의 받은 내용과 다른 내용의 광고
⑫ 외국인환자를 유치하기 위한 국내광고
⑬ 소비자를 속이거나 소비자로 하여금 잘못 알게 할 우려가 있는 방법으로 비급여 진료비용을 할인하거나 면제하는 내용의 광고

⑭ 각종 상장·감사장 등을 이용하는 광고 또는 인증·보증·추천을 받았다는 내용을 사용하거나 이와 유사한 내용을 표현하는 광고

(2) 광고의 심의 (법 제57조)

1) 의료인등이 의료광고를 하려는 경우 미리 의료광고가 규정에 위반되는지 여부에 관하여 심의를 받아야 한다.

① 신문·인터넷신문 또는 정기간행물

② 옥외광고물 중 현수막(懸垂幕), 벽보, 전단(傳單) 및 교통시설·교통수단에 표시되는 것

③ 전광판

④ 대통령령으로 정하는 인터넷 매체(이동통신 단말장치에서 사용되는 애플리케이션 포함)

⑤ 그 밖에 대통령령으로 정하는 광고매체

2) 대통령령으로 정하는 광고(영 제23조제2항)

① 세계보건기구와 협력을 맺은 국제평가기구로부터 받은 인증을 표시한 광고

② 국제의료질관리학회로부터 인증을 받은 각 국의 인증기구의 인증을 표시한 광고

3) 심의위원회(법 제57조의2)

① 의료광고를 심의하기 위하여 심의위원회를 설치·운영하여야 한다.

② 심의위원회의 종류와 심의 대상

- **의료광고 심의위원회** : 의사, 의원, 의원의 개설자, 병원, 병원의 개설자, 요양병원(한의사가 개설한 경우는 제외), 요양병원의 개설자, 정신병원, 정신병원의 개설자, 종합병원(치과는 제외), 종합병원의 개설자, 조산사, 조산원, 조산원의 개설자가 하는 의료광고의 심의
- **치과 의료광고 심의위원회** : 치과의사, 치과의원, 치과의원의 개설자, 치과병원, 치과병원의 개설자, 종합병원(치과만 해당), 종합병원의 개설자가 하는 의료광고의 심의
- **한방 의료광고 심의위원회** : 한의사, 한의원, 한의원의 개설자, 한방병원, 한방병원의 개설자, 요양병원(한의사가 개설한 경우만 해당), 요양병원의 개설자가 하는 의료광고의 심의

4) 심의대상(법 제57조)

① 신문·인터넷 신문 또는 정기간행물

② 현수막, 벽보 및 전단 및 교통시설·교통수단에 표시되는 것

③ 전광판

④ 대통령령으로 정하는 인터넷 매체(영 제24조)

- 「신문 등의 진흥에 관한 법률」 제2조제5호에 따른 인터넷 뉴스서비스
- 「방송법」 제2조제3호에 따른 방송사업자가 운영하는 인터넷 홈페이지
- 방송, TV, 라디오 등의 명칭을 사용하면서 인터넷을 통하여 제공하는 인터넷 매체
- 정보통신서비스 제공자 중 전년도 말 기준 직전 3개월 간 일일 평균 이용자 수가 10만 명 이상인 자가 운영하는 인터넷 매체

5) 보건복지부장관은 의료광고 심의에 관한 업무를 다음 각 호에서 정하는 바에 따라 법 제28조제1항에 따른 의사회, 치과의사회 및 한의사회에 각각 위탁한다.

① **의사회** : 의사, 의원, 병원, 요양병원(한의사가 개설한 경우에는 제외한다), 종합병원(치과는 제외한다), 조산사, 조산원이 하는 의료광고의 심의

② **치과의사회** : 치과의사, 치과의원, 치과병원, 종합병원(치과만 해당한다)이 하는 의료광고의 심의

③ **한의사회** : 한의사, 한의원, 한방병원, 요양병원(한의사가 개설한 경우로 한정한다)이 행하는 의료광고의 심의

6. 감 독

(1) 의료기관 인증 (법 제58조)

1) 보건복지부장관

① 의료의 질과 환자 안전의 수준을 높이기 위하여 병원급 의료기관 및 대통령령으로 정하는 의료기관에 대한 인증을 할 수 있다.

② 대통령령으로 정하는 바에 따라 의료기관 인증에 관한 업무를 제58조의11에 따른 의료기관평가인증원에 위탁할 수 있다.

2) 의료기관인증위원회(법 제58조의2)

① 의료기관 인증에 관한 주요 정책을 심의하기 위하여 보건복지부장관 소속으로 의료기관인증위원회를 둔다.

② 위원장(보건복지부차관) 1명을 포함한 15인 이내의 위원으로 구성한다.

③ 위원회의 위원은 다음 각 호의 사람 중에서 보건복지부장관이 임명 또는 위촉한다.

- 의료기관단체에서 추천하는 자
- 노동계, 시민단체, 소비자단체에서 추천하는 자
- 보건의료에 관한 학식과 경험이 풍부한 자
- 시설물 안전진단에 관한 학식과 경험이 풍부한 자
- 보건복지부 소속 3급 이상 공무원 또는 고위공무원단에 속하는 공무원

3) 의료기관 인증기준 및 방법(법 제58조의3)

① 인증의 유효기간은 4년으로 한다.

② 다만, 조건부인증의 경우에는 유효기간을 1년으로 한다.

- 환자의 권리와 안전
- 의료기관의 의료서비스 질 향상 활동
- 의료서비스의 제공과정 및 성과
- 의료기관의 조직·인력관리 및 운영
- 환자 만족도

4) 의료기관 인증의 신청 및 평가(법 제58조의4)

① 의료기관 인증을 받고자 하는 의료기관의 장은 보건복지부장관에게 신청할 수 있다.

② 요양병원의 장은 보건복지부장관에게 인증을 신청하여야 한다.

③ 요양병원이 조건부인증 또는 불인증을 받거나 인증 또는 조건부인증이 취소된 경우 해당 요양병원의 장은 보건복지부령으로 정하는 기간 내에 다시 인증을 신청하여야 한다.

④ 보건복지부장관은 인증을 신청한 의료기관에 대하여 제58조의3제1항에 따른 인증기준 적합 여부를 평가하여야 한다.

⑤ 보건복지부장관은 ④에 따른 평가 결과와 인증등급을 지체 없이 해당 의료기관의 장에게 통보하여야 한다.

5) 인증비용의 승인(규칙 제64조의10)

법 제58조의11제6항에 따라 인증원의 장은 의료기관의 종류 및 규모별로 인증에 소요되는 비용을 다음 각 호에 따라 산정하여 보건복지부장관의 승인을 받아야 한다.
〈개정 2020. 9. 4〉

- 조사수당, 여비 등 현지조사에 드는 직접비용
- 인건비, 기관운영비 등 인증원 운영에 드는 간접비용
- 그 밖에 의료기관 인증기준을 충족하도록 지원하는 전문가의 진단 및 기술 지원 등에 드는 컨설팅 비용

※ 법 제58조의4제3항은 제58조의11제6항(의료기관평가인증원의 설립 등)으로 이동
⑥ 인증원은 보건복지부장관의 승인을 받아 의료기관 인증을 신청한 의료기관의 장으로부터 인증에 소요되는 비용을 징수할 수 있다. 〈개정 2020. 3. 4〉 [시행일 : 2020. 9. 5]

6) 인증의 공표 및 활용(법 제58조의7)

① 인증을 받은 의료기관에 관하여 인증기준, 인증 유효기간 및 평가한 결과 등 보건복지부령으로 정하는 사항을 인터넷 홈페이지 등에 공표하여야 한다.
② 보건복지부장관은 평가 결과와 인증등급을 활용하여 의료기관에 대하여 다음 각 호에 해당하는 행정적·재정적 지원 등 필요한 조치를 할 수 있다.
〈개정 2020. 3. 4〉
- 제3조의4에 따른 상급종합병원 지정
- 제3조의5에 따른 전문병원 지정
- 의료의 질 및 환자 안전 수준 향상을 위한 교육, 컨설팅 지원
- 그 밖에 다른 법률에서 정하거나 보건복지부장관이 필요하다고 인정한 사항

7) 의료기관평가인증원의 설립 등(법 제58조의11)

① 기능 : 의료기관 인증에 관한 업무와 의료기관을 대상으로 실시하는 각종 평가 업무를 효율적으로 수행(이하 "인증원"이라 한다)
② 인증원의 업무
- 의료기관 인증에 관한 업무로서 제58조제2항에 따라 위탁받은 업무

- 다른 법률에 따라 의료기관을 대상으로 실시하는 평가 업무로서 보건복지부장관으로부터 위탁받은 업무
- 인증에 소요되는 비용의 징수(제6항)
- 교육, 컨설팅 등 수익사업 가능(제7항)
- 그 밖에 이 법 또는 다른 법률에 따라 보건복지부장관으로부터 위탁받은 업무

③ **성격** : 인증원은 법인으로 함.

④ **임원과 직원** : 정관으로 정하는 바에 따름

⑤ **경비지원** : 보건복지부장관은 예산의 범위에서 지원가능

⑥ **준용** : 이 법 및 「공공기관의 운영에 관한 법률」에서 정하는 사항 외에는 「민법」 중 재단법인에 관한 규정을 준용 함.

(2) 지도와 명령 (법 제59조)

1) 보건복지부장관 또는 시 도지사는

① 보건의료정책을 위하여 필요할 때

② 국민보건에 중대한 위해가 발생하거나 발생할 우려가 있으면 의료기관이나 의료인에게 필요한 지도와 명령을 할 수 있다.

2) 보건복지부장관, 시 · 도지사 또는 시장 · 군수 · 구청장은 의료인이 정당한 사유 없이 진료를 중단하거나 의료기관 개설자가 집단으로 휴업하거나 폐업하여 환자 진료에 막대한 지장을 초래하거나 초래할 우려가 있다고 인정할 만한 상당한 이유가 있으면 그 의료인이나 의료기관 개설자에게 업무개시 명령을 할 수 있다.

(3) 보고와 업무 검사 등 (법 제61조)

① **권한 기관** : 보건복지부장관, 시·도지사 또는 시장·군수·구청장

② **내용** : 의료기관 개설자 또는 의료인에게 필요한 사항을 보고하도록 명할 수 있고, 관계 공무원을 시켜 그 업무 상황, 시설 또는 진료기록부·조산기록부·간호기록부 등 관계 서류를 검사하게 하거나 관계인에게서 진술을 들어 사실을 확인받게 할 수 있다.

③ **결과** : 이 경우 의료기관 개설자 또는 의료인은 정당한 사유 없이 이를 거부하지 못한다.

(4) 의료기관 회계기준 (법 제62조)

① 의료기관 개설자는 의료기관 회계를 투명하게 하도록 하고, 100병상 이상의 종합병원 개설자는 회계를 투명하게 하기 위하여 의료기관 회계기준을 지켜야 한다.

② 제2항에 따른 의료기관 회계기준은 보건복지부령으로 정한다.

(5) 개설허가의 취소 등 (법 제64조)

1) 보건복지부장관 또는 시장·군수·구청장은 의료기관이 다음 각 호의 어느 하나에 해당할 때는 그 의료업을 1년의 범위에서 정지, 개설허가 취소, 의료기관 폐쇄를 명할 수 있다. 다만, 제8호에 해당하는 경우에는 의료기관 개설허가를 취소하거나 의료기관 폐쇄를 명하여야 하며 의료기관 폐쇄는 신고한 의료기관에만 명할 수 있다.
〈개정 2020. 3. 4〉

① 개설신고나 개설허가를 한 날로부터 3개월 이내에 정당한 사유없이 업무를 시작하지 아니한 때

② 의료인이나 의료기관 종사자가 무자격자에게 의료행위를 하게 하거나 의료인에게 면허 사항 외의 의료행위를 하게 한 때

③ 제61조의 규정에 따른 관계공무원의 직무수행을 기피 또는 방해하거나 제59조 또는 제63조에 따른 명령을 위반한 때

④ 의료법인·비영리법인, 준정부기관·지방의료원 또는 한국보훈복지의료공단의 설립허가가 취소되거나 해산된 때와 제33조제2항을 위반하여 의료기관을 개설한 때

⑤ 제33조제5항·제7항·제9항·제10항, 제40조, 제40조의2 또는 제56조를 위반한 때. 다만, 의료기관 개설자 본인에게 책임이 없는 사유로 제33조제7항제4호를 위반한 때에는 그러하지 아니하다. [시행일 2023. 3. 5] 제5호 중 제40조의 2

⑥ 정당한 사유 없이 제40조제1항에 따른 폐업·휴업 신고를 하지 아니하고 6개월 이상 의료업을 하지 아니한 때

⑦ 제63조의 규정에 의한 시정명령을 이행하지 아니한 때

⑧ 「약사법」 제24조제2항을 위반하여 담합행위를 한 때

⑨ 의료기관 개설자가 거짓으로 진료비를 청구하여 금고 이상의 형을 선고받고 그 형이 확정된 때(개설허가 취소 또는 폐쇄)

⑩ 제36조에 따른 준수사항을 위반하여 사람의 생명 또는 신체에 중대한 위해를 발생하게 한 때

2) 개설 허가를 취소당하거나 폐쇄 명령을 받은 자는 그 취소된 날이나 폐쇄 명령을 받은 날부터 6개월 이내에, 의료업 정지처분을 받은 자는 그 업무정지기간 중에 각각 의료기관을 개설·운영하지 못한다. 다만, 제1항제8호에 따라 의료기관 개설 허가를 취소당하거나 폐쇄 명령을 받은 자는 취소당한 날이나 폐쇄 명령을 받은 날부터 3년 안에는 의료기관을 개설·운영하지 못한다.

※ 위반시 벌칙 : 3년 이하의 징역 또는 3천만 원 이하의 벌금 (법 제88조)

3) 보건복지부장관 또는 시장·군수·구청장은 의료기관이 제1항에 따라 그 의료업이 정지되거나 개설 허가의 취소 또는 폐쇄 명령을 받은 경우 해당 의료기관에 입원 중인 환자를 다른 의료기관으로 옮기도록 하는 등 환자의 권익을 보호하기 위하여 필요한 조치를 하여야 한다. 〈신설 2016. 12. 20〉

(6) 면허 취소와 재교부 (법 제65조)

1) 면허의 취소

① 제8조 각 호의 어느 하나에 해당하게 된 경우
② 제66조에 따른 자격정지 처분 기간 중에 의료행위를 하거나 3회 이상 자격정지 처분을 받은 경우
③ 제11조제1항에 따른 면허 조건을 이행하지 아니한 경우
④ 제4조의3제1항을 위반하여 면허를 대여한 경우
⑤ 삭제 〈2016. 12. 20.〉
⑥ 제4조제6항을 위반하여 사람의 생명 또는 신체에 중대한 위해를 발생하게 한 경우

2) 면허의 재교부

① 취소의 원인이 된 사유가 없어지거나 개전(改悛)의 정이 뚜렷하다고 인정되면 면허를 재교부할 수 있다.
② 재교부의 제한
- 제1항제3호에 따라 면허가 취소된 경우 : 취소된 날부터 1년 이내
- 제1항제2호에 따라 면허가 취소된 경우 : 취소된 날부터 2년 이내
- 제1항제4호·제6호 또는 제8조제4호에 따른 사유로 면허가 취소된 경우 : 취소된 날부터 3년 이내에는 재교부하지 못한다. 〈개정 2019. 8. 27〉

(7) 자격정지 (법 제66조)

1년의 범위에서 면허자격을 정지시킬 수 있다.

1) 의료인의 품위를 심하게 손상시키는 행위를 한 때(시행령 제32조)

① 학문적으로 인정되지 아니하는 진료행위 (조산업무 및 간호업무를 포함한다. 이하 같다.)

② 비도덕적 진료행위

③ 거짓 또는 과대 광고행위

③의2 「방송법」 제2조제1호에 따른 방송, 「신문 등의 진흥에 관한 법률」 제2조제1호·제2호에 따른 신문·인터넷신문 또는 「잡지 등 정기간행물의 진흥에 관한 법률」 제2조제1호에 따른 정기간행물의 매체에서 다음 각 목의 건강·의학정보(의학, 치의학, 한의학, 조산학 및 간호학의 정보를 말한다. 이하 같다)에 대하여 거짓 또는 과장하여 제공하는 행위

- 「식품위생법」 제2조제1호에 따른 식품에 대한 건강·의학정보
- 「건강기능식품에 관한 법률」 제3조제1호에 따른 건강기능식품에 대한 건강·의학정보
- 「약사법」 제2조제4호부터 제7호까지의 규정에 따른 의약품, 한약, 한약제제 또는 의약외품에 대한 건강·의학정보
- 「의료기기법」 제2조제1항에 따른 의료기기에 대한 건강·의학정보
- 「화장품법」 제2조제1호부터 제3호까지의 규정에 따른 화장품, 기능성화장품 또는 유기농화장품에 대한 건강·의학정보

④ 불필요한 검사·투약·수술 등 지나친 진료행위를 하거나 부당하게 많은 진료비를 요구하는 행위

⑤ 전공의의 선발 등 직무와 관련하여 부당하게 금품을 수수하는 행위

⑥ 다른 의료기관을 이용하려는 환자를 영리를 목적으로 자신이 종사하거나 개설한 의료기관으로 유인하거나 유인하게 하는 행위

⑦ 자신이 처방전을 발급하여 준 환자를 영리를 목적으로 특정 약국에 유치하기 위하여 약국개설자나 약국에 종사하는 자와 담합하는 행위

2) 의료기관의 개설자가 될 수 없는 자에게 고용되어 의료행위를 한 때

2)의2 제4조제6항을 위반한 때

3) 제17조제1항 및 제2항에 따른 진단서·검안서 또는 증명서를 거짓으로 작성하거나, 제22조제1항에 의한 진료기록부 등을 거짓으로 작성하거나 고의로 사실과 다르게 추가기재·수정한 때

4) 제20조를 위반한 경우

5) 제27조제5항을 위반하여 의료인이 아닌 자로 하여금 의료행위를 하게 한 때

6) 의료기사가 아닌 자에게 의료기사의 업무를 하게 하거나 의료기사에게 그 업무의 범위를 벗어나게 한 때

7) 관련서류를 위조·변조하거나 속임수 등 부정한 방법으로 진료비를 거짓 청구한 때

8) 제23조의5를 위반하여 경제적 이익 등을 제공받은 때

9) 그 밖에 이 법 또는 이 법에 따른 명령을 위반한 때

10) 보건복지부장관은 의료인이 제25조에 따른 신고를 하지 아니한 때에는 신고할 때까지 면허의 효력을 정지할 수 있다.

11) 제1항제2호(의료기관 개설자가 될 수 없는 자에게 고용되어 의료행위를 한 때)를 위반한 의료인이 자진하여 그 사실을 신고한 경우에는 제1항에도 불구하고 보건복지부령으로 정하는 바에 따라 그 처분을 감경하거나 면제할 수 있다 (법 제66조제5항)

※ 의료기관은 그 의료기관 개설자가 제1항제7호에 따라 자격정지 처분을 받은 경우에는 그 자격정지기간 중 의료업을 할 수 없다.(법 제66조제3항)

7. 보 칙

(1) 전문의 (법 제77조)

의사, 치과의사 또는 한의사로서 전문의가 되려는 자는 대통령령으로 정하는 수련을 거쳐 보건복지부장관에게 자격인정을 받아야 한다.(제1항)

(2) 전문간호사 (법 제78조)

① 보건복지부장관은 간호사에게 간호사 면허 외에 전문간호사의 자격을 인정할 수 있다.

② **자격 구분** : 보건·마취·정신·가정·감염관리·산업·응급·노인·중환자·호스피스·종양·임상 및 아동분야(전문간호사 자격인정 등에 관한 규칙 제2조)

(3) 한지의료인 (법 제79조)

의료법이 시행되기 전의 규정에 따라 면허를 받은 한지 의사, 한지 치과의사 및 한지 한의사는 허가받은 지역에서 의료업무에 종사하는 경우 의료인으로 본다.(제1항)

(4) 간호조무사 (법 제80조)

1) 간호조무사

① 간호조무사의 자격

- 초·중등교육법령에 따른 **특성화고등학교의 간호 관련 학과를 졸업한 사람**(간호조무사 국가시험 응시일로부터 6개월 이내에 졸업이 예정된 사람을 포함한다)
- 「초·중등교육법」 제2조에 따른 **고등학교 졸업자**(간호조무사 국가시험 응시일로부터 6개월 이내에 졸업이 예정된 사람을 포함한다) **또는 초·중등교육법령에 따라 같은 수준의 학력이 있다고 인정되는 사람**(이하 이 조에서 "고등학교 졸업학력 인정자"라 한다)으로서 보건복지부령으로 정하는 **국·공립 간호조무사양성소의 교육을 이수한 사람**
- 고등학교 졸업학력 인정자로서 평생교육법령에 따른 평생교육시설에서 고등학교 교과 과정에 상응하는 교육과정 중 간호 관련 학과를 졸업한 사람(간호조무사 국가시험 응시일로부터 6개월 이내에 졸업이 예정된 사람을 포함한다)
- 고등학교 졸업학력 인정자로서 「학원의 설립·운영 및 과외교습에 관한 법률」 제2조의2제2항에 따른 학원의 간호조무사 교습과정을 이수한 사람
- 고등학교 졸업학력 인정자로서 보건복지부장관이 인정하는 외국의 간호조무사 교육과정을 이수하고 해당 국가의 간호조무사 자격을 취득한 사람
- 제7조제1항제1호 또는 제2호에 해당하는 사람

② 제1항제1호부터 제4호에 이르기까지 다른 간호조무사 교육훈련기관은 보건복지부장관의 지정·평가를 받아야 한다. 이 경우 보건복지부장관은 간호조무사 교육훈련기관의 지정을 위한 평가업무를 대통령령으로 정하는 절차·방식에 따라 관계 전문기관에 위탁할 수 있다.(법 제80조제2항)

③ 보건복지부장관은 제2항에 따른 간호조무사 교육훈련기관이 거짓이나 그 밖의 부

정한 방법으로 지정받는 등 대통령령으로 정하는 사유에 해당하는 경우에는 그 지정을 취소할 수 있다.(법 제80조제3항)

④ 간호조무사는 최초로 자격을 받은 후부터 3년마다 그 실태와 취업상황 등을 보건복지부장관에게 신고하여야 한다.(법 제80조제4항)

⑤ 제1항에 따른 간호조무사의 국가시험·자격인정, 제2항에 따른 간호조무사 교육훈련기관의 지정·평가, 제4항에 따른 자격신고 및 간호조무사의 보수교육 등에 관하여 필요한 사항은 보건복지부령으로 정한다.(법 제80조제5항)

2) 간호조무사의 업무 (제80조의 2)

① 간호조무사는 제27조에도 불구하고 간호사를 보조하여 제2조제2항제5호가목부터 다목까지의 업무를 수행할 수 있다.

② ①에도 불구하고 간호조무사는 제3조제2항에 따른 의원급 의료기관에 한하여 의사, 치과의사, 한의사의 지도하에 환자의 요양을 위한 간호 및 진료의 보조를 수행할 수 있다.

③ ① 및 ②에 따른 구체적인 업무의 범위와 한계에 대하여 필요한 사항은 보건복지부령으로 정한다.

3) 준용규정(제80조의3)

간호조무사에 대하여는 제8조, 제9조, 제12조, 제16조, 제19조, 제20조, 제22조, 제23조, 제59조제1항, 제61조, 제65조, 제66조, 제68조, 제83조제1항, 제84조, 제85조, 제87조, 제87조의2 제88조, 제88조의2 및 제91조를 준용하며, 이 경우 "면허"는 "자격"으로,"면허증"은 "자격증"으로 본다. 〈개정 2019. 8. 27〉

(5) 의료유사업자 (법 제81조)

① **의료유사업자** : 접골사, 침사, 구사

② 이 법 중 의료인과 의료기관에 관한 규정은 의료유사업자에 대하여 이를 준용한다. 이 경우에 의료인은 의료유사업자로, "면허"는 "자격"으로, "면허증"은 "자격증"으로, "의료기관"은 "시술소"로 한다.

(6) 안마사 (법 제82조)

안마사는 「장애인복지법」에 따른 시각장애인 중 시·도지사에게 자격인정을 받아야 한다.

8. 벌 칙

(1) 10년 이하의 징역이나 1억원 이하의 벌금(법 제87조)

제33조제2항을 위반하여 의료기관을 개설하거나 운영하는 자

(2) 7년 이하의 징역 또는 1천만원 이상 7천만원 이하의 벌금(법 제87조의2)

제12조제3항을 위반한 죄를 범하여 사람을 상해에 이르게 한 경우

(3) 3년 이상 10년 이하의 징역(법 제87조의2)

제12조제3항을 위반한 죄를 범하여 사람을 중상해에 이르게 한 경우

(4) 무기 또는 5년 이상의 징역(법 제87조의2)

제12조제3항을 위반한 죄를 범하여 사람을 사망에 이르게 한 경우

(5) 5년 이하의 징역이나 5천만원 이하의 벌금(법 제87조의2제2항)

① 면허를 대여한 사람
② 면허를 대여받거나 면허 대여를 알선한 사람
③ 제12조제2항 및 제3항, 제18조제3항, 제21조의2제5항·제8항, 제23조제3항, 제27조제1항, 제33조제2항·제8항·제10항을 위반한 자.(단, 제12조제3항은 반의사불벌죄)
④ 직접 보관한 진료기록부등 외 진료기록보관시스템에 보관된 정보를 열람하는 등 그 내용을 확인한 사람
⑤ 정당한 접근 권한 없이 또는 허용된 접근 권한을 넘어 진료기록보관시스템에 보관된 정보를 훼손·멸실·변경·위조·유출하거나 검색·복제한 사람
[시행일 2023. 3. 5. ④, ⑤]

(6) 3년 이하의 징역이나 3천만원 이하의 벌금(법 제88조)

① 제19조, 제21조제2항, 제22조제3항, 제27조제3항·제4항, 제33조제4항, 제35조제1항 단서, 제38조제3항, 제47조제11항, 제59조제3항, 제64조제2항, 제69조제3항을

위반한 자. 다만, 제19조, 제21조제2항 또는 제69조제3항을 위반한 자에 대한 공소는 고소가 있어야 한다.

② 제23조의5를 위반한 자. 이 경우 취득한 경제적 이익 등은 몰수하고 몰수할 수 없을 때에는 그 가액을 추징한다.

③ 제82조제1항에 따른 안마사의 자격인정을 받지 아니하고 영리를 목적으로 안마를 한 자

(7) 2년 이하의 징역이나 2천만원 이하의 벌금(법 제88조의2)

① 제20조를 위반한 자

② 제47조제12항을 위반하여 자율보고를 한 사람에게 불리한 조치를 한 자

(8) 1년 이하의 징역이나 1천만원 이하의 벌금(법 제89조)

① 제15조제1항, 제17조제1항·제2항(제1항 단서 후단과 제2항 단서는 제외한다), 제17조의2제1항·제2항(처방전을 교부하거나 발송한 경우만을 말한다), 제23조의2제3항 후단, 제33조제9항, 제56조제1항부터 제3항까지 또는 제58조의6제2항을 위반한 자

② 정당한 사유 없이 제40조제4항에 따른 권익보호조치를 하지 아니한 자

③ 제51조의2를 위반하여 의료법인의 임원 선임과 관련하여 금품 등을 주고받거나 주고받을 것을 약속한 자

④ 제61조제1항에 따른 검사를 거부·방해 또는 기피한 자(제33조제2항·제10항 위반 여부에 관한 조사임을 명시한 경우에 한정한다)

(9) 500만원 이하의 벌금(법 제90조)

① 제16조제1항·제2항, 제17조제3항·제4항, 제17조의2제1항·제2항(처방전을 수령한 경우만을 말한다), 제18조제4항, 제21조제1항 후단, 제21조의2제1항·제2항, 제22조제1항·제2항, 제23조제4항, 제26조, 제27조제2항, 제33조제1항·제3항(제82조제3항에서 준용하는 경우를 포함한다)·제5항(허가의 경우만을 말한다), 제35조제1항 본문, 제41조, 제42조제1항, 제48조제3항·제4항, 제77조제2항을 위반한 자나 제63조에 따른 시정명령을 위반한 자와 의료기관 개설자가 될 수 없는 자에게 고용되어 의료행위를 한 자

② 「형법」 상 감경규정에 관한 특례(법 제90조의2) : 음주로 인한 심신장애 상태에서 제12조제3항을 위반하는 죄를 범한 때에는 「형법」 제10조제1항을 적용하지 아니할 수 있다.

> 법 제90조
>
> 제16조제1항·제2항, 제17조제3항·제4항, 제17조의2제1항·제2항(처방전을 수령한 경우만을 말한다), 제18조제4항, 제21조제1항 후단(제40조의2제4항에서 준용하는 경우를 포함한다), 제21조의2제1항·제2항, 제22조제1항·제2항(제40조의2제4항에서 준용하는 경우를 포함한다), 제23조제4항, 제26조, 제27조제2항, 제33조제1항·제3항(제82조제3항에서 준용하는 경우를 포함한다)·제5항(허가의 경우만을 말한다), 제35조제1항 본문, 제41조, 제42조제1항, 제48조제3항·제4항, 제77조제2항을 위반한 자나 제63조에 따른 시정명령을 위반한 자와 의료기관 개설자가 될 수 없는 자에게 고용되어 의료행위를 한 자는 500만원 이하의 벌금에 처한다. 〈개정 2020. 3. 4〉
>
> [시행일 : 2023. 3. 5] 제90조

(10) 300만원 이하의 과태료(법 제92조제1항)

① 제16조제3항에 따른 교육을 실시하지 아니한 자

② 제23조의3제1항을 위반하여 진료정보 침해사고를 통지하지 아니한 자

③ 제24조의2제1항을 위반하여 환자에게 설명을 하지 아니하거나 서면 동의를 받지 아니한 자

④ 제24조의2제4항을 위반하여 환자에게 변경 사유와 내용을 서면으로 알리지 아니한 자

⑤ 제37조제1항에 따른 신고를 하지 아니하고 진단용 방사선 발생장치를 설치·운영한 자

⑥ 제37조제2항에 따른 안전관리책임자를 선임하지 아니하거나 정기검사와 측정 또는 방사선 관계 종사자에 대한 피폭관리를 실시하지 아니한 자

⑦ 제49조제3항을 위반하여 신고하지 아니한 자

(11) 200만원 이하의 과태료(법 제92조제2항)

① 제21조의2제6항 후단을 위반하여 자료를 제출하지 아니하거나 거짓 자료를 제출한 자

② 제45조의2제2항을 위반하여 자료를 제출하지 아니하거나 거짓으로 제출한 자
③ 제61조제1항에 따른 보고를 하지 아니하거나 검사를 거부·방해 또는 기피한 자(제89조제4호에 해당하는 경우는 제외한다)

(12) 100만원 이하의 과태료(법 제92조제3항)

① 제16조제3항에 따른 기록 및 유지를 하지 아니한 자
② 제16조제4항에 따른 변경이나 휴업·폐업 또는 재개업을 신고하지 아니한 자
③ 제33조제5항(제82조제3항에서 준용하는 경우 포함)에 따른 변경신고를 하지 아니한 자
④ 제40조제1항(제82조제3항에서 준용하는 경우 포함)에 따른 휴업 또는 폐업 신고를 하지 아니하거나 제40조제2항을 위반하여 진료기록부 등을 이관(移管)하지 아니한 자
⑤ 제42조제3항을 위반하여 의료기관의 명칭 또는 이와 비슷한 명칭을 사용한 자
⑥ 제43조제5항에 따른 진료과목 표시를 위반한 자
⑦ 제4조제3항에 따라 환자의 권리 등을 게시하지 아니한 자
⑧ 제52조의2제6항을 위반하여 대한민국 의학한림원 또는 이와 유사한 명칭을 사용한 자
⑨ 제4조제5항을 위반하여 그 위반행위에 대하여 내려진 제63조에 따른 시정명령을 따르지 아니한 사람

법 제92조제3항

③ 다음 각 호의 어느 하나에 해당하는 자에게는 100만원 이하의 과태료를 부과한다. 〈개정 2020. 3. 4.〉

1. 제16조제3항에 따른 기록 및 유지를 하지 아니한 자

1의2. 제16조제4항에 따른 변경이나 휴업·폐업 또는 재개업을 신고하지 아니한 자

2. 제33조제5항(제82조제3항에서 준용하는 경우를 포함한다)에 따른 변경신고를 하지 아니한 자

3. 제40조제1항(제82조제3항에서 준용하는 경우를 포함한다)에 따른 휴업 또는 폐업 신고를 하지 아니한 자

3의2. 제40조의2제1항을 위반하여 진료기록부등을 관할 보건소장에게 넘기지 아니하거나 수량 및 목록 등을 거짓으로 보고한 자

3의3. 제40조의2제2항을 위반하여 변경신고를 하지 아니하거나 거짓으로 변경신고를 한 자

3의4. 제40조의2제2항을 위반하여 진료기록부 등의 보존 및 열람을 대행할 책임자를 지정하지 아니하거나 진료기록부 등을 관할 보건소장에게 넘기지 아니한 자

3의5. 제40조의2제3항에 따른 준수사항을 위반한 자

4. 제42조제3항을 위반하여 의료기관의 명칭 또는 이와 비슷한 명칭을 사용한 자

5. 제43조제5항에 따른 진료과목 표시를 위반한 자

6. 제4조제3항에 따라 환자의 권리 등을 게시하지 아니한 자

7. 제52조의2제6항을 위반하여 대한민국 의학한림원 또는 이와 유사한 명칭을 사용한 자

8. 제4조제5항을 위반하여 그 위반행위에 대하여 내려진 제63조에 따른 시정명령을 따르지 아니한 사람

④ 제1항부터 제3항까지의 과태료는 대통령령으로 정하는 바에 따라 보건복지부장관 또는 시장·군수·구청장이 부과·징수한다. [시행일 : 2023. 3. 5] 제92조제3항

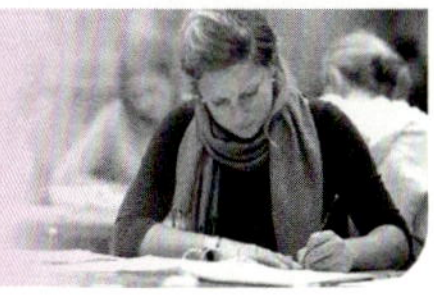

1장 의료법 출제예상문제 및 해설

01 아래와 같은 목적을 갖는 법은?

> • 모든 국민이 높은 수준의 의료혜택을 받을 수 있다.
> • 국민의 건강을 보호하고 증진한다.

① 의료법 ② 보건의료기본법 ③ 국민건강증진법
④ 국민건강보험법 ⑤ 의료기사 등에 관한 법률

정답 및 해설

해설 의료법 제1조(목적) 모든 국민이 수준 높은 의료혜택를 받을 수 있도록 국민의료에 필요한 사항을 규정함으로써 국민의 건강을 보호하고 증진하기 위함.

정답 ①

02 의료법상 의료인으로 옳지 않은 것은?

① 치과의사 ② 한의사 ③ 작업치료사 ④ 조산사 ⑤ 간호사

정답 및 해설

해설 의료법 제2조제1항 "의료인"이란 보건복지부장관의 면허를 받은 의사·치과의사·한의사·조산사 및 간호사를 말한다.

정답 ③

03 의사가 주로 외래환자를 대상으로 각각 그 의료행위를 하는 의료기관은?

① 의원 ② 한방병원 ③ 종합병원 ④ 치과병원 ⑤ 조산원

정답 및 해설

해설 의료법 제3조 의사, 치과의사 또는 한의사가 주로 외래환자를 대상으로 각각 그 의료행위를 하는 의료기관으로서 의원, 치과의원, 한의원

정답 ①

04 의료인의 임무 설명으로 옳지 않은 것은?

① 의사는 의료와 보건지도를 임무로 한다.
② 치과의사는 치과 의료와 구강 보건지도를 임무로 한다.
③ 한의사는 한방 의료와 한방 보건지도를 임무로 한다.
④ 조산사는 조산과 임산부 및 신생아에 대한 보건과 양호지도를 임무로 한다.
⑤ 간호사는 상병자나 해산부의 요양을 위한 간호 또는 진료 보조 및 보건복지부령으로 정하는 보건활동을 임무로 한다.

정답 및 해설

해설 간호사가 입무로 하는 업무(의료법 제2조제2호제5항)
1) 환자의 간호요구에 대한 관찰, 자료수집, 간호판단 및 요양을 위한 간호
2) 의사, 치과의사, 한의사의 지도하에 시행하는 진료의 보조
3) 간호 요구자에 대한 교육 · 상담 및 건강증진을 위한 활동의 기획과 수행, 그 밖의 대통령령으로 정하는 보건활동
4) 제80조에 따른 간호조무사가 수행하는 가목부터 다목까지의 업무보조에 대한 지도

정답 ⑤

05 의료기관이 아닌 곳은?

① 조산원 ② 접골시술소 ③ 한의원 ④ 의원 ⑤ 요양병원

정답 및 해설

해설 의료법 제3조 의료기관 : 종합병원, 병원, 치과병원, 한방병원, 요양병원, 정신병원, 의원, 치과의원, 한의원 및 조산원

정답 ②

06 의료법상 입원시설의 제한을 받지 않는 의료기관은?

① 종합병원 ② 병원 ③ 치과병원 ④ 안과전문병원 ⑤ 한방병원

정답 및 해설

해설 의료법 제3조의2 병원 · 치과병원 · 한방병원 및 요양병원(이하 "병원 등"이라 한다)은 30개 이상의 병상(병원 · 한방병원만 해당한다) 또는 요양병상(요양병원만 해당하며, 장기입원이 필요한 환자를 대상으로 의료행위를 하기 위하여 설치한 병상을 말한다)을 갖추어야 한다.

정답 ④

07 종합병원으로 건강정신의학과를 설치하기 위해 최소한 몇 병상 이상 되어야 하나?

① 30병상 ② 80병상 ③ 100병상 ④ 200병상 ⑤ 300병상

정답 및 해설

해설 의료법 제3조의3제3호 300병상을 초과하는 경우에는 내과, 외과, 소아청소년과, 산부인과, 영상의학과, 마취통증의학과, 진단검사의학과 또는 병리과, 정신건강의학과 및 치과를 포함한 9개 이상의 진료과목을 갖추고 각 진료과목마다 전속하는 전문의를 둘 것

정답 ⑤

08 종합병원의 설명으로 옳지 않은 것은?

① 종합병원은 의사가 의료를 행하는 곳이다.

② 입원환자 100인 이상을 수용할 수 있는 시설을 갖추어야 한다.

③ 300병상을 초과하는 종합병원은 9개 이상의 진료과목을 갖추어야 한다.

④ 종합병원은 필수진료과목 외에 추가로 진료과목을 설치할 수 있다.

⑤ 종합병원은 필수진료과목 외의 진료과목에 대해서는 해당 의료기관에 전속하지 아니한 전문의를 둘 수 없다.

정답 및 해설

해설 의료법 제3조의3제2항 종합병원은 제1항제2호 또는 제3호에 따른 진료과목(이하 이 항에서 "필수진료과목"이라 한다) 외에 필요하면 추가로 진료과목을 설치·운영할 수 있다. 이 경우 필수진료과목 외의 진료과목에 대하여는 해당 의료기관에 전속하지 아니한 전문의를 둘 수 있다.

정답 ⑤

09 300병상 이하의 종합병원에 꼭 설치하지 않아도 될 전문진료과목은?

① 영상의학과 ② 치과 ③ 마취통증의학과
④ 내과 ⑤ 진단검사의학과

정답 및 해설

해설 300병상 이하의 소규모 종합병원에서 치과 없이 종합병원이 가능하다.

정답 ②

10 상급 종합병원 지정요건으로 옳지 않은 것은?

① 20개 이상의 진료과목을 갖추고 전속 전문의를 두어야 한다.
② 3년마다 주기적으로 평가를 실시하여 재지정하거나 취소할 수 있다.
③ 보건복지부령이 정하는 인력, 시설 장비를 갖추어야 한다.
④ 전문의가 되려는 자를 수련시키는 기관이어야 한다.
⑤ 지정절차는 대통령령으로 한다.

정답 및 해설

해설 의료법 제3조의4제5항 상급종합병원 지정 · 재지정의 기준 · 절차 및 평가업무의 위탁 절차 등에 관하여 필요한 사항은 보건복지부령으로 정한다.

정답 ⑤

11 의사 국가시험에 합격한 자는 누구로부터 면허를 받아야 하는가?

① 보건의료인국가시험원장
② 의과대학장
③ 보건복지부장관
④ 교육부장관
⑤ 시 · 도지사

정답 및 해설

해설 의료법 제5조제1항 의사 · 치과의사 또는 한의사 국가시험에 합격한 후 보건복지부장관의 면허를 받아야 한다.

정답 ③

12 의료인의 결격사유가 아닌 것은?

① 마약 또는 대마 중독자
② 금치산자 선고를 받고 복권된 자
③ 향정신성의약품 중독자
④ 정신질환자
⑤ 금고 이상의 형을 선고 받고 그 형의 집행이 종료되지 아니한 자

정답 및 해설

해설 의료법 제8조 금치산자 · 한정치산자는 결격사유이나 금치산자 선고를 받고 복권된 자는 아니다.

정답 ②

13 의료인의 국가시험에 관한 권한은 누가 누구에게 위임하는가?

① 대통령이 보건복지부장관에게
② 보건복지부장관이 한국보건복지인력개발원장에게
③ 보건복지부장관이 각 협회장에게
④ 대통령이 한국보건복지인력개발원장에게
⑤ 보건복지부장관이 국가시험 등 관리기관의 장에게

정답 및 해설

해설 의료법 시행령 제4조 보건복지부장관은 국가시험 등의 관리에 대한 업무를 한국보건의료인국가시험원(이하 "국가시험등관리기관" 이라 한다)이 시행하도록 한다. 〈개정 2015. 12. 22〉

정답 ⑤

14 의료인의 국가시험은 시험기일 며칠 전까지 공고하여야 하는가?

① 15일 ② 50일 ③ 60일 ④ 90일 ⑤ 120일

정답 및 해설

해설 의료법 시행령 제4조제3항 시험 실시 90일 전까지 공고하여야 한다. 다만, 시험장소는 지역별 응시인원이 확정된 후 시험 실시 30일 전까지 공고할 수 있다.

정답 ④

15 의료인의 면허조건으로 옳지 않은 것은?

① 특정지역은 보건의료 취약지이다.
② 조건의 기간은 3년이다.
③ 특정업무는 국 · 공립 보건의료기관의 업무이다.
④ 국립보건연구원장이 보건의료 시책상 필요하다고 인정할 때 조건을 부여한다.
⑤ 특정업무는 국 · 공립의 보건의학연구기관의 기초의학 분야에 속하는 업무이다.

정답 및 해설

해설 의료법 제11조제1항(시행령 제10조) 보건복지부장관은 보건의료시책에 필요하다고 인정하면 제5조에서 제7조까지의 규정에 따른 면허를 내줄 때 3년 이내의 기간을 정하여 특정지역이나 특정업무에 종사할 것을 면허의 조건으로 붙일 수 있다.

정답 ④

16 의료인의 면허증은 면허증 발급 신청일로부터 며칠 이내에 발급하는가?

① 7일 이내　② 14일 이내　③ 21일 이내　④ 1개월 이내　⑤ 2개월 이내

정답 및 해설

해설 의료법 시행규칙 제4조제3항 면허증은 영 제8조제1항에 따른 면허증 발급을 신청한 날부터 14일 이내에 발급하여야 한다.

정답 ②

17 진료 중이던 환자가 최종 진료 시부터 몇 시간 이내에 사망한 경우 다시 진찰하지 않고 진단서를 교부할 수 있는가?

① 12시간　② 24시간　③ 30시간　④ 36시간　⑤ 48시간

정답 및 해설

해설 의료법 제17조제1항 진료 중이던 환자가 최종 진료 시부터 48시간 이내에 사망한 경우에는 다시 진료하지 아니하더라도 진단서나 증명서를 내줄 수 있다.

정답 ⑤

18 전자의무기록에 대한 설명으로 옳지 <u>않은</u> 것은?

① 의료인이나 의료기관 개설자는 보건복지부령으로 정하는 바에 따라 전자의무기록을 안전하게 관리 · 보존하는 데에 필요한 시설과 장비를 갖추어야 한다.
② 누구든지 정당한 사유 없이 전자의무기록에 저장된 개인정보를 탐지하거나 누출 · 변조 또는 훼손하여서는 아니 된다.
③ 전자의무기록의 생성과 전자서명을 검증할 수 있는 장비를 갖추어야 한다.
④ 전자서명이 있은 후 전자의무기록의 변경 여부를 확인할 수 있는 장비를 갖추어야 한다.
⑤ 전자의무기록의 백업저장장비는 필요 없다.

정답 및 해설

해설 의료법 제23조, 시행규칙 제16조제1항제3호 의료인이나 의료기관의 개설자는 법 제23조제2항에 따라 전자의무기록(電子醫務記錄)을 안전하게 관리 · 보존하기 위하여 다음 각 호의 시설과 장비를 갖추어야 한다.
제3호 전자의무기록의 백업저장장비

정답 ⑤

※ 아래 문제에 해당하는 의료법 내용을 답가지(①~⑥) 중에서 지시하는 수만큼 고르시오.

① 의사	② 한의사	③ 치과의사
④ 조산사	⑤ 간호사	⑥ 간호조무사

19 진료 중이던 환자가 최종 진료 시부터 48시간 이내에 사망한 경우에는 다시 진료하지 아니하더라도 진단서나 증명서를 내줄 수 있으며, 환자 또는 사망자를 직접 진찰하거나 검안한 의료인이 부득이한 사유로 진단서 · 검안서 또는 증명서를 내줄 수 없으면 같은 의료기관에 종사하는 의료인이 환자의 진료기록부 등에 따라 내줄 수 있다. [3개 항목을 고르시오.]

정답 및 해설

해설 의료법 제17조제1항 의사 · 치과의사 또는 한의사

정답 ① ② ③

20 의료업에 종사하고 직접 조산한 의료인이 아니면 출생 · 사망 또는 사산증명서를 내주지 못한다. 다만, 직접 조산한 의료인이 부득이한 사유로 증명서를 내줄 수 없으면 같은 의료기관에 종사하는 다른 의료인이 진료기록부 등에 따라 증명서를 내줄 수 있다.
[3개 항목을 고르시오.]

정답 및 해설

해설 의료법 제17조2항 의사 · 한의사 또는 조산사

정답 ① ② ④

21 진료에 관한 기록과 그 보존기간의 연결이 <u>옳지 않은</u> 것은?

① 방사선사진–5년 ② 환자명부–5년 ③ 진료기록부–5년
④ 수술기록–10년 ⑤ 간호기록부–5년

정답 및 해설

해설 의료법 시행규칙 제15조

구 분	2년	3년	5년	10년
기록보존	처방전	진단서 등 부본 (진단서 · 사망진단서 및 시체검안서 등을 따로 구분)	환자명부, 검사내용 및 검사소견기록, 방사선 사진 및 소견서, 간호기록부, 조산기록부	진료기록, 수술기록

정답 ③

22 의료인의 실태와 취업상황 신고를 누구에게 하는가?

① 대통령 ② 시 · 도지사 ③ 의료인단체 중앙회
④ 보건복지부장관 ⑤ 국립보건원장

정답 및 해설

해설 의료법 시행령 제11조 의료인은 그 실태와 취업상황 등을 면허증을 발급 또는 재발급 받은 날부터 매 3년이 되는 해의 12월 31일까지 보건복지부장관에게 신고하여야 한다.

정답 ④

23 의사가 사체를 검안하여 변사한 것으로 의심되는 때에는 누구에게 신고하여야 하는가?

① 사체의 본적지 관할 시장, 군수, 구청장
② 사체의 본적지 관할 경찰서장
③ 사체의 소재지 관할 시장, 군수, 구청장
④ 사체의 소재지 관할 경찰서장
⑤ 사체의 주소지 관할 시장, 군수, 구청장

정답 및 해설

해설 의료법 제26조 의사 · 치과의사 · 한의사 및 조산사는 사체를 검안하여 변사(變死)한 것으로 의심되는 때에는 사체의 소재지를 관할하는 경찰서장에게 신고하여야 한다.

정답 ④

24 외국의 의료면허 소지자의 의료행위 범위가 아닌 것은?

① 외국과의 교육
② 전시 · 사변 시 국가의 요청에 의해 행하는 의료행위
③ 교육연구사업을 위한 업무
④ 외국과의 기술협력에 의한 교환교수 업무
⑤ 국제의료봉사단의 의료봉사업무

정답 및 해설

해설 의료법 시행규칙 제18조, 제19조 전시 · 사변이나 그 밖에 이에 준하는 국가비상사태 시에 국가나 지방자치단체의 요청에 따라 행하는 의료행위는 의과대학생 등의 의료행위이다.

정답 ②

25 외국에 두는 의사회 지부는 정관변경을 받은 날로부터 몇 주 이내에 설치해야 하는가?

① 3주 이내 ② 5주 이내 ③ 8주 이내
④ 10주 이내 ⑤ 15주 이내

정답 및 해설

해설 의료법 시행령 제15조 중앙회는 그 설립등기를 끝낸 날부터 3주일 이내에 특별시 · 광역시 · 도와 특별자치도에 각각 지부를 설치하여야 한다. 다만, 외국에 두는 의사회 지부는 이에 관한 정관 변경허가를 받은 날부터 10주일 이내에 설치하여야 한다.

정답 ④

26 의료인의 보수교육은?

① 매년 8시간 이상 ② 매년 10시간 이상
③ 매년 16시간 이상 ④ 매년 20시간 이상
⑤ 매년 30시간 이상

정답 및 해설

해설 의료법 시행규칙 제20조 중앙회는 법 제30조제2항에 따른 보수교육(補修敎育)을 매년 실시하여야 하며, 보수교육을 연간 8시간 이상 이수하여야 한다.

정답 ①

27 보수교육 면제대상이 <u>아닌</u> 자는?

① 전공의
② 군복무 중인 자
③ 면허증 발급을 받은 신규 면허 취득자
④ 대학원 재학생
⑤ 보건복지부장관이 보수교육을 받을 필요가 없다고 인정하는 자

정답 및 해설

해설 의료법 시행규칙 제20조제6항 면제대상자는 전공의, 의과대학 · 치과대학 · 한의과대학 · 간호대학의 대학원 재학생, 면허증을 발급받은 신규 면허취득자, 보건복지부장관이 보수교육을 받을 필요가 없다고 인정하는 사람

정답 ②

28 의료기관을 개설할 수 없는 자는?

① 모든 의료인
② 국가나 지방자치단체
③ 의료법인
④ 비영리법인
⑤ 한국보훈복지의료공단

정답 및 해설

해설 의료법 제33조 의료인 중에서 의료기관 개설은 의사, 치과의사, 한의사 또는 조산사만 의료기관을 개설할 수 있다.

정답 ①

29 의료기관 개설신고 사항의 변경신고 내용이 아닌 것은?

① 의료기관 개설자의 변경사항
② 의료기관의 진료과목 변동사항
③ 비의료인 수의 변동사항
④ 입원실 등 주요시설 변경에 따른 시설변동 내용
⑤ 의료기관의 명칭 변경사항

정답 및 해설

해설 의료법 시행규칙 제26조제1항 의료기관의 의료인 수

정답 ③

30 의료기관을 개설하지 못하는 자는?

① 의사
② 조산사
③ 국가나 지방자치단체
④ 민법이나 특별법에 따라 설립된 비영리법인
⑤ 영리법인

정답 및 해설

해설 의료법 제33조제2항 참조

정답 ⑤

31 병원 개설 시 행정 절차로 옳은 것은?

① 시장 · 군수 · 구청장에게 신고하여 한다.
② 시장 · 군수 · 구청장에게 허가를 받아야 한다.
③ 시 · 도지사에게 신고하여야 한다.
④ 시 · 도지사에게 허가를 받아야 한다.
⑤ 보건복지부장관에게 허가를 받아야 한다.

정답 및 해설

해설 의료법 제33조제4항 종합병원 · 병원 · 치과병원 · 한방병원, 요양병원 또는 정신병원을 개설하려면 보건복지부령으로 정하는 바에 따라 시 · 도지사의 허가를 받아야 한다.

정답 ④

32 의료기관의 안전관리시설이 아닌 것은?

① 화재 기타 긴급 사항 대처 필요 시설
② 채광, 환기에 관한 시설
③ 방사선 위해방지시설
④ 수도 등의 위해 방지에 관한 시설
⑤ 방충, 쥐막기, 세균오염 방지시설

정답 및 해설

해설 의료법 시행규칙 제35조 안전관리시설은 전기 · 가스 등의 위해 방지에 관한 시설이 추가된다.

정답 ④

33 입원환자 60명, 외래환자 180명인 의료기관의 의사는 몇 명이어야 하나?

① 5명 ② 6명 ③ 7명 ④ 8명 ⑤ 10명

정답 및 해설

해설 의료법 시행규칙 제38조, 입원환자 60명+외래환자(180/3)60명=120명/20(의사 1인당 환자수)=6명(의사수)

정답 ②

34 의료인 등의 정원기준으로 옳지 않은 것은?

① 연평균 1일 조제 수가 80건 이상인 경우, 종합병원 · 병원 · 치과병원에는 약사를, 한방병원에는 한약사를, 요양병원에는 약사 또는 한약사를 두어야 한다. 이 경우 조제 수 160건까지는 1인을 두고, 160건을 초과하는 경우에는 초과하는 80건마다 1인씩을 추가한다.
② 입원시설을 갖춘 종합병원 · 병원 · 치과병원 · 한방병원 또는 요양병원에는 1명 이상의 영양사를 둔다.
③ 의료기관에는 보건복지부장관이 정하는 바에 따라 각 진료과목별로 필요한 수의 의료기사를 둔다.
④ 의료기관에는 보건복지부장관이 정하는 바에 따라 필요한 수의 보건의료정보관리사를 둔다.
⑤ 의료기관에는 보건복지부장관이 정하는 바에 따라 필요한 수의 간호조무사를 둔다.

정답 및 해설

해설 의료법 시행규칙 제38조제2항제4호 "종합병원"에는 보건복지부장관이 정하는 바에 따라 필요한 수의 보건의료정보관리사를 둔다.

정답 ④

35 의료인 등의 정원에 대한 내용으로 옳지 않은 것은?

① 의료기사 – 종합병원에만 진료과목별로 필요한 수
② 보건의료정보관리사 – 종합병원에 필요한 수
③ 간호조무사 – 의료기관에 필요한 수
④ 사회복지사 – 종합병원에 1인 이상
⑤ 영양사 – 입원시설을 갖춘 병원급 이상에 1인 이상

정답 및 해설

해설 의료법 시행규칙 제38조제2항제3호 "의료기관"에는 보건복지부장관이 정하는 바에 따라 각 진료과목별로 필요한 수의 의료기사를 둔다.

정답 ①

36 모든 요양병원의 입원대상으로 옳지 않은 것은?

① 만성질환자 ② 정신질환자 ③ 노인성질환자
④ 외과적 수술 후 환자 ⑤ 상해 후 회복기간의 환자

정답 및 해설

해설 의료법 시행규칙 제36조제3항 정신질환자는 정신의료기관 외의 요양병원의 입원대상으로 하지 아니한다. 〈개정 2017. 5. 30〉

정답 ②

37 요양병원에서는 요양환자를 최소 몇 명 이상 수용할 수 있는 시설을 갖추어야 하는가?

① 20명 ② 30명 ③ 40명 ④ 50명 ⑤ 60명

정답 및 해설

해설 의료법 시행규칙 제34조 요양병원에서는 요양환자를 최소 30명 이상 수용할 수 있는 시설(입원실)을 갖추어야 한다. (별표 3)

정답 ②

38 요양병원은 연평균 1일 입원환자 몇 명까지 의사 2인을 두어야 하는가?

① 30명 ② 40명 ③ 50명 ④ 60명 ⑤ 80명

정답 및 해설

해설 의료법 시행규칙 제38조 요양병원은 연평균 1일 입원환자 80명까지는 2명으로 하되, 80명을 초과하는 입원환자는 매 40명마다 1명을 기준으로 함 (별표 5)

정답 ⑤

39 진단용 방사선장치를 설치 운영하고자 하는 의료기관의 조치는?

① 보건소장의 허가를 받는다.
② 시장 · 군수 · 구청장에게 신고한다.
③ 중앙회장에게 신고한다.
④ 시 · 도지사의 허가를 받는다.
⑤ 보건복지부장관의 허가를 받는다.

정답 및 해설

해설 의료법 제37조제1항 진단용 방사선 발생장치를 설치 · 운영하려는 의료기관은 보건복지부령으로 정하는 바에 따라 시장 · 군수 · 구청장에게 신고하여야 하며, 보건복지부령으로 정하는 안전관리기준에 맞도록 설치 · 운영하여야 한다.

정답 ②

40 A 의료기관에서 진단용 방사선 발생장치를 설치, 운영함에 있어 옳은 것은?

① 보건복지부장관의 허가를 얻었다.
② 기관 자체의 안전관리기준을 가지고 운영하였다.
③ 보건복지부의 허가를 얻은 후 시장에게 신고하였다.
④ 방사선 관계 종사자 중 일부에 대한 피폭관리를 하였다.
⑤ 안전관리책임자를 선임하고 정기적으로 검사와 측정을 하였다.

정답 및 해설

해설 의료법 제37조(진단용 방사선 발생장치)
의료기관 개설자나 관리자는 진단용 방사선 발생장치를 설치한 경우에는 보건복지부령으로 정하는 바에 따라 안전관리책임자를 선임하고 정기적으로 검사와 측정을 받아야 하며 방사선 관계 종사자에 대한 피폭관리를 하여야 한다.

정답 ⑤

41 「진단용 방사선 발생장치의 안전관리」에 관한 규칙에서 방사선 발생장치가 아닌 것은?

① 자기공명영상진단장치 ② 전산화단층촬영장치 ③ 유방촬영용 장치
④ 진단용 엑스선 발생기 ⑤ 치과진단용 엑스선 발생장치

정답 및 해설

해설 의료법 제37조 자기공명영상진단장치(MRI)는 아님. 「진단용 방사선 발생장치의 안전관리에 관한 규칙」 제2조제1호
[진단용 방사선 발생장치]
① 진단용 엑스선 장치
② 진단용 엑스선 발생기
③ 치과진단용 엑스선 발생장치
④ 전산화 단층 촬영장치(치과용 전산화 단층 촬영장치, 이비인후과용 전산화 단층 촬영장치 및 양전자방출 전산화 단층 촬영장치를 포함한다)
⑤ 유방촬영용 장치 등 방사선을 발생시켜 질병의 진단에 사용하는 기기

정답 ①

42 진단용 방사선 발생장치는 몇 년마다 지정된 시험 검사기관의 검사를 받아야 하는가?

① 1년 ② 2년 ③ 3년 ④ 4년 ⑤ 5년

정답 및 해설

해설 의료법 제37조, 진단용 방사선 발생장치의 안전관리에 관한 규칙 제4조제2항

정답 ③

43 의료기관 시설, 장비 중 공동으로 이용할 수 있는 시설이 아닌 것은?

① 소독시설 ② 적출물소각시설 ③ 세탁처리시설
④ 의무기록실 ⑤ 심전도기기

정답 및 해설

해설 의료법 시행규칙 제34조 〈별표3〉20 중 가. 탕전실, 의무기록실, 급식시설, 세탁처리시설 및 적출물 소각시설은 의료기관이 공동으로 이용할 수 있다.

정답 ①

44 의료기관을 휴업 · 폐업할 때의 절차는?

① 병원은 휴업 · 폐업 시 모두 관할 시장 · 군수 · 구청장에 신고
② 종합병원은 휴업 · 폐업 시 모두 관할 시 · 도지사에게 허가
③ 치과의원은 휴업 · 폐업 시 모두 시장 · 군수 · 구청장에게 허가
④ 의원은 휴업할 때 시장 · 군수 · 구청장에게 신고, 폐업할 때 허가
⑤ 요양병원은 휴업할 때 시장 · 군수 · 구청장에게 허가, 폐업할 때 신고

정답 및 해설

해설 의료법 제40조제1항 의료기관 개설자는 의료업을 폐업하거나 1개월 이상 휴업하려면 보건복지부령으로 정하는 바에 따라 관할 시장 · 군수 · 구청장에게 신고하여야 한다.

정답 ①

45 당직의료인의 기준으로 옳지 않은 것은?

① 각종 병원에 둔다.
② 결핵병원은 병원자체기준에 따른다.
③ 일반환자의 진료를 목적으로 한다.
④ 정신병원은 병원자체기준에 따른다.
⑤ 입원환자 200인까지는 의사, 치과의사, 한의사는 1인을 둔다.

정답 및 해설

해설 의료법 제41조, 시행규칙 제39조의9 각종 병원에는 응급환자와 입원환자의 진료 등에 필요한 당직의료인을 두어야 한다. 당직의료인의 수는 입원환자 200명까지는 의사 · 치과의사 또는 한의사의 경우에는 1명, 간호사의 경우에는 2명을 두되, 입원환자 200명을 초과하는 200명마다 의사 · 치과의사 또는 한의사의 경우에는 1명, 간호사의 경우에는 2명을 추가한 인원 수로 한다.

정답 ③

46 의료기관의 명칭표시판에 표시할 수 없는 사항은?

① 의료인의 학위
② 의료기관의 명칭 및 전화번호
③ 의료인의 면허 종류 및 성명
④ 전문병원으로 지정받은 사실
⑤ 상급종합병원으로 지정받은 사실

정답 및 해설

해설 의료법 제42조, 규칙 제40조제6호 의료인의 학위는 표시할 수 없다.
법 제42조 의료기관은 의료기관의 종류에 따르는 명칭 외의 명칭을 사용하지 못한다.

정답 ①

47 과징금은 몇 회를 초과하여 부과할 수 없는가?

① 1회 ② 2회 ③ 3회 ④ 4회 ⑤ 5회

정답 및 해설

해설 의료법 제67조제1항 과징금은 3회까지만 부과할 수 있다.

정답 ③

48 의료기관의 명칭 표시에 대한 설명으로 옳지 않은 것은?

① 의료기관의 종류에 따르는 명칭(종합병원의 경우에는 종합병원 또는 병원) 앞에 고유명칭을 붙인다.

② 병원 · 한방병원 · 한의원 · 치과병원 · 의원 또는 치과의원의 개설자가 전문의인 경우에는 그 의료기관의 고유명칭과 의료기관의 종류 명칭 사이에 인정받은 전문과목을 삽입하여 표시할 수 있다.

③ 부속 의료기관이 명칭을 표시하는 경우에는 의료기관의 종류에 따르는 명칭 앞에 그 개설기관의 명칭과 "부속"이라는 문자를 붙여야 한다.

④ 의료기관의 명칭표시판에는 의료기관의 명칭, 전화번호와 진료에 종사하는 의료인의 면허 종류 및 성명만을 표시할 수 있다. 다만, 장소가 좁거나 그 밖에 부득이한 사유가 있는 경우에는 제41조에 따른 진료과목을 함께 표시할 수 있다.

⑤ 의료기관의 명칭은 한글로 표시하되, 보건복지부장관이 정하는 바에 따라 외국어를 함께 표시할 수 있다.

정답 및 해설

해설 의료법 제42조, 규칙 제40조제6호 의료기관의 명칭표시판에는 다음 각 목의 사항만을 표시할 수 있다. 다만, 장소가 좁거나 그 밖에 부득이한 사유가 있는 경우에는 제41조제4항에도 불구하고 같은 조 제1항에 따른 진료과목을 명칭표시판에 함께 표시할 수 있다.

가. 의료기관의 명칭
나. 전화번호
다. 진료에 종사하는 의료인의 면허 종류 및 성명
라. 상급종합병원으로 지정받은 사실(법 제3조의4제1항에 따라 상급종합병원으로 지정받은 종합병원만 해당한다)
마. 전문병원으로 지정받은 사실(법 제3조의5제1항에 따라 전문병원으로 지정받은 병원만 해당한다)
바. 병원 · 한방병원 · 치과병원 · 의원 · 한의원 또는 치과의원의 개설자가 전문의인 경우에는 해당 개설자의 전문의 자격 및 전문과목
사. 법제58조의제1항에 따라 의료기관 인증을 받은 시설

정답 ④

49 병원이 환자 등으로부터 징수하는 비급여 진료비용의 기준은?

① 시 · 도지사 허가 ② 보건복지부령 ③ 시장 · 군수 · 구청장 허가
④ 시장 · 군수 · 구청장 신고 ⑤ 시 · 도지사 신고

정답 및 해설

해설 의료법 제45조 환자 또는 환자의 보호자가 쉽게 알 수 있도록 보건복지부령으로 정하는 바에 따라 고지하여야 한다.

정답 ②

50 의료법인 설립허가 취소 요건에서 그 성격상 옳지 <u>않은</u> 것은?

① 정관으로 정하지 아니한 사업을 한 때
② 장례식장 및 음식점영업 등 부대사업을 한 때
③ 설립된 날부터 2년 안에 의료기관을 개설하지 아니한 때
④ 의료법인이 개설한 의료기관이 개설허가를 취소당한 때
⑤ 보건복지부장관 또는 시 · 도지사가 감독을 위하여 내린 명령을 위반한 때

정답 및 해설

해설 의료법 제51조 보건복지부장관 또는 시 · 도지사는 의료법인이 다음 각 호의 어느 하나에 해당하면 그 설립 허가를 취소할 수 있다.

1. 정관으로 정하지 아니한 사업을 한 때
2. 설립된 날부터 2년 안에 의료기관을 개설하지 아니한 때
3. 의료법인이 개설한 의료기관이 제64조에 따라 개설허가를 취소당한 때
4. 보건복지부장관 또는 시 · 도지사가 감독을 위하여 내린 명령을 위반한 때
5. 제49조제1항에 따른 부대사업 외의 사업을 한 때

정답 ②

51 2017년 6월 현재 병원감염 예방을 위한 감염관리위원회와 감염관리실을 설치 · 운영해야 하는 의료기관은?

① 모든 의료기관 ② 종합병원 및 200개 이상의 병상을 갖춘 병원
③ 병원 이상 의료기관 ④ 의원 이상 의료기관
⑤ 종합병원 및 200개 이상의 병상을 갖춘 병원으로서 중환자실을 운영하는 의료기관

정답 및 해설

해설 의료법 시행규칙 제43조제1항 법 제47조제1항에서 "보건복지부령으로 정하는 일정 규모 이상의 병원급 의료기관"이란 다음 각 호의 구분에 따른 의료기관을 말한다. 〈개정 2016.10.6.〉

1. 2017년 3월 31일까지의 기간 : 종합병원 및 200개 이상의 병상을 갖춘 병원으로서 중환자실을 운영하는 의료기관
2. 2017년 4월 1일부터 2018년 9월 30일까지의 기간 : 종합병원 및 200개 이상의 병상을 갖춘 병원
3. 2018년 10월 1일부터의 기간 : 종합병원 및 150개 이상의 병상을 갖춘 병원

정답 ②

52 의료법인을 설립하고자 하는 자는 누구의 허가를 받아야 하는가?

① 법무부장관　② 대통령　③ 시 · 도지사
④ 의사회중앙회장　⑤ 보건복지부장관

정답 및 해설

해설 의료법 제48조제1항 의료법인을 설립하려는 자는 대통령령으로 정하는 바에 따라 정관과 그 밖의 서류를 갖추어 그 법인의 주된 사무소의 소재지를 관할하는 시 · 도지사의 허가를 받아야 한다.

정답 ③

53 의료법인에 관한 설명으로 옳지 않은 것은?

① 의료업을 목적으로 설립된 법인이다.
② 의료기관을 개설할 수 있다.
③ 그 설립은 시 · 도지사의 허가를 받아야 한다.
④ 그 사업을 함에 있어서 공중위생에 기여하여야 한다.
⑤ 그 사업을 함에 있어서 영리의 추구를 목적으로 한다.

정답 및 해설

해설 의료법 제48조, 시행령 제20조 의료법인과 법 제33조제2항제4호에 따라 의료기관을 개설한 비영리법인은 의료업(법 제49조에 따라 의료법인이 하는 부대사업을 포함한다)을 할 때 공중위생에 이바지하여야 하며, 영리를 추구하여서는 아니 된다.

정답 ⑤

54 의료법인의 부대사업으로 옳지 않은 것은?

① 건강기능식품판매업　② 이용업 및 미용업　③ 안경 조제 · 판매업
④ 장례식장　⑤ 산후조리업

정답 및 해설

해설 의료법 제49조, 시행규칙 제60조 부대사업은 휴게음식점영업, 일반음식점영업, 제과점영업, 위탁급식영업, 소매업 중 편의점, 슈퍼마켓, 자동판매기영업 및 서점, 산후조리업, 목욕장업, 의료기기 임대 · 판매업(다만, 의료법인이 직접 영위하는 경우는 제외), 숙박업, 여행업, 외국환자유치업, 수영장업, 체력단련장업 및 종합체육시설업, 장애인보조기구의 제조 · 개조 · 수리업 등과 다음 각 목의 어느 하나에 해당하는 업무를 하려는 자에게 의료법인이 개설하는 의료기관의 건물을 임대하는 사업. 가. 이용업 및 미용업 나. 안경 조제 · 판매업 다. 은행업 라. 의원급 의료기관 개설 · 운영(의료관광호텔에 부대시설로 설치하는 경우로서 진료과목이 의료법인이 개설하는 의료기관과 동일하지 아니한 경우로 한정한다). 의류 등 생활용품 판매업 및 식품판매업(건강기능식품 판매업은 제외). 다만, 의료법인이 직접 영위하는 경우는 제외

정답 ①

55 허가 또는 신고의 대상이 옳지 않은 것은?

① 종합병원 개설 – 시장 · 도지사의 허가
② 의원개설 – 시장 · 군수 · 구청장에게 신고
③ 의료법인 설립허가 – 시장 · 군수 · 구청장에게 신고
④ 진단용 방사선 발생장치 설치 운영 – 시장 · 군수 · 구청장에게 신고
⑤ 요양병원 개설 – 시장 · 도지사의 허가

정답 및 해설

해설 의료법 제33조제3항 의원 · 치과의원 · 한의원 또는 조산원을 개설하려는 자는 보건복지부령으로 정하는 바에 따라 시장 · 군수 · 구청장에게 신고하여야 한다. 제48조제1항 의료법인 설립허가는 그 법인의 주된 사무소의 소재지를 관할하는 시 · 도지사의 허가를 받아야 한다.

정답 ③

56 신 의료기술평가위원회의 설명으로 옳지 않은 것은?

① 위원은 보건복지부장관이 위촉하거나 임명한다.
② 위원회는 위원장 1명을 포함하여 30명 이내의 위원으로 구성한다.
③ 위원장과 위원의 임기는 3년으로 하되, 연임할 수 있다.
④ 위원의 자리가 빈 때에는 새로 위원을 임명하고, 새로 임명된 위원의 임기는 임명된 날부터 기산한다.
⑤ 위원회의 심의사항을 전문적으로 검토하기 위하여 위원회에 분야별 전문평가위원회를 둔다.

정답 및 해설

해설 의료법 제54조제2항 위원회는 위원장 1명을 포함하여 20명 이내의 위원으로 구성한다.

정답 ②

57 의료에 관한 광고를 할 수 있는 것은?

① 1년 이하의 임상경력을 광고하는 것
② 평가를 받지 아니한 신의료기술
③ 비방목적으로 의료인의 기능 또는 진료방법에 관하여 불리한 사실
④ 특정의료인의 기능이 다른 의료인의 것과 비교하여 우수하다는 내용
⑤ 의료인의 기능이 객관적 근거가 없는 내용

정답 및 해설

해설 의료법 제56조, 시행령 제23조 1항 참조
환자의 치료경험담이나 6개월 이하의 임상경력을 광고하는 것은 금지된다.

정답 ①

58 '의료광고의 금지기준' 의 설명에서 ( )안에 들어갈 말로 옳지 않은 것은?

특정 (가) 또는 (나)에 관한 (다)나 (라)을(를) 「신문 등의 진흥에 관한 법률」 제2조에 따른 신문 · 인터넷신문 또는 「잡지 등 정기간행물의 진흥에 관한 법률」에 따른 정기간행물이나 「방송법」 제2조제1호에 따른 방송에 싣거나 방송하면서 (라) 등의 정보도 함께 싣거나 방송하여 광고하는 것

① 의료기관 · 의료인의 기능
② 의료기관 · 의료인의 진료방법
③ 기사
④ 전문가의 의견
⑤ 특정 의료기관 · 의료인의 명칭

정답 및 해설

해설 의료법 시행령 제23조제1항제10호 특정 의료기관 · 의료인의 기능 또는 진료 방법에 관한 기사나 전문가의 의견을 「신문 등의 진흥에 관한 법률」 제2조에 따른 신문 · 인터넷신문 또는 「잡지 등 정기간행물의 진흥에 관한 법률」에 따른 정기간행물이나 「방송법」 제2조제1호에 따른 방송에 싣거나 방송하면서 특정 의료기관 · 의료인의 연락처나 약도 등의 정보도 함께 싣거나 방송하여 광고하는 것

정답 ⑤

59 A정형외과 의원의 의사 B가 C물리치료사에게 환자에 대한 재활치료를 할 때에 초음파 검사를 하도록 하였을 경우 보건복지부장관 또는 시장, 군수, 구청장이 취할 수 있는 사항은?

① 6개월의 범위에서 의사의 면허자격을 정지시킬 수 있다.
② 물리치료사의 면허를 취소할 수 있다.
③ 반드시 의료기관 폐쇄를 명하여야 한다.
④ 1년 범위에서 물리치료사의 면허자격을 정지시킬 수 있다.
⑤ 의료기관의 폐쇄를 명할 수도 있다.

정답 및 해설

해설 의료법 제64조제1항제2호(개설 허가 취소 등)
의료인이나 의료기관 종사자가 무자격자에게 의료행위를 하게 하거나 의료인에게 면허 사항 외의 의료행위를 하게 한 때

정답 ⑤

60 의료기관 인증기준이 아닌 것은?

① 환자의 권리와 안전
② 대중교통수단의 확보
③ 의료기관의 의료서비스 질 향상 활동
④ 의료서비스의 제공과정 및 성과
⑤ 의료기관의 조직 · 인력관리 및 운영

정답 및 해설

해설 의료법 제58조의3제1항 의료기관 인증 기준은 환자의 권리와 안전, 의료기관의 의료서비스 질 향상 활동, 의료서비스의 제공과정 및 성과, 의료기관의 조직 · 인력관리 및 운영, 환자 만족도

정답 ②

61 의료기관 인증서 교부 보관기간은?

① 1년 ② 2년 ③ 3년 ④ 4년 ⑤ 5년

정답 및 해설

해설 의료법 시행규칙 제64조제7항 : 최종 기재일로부터 5년간 보관하여야 하며, 전자문서로 작성 · 보관할 수 있다. 〈개정 2020. 9. 4〉

정답 ⑤

62 보건복지부장관이 보건의료정책을 위하여 필요하다고 인정할 때 의료기관에 대하여 어떻게 할 수 있나?

① 허가취소 ② 폐쇄 ③ 지도와 명령 ④ 시정명령 ⑤ 업무정지

정답 및 해설

해설 의료법 제59조제1항 보건복지부장관 또는 시 · 도지사는 보건의료정책을 위하여 필요하거나 국민보건에 중대한 위해(危害)가 발생하거나 발생할 우려가 있으면 의료기관이나 의료인에게 필요한 지도와 명령을 할 수 있다.

정답 ③

63 의료인의 면허취소 요건이 아닌 것은?

① 금고 이상의 형을 받았고 그 형의 집행이 종료되지 않았을 때
② 면허증을 대여했을 때
③ 품위손상 행위를 하였을 때
④ 3회 이상 자격정지 처분을 받았을 때
⑤ 자격정지 처분기간 중에 의료행위를 하였을 때

정답 및 해설

해설 의료법 제65조제1항 보건복지부장관은 의료인이 다음 각 호의 어느 하나에 해당할 경우에는 그 면허를 취소할 수 있다. 다만, 제1호의 경우에는 면허를 취소하여야 한다.

1. 제8조 각 호의 어느 하나에 해당하게 된 경우
2. 제66조에 따른 자격 정지 처분 기간 중에 의료행위를 하거나 3회 이상 자격 정지 처분을 받은 경우
3. 제11조제1항에 따른 면허 조건을 이행하지 아니한 경우
4. 제4조의3제1항을 위반하여 면허증을 대여한 경우
5. 삭제 〈2016.12.20.〉
6. 제4조제6항을 위반하여 사람의 생명 또는 신체에 중대한 위해를 발생하게 한 경우

③ – 1년의 범위에서 면허자격을 정지시킬수 있다.(법 제66조의제1항제1호)

정답 ③

64 의료기관 회계기준 규칙의 준수 대상기관은?

① 100병상 이상의 정신병원
② 100병상 이상의 요양병원
③ 100병상 이상의 일반병원
④ 100병상 이상의 종합병원
⑤ 300병상 이상의 결핵병원

정답 및 해설

해설 의료법 제62조,「의료기관 회계기준 규칙」제2조제1항에 의거 100병상 이상의 종합병원
100병상 이상의 병원급 의료기관으로서 보건복지부령으로 정하는 일정 규모 이상의 병원급 의료기관 개설자는 회계를 투명하게 하기 위하여 의료기관 회계기준을 지켜야 한다. (개정 2020. 3. 4)[시행일 2021. 3. 5] 제62조제2항

정답 ④

65 자격정지처분을 몇 회 이상 받았을 때 면허가 취소되는가?

① 1회 ② 2회 ③ 3회 ④ 4회 ⑤ 5회

정답 및 해설

해설 의료법 제65조제1항제2호 자격정지처분 기간 중에 의료행위를 하거나 3회 이상 자격정지처분을 받은 경우

정답 ③

66 한지의사 중에서 그 허가받은 지역 안에서 얼마 이상 의료업무에 종사한 자가 의사의 면허를 받을 수 있는가?

① 1년 ② 3년 ③ 5년 ④ 10년 ⑤ 15년

정답 및 해설

해설 의료법 제79조제4항 한지 의사, 한지 치과의사, 한지 한의사로서 허가받은 지역에서 10년 이상 의료업무에 종사한 경력이 있는 자

정답 ④

※ 아래 문제에 해당하는 의료법 내용을 답가지(①~⑥) 중에서 고르시오.

① 면허취소	② 면허정지	③ 의료기관 개설
④ 품위손상	⑤ 면허재교부	⑥ 결격사유

67 의료기관 개설자가 될 수 없는 자에게 고용되어 의료행위를 한 때와 다른 의료기관을 이용하려는 환자를 영리를 목적으로 자신이 종사하거나 개설한 의료기관으로 유인하거나 유인하게 하는 행위 및 불필요한 검사 · 투약(投藥) · 수술 등 지나친 진료행위를 하거나 부당하게 많은 진료비를 요구하는 행위가 있었다. [2개 항목을 고르시오.]

정답 및 해설

해설 법 제66조 자격정지 등, 영 제32조 의료인의 품위 손상 행위의 범위에 해당된다.

정답 ② ④

68 보건복지부장관이 의료업 정지처분을 갈음하여 10억 원 이하의 과징금을 부과할 수 있는 경우가 아닌 것은?

① 개설 신고나 개설 허가를 한 날부터 1개월 이내에 정당한 사유 없이 업무를 시작하지 아니한 때

② 무자격자에게 의료행위를 하게 하거나 의료인에게 면허사항 외의 의료행위를 하게 한 때

③ 의료법인 · 비영리법인, 준정부기관 · 지방의료원 또는 한국보훈복지의료공단의 설립허가가 취소되거나 해산된 때

④ 의료기관 개설자가 거짓으로 진료비를 청구하여 금고 이상의 형을 선고받고 그 형이 확정된 때

⑤ 관계 공무원의 직무 수행을 기피 또는 방해하였을 때

정답 및 해설

해설 의료법 제67조 : 의료법 제64조제1항제1호 개설 신고나 개설 허가를 한 날부터 3개월 이내에 정당한 사유 없이 업무를 시작하지 아니한 때

정답 ①

69 의료법에서 의료인과 의료유사업자의 연결이 옳은 것은?

① 의사 – 간호조무사 ② 간호사 – 안경사 ③ 치과의사 – 접골사
④ 한의사 – 안마사 ⑤ 조산사 – 의무기록사

정답 및 해설

해설 의료법 제2조 의료인은 의사 · 치과의사 · 한의사 · 조산사 및 간호사를 말하며, 접골사(接骨士), 침사(鍼士), 구사(灸士)는 의료유사업자이다.
의료법 제81조제1항 의료유사업자

정답 ③

70 의료법 규정에 따라 행정기관이 처분을 하고자 할 때 청문해야 하는 사유가 아닌 것은?

① 의료기관 폐쇄 명령 ② 시설, 장비 등의 사용금지 명령
③ 개설변경 신청 ④ 면허 취소
⑤ 의료기관 인증 또는 조건부인증의 취소

정답 및 해설

해설 개설변경 신청은 아니며, 개설허가 취소가 청문 사유이다.
의료법 제84조 보건복지부장관, 시 · 도지사 또는 시장 · 군수 · 구청장은 다음 각 호의 어느 하나에 해당하는 처분을 하려면 청문을 실시하여야 한다. 〈개정 2020. 3. 4〉

1. 제23조의2제4항에 따른 인증의 취소
2. 제51조에 따른 설립 허가의 취소
3. 제58조의10에 따른 의료기관 인증 또는 조건부인증의 취소
4. 제63조에 따른 시설 · 장비 등의 사용금지 명령
5. 제64조제1항에 따른 개설허가 취소나 의료기관 폐쇄 명령
6. 제65조제1항에 따른 면허의 취소

정답 ③

71 보건복지부장관이 필요한 경비의 전부 또는 일부를 보조할 수 없는 것은?

① 대한치과의사협회의 사업이 국민구강보건 향상에 필요하다고 인정될 때
② 대한보건협회에 구강보건진료에 관한 조사 연구를 위촉하였을 때
③ 의사에게 보건진료에 관한 조사 연구를 위촉하였을 때
④ 한의사협회에 국민보건진료에 관한 조사 연구를 위촉하였을 때
⑤ 보건진료에 관한 조사 연구를 하는 치과의사의 요구를 받았을 때

정답 및 해설

해설 의료법 제83조제1항 보건복지부장관 또는 시 · 도지사는 국민보건 향상을 위하여 필요하다고 인정될 때에는 의료인 · 의료기관 · 중앙회 또는 의료 관련 단체에 대하여 시설, 운영 경비, 조사 · 연구 비용의 전부 또는 일부를 보조할 수 있다.

정답 ⑤

72 의료법상 2년 이하의 징역이나 2천만 원 이하의 벌금에 해당되는 것은?

① 품질관리검사에서 부적합하다고 판정받은 특수의료장비를 사용한 경우
② 정당한 이유없이 진료의 요구를 거부한 의료인
③ 의료기관을 개설하지 아니하고 의료업을 행한 의료인
④ 의료인이 태아 성 감별을 목적으로 임부를 진찰하거나 검사한 자
⑤ 영리를 목적으로 안마사의 자격인정을 받지 아니한 자가 안마행위를 할 때

정답 및 해설

해설 의료법 제88조의2 제20조를 위반한 자는 2년 이하의 징역이나 2천만 원 이하의 벌금에 처한다. 〈개정 2016. 12. 20〉

의료법 제20조 ① 의료인은 태아 성 감별을 목적으로 임부를 진찰하거나 검사하여서는 아니 되며, 같은 목적을 위한 다른 사람의 행위를 도와서도 아니 된다.

② 의료인은 임신 32주 이전에 태아나 임부를 진찰하거나 검사하면서 알게 된 태아의 성(性)을 임부, 임부의 가족, 그 밖의 다른 사람이 알게 하여서는 아니 된다.

정답 ④

※ 아래 문제에 해당하는 의료법 내용을 답가지(①~⑭) 중에서 지시하는 수만큼 고르시오.

① 5년 이하 징역	② 3년 이하 징역	③ 2년 이하 징역
④ 1년 이하 징역	⑤ 6개월 이하 징역	⑥ 5천만 원 이하 벌금
⑦ 3천만 원 이하 벌금	⑧ 2천만 원 이하 벌금	⑨ 1천만 원 이하 벌금
⑩ 5백만 원 이하 벌금	⑪ 3백만 원 이하 벌금	⑫ 5백만 원 이하 과태료
⑬ 3백만 원 이하 과태료	⑭ 1백만 원 이하 과태료	

73 의료인은 면허의 본질, 인명에 중대한 위해침해 가능성이 있어 중죄로 다스린다. 의사 면허증을 대여한 자와 의료용 시설, 기재 · 약품, 기타 기물 등을 파괴 · 손상한 자 및 의료기관을 점거하여 진료를 방해한 자가 있다. [2개 항목을 고르시오.]

정답 및 해설

해설 의료법 제87조의2제2항 5년 이하의 징역이나 5천만 원 이하의 벌금에 처한다. 〈개정 2020. 3. 4〉 정답 ① ⑥

74 의료 · 조산 또는 간호를 하면서 알게 된 다른 사람의 비밀을 누설한 경우와 의료지도원이 직무를 통하여 알게 된 의료기관, 의료인, 환자의 비밀을 누설했을 때가 있었다. 의료인이나 의료기관 종사자는 불가피하다고 인정한 경우가 아닌데도 환자가 아닌 다른 사람에게 환자에 관한 기록을 열람하게 하거나 그 사본을 내주는 경우와 영리를 목적으로 환자를 의료기관이나 의료인에게 소개 · 알선 · 유인하는 행위 및 이를 사주하는 행위를 하는 경우가 있었다. [2개 항목을 고르시오.]

정답 및 해설

해설 의료법 제88조 3년 이하의 징역이나 3천만 원 이하의 벌금에 처한다. [전문개정 2020. 3. 4] 정답 ② ⑦

75 과태료를 부과 · 징수할 수 있는 자가 아닌 사람은?

① 보건복지부장관　② 보건소장　③ 시장
④ 군수　⑤ 구청장

정답 및 해설

해설 법 제92조제4항 : 과태료는 대통령령으로 정하는 바에 따라 보건복지부장관 또는 시장 · 군수 · 구청장이 부과 · 징수한다.
시행령 제44조제1항 : 보건복지부장관, 시 · 도지사 또는 시장 · 군수 · 구청장은 법 제67조에 따라 과징금을 부과하려면 그 위반행위의 종류와 과징금의 금액을 서면으로 명시하여 이를 낼 것을 통지하여야 한다.

정답 ②

76 양벌규정에 대한 설명으로 옳은 것은?

① 의료법에서 규정하고 있는 내용을 위반했을 경우 행위 당사자뿐만 아니라 그 가족까지 함께 처벌하는 규정
② 의료법에서 규정하고 있는 내용을 위반했을 경우 행위자뿐만 아니라 피해 당사자도 같이 처벌하는 규정
③ 의료법에서 규정하고 있는 내용을 위반했을 경우 행위 당사자뿐만 아니라 피해 당사자도 함께 처벌하는 규정
④ 의료법에서 규정하고 있는 내용을 위반했을 경우 행위자뿐만 아니라 행위자의 가족까지 같이 처벌하는 규정
⑤ 의료법에서 규정하고 있는 내용을 위반했을 경우 행위자뿐만 아니라 행위자의 법인 또는 사용자에 대해서도 처벌하는 규정

정답 및 해설

해설 의료법 제91조 벌칙 위반행위를 하면 그 행위자를 벌하는 외에 그 법인 또는 개인의 대리인, 사용인, 그 밖의 종업원에게도 해당 조문의 벌금형을 과(科)한다. 다만, 법인 또는 개인이 그 위반행위를 방지하기 위하여 해당 업무에 관하여 상당한 주의와 감독을 게을리하지 아니한 경우에는 그러하지 아니하다.

정답 ⑤

2장 국민건강증진법

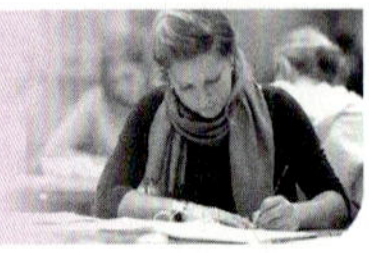

1. 총 칙

(1) 목적 (법 제1조)

① 국민에게 건강에 대한 가치와 책임의식을 함양하도록 함
② 건강에 관한 바른 지식을 보급함
③ 스스로 건강생활을 실천할 수 있는 여건을 조성함
④ 국민의 건강을 증진함

(2) 정의 (법 제2조)

① **국민건강증진사업** : 보건교육, 질병예방, 영양개선, 건강관리 및 건강생활의 실천 등을 통하여 국민의 건강을 증진시키는 사업
② **보건교육** : 개인 또는 집단으로 하여금 건강에 유익한 행위를 자발적으로 수행하도록 하는 교육
③ **영양개선** : 개인 또는 집단이 균형된 식생활을 통하여 건강을 개선시키는 것
④ **신체활동장려** : 개인 또는 집단이 일상생활 중 신체의 근육을 활용하여 에너지를 소비하는 모든 활동을 자발적으로 적극 수행하도록 장려함
⑤ **건강관리** : 개인 또는 집단이 건강에 유익한 행위를 지속적으로 수행함으로써 건강한 상태를 유지함
⑥ **건강친화제도** : 근로자의 건강증진을 위하여 직장 내 문화 및 환경을 건강 친화적으로 조성하고, 근로자가 자신의 건강관리를 적극적으로 수행할 수 있도록 교육, 상담 프로그램 등을 지원함
[제목개정 2019. 12. 3.][시행일 : 2021. 12. 4] 제2조

(3) 책임 (법 제3조)

① 국가 및 지방자치단체는 건강에 관한 국민의 관심을 높이고 국민건강을 증진할 책임을 짐.

② 모든 국민은 자신 및 가족의 건강을 증진하도록 노력해야 하며, 타인의 건강에 해를 끼치는 행위를 해서는 아니 됨.

③ 보건의 날(법 제3조의2) – 매년 4월 7일

(4) 국민건강증진종합계획과 실행계획의 수립 등 (법 제4조, 제4조의2, 제4조의3, 규칙 제2조, 영 제2·3조)

1) 보건복지부장관은 국민건강증진정책심의위원회의 심의를 거쳐 국민건강증진종합계획('종합계획')을 5년마다 수립·시행함, 미리 관계 중앙행정기관의 장과 협의를 거쳐야 함

종합계획에 포함되어야 할 사항

① 국민건강증진의 기본목표 및 추진방향
② 국민건강증진을 위한 주요 추진과제 및 추진방법
③ 국민건강증진에 관한 인력의 관리 및 소요재원의 조달방안
④ 제22조의 규정에 따른 국민건강증진기금의 운용방안
④–2 아동·여성·노인·장애인 등 건강취약집단이나 계층에 대한 건강증진 지원방안
⑤ 국민건강증진 관련 통계 및 정보의 관리방안
⑥ 그 밖에 국민건강증진을 위하여 필요한 사항

2) 보건복지부장관, 관계중앙행정기관의 장, 특별시장·광역시장·특별자치시장·도지사·특별자치도지사(이하"시·도지사"라 한다) 및 시장·군수·구청장은 국민건강증진에 관한 종합계획을 기초로 하여 소관 주요시책의 실행계획을 매년 수립·시행함. (법 제4조의2제1항)

① 보건복지부장관은 미리 종합계획안 작성지침을 작성하여 종합계획이 시행되는 해의 전전년도 12월 말까지 관계 중앙행정기관의 장에게 통보하여야 함.(시행령 제2조)

② 관계 중앙행정기관의 장은 종합계획안 작성지침에 따라 소관별 계획안을 작성하여 종합계획이 시행되는 해의 전년도 3월 말까지 보건복지부장관에게 제출하고, 보건복지부장관은 이를 종합한 종합계획안을 작성하여 국민건강증진정책심의회의 심의를 거쳐 확정함.(시행령 제2조제2항)

③ 보건복지부장관은 확정된 종합계획을 관계 중앙행정기관의 장과 특별시장·광역시장·특별자치시장·도지사·특별자치도지사에게 통보하여야 함.(시행령 제2조제3항)

④ 특별시장·광역시장·도지사는 통보된 종합계획에 따라 특별시, 광역시, 도의 매년도 실행계획을 수립하여 이를 시장·군수·구청장에게 통보하고, 시장·군수·구청장은 통보된 실행계획에 따라 시·군·구의 실행계획을 수립, 시행하여야 함.(시행령 제3조)

⑤ 시장·군수·구청장은 시·군·구의 실행계획을 매년 1월 31일까지 특별시장·광역시장·특별자치시장·도지사 또는 특별자치도지사에게 보고하여야 함. 이를 보고받은 시·도지사는 수립한 당해 특별시·광역시·특별자치시·도 또는 특별자치도의 실행계획과 관할 시·군·구의 실행계획을 종합하여 매년 2월 10일까지 보건복지부장관에게 보고하여야 함.(시행규칙 제2조제1항)

⑥ 시장·군수·구청장은 당해 연도의 실행계획추진실적을 다음해 1월31일까지 시·도지사에게 보고하여야 하며, 이를 보고 받은 시·도지사는 당해 시·도의 실행계획추진실적과 관할 시·군·구의 실행계획추진실적을 종합하여 다음해 2월 10일까지 보건복지부장관에게 보고하여야 함.(시행규칙 제2조제2항)

3) 국가는 실행계획의 시행에 필요한 비용의 전부 또는 일부를 지방자치단체에 보조할 수 있음.(법 제4조의2제2항)

4) 보건복지부장관, 관계 중앙행정기관의 장, 시·도지사 및 시장·군수·구청장은 종합계획과 실행계획의 수립·시행을 위하여 필요한 때에는 관계 기관, 단체 등에 대하여 자료 제공 등의 협조를 요청할 수 있음.(법 제4조의3제1항)

5) 협조요청을 받은 관계 기관·단체 등은 특별한 사유가 없는 한 이에 응하여야 함.(법 제4조의3제2항)

(5) 국민건강증진정책심의위원회 (법 제5조, 제5조2, 영 제4·제5·제6조)

1) 국민건강증진에 관한 주요사항을 심의하기 위하여 보건복지부에 국민건강증진정책심의위원회(이하“위원회”라 한다)를 둠.(법 제5조제1항)

2) 심의내용(법 제5조제2항)

① 종합계획

② 제22조의 규정에 따른 국민건강증진기금의 연도별 운용계획안·결산 및 평가

③ 2 이상의 중앙행정기관이 관련되는 주요 국민건강증진시책에 관한 사항으로써 관계중앙행정기관의 장이 심의를 요청하는 사항
④ 「국민영양관리법」 제9조에 따른 심의사항
⑤ 다른 법령에서 위원회의 심의를 받도록 한 사항
⑥ 그 밖에 위원장이 심의에 부치는 사항

3) 위원회의 구성과 운영(법 제5조의2)

① 위원회는 위원장 1인 및 부위원장 1인을 포함한 15인 이내의 위원으로 구성됨.
② **위원장** : 보건복지부차관, 부위원장은 위원장이 공무원이 아닌 위원 중에서 지명한 자
③ **위원** : 국민건강증진, 질병관리에 관한 학식과 경험이 풍부한 자, '소비자기본법'에 따른 소비자단체 및 '비영리민간단체 지원법'에 따른 비영리민간단체가 추천하는 자, 관계공무원 중에서 보건복지부장관이 위촉 또는 지명함
④ 그 밖의 위원회의 구성, 운영 등에 관하여 필요한 사항은 대통령령으로 함.

- 위원의 임기는 2년, 연임 가능
- 위원회의 위원장은 위원회를 대표하고 위원회의 사무를 총괄
- 위원회의는 재적위원 과반수의 출석으로 개의하고 출석위원 과반수의 찬성으로 의결
- 위원회는 심의사항을 전문적으로 연구, 검토하기 위하여 분야별로 전문위원회를 둘 수 있음.
- 이 영에서 정한 것 외에 위원회의 운영에 관하여 필요한 사항은 위원회의 의결을 거쳐 위원장이 정함.
- 회의에 출석한 위원에게 예산의 범위에서 수당 및 여비를 지급할 수 있음. 단, 공무원인 위원이 그 소관업무와 직접 관련하여 출석하는 경우에는 그러하지 않음.
- 위원회의 사무를 처리하기 위하여 위원회에 간사 1인을 두되, 간사는 보건복지부 소속공무원 중에서 보건복지부장관이 임명함.

(6) 한국건강증진개발원의 설립 및 운영 (법 제5조의3)

① 보건복지부장관은 제22조에 따른 국민건강증진기금의 효율적인 운영과 국민건강증진사업의 원활한 추진을 위하여 필요한 정책 수립의 지원과 사업평가 등의 업무를 수행할 수 있도록 한국건강증진개발원(이하 이 조에서 "개발원"이라 한다)을 설립한다.

② 개발원은 다음 각 호의 업무를 수행한다. 〈개정 2019. 12. 3〉
1. 국민건강증진 정책수립을 위한 자료개발 및 정책분석
2. 종합계획 수립의 지원
3. 위원회의 운영지원
4. 제24조에 따른 기금의 관리·운용의 지원 업무
5. 제25조제1항제1호부터 제10호까지의 사업에 관한 업무
6. 국민건강증진사업의 관리, 기술 지원 및 평가
7. 「지역보건법」 제7조부터 제9조까지에 따른 지역보건의료계획에 대한 기술 지원
8. 「지역보건법」 제24조에 따른 보건소의 설치와 운영에 필요한 비용의 보조
9. 국민건강증진과 관련된 연구과제의 기획 및 평가
10. 「농어촌 등 보건의료를 위한 특별조치법」 제2조의 공중보건의사의 효율적 활용을 위한 지원
11. 지역보건사업의 원활한 추진을 위한 지원
12. 그 밖에 국민건강증진과 관련하여 보건복지부장관이 필요하다고 인정한 업무
[시행일 : 2021. 12. 4] 제5조의3

③ 개발원은 법인으로 하고, 주된 사무소의 소재지에 설립등기를 함으로써 성립한다.

④ 개발원은 다음 각 호를 재원으로 한다.
- 제22조에 따른 기금
- 정부출연금
- 기부금
- 그 밖의 수입금

⑤ 정부는 개발원의 운영에 필요한 예산을 지급할 수 있다.

⑥ 개발원에 관하여 이 법과 「공공기관의 운영에 관한 법률」에서 정한 사항 외에는 「민법」 중 재단법인에 관한 규정을 준용한다.

2. 국민건강의 관리

(1) 건강생활의 지원 등 (법 제6조, 규칙 제3조)

① 국가·지방자치단체는 국민이 건강생활을 실천할 수 있도록 지원하여야 함.

② 국가는 혼인과 가정생활을 보호하기 위하여 혼인 전에 혼인 당사자의 건강을 확인하도록 권장하여야 함.

③ ②의 건강 확인 내용 및 절차에 관하여 필요한 사항은 보건복지부령으로 정함.

- 자녀에게 건강상 현저한 장애를 줄 수 있는 유전성 질환
- 혼인 당사자 또는 그 가족에게 건강상 현저한 장애를 줄 수 있는 전염성 질환

④ 특별자치시장·특별자치도지사·시장·군수·구청장은 혼인하고자 하는 자가 ③의 규정에 의한 내용을 확인하고자 할 때에는 보건소 또는 특별자치시장·특별자치도지사·시장·군수·구청장이 지정한 의료기관에서 그 내용을 확인받을 수 있도록 하여야 한다.

⑤ ④의 규정에 의하여 보건소장 또는 의료기관의 장이 혼인하고자 하는 자의 건강을 확인한 경우에는 '의료법'에 의한 진단서에 그 확인내용을 기재하여 교부하여야 함.

> 건강친화 환경 조성 및 건강생활의 지원 등(법 제6조)
>
> ① 국가 및 지방자치단체는 건강친화 환경을 조성하고, 국민이 건강생활을 실천할 수 있도록 지원하여야 한다. 〈개정 2019. 12. 3〉
>
> ② 국가는 혼인과 가정생활을 보호하기 위하여 혼인전에 혼인 당사자의 건강을 확인하도록 권장하여야 한다.
>
> ③ 제2항의 규정에 의한 건강확인의 내용 및 절차에 관하여 필요한 사항은 보건복지부령으로 정한다. [제목개정 2019. 12. 3][시행일 : 2021. 12. 4] 제6조

(2) 광고의 금지 등 (법 제7조, 영 제10조, 규칙 제23조, 별표 1)

① 보건복지부장관은 국민건강의식을 잘못 이끄는 광고를 한 자에 대하여 그 내용의 변경 등 시정을 요구하거나 금지를 명할 수 있음

② 광고내용의 변경 또는 광고의 금지를 명할 수 있는 광고는 다음과 같음 (법 제7조제2항)

- '주세법'에 따른 주류의 광고
- 의학 또는 과학적으로 검증되지 아니한 건강비법 또는 심령술의 광고
- 그 밖에 건강에 관한 잘못된 정보를 전하는 광고로서 대통령령이 정하는 광고

③ 삭제 〈2016. 12. 2〉

④ ①의 규정에 의한 광고내용의 기준, 변경 또는 금지절차 기타 필요한 사항은 대통령령으로 정함.(법 제7조제4항)

⑤ 보건복지부장관은 제4조2항 및 별표1에 따른 과음에 대한 경고문구의 표시방법에 대하여 2014년 1월 1일을 기준으로 3년마다(매 3년이 되는 해의 1월 1일 전까지를 말함) 그 타당성을 검토하여 개선 등의 조치를 해야 함. (시행규칙 제23조)

(3) 금연 및 절주운동 등 (법 제8조, 영 제10·11조·13조, 규칙 제4조, 별표 1)

① 국가·지방자치단체는 국민에게 담배의 흡연과 과다한 음주가 국민건강에 해롭다는 것을 교육·홍보해야 함.(법 제8조제1항)

② 국가·지방자치단체는 금연·절주에 관한 조사·연구를 하는 법인·단체를 지원할 수 있음.(법 제8조제2항)

③ 주세법에 의하여 주류 제조의 면허를 받은 자 또는 주류를 수입하여 판매하는 자는 대통령령이 정하는 주류의 판매용 용기에 과다한 음주는 건강에 해롭다는 내용과 임신 중 음주는 태아의 건강을 해칠 수 있다는 경고 문구를 표기하여야 함.
(법 제8조제4항)

- 국내에 판매되는 '주세법'에 의한 주류 중 알코올분 1도 이상의 음료
(시행령 제13조)

④ ③의 경고문구의 표시내용, 방법 등에 관하여 필요한 사항은 보건복지부장관이 정함.(법 제8조제6항)

(4) 금연을 위한 조치 (법 제9조, 영 제15조, 규칙 제5조의2, 제6조)

① 담배사업법에 의한 지정소매인 기타 담배를 판매하는 자는 대통령령이 정하는 장소 외에서 담배자동판매기를 설치하여 담배를 판매하여서는 아니 됨.(법 제9조제2항)

② ①에 따라 대통령령이 정하는 장소에 담배자동판매기를 설치하여 담배를 판매하는 자는 보건복지부령이 정하는 바에 따라 성인인증장치를 부착하여야 함.
(법 제9조제3항)

③ 다음 각 호의 **공중이 이용하는 시설의 소유자·점유자 또는 관리자**는 해당 **시설의 전체를 금연구역으로 지정하고 금연구역을 알리는 표지와 흡연자를 위한 흡연실을 설치**할 수 있으며, 금연구역을 알리는 표지와 흡연실을 설치하는 기준·방법 등은 보건복지부령으로 정한다. (법 제9조제4항)

- 국회의 청사
- 정부 및 지방자치단체의 청사

- 법원과 그 소속 기관의 청사(법원조직법)
- 공공기관의 청사(공공기관의 운영에 관한 법률)
- 지방공기업의 청사(지방공기업법)
- 학교[교사(校舍)와 운동장 등 모든 구역을 포함한다](유아교육법)·(초·중등교육법)
- 학교의 교사(고등교육법)
- 의료기관(의료법), 보건소·보건의료원·보건지소(지역보건법)
- 어린이집(영유아보육법)
- 청소년수련관, 청소년수련원, 청소년문화의집, 청소년특화시설, 청소년야영장, 유스호스텔, 청소년이용시설 등 청소년활동시설(청소년활동 진흥법)
- 도서관(도서관법)
- 어린이놀이시설(어린이놀이시설 안전관리법)
- 학원 중 학교교과교습학원과 연면적 1천제곱미터 이상의 학원(학원의 설립·운영 및 과외교습에 관한 법률)
- 공항·여객부두·철도역·여객자동차터미널 등 교통 관련 시설의 대합실·승강장, 지하보도 및 16인승 이상의 교통수단으로서 여객 또는 화물을 유상으로 운송하는 것
- 어린이운송용 승합자동차(자동차관리법)
- 연면적 1천제곱미터 이상의 사무용건축물, 공장 및 복합용도의 건축물
- 공연장으로서 객석 수 300석 이상의 공연장(공연법)
- 개설등록된 대규모점포와 같은 법상점가 중 지하도에 있는 상점가(유통산업발전법)
- 관광숙박업소(관광진흥법)
- 체육시설로서 1천명 이상의 관객을 수용할 수 있는 체육시설(체육시설의 설치·이용에 관한 법률)
- 사회복지시설(사회복지사업법)
- 목욕장(공중위생관리법)
- 청소년게임제공업소, 일반게임제공업소, 인터넷컴퓨터게임시설제공업소 및 복합유통게임제공업소(게임산업진흥에 관한 법률)
- 식품접객업 중 영업장의 넓이가 보건복지부령으로 정하는 넓이 이상인 휴게음식점영업소, 일반음식점영업소 및 제과점영업소(식품위생법)
- 만화대여업소(청소년보호법)
- 그 밖에 보건복지부령으로 정하는 시설 또는 기관

④ 특별자치시장·특별자치도지사·시장·군수·구청장은 「주택법」 제2조제3호에 따른 공동주택의 거주 세대 중 2분의 1 이상이 그 공동주택의 복도, 계단, 엘리베이터 및 지하주차장의 전부 또는 일부를 금연구역으로 지정하여 줄 것을 신청하면 그 구역을 금연구역으로 지정하고, 금연구역임을 알리는 안내표지를 설치하여야 한다.
(법 제9조제5항)

⑤ 지방자치단체는 흡연으로 인한 피해 방지와 주민의 건강 증진을 위하여 필요하다고 인정하는 경우 조례로 다수인이 모이거나 오고가는 관할 구역 안의 일정한 장소를 금연구역으로 지정할 수 있음.(법 제9조제6항)

⑥ ③,④ 및 ⑤에 따라 지정된 금연구역에서 흡연하여서는 아니 됨.

⑦ 시장·군수·구청장은 ③의 각 호에 따른 시설의 소유자·점유자 또는 관리자가 다음 각 호의 어느 하나에 해당하면 일정한 기간을 정하여 그 시정을 명할 수 있다.
(법 제9조제8항)

- ③의 전단을 위반하여 금연구역을 지정하지 아니하거나 금연구역을 알리는 표지를 설치하지 아니한 경우
- ③의 후단에 따른 금연구역을 알리는 표지 또는 흡연실의 설치 기준·방법 등을 위반한 경우

〈담배자동판매기의 설치장소〉(시행령 제15조)

- 미성년자 등을 보호하는 법령에서 19세 미만의 자의 출입이 금지되어 있는 장소
- 지정소매인 기타 담배를 판매하는 자가 운영하는 점포 및 영업장의 내부
- ③의 공중이 이용하는 시설 중 흡연구역으로 지정된 장소. 다만, 담배자동판매기를 설치하는 자가 19세 미만의 자에게 담배자동판매기를 이용하지 못하게 할 수 있는 흡연실에 한함
- 미성년자 등을 보호하는 법령에서 담배자동판매기의 설치를 금지하고 있는 장소에 대하여는 담배자동판매기의 설치를 허용하지 아니함.

〈성인인증장치〉(시행규칙 제5조의2)

담배자동판매기에 부착하여야 하는 성인인증장치는

- 담배자동판매기 이용자의 신분증(주민등록증 또는 운전면허증에 한한다)을 인식하는 방법에 의하여 이용자가 성인임을 인증할 수 있는 장치
- 담배자동판매기 이용자의 신용카드·직불카드 등 금융신용거래를 위한 장치를 이용하여 이용자가 성인임을 인증할 수 있는 장치

- 그 밖에 이용자가 성인임을 인증할 수 있는 장치로서 보건복지부장관이 정하여 고시하는 장치

(5) 담배에 관한 경고문구표시 및 광고의 금지 또는 제한 등 (법 제9조의2·3·4, 규칙 제7조)

1) 담배에 대한 경고 문구 표시

'담배사업법'에 따른 담배의 제조자 또는 수입판매업자는 담배갑포장지 앞면·뒷면·옆면 및 대통령령으로 정하는 광고(판매촉진 활동을 포함)에 다음 내용을 인쇄하여 표기하여야 함. 다만, 제1호의 표기는 담배갑 포장지에 한정하되, 앞면과 뒷면에 하여야 함.

① 흡연의 폐해를 나타내는 내용의 경고그림(사진을 포함)
② 흡연이 폐암 등 질병의 원인이 될 수 있다는 내용 및 다른 사람의 건강을 위협할 수 있다는 경고문구
③ 타르 흡입량은 흡연자의 흡연습관에 따라 다르다는 내용의 경고문구
④ 담배에 포함된 다음 각 목의 발암성 물질

- 나프틸아민
- 니켈
- 벤젠
- 비닐 크롤라이드
- 비소
- 카드뮴

⑤ 보건복지부령으로 정하는 금연상담전화의 전화번호
⑥ 경고문구의 내용, 주요표시면에 나타나는 크기 등의 세부사항은 보건복지부령으로 정함.

2) 가향 물질 함유 표시 제한 (법 제9조의3)

제조자 등은 담배에 연초 외의 식품이나 향기가 나는 물질(이하 "가향물질"이라 한다)을 포함하는 경우 이를 표시하는 문구나 그림·사진을 제품의 포장이나 광고에 사용하여서는 아니 됨.

3) 담배에 대한 광고 금지 또는 제한 (법 제9조의4, 영 제16조)

① 지정소매인의 영업소 내부에서 보건복지부령으로 정하는 광고물을 전시(展示) 또는 부착하는 행위. 다만, 영업소 외부에 그 광고내용이 보이게 전시 또는 부착하는 경우에는 그러하지 아니함.

② 품종군별로 연간 10회 이내(1회당 2쪽 이내)에서 잡지 [「잡지 등 정기간행물의 진흥에 관한 법률」에 따라 등록 또는 신고되어 주 1회 이하 정기적으로 발행되는 제책(製冊)된 정기간행물 및 「신문 등의 진흥에 관한 법률」에 따라 등록된 주 1회 이하 정기적으로 발행되는 신문과 「출판문화산업 진흥법」에 따른 외국간행물로서 동일한 제호로 연 1회 이상 정기적으로 발행되는 것(이하 "외국정기간행물"이라 한다)을 말하며, 여성 또는 청소년을 대상으로 하는 것은 제외한다]에 광고를 게재하는 행위. 다만, 보건복지부령으로 정하는 판매부수 이하로 국내에서 판매되는 외국정기간행물로서 외국문자로만 씌어져 있는 잡지인 경우에는 광고게재의 제한을 받지 아니함.

③ 사회·문화·음악·체육 등의 행사(여성 또는 청소년을 대상으로 하는 행사는 제외한다)를 후원하는 행위. 이 경우 후원하는 자의 명칭을 사용하는 외에 제품광고를 하여서는 아니 됨.

④ 국제선의 항공기 및 여객선, 그 밖에 보건복지부령으로 정하는 장소 안에서 하는 광고

⑤ 제조자 등은 ①, ②, ③, ④에 따른 광고를 「담배사업법」에 따른 도매업자 또는 지정소매인으로 하여금 하게 할 수 있으며, 이 경우 도매업자 또는 지정소매인이 한 광고는 제조자 등이 한 광고로 봄. (법 제9조의4제2항)

〈광고 또는 그에 사용되는 광고물 준수〉(법 제9조의4제3항)

- 흡연자에게 담배의 품명·종류 및 특징을 알리는 정도를 넘지 아니할 것
- 비흡연자에게 직접적 또는 간접적으로 흡연을 권장 또는 유도하거나 여성 또는 청소년의 인물을 묘사하지 아니할 것
- 흡연 경고문구의 내용 및 취지에 반하는 내용 또는 형태가 아닐 것
- 국민의 건강과 관련하여 검증되지 아니한 내용을 표시하지 아니할 것. 이 경우 광고내용의 사실 여부에 대한 검증 방법·절차 등 필요한 사항은 대통령령으로 정함
- 제조자 등은 담배에 관한 광고가 제1항 및 제3항에 위배되지 아니하도록 자율적으로 규제(법 제9조의4제4항)
- 보건복지부장관은 문화체육관광부장관에게 제1항 또는 제3항을 위반한 광고가 게재된 외국정기간행물의 수입업자에 대하여 시정조치 등을 할 것을 요청할 수 있음.(법 제9조의4제5항)

〈담배에 관한 광고〉 (시행규칙 제7조)

- "보건복지부령으로 정하는 광고물"이란 표시판, 스티커 및 포스터를 말한다.
(법 제9조의4제1항제1호 본문 및 영 제16조제1호)
- "여성 또는 청소년을 대상으로 하는 것"이란 잡지의 명칭, 내용, 독자, 그 밖의 그 성격을 고려할 때 여성 또는 청소년이 주로 구독하는 것을 말한다.(법 제9조의4제1항제2호)
- "보건복지부령으로 정하는 판매부수"란 판매부수 1만부를 말한다.
(법 제9조의4제1항제2호 단서)
- "여성 또는 청소년을 대상으로 하는 행사"란 행사의 목적, 내용, 참가자, 관람자, 청중, 그 밖의 그 성격을 고려할 때 주로 여성 또는 청소년을 대상으로 하는 행사를 말한다.(법 제9조의4제1항제3호)

4) 금연지도원 (법 제9조의5)

① 시·도지사 또는 시장·군수·구청장은 금연을 위한 조치를 위하여 대통령령으로 정하는 자격이 있는 사람 중에서 금연지도원을 위촉할 수 있다.

② 금연지도원의 직무
- 금연구역의 시설기준 이행 상태 점검
- 금연구역에서의 흡연행위 감시 및 계도
- 금연을 위한 조치를 위반한 경우 관할 행정관청에 신고하거나 그에 관한 자료 제공
- 그 밖에 금연 환경 조성에 관한 사항으로서 대통령령으로 정하는 사항

③ 금연지도원은 제2항의 직무를 단독으로 수행하려면 미리 시·도지사 또는 시장·군수·구청장의 승인을 받아야 하며, 시·도지사 또는 시장·군수·구청장은 승인서를 교부하여야 함.

④ 금연지도원이 ②에 따른 직무를 단독으로 수행하는 때에는 승인서와 신분을 표시하는 증표를 지니고 이를 관계인에게 내보여야 함.

⑤ ①에 따라 금연지도원을 위촉한 시·도지사 또는 시장·군수·구청장은 금연지도원이 그 직무를 수행하기 전에 직무 수행에 필요한 교육을 실시하여야 함.

⑥ 금연지도원은 ②에 따른 직무를 수행하는 경우, 그 권한을 남용하여서는 안 됨.

⑦ 시·도지사 또는 시장·군수·구청장은 금연지도원이 다음 각 호의 어느 하나에 해당하면 그 금연지도원을 해촉하여야 함.

- ①에 따라 대통령령으로 정한 자격을 상실한 경우
- ②에 따른 직무와 관련하여 부정한 행위를 하거나 그 권한을 남용한 경우
- 그 밖에 개인사정, 질병이나 부상 등의 사유로 직무 수행이 어렵게 된 경우

⑧ 금연지도원의 직무범위 및 교육, 그 밖에 필요한 사항은 대통령령으로 정함.

(6) 건강생활실천협의회 (법 제10조)

① 시·도지사 및 시장·군수·구청장은 건강생활의 실천운동을 추진하기 위하여 건강생활실천협의회를 구성해야 함.

② 건강생활실천협의회의 조직 및 운영에 관하여 필요한 사항은 지방자치단체의 조례로 정함.

(7) 보건교육의 관장 (법 제11조)

보건복지부장관은 국민의 보건교육에 관하여 관계중앙행정기관의 장과 협의하여 총괄함.

(8) 보건교육의 실시 등 (법 제12조, 영 제17조)

① 국가 및 지방자치단체는 모든 국민이 올바른 보건의료의 이용과 건강한 생활습관을 실천할 수 있도록 그 대상이 되는 개인 또는 집단의 특성·건강상태·건강의식수준 등에 따라 적절한 보건교육을 실시 〈개정 2016. 3. 2〉

② 국가·지방자치단체는 국민건강증진사업 관련법인 또는 단체 등이 보건교육을 실시할 경우 이에 필요한 지원을 할 수 있음.

③ 보건복지부장관, 시·도지사 및 시장·군수·구청장은 ②의 보건교육을 실시하는 국민건강증진사업관련 법인 또는 단체 등에 대하여 보건교육의 계획 및 그 결과에 대한 자료를 요청할 수 있음.

법 제12조의 규정에 의한 **보건교육의 내용**은 대통령령으로 정함. (시행령 17조)

- 금연, 절주 등 건강생활의 실천에 관한 사항
- 만성퇴행성 질환 등 질병의 예방에 관한 사항
- 영양 및 식생활에 관한 사항
- 구강건강에 관한 사항
- 공중위생에 관한 사항

- 공중위생에 관한 사항
- 건강증진을 위한 체육활동에 관한 사항
- 그 밖에 건강증진사업에 관한 사항('산업안전보건법'에 의한 산업보건에 관한 사항, 기타 국민의 건강을 증진시키는 사업에 관한 사항을 말함)

(9) 보건교육사자격증의 교부 등 (법 제12조의 2, 3, 4, 영 제18조, 제18조의2, 3, 4, 5, 규칙 제7조의2, 3, 4, 별표 2, 3, 4)

1) 보건복지부장관은 국민건강증진 및 보건교육에 관한 전문지식을 가진 자에게 보건교육사의 자격증을 교부할 수 있음.

2) 보건교육사가 될 수 없는 자

① 피성년 후견인

② 금고 이상의 실형의 선고를 받고 그 집행이 종료되지 아니하거나 그 집행을 받지 아니하기로 확정되지 아니한 자

③ 법률 또는 법원의 판결에 의하여 자격이 상실 또는 정지된 자

3) 보건교육사의 등급은 1급 내지 3급으로 함. 등급별 자격기준 및 자격증의 교부절차 등에 관하여 필요한 사항은 대통령령으로 함. 보건교육사 자격증을 발급받으려는 자는 보건복지부령으로 정하는 바에 따라 보건교육사 자격증 발급신청서에 그 자격을 증명하는 서류를 첨부하여 보건복지부장관에게 제출하여야 함. (시행령 제18조)

4) 보건교육사 1급의 자격증을 교부받고자 하는 자는 국가시험에 합격해야 함.

5) 보건복지부장관은 보건교육사의 자격증을 교부하는 때에는 수수료를 징수할 수 있음.

6) 보건교육사 국가시험(매년 1회 이상 실시)

① 국가시험은 보건복지부장관이 시행함. 다만, 보건복지부장관은 국가시험의 관리를 대통령령이 정하는 바에 의하여 「한국보건의료인국가시험원법」에 따른 한국보건의료인국가시험원에 위탁할 수 있다.

국시원이 수행하는 사업(한국보건의료인국가시험원법 제6조)

- 「보건의료기본법」에 따른 보건의료인(이하 "보건의료인"이라 한다) 국가시험의 시행 및 관리
- 국내외 보건의료인 시험제도 조사·연구 및 간행물 발간
- 보건의료인 국가시험제도에 관한 국제교류·협력
- 정부로부터 위탁받은 사업
- 그 밖에 보건의료인 국가시험과 관련하여 보건복지부장관이 필요하다고 인정하는 사업

- 국시원은 제1항의 사업을 수행할 때에는 보건복지부장관의 승인을 받아 이용자에게 그 실비(實費)를 부담하게 할 수 있음.

② 보건복지부장관은 국가시험의 관리를 위탁한 때에는 그에 소요되는 비용을 예산의 범위 안에서 보조할 수 있음.(법 제12조의3제2항)

③ 보건복지부장관(국가시험의 관리를 위탁받은 기관을 포함)은 응시수수료를 징수할 수 있음.(법 제12조의3제3항)

④ 시험과목, 응시자격 등 자격시험의 실시에 관하여 필요한 사항은 대통령령으로 정함.

- 시험방법은 필기시험, 시험의 합격자는 각 과목 4할 이상, 전 과목 총점의 6할 이상을 득점한 자로 함.
- 시험에 응시하려는 자는 시험관리기관의 장이 정하는 응시원서를 시험관리기관의 장에게 제출(전자문서에 따른 제출 포함)하여야 함.
- 시험관리기관의 장은 시험을 실시한 후 합격자를 결정·발표하고, 그 합격자에 대한 성명 및 주소, 시험 합격번호 및 합격연월일을 보건복지부장관에게 통보

7) 보건교육사 자격증 발급 절차 (시행규칙 제7조의3)

① **보건교육사 자격증을 발급받으려는 자**는 별지 제1호의4서식의 보건교육사 자격증 발급신청서(전자문서로 된 신청서 포함)에 다음 각 호의 서류를 첨부하여 보건복지부장관(업무를 위탁한 경우에는 위탁받은 보건교육 관련법인 또는 단체의 장)에게 제출함. 〈개정 2016. 9. 2〉

- 6개월 이내에 촬영한 탈모 정면 상반신 반명함판(3×4 센티미터) 사진 2매
- 보건복지부장관이 정하여 고시하는 보건교육 업무 경력을 증명하는 서류 1부

(보건교육사 3급 자격을 취득한 자로서 보건교육 업무에 3년 이상 종사하고 보건교육사 2급 자격증 발급을 신청하는 자만 제출)
- 졸업증명서 및 별표4의 보건교육 관련 교과목 이수를 증명하는 서류 각 1부 (시험응시원서 제출 당시 졸업예정자였던 경우에만 제출)

② 자격증을 잃어버리거나 헐어서 못쓰게 되어 재발급 받으려는 때에는 별지 제2호서식의 보건교육사 자격증 재발급 신청서(전자문서로 된 신청서 포함)에 다음 각 호의 서류(전자문서 포함)를 첨부하여 보건복지부장관에게 제출
- 보건교육사 자격증 (헐어서 못쓰게 된 경우) 1부
- 6개월 이내에 촬영한 탈모 정면 상반신 반명함판(3×4 센티미터) 사진 1매

③ 보건복지부장관은 발급 또는 재발급신청을 받은 때에는 별지 제3호서식의 보건교육사 자격증 발급대장에 기재 후 별지 제4호서식의 보건교육사 자격증을 발급하여야 함.

④ 보건교육사 3급 자격을 취득하고 보건교육 업무에 3년 이상 종사하여 보건교육사 2급 자격증 발급을 신청하는 자 또는 자격증을 재발급 받으려는 자는 수수료 1만원을 납부하여야 함.

8) 보건교육사의 채용 (법 제12조의4)

국가 및 지방자치단체는 국민건강증진사업관련 법인 또는 단체 등에 대하여 보건교육사를 그 종사자로 채용하도록 권장하여야 함.

(10) 보건교육의 평가 (법 제13조, 규칙 제8조)

1) 보건복지부장관은 정기적으로 국민의 보건교육의 성과에 관하여 평가를 해야 함.

2) 평가방법 및 내용

① 국민의 보건교육의 성과에 관한 평가를 할 때에는 세부계획 및 그 추진 실적에 기초하여 평가

② 필요하다면 ① 외에 추가적으로 건강에 관한 지식·태도 및 실천, 주민의 질병·부상 유무 등 건강상태를 평가할 수 있음.

(11) 보건교육의 개발 등 (법 제14조)

보건복지부장관은 한국보건사회연구원으로 하여금
① 보건교육에 관한 정보·자료의 수집·개발 및 조사
② 교육의 평가
③ 기타 필요한 업무를 행하게 할 수 있음.

(12) 영양개선 (법 제15조, 규칙 제9조)

1) 국가·지방자치단체는 국민의 영양 상태를 조사하여 국민의 영양개선방안을 강구하고 영양에 관한 지도를 실시해야 함.

2) 국가·지방자치단체가 행하는 영양개선사업

① 영양교육사업
② 영양개선에 관한 조사·연구사업
③ 기타 영양개선에 관하여 보건복지부령이 정하는 사업
④ 국민의 영양 상태에 관한 평가사업
⑤ 지역사회의 영양개선 사업

(13) 국민영양조사 등 (법 제16조, 영 제19, 제20, 제21, 제22조, 규칙 제11, 제12, 제13, 제14, 제15, 제16, 제17조)

1) 질병관리청장은 보건복지부장관과 협의하여 국민의 건강상태·식품섭취·식생활조사 등 국민의 영양에 관한 조사를 정기적으로 실시함.

① 조사대상

- 매년 구역과 기준을 정하여 선정한 가구 및 그 가구원에 대하여 영양조사를 실시함.
- 노인·임산부등 특히 영양개선이 필요하다고 판단되는 사람에 대해서는 따로 조사기간을 정하여 영양조사를 실시함.
- 조사대상으로 선정된 가구와 조사대상이 된 사람에게 이를 통지해야 함.

※ 신체활동장려사업의 계획 수립·시행(법 제16조의2)

국가 및 지방자치단체는 신체활동장려에 관한 사업 계획을 수립·시행하여야 한다.

[본조신설 2019. 12. 3.][시행일 : 2021. 12. 4] 제16조의2

> 신체활동장려사업(법 제16조의3)
>
> ① 국가 및 지방자치단체는 국민의 건강증진을 위하여 신체활동을 장려할 수 있도록 다음 각 호의 사업을 한다.
>
> 1. 신체활동장려에 관한 교육사업
> 2. 신체활동장려에 관한 조사·연구사업
> 3. 그 밖에 신체활동장려를 위하여 대통령령으로 정하는 사업
>
> ② 제1항 각 호의 사업 내용·기준 및 방법은 보건복지부령으로 정한다.
>
> [시행일 : 2021. 12. 4] 제16조의3

2) 특별시, 광역시 및 도에는 국민영양조사와 영양에 관한 지도업무를 행하게 하기 위한 공무원을 두어야 함.(법 제16조제2항)

3) 국민영양조사의 내용 및 방법 기타 국민영양조사와 영양에 관한 지도에 관하여 필요한 사항은 대통령령으로 정함.(법 제16조제3항)

> 조사항목(시행령 제21조, 규칙 제12조)
>
> 〈건강상태조사〉
>
> 급성 또는 만성질환을 앓거나 앓았는지 여부에 관한 사항, 질병·사고 등으로 인한 활동 제한의 정도에 관한 사항, 혈압 등 신체계측에 관한 사항, 흡연·음주 등 건강과 관련된 생활태도에 관한 사항 기타 질병관리청장이 정하여 고시하는 사항
>
> - 신체상태
> - 영양관계 증후
> - 그 밖에 건강상태에 관한 사항
>
> 〈식품섭취조사〉
>
> 식품의 섭취횟수 및 섭취량에 관한 사항, 식품의 재료에 관한 사항, 기타 질병관리청장이 정하여 고시하는 사항
>
> - 조사가구의 일반사항
> - 일정한 기간의 식사상황
> - 일정한 기간의 식품섭취상황

〈식생활조사〉

규칙적인 식사여부에 관한 사항, 식품섭취의 과다여부에 관한 사항, 외식의 횟수에 관한 사항, 2세 이하 영유아의 수유기간 및 이유보충식의 종류에 관한 사항 기타 질병관리청장이 정하여 고시하는 사항

- 가구원의 식사 일반사항
- 조사가구의 조리시설과 환경
- 일정한 기간에 사용한 식품의 가격 및 조달방법

4) 영양조사원 및 영양지도원(시행령 제22조)

① **영양조사원** : 영양조사를 담당하는 자로 시·도지사가 다음의 자 중에서 임명 또는 위촉 〈개정 2020. 9. 11〉

- 의사·치과의사(구강상태만 조사)·영양사·간호사
- 전문대학 이상의 학교에서 식품학 또는 영양학의 과정을 이수한 자

② **영양지도원** : 영양개선을 수행하기 위한 담당자로 영양사 자격을 가진 자. 단, 영양사의 자격을 가진 자가 없는 경우에는 의사 또는 간호사의 자격을 가진 자 중에서 임명할 수 있음.

③ **영양조사원의 구분 및 직무(시행규칙 제13조)**

- 건강상태조사원 : '건강상태'에 관한 조사사항의 조사·기록
- 식품섭취조사원 : '식품섭취'에 관한 조사사항의 조사·기록
- 식생활조사원 : '식생활'에 관한 조사사항의 조사·기록

④ **다만, 질병관리청장 또는 시·도지사는 필요하다고 인정할 때에는 식품섭취조사원으로 하여금 식생활조사원의 직무를 행하게 할 수 있다. (시행규칙 제13조)**〈개정 2020. 9. 11〉

⑤ **영양지도원의 업무(시행규칙 제17조)**

- 영양지도의 기획·분석 및 평가
- 지역주민에 대한 영양상담·영양교육 및 영양평가
- 지역주민의 건상상태 및 식생활 개선을 위한 세부 방안 마련
- 집단급식시설에 대한 현황 파악 및 급식업무 지도
- 영양교육자료의 개발·보급 및 홍보
- 그 밖에 지역주민의 영양관리 및 영양개선을 위하여 특히 필요한 업무

(14) 구강건강사업 (법 제17조, 제18조, 영 제23조, 규칙 제18조)

1) 국가·지방자치단체는 구강건강에 관한 사업의 계획을 수립·시행해야 함.

2) 구강건강사업의 내용(법 제18조제1항)

① 구강건강에 관한 교육사업
② 수돗물 불소농도조정사업
③ 구강건강에 관한 조사·연구사업
④ 충치예방을 위한 치아홈 메우기 사업(시행령 제23조)
⑤ 불소용액 양치사업(시행령 제23조)
⑥ 구강건강의 증진을 위하여 보건복지부령이 정하는 사업(시행령 제23조)

3) 시·도지사 또는 시장·군수·구청장이 수돗물에 대한 불소농도조정사업을 시행하고자 할 때에는 미리 보건복지부장관과 협의해야 함.

4) 수돗물에 대한 불소농도조정사업, 불소용액양치사업 등 구강건강사업의 관리기준 및 운영방법은 보건복지부장관이 정함.

(15) 건강증진사업 등 (법 제19조, 영 제4조, 규칙 제19조)

1) 국가·지방자치단체는 국민건강증진사업에 필요한 요원 및 시설을 확보하고, 그 시설이용에 필요한 시책을 강구해야 함.(법 제19조제1항)

2) 특별자치시장·특별자치도지사·시장·군수·구청장은 지역주민의 건강증진을 위하여 보건소장으로 하여금 다음의 사업을 할 수 있게 함.(법 제19조제2항)

① 보건교육 및 건강상담
② 영양관리
③ 구강건강관리
④ 질병의 조기발견을 위한 검진 및 처방
⑤ 지역 사회의 보건문제에 관한 조사·연구
⑥ 기타 건강교실의 운영 등 건강증진사업에 관한 사항

건강증진사업 등(법 제19조)

① 국가 및 지방자치단체는 국민건강증진사업에 필요한 요원 및 시설을 확보하고, 그 시설의 이용에 필요한 시책을 강구하여야 한다.

② 특별자치시장·특별자치도지사·시장·군수·구청장은 지역주민의 건강증진을 위하여 보건복지부령이 정하는 바에 의하여 보건소장으로 하여금 다음 각 호의 사업을 하게 할 수 있다. 〈개정 2019. 12. 3〉

1. 보건교육 및 건강상담
2. 영양관리
3. 신체활동장려
4. 구강건강의 관리
5. 질병의 조기발견을 위한 검진 및 처방
6. 지역사회의 보건문제에 관한 조사·연구
7. 기타 건강교실의 운영등 건강증진사업에 관한 사항

③ 보건소장이 제2항의 규정에 의하여 제2항제1호 내지 제5호의 업무를 행한 때에는 이용자의 개인별 건강상태를 기록하여 유지·관리하여야 한다. 〈개정 2019. 12. 3〉

④ 건강증진사업에 필요한 시설·운영에 관하여는 보건복지부령으로 정한다.

[시행일 : 2021. 12. 4] 제19조

3) 보건소장이 2)의 규정에 따라 ①~④의 업무를 행할 때는 이용자의 개인별 건강상태를 기록하여 유지·관리하여야 함.(법 제19조제3항)

4) 건강증진사업에 필요한 시설, 운영에 관하여는 보건복지부령으로 정함.(법 제19조제4항)

① 보건소장이 갖추어야 할 시설 및 장비(규칙 제19조제4항)
- 시청각교육실 및 시청각교육장비
- 건강검진실 및 건강검진에 필요한 장비
- 운동지도실 및 운동부하검사장비
- 영양관리, 구강건강사업 등 건강증진사업에 필요한 시설 및 장비

5) 보건복지부장관은 법 제4조의 규정에 의한 기본시책과 건강증진사사업 실시지역의 생활여건 등을 감안하여 2)의 규정에 의하여 보건소장이 행하는 건강증진사업을 단계적으로 실시하게 할 수 있음(시행규칙 제19조제2항).

(16) 건강검진 (법 제20조, 제21조, 규칙 제20조)

1) 국가는 건강증진을 위하여 필요한 경우에 국민에 대하여 건강검진을 실시할 수 있음.(법 제20조)

2) 국가가 건강검진을 실시하는 경우에는 (규칙 제20조)

① 특별자치시장·특별자치도지사·시장·군수·구청장으로 하여금 보건소장이 이를 실시하도록 해야 함.

② 필요한 경우

- 종합병원 및 병원(치과병원 및 한방병원 포함)
- 보건복지부장관이 정하여 고시하는 보건교육 관련법인 또는 단체에 위탁하여 실시할 수 있음.

③ 연령별·대상별로 검진항목을 정하여 실시해야 함.

3) 건강검진을 한 자 또는 검진기관에 근무하는 자는 국민의 건강증진사업을 수행하기 위하여 불가피한 경우를 제외하고는 정당한 사유 없이 검진결과를 공개해서는 아니됨.(법 제21조)

3. 국민건강증진기금

(1) 기금의 설치 등 (법 제22조, 영 제26조, 제27조)

① 보건복지부장관은 국민건강증진사업의 원활한 추진에 필요한 재원을 확보하기 위하여 국민건강증진기금을 설치해야 함.

② 담배판매 시 부과되는 부담금과 기금의 운용 수익금을 재원으로 국민건강증진기금을 조성함.

③ 국민건강증진기금의 수입과 지출을 명확히 하기 위해 한국은행에 기금계정을 설치

④ 기금의 수입과 지출에 관한 사무를 수행하기 위해 소속 공무원 중에서 기금 수입징수관, 기금재무관, 기금지출관 및 기금출납공무원을 임명

(2) 국민건강증진부담금의 부과·징수 등 (법 제23조, 제23조의2, 제23조의3, 규칙 제20조의2, 영 제27조의2, 제27조의3, 제27조의4, 제27조의5, 제27조의6)

1) 보건복지부장관은 제조자등이 판매하는 「담배사업법」 제2조에 따른 담배(「지방세법」 제54조에 따라 담배소비세가 면제되는 것, 같은 법 제63조제1항제1호 및 제2호에 따라 담배소비세액이 공제 또는 환급되는 것은 제외한다. 이하 이 조 및 제23조의2에서 같다)에 다음 각 호의 구분에 따른 부담금(이하"부담금"이라 한다)을 부과·징수함

〈개정 2017. 12. 30〉

- 궐련 : 20개비당 841원
- 전자담배 : 니코틴 용액 1밀리리터당 525원과 연초 고형물 1그램당 73원, 궐련형은 20개비당 750원
- 파이프담배 : 1그램당 30.2원
- 엽궐련(葉卷煙) : 1그램당 85.8원
- 각련(刻煙) : 1그램당 30.2원
- 씹는 담배 : 1그램당 34.4원
- 냄새 맡는 담배 : 1그램당 21.4원
- 물담배 : 1그램당 1050.1원
- 머금는 담배 : 1그램당 534.5원

2) 제조자 등은 매월 1일부터 말일까지 제조장 또는 보세구역에서 반출된 담배의 수량과 산출된 부담금의 내역에 관한 자료를 다음 달 15일까지 보건복지부장관에게 제출하여야 함(법 제23조제2항)

① 제조담배 출고실적을 증명할 수 있는 서류 1부
② 과오납금을 증명할 수 있는 서류 1부(필요시)

3) 보건복지부장관은 자료를 제출 받은 때에는 그 날부터 5일 이내에 부담금의 금액과 납부기한 등을 명시하여 제조자 등에게 납부 고지(법 제23조제3항)

4) 제조자 등은 납부고지를 받은 때에는 납부고지를 받은 달의 말일까지 이를 납부하여야 함.(법 제23조제4항)

5) 보건복지부장관은 부담금을 납부하여야 할 자가 납부기한 이내에 부담금을 납부하지 아니한 때에는 납부기한이 지난 후 10일 이내에 30일 이상의 기간을 정하여 독촉해야

함. 체납된 부담금에 대하여는 100분의 3에 상당하는 가산금을 부과함.(법 제23조제5항) 〈개정 2019. 12. 3〉

6) 독촉을 받은 자가 그 기간 이내에 부담금과 가산금을 납부하지 아니한 때에는 국세체납처분의 예에 의하여 이를 징수함.(법 제23조제6항)

7) 부담금의 납부보전을 위하여 제조자 등에게 담보의 제공을 요구할 수 있음. (법 제23조의2)

① 담보금액은 다음에서 정한 금액의 100분의 120 (현금 또는 납부보증보험증권의 경우 100분의 110) 이상(시행령 제27조의3)

- 담배제조자의 경우에는 다음 각 목의 금액을 합한 금액
  - 당해 제조자에게 납부 고지할 예정인 부담금의 금액
  - 납부 고지한 부담금 중 납부하지 아니한 금액
- 담배수입업자의 경우에는 다음 각 목의 금액을 합한 금액
  - 당해 수입판매업자에게 납부 고지할 예정인 부담금의 금액
  - 납부 고지한 부담금 중 납부하지 아니한 금액

② 담보의 종류

- 금전
- 국채 또는 지방채
- 보건복지부장관이 정하여 고시하는 유가증권
- 납부보증보험증권
- 토지
- 보험에 든 등기 또는 등록된 건물, 공장재단, 광업재단, 선박, 항공기나 건설기계

③ 담배수입업자가 수입한 담배를 통관하려는 때에는 국민건강증진부담금 납부담보확인서를 통관지 세관장에게 제출하며, 세관장은 납부담보확인서에 기재된 담보의 범위 내에서 통관을 허용(시행령 제27조의3)

④ 담보의 제공방법(시행령 제27조의4)

- 부담금담보를 금전 또는 유가증권으로 제공하려는 자는 이를 공탁하고 그 공탁수령증을 보건복지부장관에게 제출
- 납부보증보험증권을 부담금담보로 제공하려는 자는 그 보험증권을 보건복지부장관에게 제출
- 토지, 건물, 공장재단, 광업재단, 선박, 항공기 또는 건설기계를 부담금담보로 제

공하려는 자는 그 등기필증 또는 등록필증을 보건복지부장관에게 제시, 이에 따라 저당권의 설정을 위한 등기 또는 등록절차를 밟아야 함.

※「지방세기본법」 제66조를 준용한다. 이 경우 "납세보증보험증권"은 "납부보증보험증권"으로 본다. 〈개정 2017. 3. 27〉

⑤ 담보제공요구 제외

- 담배제조업 또는 수입판매업을 3년 이상 계속 영위하고 최근 3년간 부담금을 체납하거나 고의로 회피한 사실이 없는 경우
- 신용평가기관으로부터 보건복지부장관이 정하는 기준 이상의 평가를 받은 자

⑥ 담보에 의한 부담금 충당

- 담보를 제공한 자가 기한 내에 부담금을 납부하지 아니하거나 부족하게 납부한 때에는 그 담보물로 부담금, 가산금 및 체납처분비에 충당할 수 있음. 이 경우 부족액이 있는 때에는 이를 징수하며, 잔액이 있는 때에는 이를 환부한다.

8) 보건복지부장관은 제1항의 규정에 따라 담보제공의 요구를 받은 제조자등이 담보를 제공하지 아니하거나 요구분의 일부만을 제공한 경우 특별시장, 광역시장, 시장, 군수 및 세관장에게 담배의 반출금지를 요구할 수 있음.(법 제23조의2제2항)

9) 부담금의 부과·징수와 관련하여 필요한 경우에 중앙행정기관·지방자치단체 그 밖의 관계기관·단체 등에 대하여 자료제출 등의 협조를 요청할 수 있음.
(법 제23조의3제1항)

(3) 기금의 관리·운용 (법 제24조)

① 보건복지부장관이 관리·운용함.

② 보건복지부장관은 기금의 운용성과 및 재정 상태를 명확히 하기 위하여 한국은행에 기금계정을 설치해야 함.

③ 기금의 관리, 운용 기타 필요한 사항은 대통령령으로 정함.

(4) 기금의 사용 등 (법 제25조, 영 제30조)

① 금연교육 및 광고, 흡연피해 예방 및 흡연피해자 지원 등 국민건강관리사업

② 건강생활의 지원사업

③ 보건교육 및 그 자료의 개발

④ 보건통계의 작성·보급과 보건의료관련 조사·연구 및 개발에 관한 사업

⑤ 질병의 예방·검진·관리 및 암의 치료를 위한 사업
⑥ 국민영양관리사업
⑦ 구강건강관리사업
⑧ 시·도지사 및 시장·군수·구청장이 행하는 건강증진사업
⑨ 공공보건의료 및 건강증진을 위한 시설·장비의 확충
⑩ 기금의 관리·운용에 필요한 경비
⑪ 그 밖에 국민건강증진사업에 소요되는 경비로서 대통령령이 정하는 사업

- 만성퇴행성 질환의 관리사업
- 보건교육을 담당하거나 국민영양조사 및 영양에 관한 지도를 담당하는 공무원 또는 보건복지부장관의 업무를 위탁받아 건강증진사업을 행하는 단체·공공기관에 종사하는 담당자의 자질향상을 위하여 필요한 지도·훈련사업
- 건강증진을 위한 체육활동 지원사업
- 금연지도원제도 운영 등 지역사회 금연 환경 조성사업

4. 보 칙

(1) 비용의 보조 (법 제26조)

국가·지방자치단체는 매 회계연도마다 예산의 범위 안에서 건강증진사업의 수행에 필요한 비용의 일부를 부담하거나 이를 수행하는 법인·단체에 보조할 수 있음.

(2) 지도·훈련 (법 제27조, 규칙 제22조)

① 보건복지부장관 또는 질병관리청장은 보건교육을 담당하거나 국민영양조사 및 영양에 관한 지도를 담당하는 공무원 또는 보건복지부령이 정하는 단체 및 공공기관에 종사하는 담당자의 자질향상을 위하여 필요한 지도와 훈련을 할 수 있음. 〈개정 2020. 8. 11〉
② 훈련은 보건복지부장관, 질병관리청장, 한국보건사회연구원장이 지정한 훈련기관이 행함. 〈개정 2020. 9. 11〉
③ ②의 훈련기관의 장이 훈련대상자를 선발할 때에는 보건복지부장관 또는 질병관리청장이 정하는 바에 의하여 훈련을 받을 자가 공무원인 경우에는 보건복지부장관, 질병관리청장 또는 시·도지사, 단체 및 공공기관의 종사자인 경우에는 당해 소속단체 및 공공기관의 장의 추천을 받아야 함.

④ 이 외의 훈련방법, 시기 등 훈련에 필요한 사항은 훈련기관의 장이 보건복지부장관 또는 질병관리청장의 승인을 얻어 정함.

(3) 보고·검사 (법 제28조)

① 보건복지부장관, 시·도지사 및 시장·군수·구청장은 필요하다고 인정하는 때에는 제7조제1항, 제8조제4항, 제9조제2항부터 제4항까지, 제9조의2, 제9조의4 또는 제23조제1항의 규정에 해당하는 자에 대하여 당해업무에 관한 보고를 명하거나 관계공무원으로 하여금 그의 사업소 또는 사업장에 출입하여 장부·서류 기타의 물건을 검사하게 할 수 있다.

② ①의 규정에 의하여 검사를 하는 공무원은 그 권한을 나타내는 증표를 관계인에게 내보여야 한다.

(4) 권한의 위임·위탁 (법 제29조, 영 제31조, 제32조)

1) 이 법에 의한 보건복지부장관의 권한은 그 일부를 시·도지사에게 위임할 수 있음.

〈권한위임 내용〉

① 광고내용의 변경·금지명령 또는 관련 법령에 의한 시정의 요청에는 관할지역에 발행소의 소재지가 있는 것으로 한함.

② 제조담배에 관한 광고의 금지 또는 제한 (관할지역에서 행하여지는 광고에 한하며, 잡지광고 제외)

2) 보건복지부장관은 이 법에 의한 업무의 일부를 건강증진사업을 행하는 법인 또는 단체에 위탁할 수 있음.

〈업무위탁 내용〉 (영 제32조)

① 건강생활의 지원사업
② 보건교육의 실시
③ 보건교육사 자격증 교부를 위한 업무
④ 건강증진 및 만성퇴행성 질환의 예방을 위한 조사·연구
⑤ 건강검진
⑥ 건강증진을 위한 체육활동에 관한 사항
⑦ 담배 광고 내용의 사실 여부에 대한 검증에 필요한 자료의 조사·확인 업무

⑧ 교육 또는 금연지원 서비스를 받았는지 여부의 확인 및 과태료 감면 대상자의 정보 관리에 관한 업무

〈위탁할 수 있는 법인 또는 단체〉

① 국민건강보험공단
② 종합병원 및 병원(치과병원 및 한방병원 포함)
③ 보건복지부장관이 정하여 고시하는 보건교육 관련 법인 또는 단체
③의2 법 제5조의3에 따른 한국건강증진개발원
④ 기타 건강증진사업을 행하는 법인 또는 단체

(5) 수수료 (법 제30조)

① 지방자치단체의 장은 건강증진사업에 소요되는 경비 중 일부에 대하여 그 이용자로부터 조례가 정하는 바에 의하여 수수료를 징수할 수 있음.
② 지방자치단체의 장은 노인, 장애인, 생활보호 대상자 등에 대하여 수수료를 감면하여야 한다.

5. 벌 칙

(1) 3년 이하의 징역 또는 3천만원 이하의 벌금

검진결과의 공개 금지를 위반하여 정당한 사유 없이 건강검진의 결과를 공개한 자

(2) 1년 이하의 징역 또는 1천만 원 이하의 벌금 (법 제31조의2)

① 경고문구를 표기하지 아니하거나 이와 다른 경고문구를 표기한 자(제8조제4항)
② 경고그림·경고문구·발암성물질·금연상담전화번호를 표기하지 아니하거나 이와 다른 경고그림·경고문구·발암성물질·금연상담전화번호를 표기한 자(제9조의2)
③ 제9조의4를 위반하여 담배에 관한 광고를 한 자
④ 제12조의2제6항을 위반하여 다른 사람에게 자격증을 빌려주거나 빌린 자
⑤ 제12조의2제7항을 위반하여 자격증을 빌려주거나 빌리는 것을 알선한 자

(3) 100만 원 이하의 벌금 (법 제32조)

국민의 건강의식을 잘못 이끄는 광고를 한 자가 정당한 사유없이 광고의 내용 변경 또는 금지의 명령을 이행하지 아니한 경우(제7조의1항)

(4) 양벌규정 (법 제33조)

법인의 대표자, 법인 또는 개인의 대리인, 사용인 그 밖의 종업원이 그 법인 또는 개인의 업무에 관하여 법 제31조, 제31조의2 또는 제32조의 위반행위를 하면 그 행위자를 벌하는 외에 그 법인 또는 개인에게도 해당 조문의 벌금형을 과한다. 다만, 법인 또는 개인이 그 위반행위를 방지하기 위하여 해당업무에 관하여 상당한 주의와 감독을 게을리하지 아니한 경우에는 그러하지 아니하다.

(5) 500만 원 이하 과태료 (법 제34조제1항)

① 담배자동판매기를 설치할 수 없는 장소에 판매기를 설치하여 담배를 판매한 자
② 시장·군수·구청장은 시설의 소유자·점유자 또는 관리자가 금연구역을 지정하지 아니하거나 금연구역을 알리는 표지를 설치하지 아니한 경우나 금연구역을 알리는 표지 또는 흡연실의 설치기준·방법 등을 위반한 경우 시정명령을 따르지 아니한 자
③ 가향물질을 표시하는 문구나 그림·사진을 제품의 포장이나 광고에 사용한 자
④ 제조자 등은 매월 1일부터 말일까지 제조장 또는 보세구역에서 반출된 궐련의 수량과 산출된 부담금의 내역에 관한 자료를 다음 달 15일까지 보건복지부장관에게 제출하여야 하는데, 자료를 제출하지 아니하거나 허위의 자료를 제출한 자

(6) 300만 원 이하 과태료 (법 제34조제2항)

① 성인 인증장치를 부착하지 않고 담배자동판매기를 설치하여 담배를 판매한 자
② 보고를 하지 아니하거나 허위로 보고한 자와 관계공무원의 검사를 거부·방해 또는 기피한 자
③ 금연구역에서 흡연을 한 자에게는 10만 원 이하 과태료를 부과함.(제3항)

(7) 과태료의 부과·징수절차 (법 제34조제4항, 제5항)

④ 제1항부터 제3항까지의 규정에 따른 과태료는 대통령령으로 정하는 바에 따라 보건복지부장관, 시·도지사 또는 시장·군수·구청장이 부과·징수한다.

⑤ 제3항에도 불구하고 과태료 납부 대상자가 대통령령으로 정하는 바에 따라 일정 교육 또는 금연지원 서비스를 받은 경우 시·도지사 또는 시장·군수·구청장은 과태료를 감면할 수 있다. 〈신설 2019. 12. 3〉

제34조(과태료) ① 다음 각 호의 어느 하나에 해당하는 자에게는 **500만원 이하의 과태료**를 부과한다. 〈개정 2019. 12. 3.〉

1. 거짓이나 그 밖의 부정한 방법으로 제6조의2제1항에 따른 인증을 받은 자

1의2. 제6조의2제4항을 위반하여 인증표시 또는 이와 유사한 표시를 한 자

1의3. 제9조제2항의 규정에 위반하여 담배자동판매기를 설치하여 담배를 판매한 자

2. 제9조제9항에 따른 시정명령을 따르지 아니한 자

3. 제9조의3을 위반하여 가향물질을 표시하는 문구나 그림ㆍ사진을 제품의 포장이나 광고에 사용한 자

4. 제23조제2항의 규정에 위반하여 자료를 제출하지 아니하거나 허위의 자료를 제출한 자

② 다음 각호의 1에 해당하는 자는 **300만원 이하의 과태료**에 처한다.

1. 제9조제3항의 규정에 위반하여 성인인증장치가 부착되지 아니한 담배자동판매기를 설치하여 담배를 판매한 자

2. 삭제 〈2011. 6. 7〉

3. 제28조의 규정에 의한 보고를 하지 아니하거나 허위로 보고한 자와 관계공무원의 검사를 거부·방해 또는 기피한 자

③ 제9조제8항을 위반하여 금연구역에서 흡연을 한 자에게는 **10만원 이하의 과태료**를 부과한다. 〈개정 2017. 12. 30〉

④ 제1항부터 제3항까지의 규정에 따른 과태료는 대통령령으로 정하는 바에 따라 보건복지부장관, 시·도지사 또는 시장·군수·구청장이 부과·징수한다. 〈신설 2017. 12. 30〉

⑤ 제3항에도 불구하고 과태료 납부 대상자가 대통령령으로 정하는 바에 따라 일정 교육 또는 금연지원 서비스를 받은 경우 시·도지사 또는 시장·군수·구청장은 **과태료를 감면**할 수 있다. 〈신설 2019. 12. 3〉

[시행일 : 2021. 12. 4] 제34조

2장 국민건강증진법 출제예상문제 및 해설

01 국민건강증진법의 목적으로 옳지 않은 것은?

① 건강에 대한 가치와 책임의식을 함양하도록 하기 위해서
② 스스로 건강생활을 실천할 수 있는 여건을 조성하기 위해서
③ 국민의 건강을 증진시키기 위해서
④ 영유아 건강증진을 위해서
⑤ 건강에 관한 바른 지식을 보급하기 위해서

정답 및 해설

해설 국민건강증진법 제 1조(목적) 국민에게 건강에 대한 가치와 책임의식을 함양하도록 건강에 관한 바른 지식을 보급하고 스스로 건강생활을 실천할 수 있는 여건을 조성함으로써 국민의 건강을 증진함을 목적으로 한다.

정답 ④

02 아래와 같은 특성을 갖는 사업은?

- 보건교육
- 질병예방
- 영양개선 및 건강생활 실천

① 국민건강보험 사업 ② 국민건강증진 사업 ③ 지역보건 사업
④ 건강검진 사업 ⑤ 바우처 사업

정답 및 해설

해설 국민건강증진법 제2조 : "국민건강증진사업"이라 함은 보건교육, 질병예방, 영양개선, 건강관리 및 건강생활의 실천 등을 통하여 국민의 건강을 증진시키는 사업을 말한다.

정답 ②

03 국민건강증진법에서 국가 및 지방자치단체의 책임은?

① 건강에 관한 국민의 관심을 높이고 국민건강을 증진할 책임
② 국민과 가족의 건강을 증진하도록 노력해야 할 책임
③ 타인의 건강에 해를 끼치지 않는 행위를 해야 할 책임
④ 국민의 국민건강보험가입을 유도할 책임
⑤ 국민의 건강증진을 위해 적합한 병원을 소개시켜줘야 할 책임

정답 및 해설

해설 국민건강증진법 제3조 국가 및 지방자치단체는 건강에 관한 국민의 관심을 높이고 국민건강을 증진할 책임을 진다. 모든 국민은 자신 및 가족의 건강을 증진하도록 노력하여야 하며, 타인의 건강에 해를 끼치는 행위를 하여서는 아니 된다.

정답 ①

04 보건복지부장관은 국민건강증진정책심의위원회의 심의를 거쳐 국민건강증진종합계획을 5년마다 수립 · 시행하는데, 국민건강증진종합계획의 내용에 해당되지 않는 것은?

① 국민건강증진의 기본 목표 및 추진 방향
② 국민건강증진에 관한 인력의 관리 및 소요재원의 조달방안
③ 국민건강증진을 위한 주요 추진 관제 및 추진방법
④ 국민건강증진 관련 통계 및 정보의 관리방안
⑤ 국민건강증진사업기구의 운영

정답 및 해설

해설 국민건강증진법 제4조, 4조의2, 4조의3, 규칙 제2조, 영 제2, 3조 국민건강증진기금의 운용방안이며, 국민건강증진사업기구의 운영은 아니다. 국민건강증진기금의 운용방안, 아동 · 여성 · 노인 · 장애인 등 건강취약 집단이나 계층에 대한 건강증진 지원방안 등이 포함된다.

정답 ⑤

05 국민건강증진에 관한 주요사항을 심의하기 위하여 보건복지부에 국민건강증진정책심의위원회를 구성하는 위원의 조건에 해당되지 않는 것은?

① 국민건강증진 · 질병관리에 관한 학식과 경험이 풍부한 자
② 소비자단체가 추천하는 자
③ 병원협회, 의사협회, 약사협회의 장
④ 관계 공무원 중 보건복지부장관이 위촉 또는 지명한 자
⑤ 비영리 민간단체가 추천하는 자

정답 및 해설

해설 국민건강증진법 제5조, 5조의2, 시행령 제4, 5, 6조 유관 단체인 병원협회, 의사협회, 약사협회의 장은 아니다.

정답 ③

06 한국건강증진개발위원이 수행하는 업무로 옳지 않은 것은?

① 국민건강증진 정책 시행을 위한 자료선별
② 종합계획수립의 지원
③ 위원회의 운영지원
④ 기금의 관리 · 운용의 지원업무
⑤ 국민건강증진사업의 관리, 기술지원 및 평가

정답 및 해설

해설 국민건강증진법 제5조의3제2항 개발원은 다음 각 호의 업무를 수행한다.

- 국민건강증진 정책수립을 위한 자료개발 및 정책분석
- 종합계획 수립의 지원
- 위원회의 운영지원
- 제24조에 따른 기금의 관리 · 운용의 지원 업무
- 제25조제1항제1호부터 제9호까지의 사업에 관한 업무
- 국민건강증진사업의 관리, 기술 지원 및 평가
- 「지역보건법」 제7조부터 제9조까지에 따른 지역보건의료계획에 대한 기술 지원
- 「지역보건법」 제24조에 따른 보건소의 설치와 운영에 필요한 비용의 보조
- 국민건강증진과 관련된 연구과제의 기획 및 평가
- 「농어촌 등 보건의료를 위한 특별조치법」 제2조의 공중보건의사의 효율적 활용을 위한 지원
- 지역보건사업의 원활한 추진을 위한 지원
- 그 밖에 국민건강증진과 관련하여 보건복지부장관이 필요하다고 인정한 업무

정답 ①

※ 아래 문제에 해당하는 국민건강증진법 내용을 답가지(①~⑥) 중에서 지시하는 수만큼 고르시오.

① 호흡기 질환	② 유전성 질환	③ 혈액 질환
④ 전염성 질환	⑤ 바이러스성 질환	⑥ 위장 질환

07 국가 및 지방자치단체는 국민이 건강생활을 실천할 수 있도록 지원하여야 한다. 국가는 혼인과 가정생활을 보호하기 위하여 혼인 전에 혼인 당사자의 건강을 확인하도록 권장하여야 한다. 자녀에게 건강상 현저한 장애를 줄 수 있는 질환이며, 혼인당사자 또는 그 가족에게 건강상 현저한 장애를 줄 수 있는 질환이다. [2개 항목을 고르시오.]

정답 및 해설

해설 국민건강증진법 제6조에 의거 유전성 질환과 전염성 질환이다., 시행규칙 제3조제1항

정답 ② ④

08 아래 내용으로 옳은 것은?

- 자녀에게 건강상 현저한 장애를 줄 수 있는 유전성질환
- 혼인 당사자 또는 그 가족에게 건강상 현저한 장애를 줄 수 있는 전염성질환
- 보건복지부장관이 정하는 질환

① 신혼(예비)부부 건강검진 ② 노인 검강 검진 ③ 지역보건 사업
④ 건강검진 사업 ⑤ 바우처 사업

정답 및 해설

해설 국민건강증진법 시행규칙 제3조[건강확인의 내용 및 절차]: ① 「국민건강증진법」(이하 "법"이라 한다) 제6조제3항의 규정에 의한 건강확인의 내용은 다음 각 호의 질환으로서 보건복지부장관이 정하는 질환으로 한다.
1. 자녀에게 건강상 현저한 장애를 줄 수 있는 유전성질환
2. 혼인 당사자 또는 그 가족에게 건강상 현저한 장애를 줄 수 있는 전염성 질환
② 특별시장 · 특별자치도지사 · 시장 · 군수 · 구청장은 혼인하고자 하는 자가 제1항의 규정에 의한 내용을 확인하고자 할 때에는 보건소 또는 특별자치시장 · 특별자치도지사 · 시장 · 군수 · 구청장이 지정한 의료기관에서 그 내용을 확인받을 수 있도록 하여야 한다.

정답 ①

09 보건복지부장관이 국민건강의식을 잘못 이끄는 광고를 한 자에 대하여 내용의 변경 등 시정을 요구하거나 금지를 명할 수 있는데, 광고내용의 변경 또는 광고의 금지를 명할 수 있는 광고가 아닌 것은??

① 주류 광고　② 건강비법 광고　③ 심령술 광고
④ 건강에 잘못된 정보를 전달하는 광고　⑤ 식음료 광고

정답 및 해설

해설 국민건강증진법 제7조제2항, 영 제10조 식음료 광고는 아니다.

정답 ⑤

10 주류 제조의 면허를 받은 자 또는 주류를 수입하여 판매하는 자가 대통령령이 정하는 주류의 판매용 용기에 과다한 음주는 건강에 해롭다는 내용과 임신 중 음주는 태아의 건강을 해칠 수 있다는 내용의 경고 문구를 표기해야 하는 주류의 기준은?

① 국내에 판매되는 '주세법' 에 의한 주류 전체
② 국내에 판매되는 '주세법' 에 의한 주류 중 알코올분 1도 이상의 음료
③ 국내에 판매되는 '주세법' 에 의한 주류 중 알코올분 2도 이상의 음료
④ 국내에 판매되는 '주세법' 에 의한 주류 중 알코올분 3도 이상의 음료
⑤ 특별한 기준은 없다.

정답 및 해설

해설 국민건강증진법 제8조, 영12, 13조, 규칙 4조 과다한 음주는 건강에 해롭다는 내용의 경고문구를 표기하여야 하는 주류는 국내에 판매되는 「주세법」 에 의한 주류 중 알코올분 1도 이상의 음료를 말한다. (시행령 제13조)

정답 ②

11 공중이용시설의 금연구역에 대한 설명으로 옳지 않은 것은?

① 정부 및 지방자치단체 청사
② 공연법에 따른 공연장으로서 객석수 300석 이상의 공연장
③ 관광진흥법에 의한 관광숙박업소
④ 연면적 5백 제곱미터 이상의 학원의 강의실, 휴게실 및 대기실
⑤ 1천 명 이상의 관객을 수용할 수 있는 체육시설

정답 및 해설

해설 국민건강증진법 제9조에 따라 ①②③⑤ 모두 시설 전체를 금연구역으로 지정해야 하는 공중이용시설이다. ④는 학원 중 학교교과교습학원과 연면적 1천제곱미터 이상의 학원(법 제9조제4항제13호)

정답 ④

12 아래 내용이 설명하는 것은?

대통령령이 정하는 장소에서 담배자동판매기를 설치하여 담배를 판매하는 자는 보건복지부령이 정하는 바에 따라 이것을 부착하여야 한다. 이것을 부착하지 않을 경우 300만 원 이하의 과태료가 부과된다.

① 성인인정서 ② 성인증명서 ③ 성인인증장치
④ 면허증 ⑤ 합격증

정답 및 해설

해설 국민건강증진법 제9조제2항, 영 제14, 15조, 규칙 5조의2, 6, 7조 대통령령이 정하는 장소에 담배자동판매기를 설치하여 담배를 판매하는 자는 보건복지부령이 정하는 바에 따라 성인인증장치를 부착하여야 한다.
법 제34조(과태료)제2항제1호

정답 ③

13 아래와 같은 특성을 갖는 장소는?

- 일반음식점 영업소 및 제과점 영업소
- 주유소, 충전소 및 교통 · 관광 안내소
- 의료기관, 보건소, 보건의료원, 보건지소

① 전체적 흡연구역 ② 전체적 금연구역 ③ 부분적 흡연구역
④ 부분적 금연구역 ⑤ 탄력적 금연구역

정답 및 해설

해설 국민건강증진법 제9조[금연을 위한 조치], 시행규칙 제6조[금연구역 등]

1) 다음 각 호의 공중이 이용하는 시설의 소유자 · 점유자 또는 관리자는 해당 시설의 전체를 금연구역으로 지정하여야 한다. 「유아교육법」 · 「초 · 중등교육법」에 따른 학교[교사(校舍)와 운동장 등 모든 구역을 포함한다], 「고등교육법」에 따른 학교의 교사, 「의료법」에 따른 의료기관, 「지역보건법」에 따른 보건소 · 보건의료원 · 보건지소, 「영유아보육법」에 따른 어린이집

2) 해당 시설의 전체를 금연구역으로 지정하여야 하는 휴게음식점영업소, 일반음식점영업소 및 제과점영업소(이하 이 조에서 "영업소"라 한다)는 다음 각 호의 구분에 따른 영업소로 한다. 〈2015년 1월 1일부터: 모든 영업소〉, 고속국도에 설치한 휴게시설(주유소, 충전소 및 교통 · 관광안내소를 포함한다) 및 그 부속시설(지붕이 없는 건물 복도나 통로, 계단을 포함한다)을 말한다.

정답 ②

14 금연구역 확대 실시 계획이 옳은 것은?

① 2013년 1월 31일부터 : 150제곱미터 이상인 영업소
② 2013년 6월 31일부터 : 125제곱미터 이상인 영업소
③ 2014년 1월 1일부터 : 100제곱미터 이상인 영업소
④ 2014년 6월 1일부터 : 50제곱미터 이상인 영업소
⑤ 2015년 1월 1일부터 : 모든 영업소

정답 및 해설

해설 국민건강증진법 제9조, 시행규칙 제6조제1항 금역구역은 1) 2013년 12월 31일까지 : 150제곱미터 이상인 영업소 2) 2014년 1월 1일부터 2014년 12월 31일까지 : 100제곱미터 이상인 영업소 3) 2015년 1월 1일부터 : 모든 영업소

정답 ⑤

15 「담배」에 관한 경고문구 표시로 옳지 않은 것은?

① 흡연이 폐암 등 질병의 원인이 될 수 있다는 내용
② 타르 흡입량은 흡연자의 흡연습관에 따라 다르다는 내용
③ 담배에 포함된 발암성 물질 나프틸아민
④ 담배에 포함된 발암성 물질 아밀라아제
⑤ 금연상담전화의 전화번호

정답 및 해설

해설 국민건강증진법 제9조의2 아밀라아제는 소화 효소이며, 담배에 포함된 발암성 물질은 나프틸아민 · 니켈 · 벤젠 · 비닐 크롤라이드 · 비소 · 카드뮴 등이 있다.

정답 ④

16 담배에 관한 광고로 제한 받는 것은?

① 지정소매인의 영업소 내부에서 보건복지부령으로 정하는 광고물을 전시(展示) 또는 부착하는 행위
② 품종군별로 연간 10회 이내(1회당 2쪽 이내)에서 잡지에 광고를 게재하는 행위
③ 사회 · 문화 · 음악 · 체육 등의 행사에서 제품광고를 하는 행위
④ 국제선의 항공기 및 여객선, 그 밖에 보건복지부령으로 정하는 장소 안에서 하는 광고
⑤ 보건복지부령으로 정하는 판매부수 이하로 국내에서 판매되는 외국정기간행물로서 외국문자로만 씌어져 있는 잡지인 경우

정답 및 해설

해설 국민건강증진법 제9조의4제1항제3호 사회 · 문화 · 음악 · 체육 등의 행사(여성 또는 청소년을 대상으로 하는 행사는 제외한다)를 후원하는 행위. 이 경우 후원하는 자의 명칭을 사용하는 외에 제품광고를 하여서는 아니 된다.

정답 ③

17 건강생활의 실천운동을 추진하기 위하여 지역사회의 주민 · 단체 또는 공공기관이 참여하는 건강생활실천협의회를 구성하여야 하는 사람은?

① 보건복지부장관　② 국민건강보험공단 이사장
③ 한국금연운동본부장　④ 대한보건협회장　⑤ 시 · 군 · 구청장

정답 및 해설

해설 국민건강증진법 제10조 시 · 도지사 및 시장 · 군수 · 구청장은 건강생활의 실천운동을 추진하기 위하여 지역사회의 주민 · 단체 또는 공공기관이 참여하는 건강생활실천협의회를 구성하여야 한다.

정답 ⑤

18 국가 · 지방자치단체가 실시하는 보건교육 내용에 포함되지 않는 사항은?

① 만성퇴행성 질환 등 질병의 예방에 관한 사항
② 영양 및 식생활에 관한 사항
③ 영유아 건강검진에 대한 사항
④ 구강건강에 관한 사항
⑤ 금연, 절주 등 건강생활의 실천에 관한 사항

정답 및 해설

해설 국민건강증진법 제12조, 영 제17조 영유아 건강검진에 대한 사항은 아니다. ①, ②, ④, ⑤ 외에 공중위생에 관한 사항, 건강증진을 위한 체육활동에 관한 사항 등이 있다.

정답 ③

19 국민의 보건교육의 성과에 대한 평가 기간은?

① 보건복지부장관이 정기적으로 한다.　② 2년마다 한다.　③ 3년마다 한다.
④ 5년마다 한다.　⑤ 매년마다 한다.

정답 및 해설

해설 국민건강증진법 제13조

정답 ①

20 보건교육의 내용이 아닌 것은?

① 금연 · 절주 등 건강생활의 실천에 관한 사항
② 만성퇴행성 질환 등 질병의 예방에 관한 사항
③ 구강건강에 관한 사항
④ 건강증진을 위한 체육활동에 관한 사항
⑤ 건강보험 적용에 관한 사항

정답 및 해설

해설 국민건강증진법 제12조, 영 제17조 보건교육 내용으로 건강보험 적용에 관한 사항은 아니며, 그 외에 영양 및 식생활에 관한 사항, 공중위생에 관한 사항, 기타 건강증진사업에 관한 사항이 있다.

정답 ⑤

21 국민건강증진 및 보건교육에 관한 전문지식을 가진 자에게 보건교육사의 자격증을 교부할 경우 보건교육사가 될 수 있는 사람은?

① 피성년 후견인
② 금고 이상의 실형을 선고받고 그 집행을 받지 않기로 확정되지 않은 자
③ 법률 또는 법원의 판결에 의하여 자격이 정지된 자
④ 금고 이상의 실형을 선고받고 그 집행이 종료된 자
⑤ 법률 또는 법원의 판결에 의해 자격이 상실된 자

정답 및 해설

해설 국민건강증진법 제12조의2 금고 이상의 실형을 선고받고 그 집행이 종료된 자는 될 수 있다.

정답 ④

22 아래 (　　) 안에 적합한 용어는?

> 보건교육의 개발에 관하여 보건복지부장관은 (　　　)로 하여금 보건교육에 관한 정보 · 자료의 수집 · 개발 및 조사, 교육의 평가, 기타 필요한 업무를 행하게 할 수 있다.

① 한국보건산업진흥원　② 행정안전부　③ 한국보건산업인력개발원
④ 한국보건사회연구원　⑤ 시 · 도지사

정답 및 해설

해설 국민건강증진법 제14조 보건복지부장관은 「정부출연연구기관 등의 설립 · 운영 및 육성에 관한 법률」에 의한 한국보건사회연구원으로 하여금 보건교육에 관한 정보 · 자료의 수집 · 개발 및 조사, 그 교육의 평가 기타 필요한 업무를 행하게 할 수 있다.

정답 ④

23 국가 · 지방자치단체의 영양개선사업에 관한 내용으로 옳지 않은 것은?

① 영양교육사업
② 영양개선에 관한 홍보사업
③ 영양개선에 관한 조사 · 연구사업
④ 국민의 영양상태에 관한 평가사업
⑤ 지역사회의 영양개선사업

정답 및 해설

해설 국민건강증진법 제15조, 규칙 제9조

정답 ②

24 국민영양조사에 대한 설명으로 옳지 않은 것은?

① 영양조사는 건강상태조사, 식품섭취조사, 식생활조사로 구분한다.
② 건강상태조사는 신체상태, 영양관계 증후, 기타 건강상태에 관한 사항을 행한다.
③ 식품섭취조사는 조사가구의 일반사항, 일정한 기간의 식사상황, 일정한 기간의 식품섭취 상황 등을 행한다.
④ 식생활조사는 가구원의 식사 일반사항, 조사가구의 조리시설과 환경, 일정한 기간에 사용한 식품의 가격 및 조달방법 등을 행한다.
⑤ 조사사항의 세부 내용은 지방자치단체의 조례로 정한다.

정답 및 해설

해설 국민건강증진법 시행령제21조, 규칙 제13조 국민영양조사의 내용 및 방법 기타 국민영양조사와 영양에 관한 지도에 관하여 필요한 사항은 대통령령으로 정한다.
시행령 제21조제5항 : 조사사항의 세부내용은 보건복지부령으로 정한다.

정답 ⑤

25 국민영양조사에 관한 설명으로 옳지 않은 것은?

① 질병관리청장이 정기적으로 시행한다.
② 특별시 · 광역시 및 도에는 국민영양조사와 영양에 관한 업무 수행을 위한 공무원을 둔다.
③ 관할 시장 · 군수 · 구청장은 국민영양조사와 영양에 관한 공무원을 둔다.
④ 해당 공무원은 그 권한을 나타내는 증표를 관계인에게 보여준다.
⑤ 국민영양조사의 내용, 방법 및 지도에 관한 사항은 대통령령으로 정한다.

정답 및 해설

해설 국민건강증진법 제16조 특별시 · 광역시 및 도에는 국민영양조사와 영양에 관한 지도업무를 행하게 하기 위한 공무원을 두어야 한다. (개정 2020. 8. 11)

정답 ③

26 영양조사원의 자격으로 옳지 않은 것은?

① 의사　② 간호조무사　③ 영양사
④ 간호사　⑤ 전문대학 이상의 학교에서 식품학 과정을 이수한 자

정답 및 해설

해설 국민건강증진법 시행령 제22조

정답 ②

27 구강건강사업에 관한 내용으로 옳지 않은 것은?

① 노인건강을 위한 의치 지원사업
② 구강건강에 관한 교육사업
③ 구강건강에 관한 조사, 연구사업
④ 충치예방을 위한 치아홈 메우기 사업
⑤ 수돗물에 대한 불소농도조정사업

정답 및 해설

해설 국민건강증진법 제18조 ②③④⑤ 외에 추가로 불소용액양치사업, 구강건강의 증진을 위하여 보건복지부령이 정하는 사업 등이 있다.
시행령 제23조, 규칙 제18조

정답 ①

28 건강증진사업으로 시장 · 군수 · 구청장이 보건소장으로 하여금 하게 할 수 있는 사업은?

① 보건교육 및 건강상담　② 영양관리　③ 구강건강의 관리　④ 건강교실의 운영

① ①, ②, ③　② ①, ③　③ ②, ④
④ ④　⑤ ①, ②, ③, ④

정답 및 해설

해설 국민건강증진법 제19조 추가로 신체활동 장려, 질병의 조기발견을 위한 검진 및 처방, 지역사회의 보건문제에 관한 조사 · 연구 등이 있다.

정답 ⑤

29 건강검진 내용으로 옳지 않은 것은?

① 국가는 국민에 대하여 건강검진을 실시할 수 있다.
② 건강검진은 시장 · 군수 · 구청장으로 하여금 보건소장이 실시하도록 한다.
③ 건강검진은 연령별, 대상별로 검진항목을 정하여 실시한다.
④ 검진결과는 불가피한 경우를 제외하고는 공개할 수 있다.
⑤ 필요에 따라 보건교육 관련 법인 또는 단체에 위탁하여 실시할 수 있다.

정답 및 해설

해설 국민건강증진법 제20, 21조, 시행규칙 제20조 건강검진을 한 자 또는 검진기관에 근무하는 자는 국민의 건강증진사업의 수행을 위하여 불가피한 경우를 제외하고는 정당한 사유 없이 검진결과를 공개하여서는 아니 된다.

정답 ④

30 국민건강증진기금의 수입과 지출을 명확히 하기 위해 어디에 기금계정을 설치하는가?

① 기업은행 ② 한국은행 ③ 제2금융기관
④ 산업은행 ⑤ 우체국

정답 및 해설

해설 국민건강증진법 제22조, 시행령 제26조

정답 ②

31 국민건강증진부담금의 부과를 위해 담배 중 궐련 20개비당 얼마의 부담금을 부과하는가?

① 841원 ② 845원 ③ 485원
④ 538원 ⑤ 548원

정답 및 해설

해설 국민건강증진법 제23조 담배의 제조자, 수입판매업자가 판매하는 담배 중 궐련에 대하여 20개비당 841원의 부담금(전자담배: 니코틴 용액 1밀리리터당 525원)

정답 ①

32 보건복지부장관이 부담금의 납부보전을 위하여 제조자들에게 담보의 제공을 요구할 경우에 해당되지 않는 것은?

① 일반 건물 ② 납부보증보험증권 ③ 토지
④ 금전 ⑤ 보건복지부장관이 정하여 고시한 유가증권

정답 및 해설

해설 국민건강증진법 제23조의2, 시행령 제27조의3 추가로 국채 또는 지방채, 보험에 든 등기 또는 등록된 건물 · 공장재단 · 광업재단 · 선박 · 항공기나 건설기계 등이 있다.

정답 ①

33 보건복지부장관은 부담금의 부과 · 징수와 관련하여 중앙행정기관 · 지방자치단체 그 밖의 기관 · 단체에 자료제출 등의 협조를 요청할 경우 제출되는 자료에 대한 수수료 처리는?

① 담보금액의 1/100 ② 300만 원 이하의 수수료 ③ 100만 원 이하의 수수료
④ 담보금액의 10/00 ⑤ 수수료는 면제한다.

정답 및 해설

해설 국민건강증진법 제23조의3 보건복지부장관에게 제출되는 자료에 대하여는 사용료 · 수수료 등을 면제한다.

정답 ⑤

34 국민건강증진기금의 관리 운영자는?

① 기획재정부장관 ② 보건복지부장관 ③ 한국은행 총재
④ 감사원장 ⑤ 담당 공무원

정답 및 해설

해설 국민건강증진법 제24조 : 보건복지부장관이 관리 · 운용함.

정답 ②

35 국민건강증진기금을 사용할 수 있는 사업에 해당되지 않는 것은?

① 금연교육 및 광고 등 흡연피해자 지원을 위한 건강관리사업
② 장애인의 자활지원사업
③ 보건교육 및 그 자료의 개발
④ 국민영양관리사업
⑤ 구강건강관리사업

정답 및 해설

해설 국민건강증진법 제25조, 영 제30조 참조. ①, ③, ④, ⑤ 외에 건강생활지원사업, 보건통계의 작성 · 보급과 보건의료관련 조사 · 연구, 질병의 예방 · 검진 · 관리, 암의 치료를 위한 사업 등

정답 ②

36 아래와 같은 특성을 갖는 기금은?

- 건강생활의 지원사업
- 건강증진을 위한 체육활동 지원사업
- 질병의 예방 · 검진 · 관리 및 암의 치료를 위한 사업

① 노인건강진단기금　② 국민건강증진기금　③ 기초생활보장기금
④ 출산바우처기금　⑤ 국민영양조사기금

정답 및 해설

해설 국민건강증진법 제25조[국민건강증진기금 사용 등]

①기금은 다음 각 호의 사업에 사용한다. 〈개정 2019. 12. 3〉

1. 금연교육 및 광고 등 흡연자를 위한 건강관리사업
2. 건강생활의 지원사업
3. 보건교육 및 그 자료의 개발
4. 보건통계의 작성 · 보급과 보건의료관련 조사 · 연구 및 개발에 관한 사업
5. 질병의 예방 · 검진 · 관리 및 암의 치료를 위한 사업
6. 국민영양관리사업
7. 신체활동장려사협
8. 구강건강관리사업
9. 시 · 도지사 및 시장 · 군수 · 구청장이 행하는 건강증진사업
10. 공공보건의료 및 건강증진을 위한 시설 · 장비의 확충
12. 기금의 관리 · 운용에 필요한 경비
12. 그 밖에 국민건강증진사업에 소요되는 경비로서 대통령령이 정하는 사업

② "대통령령이 정하는 사업"이란 다음 각 호의 사업을 말한다. (영 제30조)

1. 만성퇴행성질환의 관리사업
2. 법 제27조의 규정에 의한 지도 · 훈련사업
3. 건강증진을 위한 체육활동 지원사업
4. 금연지도원 제도 운영 등 지역사회 금연 환경 조성 사업

정답 ②

※ 아래 문제에 해당하는 국민건강증진법 내용을 답가지(①~⑥) 중에서 지시하는 수만큼 고르시오.

① 향토기업기금	② 국채	③ 지방채
④ 보증보험증권	⑤ 국민건강증진기금	⑥ 유가증권

37 건강생활의 지원사업과 질병의 예방 · 검진 · 관리 및 암의 치료를 위한 사업을 한다. 보건통계의 작성 · 보급과 보건의료관련 조사 · 연구 및 개발에 관한 사업을 한다. 공공보건의료 및 건강증진을 위한 시설 · 장비를 확충한다. [1개 항목을 고르시오.]

정답 및 해설

해설 국민건강증진법 제25조 국민건강증진기금의 사용에 대한 내용이다.

정답 ⑤

※ 아래 문제에 해당하는 국민건강증진법 내용을 답가지(①~⑥) 중에서 지시하는 수만큼 고르시오.

① 보건복지부	② 질병관리청	③ 국립보건연구원
④ 한국보건사회연구원	⑤ 한국보건복지인력개발원	⑥ 한국보건산업진흥원

38 보건교육을 담당하거나 국민영양조사 및 영양에 관한 지도를 담당하는 공무원 또는 보건복지부령이 정하는 단체 및 공공기관에 종사하는 담당자의 자질향상을 위하여 필요한 지도와 훈련을 할 수 있다. "보건복지부령이 정하는 단체 및 공공기관" 이라 함은 보건복지부장관의 업무를 위탁받아 건강증진사업을 행하는 단체 및 공공기관을 말한다. [2개 항목을 고르시오.]

정답 및 해설

해설 국민건강증진법 제27조, 시행규칙 제22조 훈련은 보건복지부장관, 질병관리청장 또는 한국보건사회연구원장이 지정한 훈련기관이 행한다. 〈개정 2020. 9. 11〉

정답 ② ④

39 필요에 따라서 관련 공무원이 사업소 또는 사업장에 출입하여 장부 · 서류 기타의 물건을 검사할 경우 공무원은 관계인에게 무엇을 보여주어야 하는가?

① 공무원증 ② 재직증명서 ③ 보건복지부 출입증
④ 권한을 나타내는 증표 ⑤ 보여주는 것 없음.

정답 및 해설

해설 국민건강증진법 제28조

정답 ④

40 국민건강증진법 시행령에 따라 보건복지부장관이 건강검진을 위탁할 수 없는 기관은?

① 국민건강보험공단 ② 의원, 한의원, 치과의원
③ 병원, 한방병원, 치과병원 ④ 종합병원
⑤ 보건교육을 실시하고 있는 법인

정답 및 해설

해설 국민건강증진법 제29조, 시행령 제32조

정답 ②

※ 아래 문제에 해당하는 국민건강증진법 내용을 답가지(①~⑨) 중에서 지시하는 수만큼 고르시오.

① 3년 이하 징역	② 2년 이하 징역	③ 1년 이하 징역
④ 1,000만 원 이하 벌금	⑤ 300만 원 이하 벌금	⑥ 100만 원 이하 벌금
⑦ 500만 원 이하 과태료	⑧ 300만 원 이하 과태료	⑨ 100만 원 이하 과태료

41 금연 경고문구 · 발암성 물질 · 금연상담전화번호를 표기하지 아니하거나 이와 다른 경고문구 · 발암성 물질 · 금연상담전화번호를 표기한 자가 있다. 담배에 관한 광고의 금지 또는 제한을 무시하고 담배에 관한 광고를 한 자가 있다. [2개 항목을 고르시오.]

정답 및 해설

해설 법 제31조의2 벌칙 1년 이하 징역 또는 1천만 원 이하 벌금

정답 ③, ④

42 규정에 위반하여 담배자동판매기를 설치하여 담배를 판매한 자가 있다. 공중이용시설의 전체를 금연구역으로 지정하지 아니한 자가 있다. 자료를 제출하지 아니하거나 허위의 자료를 제출한 자가 있다. [1개 항목을 고르시오.]

정답 및 해설

해설 법 제34조 제1항 참조(과태료 500만 원)

정답 ⑦

43 양벌규정에 대한 설명으로 옳은 것은?

① 국민건강증진법 내용을 위반했을 경우 행위 당사자뿐만 아니라 그 가족까지 함께 처벌하는 규정
② 국민건강증진법 내용을 위반했을 경우 행위자뿐만 아니라 피해 당사자도 같이 처벌하는 규정
③ 국민건강증진법 내용을 위반했을 경우 행위 당사자뿐만 아니라 피해 당사자도 함께 처벌하는 규정
④ 국민건강증진법 내용을 위반했을 경우 행위자뿐만 아니라 행위자의 가족까지 같이 처벌하는 규정
⑤ 국민건강증진법 내용을 위반했을 경우 행위자뿐만 아니라 행위자의 법인 또는 개인에 대해서도 처벌하는 규정

정답 및 해설

해설 국민건강증진법 제33조, 벌칙(제31조, 제32조) 위반행위를 하면 그 행위자를 벌하는 외에 그 법인 또는 개인에게도 해당 조문의 벌금형을 과(科)한다. 다만, 법인 또는 개인이 그 위반행위를 방지하기 위하여 해당업무에 관하여 상당한 주의와 감독을 게을리하지 아니한 경우에는 그러하지 아니하다.

정답 ⑤

3장 지역보건법

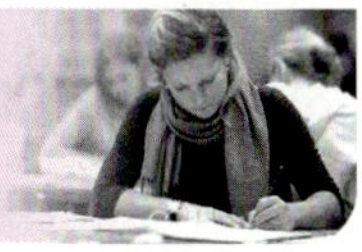

(1) 목적 (법 제1조)

보건소 등 지역보건의료기관의 설치·운영에 관한 사항과 보건의료 관련기관·단체와의 연계·협력을 통하여 지역보건의료기관의 기능을 효과적으로 수행하는 데 필요한 사항을 규정함

① 지역보건의료정책의 효율적 추진

② 지역주민의 건강 증진에 이바지함

(2) 국가와 지방자치단체의 책무(법 제3조·제4조)

① 지역보건의료에 관한 조사·연구, 정보의 수집·관리·활용·보호, 인력의 양성·확보 및 고용 안정과 자질 향상 등을 위하여 노력하여야 함.

② 지역보건의료 업무의 효율적 추진을 위하여 기술적·재정적 지원을 하여야 함.

③ 지역주민의 건강 상태에 격차가 발생하지 아니하도록 필요한 방안을 마련하여야 함.

④ 지역주민의 건강 상태 및 건강 문제의 원인 등을 파악하기 위하여 매년 지역사회 건강실태 조사를 실시하여야 한다.

(3) 지역사회 건강실태조사의 방법 및 내용(영 제2조)

① 질병관리청장은 보건복지부장관과 협의하여 지역사회 건강실태조사를 매년 지방자치단체의 장에게 협조를 요청하여 실시함. 〈개정 2020. 9. 11〉

② 지역사회 건강실태조사의 내용

- 흡연, 음주 등 건강 관련 생활습관에 관한 사항
- 건강검진 및 예방접종 등 질병 예방에 관한 사항
- 질병 및 보건의료서비스 이용 실태에 관한 사항
- 사고 및 중독에 관한 사항
- 활동의 제한 및 삶의 질에 관한 사항
- 그 밖에 지역사회 건강실태조사에 포함되어야 한다고 질병관리청장이 정하는 사항

③ 이 경우 지방자치단체의 장은 지역사회 건강실태조사의 결과를 질병관리청장에게 통보하여야 한다.(영 제2조제2항) 〈개정 2020. 9. 11〉

(4) 지역보건의료업무의 전자화(법 제5조)

① 보건복지부장관은 지역보건의료기관의 기능을 수행하는 데 필요한 각종 자료 및 정보의 효율적 처리와 기록·관리 업무의 전자화를 위하여 지역보건의료정보시스템을 구축·운영할 수 있다.

② 다음에 해당하는 자료를 수집·관리·보유·활용할 수 있으며, 정당한 접근 권한 없이 또는 허용된 접근 권한을 넘어 지역보건의료정보시스템의 정보를 훼손·멸실·변경·위조·유출하거나 검색·복제하여서는 아니 된다.

- 지역보건의료서비스의 제공에 관한 자료
- 지역보건의료서비스 제공의 신청, 조사 및 실시에 관한 자료
- 그 밖에 지역보건의료기관의 기능을 수행하는 데 필요한 것으로서 대통령령으로 정하는 자료

(5) 지역보건의료심의위원회(법 제6조)

① **설치** : 특별시·광역시·도 및 특별자치시·특별자치도·시·군·구에 둔다.

② **기능** : 지역보건의료에 관한 다음의 내용을 심의함.

- 지역사회 건강실태조사 등 지역보건의료의 실태조사에 관한 사항
- 지역보건의료계획 및 연차별 시행계획의 수립·시행 및 평가에 관한 사항
- 지역보건의료계획의 효율적 시행을 위하여 보건의료 관련기관·단체, 학교, 직장 등과의 협력이 필요한 사항
- 그 밖에 지역보건의료시책의 추진을 위하여 필요한 사항

③ 구성

- 위원회는 위원장 1명을 포함한 20명 이내의 위원으로 구성하며, 위원장은 해당 지방자치단체의 부단체장이 된다.
- 위원회의 위원은 지역주민 대표, 학교보건 관계자, 산업안전·보건 관계자, 보건의료 관련기관·단체의 임직원 및 관계 공무원 중에서 해당 위원회가 속하는 지방자치단체의 장이 임명하거나 위촉한다.

(6) 지역보건의료계획의 수립 등(법 제7조)

① 특별시장·광역시장·도지사 또는 특별자치시장·특별자치도지사·시장·군수·구청장은 지역주민의 건강 증진을 위하여 지역보건의료계획을 4년마다 수립하여야 한다.

② 지역보건의료계획의 수립 사항
- 보건의료 수요의 측정
- 지역보건의료서비스에 관한 장기·단기 공급대책
- 인력·조직·재정 등 보건의료자원의 조달 및 관리
- 지역보건의료서비스의 제공을 위한 전달체계 구성 방안
- 지역보건의료에 관련된 통계의 수집 및 정리

지역보건의료계획의 세부 내용(영 제4조)

① 특별시장·광역시장·도지사 및 특별자치시장·특별자치도지사가 수립하는 지역보건의료계획
- 지역보건의료계획의 달성 목표
- 지역현황과 전망
- 지역보건의료기관과 보건의료 관련기관·단체 간의 기능 분담 및 발전 방향
- 보건소의 기능 및 업무의 추진계획과 추진현황
- 지역보건의료기관의 인력·시설 등 자원 확충 및 정비 계획
- 취약계층의 건강관리 및 지역주민의 건강 상태 격차 해소를 위한 추진계획
- 지역보건의료와 사회복지사업 사이의 연계성 확보 계획
- 의료기관의 병상(病床)의 수요·공급
- 정신질환 등의 치료를 위한 전문치료시설의 수요·공급
- 특별자치시·특별자치도·시·군·구 지역보건의료기관의 설치·운영 지원
- 시·군·구 지역보건의료기관 인력의 교육훈련
- 지역보건의료기관과 보건의료 관련기관·단체 간의 협력·연계
- 그 밖에 시·도지사 및 특별자치시장·특별자치도지사가 지역보건의료계획을 수립함에 있어서 필요하다고 인정하는 사항

② 시장·군수·구청장이 수립하는 지역보건의료계획
- 지역보건의료계획의 달성 목표
- 지역현황과 전망
- 지역보건의료기관과 보건의료 관련기관·단체 간의 기능 분담 및 발전 방향

- 보건소의 기능 및 업무의 추진계획과 추진현황
- 지역보건의료기관의 인력·시설 등 자원 확충 및 정비 계획
- 취약계층의 건강관리 및 지역주민의 건강 상태 격차 해소를 위한 추진계획
- 지역보건의료와 사회복지사업 사이의 연계성 확보 계획
- 그 밖에 시장·군수·구청장이 지역보건의료계획을 수립함에 있어서 필요하다고 인정하는 사항

지역보건의료계획의 수립 방법 등(영 제5조, 제6조)

① 시·도지사 또는 특별자치시장·특별자치도지사·시장·군수·구청장은 지역보건의료계획을 수립하기 전에 지역 내 보건의료실태와 지역주민의 보건의료의식·행동양상 등에 대하여 조사하고 자료를 수집하여야 한다.

② 시·도지사 또는 시장·군수·구청장은 지역보건의료계획을 수립하는 경우에 그 주요 내용을 시·도 또는 시·군·구의 홈페이지 등에 2주 이상 공고하여 지역주민의 의견을 수렴하여야 한다.

③ 시·도지사는 지역보건의료계획을 계획 시행연도 2월 말일까지 보건복지부장관에게 제출하여야 한다.

④ 시장·군수·구청장은 지역보건의료계획을 변경할 필요가 있는 경우에는 시·군·구 위원회의 심의를 거쳐 변경한 후 시·군·구 의회에 변경 사실 및 변경 내용을 보고하고, 시·도지사에게 지체 없이 변경 사실 및 변경 내용을 제출하여야 한다.

지역보건의료계획의 조정 권고(규칙 제2조)

① 지역보건의료계획의 내용에 대한 조정 권고가 필요한 경우

- 내용이 관계 법령을 위반한 경우
- 내용이 국가 또는 특별시·광역시·특별자치시·특별자치도·도의 보건의료정책에 부합하지 아니하는 경우
- 지방자치단체의 생활권역과 행정구역이 서로 다름에도 불구하고 해당 지방자치단체에서 그 사실을 고려하지 아니한 경우
- 2개 이상의 지방자치단체에 걸친 광역보건의료행정에 대하여 해당 지방자치단체에서 그 사정을 고려하지 아니한 경우
- 지방자치단체 간 지역보건의료계획의 내용에 현저한 불균형이 있는 경우

② 보건복지부장관 또는 특별시장·광역시장·도지사는 지역보건의료계획의 조정 권고를 하는 경우에는 해당 지방자치단체의 장에게 관련 자료의 제출을 요구할 수 있다.

지역보건의료계획 시행 결과의 평가(영 제7조)

① 시장·군수·구청장은 지역보건의료계획 시행 결과의 평가를 위하여 해당 시·군·구 지역보건의료계획의 연차별 시행계획에 따른 시행 결과를 매 시행연도 다음 해 1월 31일까지 시·도지사에게 제출하여야 한다.

② 시·도지사(특별자치시장·특별자치도지사를 포함한다)는 지역보건의료계획 시행 결과의 평가를 위하여 해당 시·도 지역보건의료계획의 연차별 시행계획에 따른 시행 결과를 매 시행연도 다음 해 2월 말일까지 보건복지부장관에게 제출하여야 한다.

③ 보건복지부장관 또는 시·도지사는 제출받은 지역보건의료계획의 연차별 시행계획에 따른 시행 결과를 평가하려는 경우에는 다음의 기준에 따라 평가하여야 한다.

- 지역보건의료계획 내용의 충실성
- 지역보건의료계획 시행 결과의 목표달성도
- 보건의료자원의 협력 정도
- 지역주민의 참여도와 만족도
- 그 밖에 지역보건의료계획의 연차별 시행계획에 따른 시행 결과를 평가하기 위하여 보건복지부장관이 필요하다고 정하는 기준

(7) 보건소의 설치(법 제10조, 영 제8조)

① **목적** : 지역주민의 건강을 증진하고 질병을 예방·관리하기 위함.

② **내용** : 보건소(보건의료원 포함)는 시·군·구별로 1개씩 설치한다.

③ **운영** : 동일한 시·군·구에 2개 이상의 보건소가 설치되어 있는 경우 해당 지방자치단체의 조례로 정하는 바에 따라 업무를 총괄하는 보건소를 지정하여 운영 가능

④ **근거** : 대통령령으로 정하는 기준에 따라 해당 지방자치단체의 조례로 설치함.

동일 명칭 사용금지 (법 제29조)

이 법에 따른 보건소, 보건의료원, 보건지소 또는 건강생활지원센터가 아닌 자는 각각 보건소, 보건의료원, 보건지소 또는 건강생활지원센터라는 명칭을 사용하지 못한다.

(8) 보건의료원(법 제12조)

보건소 중 「의료법」의 규정에 따른 병원의 요건을 갖춘 보건소는 보건의료원이라는 명칭을 사용함.

(9) 보건소의 기능 및 업무(법 제11조)

① 건강 친화적인 지역사회 여건의 조성
② 지역보건의료정책의 기획, 조사·연구 및 평가
③ 보건의료인 및 「보건의료기본법」에 따른 보건의료기관 등에 대한 지도·관리·육성과 국민보건 향상을 위한 지도·관리
④ 보건의료 관련기관·단체, 학교, 직장 등과의 협력체계 구축

⑤ 지역주민의 건강증진 및 질병예방·관리를 위한 다음 지역보건의료서비스의 제공
- 국민건강증진·구강건강·영양관리사업 및 보건교육
- 감염병의 예방 및 관리
- 모성과 영유아의 건강유지·증진
- 여성·노인·장애인 등 보건의료 취약계층의 건강유지·증진
- 정신건강증진 및 생명존중에 관한 사항
- 지역주민에 대한 진료, 건강검진 및 만성질환 등의 질병관리에 관한 사항
- 가정 및 사회복지시설 등을 방문하여 행하는 보건의료 및 건강관리사업
- 난임의 예방 및 관리

(10) 보건소의 기능 및 업무의 세부 사항(영 제9조)

1) 지역보건의료정책의 기획, 조사·연구 및 평가의 세부 사항

① 지역보건의료계획 등 보건의료 및 건강증진에 관한 중장기 계획 및 실행계획의 수립·시행 및 평가에 관한 사항
② 지역사회 건강실태조사 등 보건의료 및 건강증진에 관한 조사·연구에 관한 사항
③ 보건에 관한 실험 또는 검사에 관한 사항

2) 보건의료인 및 보건의료기관 등에 대한 지도·관리·육성과 국민보건 향상을 위한 지도·관리의 세부 사항

① 의료인 및 의료기관에 대한 지도 등에 관한 사항
② 의료기사·보건의료정보관리사 및 안경사에 대한 지도 등에 관한 사항
③ 응급의료에 관한 사항
④ 「농어촌 등 보건의료를 위한 특별조치법」에 따른 공중보건의사, 보건진료 전담공무원 및 보건진료소에 대한 지도 등에 관한 사항
⑤ 약사에 관한 사항과 마약·향정신성의약품의 관리에 관한 사항
⑥ 공중위생 및 식품위생에 관한 사항

3) 대통령령에 근거하여 난임시술 주사제 투약에 관한 지원 및 정보를 제공함.

(11) 보건소에서 수행할 기능 및 업무의 예시(규칙 제3조)

보건소(보건의료원을 포함)에서 수행할 수 있는 기능 및 업무의 예시는 별표 1 참조

(12) 보건지소의 설치(법 제13조, 영 제10조)

① 지방자치단체는 보건소의 업무수행을 위하여 필요하다고 인정하는 경우에는 대통령령으로 정하는 기준에 따라 해당 지방자치단체의 조례로 보건소의 지소(보건지소)를 설치 가능
② 보건지소는 읍·면(보건소가 설치된 읍·면 제외)마다 1개씩 설치할 수 있다. 다만, 지역주민의 보건의료를 위하여 특별히 필요하다고 인정되는 경우에는 필요한 지역에 보건지소를 설치·운영하거나 여러 개의 보건지소를 통합하여 설치·운영할 수 있다.

(13) 보건소장(영 제13조)

① 보건소에 보건소장(보건의료원의 경우에는 원장) 1명을 두되, 의사 면허가 있는 사람 중에서 보건소장을 임용함.
② 다만, 의사 면허가 있는 사람 중에서 임용하기 어려운 경우에는 「지방공무원 임용령」에 따른 보건·식품위생·의료기술·의무·약무·간호·보건진료 직렬의 공무원을 보건소장으로 임용 가능함.
③ 공무원을 보건소장으로 임용하려는 경우에 해당 보건소에서 실제로 보건등과 관련된 업무를 하는 보건등 직렬의 공무원으로서 보건소장으로 임용되기 이전 최근 5년 이상 보건 등의 업무와 관련하여 근무한 경험이 있는 사람 중에서 임용

④ 보건소장의 업무
- 보건소의 업무 관장
- 소속 공무원의 지휘·감독
- 관할 보건지소, 건강생활지원센터의 지도·감독
- 보건진료소의 직원 및 업무에 대한 지도·감독

(14) 보건지소장(영 제14조)

1) 임명

① 보건지소에 보건지소장 1명을 둔다.
② 지방의무직공무원 또는 임기제공무원을 보건지소장으로 임용

2) 업무

① 보건소장의 지휘·감독을 받아 보건지소의 업무 관장
② 소속 직원의 지휘·감독
③ 보건진료소의 직원 및 업무에 대한 지도·감독

(15) 건강생활지원센터의 설치(법 제14조, 영 제11조)

① **기능** : 지방자치단체는 보건소의 업무 중에서 특별히 지역주민의 만성질환 예방 및 건강한 생활습관 형성을 지원하는 건강생활지원센터를 설치할 수 있다.
② **설치** : 건강생활지원센터는 읍·면·동(보건소가 설치된 읍·면·동은 제외)마다 1개씩 설치할 수 있다.
③ **근거** : 대통령령으로 정하는 기준에 따라 해당 지방자치단체의 조례로 설치할 수 있다.

(16) 지역보건의료기관의 조직(법 제15조, 영 제12조)

1) 지역보건의료기관의 조직은 대통령령으로 정하는 사항 외에는 「지방자치법」에 따른다.

2) 조직 기준

① 행정안전부장관은 지역보건의료기관의 조직 기준을 정하는 경우에 미리 보건복지부장관과 협의하여야 한다.

② 행정안전부장관은 지역보건의료기관의 조직 기준을 정하는 경우에 해당 시·군·구의 인구 규모, 지역 특성, 보건의료 수요 등을 고려하여야 한다.

③ 지역보건의료기관의 기능과 업무량이 변경될 경우에는 그에 따라 지역보건의료기관의 조직과 정원도 조정하여야 한다.

(17) 전문인력의 적정 배치 등(법 제16조)

① 지역보건의료기관에는 기관의 장과 해당 기관의 기능을 수행하는 데 필요한 면허·자격 또는 전문지식을 가진 인력(이하 "전문인력"이라 한다)을 두어야 한다.

② 시·도지사는 지역보건의료기관의 전문인력 등의 적정배치를 위하여 필요한 경우 지역보건의료기관 간에 전문인력의 교류를 할 수 있다.

③ 전문인력의 임용 자격 기준은 해당 분야의 업무에서 2년 이상 종사한 사람을 우선적으로 임용해야 함(영 제17조).

④ 보건복지부장관 또는 시·도지사는 전문인력에 대하여 기본교육훈련과 직무분야별 전문교육훈련을 실시해야 함(영 제18조).

⑤ 전문인력에 대한 교육훈련 과정·내용, 교육훈련기관의 선정 등에 필요한 사항은 보건복지부장관이 정함(규칙 제5조제3항).

전문인력의 교류 권고 (규칙 제6조)

- 전문인력의 균형 있는 배치를 위하여 교류하는 경우
- 보건소 간의 협조를 위하여 인접 보건소 간에 교류하는 경우
- 전문인력의 연고지 배치를 위하여 필요한 경우

(18) 방문건강관리 전담공무원(법 제16조의2)

① 방문건강관리사업을 담당하기 위해 지역보건의료기관에 방문건강관리 전담공무원을 둘 수 있다.

② 국가는 방문건강관리 전담공무원의 배치에 필요한 비용의 전부 또는 일부를 보조할 수 있다.

(19) 지역보건의료기관의 시설·장비 등(법 제17조·제18조, 영 제22조)

① 지역보건의료기관은 보건복지부령으로 정하는 기준에 적합한 시설·장비 등을 갖추어야 함.

② 지역보건의료기관의 장은 지역주민이 지역보건의료기관을 쉽게 알아볼 수 있고 이용하기에 편리하도록 표시를 해야 함.

③ 지역보건의료기관의 장은 의사·치과의사·한의사·약사 등에게 그 시설을 이용하게 하거나, 타인의 의뢰를 받아 실험 또는 검사를 할 수 있고 정당한 사유 없이 거부 불가함.

(20) 지역보건의료서비스의 신청(법 제19조)

① 보건복지부령으로 정하는 서비스를 필요로 하는 사람과 그 친족, 그 밖의 관계인은 관할 시장·군수·구청장에게 지역보건의료서비스의 제공을 신청할 수 있다.

② 시장·군수·구청장은 **서비스 제공 신청을 받는 경우** 다음의 사항을 알리고, **해당 자료 또는 정보의 수집에 관한 동의**를 받아야 한다.
- 법적 근거, 이용 목적 및 범위
- 이용 방법
- 보유기간 및 파기방법

(21) 지역보건의료서비스 제공의 신청·철회 및 고지·동의(규칙 제8조)

① 법 제19조의 지역보건의료서비스는 소득, 재산, 건강상태 등에 따라 선별하여 제공하는 서비스

② 지역보건의료서비스의 제공을 신청하거나 철회하려는 자는 지역보건의료서비스 신청서나 철회서(전자문서 포함)에 관련 서류(전자문서 포함)를 첨부하여 시장·군수·구청장에게 신청하거나 철회하여야 함.

③ 시장·군수·구청장은 자료 또는 정보의 수집에 관한 동의를 받아야 하는 경우에는 서면 또는 전자적인 방법으로 함. 다만, 곤란한 경우에는 전화, 담당 공무원의 안내 등의 방법으로도 가능

정보의 파기(법 제22조)

① 시장·군수·구청장은 제20조(신청에 따른 조사)에 따라 **조사하거나 제출받은 정보 중 서비스대상자가 아닌 사람의 정보는 5년을 초과하여 보유할 수 없다**. 이 경우 시장·군수·구청장은 정보의 보유 기한이 지나면 지체 없이 이를 파기하여야 한다.

② 시장·군수·구청장은 제1항에 따른 정보가 지역보건의료정보시스템 또는 「사회복지사업법」 제6조의2(사회복지시설 업무의 전자화)에 따른 정보시스템에 수집되어 있는 경우 보건복지부장관에게 해당 정보의 파기를 요청할 수 있다. 이 경우 보건복지부장관은 지체 없이 이를 파기하여야 한다.

민감정보 및 고유식별정보의 처리 (영 제24조)

① 보건복지부장관(법 제30조제4항에 따라 보건복지부장관의 업무를 대행하는 자를 포함한다)은 다음 각 호의 사무를 수행하기 위하여 불가피한 경우 「개인정보 보호법 시행령」 제19조제1호, 제2호 또는 제4호에 따른 주민등록번호, 여권번호 또는 외국인등록번호가 포함된 자료를 처리할 수 있다.

- 법 제5조에 따른 지역보건의료업무의 전자화에 관한 사무
- 법 제27조에 따른 보고 및 지도·감독에 관한 사무

② 지역보건의료기관의 장(법 제30조제2항에 따라 지역보건의료기관의 업무를 위탁받거나 대행하는 자를 포함한다)은 법 제11조에 따른 보건소의 업무에 관한 사무를 수행하기 위하여 불가피한 경우 「개인정보 보호법」 제23조에 따른 건강에 관한 정보, 같은 법 시행령 제19조제1호, 제2호 또는 제4호에 따른 주민등록번호, 여권번호 또는 외국인등록번호가 포함된 자료를 처리할 수 있다.

③ 보건소장은 법 제23조에 따른 건강검진 등의 신고에 관한 사무를 수행하기 위하여 불가피한 경우 「개인정보 보호법 시행령」 제19조제1호, 제2호 또는 제4호에 따른 주민등록번호, 여권번호 또는 외국인등록번호가 포함된 자료를 처리할 수 있다.

(22) 의료법에 대한 특례(법 제31조)

보건의료원은 「의료법」에 따른 병원 또는 치과의원 또는 한의원으로 보고, 보건소·보건지소 및 건강생활지원센터는 의원·치과의원 또는 한의원으로 본다.

(23) 벌칙(법 제32조)

1) 5년 이하의 징역 또는 5천만원 이하의 벌금

① 정당한 접근 권한 없이 또는 허용된 접근 권한을 넘어 지역보건의료정보시스템의 정보를 훼손·멸실·변경·위조 또는 유출한 자

② 제28조를 위반하여 같은 조 제1호, 제2호 또는 제3호에 따른 정보를 사용·제공·누설한 자 및 그 사정을 알면서도 영리 목적 또는 부정한 목적으로 해당 정보를 제공받은 자

2) 3년 이하의 징역 또는 3천만원 이하의 벌금

정당한 접근 권한 없이 또는 허용된 접근 권한을 넘어 지역보건의료정보시스템의 정보를 검색 또는 복제한 자

(24) 양벌규정(법 제33조)

법인의 대표자나 법인 또는 개인의 대리인·사용인, 그 밖의 종업원이 그 법인 또는 개인의 업무에 관하여 제32조의 위반행위를 하면 그 행위자를 벌하는 외에 그 법인 또는 개인에게도 해당 조문의 벌금형을 과(科)한다.

(25) 과태료 부과(법 제34조)

1) 300만원 이하의 과태료

① 신고를 하지 아니하거나 거짓으로 신고하고 건강검진 등을 한 자
② 보건소, 보건의료원, 보건지소 또는 건강생활지원센터가 아님에도 이를 위반하여 동일 명칭을 사용한 자

2) 과태료는 지방자치단체의 조례에 따라 시장·군수·구청장이 부과·징수함.

3장 지역보건법 출제예상문제 및 해설

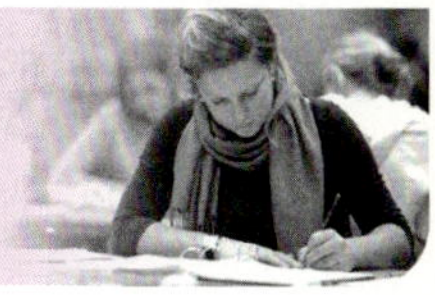

※ 아래 문제에 해당하는 법규를 답가지(①~⑥) 중에서 지시하는 수만큼 고르시오.

① 의료법	② 의료기사법	③ 지역보건법
④ 국민건강증진법	⑤ 건강검진기본법	⑥ 국민건강보험법

01 지역보건의료기관의 설치 · 운영 및 지역보건의료사업의 연계성 확보에 필요한 사항을 규정함으로써 보건행정을 합리적으로 조직 · 운영하고, 보건시책을 효율적으로 추진하여 국민보건의 향상에 이바지함을 목적으로 한다. [1개 항목을 고르시오.]

정답 및 해설

해설 지역보건법 제1조 (목적)에 해당된다.

정답 ③

02 아래와 같은 특성을 갖는 계획은?

- 보건의료에 관한 장단기 공급대책
- 의료기관의 병상수급에 관한 사항
- 인력 · 조직 · 재정 등 보건의료자원의 조달 및 관리

① 국제보건의료계획
② 국가보건의료계획
③ 시 · 도 지역보건의료계획
④ 시 · 군 · 구 지역보건의료계획
⑤ 읍 · 면 · 동 지역보건의료계획

정답 및 해설

해설 1.지역보건법 제7조[지역보건의료계획 수립]
① 보건의료수요 측정
② 보건의료에 관한 장단기 공급대책
③ 인력 · 조직 · 재정 등 보건의료자원의 조달 및 관리
④ 지역보건의료서비스의 제공을 위한 구성 방안
⑤ 지역보건의료에 관련된 통계의 수집 및 정리

2. 지역보건법 시행령 제4조[지역보건의료계획 내용] : 시 · 도의 지역보건의료계획의 내용에는 의료기관의 병상수급에 관한 사항이 포함되어야 한다.

정답 ③

03 지역보건의료계획을 수립하는 자는?

① 시장 · 군수 · 구청장 ② 시 · 도지사 ③ 보건복지부장관
④ 행정안전부장관 ⑤ 한국보건사회연구원장

정답 및 해설

해설 영 제4조제2항, 지역보건법 제7조제1항 특별시장 · 광역시장 · 도지사 또는 특별자치시장 · 특별자치도지사 · 시장 · 군수 · 구청장은 지역주민의 건강증진을 위하여 지격보건의료 계획을 4년마다 수립하여야 한다.

정답 ①

04 지역보건의료에 관한 사항을 심의하기 위하여 특별시 · 광역시 · 도 및 특별자치시 · 특별자치도 · 시 · 군 · 구에 두는 위원회는?

① 지역보건위원회 ② 지역의료정책위원회 ③ 지역보건의료심의위원회
④ 지역개발위원회 ⑤ 자문위원회

정답 및 해설

해설 지역보건법 제6조제1항 ① 지역보건의료에 관한 다음 각 호의 사항을 심의하기 위하여 특별시 · 광역시 · 도(이하 "시 · 도" 라 한다) 및 특별자치시 · 특별자치도 · 시 · 군 · 구(구는 자치구를 말하며, 이하"시 · 군 · 구"라 한다)에 지역보건의료심의위원회(이하 "위원회"라 한다)를 둔다.

1. 지역사회 건강실태조사 등 지역보건의료의 실태조사에 관한 사항
2. 지역보건의료계획 및 연차별 시행계획의 수립 · 시행 및 평가에 관한 사항
3. 지역보건의료계획의 효율적 시행을 위하여 보건의료 관련기관 · 단체, 학교, 직장 등과의 협력이 필요한 사항
4. 그 밖에 지역보건의료시책의 추진을 위하여 필요한 사항

정답 ③

05 지역보건의료계획의 내용, 수립방법, 시기 등에 관하여 필요한 사항을 정하는 것은?

① 법률 ② 대통령령 ③ 보건복지부령
④ 규칙 ⑤ 지역보건법 시행규칙

정답 및 해설

해설 지역보건법 제7조제8항 지역보건 의료계획의 세부 내용, 수립방법, 시기 등에 관하여 필요한 사항은 대통령령으로 정한다.

정답 ②

06 지역보건의료계획의 내용이 아닌 것은?

① 보건의료 수요 측정

② 보건의료에 관한 장단기 공급대책

③ 인력 · 조직 · 재정 등 보건의료자원의 조달 및 관리

④ 전국보건의료에 관련된 통계의 수집 및 정리

⑤ 지역 보건의료 서비스의 제공을 위한 전달체계 구성 방안

정답 및 해설

해설 지역보건법 제7조 ①②③⑤ 외에 지역보건의료에 관련된 통계의 수집 및 정리가 포함된다.

정답 ④

07 보건의료에 관한 장단기 공급대책 등의 지역보건의료계획을 수립하는 주기는?

① 1년마다 ② 2년마다 ③ 3년마다 ④ 4년마다 ⑤ 5년마다

정답 및 해설

해설 지역보건법 제7조제1항 ① 특별시장 · 광역시장 · 도지사(이하 "시 · 도지사"라 한다) 또는 특별자치시장 · 특별자치도지사 · 시장 · 군수 · 구청장(구청장은 자치구의 구청장을 말하며, 이하 "시장 · 군수 · 구청장"이라 한다)은 지역주민의 건강 증진을 위하여 다음 각 호의 사항이 포함된 지역보건의료계획을 4년마다 제3항 및 제4항에 따라 수립하여야 한다.

1. 보건의료 수요의 측정
2. 지역보건의료서비스에 관한 장기 · 단기 공급대책
3. 인력 · 조직 · 재정 등 보건의료자원의 조달 및 관리
4. 지역보건의료서비스의 제공을 위한 전달체계 구성 방안
5. 지역보건의료에 관련된 통계의 수집 및 정리

정답 ④

08 보건소의 설치기준은?

① 대통령령이 정하는 기준에 따라 설치한다.
② 보건복지부령이 정하는 기준에 따라 설치한다.
③ 대통령령으로 정하는 기준에 따라 해당 지방자치단체의 조례로 설치한다.
④ 보건복지부령이 정하는 기준에 따라 해당 지방자치단체의 조례로 설치한다.
⑤ 해당 지방자치단체의 조례에 따라 해당 지방자치단체의 조례로 설치한다.

정답 및 해설

해설 지역보건법 제10조제1항 지역주민의 건강을 증진하고 질병을 예방 · 관리하기 위하여 시 · 군 · 구에 대통령령으로 정하는 기준에 따라 해당 지방자치단체의 조례로 보건소를 설치한다.

정답 ③

09 지역보건의료계획 및 연차별 시행계획서의 제출은 계획시행 전년도 언제까지인가?

① 시장 · 군수 · 구청장 – 6월 말까지, 시 · 도지사 – 9월 말까지
② 시장 · 군수 · 구청장 – 1월 말까지, 시 · 도지사 – 2월 말까지
③ 시장 · 군수 · 구청장 – 9월 말까지, 시 · 도지사 – 12월 말까지
④ 시장 · 군수 · 구청장 – 6월 말까지, 시 · 도지사 – 12월 말까지
⑤ 시장 · 군수 · 구청장 – 12월 말까지, 시 · 도지사 – 12월 말까지

정답 및 해설

해설 지역보건법 시행령 제6조제1항과 제2항 지역보건의료계획 및 그 연차별 시행계획의 제출시기는 시장 · 군수 · 구청장의 경우에는 계획 시행연도 1월 31일까지로 하고, 시 · 도지사의 경우에는 계획 시행연도 2월 말일까지로 한다.

정답 ②

10 시 · 군 · 구의 지역보건의료계획 시행 결과의 평가자는?

ⓐ 시 · 도지사 ⓑ 행정안전부장관 ⓒ 보건복지부장관 ⓓ 시장 · 군수 · 구청장

① ⓐ, ⓑ, ⓒ ② ⓐ, ⓒ ③ ⓑ, ⓓ
④ ⓓ ⑤ ⓐ, ⓑ, ⓒ, ⓓ

정답 및 해설

해설 지역보건법 제9조 보건복지부장관은 특별자치시지 · 특별자치도 또는 시 · 도의 지역보건의료계획 시행결과를 평가할 수 있다.

정답 ②

11 지역보건의료계획을 수립하는 경우, 주요내용에 대한 지역주민의 의견을 수렴하는 공고 기간은?

① 1주 이상 ② 2주 이상 ③ 3주 이상 ④ 4주 이상 ⑤ 5일 이내

정답 및 해설

해설 지역보건법 시행령 제5조제3항 시 · 도지사 또는 시장 · 군수 · 구청장은 지역보건의료계획을 수립하는 경우에 그 주요내용을 시 · 도 또는 시 · 군 · 구의 홈페이지 등에 2주 이상 공고하여 지역주민의 의견을 수렴하여야 한다.

정답 ②

12 병원의 요건을 갖춘 보건소는?

① 보건의료원 ② 보건소 ③ 보건지소 ④ 보건진료소 ⑤ 보건병원

정답 및 해설

해설 법 제12조(보건의료원)
보건소 중 「의료법」 제3조제2항제3호가목에 따른 병원의 요건을 갖춘 보건소는 보건의료원이라는 명칭을 사용할 수 있다.

정답 ①

13 보건지소장의 지도, 감독권자는?

① 시장 · 군수 · 구청장　　② 보건소장　　③ 보건진료소장
④ 시 · 도지사　　⑤ 보건복지부장관

정답 및 해설

해설 지역보건법 시행령 제14조제2항 참조

정답 ②

14 전문인력에 대한 설명으로 옳지 않은 것은?

① 전문인력의 배치 및 임용자격 기준은 대통령령으로 정한다.
② 전문인력의 교육훈련의 대상은 대통령령으로 정한다.
③ 보건복지부장관은 전문인력의 배치를 조사할 수 있다.
④ 시 · 도지사는 지역보건의료기관 간에 전문인력의 교류를 할 수 있다.
⑤ 전문인력 등에 대한 교육훈련과정, 교육훈련내용, 교육훈련기관의 선정 등에 관하여 필요한 사항은 시 · 도지사가 정한다.

정답 및 해설

해설 지역보건법 시행규칙 제5조 참조. 전문인력 등에 대한 교육훈련과정, 교육훈련내용, 교육훈련기관의 선정 등에 관하여 필요한 사항은 보건복지부장관이 정한다.

정답 ⑤

15 전문인력 등의 임용자격기준은 해당 분야의 면허 또는 자격을 소지한 자로 하되, 당해 분야의 업무에 몇 년 이상 종사한 자를 우선 임용해야 하는가?

① 6개월　　② 1년　　③ 2년　　④ 3년　　⑤ 5년

정답 및 해설

해설 지역보건법 시행령 제17조 전문인력의 임용자격기준은 지역보건의료기관의 기능을 수행하는데 필요한 면허 · 자격 또는 전문지식이 있는 사람으로 하되, 당해 분야의 업무에서 2년 이상 종사한 사람을 우선 임용하여야 한다.

정답 ③

16 전문인력 등의 적정배치를 위하여 보건소 간 전문인력 등의 교류를 권고할 수 있는 자는?

① 보건복지부장관 ② 행정안전부장관
③ 시장 · 군수 · 구청장 ④ 보건소장 ⑤ 시 · 도지사

정답 및 해설

해설 지역보건법 시행규칙 제6조 보건복지부장관이 시 · 도지사에게 전문인력 등의 배치 및 운영을 위한 전문인력의 교류를 권고할 수 있는 경우는 다음 각 호와 같다.
① 전문인력의 균형 있는 배치를 위하여 교류하는 경우
② 보건소 간의 협조를 위하여 인접 보건소 간에 교류하는 경우
③ 전문인력의 연고지 배치를 위하여 필요한 경우

정답 ①

17 보건복지부장관이 시 · 도지사에게 전문인력의 교류를 권고할 수 있는 경우는?

① 전문인력의 균형배치를 위해	② 보건소 상호간 협조 증진을 위해
③ 연고지 배치를 위해 필요한 경우	④ 교육훈련 평가를 위해

① ①, ②, ③ ② ①, ③ ③ ②, ④
④ ④ ⑤ ①, ②, ③, ④

정답 및 해설

해설 지역보건법 시행규칙 제6조

정답 ①

18 지역보건의료서비스의 신청을 받을 수 있는 사람은?

① 군수 ② 도지사 ③ 광역시장
④ 특별자치시장 ⑤ 보건복지부장관

정답 및 해설

해설 지역보건의료서비스의 신청, 법 제19조 보건복지부령으로 정하는 서비스 대상자와 그 친족, 그 밖의 관계인은 관할 시장 · 군수 · 구청장에게 지역보건의료서비스 제공을 신청할 수 있다.

정답 ①

19 지역보건의료서비스 대상자가 아닌 사람의 정보 보유 기간은?

① 1년 ② 2년 ③ 3년
④ 4년 ⑤ 5년

정답 및 해설

해설 정보의 파기 법 제22조 시장 · 군수 · 구청장은 조사하거나 제출받은 정보 중 서비스대상자가 아닌 사람의 정보는 5년을 초과하여 보유할 수 없음

정답 ⑤

20 지역주민 다수를 대상으로 건강검진 또는 순회 진료할 경우 며칠 이내에 관할 보건소장에게 신고해야 하는가?

① 1일 ② 3일 ③ 7일
④ 10일 ⑤ 30일

정답 및 해설

해설 시행규칙 제9조제1항 건강검진 등을 실시하기 10일 전까지 건강검진 등 신고서를 관할 보건소장에게 제출 〈개정 2019. 9. 19〉

정답 ④

21 수수료등에 대한 내용 중 옳지 않은 것은?

① 수수료와 진료비는 국민건강보험법에 따른다.
② 수수료와 진료비는 요양급여내용명세의 기준을 보건복지부장관이 고시한다.
③ 수수료와 진료비는 지방자치단체의 조례로 정한다.
④ 수수료와 진료비는 진료를 받은 자로부터 징수할 수 없다.
⑤ 수수료와 진료비는 지역보건의료기관이 징수할 수 있다.

정답 및 해설

해설 지역보건법 제25조 및 시행규칙 제10조 참조

정답 ④

22 지역보건의료계획에 필요한 비용을 국고보조금으로 보조하는 경우로 옳은 것은?

> ① 설치비의 3분의 2 이내
> ② 부대비의 3분의 2 이내
> ③ 운영비 비용의 2분의 1 이내
> ④ 지역보건의료계획의 시행에 필요한 비용의 2분의 1 이내

① ①, ②, ③　② ①, ③　③ ②, ④
④ ④　⑤ ①, ②, ③, ④

정답 및 해설

해설 지역보건법 제24조제2항 국고보조금을 지급하는 경우 설치비와 부대비에 있어서는 그 3분의 2 이내로 하고, 운영비 및 지역보건의료계획의 시행에 필요한 비용에 있어서는 그 2분의 1 이내로 한다.

정답 ⑤

23 보건소에서 징수하는 수수료와 진료비는 무엇으로 정하는가?

① 법률　② 대통령령　③ 보건복지부령
④ 지방자치단체 규칙　⑤ 지방자치단체 조례

정답 및 해설

해설 지역보건법 제25조 수수료와 진료비는 보건복지부령으로 정하는 기준에 따라 해당 지방자치단체의 조례로 정한다.

정답 ⑤

24 의료기관이 아닌 자가 지역주민 다수를 대상으로 건강진단을 하고자 할 경우 누구에게 신고해야 하는가?

① 관할보건소장　② 시 · 군 · 구청장　③ 시 · 도지사
④ 질병관리청장　⑤ 보건복지부장관

정답 및 해설

해설 지역보건법 제23조제1항 참조 건강진단 등을 하고자 하는 지역을 관할하는 보건소장에게 신고하여야 한다.

정답 ①

25 보건복지부장관이 지방자치단체에 대하여 보건소의 설치 · 운영에 관하여 할 수 있는 것은?

① 실사를 하게 할 수 없으며 시정 명령하게 할 수 없다.
② 조사를 하게 할 수 있으나 지도 · 감독은 할 수 없다.
③ 조사를 할 수 없으며 조언 또는 권고하거나 지도할 수 있다.
④ 보고를 하게 할 수 있으나 지도 · 감독은 할 수 없다.
⑤ 보고를 하게 하거나 지도 · 감독할 수 있다.

정답 및 해설

해설 지역보건법 제27조 보건복지부장관은 지방자치단체에 대하여 보건복지부령이 정하는 바에 의하여 지역보건의료기관의 설치 · 운영에 관한 사항을 보고하게 하거나 소속 공무원으로 하여금 실태 · 조사 등 지도 · 감독을 할 수 있다.

정답 ⑤

26 시 · 도지사 또는 시장 · 군수 · 구청장이 의료기관 등에 위탁할 수 <u>없는</u> 업무는?

① 감염병 치료에 관한 업무
② 건강실태조사에 관한 업무
③ 가정 및 사회복지시설 등을 방문하여 행하는 보건의료사업
④ 질병관리에 관한 전문지식 및 기술이 필요한 진료, 실험 또는 검사업무
⑤ 지역보건의료계획의 시행에 관한 업무

정답 및 해설

해설 지역보건법 시행령 제23조제1항 업무의 위탁 및 대행

시 · 도지사 또는 시장 · 군수 · 구청장은 다음 각 호의 업무를 보건의료 관련기관 · 단체에 위탁할 수 있다.

1. 법 제4조에 따른 지역사회 건강실태조사에 관한 업무
2. 법 제8조에 따른 지역보건의료계획의 시행에 관한 업무
3. 법 제11조제1항제5호나목에 따른 감염병의 예방 및 관리에 관한 업무
4. 법 제11조제1항제5호바목에 따른 지역주민에 대한 진료, 건강검진 및 만성질환 등 질병관리에 관한 사항 중 전문지식 및 기술이 필요한 진료, 실험 또는 검사 업무
5. 법 제11조제1항제5호사목에 따른 가정 및 사회복지시설 등을 방문하여 행하는 보건의료사업에 관한 업무

정답 ①

27 아래와 같은 법규 위반시 벌칙은?

> • 정당한 접근 권한 없이 또는 허용된 접근 권한을 넘는다.
> • 지역보건의료정보시스템의 정보를 훼손 · 멸실 · 변경 · 위조한다.

① 300만원 이하 벌금 ② 500만원 이하 벌금 ③ 1천만원 이하의 벌금
④ 3천만원 이하의 벌금 ⑤ 5천만원 이하의 벌금

정답 및 해설

해설 법 제32조 벌칙
① 누구든지 정당한 접근 권한 없이 또는 허용된 접근 권한을 넘어 지역보건의료정보시스템의 정보를 훼손 · 멸실 · 변경 · 위조 · 유출하거나 검색 · 복제하여서는 아니 됨
② 정당한 접근 권한 없이 또는 허용된 접근 권한을 넘어 지역보건의료정보시스템의 정보를 훼손 · 멸실 · 변경 · 위조 또는 유출한 자는 5년 이하의 징역 또는 5천만원 이하의 벌금

정답 ⑤

28 지역보건법에서 과태료의 부과에 대한 설명으로 옳은 것은?

> ㉠ 지방자치단체의 조례에서 정하는 바에 따라 해당 시장 · 군수 · 구청장이 부과 · 징수한다.
> ㉡ 건강검진 등의 신고에 따른 신고를 하지 않고 건강검진 등을 한 자는 300만원 이하의 과태료를 부과한다.
> ㉢ 건강검진 등의 신고에 따른 신고를 거짓으로 한 자는 300만원 이하의 과태료를 부과한다.
> ㉣ 보건소, 보건의료원, 보건지소 또는 건강생활지원센터가 아닌 자가 보건소, 보건의료소, 보건지소 또는 건강생활지원센터의 명칭을 사용했을 때는 300만원 이하의 과태료를 부과한다.

① ㉠, ㉡, ㉢ ② ㉠, ㉢ ③ ㉡, ㉣
④ ㉣ ⑤ ㉠, ㉡, ㉢, ㉣

정답 및 해설

해설 지역보건법 제34조(과태료)

정답 ⑤

29 금융정보나 개인정보를 제공한 자에 대한 처벌은?

① 3개월 이하 징역 또는 300만원 이하 벌금
② 6개월 이하 징역 또는 500만원 이하 벌금
③ 1년 이하 징역 또는 1천만원 이하의 벌금
④ 3년 이하 징역 또는 2천만원 이하의 벌금
⑤ 5년 이하 징역 또는 5천만원 이하의 벌금

정답 및 해설

해설 법 제32조 벌칙 금융정보 · 보험정보 또는 개인정보를 사용 · 제공 또는 누설한 자 및 그 사정을 알면서도 영리 목적 또는 부정한 목적으로 해당 정보를 제공받은 자는 5년 이하의 징역 또는 5천만원 이하의 벌금 〈개정 2017. 9. 19〉

정답 ⑤

4장 감염병 예방 및 관리에 관한 법률

1. 총 칙

(1) 목적 (법 제1조)

① 감염병의 발생과 유행방지, 예방 및 관리
② 국민건강의 증진 및 유지

(2) 정의 (법 제2조)

감염병이란 제1급·제2급·제3급·제4급감염병, 기생충감염병, 세계보건기구 감시대상 감염병, 생물테러감염병, 성매개감염병, 인수(人獸)공통감염병 및 의료관련감염병으로 구분 됨.

1) 제1급감염병

생물테러감염병 또는 치명률이 높거나 집단 발생의 우려가 커서 발생 또는 유행 즉시 신고하여야 하는 감염병. 질병관리청장이 보건복지부장관과 협의하여 지정하는 감염병을 포함

① 에볼라바이러스병 ② 마버그열 ③ 라싸열
④ 크리미안콩고출혈열 ⑤ 남아메리카출혈열 ⑥ 리프트밸리열
⑦ 두창 ⑧ 페스트 ⑨ 탄저
⑩ 보툴리눔독소증 ⑪ 야토병 ⑫ 신종감염병증후군
⑬ 중증급성호흡기증후군(SARS)
⑭ 중동호흡기증후군(MERS) ⑮ 동물인플루엔자 인체감염증
⑯ 신종인플루엔자 ⑰ 디프테리아

2) 제2급감염병

발생 또는 유행 시 24시간 이내에 신고하여야 하고, 격리가 필요한 감염병. 질병관리청장이 보건복지부장관과 협의하여 지정하는 감염병을 포함.

① 결핵(結核) ② 수두(水痘) ③ 홍역(紅疫)
④ 콜레라 ⑤ 장티푸스 ⑥ 파라티푸스

⑦ 세균성이질 ⑧ 장출혈성대장균감염증
⑨ A형간염 ⑩ 백일해(百日咳)
⑪ 유행성이하선염(流行性耳下腺炎) ⑫ 풍진(風疹)
⑬ 폴리오 ⑭ 수막구균 감염증 ⑮ b형헤모필루스인플루엔자
⑯ 폐렴구균 감염증 ⑰ 한센병 ⑱ 성홍열
⑲ 반코마이신내성황색포도알균(VRSA) 감염증
⑳ 카바페넴내성장내세균속균종(CRE) 감염증
㉑ E형간염

3) 제3급감염병

계속 감시할 필요가 있어 발생 또는 유행 시 24시간 이내에 신고하여야 하는 감염병. 질병관리청장이 보건복지부장관과 협의하여 지정하는 감염병을 포함.

① 파상풍(破傷風) ② B형간염 ③ 일본뇌염
④ C형간염 ⑤ 말라리아 ⑥ 레지오넬라증
⑦ 비브리오패혈증 ⑧ 발진티푸스 ⑨ 발진열(發疹熱)
⑩ 쯔쯔가무시증 ⑪ 렙토스피라증 ⑫ 브루셀라증
⑬ 공수병(恐水病) ⑭ 신증후군출혈열(腎症候群出血熱)
⑮ 후천성면역결핍증(AIDS)
⑯ 크로이츠펠트-야콥병(CJD) 및 변종크로이츠펠트-야콥병(vCJD)
⑰ 황열 ⑱ 뎅기열 ⑲ 큐열(Q熱)
⑳ 웨스트나일열 ㉑ 라임병 ㉒ 진드기매개뇌염
㉓ 유비저(類鼻疽) ㉔ 치쿤구니야열
㉕ 중증열성혈소판감소증후군(SFTS) ㉖ 지카바이러스 감염증

4) 제4급감염병

제1급부터 제3급감염병 외에 표본감시 활동이 필요한 감염병

※ **표본감시 :** 감염병환자의 발생빈도가 높아 전수조사가 어렵고 중증도가 비교적 낮은 감염병에 대하여 정기적·지속적인 의과학적 감시의 실시를 의미함.

① 인플루엔자 ② 매독(梅毒) ③ 회충증
④ 편충증 ⑤ 요충증 ⑥ 간흡충증

⑦ 폐흡충증 ⑧ 장흡충증 ⑨ 수족구병
⑩ 임질 ⑪ 클라미디아감염증 ⑫ 연성하감
⑬ 성기단순포진 ⑭ 첨규콘딜롬
⑮ 반코마이신내성 장알균(VRE) 감염증
⑯ 메티실린내성 황색포도알균(MRSA) 감염증
⑰ 다제내성 녹농균(MRPA) 감염증
⑱ 다제내성 아시네토박터바우마니균(MRAB) 감염증
⑲ 장관감염증 ⑳ 급성호흡기감염증 ㉑ 해외유입기생충감염증
㉒ 엔테로바이러스감염증 ㉓ 사람유두종바이러스 감염증

5) 기생충감염병

① 기생충에 감염되어 발생
② 질병관리청장이 고시하는 감염병

6) 세계보건기구 감시대상 감염병

① 세계보건기구가 국제공중보건의 비상사태에 대비하기 위하여 감시대상으로 정한 질환
② 질병관리청장이 고시하는 감염병

7) 생물테러감염병

① 고의 또는 테러 등을 목적으로 이용된 병원체에 의하여 발생
② 질병관리청장이 고시하는 감염병

8) 성매개감염병

① 성 접촉을 통하여 전파되는 질병
② 질병관리청장이 고시하는 감염병

9) 인수공통감염병

① 병원체에 의하여 동물(獸)과 사람(人) 간에 서로 전파·발생되는 질병
② 질병관리청장이 고시하는 감염병

10) 의료관련감염병

① 환자나 임산부 등이 의료행위를 적용받는 과정에서 발생되는 질병
② 질병관리청장이 고시하는 감염병

11) 감염병환자

① 감염병의 병원체가 인체에 침입하여 증상을 나타내는 사람
② 진단 기준에 따른 의사, 치과의사 또는 한의사의 진단이나 감염병병원체 확인기관의 실험실 검사를 통하여 확인된 사람

12) 감염병의사환자 : 감염병병원체가 인체에 침입한 것으로 의심이 되나 감염병환자로 확인되기 전 단계에 있는 사람

13) 병원체보유자 : 임상적인 증상은 없으나 감염병병원체를 보유하고 있는 사람

14) 감염병의심자 : 다음의 어느 하나에 해당하는 사람

① 감염병환자, 감염병의사환자 및 병원체보유자와 접촉하거나 접촉이 의심되는 사람
② 검역관리지역 또는 중점검역관리지역에 체류하거나 그 지역을 경유한 사람으로서 감염이 우려되는 사람
③ 감염병병원체 등 위험요인에 노출되어 감염이 우려되는 사람

15) 감시

감염병 발생과 관련된 자료, 감염병병원체·매개체에 대한 자료를 체계적·지속적으로 수집·분석·해석하여 그 결과를 필요한 사람에게 배포하여 감염병의 예방·관리에 사용하도록 하는 일체의 과정

16) 고위험병원체

① 생물테러의 목적으로 이용되거나 사고 등에 의하여 외부에 유출될 경우 국민건강에 심각한 위험을 초래할 수 있는 감염병병원체
② 보건복지부령으로 정함.

17) 관리대상 해외 신종감염병

① 기존 감염병의 변이 및 변종 또는 기존에 알려지지 아니한 새로운 병원체에 의해 발생한 감염병

② 국제적으로 보건문제를 야기하고 국내 유입에 대비하여야 하는 감염병
③ 질병관리청장이 보건복지부장관과 협의하여 지정

18) 역학조사

① 목적 : 감염병의 차단과 확산 방지
② 내용
- 감염병환자등의 발생 규모 파악
- 감염원의 추적 활동
- 예방접종 후 이상반응이 발생한 경우 그 원인 규명을 위한 활동 등

③ 의미 : 예방접종 후 이상반응이란 그 예방접종으로 인하여 발생할 수 있는 모든 증상 또는 질병
④ 의사 등의 예방접종 후 이상반응 신고(규칙 제7조)
- 의사, 치과의사, 한의사, 의료기관의 장 또는 소속 부대장은 별지 제2호서식의 예방접종 후 이상반응 발생신고서(전자문서로 된 신고서 포함)를 질병관리청장이나 이상반응자의 소재지를 관할하는 보건소장에게 정보시스템 또는 팩스를 이용하여 제출해야 한다.
- 예방접종 후 이상반응자의 범위는 별표 3과 같다.

19) 고위험병원체의 종류 (시행규칙 제5조) 별표 1

① 세균 및 진균
- 페스트균
- 탄저균, 다만 탄저균 중 탄저균 스턴은 제외
- 브루셀라균
- 비저균
- 멜리오이도시스균
- 보툴리눔균
- 이질균
- 클라미디아 시타시
- 큐열균
- 야토균
- 발진티푸스균
- 홍반열 리케치아균
- 콕시디오이데스균
- 콜레라균

② 바이러스 및 프리온
- 헤르페스 B 바이러스
- 크리미안 콩고 출혈열 바이러스
- 이스턴 이콰인 뇌염 바이러스
- 에볼라 바이러스
- 헨드라 바이러스
- 라싸 바이러스
- 마버그 바이러스
- 원숭이폭스 바이러스
- 니파 바이러스
- 리프트 벨리열 바이러스
- 남아메리카 출혈열 바이러스
- 황열 바이러스
- 서부 마 뇌염 바이러스
- 진드기 매개뇌염 바이러스

- 두창 바이러스
- 베네주엘라 이콰인 뇌염 바이러스
- 소두창 바이러스
- 중증 급성호흡기 증후군 코로나 바이러스
- 조류 인플루엔자 인체감염증 바이러스. 다만, 해당 바이러스 중 세계보건기구가 백신 후보로 인정하는 바이러스(백신 후보주) 제외
- 고위험 인플루엔자 바이러스
- 전염성 해면상 뇌병증 병원체
- 중동 호흡기 증후군 코로나 바이러스(MERS-CoV)
- 그 밖에 질병관리청장이 외부에 유출될 경우 공중보건상 위해 우려가 큰 세균, 진균, 바이러스 또는 프리온으로서 긴급한 관리가 필요하다고 인정하여 지정·공고하는 병원체

(3) 국가 및 지방자치단체 등의 책무 (법 제4조)

1) 책무

① 인간으로서의 존엄과 가치존중

② 기본적 권리보호

③ 법률에 의하지 않고는 불이익(취업제한 등) 금지

2) 수행해야 할 사업

① 감염병의 예방 및 방역대책

② 감염병환자 등의 진료 및 보호

③ 감염병 예방을 위한 예방접종계획의 수립 및 시행

④ 감염병에 관한 교육 및 홍보

⑤ 감염병에 관한 정보의 수집·분석 및 제공

⑥ 감염병에 관한 조사·연구

⑦ 감염병병원체 수집·검사·보존·관리 및 약제내성 감시

⑧ 감염병 예방을 위한 전문인력의 양성

⑨ 감염병 관리정보 교류 등을 위한 국제협력

⑩ 감염병의 치료 및 예방을 위한 약품 등의 비축

⑪ 감염병 관리사업의 평가

⑫ 기후변화, 저출산·고령화 등 인구변동 요인에 따른 감염병 발생조사·연구 및 예방대책 수립

⑬ 한센병의 예방 및 진료 업무를 수행하는 법인 또는 단체에 대한 지원
⑭ 감염병 예방 및 관리를 위한 정보시스템의 구축 및 운영
⑮ 해외 신종감염병의 국내 유입에 대비한 계획 준비·교육 및 훈련
⑯ 해외 신종감염병발생 동향의 지속적 파악, 위험성 평가 및 관리대상 해외 신종감염병의 지정
⑰ 관리대상 해외 신종감염병에 대한 병원체 등 정보수집, 특성분석, 연구를 통한 예방과 대응체계 마련, 보고서 발간 및 지침(매뉴얼을 포함한다)고시

3) 국가·지방자치단체(교육감을 포함한다) : 감염병의 효율적 치료 및 확산방지를 위하여 질병의 정보, 발생 및 전파상황을 공유하고 상호 협력하여야 한다.

4) 국가 및 지방자치단체 : 「의료법」에 따른 의료기관 및 의료인 단체와 감염병의 발생 감시·예방을 위하여 관련 정보를 공유하여야 한다.

(4) 의료인 등의 책무와 권리 (법 제5조)

1) 「의료법」에 따른 의료인 및 의료기관의 장 등 : 감염병 환자의 진료에 관한 정보를 제공받을 권리가 있고, 감염병 환자의 진단 및 치료 등으로 인하여 발생한 피해에 대하여 보상받을 수 있다.

2) 「의료법」에 따른 의료인 및 의료기관의 장 등 : 감염병 환자의 진단·관리·치료 등에 최선을 다하여야 하며, 보건복지부장관, 질병관리청장 또는 지방자치단체의 장의 행정명령에 적극 협조하여야 한다. 〈개정 2020. 8. 11〉

3) 「의료법」에 따른 의료인 및 의료기관의 장 등 : 국가와 지방자치단체가 수행하는 감염병의 발생 감시와 예방·관리 및 역학조사 업무에 적극 협조하여야 한다.

(5) 국민의 권리와 의무 (법 제6조)

1) 국민의 권리

① 국민은 감염병으로 격리 및 치료 등을 받은 경우 이로 인한 피해를 보상받을 수 있다.
② 국민은 감염병 발생 상황, 감염병 예방 및 관리 등에 관한 정보와 대응방법을 알 권리가 있고, 국가와 지방자치단체는 신속하게 정보를 공개하여야 한다.

③ 국민은 의료기관에서 이 법에 따른 감염병에 대한 진단 및 치료를 받을 권리가 있고, 국가와 지방자치단체는 이에 소요되는 비용을 부담하여야 한다.

2) 국민의 의무 : 국민은 치료 및 격리조치 등 국가와 지방자치단체의 감염병 예방 및 관리를 위한 활동에 적극 협조하여야 한다.

2. 기본계획 및 사업

(1) 감염병 예방 및 관리 계획의 수립 등(법 제7조)

① 질병관리청장은 보건복지부장관과 협의하여 감염병의 예방 및 관리에 관한 기본계획을 5년마다 수립·시행하여야 함.

② 기본계획의 내용

- 감염병 예방·관리의 기본목표 및 추진방향
- 주요 감염병의 예방·관리에 관한 사업계획 및 추진방법
- 감염병 대비 의약품·장비 등의 비축 및 관리에 관한 사항
- 감염병 전문인력의 양성 방안
- 의료기관 종별 감염병 위기대응역량의 강화 방안
- 감염병 통계 및 정보의 관리 방안
- 감염병 관련 정보의 의료기관 간 공유 방안
- 그 밖에 감염병의 예방 및 관리에 필요한 사항

③ 특별시장·광역시장·도지사·특별자치도지사와 시장·군수·구청장은 기본계획에 따라 시행계획을 수립·시행하여야 함.

④ 질병관리청장, 시·도지사 또는 시장·군수·구청장은 기본계획이나 제3항에 따른 시행계획의 수립·시행에 필요한 자료의 제공 등을 관계 행정기관 또는 단체에 요청가함.

(2) 감염병관리사업지원기구의 운영(법 제8조)

① 내용 : 질병관리청장 및 시·도지사는 기본계획 및 시행계획의 시행과 국제협력 등의 업무를 지원하기 위하여 민간전문가로 구성된 감염병관리사업지원기구를 둘 수 있다.

② **지원** : 국가 및 지방자치단체는 감염병관리사업지원기구의 운영 등에 필요한 예산을 지원할 수 있다.

③ **근거** : 감염병관리사업지원기구의 설치·운영 및 지원 등에 필요한 사항은 대통령령으로 정한다.

(3) 감염병병원(법 제8조의2)

① **운영** : 국가는 감염병전문병원 또는 감염병연구병원을 설립하거나 지정하여 운영함

② **기능**

- 감염병의 연구·예방
- 전문가 양성 및 교육
- 환자의 진료 및 치료 등을 위한 시설, 인력 및 연구

③ **근거** : 운영하는 데 필요한 절차, 방법, 지원내용 등의 사항은 대통령령으로 정한다.

권역별 감염병전문병원의 지정(영 제1조의4)

① 권역별 감염병전문병원으로 지정받을 수 있는 의료기관은 종합병원 또는 상급종합병원으로서 질병관리청장이 정하여 고시하는 의료기관이라야 함. 〈개정 2020. 9. 11〉

② 권역별 감염병병원의 지정기준은 별표 1의2와 같다.

③ **질병관리청장의 권역별 감염병병원을 지정할 때 고려할 사항** 〈개정 2020. 9. 11〉

- 해당 권역에서의 의료자원의 분포 수준
- 해당 권역에서의 주민의 인구와 생활권의 범위
- 해당 권역에서의 감염병의 발생 빈도 및 관리 수준
- 해당 권역에서의 항만 및 공항 등의 인접도
- 그 밖에 질병관리청장이 권역별 감염병 관리와 관련하여 특히 필요하다고 인정하는 사항

④ **권역별 감염병전문병원의 병상규모(규칙 제5조의3)** : 36병상 이상의 병상을 갖추어야 함.

(4) 내성균 관리대책(법 제8조의3, 제8조의4)

① **내용** : 보건복지부장관은 내성균 발생 예방 및 확산 방지 등을 위하여 감염병관리위원회의 심의를 거쳐 내성균 관리대책을 5년마다 수립·추진하여야 한다.

② 근거 : 대책의 수립 절차 등에 관하여 필요한 사항은 대통령령으로 정한다.

③ 결과 : 보건복지부장관은 관계 중앙행정기관의 장에게 내성균 관리대책의 정책목표 및 방향과 관련한 자료 또는 의견의 제출 등 필요한 협조를 요청할 수 있다.

(5) 긴급상황실(법 제8조의5)

① 설치·운영 : 질병관리청장은 감염병 정보의 수집·전파, 상황관리, 감염병이 유입되거나 유행하는 긴급한 경우의 초동조치 및 지휘 등의 업무를 수행하기 위함

② 근거 : 긴급상황실의 설치·운영에 필요한 사항은 대통령령으로 정한다.

③ 요건 : 설치·운영에 관한 세부사항은 질병관리청장이 정한다. 〈개정 2020. 9. 11〉

설치·운영의 요건(영 제1조의6)

① 법 제8조의5에 따라 설치하는 긴급상황실은 다음의 설치·운영 요건을 모두 갖추어야 한다.

- 신속한 감염병 정보의 수집·전파와 감염병 위기상황의 종합관리 등을 위한 정보통신체계를 갖출 것
- 감염병 위기상황의 효율적 대처를 위한 시설·장비 및 그 운영·관리체계를 갖출 것
- 긴급상황실의 24시간 운영에 필요한 전담인력을 확보할 것
- 긴급상황실의 업무를 원활하게 수행하기 위한 운영규정 및 업무매뉴얼을 마련할 것

② 긴급상황실의 설치·운영에 관한 세부사항은 질병관리청장이 정한다.

(6) 감염병관리위원회(법 제9조)

① 배경 : 감염병의 예방 및 관리에 관한 주요 시책을 심의하기 위하여 질병관리청에 둔다.

② 기능 : 위원회는 다음의 사항을 심의한다.
〈개정 2020. 8. 11〉 [시행일 : 2020. 9. 12]

- 기본계획의 수립
- 감염병 관련 의료 제공
- 감염병에 관한 조사 및 연구

- 감염병의 예방·관리 등에 관한 지식 보급 및 감염병환자등의 인권 증진
- 해부명령에 관한 사항(제20조)
- 예방접종의 실시기준과 방법에 관한 사항(제32조제2항)
- 필수예방접종 및 임시예방접종에 사용되는 의약품의 사전비축 및 장기구매에 관한 사항
- 필수예방접종약품등의 공급의 우선순위 등 분배기준, 그 밖에 필요한 사항의 결정
- 감염병 위기관리대책의 수립 및 시행(제34조)
- 예방·치료 의약품 및 장비 등의 사전 비축, 장기구매 및 생산에 관한 사항
- 의약품 공급의 우선순위 등 분배기준, 그 밖에 필요한 사항의 결정(제40조의2)
- 예방접종 등으로 인한 피해에 대한 국가보상에 관한 사항(제71조)
- 내성균 관리대책에 관한 사항
- 그 밖에 감염병의 예방 및 관리에 관한 사항으로서 위원장이 위원회의 회의에 부치는 사항

(7) 위원회의 구성(법 제10조)

① **구성** : 위원회는 위원장 1명과 부위원장 1명을 포함하여 30명 이내의 위원으로 구성한다.

② **조직** : 위원회 및 전문위원회의 구성·운영 등에 관하여 필요한 사항은 대통령령으로 정한다.

- 위원장 : 질병관리청장
- 부위원장 : 위원 중에서 위원장이 지명
- 기타 : 위원은 다음에 해당하는 사람 중에서 위원장이 임명하거나 위촉하는 사람으로 하되, 공무원이 아닌 위원이 전체 위원의 과반수가 되도록 함.
  〈개정 2020. 8. 11〉 [시행일 : 2020. 9. 12]

위원 중 위촉위원의 임기는 2년으로 한다(영 제2조제3항).

- 감염병의 예방 또는 관리 업무를 담당하는 공무원
- 감염병 또는 감염관리를 전공한 의료인
- 감염병과 관련된 전문지식을 소유한 사람
- 시·도지사협의체가 추천하는 사람

- 비영리민간단체가 추천하는 사람
- 그 밖에 감염병에 관한 지식과 경험이 풍부한 사람

3. 신고 및 보고

(1) 의사 등의 신고(법 제11조)

① 의사, 치과의사 또는 한의사는 다음에 해당하는 사실이 있으면 소속 의료기관의 장에게 보고하여야 하고, 해당 환자와 그 동거인에게 질병관리청장이 정하는 감염 방지 방법 등을 지도하여야 한다.

② 의료기관에 소속되지 아니한 의사, 치과의사 또는 한의사는 그 사실을 관할 보건소장에게 신고하여야 한다.

③ 감염병 표본감시기관은 표본감시 대상이 되는 제4급감염병으로 인하여 제1항제1호 또는 제3호에 해당하는 사실이 있으면 보건복지부령으로 정하는 바에 따라 질병관리청장 또는 관할 보건소장에게 신고하여야 한다.

④ 제1급감염병의 경우에는 신고서를 제출하기 전에 질병관리본부장 또는 관할 보건소장에게 구두, 전화 등의 방법으로 알려야 한다(규칙 제6조).

- 감염병환자등을 진단하거나 그 사체를 검안(檢案)한 경우
- 예방접종 후 이상반응자를 진단하거나 그 사체를 검안한 경우
- 감염병환자등이 제1급감염병부터 제3급감염병까지에 해당하는 감염병으로 사망한 경우
- 감염병환자로 의심되는 사람이 감염병병원체 검사를 거부하는 경우
- 단, 표본감시 대상인 제4급감염병은 신고대상에서 제외됨 (법 제11조제1항)

⑤ 보고를 받은 의료기관의 장 및 감염병병원체 확인기관의 장은 질병관리청장 또는 관할 보건소장에게 신고하여야 한다. 〈개정 2020. 8. 11〉

- 제1급감염병의 경우 : 즉시
- 제2급 및 제3급감염병의 경우 : 24시간 이내에
- 제4급감염병의 경우 : 7일 이내에 신고를 요함

⑥ 육·해·공군 또는 국방부 직할부대에 소속된 군의관은 소속 부대장에게 보고하여야 하며, 보고를 받은 부대장은 관할 보건소장에게 신고하여야 한다.

- 제1급감염병의 경우 : 즉시

- 제2급 및 제3급감염병의 경우 : 24시간 이내
- 단, 표본감시 대상이 되는 제4급감염병은 제외됨

⑦ **제4급감염병의 신고** : 감염병 표본감시기관은 제4급감염병등을 진단하거나 그 사체를 검안한 경우 또는 제4급감염병으로 사망한 경우는 보건복지부령으로 정하는 바에 따라 질병관리청장 또는 관할 보건소장에게 신고하여야 한다. (법 제11조제5항) 〈개정 2020. 8. 11〉

⑧ 감염병환자 등의 진단 기준, 신고의 방법 및 절차 등에 관하여 필요한 사항은 보건복지부령으로 정한다.

(2) 그 밖의 신고의무자 (법 제12조)

1) 정의

① 제1급감염병부터 제3급감염병까지에 해당하는 감염병 중 보건복지부령으로 정하는 감염병이 발생한 경우에는 의사, 치과의사 또는 한의사의 진단이나 검안을 요구하거나 해당 주소지를 관할하는 보건소장에게 신고하여야 한다.
〈개정 2018. 3. 27〉

② ①의 신고의무자가 아니더라도 감염병환자등 또는 감염병으로 인한 사망자로 의심되는 사람을 발견하면 지체없이 보건소장에게 알려야 한다.(규칙 제9조)

2) 범위

① **일반 가정** : 세대주, 세대주가 부재 중인 경우에는 세대원

② **다수인이 집합하는 장소**(학교, 병원, 관공서, 회사, 공연장, 예배장소, 선박·항공기·열차 등 운송수단, 각종 사무소·사업소, 음식점, 숙박업소 또는 그 밖에 여러 사람이 모이는 장소로서 보건복지부령으로 정하는 장소) : 그 장소의 관리인, 경영자 또는 대표자

3) 신고방법 : (시행규칙 제9조) ① 서면, ② 구두, ③ 전보, ④ 전화, ⑤ 컴퓨터 통신의 방법으로 보건소장에게 지체없이 신고하거나 알려야 한다.

4) 그 밖의 신고대상 감염병(시행규칙 제8조)

① 결핵	② 홍역	③ 콜레라
④ 장티푸스	⑤ 파라티푸스	⑥ 세균성이질
⑦ 장출혈성대장균감염증	⑧ A형간염	

(3) 인수공통감염병의 통보 (법 제14조)

① 신고를 받은 국립가축방역기관장, 신고대상 가축의 소재지를 관할하는 시장·군수·구청장 또는 시·도 가축방역기관의 장은 즉시 질병관리청장에게 통보하여야 한다. 〈개정 2020. 8. 11〉

② **통보 절차**(규칙 제11조)

- **제출** : 별지 제3호서식의 인수공통감염병 의사환축(擬似患畜) 발생신고서를 질병관리청장에게 제출하여야 한다. 〈개정 2020. 9. 11〉
- **의사환축**(擬似患畜) : 임상검사, 정밀검사 또는 역학조사 결과 가축전염병에 걸렸다고 믿을 만한 상당한 이유가 있는 가축

③ **통보 대상 감염병**

- 탄저
- 고병원성조류인플루엔자
- 광견병
- 그 밖에 대통령령으로 정하는 인수공통감염병 → 동물인플루엔자(영 제9조)

(4) 감염병환자 등의 파악 및 관리 (법 제15조 및 시행규칙 제12조)

① **명부작성자** : 보건소장

② **감염병환자 등의 명부작성 및 보관** : 3년

③ **예방접종 후 이상반응자의 명부 작성 및 보관** : 10년

4. 감염병 감시 및 역학조사 등

(1) 감염병 표본감시 등(법 제16조)

① **지정** : 질병관리청장은 감염병의 표본감시를 위하여 감염병 표본감시기관을 지정할 수 있다.

② **대상** : 제4급감염병(시행규칙 제14조)

③ **방법**

- 질병의 특성과 지역을 고려할 것

- 보건의료기관이나 그 밖의 기관 또는 단체

④ 결과

- 질병관리청장, 시·도지사 또는 시장·군수·구청장은 지정받은 감염병 표본감시기관의 장에게 감염병의 표본감시와 관련하여 필요한 자료의 제출을 요구하거나 감염병의 예방·관리에 필요한 협조를 요청할 수 있다.
- 질병관리청장은 감염병의 정보를 확보할 긴급한 필요가 있다고 인정하는 경우 대통령령으로 정하는 공공기관의 장에게 정보 제공을 요구할 수 있다.

⑤ 지정의 취소

질병관리청장은 표본감시기관이 다음에 해당하는 경우에는 그 지정을 취소할 수 있다.

- 자료 제출 요구 또는 협조 요청에 따르지 아니하는 경우
- 폐업 등으로 감염병 표본감시 업무를 수행할 수 없는 경우
- 그 밖에 감염병 표본감시 업무를 게을리 하는 등 보건복지부령으로 정하는 경우

(2) 감염병병원체 확인기관(법 제16조의2)

① **확인기관** : 실험실 검사 등을 통하여 감염병병원체를 확인함

- 질병관리청
- 국립검역소
- 보건환경연구원
- 지역 보건소
- 의료기관 중 진단검사의학과 전문의가 상근(常勤)하는 기관
- 의과대학 중 진단검사의학과가 개설된 의과대학
- 대한결핵협회(결핵환자의 병원체를 확인하는 경우만 해당)
- 한센병환자 등의 치료·재활을 지원할 목적으로 설립된 기관(한센병환자의 병원체를 확인하는 경우만 해당)
- 인체에서 채취한 검사물에 대한 검사를 위탁받아 처리하는 기관 중 진단검사의학과 전문의가 상근하는 기관

② 질병관리청장은 정확성·신뢰성을 확보하기 위하여 감염병병원체 확인기관의 검사능력을 평가하고 관리할 수 있다.

- 질병관리청장은 실험실 검사 숙련도, 실험실 검사 운영체계 등을 평가한다. (규칙 제14조의2)
- 질병관리청장은 감염병병원체 확인기관의 실험실 검사능력을 평가하기 위한 계획을 매년 수립하여 공고한다. 〈개정 2020. 9. 11〉

(3) 실태조사(법 제17조, 규칙 제15조)

1) 질병관리청장 및 시·도지사는 감염병의 관리 및 감염 실태와 내성균 실태를 파악하기 위하여 실태조사를 실시함 〈개정 2020. 8. 11〉

2) 실태조사 사항

① 의료기관 감염관리 실태조사

- 의료기관에 두는 감염관리위원회와 감염관리실의 설치·운영 등에 관한 사항
- 의료기관의 감염관리 인력·장비 및 시설 등에 관한 사항
- 의료기관의 감염관리체계에 관한 사항
- 의료기관의 감염관리 교육 및 감염예방에 관한 사항
- 그 밖에 의료기관의 감염관리에 관하여 질병관리청장이 특히 필요하다고 인정하는 사항

② 감염병 실태조사

- 감염병환자등의 연령별·성별·지역별 분포 등에 관한 사항
- 감염병환자등의 임상적 증상 및 경과 등에 관한 사항
- 감염병환자등의 진단·검사·처방 등 진료정보에 관한 사항
- 감염병의 진료 및 연구와 관련된 인력·시설 및 장비 등에 관한 사항
- 감염병에 대한 각종 문헌 및 자료 등의 조사에 관한 사항
- 그 밖에 감염병의 관리를 위하여 질병관리청장이 특히 필요하다고 인정하는 사항

③ 내성균 실태조사

- 항생제 사용 실태에 관한 사항
- 내성균의 유형 및 발생경로 등에 관한 사항
- 내성균의 연구와 관련된 인력·시설 및 장비 등에 관한 사항

- 내성균에 대한 각종 문헌 및 자료 등의 조사에 관한 사항
- 그 밖에 내성균의 관리를 위하여 질병관리청장이 특히 필요하다고 인정하는 사항

3) 실태조사의 실시 주기

① **의료기관의 감염관리 실태조사** : 3년
② **감염병 실태조사** : 3년
③ **내성균 실태조사** : 매년
④ 질병관리청장 또는 시·도지사는 ①과 ②의 실태조사를 수시로 할 수 있다. 〈개정 2020. 9. 11〉

4) 실태조사의 방법

① 감염병환자등 또는 내성균과 관련된 환자에 대한 설문조사 및 검체(檢體) 검사
② 의료기관의 진료기록부 등에 대한 자료조사
③ 국민건강보험 및 의료급여 청구 명세 등에 대한 자료조사
④ 일반 국민에 대한 표본 설문조사 및 검체 검사

5) 공표

① 질병관리청장 또는 시·도지사는 실태조사의 결과를 질병관리청 또는 시·도의 인터넷 홈페이지 등에 공표해야 한다.
② 규정에서 정한 사항 외에 실태조사에 필요한 사항은 질병관리청장이 정한다.

(4) 역학조사(법 제18조)

① **시기** : 감염병이 발생하여 유행할 우려가 있거나 감염병 여부가 불분명하나 발병원인을 조사할 필요가 있다고 인정하면 지체 없이 역학조사반을 설치하고 역학조사를 하여야 함
② **제공** : 질병관리청장, 시·도지사 또는 시장·군수·구청장은 역학조사의 결과에 관한 정보를 해당 의료기관에 제공하여야 하며, 필요한 경우 다른 의료기관에 제공 가능함

③ **누구든지 역학조사에서 할 수 없는 행위**
- 정당한 사유 없이 역학조사를 거부·방해 또는 회피하는 행위
- 거짓으로 진술하거나 거짓 자료를 제출하는 행위
- 고의적으로 사실을 누락·은폐하는 행위

④ **근거** : 역학조사반의 구성·임무 등에 관하여 필요한 사항은 대통령령으로 정한다.

(5) 역학조사반의 구성(영 제15조)

1) 구성

① **중앙역학조사반** : 30명 이상의 반원으로 구성

② **시·도역학조사반 및 시·군·구역학조사반** : 20명 이내의 반원으로 구성

③ **역학조반의 반장** : 방역관 또는 역학조사관이 함

④ **역학조사반원** : 다음과 관련된 사람 중에서 질병관리청장, 시·도지사 및 시장·군수·구청장이 각각 임명하거나 위촉한다.
- 방역, 역학조사 또는 예방접종 업무를 담당하는 공무원
- 역학조사관
- 공중보건의사
- 의료인
- 그 밖에 감염병 등과 관련된 분야의 전문가

2) 구분 운영

① 감염병 분야 역학조사반

② 예방접종 후 이상반응 분야 역학조사반

③ 분야별 운영에 필요한 사항은 질병관리청장이 정한다.

(6) 역학조사반의 임무 등(영 제16조)

1) 중앙역학조사반

① 역학조사 계획의 수립, 시행 및 평가

② 역학조사의 실시 기준 및 방법의 개발

③ 시·도역학조사반 및 시·군·구역학조사반에 대한 교육·훈련

④ 감염병에 대한 역학적인 연구

⑤ 감염병의 발생·유행 사례 및 예방접종 후 이상반응의 발생 사례 수집, 분석 및 제공
⑥ 시·도역학조사반에 대한 기술지도 및 평가

2) 시·도역학조사반

① 관할 지역 역학조사 계획의 수립, 시행 및 평가
② 관할 지역 역학조사의 세부 실시 기준 및 방법의 개발
③ 중앙역학조사반에 관할 지역 역학조사 결과 보고
④ 관할 지역 감염병의 발생·유행 사례 및 예방접종 후 이상반응의 발생 사례 수집, 분석 및 제공
⑤ 시·군·구역학조사반에 대한 기술지도 및 평가

3) 시·군·구역학조사반

① 관할 지역 역학조사 계획의 수립 및 시행
② 시·도역학조사반에 관할 지역 역학조사 결과 보고
③ 관할 지역 감염병의 발생·유행 사례 및 예방접종 후 이상반응의 발생 사례 수집, 분석 및 제공

4) 지원 요청 등의 범위(영 제16조의3)

① 질병관리청장은 관계 중앙행정기관의 장에게 역학조사를 실시하는 데 필요한 인력 파견 및 물자 지원, 역학조사 대상자 및 대상 기관에 대한 관리, 감염원 및 감염경로 조사를 위한 검사·정보 분석 등의 지원을 요청할 수 있다. 〈개정 2020. 9. 11〉
② 질병관리청장은 대통령령으로 정하는 기관·단체 등에 대하여 역학조사에 필요한 자료제출을 요구할 수도 있다(법 제18조의4). 〈개정 2020. 8. 11〉

5) 역학조사의 요청 등(규칙 제16조의2)

역학조사의 실시를 요청하려는 의료인 또는 의료기관의 장은 별지 제6호의2서식을 작성하여 질병관리청장 또는 시·도지사에게 제출하여야 한다.

(7) 건강진단(법 제19조)

① **목적** : 성매개감염병의 예방을 위하여

② **대상** : 건강진단이 필요한 직업 종사자

- 보건복지부령으로 정하는 직업에 종사하는 자
- 성매개감염병에 감염되어 그 전염을 매개할 상당한 우려가 있다고 시장·군수·구청장이 인정한 자

③ **결과** : 보건복지부령으로 정하는 바에 따라 성매개감염병에 관한 건강진단을 받아야 함.

(8) 해부명령(법 제20조)

① **명령** : 질병관리청장은 감염병으로 사망한 것으로 의심이 되어 시체를 해부(解剖)하지 아니하고는 감염병 여부의 진단과 사망의 원인규명을 할 수 없다고 인정할 때 해부를 명함.

② **원칙** : 해부를 하려면 미리 연고자의 동의를 요함

③ **예외** : 연고자의 동의 불요 사항

- 소재불명 및 연락두절
- 사전 연고자의 동의를 받기 어려운 특별한 사정이 있을 때
- 해부가 지연될 경우 감염병 예방과 국민 건강의 보호라는 목적을 달성하기 어렵다고 판단될 때

④ **결과**

- 감염병 전문의, 해부학, 병리학 또는 법의학을 전공한 사람을 의사로 지정하여 해부를 하여야 한다.
- 해부는 감염병의 종류별로 생물학적 안전등급을 갖춘 시설에서 실시하여야 한다.

(9) 해부시설 기준 등(규칙 제17조)

① **감염병 종류별로 갖추어야 할 시설**

- 안전관리등급 2등급에 해당하는 연구시설 : 크로이츠펠트–야콥병(CJD) 및 변종크로이츠펠트–야콥병(vCJD)의 경우
- 「유전자변형생물체의 국가간 이동 등에 관한 법률 시행령」에 따른다.

② **시체의 관리 방법** : 세부사항은 질병관리청장이 정한다. 〈개정 2020. 9. 11〉

- 시체의 이동이나 보관 시 시체 및 시체의 일부가 외부에 노출되지 않도록 밀봉할 것

- 해부를 통해 외부로 배출된 시체의 체액으로 인한 오염에 주의할 것
- 시체 취급 시 일회용 마스크, 가운, 장갑 등 개인보호장구를 착용할 것
- 크로이츠펠트-야콥병(CJD) 및 변종크로이츠펠트-야콥병(vCJD)으로 사망한 시체의 장례 시 작업장과 관계자의 안전을 확보할 것

(10) 시신의 장사방법 제한 대상 등(규칙 제17조의2)

① **장사방법이 제한되는 시신** : 질병관리청장이 정하여 공고하는 감염병과 관련된 감염병환자등의 시신

② **감염병환자 등의 시신에 대한 장사방법**
- 「장사 등에 관한 법률」에 따른 화장의 방법으로 한다.
- 단, 감염병환자등의 시신을 화장의 방법으로 장사하는 것이 현저히 곤란하다고 인정하는 경우에는 질병관리청장이 지정하는 다른 방법으로 처리가능
- 기타 감염병환자등의 시신에 대한 장사방법 및 장사절차 등에 필요한 사항은 질병관리청장이 정하여 고시한다.

5. 고위험병원체

(1) 고위험병원체의 분리, 분양·이동 및 이동신고(법 제21조)

① 감염병환자, 식품, 동식물, 그 밖의 환경 등으로부터 고위험병원체를 분리한 자는 지체 없이 질병관리청장에게 신고하여야 한다.

② **신고내용** : 고위험병원체의 명칭, 분리된 검체명, 분리 일자 등

③ **고위험병원체를 분양·이동 받으려는 자** : 사전에 고위험병원체의 명칭, 분양 및 이동 계획 등을 신고할 것
- 신고를 받은 경우 그 내용을 검토하여 이 법에 적합하면 신고를 수리하여야 한다.
- 고위험병원체의 분리신고를 받은 경우 현장조사를 실시할 수 있다.

④ **고위험병원체를 보유·관리하는 자** : 매년 고위험병원체 보유현황에 대한 기록을 작성하여 질병관리청장에게 제출하여야 한다.

⑤ **근거** : 신고 및 기록 작성·제출의 방법 및 절차 등에 관하여 필요한 사항은 보건복지부령으로 정한다.

⑥ **규칙 제18조** : 고위험병원체 분리, 분양·이동 및 이동신고를 받은 질병관리청장은 신고서를 제출받은 날부터 10일 이내에 신고수리 여부를 통지해야 한다. (제2항)

(2) 고위험병원체의 반입 허가 등(법 제22조, 제23조)

① 감염병의 진단 및 학술 연구 등을 목적으로 고위험병원체를 국내로 반입하려는 자는 질병관리청장의 허가를 받아야 한다.

② **허가받은 사항을 변경하려는 자**

- 원칙 : 질병관리청장의 허가를 요함
- 대통령령으로 정하는 경미한 사항을 변경하려는 경우 : 질병관리청장에게 신고를 요함

③ 고위험병원체의 반입 허가를 받은 자가 해당 고위험병원체를 인수하여 이동하려면 그 인수 장소를 지정하고 이동계획을 질병관리청장에게 미리 신고하여야 한다.

④ **대통령령으로 정하는 경미한 사항**(영 제18조)

- 고위험병원체의 반입 허가를 받은 자(**자연인인 경우**로 한정)의 성명·주소 및 연락처
- 고위험병원체의 반입 허가를 받은 자(**법인인 경우**로 한정)의 명칭·주소 및 연락처와 그 대표자의 성명 및 연락처
- 고위험병원체 전담관리자의 성명·직위 및 연락처

⑤ **고위험병원체 인수 장소 지정(영 제19조)** : 고위험병원체를 인수하여 이동하려는 자는 질병관리청장이 정하는 장소 중에서 인수 장소를 지정하여야 한다.
〈개정 2020. 9. 11〉

(3) 고위험병원체의 안전관리 등(법 제23조)

① **시설의 설치** : 고위험병원체를 검사, 보유, 관리 및 이동하려는 자는 그 검사, 보유, 관리 및 이동에 필요한 시설을 설치·운영하여야 한다.

② **허가 및 신고** : 고위험병원체 취급시설을 설치·운영하려는 자는 고위험병원체 취급시설의 안전관리 등급별로 질병관리청장의 허가를 받거나 질병관리청장에게 신고하여야 한다.

③ 허가를 받거나 신고한 자는 고위험병원체 취급시설을 폐쇄하는 경우 그 내용을 질병관리청장에게 신고하여야 한다.

④ 질병관리청장은 신고를 받은 경우 그 내용을 검토하여 이 법에 적합하면 신고를 수리하여야 한다.

⑤ 허가를 받거나 신고한 자는 고위험병원체 취급시설의 안전관리 등급에 따라 대통령령으로 정하는 안전관리 준수사항을 지켜야 한다.

⑥ 질병관리청장은 허가 및 신고 기준을 지키고 있는지 여부 등을 점검할 수 있다.

⑦ 고위험병원체 취급시설의 안전관리 등급, 설치·운영 허가 및 신고의 기준과 절차, 폐쇄 신고의 기준과 절차 등에 필요한 사항은 대통령령으로 정한다.

⑧ 질병관리청장은 고위험병원체 취급시설의 안전관리 **등급별로 다음의 사항에 대한 설치·운영의 허가 및 신고수리 기준**을 정하여 고시하여야 한다(영 제19조의2).

- 고위험병원체 취급시설의 종류
- 고위험병원체의 검사·보유·관리 및 이동에 필요한 설비·인력 및 안전관리
- 고위험병원체의 검사·보유·관리 및 이동의 과정에서 인체에 대한 위해(危害)가 발생하는 것을 방지할 수 있는 시설의 설비·인력 및 안전관리

⑨ 질병관리청장은 허가신청서를 제출받은 날부터 60일 이내에 허가 여부를 신청인에게 통지하여야 한다(영 제19조의2제4항). 〈개정 2020. 9. 11〉

(4) 고위험병원체 취급시설의 허가취소 등(법 제23조의2)

① 질병관리청장은 고위험병원체 취급시설 설치·운영의 허가를 받거나 신고를 한 자가 다음에 해당하는 경우에는 그 허가를 취소하거나 시설의 폐쇄를 명하거나 1년 이내의 기간을 정하여 그 시설의 운영을 정지하도록 명할 수 있다.

- 속임수나 그 밖의 부정한 방법으로 허가를 받거나 신고한 경우
- 변경허가를 받지 아니하거나 변경신고를 하지 아니하고 허가 내용 또는 신고 내용을 변경한 경우
- 안전관리 준수사항을 지키지 아니한 경우
- 허가 또는 신고의 기준에 미달한 경우

② 속임수나 그 밖의 부정한 방법으로 허가를 받거나 신고한 경우에는 허가를 취소하거나 고위험병원체 취급시설의 폐쇄를 명하여야 한다. 〈개정 2020. 8. 11〉

(5) 생물테러감염병병원체의 보유허가 등(법 제23조의3)

1) 보유허가

① 감염병의 진단 및 학술연구 등을 목적으로 생물테러감염병을 일으키는 병원체를 보유하고자 하는 자는 사전에 질병관리청장의 허가를 받아야 한다.

② 감염병의사환자로부터 생물테러감염병병원체를 분리한 후 보유하는 경우 등 부득이한 사정으로 사전에 허가를 받을 수 없는 경우에는 보유 즉시 허가를 받아야 한다.

③ 국내 반입허가를 받은 경우에는 허가를 받은 것으로 본다.

2) 변경의 허가·신고

① 허가받은 사항을 변경하고자 하는 경우에는 질병관리청장의 변경허가를 받아야 한다.

② 취급하는 사람의 변경 등 대통령령으로 정하는 경미한 사항을 변경하려는 경우에는 질병관리청장에게 변경신고를 하여야 한다.

3) 허가, 변경허가 또는 변경신고의 방법 및 절차 등에 관하여 필요한 사항은 보건복지부령으로 정한다.

4) 사후 허가 사항(영 제19조의8)

① 감염병환자등의 질병진단과정에서 생물테러감염병병원체가 분리되어 보유하는 경우

② 동물 또는 식물의 질병진단과정에서 생물테러감염병병원체가 분리되어 보유하는 경우

③ 식품 또는 토양 등 환경검체로부터 생물테러감염병병원체가 분리되어 보유하는 경우

5) 보유허가의 변경신고 사항(영 제19조의9)

① 생물테러감염병병원체의 보유허가를 받은 자(자연인인 경우)의 성명·주소 및 연락처

② 생물테러감염병병원체의 보유허가를 받은 자(법인인 경우)의 명칭·주소 및 연락처와 그 대표자의 성명 및 연락처

③ 고위험병원체 전담관리자의 성명·직위 및 연락처

(6) 생물테러감염병병원체의 종류(규칙 제20조의6) : 별표 4에 따른 병원체(세균·바이러스)

① 세균

- 페스트균(*Yersinia pestis*)
- 탄저균(*Bacillus anthracis*) 〔단, 탄저균 중 탄저균 스턴(Bacillus anthracis Sterne)은 제외〕
- 보툴리눔균(*Clostridium botulinum*)
- 야토균(*Francisella tularensis*)

② 바이러스

- 에볼라 바이러스(Ebola virus)
- 라싸 바이러스(Lassa virus)
- 마버그 바이러스(Marbug virus)
- 두창 바이러스(Variola virus)

(7) 고위험병원체의 취급 기준(법 제23조의4)

1) 취급 기준

① 전문대학 이상의 대학에서 보건의료 또는 생물 관련 분야를 전공하고 졸업한 사람 또는 이와 동등한 학력을 가진 사람

② 전문대학 이상의 대학을 졸업한 사람 또는 이와 동등 이상의 학력을 가진 사람으로서 보건의료 또는 생물 관련 분야 외의 분야를 전공하고 2년 이상의 보건의료 또는 생물 관련 분야의 경력이 있는 사람

③ 고등학교·고등기술학교를 졸업한 사람 또는 이와 동등 이상의 학력을 가진 사람으로서 4년 이상의 보건의료 또는 생물 관련 분야의 경력이 있는 사람

2) 제한

① 누구든지 1)의 어느 하나에 해당하지 아니하는 사람에게 고위험병원체를 취급하도록 하여서는 아니 된다.

② 1)의 학력 및 경력에 관한 구체적인 사항은 보건복지부령으로 정한다.

3) 고위험병원체를 취급하는 사람의 학력 및 경력 기준(규칙 제20조의8)

① 보건의료 또는 생물 관련 분야(학력)
- 감염학, 미생물학 또는 병리학
- 의학, 치의학, 한의학, 약학, 간호학 및 수의학
- 생물학, 미생물학, 생명과학, 생명공학, 생화학, 분자생물학 및 유전공학
- 그 밖에 질병관리청장이 인정하는 보건의료 또는 생물 관련 학과

② 보건의료 또는 생물 관련 분야의 경력이 있는 사람(경력)
- 질병 진단관리 및 연구 경력
- 병원체 관리 및 연구 경력
- 미생물 시험·검사 및 연구 경력
- 그 밖에 질병관리청장이 인정하는 보건의료 또는 생물 관련 분야의 경력

6. 예방접종

(1) 필수예방접종 (법 제24조) 〈개정 2016. 12. 2〉

1) 예방접종 실시자 : 특별자치도지사 또는 시장·군수·구청장

2) 필수예방접종 질병

① 디프테리아	② 폴리오	③ 백일해
④ 홍역	⑤ 파상풍	⑥ 결핵
⑦ B형간염	⑧ 유행성이하선염	⑨ 풍진
⑩ 수두	⑪ 일본뇌염	⑫ b형헤모필루스인플루엔자
⑬ 폐렴구균	⑭ 인플루엔자	⑮ A형간염
⑯ 사람유두종바이러스 감염증		
⑰ 그 밖에 질병관리청장이 지정하는 감염병		

3) 필수예방접종의 사전 알림(규칙 제21조의2)

① 특별자치도지사 또는 시장·군수·구청장은 필수예방접종을 사전 알림에 동의한 사람에게 휴대전화에 의한 문자전송, 전자메일, 전화, 우편 또는 이에 상당한 방법으로 알려야 한다.

② 사전 알림에 동의하지 않거나 필요한 개인 정보가 없는 경우에는 해당 지방자치단체의 인터넷 홈페이지에 공고함으로써 필수예방접종을 사전에 알려야 한다.

(2) 임시예방접종 (법 제25조) 〈개정 2020. 8. 11〉

1) 예방접종 실시자

특별자치도지사 또는 시장·군수·구청장

2) 실시 시기

① 질병관리청장의 요청이 있을 때
② 특별자치도지사 또는 시장·군수·구청장이 필요하다고 인정하는 경우

(3) 예방접종의 공고 (법 제26조)

1) 공고자 : 특별자치도지사 또는 시장·군수·구청장
2) 시기 : 임시예방접종 시행 시 미리 공고
3) 공고내용 : ① 일시 ② 장소 ③ 예방접종의 종류 ④ 예방접종을 받을 자의 범위
4) 예방접종의 실시기준이 변경될 경우 변경사항 미리 공고

(4) 예방접종증명서 (법 제27조)

1) 발급자 : 질병관리청장, 특별자치도지사 또는 시장·군수·구청장

2) 발급내용 : ① 필수예방접종을 받은 자 ② 임시예방접종을 받은 자

3) 예방접종 내역의 사전확인 (영 제20조의2)

법 제24조제1항 및 제25조제1항에 따라 예방접종을 하는 보건소장과 법 제24조제2항(법 제25조제2항에서 준용하는 경우를 포함한다)에 따라 예방접종을 위탁받은 의료기관의 장(이하 "보건소장등"이라 한다)은 법 제26조의2제1항 본문에 따라 예방접종을 받으려는 사람 또는 법정대리인에게 다음 각 호의 사항에 대하여 서면으로 동의를 받아야 한다.

① 예방접종 내역을 확인한다는 사실
② 예방접종 내역에 대한 확인 방법

(5) 예방접종기록의 보존 및 보고 등 (법 제28조) 〈개정 2020. 8. 11〉

1) 기록 작성 및 보관자 : 특별자치도지사 또는 시장·군수·구청장 → 시·도지사 및 질병관리청장에게 보고

2) 특별자치도지사나 시장·군수·구청장이 아닌 자가 예방접종을 시행한 경우 : 특별자치도지사나 시장·군수·구청장에게 보고

(6) 예방접종에 관한 역학조사 (법 제29조) 〈개정 2020. 8. 11〉

1) 역학조사자

① **질병관리청장** : 예방접종의 효과, 예방접종 후 이상반응
② **시·도지사 또는 시장·군수·구청장** : 예방접종 후 이상반응에 관한 조사

2) 조사내용 (영 제12조)

① **감염병** : 감염병환자 등의 인적사항, 감염병환자 등의 발병일 및 발병 장소, 감염병의 감염원인 및 감염경로, 감염병환자 등에 관한 진료기록, 그 밖에 감염병의 원인 규명과 관련된 사항
② **예방접종** : 예방접종 후 이상반응자의 인적사항, 예방접종기관, 접종일시 및 접종내용, 예방접종 후 이상반응에 관한 진료기록, 예방접종약에 관한 사항, 그 밖에 예방접종 후 이상반응의 원인 규명과 관련된 사항

(7) 예방접종피해조사반 (법 제30조)

1) 조사 : 예방접종으로 인한 질병·장애·사망의 원인 규명 및 피해보상

2) 구성 : 질병관리청장이 임명 (영 제21조)

① 예방접종 및 예방접종 후 이상반응 분야의 전문가
② 의료인
③ 예방접종피해조사반은 10명 이내의 반원으로 구성

3) 조사 내용 : 제3자의 고의 또는 과실의 유무

4) 배치 : 질병관리청

5) 설치 및 운영 등에 관하여 필요한 사항은 대통령령으로 정함

(8) 예방접종 완료여부의 확인 (법 제31조)

1) 확인자 : 특별자치도지사 또는 시장·군수·구청장

2) 확인대상 및 내용

① 검사기록제출 요청 → 초등학교와 중학교의 장
② 확인 요청 → 어린이집의 원장과 유치원의 장

3) 확인 후 완료되지 않은 영유아, 학생에게 예방접종을 실시함 : 특별자치도지사 또는 시장·군수·구청장

4) 예방접종의 실시주간 및 실시기준 등(법 32조)

① 질병관리청장은 국민의 예방접종에 대한 관심을 높여 감염병에 대한 예방접종을 활성화하기 위하여 예방접종주간을 설정할 수 있다. 〈개정 2020. 8. 11〉
② 예방접종의 실시기준과 방법 등에 관하여 필요한 사항은 보건복지부령으로 정한다.

(9) 예방접종약의 계획생산 (법 제33조) 〈개정 2020. 8. 11〉

1) 예방접종약의 계획생산자 : 질병관리청장

2) 목적 : 감염병의 예방접종을 효과적으로 시행하기 위해

3) 방법

① 예산의 범위 안에서
② 예방접종에 필요한 수량의 예방접종약품을 미리 계산하여
③ 의약품제조업자에게 생산하게 함
④ 생산비용은 미리 지급

4) 예방접종약을 미리 생산하게 할 수 있는 경우(시행규칙 제27조제1항)

① 예방접종약의 원료를 외국으로부터 수입하여야 하는 경우
② 시범접종에 사용할 목적으로 생산하게 하는 경우
③ 예방접종약의 생산기간이 6개월 이상 걸릴 경우
④ 예방접종약의 국내 공급이 부족하다고 판단될 경우

5) 예방접종약의 생산에 필요한 비용의 미리 지급(시행규칙 제27조제2항)

① 당해 원료의 수입에 드는 금액의 전액

② 예방접종약품의 제조에 드는 금액의 전액
③ 예방접종약품의 제조에 드는 금액의 1/2

6) 필수예방접종약품등의 비축 등(법 제33조의2, 제33조의3)

① 질병관리청장은 필수예방접종 및 임시예방접종이 원활하게 이루어질 수 있도록 하기 위하여 미리 약품을 비축하거나 장기 구매를 위한 계약을 할 수 있다.
② 필수예방접종의약품등을 생산·수입하거나 하려는 자는 생산·수입 계획 및 실적을 질병관리청장에게 보고하여야 한다.

7) 필수예방접종약품 등의 생산·수입 계획의 보고 등(규칙 제27조의2)

필수예방접종 및 임시예방접종에 사용되는 의약품을 생산·수입하거나 하려는 자는 품목별 생산·수입 계획 보고서를 매월 10일까지 질병관리청장에게 제출해야 한다.

7. 감염 전파의 차단 조치

(1) 감염병 위기관리대책의 수립·시행(법 제34조)

① 배경 : 보건복지부장관 및 질병관리청장은 감염병의 확산 또는 해외 신종감염병의 국내 유입으로 인한 재난상황에 대처하기 위하여 위원회의 심의를 거쳐 감염병 위기관리대책을 수립·시행하여야 한다.
② 요건 : 위원회의 심의를 거침

③ 감염병 위기관리대책의 사항
- 재난상황 발생 및 해외 신종감염병 유입에 대한 대응체계 및 기관별 역할
- 재난 및 위기상황의 판단, 위기경보 결정 및 관리체계
- 감염병위기 시 동원하여야 할 의료인 등 전문인력, 시설, 의료기관의 명부 작성
- 의료용품의 비축방안 및 조달방안
- 재난 및 위기상황별 국민행동요령, 동원 대상 인력, 시설, 기관에 대한 교육 및 도상연습 등 실제 상황대비 훈련
- 감염병 발생 및 전파상황에 따른 감염취약계층 및 사회복지시설의 유형별 대응방안
- 그 밖에 재난상황 및 위기상황 극복을 위하여 보건복지부장관 및 질병관리청장이 인정하는 사항

④ 근거 : 필요한 사항은 대통령령으로 정한다.

(2) 감염병위기 시 정보공개(법 제34조의2)

① 질병관리청장, 시·도지사 및 시장·군수·구청장은 국민의 건강에 위해가 되는 감염병 확산으로 인하여「재난 및 안전관리 기본법」제38조제2항에 따른 주의 이상의 위기경보가 발령되면 감염병 환자의 이동경로, 이동수단, 진료의료기관 및 접촉자 현황 등 국민들이 감염병 예방을 위하여 알아야 하는 정보를 정보통신망 게재 또는 보도자료 배포 등의 방법으로 신속히 공개하여야 한다.

② 질병관리청장, 시·도지사 및 시장·군수·구청장은 제1항에 따라 공개한 정보가 그 공개목적의 달성 등으로 공개될 필요가 없어진 때에는 지체 없이 그 공개된 정보를 삭제하여야 한다.

③ 누구든지 제1항에 따라 공개된 사항이 다음 각 호의 어느 하나에 해당하는 경우에는 질병관리청장, 시·도지사 또는 시장·군수·구청장에게 서면이나 말로 또는 정보통신망을 이용하여 이의신청을 할 수 있다.

- 공개된 사항이 사실과 다른 경우
- 공개된 사항에 관하여 의견이 있는 경우

④ 질병관리청장, 시·도지사 또는 시장·군수·구청장은 제3항에 따라 신청한 이의가 상당한 이유가 있다고 인정하는 경우에는 지체 없이 공개된 정보의 정정 등 필요한 조치를 하여야 한다.

⑤ ①~③까지에 따른 정보공개 및 삭제와 이의신청의 범위, 절차 및 방법 등에 관하여 필요한 사항은 보건복지부령으로 정한다.

(3) 재난 시 의료인에 대한 거짓 진술 등의 금지(법 제35조의2)

누구든지 감염병에 관하여 주의 이상의 예보 또는 경보가 발령된 후에는 의료인에 대하여 의료기관 내원(內院)이력 및 진료이력 등 감염 여부 확인에 필요한 사실에 관하여 거짓 진술, 거짓 자료를 제출하거나 고의적으로 사실을 누락·은폐하여서는 아니 된다.

(4) 감염병관리기관의 지정 등(법 제36조)

① **권한자** : 보건복지부장관, 질병관리청장 또는 시·도지사, 시장·군수·구청장

② **근거** : 보건복지부령으로 정하는 바에 따름

③ **내용** : 의료기관을 감염병관리기관으로 지정하여야 함.

- 지정받은 의료기관의 장은 감염병환자등을 진료하는 시설을 설치하여야 한다.
- 이 경우 전실(前室) 및 음압시설(陰壓施設) 등을 갖춘 1인 병실을 설치하여야 한다.

- 보건복지부장관, 질병관리청장, 시·도지사 또는 시장·군수·구청장은 감염병관리시설의 설치 및 운영에 드는 비용을 지원하여야 한다.

④ 감염병관리기관이 아닌 의료기관이 감염병관리시설을 설치·운영하는 경우
- 보건복지부령으로 정하는 바에 따라
- 특별자치도지사 또는 시장·군수·구청장에게 신고하여야 한다.

(5) 감염병위기 시 감염병관리기관의 설치 등(법 제37조)

① 보건복지부장관, 질병관리청장, 시·도지사 또는 시장·군수·구청장은 감염병환자가 대량으로 발생하거나 지정된 감염병관리기관만으로 감염병환자등을 모두 수용하기 어려운 경우에는 다음의 조치를 취할 수 있다.
- 지정된 감염병관리기관이 아닌 의료기관을 일정 기간 동안 감염병관리기관으로 지정
- 격리소·요양소 또는 진료소의 설치·운영

② 지정된 감염병관리기관의 장은 보건복지부령으로 정하는 바에 따라 감염병관리시설을 설치하여야 한다.
- 보건복지부장관, 질병관리청장, 시·도지사 또는 시장·군수·구청장은 제2항에 따른 시설의 설치 및 운영에 드는 비용을 감염병관리기관에 지원하여야 한다.
- 제1항제1호에 따라 지정된 감염병관리기관의 장은 정당한 사유없이 제2항의 명령을 거부할 수 없다.

③ 보건복지부장관, 질병관리청장, 시·도지사 또는 시장·군수·구청장은 감염병 발생 등 긴급상황 발생 시 감염병관리기관에 진료개시 등 필요한 사항을 지시할 수 있다.

감염병관리시설, 격리소·요양소 또는 진료소의 설치 기준 (규칙 제31조)

① **감염병관리시설**
- 300개 이상의 병상을 갖춘 감염병관리기관 : 1개 이상의 음압병실을 설치할 것
- 300개 미만의 병상을 갖춘 감염병관리기관 : 1개 이상의 외부와 격리된 진료실 또는 병실을 설치할 것

② **격리소·요양소** : 「의료법 시행규칙」에 따른 의원에 해당하는 시설을 갖추거나 임시숙박시설 및 간이진료시설을 갖출 것

③ **진료소** : 「의료법 시행규칙」에 따른 의원에 해당하는 시설을 갖추거나 「지역보건법」에 따른 보건지소일 것

④ 그 밖의 세부 사항은 질병관리청장이 정함 〈개정 2020. 9. 11〉

(6) 접촉자 격리시설 지정(법 제39조의3)

① 시·도지사는 감염병환자등의 접촉자를 격리하기 위한 시설을 지정하여야 한다. 〔단, 「의료법」 제3조에 따른 의료기관은 접촉자 격리시설로 지정할 수 없다.〕

② 질병관리청장 또는 시·도지사는 감염병환자등의 접촉자가 대량으로 발생하거나 제1항에 따라 지정된 접촉자 격리시설만으로 접촉자를 모두 수용하기 어려운 경우에는 제1항에 따라 접촉자 격리시설로 지정되지 아니한 시설을 일정기간 동안 접촉자 격리시설로 지정할 수 있다.

③ 접촉자 격리시설의 지정 및 관리 방법 등에 필요한 사항은 보건복지부령으로 정한다.

④ 감염병 확산을 방지하기 위하여 접촉자와 다른 사람과의 접촉을 차단하여야 하며, 격리기간 동안 접촉자의 생활에 불편함이 없도록 필요한 조치를 하여야 한다 (규칙 제31조의3제2항).

접촉자 격리시설 지정 기준 등 (규칙 제31조의3)

① 독립된 건물로서 여러 개의 방으로 구획되어 있을 것

② 구획된 각 방마다 샤워시설과 화장실이 모두 구비되어 있을 것

③ 음압병상을 보유한 「의료법」에 따른 의료기관에 근접하여, 접촉자의 이송이 가능한 거리에 위치할 것

④ 접촉자 격리시설의 규모는 해당 특별시·광역시·도·특별자치도의 인구, 지리적 여건, 교통 등을 고려하여 정할 것

(7) 생물테러감염병 등에 대비한 의약품 및 장비의 비축(법 제40조, 제40조의2)

① **담당기관** : 질병관리청장

② **내용** : 생물테러감염병 및 그 밖의 감염병의 대유행이 우려될 때

③ **조치** : 위원회의 심의를 요함

- 의약품 및 장비 등의 품목을 미리 비축하거나 장기 구매를 위한 계약을 할 수 있다.
- 예방·치료 의약품을 정하여 의약품 제조업자에게 생산하게 할 수 있다.
- 비축하거나 생산한 의약품 공급의 우선순위 등 분배기준을 정할 수 있다.

④ **결과** : 예방·치료 의약품의 효과와 이상반응에 관하여 조사하고, 이상반응 사례가 발생하면 역학조사를 하여야 한다.

(8) 수출금지 등(법 제40조의3)

① **담당기관** : 보건복지부장관

② **배경** : 제1급감염병의 유행 시

- 급격한 가격상승 또는 공급부족이 염려될 때
- 국민건강을 현저하게 저해할 우려가 있을 때

③ **조치** : 그 예방·방역 및 치료에 필요한 의약외품, 의약품 등의 수출이나 국외 반출을 금지함

④ **결과**

- 미리 관계 중앙행정기관의 장과 협의할 것
- 금지 기간을 미리 정하여 공표할 것

보건복지부령으로 정하는 수출금지 물품 (규칙 제31조의4)〈본조신설 2020. 3. 4〉

① 의약외품에 해당하는 마스크

② 의약외품에 해당하는 손 소독용 외용 소독제

③ 감염병 예방을 위하여 착용하는 보호장비

④ 그 밖에 제1급감염병의 예방·방역 및 치료에 필요한 물품으로서 보건복지부장관이 정하여 고시하는 물품

(9) 감염병환자등의 관리(법 제41조)

① 감염병 중 특히 전파 위험이 높은 감염병으로서 제1급감염병 및 질병관리청장이 고시한 감염병에 걸린 감염병환자등은 감염병관리기관, 감염병전문병원 및 감염병관리시설을 갖춘 의료기관(이하 "감염병관리기관등"이라 한다)에서 입원치료를 받아야 한다. 〈개정 2020. 8. 12〉

② 질병관리청장, 시·도지사 또는 시장·군수·구청장은 다음 각 호의 어느 하나에 해당하는 사람에게 자가(自家)치료, 제37조제1항제2호에 따라 설치·운영하는 시설에서의 치료(이하 "시설치료"라 한다) 또는 의료기관 입원치료를 하게 할 수 있다. 〈개정 2020. 8. 12〉

- ①에도 불구하고 의사가 자가치료 또는 시설치료가 가능하다고 판단하는 사람
- ①에 따른 입원치료 대상자가 아닌 사람
- 감염병의심자

③ 보건복지부장관, 질병관리청장, 시·도지사 또는 시장·군수·구청장은 다음의 어느 하나에 해당하는 경우 제1항 또는 제2항에 따라 **치료 중인 사람을 다른 감염병관리기관 등이나 감염병관리기관 등이 아닌 의료기관으로 전원(轉院)하거나, 자가 또는** 제37조제1항제2호에 따라 설치·운영하는 **시설로 이송**(이하 "전원등"이라 한다)하여 치료받게 할 수 있다. 〈개정 2020. 9. 29〉

- 중증도의 변경이 있는 경우
- 의사가 입원치료의 필요성이 없다고 판단하는 경우
- 격리병상이 부족한 경우 등 질병관리청장이 전원등의 조치가 필요하다고 인정하는 경우

④ 감염병환자등은 제3항에 따른 조치를 따라야 하며, 정당한 사유 없이 이를 거부할 경우 치료에 드는 비용은 본인이 부담한다. 〈신설 2020. 8. 12〉

⑤ ① 및 ②에 따른 입원치료, 자가치료, 시설치료의 방법 및 절차, ③에 따른 전원등의 방법 및 절차 등에 관하여 필요한 사항은 대통령령으로 정한다. 〈개정 2020. 8. 12〉

(10) 사업주의 협조의무(법 제41조의2)

1) 사업주의 의무

① 사업주는 근로자가 이 법에 따라 입원 또는 격리되는 경우 그 입원 또는 격리기간 동안 유급휴가를 줄 수 있다.

② 이 경우 사업주가 국가로부터 유급휴가를 위한 비용을 지원 받을 때에는 유급휴가를 주어야 한다.

③ 「근로기준법」 제60조(연차 유급휴가) 외에 해당한다.

2) 결과

① 사업주는 제1항에 따른 유급휴가를 이유로 해고나 그 밖의 불리한 처우를 하여서는 아니된다.

② 사업을 계속할 수 없는 경우 외에는 유급휴가 기간에 그 근로자를 해고하지 못한다.

③ 국가는 유급휴가를 위한 비용을 지원할 수 있다.

3) 근거 : 비용의 지원 범위 및 신청·지원 절차 등 필요한 사항은 대통령령으로 정한다.

유급휴가 비용 지원 등 (영 23조의2)

법 제41조의2제3항에 따라 사업주에게 주는 유급휴가 지원비용은 질병관리청장이 기획재정부장관과 협의하여 고시하는 금액에 근로자가 법에 따라 입원 또는 격리된 기간을 곱한 금액으로 한다. 〈개정 2020. 9. 11〉

(11) 감염병에 관한 강제처분(법 제42조)

1) 권한의 기관 : 질병관리청장, 시·도지사 또는 시장·군수·구청장은 해당 공무원으로 하여금 조치토록 한다.

2) 조치 : 장소에 들어가 필요한 조사나 진찰을 하게 할 수 있다. 〈개정 2020. 8. 11〉

① 감염병환자등이 있다고 인정되는 주거시설
② 선박·항공기·열차 등 운송수단
③ 그 밖의 장소
④ 진찰 결과 감염병환자등으로 인정될 때에는 동행하여 치료받게 하거나 입원시킬 수 있다.

3) 강제처분이 가능한 질병의 내용

① 제1급감염병
② 제2급감염병 중 결핵, 홍역, 콜레라, 장티푸스, 파라티푸스, 세균성이질, 장출혈성대장균감염증, A형간염, 수막구균 감염증, 폴리오, 성홍열 또는 질병관리청장이 정하는 감염병
③ 제3급감염병 중 질병관리청장이 정하는 감염병
④ 세계보건기구 감시대상 감염병

4) 제1급감염병이 발생한 경우

① 자가(自家) 또는 시설에 격리
② 제1호(자가 또는 시설에 격리)에 따른 격리에 필요한 이동수단의 제한
③ 유선·무선 통신, 정보통신기술을 활용한 기기 등을 이용한 감염병의 증상 유무 확인이나 위치정보의 수집. 이 경우 위치정보의 수집은 제1호에 따라 격리된 사람으로 한정한다.
④ 감염 여부 검사

5) 조사거부자에 대한 조치

조사거부자를 자가 또는 감염병관리시설에 격리할 수 있다.

① 해당 공무원으로 하여금 감염병관리기관에 동행하여 필요한 조사나 진찰을 받게 하여야 한다. 이때 필요한 경우에는 관할 경찰서장에게 협조를 요청할 수 있다.
② 조사·진찰·격리·치료 또는 입원 조치를 하거나 동행하는 공무원은 그 권한을 증명하는 증표를 지니고 이를 관계인에게 보여주어야 한다.
③ 조사·진찰 결과 감염병환자등으로 인정될 때에는 감염병관리시설에서 치료받게 하거나 입원시켜야 한다.
④ 감염병환자 등이 아닌 것으로 인정되면 격리 조치를 즉시 해제하여야 한다.
⑤ 치료·입원시킨 경우 그 사실을 조사거부자의 보호자에게 통지하여야 한다.

6) 수감 중인 환자의 관리(법 제44조)

교도소장은 수감자로서 감염병에 감염된 자에게 감염병의 전파를 차단하기 위한 조치와 적절한 의료를 제공하여야 한다.

감염병환자등의 입원 통지 및 격리 통지 (규칙 제32조)

질병관리청장, 시·도지사 또는 시장·군수·구청장은 법 제43조 및 제43조의2에 따라 입원 통지 및 격리 통지를 하는 경우에는 별지 제22호서식의 입원·격리 통지서를 발급해야 한다.

(12) 업무 종사의 일시 제한(법 제45조)

1) 대상 : 감염병환자등

2) 근거 : 보건복지부령으로 정하는 바에 따름

3) 내용

① 업무의 성질상 일반인과 접촉하는 일이 많은 직업에 종사할 수 없다.
② 누구든지 감염병환자등을 그러한 직업에 고용할 수 없다.

4) 결과

① 성매개감염병에 관한 건강진단을 받아야 할 자가 건강진단을 받지 아니한 때에는 보건복지부령으로 정하는 직업에 종사할 수 없다(법 제19조).

② 해당 영업을 영위하는 자는 건강진단을 받지 아니한 자를 그 영업에 종사하게 하여서는 아니 된다.

업무 종사의 일시 제한 (규칙 제33조)

① 법 제45조제1항에 따라 일시적으로 업무 종사의 제한을 받는 감염병환자 등은 다음의 감염병에 해당하는 감염병환자 등으로 하고, 그 제한 기간은 감염력이 소멸되는 날까지로 한다.

- 콜레라
- 장티푸스
- 파라티푸스
- 세균성이질
- 장출혈성대장균감염증
- A형간염

② 법 제45조제1항에 따라 업무 종사의 제한을 받는 업종은 다음 각 호와 같다.

- 「식품위생법」 제2조제12호에 따른 집단급식소
- 「식품위생법」 제36제1항제3호 따른 식품접객업

(13) 건강진단 및 예방접종 등의 조치(법 제46조)

① 기관 : 질병관리청장, 시·도지사 또는 시장·군수·구청장
② 근거 : 보건복지부령으로 정하는 바에 따름

③ 조치 : 다음에 해당하는 사람에게 건강진단을 받거나 감염병 예방에 필요한 예방접종을 받게 하는 등의 조치를 할 수 있다.

- 감염병환자등의 가족 또는 그 동거인
- 감염병 발생지역에 거주하는 사람 또는 그 지역에 출입하는 사람으로서 감염병에 감염되었을 것으로 의심되는 사람
- 감염병환자등과 접촉하여 감염병에 감염되었을 것으로 의심되는 사람

건강진단 등의 조치 (규칙 제34조)

법 제46조에 따라 질병관리청장, 시·도지사 또는 시장·군수·구청장이 건강진단을 받거나 감염병 예방에 필요한 예방접종을 받게 하는 등의 조치를 할 때에는 별지 제23호서식의 건강진단(예방접종) 명령서를 발급하여야 한다. 〈개정 2020. 9. 11〉

(14) 감염병 유행에 대한 방역 조치(법 제47조)

① **기관** : 질병관리청장, 시·도지사 또는 시장·군수·구청장
② **조치** : 감염병 전파를 막기 위하여 그에 필요한 조치를 하여야 한다.

③ 감염병환자 등이 있는 장소나 감염병병원체에 오염되었다고 인정되는 장소에 대한 조치
- 일시적 폐쇄
- 일반 공중의 출입금지
- 해당 장소 내 이동제한
- 그 밖에 통행차단을 위하여 필요한 조치

④ 의료기관에 대한 업무 정지
⑤ 감염병의심자를 적당한 장소에 일정한 기간 입원 또는 격리시키는 것
⑥ 감염병병원체에 오염되었거나 오염되었다고 의심되는 물건을 사용·접수·이동하거나 버리는 행위 또는 해당 물건의 세척을 금지하거나 태우거나 폐기처분하는 것
⑦ 감염병병원체에 오염된 장소에 대한 소독이나 그 밖에 필요한 조치를 명하는 것
⑧ 일정한 장소에서 세탁하는 것을 막거나 오물을 일정한 장소에서 처리하도록 명하는 것

(15) 오염장소 등의 소독 조치(법 제48조)

① **소독 조치자**
- 육군·해군·공군 소속 부대의 장
- 국방부 직할부대의 장
- 제12조(그 밖의 신고의무자)에 해당하는 사람

② **지시자** : 의사, 한의사 또는 관계 공무원
③ **소독 장소** : 소독이나 그 밖에 필요한 조치를 하여야 한다.
- 감염병환자등이 발생한 장소
- 감염병병원체에 오염되었다고 의심되는 장소

④ **근거** : 소독 등의 조치에 관하여 필요한 사항은 보건복지부령으로 정한다.

소독의 기준 및 방법 (규칙 제35조)

① 법 제48조제2항에 따른 소독 등 조치의 기준은 별표 5와 같다.
② 법 제48조제2항에 따른 소독 등 조치의 방법은 별표 6과 같다

8. 예방조치

(1) 감염병의 예방조치 (법 제49조)

1) 예방조치자 : 질병관리청장, 시·도지사 또는 시장·군수·구청장

2) 예방조치 내용 〈개정 2020. 9. 29〉

① 관할 지역에 대한 교통의 전부 또는 일부를 차단하는 것

② 흥행, 집회, 제례 또는 그 밖의 여러 사람의 집합을 제한하거나 금지하는 것

②의2 감염병 전파의 위험성이 있는 장소 또는 시설의 관리자·운영자 및 이용자 등에 대하여 출입자 명단 작성, 마스크 착용 등 방역지침의 준수를 명하는 것

②의3 버스·열차·선박·항공기 등 감염병 전파가 우려되는 운송수단의 이용자에 대하여 마스크 착용 등 방역지침의 준수를 명하는 것

②의4 감염병 전파가 우려되어 지역 및 기간을 정하여 마스크 착용 등 방역지침 준수를 명하는 것

③ 건강진단, 시체 검안 또는 해부를 실시하는 것

④ 감염병 전파의 위험성이 있는 음식물의 판매·수령을 금지하거나 그 음식물의 폐기 또는 그 밖에 필요한 처분을 명하는 것

⑤ 인수공통감염병 예방을 위하여 살처분(殺處分)에 참여한 사람 또는 인수공통감염병에 드러난 사람 등에 대한 예방조치를 명하는 것

⑥ 감염병 전파의 매개가 되는 물건의 소지·이동을 제한·금지하거나 그 물건에 대하여 폐기, 소각 또는 그 밖에 필요한 처분을 명하는 것

⑦ 선박·항공기·열차 등 운송수단, 사업장 또는 그 밖에 여러 사람이 모이는 장소에 의사를 배치하거나 감염병 예방에 필요한 시설의 설치를 명하는 것

⑧ 공중위생에 관계있는 시설 또는 장소에 대한 소독이나 그 밖에 필요한 조치를 명하거나 상수도·하수도·우물·쓰레기장·화장실의 신설·개조·변경·폐지 또는 사용을 금지하는 것

⑨ 쥐, 위생해충 또는 그 밖의 감염병 매개동물의 구제(驅除) 또는 구제시설의 설치를 명하는 것

⑩ 일정한 장소에서의 어로(漁撈)·수영 또는 일정한 우물의 사용을 제한하거나 금지하는 것

⑪ 감염병 매개의 중간 숙주가 되는 동물류의 포획 또는 생식을 금지하는 것

⑫ 감염병 유행기간 중 의료업자나 그 밖에 필요한 의료관계요원을 동원하는 것
⑫의2 감염병 유행기간 중 의료기관 병상, 연수원·숙박시설 등 시설을 동원하는 것
⑬ 감염병병원체에 오염되었거나 오염되었을 것으로 의심되는 시설 또는 장소에 대한 소독이나 그 밖에 필요한 조치를 명하는 것
⑭ 감염병병원체에 감염되었다고 의심되는 자를 적당한 장소에 일정한 기간 입원 또는 격리시키는 것

3) 식수의 사용을 금지했을 경우 〈신설 2020. 9. 29〉

① 시장·군수·구청장은 금지기간에 식수를 공급해야 하며, 식수사용의 금지 사실을 주민에게 미리 알려야 한다.
② 식수사용 금지 장소나 시설을 폐쇄하기 위한 간판이나 시설을 부착하여야 한다.

4) 시설의 폐쇄조치(법 제49조제3항, 제4항, 제5항) 〈신설 2020. 9. 29.〉

① 특별자치도지사 또는 시장·군수·구청장은 제1항제2호의2(방역지침의 준수)를 명하는 것의 조치를 따르지 아니한 관리자·운영자에게 해당 장소나 시설의 폐쇄를 명하거나 3개월 이내의 기간을 정하여 운영의 중단을 명할 수 있다. 다만, 운영중단 명령을 받은 자가 그 운영중단기간 중에 운영을 계속한 경우에는 해당 장소나 시설의 폐쇄를 명하여야 한다.
② 특별자치도지사 또는 시장·군수·구청장은 제3항에 따른 폐쇄 명령에도 불구하고 관리자·운영자가 그 운영을 계속하는 경우에는 관계 공무원에게 해당 장소나 시설을 폐쇄하기 위한 다음 각 호의 조치를 하게 할 수 있다.
  - 해당 장소나 시설의 간판이나 그 밖의 표지판의 제거
  - 해당 장소나 시설이 제3항에 따라 폐쇄된 장소나 시설임을 알리는 게시물 등의 부착
③ 제3항에 따른 행정처분의 기준은 그 위반행위의 종류와 위반 정도 등을 고려하여 보건복지부령으로 정한다.

(2) 감염취약계층의 보호 조치(법 제49조의2)

① **기관** : 보건복지부장관, 시·도지사 또는 시장·군수·구청장
② **목적** : 호흡기와 관련된 감염병으로부터 사회복지시설을 이용하는 어린이·노인 등 감염취약계층을 보호하기 위함.

③ **조치** : 마스크 지급 등 필요한 조치를 취할 수 있다.

④ **근거** : 감염병의 종류, 감염취약계층의 범위 및 지급절차 등에 관하여 필요한 사항은 보건복지부령으로 정한다.

> 감염취약계층의 범위 등 (규칙 제35조의2)
>
> ① 법 제49조의2제1항에 따라 **마스크 지급 등 필요한 조치를 취할 수 있는 감염병**은 중증급성호흡기증후군(SARS), 중동호흡기증후군(MERS) 등 질병관리청장이 정하여 고시하는 호흡기감염병으로 한다. 〈개정 2020. 9. 11〉
>
> ② 법 제49조의2제1항에 따른 감염취약계층은 다음과 같다.
>
> - 만 12세 이하의 어린이 및 만 65세 이상의 노인
> - 임신부 및 기저질환자
>
> ③ 보건복지부장관, 시·도지사 또는 시장·군수·구청장은 법 제49조의2제1항에 따라 마스크 등을 관할 보건소를 통해 사회복지시설의 장에게 지급할 수 있다. 〈개정 2020. 9. 11〉

(3) 그 밖의 감염병 예방조치(법 제50조) 〈개정 2020.8.11〉

1) 감염병 예방에 필요한 조치를 해야 할 기관

① 육군·해군·공군 소속 부대의 장

② 국방부 직할부대의 장

③ 학교, 병원 등의 경영자 또는 대표자(법 제12조제1항제2호)에 해당하는 사람

2) 조치

① 감염병환자 등이 발생하였거나 발생할 우려가 있으면 소독이나 그 밖에 필요한 조치를 하여야 한다.

② 특별자치도지사 또는 시장·군수·구청장과 협의하여 감염병 예방에 필요한 추가 조치를 하여야 한다.

3) 교육부장관 또는 교육감

① 감염병 발생 등을 이유로 휴업 또는 휴교를 명령할 수 있다.

② 휴업, 휴고 또는 휴원을 명령할 경우 질병관리청장과 협의하여야 한다.

(4) 소독의무 (법 제51조)

1) 소독실시 〈신설 2020. 3. 4〉

① 특별자치도지사, 시장·군수·구청장은 감염병을 예방하기 위한 청소나 소독을 실시하거나 쥐, 위생해충 등의 구제조치를 보건복지부령이 정한 기준과 방법으로 사람의 건강과 자연에 유해한 영향을 최소화하며 안전하게 실시해야 한다.

② **대통령령이 정하는 시설을 관리·운영하는 자** : 소독업의 신고를 한 자에게 소독하게 하여야 함. 다만 법적 주택관리업자가 소독장비를 갖추었을 때는 그가 관리하는 공동주택을 직접 소독 가능

2) 방역기동반(규칙 제36조)

① 기능 – 청소·소독 등의 방역조치, 쥐·위생해충 구제조치

② 편성·운영자 – 특별자치도지사·시장·군수·구청장

③ 관할 보건소에 둠.

3) 소독실시 대행자 : 소독업 신고자

※ 소독실시대장에 소독에 관한 사항을 기록 : 2년 간 보존

4) 소독을 실시하여야 하는 시설(영 제24조)〈개정 2020. 6. 2〉

① **숙박업소**(객실 수 20실 이상인 경우만 해당한다)(공중위생관리법), **관광숙박업소**(관광진흥법)

② 식품접객업소 중 연면적 300제곱미터 이상

③ **시내버스·농어촌버스·마을버스·시외버스·전세버스·장의자동차**(여객자동차 운수사업법), **항공기 및 공항시설**(항공법), **여객선**(해운법), **연면적 300제곱미터 이상의 대합실**(항만법), **여객운송 철도차량과 역사**(驛舍) **및 역시설**(철도사업법, 도시철도법)

④ **대형마트, 전문점, 백화점, 쇼핑센터, 복합쇼핑몰, 그 밖의 대규모 점포**(유통산업발전법)**와 전통시장**(전통시장 및 상점가 육성을 위한 특별법)

⑤ 종합병원·병원·요양병원·치과병원 및 한방병원

⑥ 한 번에 100명 이상에게 계속적으로 식사를 공급하는 집단급식소

⑥의2 위탁급식영업을 하는 식품접객업소 중 연면적 300제곱미터 이상의 업소

⑦ **기숙사**(건축법 시행령, 별표 1 제2호라목에 따름)

⑦의2 **합숙소**(50명 이상을 수용할 수 있는 경우만 해당)(화재예방, 소방시설 설치·유지 및 안전관리에 관한 법률 시행령, 별표 2 제8호가목에 따름)
⑧ **공연장**(객석 수 300석 이상인 경우만 해당한다)(공연법)
⑨ **학교**(초·중등교육법) 제2조 및 (고등교육법) 제2조
⑩ **연면적 1천 제곱미터 이상의 학원**(학원의 설립·운영 및 과외교습에 관한 법률)
⑪ 연면적 2천 제곱미터 이상의 사무실용 건축물 및 복합용도의 건축물
⑫ **어린이집**(영유아보육법) **및 유치원**(50인 이상을 수용하는 어린이집 및 유치원만 해당한다)(유아교육법)
⑬ **공동주택**(300세대 이상인 경우만 해당한다)(공동주택관리법)

(5) 소독업의 신고 (법 제52조)

1) 소독업자의 자격

① 보건복지부령이 정하는 시설, 장비, 인력을 갖추고
② 특별자치도지사 또는 시장·군수·구청장에게 신고한 자

2) 신고사항 변경 시도 같다.

3) 소독업의 취소(법 제52조제3항)

① 폐업 신고를 한 경우
② 사업자등록을 말소한 경우
③ 휴업이나 폐업 신고를 하지 아니하고 소독업에 필요한 시설 등이 없어진 상태가 6개월 이상 계속된 경우

4) 주택관리업자가 소독장비를 갖추어 관리하는 공동주택에 소독을 실시할 때에도 소독업의 신고를 한 것으로 간주함(주택법에 의함).

(6) 소독업의 휴업 등의 신고(법 제53조)

1) 신고시기

① 영업을 30일 이상 휴업할 때
② 영업을 재개업할 때
③ 영업을 폐업할 때

2) 신고대상자 : 특별자치도지사 또는 시장·군수·구청장

3) 신고사항 : 보건복지부령이 정함.

※ 신고서를 접수한 특별자치도지사 또는 시장·군수·구청장은 신고사항을 소독업신고증 뒷면에 적어 이를 신고자에게 발급 → 다만, 폐업의 경우에는 발급하지 아니함.

(7) 소독의 실시 등 (법 제54조)

1) 소독을 실시한 소독업자 : 소독증명서를 소독을 실시한 시설의 관리·운영자에게 발급

2) 소독실시대장에 소독에 관한 사항을 기록(시행규칙 제40조) : 2년 간 보존

(8) 소독사업자등에 대한 교육 (법 제55조)

1) 교육대상자 : ① 소독업자, ② 소독업무종사자

2) 교육시기(규칙 제41조)

① 소독업자 – 소독업의 신고를 한 날부터 6개월 이내
② 소독업무종사자 – 업무에 종사한 날로부터 6개월 이내

3) 보수교육시간

① 16시간/회
② 매 3년마다 1회 이상 실시

4) 보수교육기관 : 질병관리청장이 지정하는 기관(규칙제41조제2항, 제3항, 제4항) 〈개정 2020. 9. 11〉

① 법 제55조제2항에 따라 소독업자는 소독업무 종사자에게 소독업무에 종사한 날부터 6개월 이내에 별표 9의 교육과정에 따른 소독에 관한 교육을 받게 해야 하고, 그 후에는 직전의 교육이 종료된 날부터 3년이 되는 날이 속하는 달의 말일까지 1회 이상 보수교육을 받게 해야 한다. 〈개정 2020. 6. 4〉
② 제1항과 제2항에 따른 소독업자 등에 대한 교육은 질병관리청장이 지정하는 기관이 실시하며, 질병관리청장이 교육기관을 지정하는 경우에는 별지 제30호서식의 교육기관 지정서를 교육기관에 발급해야 한다. 〈개정 2020. 9. 11〉
③ 제1항과 제2항에 따른 교육에 필요한 경비는 교육을 받는 자가 부담한다.

(9) 서류제출 및 검사 등 (법 제57조)

1) 요구자 : 특별자치도지사 또는 시장·군수·구청장

2) 제출서류 : 소독의 실시에 관한 관계 서류

3) 검사 또는 질문을 하려는 소속 공무원은 그 권한을 표시하는 증표를 제시하여야 함.

(10) 시정명령 (법 제58조)

1) 명령권자 : 특별자치도지사 또는 시장·군수·구청장

2) 시정사항

① 시설·장비 및 인력 기준을 갖추지 못한 경우
② 교육을 받지 아니하거나 소독업무 종사자에게 교육을 받게 하지 아니한 경우

(11) 영업 정지 등 (법 제59조)

1) 명령권자 : 특별자치도지사 또는 시장·군수·구청장

2) 명령의 내용 :

① 영업의 정지 – 6개월 이내의 기간을 정하여
② 영업소의 폐쇄 – 영업정지기간 중에 소독업을 한 경우

3) 영업의 정지를 명할 수 있는 경우(법 제59조제1항)

① 변경 신고를 하지 아니하거나 휴업, 폐업 또는 재개업 신고를 하지 아니한 경우
② 소독의 기준과 방법에 따르지 아니하고 소독을 실시하거나 소독실시 사항을 기록·보존하지 아니한 경우
③ 관계 서류의 제출 요구에 따르지 아니하거나 소속 공무원의 검사 및 질문을 거부·방해 또는 기피한 경우
④ 시정명령에 따르지 아니한 경우
⑤ 영업정지기간 중에 소독업을 한 경우

4) 영업소의 폐쇄명령을 받고도 계속하여 영업을 하거나 신고를 하지 아니하고 소독업을 하는 경우에는 관계 공무원에게 해당 영업소를 폐쇄하기 위한 다음의 조치 가능 (법 제59조제2항)

① 해당 영업소의 간판이나 그 밖의 영업표지 등의 제거·삭제

② 해당 영업소가 적법한 영업소가 아님을 알리는 게시물 등의 부착

5) 제1항에 따른 행정처분의 기준은 그 위반행위의 종류와 위반 정도 등을 고려하여 보건복지부령으로 정함. (법 제59조제3항)

9. 방역관, 역학조사관, 검역위원 및 예방위원 등

(1) 방역관 등 (법 제60조)

1) 방역관

① 두는 이유 : 감염병 예방 및 방역에 관한 업무를 처리하기 위하여

② 두는 곳 : 질병관리청 또는 시·도

③ 다만, 시·도지사는 감염병 예방 및 방역에 관한 업무를 처리하기 위하여 필요한 경우 시·군·구에도 배치가 가능

2) 역학조사관(법 제60조의2)

① 둘 수 있는 이유 : 감염병 역학조사에 관한 사무를 처리하기 위하여

② 둘 수 있는 곳 : 인구 10만명 이상인 시·군·구(규칙 제42조의2)

③ 다만, 시·도지사는 역학조사에 관한 사무를 처리하기 위하여 필요한 경우 시·군·구에도 역학조사관을 둘 수 있음

3) 방역관 및 역학조사관의 자격, 직무, 배치 등에 필요한 사항 → 대통령령으로 정함.

방역관의 자격 및 직무 등 (영 제25조)

① 법 제60조제1항에 따른 방역관은 감염병 관련 분야의 경험이 풍부한 4급 이상 공무원 중에서 임명한다. 다만, 시·군·구 소속 방역관은 감염병 관련 분야의 경험이 풍부한 5급 이상 공무원 중에서 임명할 수 있다.

② 법 제60조제3항에 따른 조치권한 외에 방역관이 가지는 감염병 발생지역의 현장에 대한 조치권한은 다음 각 호와 같다.

- 감염병의심자를 적당한 장소에 일정한 기간 입원조치 또는 격리조치
- 감염병병원체에 오염된 장소 또는 건물에 대한 소독이나 그 밖에 필요한 조치
- 일정한 장소에서 세탁하는 것을 막거나 오물을 일정한 장소에서 처리하도록 명하는 조치
- 인수공통감염병 예방을 위하여 살처분에 참여한 사람 또는 인수공통감염병에 노출된 사람 등에 대한 예방조치

역학조사관의 자격 및 직무 등 (영 제26조)

역학조사관은 다음의 업무를 담당한다.

- 역학조사 계획 수립
- 역학조사 수행 및 결과 분석
- 역학조사 실시 기준 및 방법의 개발
- 역학조사 기술지도
- 역학조사 교육훈련
- 감염병에 대한 역학적인 연구

4) 역학조사관의 자격(법 제60조의2) 〈개정 2020. 3. 4〉

① 방역, 역학조사 또는 예방접종 업무를 담당하는 공무원

② 「의료법」에 따른 의료인

③ 「약사법」에 따른 약사

④ 「수의사법」에 따른 수의사

⑤ 감염병·역학 관련 분야의 전문가 등으로 역학조사의 교육·훈련 과정을 이수한 사람일 것

방역업무 종사명령서 및 임명장(규칙 제42조의3)

① 영 제26조의2제1항 전단에 따른 방역업무 종사명령서는 별지 제30호의2서식과 같다.

② 영 제26조의3제1항 전단에 따른 방역관 또는 역학조사관에 대한 임명장은 다음 각 호의 구분에 따른다.

- 방역관 : 별지 제30호의3서식
- 역학조사관 : 별지 제30호의4서식

(2) 한시적 종사명령(법 제60조의3)

① **명령권자** : 질병관리청장 또는 시·도지사

② **종사명령** : 방역업무에 종사하도록 명할 수 있다.

- 감염병의 유입 또는 유행이 우려되거나 이미 발생한 경우
- 기간을 정하여 함

③ **명령의 대상**

- 「의료법」의 의료인에게
- 감염병관리기관으로 지정된 의료기관
- 지정된 감염병전문병원
- 감염병연구병원
- 기간을 정하여 방역관으로 임명된 자 등

④ **한시적 역학조사관**

- 임명권자 : 질병관리청장, 시·도지사 또는 시장·군수·구청장
- 시기 : 감염병의 유입 또는 유행으로 역학조사 인력이 부족한 경우
- 근거 : 법 제60조의2제3항제2호 또는 제3호에 해당하는 자를 기간을 정하여 역학조사관으로 임명

※ 제60조의2제3항제2호 또는 제3호에 해당하는 자
- 「의료법」 제2조제1항에 따른 **의료인**
- 그 밖에 「약사법」 제2조제2호에 따른 약사, 「수의사법」 제2조제1호에 따른 수의사 등 **감염병·역학 관련 분야의 전문가**

(3) 검역위원(법 제61조)

1) **임명권자** : 시·도지사

2) **구성이유** : 감염병 예방상

3) **검역위원의 직무** : ① 검역예방에 관한 사무담당 ② 운송수단 등 검역 실시 (규칙 제43조제2항)

- 역학조사에 관한 사항
- 감염병병원체에 오염된 장소의 소독에 관한 사항
- 감염병환자 등의 추적, 입원치료 및 감시에 관한 사항

- 감염병병원체에 오염되거나 오염이 의심되는 물건 및 장소에 대한 수거, 파기, 매몰 또는 폐쇄에 관한 사항
- 검역의 공고에 관한 사항

4) 검역위원의 임명, 직무 기타 필요한 사항은 보건복지부령으로 정함.

(4) 예방위원(법 제62조)

1) 임명권자 : 특별자치도지사 또는 시장·군수·구청장

2) 구성시기 : 감염병이 유행하거나 유행할 우려가 있을 때

3) 예방위원의 직무(규칙 제44조제2항)

① 역학조사에 관한 사항
② 감염병 발생의 정보수집 및 판단에 관한 사항
③ 위생교육에 관한 사항
④ 감염병환자 등의 관리 및 치료에 관한 기술자문에 관한 사항
⑤ 그 밖에 감염병 예방을 위하여 필요한 사항

4) 배치 : 시·군·구

5) 자격 : 다음 각 호의 하나에 해당하는 경우(규칙 제44조제1항)

① 의사, 한의사, 수의사, 약사 또는 간호사
② 고등교육법에 의한 대학에서 공중보건분야의 학과를 졸업한 사람
③ 공중보건 분야에 근무하고 있는 소속공무원
④ 그 밖에 공중보건 분야에 관한 학식과 경험이 풍부하다고 인정하는 사람

6) 보수(법 제62조제2항)

① 무보수가 원칙
② 인구 2만 명당 1명의 비율로 유급위원을 둘 수 있음.

7) 예방의원의 임명, 직무, 기타 필요한 사항은 보건복지부령으로 정한다.

(5) 한국건강관리협회(법 제63조)

1) 임무 : 법 제2조제6호에 따른 기생충감염병에 관한 조사·연구 등 예방사업을 수행하기 위하여

2) 협회는 법인

3) 「민법」 중 사단법인에 관한 규정을 준용

10. 경비

(1) 특별자치도·시·군·구가 부담할 경비(법 제64조)

① 한센병의 예방 및 진료 업무를 수행하는 법인 또는 단체에 대한 지원 경비의 일부
② 예방접종에 드는 경비
③ 의료기관이 예방접종을 하는 데 드는 경비의 전부 또는 일부
④ 특별자치도지사 또는 시장·군수·구청장이 지정한 감염병관리기관의 감염병관리시설의 설치·운영에 드는 경비
⑤ 특별자치도지사 또는 시장·군수·구청장이 설치한 격리소·요양소 또는 진료소 및 지정된 감염병관리기관의 감염병관리시설 설치·운영에 드는 경비
⑥ 교통 차단 또는 입원으로 인하여 생업이 어려운 사람에 대한 「국민기초생활 보장법」에 따른 최저보장수준 지원
⑦ 특별자치도·시·군·구에서 실시하는 소독이나 그 밖의 조치에 드는 경비
⑧ 특별자치도지사 또는 시장·군수·구청장이 의사를 배치하거나 의료인·의료업자·의료관계요원 등을 동원하는 데 드는 수당·치료비 또는 조제료
⑧의2 특별자치도지사 또는 시장·군수·구청장이 동원한 의료기관 병상, 연수원·숙박시설 등 시설의 운영비 등 경비
⑨ 식수 공급에 드는 경비
⑩ 예방위원의 배치에 드는 경비
⑩의2 특별자치도지사 또는 시장·군수·구청장이 실시하는 심리지원에 드는 경비
⑩의3 특별자치도지사 또는 시장·군수·구청장이 위탁하여 관계 전문기관이 심리지원을 실시하는 데 드는 경비
⑪ 그 밖에 이 법에 따라 특별자치도·시·군·구가 실시하는 감염병 예방 사무에 필요한 경비

(2) 시·도가 부담할 경비(법 제65조)

시·도(특별자치도는 제외)는 시·군·구가 부담할 경비를 대통령령으로 정하는 바에 따라 보조하여야 한다(법 제66조).

① 한센병의 예방 및 진료 업무를 수행하는 법인 또는 단체에 대한 지원 경비의 일부
② 시·도지사가 지정한 감염병관리기관의 감염병관리시설의 설치·운영에 드는 경비
③ 시·도지사가 설치한 격리소·요양소 또는 진료소 및 지정된 감염병관리기관의 감염병관리 시설 설치·운영에 드는 경비
③의2 시·도지사가 지정한 접촉자 격리시설의 설치·운영에 드는 경비
④ 내국인 감염병환자 등의 입원치료, 조사, 진찰 등에 드는 경비
⑤ 건강진단, 예방접종 등에 드는 경비
⑥ 교통 차단으로 생업이 어려운 자에 대한 「국민기초생활 보장법」에 따른 최저보장수준 지원
⑥의2 시·도지사가 의료인·의료업자·의료관계요원 등을 동원하는 데 드는 수당·치료비 또는 조제료
⑥의3 시·도지사가 동원한 의료기관 병상, 연수원·숙박시설 등 운영비 등 경비
⑦ 식수 공급에 드는 경비
⑦의2 시·도지사가 의료인 등을 방역업무에 종사하게 하는 데 드는 수당 등 경비
⑧ 검역위원의 배치에 드는 경비
⑧의2 시·도지사가 실시하는 심리지원에 드는 경비
⑧의3 시·도지사가 위탁하여 관계 전문기관이 심리지원을 실시하는데 드는 경비
⑨ 그 밖에 이 법에 따라 시·도가 실시하는 감염병 예방 사무에 필요한 경비

시·도의 보조 비율 (영 제27조)

법 제66조에 따른 시·도(특별자치도는 제외한다)의 경비 보조액은 시·군·구가 부담하는 금액의 3분의 2로 한다.

(3) 시·도가 보조할 경비(법 제66조)

① **보조할 경비** : 시·군·구가 부담할 경비의 보조
② **보조자** : 시·도
③ **보조액** : 시·군·구가 지출하는 금액의 2/3

(4) 국고 부담 경비(법 제67조)

① 감염병환자 등의 진료 및 보호에 드는 경비
② 감염병 교육 및 홍보를 위한 경비

③ 감염병 예방을 위한 전문인력의 양성에 드는 경비
④ 표본감시활동에 드는 경비
④의2 교육·훈련에 드는 경비
⑤ 해부에 필요한 시체의 운송과 해부 후 처리에 드는 경비
⑤의2 시신의 장사를 치르는 데 드는 경비
⑥ 예방접종약품의 생산 및 연구 등에 드는 경비
⑥의2 필수예방접종약품 등의 비축에 드는 경비
⑥의3 보건복지부장관 또는 질병관리청장이 지정한 감염병관리기관의 감염병관리시설의 설치·운영에 드는 경비
⑦ 보건복지부장관 및 질병관리청장이 설치한 격리소·요양소 또는 진료소 및 지정된 감염병관리기관의 감염병관리시설 설치·운영에 드는 경비
⑦의2 질병관리청장이 지정한 접촉자 격리시설의 설치·운영에 드는 경비
⑧ 위원회의 심의를 거친 품목의 비축 또는 장기구매를 위한 계약에 드는 경비
⑨ 삭제 〈2020. 8. 12〉
⑨의2 국가가 의료인·의료업자·의료관계요원 등을 동원하는 데 드는 수당·치료비 또는 조제료
⑨의3 국가가 동원한 의료기관 병상, 연수원·숙박시설 등 시설의 운영비 등 경비
⑨의4 국가가 의료인 등을 방역업무에 종사하게 하는 데 드는 수당 등 경비
⑨의5 국가가 실시하는 심리지원에 드는 경비
⑨의6 국가가 위탁하여 관계 전문기관이 심리지원을 실시하는데 드는 경비
⑩ 예방접종 등으로 인한 피해보상을 위한 경비

(5) 국가가 보조할 경비(법 제68조)

① 한센병의 예방 및 진료 업무를 수행하는 법인 또는 단체에 대한 지원 경비의 일부
② 시·도가 부담할 경비의 2분의 1 이상

(6) 본인으로부터 징수할 수 있는 경비(법 제69조)

① **징수권자** : 특별자치도지사 또는 시장·군수·구청장
② **근거** : 보건복지부령
③ **내용** : 제41조 및 제42조에 따른 입원치료비 외에 본인의 지병이나 본인에게 새로 발병한 질환 등으로 입원, 진찰, 검사 및 치료 등에 드는 경비

본인으로부터 징수할 수 있는 경비 (규칙 제45조)

법 제69조에 따라 본인이나 그 보호자로부터 징수할 수 있는 경비는 다음 각 호와 같다.

① 진찰비, 치료비, 검사료
② 수술비
③ 입원료
④ 그 밖에 진료에 든 경비

(7) 손실보상(법 제70조)

1) 보상기관 : 보건복지부장관, 시·도지사 및 시장·군수·구청장

2) 요건 : 손실보상심의위원회의 심의·의결에 따름

3) 보상 내용

① 감염병관리기관의 지정 또는 격리소 등의 설치·운영으로 발생한 손실
①의2 접촉자 격리시설의 설치·운영으로 발생한 손실
② 감염병환자, 감염병의사환자 등을 진료한 의료기관의 손실
③ 의료기관의 폐쇄 또는 업무 정지 등으로 의료기관에 발생한 손실
④ 〔제47조제1호, 제4호 및 제5호, 제48조제1항, 제49조제1항제4호, 제6호부터 제10호까지, 제12호, 제12호의2 및 제13호에 따른〕 조치로 인하여 발생한 손실
⑤ 감염병환자등이 발생·경유하거나 질병관리청장, 시·도지사 또는 시장·군수·구청장이 그 사실을 공개하여 발생한 「국민건강보험법」 제42조에 따른 요양기관의 손실로서 제1호부터 제4호까지의 손실에 준하고, 제70조의2에 따른 손실보상심의위원회가 심의·의결하는 손실

4) 결과

① 손실보상금을 받으려는 자는 손실보상 청구서에 관련 서류를 첨부하여 보건복지부장관, 시·도지사 또는 시장·군수·구청장에게 청구하여야 한다.
② 보상액을 산정함에 있어 손실을 입은 자가 법령에 따른 조치의무를 위반하여 그 손실을 발생시켰거나 확대시킨 경우에는 보상금을 지급하지 아니하거나 보상금을 감액하여 지급할 수 있다.

③ 보상의 대상·범위와 보상액의 산정, 지급 제외 및 감액의 기준 등에 관하여 필요한 사항은 대통령령으로 정한다.

손실보상금의 지급제외 및 감액기준 (영 제28조의2)

법 제70조제3항에 따라 법 또는 관련 법령에 따른 조치의무를 위반하여 손실보상금을 지급하지 아니하거나 손실보상금을 감액하여 지급할 수 있는 위반행위의 종류는 다음과 같다.

- 법 제11조에 따른 보고·신고를 게을리하거나 방해한 경우 또는 거짓으로 보고·신고한 경우
- 법 제12조에 따른 신고의무를 게을리하거나 같은 조 제1항 각 호에 따른 신고의무자의 신고를 방해한 경우
- 법 제18조제3항에 따른 역학조사 시 금지행위를 한 경우
- 법 제36조제2항 또는 제37조제2항에 따른 감염병관리시설을 설치하지 아니한 경우
- 법 제60조제4항에 따른 협조의무를 위반한 경우
- 「의료법」 제59조제1항에 따른 지도와 명령을 위반한 경우
- 그 밖에 법령상의 조치의무로서 보건복지부장관이 특히 중요하다고 인정하여 고시하는 조치의무를 위반한 경우

(8) 손실보상심의위원회(법 제70조의2)

① **기능** : 손실보상에 관한 사항을 심의·의결함

② **설치** : 보건복지부 및 시·도

③ **구성** : 위원회는 위원장 2인을 포함한 20인 이내의 위원으로 구성

- 보건복지부에 설치된 심의위원회의 위원장은 보건복지부차관과 민간위원이 공동
- 시·도에 설치된 심의위원회의 위원장은 부시장 또는 부지사와 민간위원이 공동
- 심의위원회 위원은 관련 분야에 대한 학식과 경험이 풍부한 사람과 관계 공무원으로 임명

④ **임명권자** : 대통령령에 따라 보건복지부장관 또는 시·도지사가 임명하거나 위촉한다.

⑤ **권한** : 심의위원회는 심의·의결을 위하여 필요한 경우 관계자에게 출석 또는 자료의 제출 등을 요구할 수 있다.

⑥ **근거** : 심의위원회의 구성과 운영 등에 관하여 필요한 사항은 대통령령으로 정한다.

손실보상심의위원회의 구성 및 운영 (영 제28조의3) … (생략)

(9) 감염병환자 등에 대한 생활지원(법 제70조의4)

① **기관** : 질병관리청장, 시·도지사 및 시장·군수·구청장

② **지원 대상** : 이 법에 따라 입원 또는 격리된 사람에 대하여

③ **지원 방법** : 치료비, 생활지원 및 그 밖의 재정적 지원

④ **아이돌봄 서비스 제공**

- ②에 따른 사람 및 이 법에 따른 감염병의 발생 감시, 예방·관리 및 역학조사업무에 조력한 의료인 또는 의료기관 개설자(법 제70조의3제1항) 등이 입원 또는 격리조치, 감염병의 발생 감시, 예방·관리 및 역학조사업무에 조력 등으로 자녀에 대한 돌봄 공백이 발생한 경우 「아이돌봄 지원법」에 따른 서비스를 제공하는 등 필요한 조치를 하여야 한다.
- 지원·제공을 위하여 필요한 사항은 대통령령으로 정한다.

(10) 손실보상금의 긴급지원(법 제70조의5) 〈본조신설 2020. 9. 29〉

보건복지부장관, 시·도지사 및 시장·군수·구청장은 심의위원회의 심의·의결에 따라 제70조제1항 각 호의 어느 하나에 해당하는 손실을 입은 자로서 경제적 어려움으로 자금의 긴급한 지원이 필요한 자에게 제70조제1항에 따른 손실보상금의 일부를 우선 지급할 수 있다.

(11) 심리지원(법 제70조의6) 〈본조신설 2020. 9. 29〉

① 보건복지부장관, 시·도지사 또는 시장·군수·구청장은 감염병환자등과 그 가족, 감염병의심자, 감염병 대응 의료인, 그 밖의 현장대응인력에 대하여 「정신건강증진 및 정신질환자 복지서비스 지원에 관한 법률」 제15조의2에 따른 심리지원(이하 "심리지원"이라 한다)을 할 수 있다.

② 보건복지부장관, 시·도지사 또는 시장·군수·구청장은 심리지원을 「정신건강증진 및 정신질환자 복지서비스 지원에 관한 법률」 제15조의2에 따른 국가트라우마센터 또는 대통령령으로 정하는 관계 전문기관에 위임 또는 위탁할 수 있다.

③ ①에 따른 현장대응인력의 범위와 제1항 및 제2항에 따른 심리지원에 관하여 필요한 사항은 대통령령으로 정한다.

의료인 또는 의료기관 개설자에 대한 지원 등 (영 제28조의4) … (생략)

감염병환자등에 대한 생활지원 등 (영 제28조의5)

질병관리청장, 시·도지사 또는 시장·군수·구청장은 법 제70조의4제1항에 따라 다음 각 호의 지원을 할 수 있다. 다만, 법 제41조의2제1항에 따라 유급휴가를 받은 경우에는 제2호에 따른 지원을 하지 아니한다. 〈개정 2020. 9. 11〉

① **치료비 및 입원비** : 본인이 부담하는 치료비 및 입원비. 다만, 「국민건강보험법」에 따른 요양급여의 대상에서 제외되는 비용 등 질병관리청장이 정하는 비용은 제외한다.

② **생활지원비** : 질병관리청장이 기획재정부장관과 협의하여 고시하는 금액

(12) 예방접종 등에 따른 피해의 국가보상(법 제71조)

① **국가보상의 요건** : 예방접종을 받은 사람 또는 생산된 예방·치료 의약품을 투여 받은 사람이 그 예방접종 또는 예방·치료 의약품으로 인하여 질병에 걸리거나 장애인이 되거나 사망하였을 때

② **보상의 내용** : 질병, 장애, 사망 시

- 질병으로 진료를 받은 사람 : 진료비 전액 및 정액 간병비
- 장애인이 된 사람 : 일시보상금
- 사망한 사람 : 유족에 대한 일시보상금 및 장제비

③ **인정보상** : 예방접종약품의 이상이나 예방접종 행위자 및 예방·치료 의약품 투여자 등의 과실 유무에 관계없이 해당 예방접종 또는 예방·치료 의약품을 투여 받은 것으로 인하여 발생한 피해로서 질병관리청장이 인정하는 경우로 한다.

④ **결정** : 질병관리청장은 보상청구가 있은 날부터 120일 이내에 질병, 장애 또는 사망에 해당하는지를 결정하여야 한다.

⑤ **근거** : 보상의 청구, 결정의 방법과 절차 등에 관하여 필요한 사항은 대통령령으로 정한다.

예방접종 등에 따른 피해의 보상기준 (영 제29조) … (생략)

예방접종 등에 따른 피해의 보상대상자 (영 제30조) … (생략)

예방접종 등에 따른 피해의 보상절차 (영 제31조) … (생략)

(13) 손해배상청구권과의 관계 등(법 제72조, 제73조)

① 국가는 제71조에 따른 피해보상을 하였을 때에는 보상액의 범위에서 보상을 받은 사람이 제3자에 대하여 가지는 손해배상청구권을 대위한다.
② 예방접종을 받은 자, 예방·치료 의약품을 투여 받은 자 또는 사망한 사람의 유족이 제3자로부터 손해배상을 받았을 때에는 국가는 그 배상액의 범위에서 제71조에 따른 보상금을 지급하지 아니한다.
③ 손실보상(제70조) 및 예방접종 등에 따른 피해의 국가보상(제71조)에 따라 보상받을 권리는 양도하거나 압류할 수 없다.

11. 보 칙

(1) 비밀누설 금지 (법 제74조)

① 건강진단, 입원치료, 진단 등 감염병 관련 업무에 종사하는 자
② 종사하였던 자
③ 업무상 알게 된 비밀을 누설하거나 업무목적 외의 용도로 사용하여서는 안 된다.
※ 벌칙 : 3년 이하의 징역 또는 3천만 원 이하의 벌금, 친고죄

자료의 제공 요청 및 검사 (법제74조의2) 〈개정 2020. 8. 11〉
① 질병관리청장, 시·도지사 또는 시장·군수·구청장은 **감염병관리기관의 장 등에게 감염병관리시설**, 제37조에 따른 **격리소·요양소 또는 진료소**, 제39조의3에 따른 **접촉자 격리시설의 설치 및 운영에 관한 자료의 제공을 요청할 수 있으며, 소속 공무원으로 하여금 해당 시설에 출입하여 관계 서류나 시설·장비 등을 검사하게 하거나 관계인에게 질문을 하게 할 수 있다.**
② 제1항에 따라 출입·검사를 행하는 공무원은 그 권한을 표시하는 증표를 지니고 이를 관계인에게 제시하여야 한다.

(2) 청문 (법 제75조)

① **청문권자** : 특별자치도지사 또는 시장·군수·구청장
② 영업소의 폐쇄를 명하려고

(3) 위임 및 위탁(법 제76조)

① 이 법에 따른 보건복지부장관의 권한 또는 업무는 대통령령으로 정하는 바에 따라 그 일부를 질병관리청장 또는 시·도지사에게 위임하거나 관련 기관 또는 관련 단체에 위탁할 수 있다.

② 이 법에 따른 질병관리청장의 권한 또는 업무는 대통령령으로 정하는 바에 따라 그 일부를 시·도지사에게 위임하거나 관련 기관 또는 관련 단체에 위탁할 수 있다.

[전문개정 2020. 8. 11]

권한의 위임 및 업무의 위탁 (영 제32조)

① 보건복지부장관은 법 제76조제1항에 따라 다음 각 호의 권한을 질병관리청장에게 위임한다.

② 보건복지부장관 또는 질병관리청장은 법 제76조제1항 및 제2항에 따라 법 제4조제2항제4호부터 제9호까지, 제14호부터 제17호까지 및 법 제70조에 따른 업무를 다음 각 호의 어느 하나에 해당하는 자에게 위탁할 수 있다.

…… (중략)

(4) 정보 제공 요청 및 정보 확인 등(법 제76조의2)

1) 요청권자 : 질병관리청장, 시·도지사

2) 목적 : 감염병 예방 및 감염 전파의 차단을 위하여 필요한 경우

3) 대상기관

① 관계 중앙행정기관의 장

② 지방자치단체의 장(교육감을 포함)

③ 「공공기관의 운영에 관한 법률」에 따른 공공기관, 의료기관 및 약국, 법인·단체·개인에 대하여

4) 정보의 내용

① 성명, 주민등록번호, 주소 및 전화번호(휴대전화번호 포함) 등 인적사항

② 「의료법」에 따른 처방전 및 진료기록부등

③ 질병관리청장이 정하는 기간의 출입국관리기록

④ 그 밖에 이동경로를 파악하기 위하여 대통령령으로 정하는 정보
⑤ 경찰관서의 장에게 위치정보 요청 등

5) 수집정보의 제공

① 질병관리청장은 수집한 정보를 관련 중앙행정기관의 장, 지방자치단체의 장, 국민건강보험공단 이사장, 건강보험심사평가원 원장, 보건의료기관 및 그 밖의 단체 등에게 제공할 수 있다.
② 보건의료기관 등에 제공하는 정보는 감염병 예방 및 감염 전파의 차단을 위하여 해당 기관의 업무에 관련된 정보로 한정한다.
③ 질병관리청장은 감염병 예방 및 감염 전파의 차단을 위하여 필요한 경우 이동경로 정보를 제공하여야 한다.

6) 정보의 통지

질병관리청장, 시·도지사 또는 시장·군수·구청장은 수집된 정보의 주체에게 다음의 사실을 통지하여야 한다.

① 감염병 예방 및 감염 전파의 차단을 위하여 필요한 정보가 수집되었다는 사실
② 정보가 다른 기관에 제공되었을 경우 그 사실
③ 감염병 관련 업무 이외의 목적으로 정보를 사용할 수 없으며, 업무 종료 시 지체 없이 파기된다는 사실

7) 근거 : 정보 제공의 대상·범위 및 통지의 방법 등에 관하여 필요한 사항은 보건복지부령으로 정한다.

감염병 차단을 위한 정보 제공 대상 등 (규칙 제47조의2)

① 질병관리청장은 법 제76조의2제3항에 따라 다음 각 호의 대상에게 법 제76조의2제1항 및 제2항에 따라 수집한 정보를 제공할 수 있다.
… (생략)
② 질병관리청장은 제1항에 따라 정보를 제공하는 경우에 다음 각 호의 정보시스템을 활용할 수 있다.
… (생략)
③ 법 제76조의2제6항에 따른 정보의 파기 결과 통보는 서면으로 해야 한다.
④ 법 제76조의2제7항에 따른 통지는 전자우편·서면·팩스·전화 또는 이와 유사한 방법 중 어느 하나의 방법으로 해야 한다.

12. 벌 칙

(1) 5년 이하의 징역 또는 5천만원 이하의 벌금(법 제77조)

① 고위험병원체의 반입 허가를 받지 아니하고 반입한 자(법 제22조제1항·제2항)
② 보유허가를 받지 아니하고 생물테러감염병병원체를 보유한 자(법 제23조의3제1항)
③ 수출금지 된 의약외품 등을 수출하거나 국외로 반출한 자(법 제40조의3제1항)

(2) 3년 이하의 징역 또는 3천만원 이하의 벌금(법 제78조)

① 허가를 받지 아니하거나 변경허가를 받지 아니하고 고위험병원체 취급시설을 설치·운영한 자(법 제23조제2항)
② 변경허가를 받지 아니한 자(법 제23조의3제3항)
③ 업무상 알게 된 비밀을 누설하거나 업무목적 외의 용도로 사용한 자(법 제74조)

(3) 2년 이하의 징역 또는 2천만원 이하의 벌금(법 제79조)

① 역학조사 위반 자(법 제18조제3항)
② 신고를 하지 아니하거나 거짓으로 신고한 자(법 제21조제1항부터 제3항까지, 제22조제3항)
②의2 현장조사를 정당한 사유 없이 거부·방해 또는 기피한 자(법 제21조제5항)
②의3 신고를 하지 아니하고 고위험병원체 취급시설을 설치·운영한 자(법 제23조제2항)
③ 안전관리 점검을 거부·방해 또는 기피한 자(법 제23조제8항)
③의2 고위험병원체 취급시설의 폐쇄명령 또는 운영정지명령을 위반한 자(법 제23조의2)
④ 방역관의 조치에 비협조한 자〔단. 공무원은 제외〕(법 제60조제4항)
⑤ 정보사용을 위반한 자(법 제76조의2제6항)

(4) 1년 이하의 징역 또는 2천만원 이하의 벌금(법 제79조의2)

① 위반하여 고위험병원체를 취급한 자(법 제23조의4제1항)
② 위반하여 고위험병원체를 취급하게 한 자(법 제23조의4제2항)

③ 위반하여 질병관리청장 또는 시·도지사의 요청을 거부하거나 거짓자료를 제공한 의료기관 및 약국, 법인·단체·개인(법 제76조의2제1항)
④ 위반하여 경찰관서의 장의 요청을 거부한 자(법 제76조의2제2항 후단)

(5) 1년 이하의 징역 또는 1천만원 이하의 벌금(법 제79조의3)

① 위반하여 입원치료를 받지 아니한 자(법 제41조제1항)
② 삭제 〈2020. 8. 12〉
③ 위반하여 자가치료 또는 시설치료 및 의료기관 입원치료를 거부한 자 (법 제41조제2항)
④ 입원 또는 격리 조치를 거부한 자(법 제42조제1항·제2항제1호·제3항·제7항)
⑤ 입원 또는 격리 조치를 위반한 자(법 제47조제3호, 제49조제1항제14호)

(6) 500만원 이하의 벌금(법 제79조의4)

① 제1급감염병 및 제2급감염병에 대하여 제11조에 따른 보고 또는 신고 의무를 위반하거나 거짓으로 보고 또는 신고한 의사, 치과의사, 한의사, 군의관, 의료기관의 장 또는 감염병병원체 확인기관의 장
② 제1급감염병 및 제2급감염병에 대하여 제11조에 따른 의사, 치과의사, 한의사, 군의관, 의료기관의 장 또는 감염병병원체 확인기관의 장의 보고 또는 신고를 방해한 자

(7) 300만원 이하의 벌금(법 제80조)

① 제3급감염병 및 제4급감염병에 대하여 보고 또는 신고 의무를 위반하거나 거짓으로 보고 또는 신고한 의사, 치과의사, 한의사, 군의관, 의료기관의 장, 감염병병원체 확인기관의 장 또는 감염병 표본감시기관(법 제11조)
② 제3급감염병 및 제4급감염병에 대하여 의사, 치과의사, 한의사, 군의관, 의료기관의 장, 감염병병원체 확인기관의 장 또는 감염병 표본감시기관의 보고 또는 신고를 방해한 자(법 제11조)
②의2 감염병병원체 검사를 거부한 자(법 제13조제2항)
③ 위반하여 감염병관리시설을 설치하지 아니한 자(법 제37조제4항)
④ 삭제 〈2020. 3. 4〉

⑤ 제42조(감염병에 관한 강제처분)에 따른 강제처분에 따르지 아니한 자(제42조제1항·제2항제1호·제3항 및 제7항에 따른 입원 또는 격리 조치를 거부한 자는 제외한다)

⑥ 위반하여 일반인과 접촉하는 일이 많은 직업에 종사한 자 또는 감염병환자등을 그러한 직업에 고용한 자(법 제45조)

⑦ 제47조(같은 조 제3호는 제외한다) 또는 제49조제1항(같은 항 제3호 중 건강진단에 관한 사항과 같은 항 제14호는 제외한다)에 따른 조치에 위반한 자

⑧ 소독업 신고를 하지 아니하거나 거짓이나 그 밖의 부정한 방법으로 신고하고 소독업을 영위한 자(법 제52조제1항)

⑨ 기준과 방법에 따라 소독하지 아니한 자(법 제54조제1항)

(8) 200만원 이하의 벌금(법 제81조)

① 삭제 〈2018. 3. 27〉

② 삭제 〈2018. 3. 27〉

③ 신고를 게을리 한 자(법 제12조제1항)

④ 세대주, 관리인 등으로 하여금 신고를 하지 아니하도록 한 자(법 제12조제1항)

⑤ 삭제 〈2015. 7. 6〉

⑥ 해부명령을 거부한 자(법 제20조)

⑦ 예방접종증명서를 거짓으로 발급한 자(법 제27조)

⑧ 역학조사를 거부·방해 또는 기피한 자(법 제29조)

⑨ 성매개감염병에 관한 건강진단을 받지 아니한 자를 영업에 종사하게 한 자(법 제45조제2항)

⑩ 건강진단을 거부하거나 기피한 자(법 제46조, 제49조제1항제3호)

⑪ 정당한 사유 없이 자료 제공 요청에 따르지 아니하거나 거짓 자료를 제공한 자, 검사나 질문을 거부·방해 또는 기피한 자(법 제74조의2제1항)

(9) 양벌규정(법 제82조)

① 법인의 대표자나 법인 또는 개인의 대리인, 사용인, 그 밖의 종업원이 그 법인 또는 개인의 업무에 관하여 제77조부터 제81조까지의 어느 하나에 해당하는 위반행위를 하면 그 행위자를 벌하는 외에 그 법인 또는 개인에게도 해당 조문의 벌금형을 과(科)한다.

② 다만, 법인 또는 개인이 그 위반행위를 방지하기 위하여 해당 업무에 관하여 상당한 주의와 감독을 게을리 하지 아니한 경우에는 그러하지 아니하다.

(10) 과태료(법 제83조)

질병관리청장, 관할 시·도지사 또는 시장·군수·구청장이 부과·징수한다.

1) 1천만원 이하의 과태료

① 변경신고를 하지 아니한 자(법 제23조제3항 단서, 동조 제4항)
② 신고를 하지 아니한 자(법 제23조제5항)
③ 변경신고를 하지 아니한 자(법 제23조의3제3항 단서)
④ 거짓 진술, 거짓 자료를 제출하거나 고의적으로 사실을 누락·은폐한 자(법 제35조의2)

2) 300만원 이하의 과태료(법 제83조제2항)

제49조제1항제2호의2의 조치를 따르지 아니한 관리자·운영자 〈신설 2020. 8. 12〉

3) 100만원 이하의 과태료

① 보고를 하지 아니하거나 거짓으로 보고한 자(법 제28조제2항), (법 제33조의3)
②의2 전원등의 조치를 거부한 자(법 제41조제3항)
③ 소독을 하지 아니한 자(법 제51조제3항)
④ 휴업·폐업 또는 재개업 신고를 하지 아니한 자(법 제53조제1항 및 제2항)
⑤ 소독에 관한 사항을 기록·보존하지 아니하거나 거짓으로 기록한 자(법 제54조제2항)

4) 10만원 이하의 과태료 〈신설 2020. 8. 12〉

① 제49조제1항제2호의2 또는 제2호의3의 조치를 따르지 아니한 이용자
② 제49조제1항제2호의4의 조치를 따르지 아니한 자

과태료의 부과 (영 제33조)

법 제83조제1항부터 제4항까지의 규정에 따른 과태료의 부과기준은 별표 3과 같다.
〈개정 2020. 10. 13〉

[별표 3] 개별 기준

위반행위	근거 법조문	과태료 금액(단위 : 만원)	
		1차 위반	2차 이상 위반
가. 법 제23조제3항 단서 또는 같은 조 제4항에 따른 변경신고를 하지 않은 경우	법 제83조제1항제1호	100	200
나. 법 제23조제5항에 따른 신고를 하지 않은 경우	법 제83조제1항제2호	100	200
다. 법 제23조의3제3항 단서에 따른 변경신고를 하지 않은 경우	법 제83조제1항제3호	100	200
라. 법 제28조제2항에 따른 보고를 하지 않거나 거짓으로 보고한 경우	법 제83조제3항제1호	50	100
마. 법 제33조의3에 따른 보고를 하지 않거나 거짓으로 보고한 경우	법 제83조제3항제2호	50	100
바. 법 제35조의2를 위반하여 거짓 진술, 거짓 자료를 제출하거나 고의적으로 사실을 누락·은폐한 경우	법 제83조제1항제4호	500	1,000
사. 법 제41조제3항에 따른 전원등의 조치를 거부한 경우	법 제83조제3항제2호의2	50	100
아. 감염병 전파의 위험성이 있는 장소 또는 시설의 관리자·운영자가 법 제49조제1항제2호의2의 조치를 따르지 않은 경우	법 제83조제2항	150	300
자. 감염병 전파의 위험성이 있는 장소 또는 시설의 이용자나 감염병 전파가 우려되는 운송수단의 이용자가 법 제49조제1항제2호의2 또는 제2호의3의 조치를 따르지 않은 경우	법 제83조제4항제1호	10	10
차. 법 제49조제1항제2호의4의 조치를 따르지 않은 경우	법 제83조제4항제2호	10	10
카. 법 제51조제3항에 따른 소독을 하지 않은 경우	법 제83조제3항제3호	50	100
타. 법 제53조에 따른 휴업·폐업 또는 재개업 신고를 하지 않은 경우	법 제83조제3항제4호	25	50
파. 법 제54조제2항에 따른 소독에 관한 사항을 기록·보존하지 않거나 거짓으로 기록한 경우	법 제83조제3항제5호	15	30

4장 감염병 예방 및 관리에 관한 법률 출제예상문제 및 해설

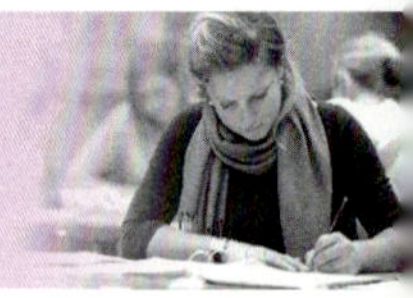

01 감염병 예방 목적으로 옳은 것은?

> 감염병의 ( )과 ( )을 방지하고, 국민 건강의 ( ) 및 ( )에 이바지함을 목적으로 한다.

① 증진 · 발생 · 유행 · 향상
② 발생 · 향상 · 증진 · 유행
③ 증진 · 발생 · 향상 · 유행
④ 발생 · 유행 · 증진 · 유지
⑤ 원인 · 유행 · 안전 · 유지

정답 및 해설

해설 감염병 예방 및 관리에 관한 법률 제1조 : 국민 건강에 위해(危害)가 되는 감염병의 발생과 유행을 방지하고, 그 예방 및 관리를 위하여 필요한 사항을 규정함으로써 국민 건강의 증진 및 유지에 이바지함을 목적으로 한다.

정답 ④

02 감염병의 병원체를 확인할 수 있는 기관이 아닌 곳은?

① 국립검역소
② 질병관리청
③ 의과대학
④ 보건진료소
⑤ 보건환경연구원

정답 및 해설

해설 감염병 예방 및 관리에 관한 법률 법 제16조의2(감염병병원체 확인기관) 〈개정 2020. 8. 11〉
1. 질병관리청, 2. 국립검역소, 3. 「보건환경연구원법」 제2조에 따른 보건환경연구원, 4. 「지역보건법」 제10조에 따른 보건소, 5. 「의료법」 제3조에 따른 의료기관(이하"의료기관"이라 한다) 중 진단검사의학과 전문의가 상근(常勤)하는 기관, 6. 「고등교육법」 제4조에 따라 설립된 의과대학, 7. 「결핵예방법」 제21조에 따라 설립된 대한결핵협회(결핵환자의 병원체를 확인하는 경우만 해당한다), 8. 「민법」 제32조에 따라 한센병환자 등의 치료 · 재활을 지원할 목적으로 설립된 기관(한센병환자의 병원체를 확인하는 경우만 해당한다), 9. 인체에서 채취한 검사물에 대한 검사를 국가, 지방자치단체, 의료기관 등으로부터 위탁받아 처리하는 기관 중 진단검사의학과 전문의가 상근(常勤)하는 기관

정답 ④

03 국가 및 지방자치단체가 감염병의 예방 및 관리를 위하여 수행해야 할 사업으로 옳지 않은 것은?

① 감염병 예방을 위한 참여인력의 확대
② 감염병의 예방 및 방역대책
③ 감염병환자 등의 진료 및 보호
④ 감염병에 관한 교육 및 홍보
⑤ 감염병병원체 검사 · 보존 · 관리 및 약제내성감시

정답 및 해설

해설 국가 및 지방자치단체는 감염병의 예방 및 관리를 위하여 다음 각 호의 사업을 수행하여야 한다.(법 제4조) 문제 ②, ③, ④, ⑤외에 감염병 예방을 위한 예방접종계획의 수립 및 시행, 감염병에 관한 정보의 수집 · 분석 및 제공, 감염병에 관한 조사 · 연구 감염병 예방을 위한 전문인력의 양성, 감염병 관리정보 교류 등을 위한 국제 협력, 감염병의 치료 및 예방을 위한 약품 등의 비축, 감염병 발생조사 · 연구 및 예방대책 수립, 한센병의 예방 및 진료업무를 수행하는 법인 또는 단체에 대한 지원, 감염병 관리사업의 평가, 감염병 예방 및 관리를 위한 정보시스템의 구축 및 운영, 해외 신종감염병의 국내 유입에 대비한 계획 준비, 교육 및 훈련 해외 신종감염병 발생 동향의 지속적 파악, 위험성 평가 및 관리대상 해외 신종감염병의 지정, 관리대상 해외 신종감염병에 대한 병원체 등 정보 수집, 특성분석, 연구를 통한 예방과 대응체계 마련, 보고서 발간 및 지침(매뉴얼을 포함한다) 고시 등이 포함된다.

정답 ①

04 감염병 기본 계획내용으로 옳지 않은 것은?

① 예방 · 관리의 기본목표 및 추진방향
② 통계 및 정보의 관리 방안
③ 위기대응역량의 강화 방안
④ 감염병 관련 의료 제공
⑤ 사업계획 및 추진방법

정답 및 해설

해설 감염병의 예방 및 계획의 수립(법 제7조제2항)〈개정 2020. 3. 4〉

- 기본목표 및 추진방향
- 사업계획 및 추진방법
- 전문인력의 양성 및 감염병 위기대응역량의 강화 방안
- 감염병 통계 및 정보의 관리 방안
- 감염병 관련 정보의 의료기관 간 공유 방안
- 그 밖에 감염병의 예방 및 관리에 필요한 사항

정답 ④

05 감염병관리위원회 위원의 구성과 임기는?

① 20명 이내－1년　② 20명 이내－2년　③ 30명 이내－2년
④ 30명 이내－3년　⑤ 50명 이내－3년

정답 및 해설

해설 감염병의 예방 및 관리에 관한 법률 제10조, 시행령 제2조제3항

정답 ③

06 의료기관에 소속되지 아니한 의사 또는 한의사가 감염병환자 등을 진단하였을 때 누구에게 신고해야 하는가?

① 보건소장　② 경찰서장　③ 시 · 도지사
④ 시장 · 군수 · 구청장　⑤ 보건복지부장관

정답 및 해설

해설 감염병 예방 및 관리에 관한 법률 제11조제1항 의료기관에 소속되지 아니한 의사, 치과의사 또는 한의사는 그 사실을 관할 보건소장에게 신고하여야 한다. 〈개정 2020. 8. 11〉

정답 ①

07 인수공통감염병 발생 시 질병관리청장에게 즉시 통보하는 내용으로 옳지 <u>않은</u> 것은?

① 탄저　② 이질
③ 고병원성조류인플루엔자　④ 광견병
⑤ 대통령령으로 정한 인수공통감염병 – 동물인플루엔자(H5)

정답 및 해설

해설 감염병 예방 및 관리에 관한 법률 제14조, 시행령 제9조 〈개정 2016. 1. 6〉

정답 ②

08 제1급감염병환자의 신고 의무자에 해당되지 않는 자는?

① 가정에서는 이웃사람 ② 숙박업의 경영자
③ 예배장소의 관리인 ④ 공연장의 관리자
⑤ 학교에서의 학교장

정답 및 해설

해설 감염병 예방 및 관리에 관한 법률 제12조제1항 신고의무자는 일반가정에서는 세대를 같이하는 세대주(다만, 세대주가 부재중인 경우에는 그 세대원), 학교, 병원, 관공서, 회사, 공연장, 예배장소, 선박 · 항공기 · 열차 등 운송수단, 각종 사무소 · 사업소, 음식점, 숙박업소 또는 그 밖에 여러 사람이 모이는 장소로서 '보건복지부령으로 정하는 장소'의 관리인, 경영자 또는 대표자

※ "보건복지부령으로 정하는 장소"(시행규칙 제8조제2항)란 다음 각 호의 장소를 말한다. 〈신설 2016. 1. 7〉

1. 「약사법」 제2조제3호에 따른 약국(이하 "약국"이라 한다)
2. 「사회복지사업법」 제2조제4호에 따른 사회복지시설
3. 「모자보건법」 제2조제11호에 따른 산후조리원
4. 「공중위생관리법」 제2조에 따른 목욕장업소, 이용업소, 미용업소

정답 ①

09 신고의무자의 신고방법으로 옳지 않은 것은?

① 서면 ② 구두 ③ 전화 ④ 수화 ⑤ 컴퓨터 통신

정답 및 해설

해설 감염병 예방 및 관리에 관한 법률 시행규칙 제9조 서면, 구두(口頭), 전보, 전화 또는 컴퓨터통신의 방법으로 보건소장에게 지체 없이 신고하거나 알려야 한다. 〈개정 2016. 1. 7〉

정답 ④

10 감염병 발생 및 유행 여부 또는 예방접종 후 이상반응에 관한 조사가 긴급히 필요한 경우 역학조사를 실시하는 자는?

① 보건소장 ② 질병관리청장 ③ 시 · 도지사
④ 시장 · 군수 · 구청장 ⑤ 보건복지부장관

정답 및 해설

해설 감염병의 예방 및 관리에 관한 법률 시행령 제13조제1호〈개정 2020. 9. 11〉

정답 ②

11 국민 건강에 중대한 위협을 미칠 우려가 있는 감염병으로 사망한 것으로 의심이 되어 시체를 해부(解剖)하지 아니하고는 감염병 여부의 진단과 사망의 원인규명을 할 수 없다고 인정하면 그 시체의 해부를 명할 수 있는 자는?

① 보건소장 ② 질병관리청장 ③ 시 · 도지사
④ 시장 · 군수 · 구청장 ⑤ 보건복지부장관

정답 및 해설

해설 감염병의 예방 및 관리에 관한 법률 제20조제1항 〈개정 2020. 8. 11〉

정답 ②

12 감염병 환자, 식품 또는 동식물 등으로부터 고위험병원체를 분리하거나 분리된 병원체를 이동하고자 하는 경우 누구에게 신고해야 하는가?

① 보건소장 ② 질병관리청장 ③ 시 · 도지사
④ 시장 · 군수 · 구청장 ⑤ 보건복지부장관

정답 및 해설

해설 감염병의 예방 및 관리에 관한 법률 제21조제1항 〈개정 2020. 8. 11〉

정답 ②

13 감염병의 진단 및 학술 연구 등을 목적으로 고위험병원체를 국내로 반입하려는 자는 누구에게 허가를 받아야 하는가?

① 보건소장 ② 질병관리청장 ③ 시 · 도지사
④ 시장 · 군수 · 구청장 ⑤ 보건복지부장관

정답 및 해설

해설 감염병의 예방 및 관리에 관한 법률 제22조제1항 〈개정 2020. 8. 11〉

정답 ②

14 필수 예방접종 감염병은?

① 콜레라, 파상풍, 유행성 이하선염
② B형 간염, 폴리오, 홍역
③ 풍진, 일본뇌염, 발진티푸스
④ 결핵, 백일해, 페스트
⑤ 수두, 두창, 성홍열

정답 및 해설

해설 감염병 예방 및 관리에 관한 법률 제24조제1항〈개정 2020. 8. 11〉 예방접종 감염병은 디프테리아, 폴리오, 백일해, 홍역, 파상풍, 결핵, B형 간염, 유행성 이하선염, 풍진, 수두, 일본뇌염, b형 헤모필루스인플루엔자, 폐렴구균, 인플루엔자, A형간염, 사람유두종바이러스감염증 그 밖에 질병관리청장이 감염병 예방을 위하여 필요하다고 인정하여 지정하는 감염병

정답 ②

15 감염병 예방접종의 공고 내용으로 옳지 않은 것은?

① 예방접종 장소
② 예방접종 일시
③ 예방접종의 종류
④ 예방접종을 받을 자의 범위
⑤ 예방접종 방법

정답 및 해설

해설 감염병 예방 및 관리에 관한 법률 제26조 예방접종의 일시 및 장소, 예방접종의 종류, 예방접종을 받을 사람의 범위를 정하여 미리 공고하여야 한다.

정답 ⑤

16 특별자치도지사나 시장 · 군수 · 구청장이 아닌 자가 예방접종을 실시하면 예방접종 실시대장에 예방접종에 관한 기록을 작성하고, 해당 예방접종 실시대장을 누구에게 제출하여야 하는가?

① 보건소장
② 질병관리청장
③ 시 · 도지사
④ 보건복지부장관
⑤ 특별자치도지사 또는 시장 · 군수 · 구청장

정답 및 해설

해설 법 제28조제2항 특별자치도지사나 시장 · 군수 · 구청장이 아닌 자가 예방접종을 실시한 경우 : 특별자치도지사나 시장 · 군수 · 구청장에게 보고

정답 ⑤

17 예방접종의 효과 및 예방접종 후 이상반응에 관한 역학조사를 명할 수 있는 자는?

① 보건소장　② 질병관리청장　③ 시 · 도지사
④ 시장 · 군수 · 구청장　⑤ 보건복지부장관

정답 및 해설

해설 감염병 예방 및 관리에 관한 법률 제29조 질병관리청장, 시 · 도지사 또는 시장 · 군수 · 구청장은 다음 각 호의 구분에 따라 조사를 실시하고, 예방접종 후 이상반응 사례가 발생하면 그 원인을 밝히기 위하여 제18조에 따라 역학조사를 하여야 한다.

1. 질병관리청장 : 예방접종의 효과 및 예방접종 후 이상 반응에 관한 조사
2. 시 · 도지사 또는 시장 · 군수 · 구청장 : 예방접종 후 이상반응에 관한 조사

정답 ②

18 예방접종으로 인한 질병 · 장애 · 사망의 원인 규명 및 피해 보상 등을 조사하고, 제3자의 고의 또는 과실 유무를 조사하기 위하여 예방접종피해조사반을 두는 곳은?

① 보건소　② 질병관리청　③ 시 · 도
④ 시 · 군 · 구청　⑤ 보건복지부

정답 및 해설

해설 감염병 예방 및 관리에 관한 법률 제30조제1항 질병관리청에 예방접종피해조사반을 둔다.
〈개정 2020. 8. 11〉

정답 ②

19 예방접종피해조사반원으로 임명 또는 위촉받을 수 없는 사람은?

① 의사　② 질병관리청 소속 공무원　③ 한의사
④ 예방접종 및 예방접종 후 이상반응 분야의 전문가　⑤ 검역 전문가

정답 및 해설

해설 감염병 예방 및 관리에 관한 법률 시행령 제21조제2항 피해조사반원은 질병관리청장이 소속 공무원이나 예방접종 및 예방접종 후 이상반응 분야의 전문가, 의료인에 해당하는 사람 중에서 임명하거나 위촉한다.
〈개정 2020. 9. 11〉

정답 ⑤

20 예방접종약을 계획 생산할 수 없는 경우는?

① 원료를 외국으로부터 수입하는 경우
② 시범접종에 사용할 목적으로 생산하는 경우
③ 생산기간이 6개월 이상 소요되는 경우
④ 국내공급이 부족하다고 판단될 경우
⑤ 가격의 상승이 예상되는 경우

정답 및 해설

해설 감염병 예방 및 관리에 관한 법률 시행규칙 제27조제1항 참고 〈개정 2020. 9. 11〉

정답 ⑤

21 예방접종약의 계획생산을 할 수 있는 사람은?

① 시 · 도지사 ② 시장 · 군수 · 구청장 ③ 보건소장
④ 보건복지부장관 ⑤ 질병관리청장

정답 및 해설

해설 감염병 예방 및 관리에 관한 법률 제33조제1항 질병관리청장은 예산의 범위에서 감염병의 예방접종에 필요한 수량의 예방접종약품을 미리 계산하여 「약사법」 제31조에 따른 의약품 제조업자에게 생산하게 할 수 있으며, 예방접종약품을 연구하는 자 등을 지원할 수 있다. 〈개정 2020. 8. 11〉

정답 ⑤

22 필수예방접종 또는 임시예방접종을 받은 사람에게 보건복지부령으로 정하는 바에 따라 예방접종증명서를 발급하여야 하는 사람은?

① 보건복지부장관 ② 광역시장 · 군의관 ③ 보건소장
④ 보건지소장 ⑤ 질병관리청장

정답 및 해설

해설 감염병의 예방 및 관리에 관한 법률 제27조제1항 질병관리청장, 특별자치도지사 또는 시장 · 군수 · 구청장은 필수예방접종 또는 임시예방접종을 받은 사람 본인 또는 법정대리인에게 보건복지부령으로 정하는 바에 따라 예방접종증명서를 발급하여야 한다. 〈개정 2020. 8. 11〉

정답 ⑤

23 감염병 위기관리대책에 포함 되어야할 내용으로 옳은 것은?

> ① 재난상황 발생 및 해외 신종감염병 유입에 대한 대응체계 및 기관별 역할
> ② 재난 및 위기상황판단, 위기경보 결정 및 관리체계
> ③ 감염병위기 시 동원하여야 할 의료인 등 전문인력, 시설, 의료기관의 명부 작성
> ④ 의료용품의 비축 방안 및 조달 방안

① ①, ②, ③　② ①, ③　③ ②, ④
④ ④　⑤ ①, ②, ③, ④

정답 및 해설

해설 감염병의 예방 및 관리에 관한 법률 제34조제2항 〈개정 2020. 9. 29〉

정답 ⑤

24 의료기관의 시설 기준 중 의원에 해당하는 시설을 갖추거나 임시숙박시설 및 간이진료시설을 갖춘 기관은?

① 격리소 · 요양소　② 격리치료병원　③ 진료소
④ 요양 진료소　⑤ 검역소

정답 및 해설

해설 감염병의 예방 및 관리에 관한 법률 제39조, 시행규칙 제31조제1항 〈개정 2020. 10. 7〉

정답 ①

25 일시적으로 업무 종사의 제한을 받는 감염병환자는?

① 제1급감염병환자　② 제2급감염병환자　③ 제3급감염병환자
④ 제4급감염병환자　⑤ 기생충감염병환자

정답 및 해설

해설 감염병의 예방 및 관리에 관한 법률 제45조, 시행규칙 제33조(업무 종사의 일시 제한) 〈개정 2019. 11. 22〉

정답 ②

26 감염병으로 일시적 업무 종사의 제한을 받는 업종은?

① 완구점	② 집단 급식소	③ 문구점	④ 식품 접객업

① ①, ②, ③　② ①, ③　③ ②, ④
④ ④　⑤ ①, ②, ③, ④

정답 및 해설

해설 감염병의 예방 및 관리에 관한 법률 제45조, 시행규칙 제33조

정답 ③

27 시 · 군 · 구청장이 감염병 유행에 대한 방역 조치로 옳은 것은?

① 감염병환자등이 있는 장소나 감염병병원체에 오염되었다고 인정되는 장소에 대한 일시적 폐쇄
② 감염병병원체에 감염되었다고 의심되는 사람을 적당한 장소에 일정한 기간 입원 또는 격리
③ 감염병병원체에 오염되었거나 오염되었다고 의심되는 물건을 사용 · 접수 · 이동하거나 버리는 행위 또는 해당 물건의 세척을 금지하거나 태우거나 폐기처분
④ 감염병병원체에 오염된 장소에 대한 소독이나 그 밖에 필요한 조치

① ①, ②, ③　② ①, ③　③ ②, ④
④ ④　⑤ ①, ②, ③, ④

정답 및 해설

해설 감염병의 예방 및 관리에 관한 법률 제47조 〈개정 2020. 8. 11〉

정답 ⑤

※ 아래 문제에 해당하는 감염병의 예방 및 관리에 관한 법률 내용을 답가지(①~⑥) 중에서 지시하는 수만큼 고르시오.

① 감염병 예방조치	② 감염병 신고방법	③ 감염병 계획수립
④ 감염병 감시체계	⑤ 예방접종 공고	⑥ 감염병 전파차단

28 인수공통감염병 예방을 위하여 살처분(殺處分)에 참여한 사람 또는 인수공통감염병에 드러난 사람 등에 대한 예방조치를 명한다. 흥행, 집회, 제례 또는 그 밖의 여러 사람의 집합을 제한하거나 금지한다. 감염병 매개의 중간 숙주가 되는 동물류의 포획 또는 생식을 금지한다. 쥐, 위생해충 또는 그 밖의 감염병 매개동물의 구제(驅除) 또는 구제시설의 설치를 명한다.
[1개 항목을 고르시오.]

정답 및 해설

해설 감염병 예방 및 관리에 관한 법률 제49조제1항제5호 및 제2호 및 제11호 및 제9호 모두 감염병을 예방하기 위한 조치들이다. 〈개정 2020. 9. 29〉

정답 ①

29 소독을 해야 하는 시설로 옳지 않은 것은?

① 관광숙박업소 ② 여객운송 철도차량과 역사(驛舍) 및 역무시설
③ 학교
④ 한번에 100명 이상에게 계속적으로 식사를 공급하는 집단급식소
⑤ 30명을 수용하는 합숙소

정답 및 해설

해설 감염병 예방 및 관리에 관한 법률 제51조, 시행규칙 제35조, 시행령 제24조제7의2호 「화재예방, 소방시설 설치 · 유지 및 안전관리에 관한 법률 시행령」 별표 2 제8호가목에 따른 합숙소(50명 이상을 수용할 수 있는 경우만 해당한다) 〈개정 2020. 6. 2〉

정답 ⑤

30 소독을 해야 할 시설의 규모로 옳지 않은 것은?

① 300세대 이상의 공동주택 ② 30명을 수용하는 어린이집
③ 객석수 300석 이상의 공연장 ④ 연면적 300제곱미터 이상의 고속버스 대합실
⑤ 종합병원, 병원, 요양병원, 치과병원 및 한방병원

정답 및 해설

해설 감염병 예방 및 관리에 관한 법률 제51조, 「영유아보육법」에 따른 어린이집 및 「유아교육법」에 따른 유치원(50명 이상을 수용하는 어린이집 및 유치원만 해당한다) (영 제24조제12호 참조) 〈개정 2020. 6. 2〉

정답 ②

31 소독업을 하고자 하는 자는 누구에게 신고를 해야 하는가?

① 국립보건원장 ② 시 · 도지사 ③ 시장 · 군수 · 구청장
④ 보건소장 ⑤ 질병관리청장

정답 및 해설

해설 감염병 예방 및 관리에 관한 법률 제52조제1항 특별자치도지사 또는 시장 · 군수 · 구청장에게 신고하여야 한다. 〈개정 2020. 3. 4〉

정답 ③

32 소독업자가 그 영업을 30일 이상 휴업하거나 폐업 또는 재개업하려면 누구에게 신고를 해야 하는가?

① 국립보건원장 ② 시 · 도지사 ③ 시장 · 군수 · 구청장
④ 보건소장 ⑤ 질병관리청장

정답 및 해설

해설 법 제53조 : 특별자치도지사 또는 시장 · 군수 · 구청장에게 신고 〈개정 2020. 3. 4〉

정답 ③

33 소독업자는 소독실시 사항을 기록하고 이를 몇 년 동안 보관하여야 하는가?

① 1년 ② 2년 ③ 3년 ④ 4년 ⑤ 5년

정답 및 해설

해설 규칙 제40조제3항 : 소독업자는 소독실시대장에 소독에 관한 사항을 기록하고, 이를 2년간 보존하여야 한다.

정답 ②

34 소독업자 교육내용으로 옳지 않은 것은?

① 소독업의 신고를 한 날로부터 6월 이내에 소독에 관한 교육을 받아야 한다.

② 당해 영업에 종사하는 소독업무 종사자는 종사한 날로부터 6개월 이내에 소독에 관한 교육을 받게 하여야 한다.

③ 종사자는 3년마다 1회 이상 보수교육을 받아야 한다.

④ 소독에 관한 교육은 보건복지부장관이 지정하는 기관이 실시한다.

⑤ 교육에 필요한 경비는 국가가 부담한다.

정답 및 해설

해설 감염병 예방 및 관리에 관한 법률 제55조, 시행규칙 제41조제4항 : 교육에 필요한 경비는 교육을 받는 자가 부담

정답 ⑤

35 소독업의 영업정지 명령을 할 수 있는 경우는?

> ① 변경신고를 하지 아니하거나 휴업, 폐업 또는 재개업신고를 하지 아니한 때
> ② 시설 · 장비 및 인력 기준에 미달하게 된 때
> ③ 소독의 기준과 방법에 따르지 아니하고 소독을 실시하거나 소독실시 사항을 기록 · 보전하지 아니한 때
> ④ 교육을 받지 아니하거나 소독업무종사자로 하여금 교육을 받게 하지 아니한 때

① ①, ②, ③ ② ①, ③ ③ ②, ④
④ ④ ⑤ ①, ②, ③, ④

정답 및 해설

해설 감염병 예방 및 관리에 관한 법률 제59조제1항 참조 〈개정 2020. 3. 4〉

정답 ②

36 감염병 예방에 관한 업무를 처리하기 위해 방역관은 어디에 두는가?

① 보건복지부, 질병관리청 ② 질병관리청, 보건소
③ 질병관리청, 시 · 도 ④ 시 · 도지사, 시장 · 군수 · 구청장
⑤ 시 · 도지사, 보건소

정답 및 해설

해설 감염병의 예방 및 관리에 관한 법률 제60조제1항 질병관리청 및 시 · 도지사는 감염병 예방 및 방역에 관한 업무를 담당하는 방역관을 소속 공무원 중에서 임명한다. 다만, 시 · 도지사는 감염병 예방 및 방역에 관한 업무를 처리하기 위하여 필요한 경우 시 · 군 · 구에도 방역관을 배치할 수 있음 〈개정 2020. 8. 11〉

정답 ③

※ 아래 문제에 해당하는 감염병 예방 및 관리에 관한 법률 내용을 답가지(①~⑩) 중에서 지시하는 수만큼 고르시오.

① 방역관	② 검역위원	③ 예방위원
④ 역학조사관	⑤ 보건소장	⑥ 의료인
⑦ 수의사	⑧ 학교에서 공중보건 분야 학과를 졸업한 사람	
⑨ 100만 원 이하 과태료	⑩ 공중보건 분야에 근무하고 있는 소속 공무원	

37 질병관리청 및 각 시 · 도에 배치할 수 있고, 시 · 도지사가 감염병 역학조사에 관한 사무를 처리하기 위하여 필요한 경우에는 시 · 군 · 구에도 둘 수 있다. 질병관리청장 또는 시 · 도지사는 임명된 이 사람에게 예산의 범위에서 직무수행에 필요한 비용 등을 지원할 수 있다. [1개 항목을 고르시오.]

정답 및 해설

해설 감염병 예방 및 관리에 관한 법률 제60조의2 〈신설 2020. 8. 11〉

정답 ④

38 예방위원으로 임명 또는 위촉받을 수 있는 사람은?

① 의사, 한의사, 수의사, 약사	② 학교에서 공중보건 분야 학과를 졸업한 사람
③ 간호사	④ 공중보건 분야에 근무하고 있는 소속 공무원

① ①, ②, ③　② ①, ③　③ ②, ④
④ ④　⑤ ①, ②, ③, ④

정답 및 해설

해설 감염병의 예방 및 관리에 관한 법률 시행규칙 제44조제1항

정답 ⑤

39 예방위원을 두는 곳은?

① 시 · 도　② 특별자치도 또는 시 · 군 · 구
③ 보건소　④ 보건복지부　⑤ 질병관리청

정답 및 해설

해설 감염병의 예방 및 관리에 관한 법률 제62조제1항 특별자치도지사 또는 시장 · 군수 · 구청장은 감염병이 유행하거나 유행할 우려가 있으면 특별자치도 또는 시 · 군 · 구에 감염병 예방 사무를 담당하는 예방위원을 둘 수 있다.

정답 ②

40 어떤 감염병에 관한 조사 · 연구 및 예방사업을 수행하기 위하여 "한국건강관리협회"를 두는가?

① 제1급감염병　② 제2급감염병　③ 제3급감염병
④ 제4급감염병　⑤ 기생충감염병

정답 및 해설

해설 감염병의 예방 및 관리에 관한 법률 제63조 기생충감염병에 관한 조사 · 연구 등 예방사업을 수행하기 위하여 한국건강관리협회를 둔다. 〈개정 2018. 3. 27〉

정답 ⑤

41 예방접종 경비 중 시 · 군 · 구가 부담하는 경비로 옳지 않은 것은?

① 한센병의 예방 및 진료 업무를 수행하는 법인 또는 단체에 대한 지원 경비의 일부
② 의료기관이 예방접종을 하는 데 드는 경비의 전부 또는 일부
③ 시 · 도지사가 지정한 감염병관리기관의 감염병관리시설의 설치 · 운영에 드는 경비
④ 교통 차단 또는 입원으로 인하여 생업이 어려운 사람에 대한 최저생계비 지원
⑤ 식수 공급에 드는 경비

정답 및 해설

해설 감염병의 예방 및 관리에 관한 법률 제64조 〈개정 2020. 8. 12〉

정답 ③

42 국가가 보조할 경비는 시 · 도가 부담할 경비의 어느 정도 이상 인가?

① 1/2 ② 1/3 ③ 2/3 ④ 3/4 ⑤ 1/4

정답 및 해설

해설 감염병의 예방 및 관리에 관한 법률 제68조제2호

정답 ①

43 예방접종 경비 중 특별자치도와 시 · 군 · 구가 부담하는 경비로 옳은 것은?

① 감염병환자등의 진료 및 보호에 드는 경비
② 감염병 예방을 위한 전문인력의 양성에 드는 경비
③ 표본감시활동에 드는 경비
④ 예방접종약품의 생산 및 연구 등에 드는 경비
⑤ 한센병의 예방 및 진료 업무를 수행하는 법인 또는 단체에 대한 지원 경비의 일부

정답 및 해설

해설 감염병의 예방 및 관리에 관한 법률 제64조 ①②③는 모두 국고부담경비 법 제67조 〈개정 2020. 8. 12〉

정답 ⑤

44 감염병 환자 관리 및 강제처분에 따라 본인으로부터 징수할 수 있는 경비는?

① 진찰비, 치료비	② 입원료	③ 수술비	④ 검사료

① ①, ②, ③ ② ①, ③ ③ ②, ④
④ ④ ⑤ ①, ②, ③, ④

정답 및 해설

해설 감염병의 예방 및 관리에 관한 법률 시행규칙 제45조

정답 ⑤

45 보건복지부장관, 시 · 도지사 및 시장 · 군수 · 구청장이 손실보상심의위원회의 심의 · 의결에 따라 그 손실을 보상하여야 하는데, 다음 중 그에 해당하는 손실로 옳지 않은 것은?

① 제36조 및 제37조에 따른 감염병관리기관의 지정 또는 격리소 등의 설치 · 운영으로 발생한 손실

② 이 법에 따른 조치에 따라 감염병환자, 감염병의사환자 등을 진료한 의료기관의 손실

③ 이 법에 따른 의료기관의 폐쇄 또는 업무 정지 등으로 의료기관에 발생한 손실

④ 감염병환자등이 발생 · 경유하거나 질병관리청장, 시 · 도지사 또는 시장 · 군수 · 구청장이 그 사실을 공개하여 발생한 「국민건강보험법」 제42조에 따른 요양기관의 손실로서 제1호부터 제4호까지의 손실에 준하고, 제70조의2에 따른 손실보상심의위원회가 심의 의결하는 손실

⑤ 제47조(감염병 유행에 대한 방역조치) 모든 호와 제48조제1항, 제49조제1항제4호, 제6호부터 제10호까지, 제12호 및 제13호에 따른 조치로 인하여 발생한 손실

정답 및 해설

해설 제47조 모든 호가 아니라, 제1호와 제4호 및 제5호만 해당한다.
감염병의 예방 및 관리에 관한 법률 제70조(손실보상) 〈개정 2020. 8. 12〉 참조

정답 ⑤

46 예방접종의 피해로 인한 국가보상으로 옳은 것은?

① 질병으로 진료를 받은 사람에 대하여는 진료비 전액과 정액 간병비

② 장애인이 된 자에 대하여는 일시보상금과 정액 간병비

③ 장애인이 된 자에 대하여는 진료비와 일시보상금

④ 사망자에 대하여는 장제비

⑤ 사망자에 대하여는 일시보상금과 위자료

정답 및 해설

해설 감염병의 예방 및 관리에 관한 법률 제71조

정답 ①

47 질병관리청장은 보상청구가 있는 날부터 며칠 이내에 미리 위원회의 의견을 듣고 질병 · 장애 또는 사망에 해당하는지를 결정하여야 하나?

① 30일 ② 60일 ③ 90일 ④ 120일 ⑤ 150일

정답 및 해설

해설 감염병의 예방 및 관리에 관한 법률 제71조제3항 〈개정 2020. 8. 11〉

정답 ④

48 진료를 받은 사람이나 장애인이 된 사람의 경우, 예방접종 등에 따른 피해의 보상대상자는?

① 부모 ② 배우자 ③ 본인 ④ 자 ⑤ 형제, 자매

정답 및 해설

해설 감염병의 예방 및 관리에 관한 법률 제71조, 시행령 제30조제1항제1호
법 제71조제1항제1호 및 제2호의 경우 → 본인

정답 ③

49 예방접종의 피해 보상기준으로 옳지 않은 것은?

① 진료비 : 예방접종피해로 발생한 질병의 진료비 중 「국민건강보험법」 에 따라 보험자가 부담하거나 지급한 금액을 제외한 잔액
② 간병비 : 입원진료의 경우에 한정하여 1일당 5만 원
③ 사망한 사람에 대한 일시보상금 : 사망 당시의 「최저임금법」 에 따른 월 최저임금액에 240을 곱한 금액에 상당하는 금액
④ 장제비 : 50만 원
⑤ 장애 등급 1급인 사람 : 사망한 사람에 대한 일시보상금의 100분의 100

정답 및 해설

해설 감염병의 예방 및 관리에 관한 법률 제71조, 시행령 제29조제5호
장제비 : 30만 원

정답 ④

50 예방접종 등에 따른 피해 보상을 누구에게 신청하는가?

① 관할 특별자치도지사 또는 시장 · 군수 · 구청장 ② 시 · 도지사
③ 질병관리청장 ④ 보건복지부장관 ⑤ 보건소장

정답 및 해설

해설 감염병의 예방 및 관리에 관한 법률 시행령제31조제1항
보상을 받으려는 사람은 보건복지부령으로 정하는 바에 따라 보상청구서에 피해에 관한 증명서류를 첨부하여 관할 특별자치도지사 또는 시장 · 군수 · 구청장에게 제출하여야 한다.

정답 ①

51 예방접종으로 인한 피해 여부 및 보상과 제3자의 고의 및 과실의 유무를 조사하기 위한 위원회는?

① 예방접종심의위원회 ② 예방접종피해조사소위원회
③ 예방접종피해보상전문위원회 ④ 예방접종피해조사위원회
⑤ 예방접종피해보상심의위원회

정답 및 해설

해설 감염병의 예방 및 관리에 관한 법률 시행령제31조제3항
질병관리청장은 예방접종피해보상 전문위원회의 의견을 들어 보상 여부를 결정한 후 그 사실을 시 · 도지사에게 통보하고, 시 · 도지사(특별자치도지사는 제외한다)는 시장 · 군수 · 구청장에게 통보하여야 한다. 이 경우 통보를 받은 특별자치도지사 또는 시장 · 군수 · 구청장은 제1항에 따라 보상을 받으려는 사람에게 결정 내용을 통보하여야 한다. 〈개정 2020. 9. 11〉

정답 ③

52 소독업 변경신고를 아니하여 영업소의 폐쇄를 명하려면 시장 · 군수 · 구청장은 무엇을 해야 하는가?

① 과태료 처분 ② 청문 ③ 양벌규정 ④ 위임 ⑤ 고소

정답 및 해설

해설 감염병의 예방 및 관리에 관한 법률 제75조 특별자치도지사 또는 시장 · 군수 · 구청장은 제59조 제1항에 따라 영업소의 폐쇄를 명하려면 청문을 하여야 한다.

정답 ②

53 감염병의 예방 및 관리에 관한 법률에서 5년 이하의 징역 또는 5천만 원 이하의 벌금에 처하는 것은?

① 비밀을 누설한 자
② 격리수용소를 거절한 자
③ 격리수용소를 탈출한 자
④ 신고를 게을리 한 자
⑤ 고위험병원체의 반입 허가를 받지 아니하고 반입한 자

정답 및 해설

해설 법 제77조(벌칙) 참조. 업무상 알게 된 비밀을 누설한 자는 3년 이하의 징역 또는 3천만 원 이하의 벌금에 처한다.

정답 ⑤

54 감염병의 예방 및 관리에 관한 법률에서 3년 이하의 징역 또는 3천만 원 이하의 벌금에 처하는 것은?

① 격리수용소를 탈출한 자
② 격리수용을 거절한 자
③ 업무상 알게 된 비밀을 누설한 자
④ 신고를 게을리한 자
⑤ 예방접종에 관하여 허위의 증명을 한 자

정답 및 해설

해설 감염병의 예방 및 관리에 관한 법률 제78조 참조

정답 ③

55 어느 하나에 해당하는 위반행위를 하면 그 행위자를 벌하는 외에 그 법인 또는 개인에게도 해당 조문의 벌금형을 과(科)하는 것은?

① 과태료 처분
② 청문
③ 위임
④ 양벌규정
⑤ 고소

정답 및 해설

해설 감염병의 예방 및 관리에 관한 법률 제82조 (양벌규정)

정답 ④

※ 각 문제에 해당하는 감염병 예방 및 관리에 관한 법률 내용을 답가지(①~⑨) 중에서 지시하는 수만큼 고르시오.

① 5년 이하 징역	② 3년 이하 징역	③ 2년 이하 징역
④ 5,000만 원 이하 벌금	⑤ 3,000만 원 이하 벌금	⑥ 2,000만 원 이하 벌금
⑦ 3,000만 원 이하 벌금	⑧ 200만 원 이하 벌금	⑨ 100만 원 이하 과태료

56 신고 또는 보고를 게을리 한 의사 또는 한의사가 있다. 예방접종증명서를 거짓으로 발급한 자가 있다. 성매개감염병에 관한 건강진단을 받지 아니한 자를 영업에 종사하게 한 자가 있다. 역학조사를 거부 · 방해 또는 기피한 자가 있다.
[1개 항목을 고르시오.]

정답 및 해설

해설 법 제81조제1항제3호, 제7호, 제8호, 제9호 〈개정 2019. 12. 3〉

정답 ⑧

57 과태료 규정과 처분권자는?

① 대통령령 – 보건복지부장관 또는 시 · 도지사
② 대통령령 – 질병관리청장 또는 관할 시 · 도지사 또는 시장 · 군수 · 구청장
③ 국무총리령 – 보건복지부장관 또는 시 · 도지사
④ 국무총리령 – 시 · 도지사 또는 시장 · 군수 · 구청장
⑤ 보건복지부령 – 시 · 도지사 또는 시장 · 군수 · 구청장

정답 및 해설

해설 감염병의 예방 및 관리에 관한 법률 제83조제5항 과태료는 대통령령으로 정하는 바에 따라 질병관리청장, 관할 시 · 도지사 또는 시장 · 군수 · 구청장이 부과 · 징수한다. 〈개정 2020. 8. 12〉

정답 ②

58 감염병의 예방 및 관리에 관한 법률 벌칙 중 300만 원 이하의 벌금은?

① 감염병관리시설을 설치하지 아니한 자
② 소독업 신고를 하지 아니하거나 거짓이나 그 밖의 부정한 방법으로 신고하고 소독업을 영위한 자
③ 일반인과 접촉하는 일이 많은 직업에 종사한 자 또는 감염병환자 등을 그러한 직업에 고용한 자
④ 고위험병원체에 대한 안전관리 점검을 거부 · 방해 또는 기피한 자

① ①, ②, ③　② ①, ③　③ ②, ④
④ ④　⑤ ①, ②, ③, ④

정답 및 해설

해설 감염병의 예방 및 관리에 관한 법률 제80조. ④는 법 제79조에 따라 2년 이하의 징역 또는 2천만원 이하의 벌금 〈개정 2020. 3. 4〉

정답 ①

5장 국민건강보험법

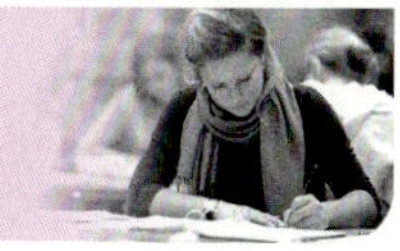

1. 총 칙

(1) 목적 (법 제1조)

국민의 질병·부상에 대한 예방·진단·치료·재활과 출산·사망 및 건강증진에 대하여 보험급여를 실시함으로써 국민보건 향상과 사회보장 증진에 이바지함을 목적으로 한다.

(2) 관장 (법 제2조)

이 법에 의한 건강보험사업은 보건복지부장관이 관장

(3) 건강보험정책심의위원회 (법 제4조, 영 제3, 4조)

1) 보건복지부장관 소속으로 다음의 사항을 심의·의결 〈개정 2016. 2. 3〉

① 종합계획 및 시행계획에 관한 사항(심의에 한정) 수립(법 제3조의2제1항·제3항)
- 종합계획 : 시행 연도 전년도의 9월 30일까지 수립(영 제2조의2)
- 시행계획 : 시행 연도 전년도의 12월 31일까지 수립(영 제2조의2)

② 요양급여의 기준(법 제41조제3항)

③ 요양급여비용에 관한 사항(법 제45조제3항·제46조)

④ 직장가입자의 보험료율(제73조제1항)

⑤ 지역가입자의 보험료부과점수당 금액(제73조제3항)

⑥ 그 밖에 건강보험에 관한 주요 사항으로서 대통령령으로 정하는 사항

종합계획에 포함될 사항 (영 제2조의3)

법 제3조의2제2항제9호에서 "대통령령으로 정하는 사항"이란 다음 각 호의 사항을 말한다.

① 건강보험의 제도적 기반 조성에 관한 사항

② 건강보험과 관련된 국제협력에 관한 사항

③ 그 밖에 건강보험의 개선을 위하여 보건복지부장관이 특히 필요하다고 인정하는 사항

2) 심의위원회 위원 구성 : 위원장 1인과 부위원장 1인을 포함한 25명의 위원으로 구성

3) 위원의 임기 : 3년

① 대통령령으로 정하는 중앙행정기관 소속 공무원 2명 제외

② 위원의 사임 등으로 새로 위촉된 위원의 임기는 전임위원 임기의 남은 기간

2. 국민건강보험법 가입자

(1) 적용대상 등 (법 제5조, 규칙 제2조, 별표 1, 별표 1의2)

1) 국내에 거주하는 국민은 이 법에 따른 가입자 또는 피부양자가 됨.

• 국민건강보험 가입 제외대상(법 제5조1항)〈개정 2016. 2. 3〉

① 의료급여법에 따라 의료급여를 받는 사람 (수급권자)

② 「독립유공자 예우에 관한 법률」 및 「국가유공자 등 예우 및 지원에 관한 법률」에 따라 의료급여를 받는 사람

• 제외대상자 중 예외대상(가입자 또는 피부양자가 됨)

① 유공자 등 의료급여대상자 중 건강보험의 적용을 보험자에게 신청한 사람

② 건강보험의 적용을 받고 있던 사람이 유공자 등 의료급여대상자로 되었다가 건강보험의 적용배제신청을 보험자에게 하지 아니한 사람

2) 1)의 피부양자는 다음에 해당하는 자 중 직장가입자에 의하여 주로 생계를 유지하는 자로 소득 및 재산이 보건복지부령으로 정하는 기준 이하에 해당하는 사람(법 제5조제2항)〈개정 2017. 4. 18〉

① 직장가입자의 배우자

② 직장가입자의 직계존속(배우자의 직계존속을 포함)

③ 직장가입자의 직계비속(배우자의 직계비속을 포함) 과 그 배우자

④ 직장가입자의 형제·자매

3) 2)의 규정에 의한 피부양자 자격의 인정기준, 취득, 상실시기 기타 필요한 사항은 보건복지부령으로 정함.(법 제5조제3항)

① 피부양자자격의 인정기준은 별표 1에 따른 부양요건과 별표1의2에 따른 소득 및 재산요건에 해당하는 자로서 보수 또는 소득이 없는 자

② 피부양자는 다음에 해당하는 날에 그 자격을 취득(시행규칙 제2조제2항)

- 신생아의 경우 출생한 날
- 직장가입자의 자격취득일 또는 가입자의 자격 변동일로부터 90일 이내에 피부양자의 자격취득을 신고한 경우에는 직장가입자의 자격취득일 또는 가입자의 자격 변동일
- 직장가입자의 자격취득일 또는 가입자의 자격 변동일부터 90일을 넘겨 피부양자 자격취득 신고를 한 경우에는 국민건강보험공단에 피부양자자격취득신고서를 제출한 날. 단, 천재지변, 질병, 사고 등 공단이 정하는 본인의 책임이 없는 부득이한 사유로 90일을 넘겨 피부양자 자격취득 신고를 한 경우에는 직장가입자의 자격 취득일 또는 가입자의 자격 변동일로 한다.

③ 피부양자는 다음에 해당하는 날에 자격을 상실(시행규칙 제2조제3항)

- 사망한 날의 다음날
- 대한민국의 국적을 잃은 날의 다음 날
- 국내에 거주하지 아니하게 된 날의 다음 날
- 직장가입자가 자격을 상실한 날
- 수급권자가 된 날(법 제5조제1항제1호)
- 유공자 등 의료보호대상자인 피부양자가가 공단에 건강보험의 적용배제신청을 한 날의 다음날(법 제5조제1항제2호)
- 직장가입자 또는 다른 직장가입자의 피부양자 자격을 취득한 경우에는 그 자격을 취득한 날
- 피부양자 자격을 취득한 사람이 본인의 신고에 따라 피부양자 자격상실 신고를 한 경우에는 신고한 날의 다음날
- 제1항의 요건을 충족시키지 아니하는 경우에는 공단이 그 요건을 충족하지 아니한다고 확인한 날의 다음날

④ 직장가입자가 피부양자 자격 취득 또는 상실 신고를 하거나 피부양자가 제3항제8호에 따른 자격 상실 신고를 하려면 별지 제1호서식의 피부양자 자격(취득·상실) 신고서에 다음 각 호의 서류(자격 취득 신고의 경우만 해당)를 첨부하여 공단에 제출하여야 한다. 다만, 공단이 법 제96조에 따라 국가 등으로부터 제공받은 자료로 피부양자 자격 취득 또는 상실 대상자를 확인할 수 있는 경우에는 신고서를 제출하지 아니한다. 〈개정 2018. 6. 29.〉

- 가족관계등록부의 증명서(주민등록표 등본으로 당해 직장가입자와의 관계를 확인할 수 없는 경우에 한함) 1부

- 「장애인복지법」에 따라 등록된 장애인, 「국가유공자 등 예우 및 지원에 관한 법률」에 따른 국가유공자 등으로서 상이등급 판정을 받은 사람과 「보훈보상대상자 지원에 관한 법률」에 따른 보훈보상대상자로 상이등급 판정을 받은 사람임을 증명할 수 있는 서류 1부(장애인, 국가유공자 등 또는 보훈보상대상자의 경우만 해당)
- 폐업 사실을 입증할 수 있는 서류, 「도시 및 주거환경정비법」에 따른 주택재건축사업의 사업자등록증 사본 등 별표1의2제1호다목에 해당하는 사실을 확인하기 위하여 공단이 요구하는 서류(피부양자가 별표 1의2제1호다목에 따른 인정을 받으려는 경우만 해당한다)

규제의 재검토(규칙 제66조)

① 보건복지부장관은 제2조에 따른 피부양자 자격의 인정기준 등에 대하여 2014년 1월 1일을 기준으로 3년마다(매 3년이 되는 해의 1월 1일 전까지를 말한다) 그 타당성을 검토하여 개선 등의 조치를 하여야 한다.

② 보건복지부장관은 제5조에 따른 건강보험증 발급(기재사항 변경) 신청서의 내용에 대하여 2015년 1월 1일을 기준으로 2년마다(매 2년이 되는 해의 기준일과 같은 날 전까지를 말한다) 그 타당성을 검토하여 개선 등의 조치를 해야 한다.
〈개정 2019. 6. 12〉

(2) 가입자의 종류 (법 제6조, 시행령 제9조)

가입자는 직장가입자와 지역가입자로 구분함.

1) 직장가입자(법 제6조)

모든 사업장의 근로자 및 사용자와 공무원 및 교직원. 단, 아래 해당자는 제외

① 고용기간이 1개월 미만인 일용근로자

② 「병역법」에 따른 현역병(지원에 의하지 아니하고 임용된 하사를 포함), 전환 복무된 사람 및 군간부후보생

③ 선거에 당선되어 취임하는 공무원으로서 매월 보수 또는 보수에 준하는 급료를 받지 아니하는 사람

④ 대통령령으로 정하는 사업장의 근로자 및 사용자와 공무원 및 교직원(시행령 제9조)

- 비상근 근로자 또는 1개월 동안의 소정(所定)근로시간이 60시간 미만인 단시간 근로자

- 비상근 교직원 또는 1개월 동안의 소정근로시간이 60시간 미만인 시간제공무원 및 교직원
- 소재지가 일정하지 아니한 사업장의 근로자 및 사용자
- 근로자가 없거나 비상근 근로자 또는 1개월 동안의 소정(所定)근로시간이 60시간 미만인 단시간근로자만을 고용하고 있는 사업장의 사업주

2) 지역가입자 : 가입자 중 직장가입자와 그 피부양자를 제외한 가입자

3) 삭제 : 삭제 〈2018. 12. 11〉

4) 가입자 자격의 취득, 변동, 상실의 신고 (시행규칙 제4조)

① 세대주는 그 세대의 구성원이 지역가입자의 자격을 취득한 때 또는 지역가입자로 자격이 변동된 때에는 지역가입자자격취득, 변동신고서에 보험료 감면 증명자료를 첨부하여 공단에 제출하여야 함. 다만, 사용자가 직장가입자 자격상실 신고서를 공단에 제출한 경우에는 지역가입자 자격취득·변경신고서를 제출한 것으로 봄

② 사용자는 근로자, 공무원 및 교직원이 다음 중 어느 하나에 해당된 때에는 직장가입자자격취득신고서를 공단에 제출, 이 경우 피부양자와 당해 직장가입자와의 관계를 주민등록표등본으로 확인할 수 없는 때에는 가족관계등록부의 증명서 1부를 첨부해야 함.

- 직장가입자가 아닌 사람이 직장가입자인 근로자, 사용자, 공무원 및 교직원이 된 경우
- 직장가입자인 근로자, 사용자가 다른 사업장의 직장가입자 또는 공무원, 교직원인 직장가입자로 된 경우
- 직장가입자인 공무원, 교직원이 직장가입자인 근로자, 사용자가 되거나 소속기관장을 달리하는 기관으로 전출된 경우

③ 국방부장관 또는 법무부장관이 공단에 통지하여야 할 사항은 다음과 같음.

- 국방부장관 : 병역법의 규정에 의한 현역병, 전환복무된 사람 및 군간부후보생의 성명, 주민등록번호, 입대일, 전역일 및 전환복무일
- 법무부장관 : 교도소 그 밖에 이에 준하는 시설에 수용되어 있는 사람의 성명, 주민등록번호, 입소일, 출소일, 수용기관명칭, 코드 및 신분 구분

④ 법 제10조제2항에 따른 자격상실 신고는 다음 구분에 따라 함.

- 지역가입자의 경우 : 세대주가 지역가입자 자격상실 신고서를 공단에 제출
- 직장가입자의 경우 : 사용자가 직장가입 자격상실 신고서를 공단에 제출

⑤ 사용자는 ②에 따라 공단에 신고한 직장가입자의 내역이 변경된 경우에는 14일 이내 직장가입자내용변경신고서를 공단에 제출해야 함.

(3) 사업장의 신고(법 제7조)

사업장의 사용자는 다음의 어느 하나에 해당하게 되면 그 때부터 14일 이내에 보험자에게 신고해야 함. ①에 해당되어 신고한 내용이 변경된 때에도 같음.

① 직장가입자가 되는 근로자·공무원 및 교직원을 사용하는 사업장(적용대상사업장)이 된 경우

② 휴업·폐업 등 보건복지부령으로 정하는 사유가 발생한 경우

(4) 자격취득 및 자격변동 시기

※ **자격획득 시기**(법 제8조, 규칙 제4조)

1) 가입자는 국내에 거주하게 된 날에 직장가입자 또는 지역가입자의 자격을 얻음. 다만, 다음에 해당하는 자는 해당되는 날에 자격을 얻음.

① 수급권자이었던 사람은 그 대상자에서 제외된 날

② 직장가입자의 피부양자였던 사람은 그 자격을 잃은 날

③ 유공자 등 의료보호대상자였던 사람은 그 대상자에서 제외된 날

④ 보험자에게 건강보험의 적용을 신청한 유공자 등 의료보호대상자는 그 신청한 날

2) 1)의 규정에 따라 자격을 얻은 경우 당해 직장가입자의 사용자 및 지역가입자의 세대주는 그 명세를 보건복지부령이 정하는 바에 따라 자격을 취득한 날부터 14일 이내에 보험자(공단)에게 신고

※ **자격변동 시기**(법 제9조, 규칙4조)

3) 가입자는 다음 중 어느 하나에 해당되는 날에 그 자격이 변동됨.

① 지역가입자가 적용대상사업장의 사용자로 되거나, 근로자, 공무원 또는 교직원으로 사용된 날

② 직장가입자가 다른 적용대상사업장의 사용자로 되거나 근로자 등으로 사용된 날

③ 직장가입자인 근로자 등이 그 사용관계가 끝난 날의 다음날

④ 적용대상 사업장에 휴업, 폐업 등 보건복지부령으로 정하는 사유가 발생한 날의 다음날

⑤ 지역가입자가 다른 세대로 전입한 날

4) 가입자가 자격이 변동된 경우 직장가입자의 사용자 또는 지역가입자의 세대주는 그 명세를 보건복지부령으로 정하는 바에 따라 자격이 변동된 날부터 14일 이내에 보험자(공단)에게 신고

① 3)의 ①, ②에 따라 자격이 변동된 경우 : 직장가입자의 사용자

② 3)의 ③~⑤호까지 규정에 따라 자격이 변동된 경우 : 지역가입자의 세대주

5) 법무부장관과 국방부장관은 직장가입자 또는 지역가입자가 병역법의 규정에 의한 현역병, 전환 복무된 사람 및 군간부후보생인 경우, 교도소 기타 이에 준하는 시설에 수용되어 있는 자인 경우 그 사유가 해당된 날부터 1개월 이내에 보건복지부령이 정하는 바에 따라 보험자에게 알려야 함

(5) 자격상실의 시기(법 제10조, 규칙 제4조)

1) 가입자는 다음 어느 하나에 해당하는 날에 그 자격을 잃음.

① 사망한 날의 다음날

② 국적을 잃은 날의 다음날

③ 국내에 거주하지 아니하게 된 날의 다음날

④ 직장가입자의 피부양자가 된 날

⑤ 수급권자가 된 날

⑥ 건강보험의 적용을 받고 있던 사람이 유공자 등 의료보호대상자가 되어 건강보험의 적용배제신청을 한 날

2) 1)에 따라 자격을 잃은 경우 직장가입자의 사용자 및 지역가입자의 세대주는 그 명세를 보건복지부령이 정하는 바에 따라 자격을 잃은 날부터 14일 이내에 보험자(공단)에게 신고(법 제10조제2항)

(6) 자격취득 등의 확인(법 제11조)

① 가입자의 자격의 취득, 변동 및 상실은 자격의 취득, 변동 및 상실의 시기에 소급하여 효력을 발생함.

② 가입자나 가입자였던 사람 또는 피부양자나 피부양자였던 사람은 ①에 따른 확인을 청구할 수 있다.

(7) 건강보험증(법 제12조, 규칙 제7조)

① 국민건강보험공단은 가입자 또는 피부양자가 신청하는 경우 건강보험증을 발급하여야 한다. 〈개정 2018. 12. 11〉

② 가입자 및 피부양자가 요양급여를 받을 때에는 1)의 건강보험증을 요양기관에 제출. 다만 천재지변 등 기타 부득이한 사유가 있는 경우에는 그리하지 아니함.

③ ②의 본문에도 불구하고 가입자 또는 피부양자는 요양기관이 주민등록증, 운전면허증, 여권, 그 밖에 보건복지부령으로 정하는 본인 여부를 확인할 수 있는 신분증명서에 따라 자격을 확인할 수 있는 경우 건강보험증을 제출하지 않을 수 있음.

건강보험증을 대체하는 신분증명서(시행규칙 제7조)

법 제12조제3항에서 "보건복지부령으로 정하는 본인 여부를 확인할 수 있는 신분증명서"란 다음 각 호의 증명서 또는 서류를 말한다. 이 경우 그 증명서 또는 서류에 유효기간이 적혀 있는 경우에는 그 유효기간이 지나지 아니하여야 한다.
〈개정 2020. 10. 30〉

- 행정기관이나 공공기관이 발행한 증명서로서 사진이 붙어 있고, 주민등록번호 또는 외국인등록번호가 포함되어 본인임을 확인할 수 있는 국가유공자증, 장애인 등록증, 외국인 등록증, 그 밖에 신분을 확인할 수 있는 증명서
- 행정기관이나 공공기관이 기록 · 관리하는 것으로서 사진이 붙어 있고, 주민등록번호 또는 외국인등록번호가 포함되어 본인임을 확인할 수 있는 서류

④ 가입자·피부양자는 법에 따라 자격을 잃은 후 자격을 증명하던 서류를 사용하여 보험급여를 받아서는 안 됨.

⑤ 누구든지 건강보험증이나 신분증명서를 다른 사람에게 양도하거나 대여하여 보험급여를 받게 하여서는 안 됨.

⑥ 누구든지 건강보험증이나 신분증명서를 양도 또는 대여를 받거나 그 밖에 이를 부정하게 사용하여 보험급여를 받아서는 안됨.

⑦ ①의 규정에 의한 건강보험증의 신청 절차와 방법, 서식과 그 교부 및 사용 등에 관한 사항은 보건복지부령으로 정함. 〈개정 2018. 12. 11〉

3. 국민건강보험공단

(1) 보험자 (법 제13조)

건강보험의 보험자는 국민건강보험공단(이하"공단"이라 함)으로 함.

(2) 업무 등(법 제14조)

1) 공단은 다음의 업무를 관장 〈개정 2017. 2. 8〉

① 가입자 및 피부양자의 자격관리
② 보험료와 그 밖에 이 법에 따른 징수금의 부과·징수
③ 보험 급여의 관리
④ 가입자 및 피부양자의 질병의 조기발견·예방 및 건강관리를 위하여 요양급여 실시 현황과 건강검진 결과 등을 활용하여 실시하는 예방사업으로서 대통령령으로 정하는 사업
⑤ 보험급여비용의 지급
⑥ 자산의 관리·운영 및 증식사업
⑦ 의료시설의 운영
⑧ 건강보험에 관한 교육훈련 및 홍보
⑨ 건강보험에 관한 조사연구 및 국제협력
⑩ 이 법에서 공단의 업무로 정하고 있는 사항
⑪ 「국민연금법」, 「고용보험 및 산업재해보상보험의 보험료 징수 등에 관한 법률」, 「임금채권보장법」 및 「석면피해구제법」(이하"징수위탁근거법"이라고 함)에 따라 위탁받은 업무
⑫ 그 밖에 이 법 또는 다른 법령에 따라 위탁받은 업무
⑬ 그 밖에 건강보험과 관련하여 보건복지부장관이 필요하다고 인정한 업무

2) 1)의 ⑥의 규정에 따른 자산의 관리·운영 및 증식사업은 안정성과 수익성을 고려하여 다음의 방법에 따라야 한다.

① 체신관서 또는 「은행법」에 따른 은행에의 예입 또는 신탁
② 국가·지방자치단체 또는 「은행법」에 따른 은행이 직접 발행하거나 채무이행을 보증하는 유가증권의 매입
③ 특별법에 따라 설립된 법인이 발행하는 유가증권의 매입

④ 「자본시장과 금융투자업에 관한 법률」에 따른 신탁업자가 발행하거나 같은 법에 따른 집합투자업자가 발행하는 수익증권의 매입
⑤ 공단의 업무에 사용되는 부동산의 취득 및 일부 임대
⑥ 그 밖에 공단 자산의 증식을 위하여 대통령령으로 정하는 사업

3) 공단은 특정인을 위하여 업무를 제공하거나 공단 시설을 이용하게 할 경우 공단의 정관으로 정하는 바에 따라 그 업무의 제공 또는 시설의 이용에 대한 수수료와 사용료를 징수 가능

4) 공단은 「공공기관의 정보공개에 관한 법률」에 따라 건강보험과 관련하여 보유·관리하고 있는 정보를 공개

(3) 법인격 등(법 제15조)

공단은 법인으로 하며, 주된 사무소의 소재지에서 설립등기를 함으로써 성립

(4) 사무소(법 제16조)

공단의 주된 사무소의 소재지는 정관으로 정하며, 필요하면 정관이 정하는 바에 따라 분사무소를 둘 수 있음.

(5) 정관(법 제17조)

1) 정관은 다음 내용을 포함

① 목적
② 명칭
③ 사무소의 소재지
④ 임직원에 관한 사항
⑤ 이사회의 운영
⑥ 재정운영위원회에 관한 사항
⑦ 보험료 및 보험급여에 관한 사항
⑧ 예산 및 결산에 관한 사항
⑨ 자산 및 회계에 관한 사항
⑩ 업무와 그 집행
⑪ 정관변경에 관한 사항
⑫ 공고에 관한 사항

2) 정관을 변경하려면 보건복지부장관의 인가를 받아야 함.

(6) 임원의 직무 (법 제22조)

① 이사장 : 공단을 대표, 그 업무를 총괄, 임기 중 공단의 경영성과에 대하여 책임을 짐.

② 상임이사 : 이사장의 명을 받아 공단의 업무 집행. 이사장이 부득이한 사유로 그 직무를 수행할 수 없을 때에는 정관이 정하는 상임이사가 이사장의 직무를 대행

③ 이사장이 부득이한 사유로 그 직무를 수행할 수 없을 때에는 정관으로 정하는 바에 따라 상임이사 중 1명이 그 직무를 대행하고, 상임이사가 없거나 그 직무를 대행할 수 없을 때에는 정관으로 정하는 임원이 그 직무를 대행

④ 감사 : 공단의 업무와 회계 및 재산 상황을 감사

(7) 임원의 결격사유 (법 제23조)

다음에 해당되는 경우 공단의 임원이 될 수 없음.

1) 대한민국 국민이 아닌 사람

2) 「공공기관의 운영에 관한 법률」 제34조제1항 각 호의 어느 하나에 해당하는 사람

① 국가공무원법 제33조(결격사유)에 해당하는 자 〈개정 2018. 10. 16〉

- 피성년후견인 또는 피한정후견인
- 파산선고를 받고 복권되지 아니한 자
- 금고 이상의 실형을 선고받고 그 집행이 종료되거나 집행을 받지 아니하기로 확정된 후 5년이 지나지 아니한 자
- 금고 이상의 형을 선고받고 그 집행유예 기간이 끝난 날부터 2년이 지나지 아니한 자
- 금고 이상의 형의 선고유예를 받은 경우에 그 선고유예 기간 중에 있는 자
- 법원의 판결 또는 다른 법률에 따라 자격이 상실되거나 정지된 자
  - 공무원으로 재직기간 중 직무와 관련하여 「형법」 제355조 및 제356조에 규정된 죄를 범한 자로서 300만원 이상의 벌금형을 선고받고 그 형이 확정된 후 2년이 지나지 아니한 자
  - 「성폭력범죄의 처벌 등에 관한 특례법」 제2조에 규정된 죄를 범한 사람으로서 100만원 이상의 벌금형을 선고받고 그 형이 확정된 후 3년이 지나지 아니한 사람

– 미성년자에 대한 다음 각 목의 어느 하나에 해당하는 죄를 저질러 파면、해임되거나 형 또는 치료감호를 선고받아 그 형 또는 치료감호가 확정된 사람(집행유예를 선고받은 후 그 집행유예기간이 경과한 사람을 포함한다)
㉠「성폭력범죄의 처벌 등에 관한 특례법」 제2조에 따른 성폭력범죄
㉡「아동·청소년의 성보호에 관한 법률」 제2조제2호에 따른 아동·청소년대상 성범죄

- 징계로 파면처분을 받은 때부터 5년이 지나지 아니한 자
- 징계로 해임처분을 받은 때부터 3년이 지나지 아니한 자

(8) 임원의 당연퇴임, 해임 (법 제24조)

1) 임원이 결격사유에 해당되는 것이 확인된 때에 당해 임원은 당연퇴임

2) 임명권자는 임원이 다음의 하나에 해당되는 경우 그 임원을 해임할 수 있음.

① 신체상 또는 정신상의 장애로 직무를 수행할 수 없다고 인정되는 때
② 직무상의 의무를 위반한 때
③ 고의 또는 중대한 과실로 인하여 공단에 손실을 발생하게 한 때
④ 직무의 여부와 상관없이 품위를 손상하는 행위를 한 때
⑤ 이 법에 따른 보건복지부장관의 명령에 위반한 때

(9) 이사회 (법 제26조, 영 제11조)

1) 공단의 주요 사항을 심의·의결하기 위함.

① 사업운영계획 등 공단운영의 기본방침에 관한 사항
② 예산 및 결산에 관한 사항
③ 정관변경에 관한 사항
④ 규정의 제정·개정 및 폐지에 관한 사항
⑤ 보험료와 그 밖의 법에 따른 징수료 및 보험급여에 관한 사항
⑥ 차입금에 관한 사항(법 제37조)
⑦ 준비금, 그 밖에 재산의 취득·관리 및 처분에 관한 사항(법 제38조)
⑧ 그 밖에 공단운영에 관한 중요사항

2) 이사회는 이사장과 이사로 구성

3) 감사는 이사회에 출석하여 발언할 수 있음.

4) 이사회의 의결사항 및 운영 등에 관한 사항은 대통령령으로 정함.

※ 이사회의 회의(시행령 제12조)

- 정기회의와 임시회의로 구분
- 정기회의 : 매년 2회 정관이 정하는 시기에 이사회의 의장이 소집
- 임시회의 : 재적이사(이사장 포함) 1/3 이상의 요구가 있을 때 또는 이사장이 필요하다고 인정할 때에 이사회의 의장이 소집
- 이사회는 재적이사 과반수의 출석으로 개의하고 출석이사 과반수의 찬성으로 의결
- 이사회의 의장은 이사장
- 이사회의 소집절차는 정관이 정하는 바에 따름.

(10) 재정운영위원회 (법 제33조)

① 법 45조제1항의 규정에 따른 요양급여비용의 계약 및 제84조의 규정에 따른 보험료의 결손처분 등 보험재정과 관련된 사항을 심의 의결하기 위해 설립

② 재정위원회의 위원장은 공익을 대표하는 위원 10인 중에서 위원회가 호선

(11) 재정운영위원회의 구성 등 (법 제34조, 영 제14조)

1) 재정운영위원회는 다음의 위원으로 구성

① 직장가입자를 대표하는 위원 10명

② 지역가입자를 대표하는 위원 10명

③ 공익을 대표하는 위원 10명

2) 1)의 규정에 의한 위원은 다음의 자를 보건복지부장관이 임명 또는 위촉

① 1)의 ①은 노동조합 및 사용자 단체가 각각 5명씩 추천

② 1)의 ②는 대통령령이 정하는 바에 의하여 농어업인단체, 도시자영업자단체 및 시민단체가 각각 추천하는 사람

- 농어업인단체 및 도시자영업자단체가 추천하는 자 각 3명
- 시민단체가 추천하는 자 4명

③ 1)의 ③은 대통령령이 정하는 관계 공무원 및 건강보험에 관한 학식과 경험이 풍부한 사람

- 대통령령이 정하는 관계 공무원 : 기획재정부장관 및 보건복지부장관이 그 부처의 4급 이상 공무원 또는 고위공무원단에 속하는 일반직 공무원 중에서 지명하는 자 각 1인

3) 재정운영위원회의 위원의 임기는 2년. 다만 위원의 사임 등으로 새로 위촉된 위원의 임기는 전임위원 임기의 남은 기간으로 한다.

4) 재정운영위원회의 운영 등에 관한 사항은 대통령령으로 정함.(시행령 15조)

① 재정운영위원회의 회의는 정기회의와 임시회의로 함.
② 정기회의는 매년 1회 정관이 정하는 시기에 재정운영위위원회의 위원장이 소집
③ 임시회의는 공단 이사장의 요구가 있을 때, 재적위원 1/3 이상의 요구가 있을 때 또는 재정운영위원회의 위원장이 필요하다고 인정하는 때에 재정운영위원회의 위원장이 소집
④ 재정운영위원회의 위원장은 회의의 의장, 회의는 재적위원 과반수의 출석으로 개의하고 출석위원 과반수의 찬성으로 의결
⑤ 재정운영위원회의 회의 소집절차 등에 관하여 필요한 사항은 정관으로 정함.

(12) 회계 (법 제35조)

① 공단의 회계연도는 정부의 회계연도에 따름.
② 공단은 직장가입자와 지역가입자의 재정을 통합하여 운영
③ 공단은 건강보험사업 및 징수위탁근거법의 위탁에 따른 국민연금사업, 고용보험사업, 산업재해보상보험사업, 임금채권보장사업에 관한 회계를 공단의 다른 회계와 구분하여 각각 회계처리 〈개정 2018. 1. 16〉

(13) 예산 (법 제36조)

공단은 회계 연도마다 예산안을 편성하여 이사회의 의결을 거친 후 보건복지부장관의 승인을 받아야 함. 예산을 변경할 때도 또한 같다. 〈개정 2016. 3. 22〉

(14) 차입금 (법 제37조)

공단은 지출할 현금 부족 시 차입가능. 단, 1년 이상의 장기 차입 시 보건복지부장관의 승인 필요

(15) 준비금 (법 제38조)

① 공단은 매 회계연도의 결산상 잉여금 중에서 그 연도의 보험급여에 소요된 비용의 5/100 이상에 상당하는 금액을 그 연도에 소요된 비용의 50/100에 이를 때까지 준비금으로 적립

② ①에 의한 준비금은 보험급여에 소요되는 비용의 부족에 충당하거나 현금의 지출에 부족이 발생한 때에는 사용할 수 없으며, 현금의 지출에 준비금을 사용한 때에는 당해 회계연도 중에 이를 보전하여야 함.

③ ①에 의한 준비금의 관리, 운영방법 등에 관한 필요사항은 보건복지부장관이 정함.

(16) 결산 (법 제39조, 규칙 제10조)

① 공단은 회계연도마다 결산보고서 및 사업보고서를 작성하여 다음해 2월 말일까지 보건복지부장관에게 보고

② 결산보고서 및 사업보고서를 보고한 때에는 보건복지부령이 정하는 바에 의하여 그 내용을 공고, 개요를 「신문 등의 진흥에 관한 법률」 제9조제1항제9호의 규정에 의하여 보급지역을 전국으로 등록한 1개 1 이상의 일반일간신문에 공고

(17) 민법의 준용 (법 제40조)

공단에 관하여 이 법과 「공공기관의 운영에 관한 법률」에서 정한 사항 외에는 「법률」 중 재단법인에 관한 규정을 준용한다.

4. 보험급여

(1) 요양급여(법 제41조)

1) 가입자와 피부양자의 질병·부상·출산 등에 대하여 요양급여 실시			
① 진찰·검사	② 약제·치료재료의 지급		③ 처치·수술 그 밖의 치료
④ 예방·재활	⑤ 입원	⑥ 간호	⑦ 이송

2) 1)에 따른 요양급여(이하 "요양급여"라 한다)의 범위 (이하 "요양급여대상"이라 한다)는 다음과 같다.

① 제1항, 각 호의 요양급여(제1항2호의 약제는 제외한다) : 제4항에 따라 보건복지부장관이 비급여대상으로 정한 것을 제외한 일체의 것
② 제1항제2호의 약제 : 제41조의3에 따라 요양급여대상으로 보건복지부장관이 결정하여 고시한 것

3) 요양급여의 방법, 절차, 범위, 상한 등의 기준은 보건복지부령으로 정함.

4) 보건복지부장관은 3)에 따라 요양급여의 기준을 정할 때 업무나 일상생활에 지장이 없는 질환에 대한 치료 등 보건복지부령으로 정하는 사항은 요양급여의 대상에서 제외되는 사항으로 정할 수 있음. 〈개정 2016. 2. 3〉

※「국민건강보험 요양급여의 기준에 관한 규칙」제9조 비급여대상 별표 2
〈개정 2020. 6. 29〉

5) 약제에 대한 요양급여비용 상한금액의 감액 등 (법 제41조의2) 〈개정 2018. 3. 27〉

① 보건복지부장관은 「약사법」 위반과 관련된 약제에 대하여는 요양급여비용 상한금액의 100분의 20을 넘지 아니하는 범위에서 그 금액의 일부를 감액할 수 있다.
② 보건복지부장관은 요양급여비용의 상한금액이 감액된 약제가 감액된 날부터 5년의 범위에서 대통령령으로 정하는 기간 내에 다시 ①에 따른 감액의 대상이 된 경우에는 요양급여비용 상한금액의 100분의 40을 넘지 아니하는 범위에서 요양급여비용 상한금액의 일부를 감액할 수 있다.
③ 보건복지부장관은 ②에 따라 요양급여비용의 상한금액이 감액된 약제가 감액된 날부터 5년의 범위에서 대통령령으로 정하는 기간 내에 다시 「약사법」 위반과 관련된 경우에는 해당 약제에 대하여 1년의 범위에서 기간을 정하여 요양급여의 적용을 정지할 수 있다.
④ ①부터 ③까지의 규정에 따른 요양급여비용 상한금액의 감액 및 요양급여 적용 정지의 기준, 절차, 그 밖에 필요한 사항은 대통령령으로 정한다.

약제에 대한 요양급여비용 상한금액의 감액 및 요양급여의 적용 정지 기준 등 (영 제18조의2)

① 보건복지부장관은 법 제41조의2에 따라 약제에 대한 요양급여비용의 상한금액(법 제41조제3항에 따라 약제별 요양급여비용의 상한으로 정한 금액을 말한다. 이하 "상한금액"이라 한다)을 감액하거나 요양급여의 적용을 정지한 경우에는 그 사실을 공단과 심사평가원에 통보하여 상한금액 감액 및 요양급여의 적용 정지 내역을 기록·관리하도록 하여야 한다.

② 법 제41조의2제2항 및 제3항에서 "대통령령으로 정하는 기간"이란 각각 5년을 말한다.

③ 보건복지부장관은 법 제41조의2제1항 또는 제2항에 따른 상한금액 감액의 대상이 되는 약제 중 다음 각 호의 어느 하나에 해당하는 약제에 대해서는 상한금액을 감액하지 아니할 수 있다.

- 퇴장방지의약품(환자의 진료에 반드시 필요하나 경제성이 없어 「약사법」에 따른 제조업자·위탁제조판매업자·수입자가 생산 또는 수입을 기피하는 약제로서 보건복지부장관이 지정·고시하는 의약품을 말한다. 이하 같다)
- 희귀의약품(적절한 대체의약품이 없어 긴급히 생산 또는 수입하여야 하는 약제로서 식품의약품안전처장이 정하는 의약품을 말한다. 이하 같다)
- 저가의약품(상한금액이 보건복지부장관이 정하여 고시하는 기준금액 이하인 약제로서 보건복지부장관이 정하여 고시하는 의약품을 말한다)

④ 법 제41조의2제1항부터 제3항까지의 규정에 따른 약제에 대한 상한금액의 감액 및 요양급여의 적용 정지 기준은 별표 4의2와 같다.

(2) 요양기관(법 제42조, 영 제18조, 규칙 제11, 12조, 별표 2)

1) 요양급여(간호 및 이송을 제외)는 다음의 요양기관에서 행함.

① 의료법에 의하여 개설된 의료기관
② 약사법에 의하여 등록된 약국
③ 약사법 규정에 의하여 설립된 한국희귀·필수의약품센터
④ 지역보건법에 의한 보건소·보건의료원 및 보건지소
⑤ 농어촌 등 보건의료를 위한 특별조치법에 따라 설치된 보건진료소

2) 보건복지부장관은 효율적인 요양급여를 위하여 필요하면 보건복지부령으로 정하는 바에 따라 시설·장비·인력 및 진료과목 등 보건복지부령으로 정하는 기준에 해당하는 요양기관을 전문요양기관으로 인정할 수 있다. 이 경우 해당 전문요양기관에 인정서를 발급

3) 보건복지부장관은 제2항에 따라 인정받은 요양기관이 다음 각 호의 어느 하나에 해당하는 경우에는 그 인정을 취소

① 2) 전단에 따른 인정기준에 미달하게 된 경우
② 2) 후단에 따라 발급받은 인정서를 반납한 경우

4) 법 제42조제2항에 따라 전문요양기관으로 인정받으려는 요양기관은 별지 제12호서식의 전문요양기관 인정신청서에 다음 각 호의 서류를 첨부하여 보건복지부장관에게 제출 (규칙 제11조)

① 시설, 장비 및 진료과목별 인력현황 1부

② 최근 6개월간의 입원환자 진료실적 1부

그러나 상급종합병원 또는 전문요양기관으로 인정받은 요양기관이 인정기준에 미달하게 되었거나 발급받은 인정서를 반납한 경우 그 인정을 취소함.

5) 전문요양기관으로 인정된 요양기관 또는 상급종합병원에 대하여 규정에 따라 요양급여비용을 다른 요양기관과 달리 할 수 있음. 〈개정 2016. 2. 3〉

6) 1)과 2) 및 5)에 따라 요양기관은 정당한 이유 없이 요양급여를 거부하지 못함

7) 요양기관의 선별급여 실시에 대한 관리 (법 제42조의2) 〈신설 2016. 3. 22〉

① 제42조제1항에도 불구하고, 선별급여 중 자료의 축적 또는 의료이용의 관리가 필요한 경우에는 보건복지부장관이 해당 선별급여의 실시 조건을 사전에 정하여 이를 충족하는 요양기관만이 해당 선별급여를 실시할 수 있다.

② 제1항에 따라 선별급여를 실시하는 요양기관은 제41조의4제2항에 따른 해당 선별급여의 평가를 위하여 필요한 자료를 제출하여야 한다.

③ 보건복지부장관은 요양기관이 제1항에 따른 선별급여의 실시 조건을 충족하지 못하거나 제2항에 따른 자료를 제출하지 아니할 경우에는 해당 선별급여의 실시를 제한할 수 있다.

④ 제1항에 따른 선별급여의 실시 조건, 제2항에 따른 자료의 제출, 제3항에 따른 선별급여의 실시 제한 등에 필요한 사항은 보건복지부령으로 정한다.

(3) 요양기관 현황에 대한 신고 (법 제43조)

① 요양기관은 제47조에 따라 요양급여비용을 최초로 청구하는 때에 요양기관의 시설·장비 및 인력 등에 대한 현황을 제62조에 따른 건강보험심사평가원(심사평가원)에 신고하여야 한다.

② 요양기관은 ①에 따라 신고한 내용(제45조에 따른 요양급여비용의 증감에 관련된 사항만 해당)이 변경된 경우에는 그 변경된 날부터 15일 이내에 보건복지부령으로 정하는 바에 따라 심사평가원에 신고

(4) 비용의 일부부담(법 제44조, 영 제19조, 별표2)

① 요양급여를 받는 자는 대통령령에 따라 그 비용의 일부(본인일부부담금)를 본인이 부담한다. 이 경우 선별급여에 대해서는 다른 요양급여에 비하여 본인일부부담금의 상향조정이 가능하다.

요양 비용의 본인 부담(시행령 제19조)

① 법 제44조제1항에 따른 **본인일부부담금**(이하"본인일부부담금"이라 한다)의 부담률 및 부담액은 별표 2와 같다.

② **본인일부부담금은 요양기관의 청구에 따라 요양급여를 받는 사람이 요양기관에 납부**한다. 이 경우 요양기관은 법 제41조제3항 및 제4항에 따라 보건복지부령으로 정하는 **요양급여사항 또는 비급여사항 외에 입원보증금 등 다른 명목으로 비용을 청구해서는 아니 된다.**

③ 법 제44조제2항에 따른 **본인일부부담금의 총액은 요양급여를 받는 사람이 연간 부담하는 본인일부부담금을 모두 더한 금액**으로 한다. 다만, 다음 각 호의 어느 하나에 해당하는 본인일부부담금은 더하지 아니한다. 〈개정 2020. 10. 7〉

- 별표 2 제1호가목1)에 따라 **상급종합병원·종합병원·병원·한방병원·요양병원**(「정신건강증진 및 정신질환자 복지서비스 지원에 관한 법률」 제3조제5호에 따른 **정신의료기관 중 정신병원인 요양병원** 및 「장애인복지법」 제58조제1항제4호에 따른 **의료재활시설로서** 「의료법」 제3조의2의 요건을 갖춘 의료기관인 요양병원으로 한정한다) **일반입원실의 2인실·3인실 및 정신과 폐쇄병실의 2인실·3인실을 이용한 경우 그 입원료로 부담한 금액**
- 별표 2 제3호라목5)·6)·9) 및 10)에 따라 부담한 금액
- 별표 2 제3호사목, 거목 및 너목에 따라 부담한 금액
- 별표 2 제4호에 따라 부담한 금액
- 별표 2 제6호에 따라 부담한 금액

④ 법 제44조제2항에 따른 본인부담상한액(이하 "본인부담상한액"이라 한다)은 별표 3의 산정방법에 따라 산정된 금액을 말한다.

⑤ 법 제44조제2항에 따라 **공단이 본인부담상한액을 넘는 금액을 지급하는 경우에는 요양급여를 받은 사람이 지정하는 예금계좌**(「우체국 예금·보험에 관한 법률」에 따른 **체신관서** 및 「은행법」에 따른 **은행에서 개설된 예금계좌 등 보건복지부장관이 정하는 예금계좌**를 말한다)로 지급하여야 한다.

다만, 해당 예금계좌로 입금할 수 없는 불가피한 사유가 있는 경우에는 보건복지부장관이 정하는 방법으로 지급할 수 있다. 〈개정 2019. 6. 11〉

⑥ 제2항 및 제5항에서 정한 사항 외에 본인일부부담금의 납부방법이나 본인부담상한액을 넘는 금액의 지급방법 등에 필요한 사항은 보건복지부장관이 정하여 고시한다.

[전문개정 2017. 3. 20]

② 제1항에 따라 본인이 연간 부담하는 본인일부부담금의 총액이 대통령령으로 정하는 금액(이하 이 조에서 "본인부담상한액"이라 한다)을 초과한 경우에는 공단이 그 초과 금액을 부담하여야 한다.

③ 제2항에 따른 본인부담상한액은 가입자의 소득수준 등에 따라 정한다.

④ 제2항에 따른 본인일부부담금 총액 산정 방법, 본인부담상한액을 넘는 금액의 지급방법 및 제3항에 따른 가입자의 소득수준 등에 따른 본인부담상한액 설정 등에 필요한 사항은 대통령령으로 정한다.

본인부담액 경감 인정(시행규칙 제14조)

① 희귀난치성 질환자 등은 경감 인정 신청서에 다음 각 호의 서류를 첨부하여 특별자치도지사·시장·군수·구청장에게 제출

② 신청인의 가족, 친족, 이해관계인 또는 「사회복지사업법」에 따라 신청인이 신체적·정신적인 이유로 신청을 할 수 없는 경우 → 신청인을 대신하여 ①의 신청 가능 → 이 경우 신청인의 가족·친족 또는 이해관계인의 경우에는 신청인과의 관계를 증명하는 서류, 사회복지전담공무원인 경우에는 공무원임을 증명하는 신분증

③ 특별자치도지사, 시장, 군수, 구청장은 그 사실을 공단에 통보한 후 신청인이 기준에 해당하는지 여부를 확인하여 부득이한 사유가 없으면 그 결과를 신청일부터 30일 이내에 공단에 통보하여야 함. 다만, 다음 각 호의 어느 하나에 해당하는 경우에는 신청일부터 60일 이내에 통보할 수 있음

- 부양의무자의 소득 조사에 시간이 걸리는 특별한 사유가 있는 경우
- 제1항에 따른 경감 인정 신청서를 제출한 희귀난치성 질환자 등 또는 부양의무자가 같은 항 또는 관계 법령에 따른 조사나 자료제출 요구를 거부·방해 또는 기피하는 경우

④ 결과를 통보받은 공단은 부득이한 사유가 없는 한 통보를 받은 날부터 7일 이내에 인정 여부를 결정하여 그 결과를 신청인에게 통보

(5) 요양급여비용의 산정(법 제45조, 영 제20, 21조, 규칙 제20조)

1) 요양급여비용은 공단의 이사장과 대통령령이 정하는 의약계를 대표하는 사람들과의 계약 : 계약기간은 1년

※ 의약계를 대표하는 자

2) 계약은 그 직전 계약기간 만료일이 속하는 연도의 5월 31일까지 체결 : 그 기한까지 계약이 체결되지 아니한 경우 보건복지부장관이 해당 연도의 6월 30일까지 심의위원회의 의결을 거쳐 요양급여 비용을 정함.

3) 공단의 이사장은 재정운영위원회의 심의·의결을 거쳐 1)에 따른 계약을 체결해야 함.

4) 계약의 내용 기타 필요한 사항은 대통령령으로 정함.

(6) 약제·치료재료에 대한 요양급여비용의 산정 (법 제46조)

약제·치료재료(이하"약제·치료재료"라 한다)에 대한 요양급여비용은 제45조에도 불구하고 요양기관의 약제·치료재료 구입금액 등을 고려하여 대통령령으로 정하는 바에 따라 달리 산정할 수 있다.

(7) 요양급여비용의 청구와 지급 등(법 제47조, 규칙 제18, 제19, 제20조)

1) 요양기관은 요양급여비용의 지급을 공단에 청구

2) 요양급여비용의 청구절차

① 건강보험심사평가원에 요양급여비용의 심사청구 → ② 건강보험심사평가원은 이를 심사한 후 지체 없이 그 내용을 공단 및 요양기관에 통보 → ③ 심사의 내용을 통보받은 공단은 지체 없이 그 내용에 따라 요양급여비용을 요양기관에 지급(이 경우 이미 납부한 본인일부부담금이 통보된 금액보다 더 많으면 요양기관에 지급할 금액에서 과다하게 납부된 금액을 공제하여 당해 가입자에게 지급)

3) 요양급여비용을 지급함에 있어 건강보험심사평가원이 요양급여의 적정성을 평가하여 공단에 통보한 경우 그 평가결과에 따라 요양급여 비용을 가산 또는 감액 조정하여 지급

가산 또는 감액지급의 금액은 평가대상 요양기관의 평가년도(평가 기간이 2개년 이상인 경

우에는 마지막 연도를 말함)에 대한 심사결정 공단부담액의 10/100의 범위 안에서 보건복지부장관이 정하여 고시한 기준에 의하여 산정한 금액으로 함. 〈개정 2016. 9. 23〉

4) 요양기관이 심사청구를 대행하게 할 수 있는 단체

① 의료법에 따른 의사회, 치과의사회, 한의사회, 조산사회 또는 각각의 지부 및 분회

② 의료법에 따른 의료기관단체

③ 약사법에 따른 약사회 또는 지부 및 분회

요양급여비용의 청구·심사·지급 등의 방법과 절차에 필요한 사항은 보건복지부으로 정함.

요양급여비용의 지급 보류 (법 제47조의2)

① 제47조제3항에도 불구하고 공단은 요양급여비용의 지급을 청구한 요양기관이 「의료법」 제33조제2항 또는 「약사법」 제20조제1항을 위반하였다는 사실을 수사기관의 수사 결과로 확인한 경우에는 해당 요양기관이 청구한 요양급여비용의 지급을 보류할 수 있다.

② 공단은 제1항에 따라 요양급여비용의 지급을 보류하기 전에 해당 요양기관에 의견 제출의 기회를 주어야 한다.

③ 법원의 무죄 판결이 확정되는 등 대통령령으로 정하는 사유로 제1항에 따른 요양기관이 「의료법」 제33조제2항 또는 「약사법」 제20조제1항을 위반한 혐의가 입증되지 아니한 경우에는 공단은 지급 보류된 요양급여비용에 지급 보류된 기간 동안의 이자를 가산하여 해당 요양기관에 지급하여야 한다.

④ 제1항 및 제2항에 따른 지급 보류 절차 및 의견 제출의 절차 등에 필요한 사항, 제3항에 따른 지급 보류된 요양급여비용 및 이자의 지급 절차와 이자의 산정 등에 필요한 사항은 대통령령으로 정한다.

5) 의약품제조업자·의약품도매상 기타 보건복지부령이 정하는 자는 의약품유통체계를 개선하고 요양기관에 대한 의약품의 보관·배송 기타 물류사업을 수행하기 위하여 의약품물류협동조합을 설립할 수 있음.

6) 요양급여의 비용청구

① 요양급여비용의 청구를 하고자 할 때에는 요양급여비용심사청구서에 급여를 받은 자에 대한 요양급여비용명세서를 첨부하여 건강보험심사평가원에 제출

② 요양기관 또는 대행청구단체는 요양급여비용명세서에 다음 사항 기재

- 가입자(지역가입자의 경우에는 세대주를 말한다)의 성명 및 건강보험증 번호
- 요양급여를 받은 사람의 성명 및 주민등록번호
- 질병명 또는 부상명
- 요양 개시 연월일 및 요양 일수
- 요양급여비용의 내용
- 본인부담금 및 비용청구액
- 처방전 내용 등

③ 요양급여비용의 청구방법, 요양급여비용 심사청구서 및 요양급여비용 명세서의 서식·작성요령, 그 밖에 요양급여비용의 청구에 필요한 사항은 보건복지부장관이 정하여 고시한다.

7) 요양급여의 심사, 지급 (규칙 제20조)

① 요양급여비용의 심사청구를 받은 요양급여의 기준 및 요양급여비용의 명세에 적합한지 심사

② 심사평가원의 원장은 요양급여비용의 심사청구를 받은 날부터 40일(정보통신망을 통하여 통보하는 경우는 15일) 이내에 심사하여 그 내용이 기재된 결과통보서를 공단 및 해당 요양기관에 각각 송부, 결과를 송부 받은 공단은 지체 없이 요양급여비용을 해당 요양기관에 지급 〈개정 2019. 6. 12〉

8) 정보통신망 등에 의한 통보(규칙 제22조)

① 요양기관은 요양급여비용 심사청구서 및 명세서 등의 서류를 전산매체 또는 정보통신망을 통하여 공단 또는 심사평가원에 제출, 보건복지부장관이 고시한 전산 관리기준에 따라 적정하다고 결정된 소프트웨어를 사용해야 함. 〈개정 2019. 6. 12〉

② 심사평가원은 요양급여비용 심사결과통보서 등을, 공단은 요양급여비용 지급통보서 등을 전산매체 또는 정보통신망을 이용하여 요양기관에 송부

(8) 요양급여 대상여부의 확인 등(법 제48조)

① 가입자 또는 피부양자는 본인일부부담금 외에 자신이 부담한 비용이 요양급여의 대상에서 제외되는 비용인지 여부에 대하여 심사평가원에 확인 요청 가능

② 심사평가원은 결과를 요청자에게 통보, 확인 요청한 비용이 요양급여의 대상에 해당되는 비용으로 확인되면 그 내용을 공단 및 관련 요양기관에 알려야 함.

③ 제2항 후단에 따라 통보받은 요양기관은 받아야 할 금액보다 더 많이 징수한 금액(이하"과다본인부담금"이라 한다)을 지체 없이 확인을 요청한 사람에게 지급하여야 함. 다만, 공단은 해당 요양기관이 과다본인부담금을 지급하지 아니하면 해당 요양기관이 지급할 요양급여비용에서 과다본인부담금을 공제하여 확인을 요청한 사람에게 지급할 수 있음.

(9) 요양비(법 제49, 규칙 제23조)

① 공단은 가입자 또는 피부양자가 〈보선복시부령으로 정하는 긴급 기타 부득이한 사유〉로 인하여 요양기관과 비슷한 기능을 하는 기관으로서 〈보건복지부령으로 정하는 기관〉에서 질병·부상·출산 등에 대하여 요양을 받거나 요양기관 외의 장소에서 출산을 한 때에는 요양급여에 상당하는 금액을 가입자 또는 피부양자에게 요양비로 지급

"보건복지부령으로 정하는 긴급하거나 그 밖의 부득이한 사유"(시행규칙 제23조)

① 요양기관을 이용할 수 없거나 요양기관이 없는 경우
② 만성신부전증 환자가 의사의 처방전에 따라 복막관류액 또는 자동복막투석에 사용되는 소모성 재료를 요양기관 외의 의약품판매업소에서 구입·사용한 경우
③ 산소치료를 필요로 하는 환자가 의사의 산소치료 처방전에 따라 보건복지부장관이 정하여 고시하는 방법으로 가정에서 산소치료를 받는 경우
④ 당뇨병 환자가 의사의 처방전에 따라 혈당검사 또는 인슐린주사에 사용되는 소모성 재료를 요양기관 외의 의료기기판매업소에서 구입·사용한 경우
⑤ 신경인성 방광환자가 의사의 처방전에 따라 자가도뇨에 사용되는 소모성 재료를 요양기관 외의 의료기기판매업소에서 구입·사용한 경우
⑥ 보건복지부장관이 정하여 고시하는 질환이 있는 사람으로서 인공호흡기 또는 기침유발기를 필요로 하는 환자가 의사의 처방전에 따라 인공호흡기 또는 기침유발기를 대여받아 사용하는 경우
⑦ 수면무호흡증 환자가 의사의 처방전에 따라 양압기(수면 중 좁아진 기도에 지속적으로 공기를 불어 넣어 기도를 확보해 주는 기구를 말한다)를 대여 받아 사용하는 경우 〈개정 2019. 12. 31〉

※ "보건복지부령으로 정하는 기관"

① 법 제42조제1항 후단에 따라 요양기관에서 제외된 의료기관 등

② 만성신부전증 환자 중 복막투석으로 요양급여를 받고 있는 사람에게 다음 각 목의 물품을 판매하는 요양기관 외의 의약품판매업소(나목의 경우 공단에 등록한 의약품판매업소만 해당한다)
- 복막관류액
- 자동복막투석에 사용되는 소모성 재료

③ 산소치료를 필요로 하는 환자에게 의료용 산소발생기 등으로 산소치료 서비스를 제공하는 요양기관 외의 기관으로서 공단에 등록한 기관(해당 환자가 제공받는 경우만 해당)

④ 당뇨병 환자에게 혈당검사 또는 인슐린주사에 사용되는 소모성 재료를 판매하는 요양기관 외의 의료기기판매업소로서 공단에 등록한 업소

⑤ 신경인성 방광환자에게 자가도뇨에 사용되는 소모성 재료를 판매하는 요양기관 외의 의료기기판매업소로서 공단에 등록한 업소

⑥ 인공호흡기 또는 기침유발기를 필요로 하는 환자에게 이를 대여하는 요양기관 외의 기관으로서 공단에 등록한 기관

⑦ 양압기를 필요로 하는 환자에게 이를 대여하는 요양기관 외의 기관으로서 공단에 등록한 기관 〈개정 2019. 12. 31〉

② ①에 따라 요양을 실시한 기관은 보건복지부장관이 정하는 요양비 명세서나 요양명세를 적은 영수증을 요양을 받은 사람에게 내주어야 하며, 요양을 받은 사람은 그 명세서나 영수증을 공단에 제출

(10) 부가급여(법 제50조, 시행령 제23조, 규칙 제24조)

공단은 이 법에 규정한 요양급여 외에 대통령령이 정하는 바에 따라 임신·출산 진료비, 장제비·상병수당·그 밖의 급여를 실시할 수 있음.

1) 부가급여 (시행령 제23조)

① **임신·출산 진료비 지원 대상**(유산 및 사산을 포함)
- 임신·출산한 가입자 또는 피부양자
- 1세 미만인 가입자 또는 피부양자(1세 미만 영유아라 함)의 법정대리인(출산한 가입자 또는 피부양자가 사망한 경우에 한정한다)

② 공단은 ①의 어느 하나에 해당하는 사람에게 다음의 구분에 따른 비용을 결제할 수 있는 임신·출산 진료비 이용권을 발급 〈개정 2020. 6. 2〉

- 임신·출산과 관련된 진료에 드는 비용
- 임신·출산과 관련하여 처방된 약제·치료재료의 구입에 드는 비용
- 1세 미만 영유아의 진료에 드는 비용
- 1세 미만 영유아에게 처방된 약제·치료재료의 구입에 드는 비용

③ 이용권을 발급받으려는 사람(신청인)은 보건복지부령으로 정하는 발급 신청서에 어느 하나에 해당한다는 사실을 확인할 수 있는 증명서를 첨부해 공단에 제출

④ 이용권 발급 신청을 받은 공단은 신청인이 ①의 어느 하나에 해당하는지를 확인한 후 신청인에게 이용권을 발급

⑤ 이용권을 사용할 수 있는 기간은 ④에 따라 이용권을 발급받은 날부터 다음 각 호의 구분에 따른 날까지로 한다.

- 임신·출산한 가입자 또는 피부양자 : 출산일(유산 및 사산의 경우 그 해당일)부터 1년이 되는 날
- 1세 미만 영유아의 법정대리인 : 1세 미만 영유아의 출생일부터 1년이 되는 날

⑥ 이용권으로 결제할 수 있는 금액의 상한은 다음 각 호의 구분에 따른다. 다만, 보건복지부장관이 필요하다고 인정하여 고시하는 경우에는 다음 각 호의 상한을 초과하여 결제할 수 있다.

- 하나의 태아를 임신·출산한 경우 : 60만원
- 둘 이상의 태아를 임신·출산한 경우 : 100만원

⑦ ①부터 ⑥에서 규정한 사항 외에 임신·출산 진료비의 지급 절차와 방법, 이용권의 발급과 사용 등에 필요한 사항은 보건복지부령으로 정한다.

2) 임신·출산 진료비 이용권의 신청 및 발급 등(시행규칙 제24조)

① 임신·출산 진료비 이용권의 발급을 신청하려는 사람은 산부인과전문의 또는 「의료법」 제6조에 따른 조산사가 임신·출산 사실을 확인한 신청서를 공단에 제출, 이 경우 임신 사실은 산부인과전문의만 확인할 수 있다.

② 이용권을 발급받은 사람은 영 제23조제3항 각 호의 비용을 결제하려는 경우 요양기관에 이용권을 제시해야 한다.

③ 공단은 임신·출산과 관련된 진료 등의 사실을 확인한 후 지체 없이 요양기관에게 제2항에 따라 결제된 비용을 지급해야 한다.

④ 제1항부터 제3항까지에서 규정한 사항 외에 이용권의 신청 및 발급 등에 필요한 세부적인 사항은 보건복지부장관이 정하여 고시한다.

(11) 장애인에 대한 특례(법 제51조, 규칙 제26조, 별표 7)

① 공단은 「장애인복지법」에 따라 등록한 장애인인 가입자 및 피부양자에게는 「장애인·노인 등을 위한 보조기기 지원 및 활용촉진에 관한 법률」에 따른 보조기기에 대하여 보험급여를 할 수 있다. 〈개정 2019. 4. 23〉

② 제1항에 따른 보조기기에 대한 보험급여의 범위·방법·절차와 그 밖에 필요한 사항은 보건복지부령으로 정한다. 〈개정 2019. 4. 23〉

장애인보조기기에 대한 보험급여기준 (규칙 제26조)

① 법 제51조제2항에 따른 보조기기(소모품을 포함하며, 이하 "보조기기"라 한다)에 대한 보험급여의 범위 및 공단의 부담금액 등은 별표 7과 같다.

② 보조기기[활동형 수동휠체어, 틸팅형 수동휠체어(등받이 및 좌석 경사 조절형 수동휠체어를 말한다), 리클라이닝형 수동휠체어(등받이 경사 조절형 수동휠체어를 말한다), 전동휠체어, 전동스쿠터, 자세보조용구 및 이동식전동리프트는 제외한다]에 대한 보험급여를 받으려는 사람은 별지 제21호서식의 보조기기 급여비 지급청구서에 나음 각 호의 서류를 첨부하여 공단에 제출해야 한다. 다만, 지팡이·목발·흰지팡이 또는 보조기기의 소모품에 대한 보험급여를 받으려는 경우에는 제1호의 서류를 첨부하지 않고, 일반형 수동휠체어, 욕창예방방석, 욕창예방매트리스, 전·후방보행보조차, 돋보기 및 망원경에 대한 보험급여를 받으려는 경우에는 제1호의 서류 중 별지 제23호서식을 첨부하지 않는다.
〈개정 2019. 10. 24〉

- 「의료법」 제77조제4항 및 「전문의의 수련 및 자격 인정 등에 관한 규정」 제3조에 따른 전문과목 중 보조기기 유형별로 보건복지부장관이 정하여 고시하는 과목의 전문의가 발행한 별지 제22호서식 및 별지 제22호의2서식부터 별지 제22호의4서식까지에 따른 보조기기 처방전과 해당 검사 결과 관련 서류 및 별지 제23호서식의 보조기기 검수확인서 각 1부
- 요양기관 또는 보조기기 제조·판매자가 발행한 세금계산서 1부
- 별표 7 제1호나목 전단에 따른 보조기기에 대한 보험급여를 받으려는 경우에는 표준코드와 바코드를 확인할 수 있는 보조기기 사진 1장

③ 보조기기 중 활동형 수동휠체어, 틸팅형 수동휠체어, 리클라이닝형 수동휠체어, 전동휠체어, 전동스쿠터, 자세보조용구 및 이동식전동리프트에 대한 보험급여를 받으려는 사람은 별지 제24호서식의 보조기기 급여 승인 신청서에 별지 제22

호서식 및 별지 제22호의2서식부터 별지 제22호의4서식까지에 따른 보조기기 처방전과 해당 검사 결과 관련 서류를 첨부하여 공단에 보조기기 급여 승인 신청을 해야 한다. 〈개정 2019. 10. 24〉

④ 공단은 제3항에 따른 신청을 받으면 해당 처방전에 적힌 장애상태 등을 확인하여 신청인이 급여 대상에 해당하는지를 결정·통보해야 하고, 급여 대상으로 통보받은 신청인은 별지 제21호서식의 보조기기 급여비 지급청구서에 다음 각 호의 서류를 첨부하여 공단에 제출하여야 한다. 〈개정 2019. 10. 24〉

- 별지 제23호서식의 보조기기 검수확인서(자세보조용구만 해당한다)
- 별표 7 제1호나목 전단에 따른 보조기기에 대한 보험급여를 받으려는 경우에는 표준코드와 바코드를 확인할 수 있는 보조기기 사진 1장
- 별표 7 제1호다목에 따라 공단에 등록한 보조기기 업소에서 발행한 세금계산서 1부

⑤ 공단은 제2항 또는 제4항에 따라 보험급여의 지급을 청구하는 사람이 보조기기의 제조·판매자에게 지급할 것을 신청하는 경우에는 그 제조·판매자에게 해당 보조기기에 대한 급여비를 직접 지급할 수 있다. 이 경우 보험급여의 지급을 청구하는 사람은 다음 각 호의 어느 하나에 해당하는 경우를 제외하고는 해당 보조기기의 제조·판매자가 「장애인복지법」에 따라 개설된 의지(義肢)·보조기 제조·수리업자이거나 「의료기기법」에 따라 허가받은 수입·제조·판매업자[보조기기 소모품 중 전동휠체어 및 전동스쿠터용 전지(電池)의 경우는 「의료기기법」에 따라 신고한 수리업자를 말한다]임을 증명하는 서류를 제2항 각 호 또는 제4항 각 호의 서류와 함께 제출해야 한다. 〈개정 2019. 10. 24〉

- 별표 7 제1호다목에 따라 공단에 등록한 보조기기 업소에서 구입한 경우
- 지체장애 및 뇌병변장애에 대한 보행보조를 위하여 지팡이 또는 목발을 구입하거나 시각장애에 대한 보행보조를 위하여 흰지팡이를 구입한 경우
- 보조기기를 제조 또는 수입한 업소에서 해당 보조기기의 소모품 중 전동휠체어 및 전동스쿠터용 전지를 구입한 경우

⑥ 공단은 제2항, 제4항 및 제5항에 따른 지급청구를 받으면 장애인의 보조기기 구입 여부 등을 지체 없이 확인한 후 지급청구를 한 사람 또는 보장구의 제조·판매자에게 제1항에 따른 공단의 부담금액을 지급해야 한다. 〈개정 2019. 10. 24〉

⑦ 제1항부터 제6항까지에서 규정한 사항 외에 보조기기의 급여 기준 및 방법에 관한 세부적인 사항은 보건복지부장관이 정하여 고시한다. 〈개정 2019. 10. 24〉

(12) 건강검진(법 제52조, 영 제25조)

① 공단은 가입자 및 피부양자에 대하여 질병의 조기발견과 그에 따른 요양급여를 하기 위하여 건강검진을 실시

② ①의 규정에 의한 건강검진의 대상·횟수·절차 그 밖의 필요한 사항은 대통령령으로 정함.

③ **건강검진의 구분** : 일반건강검진, 암검진, 영유아건강검진

④ 건강검진대상자(법 제52조) 〈신설 2018. 12. 11〉

- 일반건강검진 : 직장가입자, 세대주인 지역가입자, 20세 이상인 지역가입자 및 20세 이상인 피부양자
- 암검진 : 암의 종류별 검진주기와 연령기준 등에 해당하는 사람(암관리법 제11조제2항)
- 영유아건강검진 : 6세 미만의 가입자 및 피부양자

⑤ **횟수** : 2년마다 1회 이상 실시하되, 사무직에 종사하지 아니하는 직장가입자에 대하여는 1년에 1회 실시, 영유아건강검진은 영유아의 나이 등을 고려하여 검진주기와 검진 횟수를 보건복지부장관이 정하여 고시하는 바에 따라 다르게 할 수 있음.

⑥ 건강검진은 「건강검진기본법」 제14조에 따라 지정된 건강검진기관("검진기관")에서 실시해야 한다.

(13) 급여의 제한(법 제53조, 영 제26조, 제27조)

① 공단은 **보험급여를 받을 수 있는 사람이 다음에 해당하는 때에는 보험급여를 하지 아니함.**

- 고의 또는 중대한 과실로 인한 범죄행위에 기인하거나 고의로 사고를 일으킨 때
- 고의 또는 중대한 과실로 공단이나 요양기관의 요양에 관한 지시에 따르지 아니한 경우
- 고의 또는 중대한 과실로 제55조에 따른 문서와 그 밖의 물건의 제출을 거부하거나 질문 또는 진단을 기피한 경우
- 업무 또는 공무로 생긴 질병·부상·재해로 다른 법령에 따른 보험급여나 보상(報償) 또는 보상(補償)을 받게 되는 경우

② 다른 법령에 의하여 국가 또는 지방자치단체로부터 보험급여에 상당하는 급여를 받거나 보험급여에 상당하는 비용을 지급받게 되는 경우에는 그 한도 내에서 보험급여를 하지 아니함.

③ 공단은 가입자가 대통령령이 정하는 기간 이상 보험료를 체납(1월)한 지역가입자에 대하여 보험료를 완납할 때까지 그 가입자 및 피부양자에 대하여 보험급여를 실시하지 아니할 수 있음. 다만, 보험료의 체납기간에 관계없이 월별 보험료의 총 체납횟수(이미 납부된 체납보험료는 총 체납횟수에서 제외한다)가 대통령령으로 정하는 횟수 미만이거나 가입자 및 피부양자의 소득·재산 등이 대통령령으로 정하는 기준 미만인 경우에는 그러하지 아니함. 〈개정 2018. 12. 11〉

- 제69조제4항제2호에 따른 소득월액보험료
- 제69조제5항에 따른 세대단위의 보험료

※ 급여의 제한 (영 제26조)

① 법 제53조제3항 각 호 외의 부분 본문에서 "대통령령으로 정하는 기간"이란 1개월을 말한다.

② 법 제53조제3항 각 호 외의 부분 단서에서 "대통령령으로 정하는 횟수"란 6회를 말한다.

③ 법 제53조제3항 각 호 외의 부분 단서에서 "대통령령으로 정하는 기준 미만인 경우"란 다음 각 호의 요건을 모두 충족한 경우를 말한다. 이 경우 소득은 제41조제1항에 따른 소득을 말하고, 재산은 제42조제3항제1호에 따른 재산을 말한다.

- 법 제53조제3항제2호의 보험료를 체납한 가입자가 속한 세대의 소득이 100만원 미만이고, 그 세대의 재산에 대한 「지방세법」 제10조에 따른 과세표준(이하 "과세표준"이라 한다)이 100만원 미만일 것. 다만, 가입자가 미성년자, 65세 이상인 사람 또는 「장애인복지법」에 따라 등록한 장애인인 경우에는 그 소득 및 재산에 대한 과세표준이 각각 공단이 정하는 금액 미만일 것
- 법 제53조제3항제2호의 보험료를 체납한 가입자가 「소득세법」 제168조제1항에 따른 사업자등록을 한 사업에서 발생하는 소득이 없을 것

④ 제3항에 따른 소득 및 재산의 확인 절차, 방법 및 시기 등에 관한 구체적인 사항은 공단이 정한다. 〈신설 2019. 6. 11〉

(14) 급여의 정지(법 제54조)

보험급여를 받을 수 있는 사람이 다음 각 호의 어느 하나에 해당하면 그 기간에는 보험급여를 하지 아니한다. 다만, ③, ④의 경우에는 제60조(현역병 등에 대한 요양급여비용 등의 지급)에 따른 요양급여 실시

① 삭제 〈2020. 4. 7.〉

② 국외에 체류하는 경우
③ 제6조제2항제2호에 해당하게 된 경우〔현역병, 전환복무된 사람 및 군간부후보생〕
④ 교도소, 그 밖에 이에 준하는 시설에 수용되어 있는 경우

(15) 급여의 확인(법 제55조)

공단은 보험급여를 할 때 필요하다고 인정되면 보험급여를 받는 사람에게 문서와 그 밖의 물건의 제출을 요구하거나 관계인으로 하여금 질문 또는 진단을 하게 할 수 있음.

(16) 요양비 등의 지급(법 제56조)

공단은 이 법에 의하여 지급의무가 있는 요양비 또는 부가급여의 청구를 받으면 지체 없이 이를 지급하여야 함.

① 공단은 이 법에 따른 보험급여로 지급되는 현금(이하 "요양비등"이라 한다)을 받는 수급자의 신청이 있는 경우에는 요양비등을 수급자 명의의 지정된 계좌(이하 "요양비등 수급계좌"라 한다)로 입금하여야 한다. 다만, 정보통신장애나 그 밖에 대통령령으로 정하는 불가피한 사유로 요양비등수급계좌로 이체할 수 없을 때에는 직접 현금으로 지급하는 등 대통령령으로 정하는 바에 따라 요양비등을 지급할 수 있다.
② 요양비등수급계좌가 개설된 금융기관은 요양비등수급계좌에 요양비등만이 입금되도록 하고, 이를 관리하여야 한다.
③ 제1항 및 제2항에 따른 요양비등수급계좌의 신청 방법·절차와 관리에 필요한 사항은 대통령령으로 정한다.

(17) 부당이득의 징수(법 제57조)

① 공단은 속임수나 그 밖의 부당한 방법으로 보험급여를 받은 사람이나 보험급여 비용을 받은 요양기관에 대하여 그 보험급여나 보험급여 비용에 상당하는 금액의 전부 또는 일부를 징수
② 공단은 ①의 요양기관이 의료기관을 개설할 수 없는 자가 의료인의 면허나 의료법인 등의 명의를 대여받아 개설·운영하는 의료기관이거나 약국을 개설할 수 없는 자가 약사 등의 면허를 대여받아 개설·운영하는 약국인 경우에는 해당 요양기관을 개설한 자에게 그 요양기관과 연대하여 같은 항에 따른 징수금을 납부하게 할 수 있음.
③ 사용자나 가입자의 거짓 보고나 거짓 증명 또는 요양기관의 거짓 진단에 따라 보험급여가 실시된 경우 공단은 이들에게 보험급여를 받은 사람과 연대하여 ①에 따른

징수금을 내게 할 수 있음.

④ 공단은 속임수나 그 밖의 부당한 방법으로 보험급여를 받은 사람과 같은 세대에 속한 가입자(속임수나 그 밖의 부당한 방법으로 보험급여를 받은 사람이 피부양자인 경우에는 그 직장가입자를 말한다)에게 속임수나 그 밖의 부당한 방법으로 보험급여를 받은 사람과 연대하여 ①에 따른 징수금을 내게 할 수 있음.

⑤ 요양기관이 가입자나 피부양자로부터 속임수나 그 밖의 부당한 방법으로 요양급여비용을 받은 경우 공단은 해당 요양기관으로부터 이를 징수하여 가입자나 피부양자에게 지체 없이 지급. 이 경우 공단은 가입자나 피부양자에게 지급해야 하는 금액을 그 가입자 및 피부양자가 내야 하는 보험료 등과 상계 가능함.

※ 부당이득 징수금 체납자의 인적사항 등 공개 (법 제57조의2)

① 공단은 제57조제2항 각 호의 어느 하나에 해당하여 같은 조 제1항 및 제2항에 따라 징수금을 납부할 의무가 있는 요양기관 또는 요양기관을 개설한 자가 제79조제1항에 따라 납입 고지 문서에 기재된 납부기한의 다음 날부터 1년이 경과한 징수금을 1억원 이상 체납한 경우 징수금 발생의 원인이 되는 위반행위, 체납자의 인적사항 및 체납액 등 대통령령으로 정하는 사항(이하 이 조에서 “인적사항등”이라 한다)을 공개할 수 있다. 다만, 체납된 징수금과 관련하여 제87조에 따른 이의신청, 제88조에 따른 심판청구가 제기되거나 행정소송이 계류 중인 경우 또는 그 밖에 체납된 금액의 일부 납부 등 대통령령으로 정하는 사유가 있는 경우에는 그러하지 아니하다.

② 제1항에 따른 인적사항등의 공개 여부를 심의하기 위하여 공단에 부당이득징수금체납정보공개심의위원회를 둔다.

③ 공단은 부당이득징수금체납정보공개심의위원회의 심의를 거친 인적사항등의 공개대상자에게 공개대상자임을 서면으로 통지하여 소명의 기회를 부여하여야 하며, 통지일부터 6개월이 경과한 후 체납자의 납부이행 등을 고려하여 공개대상자를 선정한다.

④ 제1항에 따른 인적사항등의 공개는 관보에 게재하거나 공단 인터넷 홈페이지에 게시하는 방법으로 한다.

⑤ 제1항부터 제4항까지에서 규정한 사항 외에 인적사항등의 공개 절차 및 부당이득징수금체납정보공개심의위원회의 구성·운영 등에 필요한 사항은 대통령령으로 정한다.

[본조신설 2019. 12. 3]

※ 부당이득 징수금 체납자의 인적사항 공개 및 공개 제외 사유 등 (영 제26조의3)

① 법 제57조의2제1항 본문에서 "대통령령으로 정하는 사항"이란 징수금 발생의 원인이 되는 위반행위, 체납자의 성명(법인의 대표자 성명을 포함한다), 상호(법인의 명칭을 포함한다), 나이, 주소, 체납액(체납된 징수금, 연체금 및 체납처분비를 말한다. 이하 이 조에서 같다)의 종류·납부기한·금액 및 체납요지 등을 말한다.

② 법 제57조의2제1항 단서에서 "체납된 금액의 일부 납부 등 대통령령으로 정하는 사유가 있는 경우"란 다음 각 호의 어느 하나에 해당하는 경우를 말한다.

- 법 제57조의2제3항에 따른 통지 당시 체납액의 100분의 10 이상을 그 통지일부터 6개월 이내에 납부한 경우
- 「채무자 회생 및 파산에 관한 법률」 제243조에 따른 회생계획인가의 결정에 따라 체납액의 징수를 유예받고 그 유예기간 중에 있거나 체납액을 회생계획의 납부일정에 따라 납부하고 있는 경우
- 징수금 발생의 원인이 되는 위반행위로 인하여 수사가 진행 중이거나 형사재판이 계속 중인 경우
- 재해 등으로 재산에 심한 손실을 입은 경우 등으로서 법 제57조의2제2항에 따른 부당이득징수금체납정보공개심의위원회(이하 "부당이득징수금체납정보공개심의위원회"라 한다)가 같은 조 제1항에 따른 인적사항등을 공개할 실익이 없다고 인정하는 경우

③ 공단은 법 제57조의2제3항에 따른 통지를 할 때에는 체납액의 납부를 촉구하고, 같은 조 제1항 단서에 따른 경우에 해당하면 그에 관한 소명자료를 제출하도록 안내해야 한다.

[본조신설 2020. 6. 2]

(18) 구상권(법 제58조, 규칙 제28조)

공단은 제3자의 행위로 보험급여사유가 생겨 가입자 또는 피부양자에게 보험급여를 한 경우에는 그 급여에 들어간 비용 한도에서 그 제3자에 대한 손해배상 청구의 권리를 얻음.

(19) 수급권의 보호(법 제59조)

① 보험급여를 받을 권리는 양도하거나 압류할 수 없다.

② 제56조의2제1항에 따라 요양비등수급계좌에 입금된 요양비등은 압류할 수 없다.

※ 요양비등수급계좌 (제56조의2)

① 공단은 이 법에 따른 보험급여로 지급되는 현금(이하 "요양비등"이라 한다)을 받는 수급자의 신청이 있는 경우에는 요양비등을 수급자 명의의 지정된 계좌(이하 "요양비등수급계좌"라 한다)로 입금하여야 한다. 다만, 정보통신장애나 그 밖에 대통령령으로 정하는 불가피한 사유로 요양비등수급계좌로 이체할 수 없을 때에는 직접 현금으로 지급하는 등 대통령령으로 정하는 바에 따라 요양비등을 지급할 수 있다.

② 요양비등수급계좌가 개설된 금융기관은 요양비등수급계좌에 요양비등만이 입금되도록 하고, 이를 관리하여야 한다.

③ 제1항 및 제2항에 따른 요양비등수급계좌의 신청 방법·절차와 관리에 필요한 사항은 대통령령으로 정한다.

(20) 요양급여비용의 정산(법 제61조)

공단은 「산업재해보상보험법」 제10조에 따른 근로복지공단이 이 법에 따라 요양급여를 받을 수 있는 사람에게 「산업재해보상보험법」 제40조에 따른 요양급여를 지급한 후 그 지급결정이 취소된 경우로 그 요양급여의 비용을 청구하는 경우에 그 요양급여가 이 법에 따라 실시할 수 있는 상당한 것으로 인정되면 금액을 지급할 수 있음.

5. 건강보험심사평가원

(1) 건강보험심사평가원(법 제62, 63, 64조, 영 제28조, 규칙 제29, 30조)

1) 설립 목적 : 요양급여비용을 심사하고 요양급여의 적정성을 평가하기 위함.

2) 심사평가원은 법인으로 하고 주된 사무소의 소재지에서 설립등기를 함으로써 성립

심사평가원의 업무(법 제63조)

① 요양급여비용의 심사

② 요양급여의 적정성에 대한 평가

- 의·약학적인 측면과 비용 효과적 측면에서 평가하며 그 결과를 공개
- 요양기관별·진료과목별 또는 상병별로 구분하여 평가
- 기타 세부 평가의 기준·절차 및 방법은 보건복지부장관이 정하여 고시

③ 심사 및 평가 기준의 개발
④ ①~③업무와 관련된 조사연구 및 국제협력
⑤ 다른 법률의 규정에 의하여 지급되는 급여비용의 심사 또는 의료의 적정성 평가에 관하여 위탁받은 업무
⑥ 건강보험과 관련하여 보건복지부장관이 필요하다고 인정한 업무
⑦ 그 밖의 보험급여비용의 심사와 보험급여의 적정성 평가와 관련하여 〈대통령령으로 정하는 업무〉 (영 제28조)

심사평가원의 업무 등 (영 제28조)

- 요양급여비용의 심사청구와 관련된 소프트웨어의 개발·공급·검사 등 전산 관리
- 지급되는 요양비 중 보건복지부령으로 정하는 기관에서 받은 요양비에 대한 심사
- 요양급여의 적정성 평가 결과의 공개
- 업무를 수행하기 위한 환자 분류체계의 개발·관리
- 업무와 관련된 교육·홍보

(2) 진료심사평가위원회(법 제66조, 규칙 제32, 33, 34, 36조)

1) 심사평가원의 업무를 효율적으로 수행하기 위하여 심사평가원에 진료심사평가위원회(이하'심사위원회'라고 한다)를 둠.

2) 심사위원회는 위원장을 포함하여 90명 이내의 상근심사위원과 1천 명 이내의 비상근심사위원으로 구성하며, 진료과목별 분과위원회를 둘 수 있음. 〈개정 2016. 2. 3〉

① **상근심사위원** : 심사평가원의 원장이 공개경쟁의 방법에 의하여 선발된 자를 임명하거나 공단 또는 의약계단체에서 추천한 자 중 임명
② **비상근심사위원** : 심사평가원의 원장이 관련 의약분야별 전문학회 또는 의약계단체, 공단, 소비자단체 및 심사평가원 이사회가 추천한 자 중에서 위촉
③ 상근심사위원을 임명하는 경우 그 절차·방법 등에 관하여는 심사평가원의 정관을 정함.

심사위원의 해촉 사유 : 심사평가원의 원장은 심사위원이 다음 각 호의 어느 하나에 해당하면 그 심사위원을 해임 또는 해촉할 수 있음.(제5항)

- 신체장애나 정신장애로 직무를 수행할 수 없다고 인정되는 경우
- 직무상 의무를 위반하거나 직무를 게을리한 경우
- 고의나 중대한 과실로 심사평가원에 손실이 생기게 한 경우
- 직무 여부와 관계없이 품위를 손상하는 행위를 한 경우

- 심사위원회 위원의 자격·임기 및 심사위원회의 구성·운영 등에 필요한 사항은 보건복지부령으로 정한다.

④ 심사위원회 회의와 진료과목별 분과위원회 회의는 재적위원 1/3 이상의 요구가 있을 때, 심사평가원의 원장 또는 위원장의 요구가 있을 때 소집 (규칙 제36조제1항)

3) 심사위원회의 위원(시행규칙 제32조) : 공단 임원의 결격사유에 해당되지 아니하는 자

① 의사인 경우에는 의사면허를 취득한 후 10년이 경과된 사람으로서 의과대학 또는 의료기관에서 종사한 사람

② 치과의사인 경우에는 치과의사 면허를 취득한 후 10년이 경과된 사람으로서 치과대학 또는 의료기관에서 종사한 사람

③ 한의사인 경우에는 한의사 면허를 취득한 후 10년이 경과된 사람으로서 한의과대학 또는 의료기관에서 종사한 사람

④ 약사인 경우에는 약사 면허를 취득한 후 10년이 경과된 사람으로서 약학대학·의료기관·약국 또는 한국희귀, 필수의약품센터에서 종사한 사람

⑤ 고등교육법 제2조제1호 내지 제3호의 규정에 의한 학교에서 전임강사 이상의 경력을 가진 사람으로서 보건의약관련 분야에 10년 이상 종사한 사람

⑥ 보건의약 또는 건강보험과 관련된 분야에 10년 이상 종사한 사람으로서 보건복지부장관이 인정하는 사람

4) 임기 : 2년, 연임 가능

6. 보험료

(1) 보험료(법 제69조)

① 공단은 건강보험사업에 드는 비용에 충당하기 위하여 보험료의 납부의무자로부터 보험료를 징수

② 보험료는 가입자의 자격을 취득한 날이 속하는 달의 다음달부터 가입자의 자격을 상실한 날의 전날이 속하는 달까지 징수(가입자의 자격을 매월 1일에 취득한 경우에는 그 달부터 징수함.) 다만, 가입자의 자격을 매월 1일에 취득한 경우 또는 제5조제1항제2호가목에 따른 건강보험 적용 신청으로 가입자의 자격을 취득하는 경우에는 그 달부터 징수

③ 보험료를 징수함에 있어서 가입자의 자격이 변동된 경우, 변동된 날이 속하는 달의 보험료는 변동되기 전의 자격을 기준으로 징수함. 다만 매월 1일에 변동된 경우, 변동된 자격을 기준으로 징수함.

④ 직장가입자

- **보수월액보험료** : 제70조에 따라 산정한 보수월액에 제73조제1항 또는 제2항에 따른 보험료율을 곱하여 얻은 금액
- **소득월액보험료** : 제71조에 따라 산정한 소득월액에 제73조제1항 또는 제2항에 따른 보험료율의 100분의 50을 곱하여 얻은 금액

⑤ **지역가입자의 월별 보험료액** : 세대 단위로 산정하되, 지역가입자가 속한 세대의 월별 보험료액은 제72조에 따라 산정한 보험료 부과 점수에 제73조제3항에 따른 보험료 부과 점수당 금액을 곱한 금액

⑥ ④와 ⑤에 따른 월별 보험료액은 가입자의 보험료 평균액의 일정비율에 해당하는 금액을 고려하여 대통령령으로 정하는 기준에 따라 상한 및 하한을 정함.

(2) 보수월액(법 제70조, 영 제32, 33, 34, 35, 38조, 규칙 제40, 43조)

1) 보수월액은 직장가입자가 지급받는 보수를 기준으로 하여 산정한다.

직장가입자에 대한 보수월액보험료 부과의 원칙(시행령 제34조)

① 법 제70조제1항에 따라 직장가입자에 대한 보수월액보험료는 매년 다음 각 호의 구분에 따라 **산정된 보수월액을 기준으로 하여 부과**하고, 다음 해에 확정되는 **해당 연도의 보수 총액을 기준으로** 제39조에 따라 **보수월액을 다시 산정하여 정산**한다. 다만, 법 제70조제3항 후단에 따라 보건복지부장관이 고시하는 금액이 적용되는 직장가입자에 대해서는 그 고시하는 금액이 적용되는 기간 동안 부과한 보수월액보험료의 정산을 생략할 수 있다.

- 직장가입자의 자격을 취득하거나, 다른 직장가입자로 자격이 변동되거나, 지역가입자에서 직장가입자로 자격이 변동된 사람 : 제37조에 따른 자격 취득

또는 변동 시의 보수월액
- 제1호에 해당하지 아니하는 직장가입자 : 전년도에 받은 보수의 총액을 기준으로 제36조에 따라 산정한 보수월액

② 제1항 각 호에 따른 **보수월액의 적용기간**은 다음과 같다.
- 제1항제1호의 가입자 : 자격 취득 또는 변동일이 속하는 달(매월 2일 이후에 자격이 변동된 경우에는 그 자격 변동일이 속한 달의 다음 달을 말한다)부터 다음 해 3월까지
- 제1항제2호의 가입자 : 매년 4월부터 다음 해 3월까지

2) 휴직 그 밖의 사유로 보수의 전부 또는 일부가 지급되지 아니하는 가입자의 보수월액 보험료는 해당 사유가 발생하기 전달의 보수월액을 기준으로 보험료를 산정

3) 1)의 규정에 의한 보수는 근로자 등이 근로를 제공하고 사용자·국가 또는 지방자치단체로부터 지급받는 금품(실비변상적인 성격의 것을 제외한다)으로서 대통령령이 정하는 것(봉급·급료·보수·세비·임금·상여·수당과 이와 유사한 성질의 금품 중 퇴직금, 현상금·번역료 및 원고료, 소득세법의 규정에 의한 비과세 근로소득에 해당하는 경우를 제외)을 말함. 이 경우 보수 관련 자료가 없거나 불명확한 경우 등 대통령령으로 정하는 사유에 해당하면 보건복지부장관이 정하여 고시하는 금액을 보수로 본다.

* 1)에 따른 보수월액의 산정 및 보수가 지급되지 아니하는 사용자의 보수월액의 산정 등에 필요한 사항은 대통령령으로 정함.(제4항)

4) 보수월액 산정을 위한 보수 등의 통보(시행령 제35조)

① 사용자는 매년 3월 10일까지 전년도 직장가입자에게 지급한 보수의 총액과 직장가입자가 해당 사업장·국가·지방자치단체·사립학교 또는 그 학교경영기관에 종사한 기간 등 보수월액의 산정에 필요한 사항을 공단에 통보. 보수 관련 자료가 없거나 불명확한 직장가입자는 통보 생략 가능 〈개정 2013. 9. 26〉

② 사용자는 다음에 해당될 때 그때까지 사용·임용 또는 채용한 모든 직장가입자에게 지급한 보수의 총액 등 보수월액의 산정에 필요한 사항을 공단에 통보
- 사업장이 폐업·도산하거나 이에 준하는 사유가 발생한 때
- 사립학교가 폐교된 때
- 일부 직장가입자가 퇴직한 때

5) 보수월액 보험료의 정산 및 분할납부 (시행령 제39조)

① 공단은 원래 산정·징수한 보수월액 보험료의 금액이 다시 산정한 보수월액 보험료의 금액을 초과하는 경우 초과액을 사용자에게 반환, 부족한 경우 부족액을 사용자로부터 징수

② 사용자는 직장가입자의 사용·임용·채용관계가 종료된 때에 당해 직장가입자가 납부한 보험료를 다시 산정하여 근로자와 정산한 후 공단과 정산절차를 거쳐야 함. 단, 보건복지부장관이 고시하는 금액이 적용되는 직장가입자에 대해서는 그 고시하는 금액이 적용되는 기간 동안에 부과한 보수월액 보험료의 정산은 생략 가능

③ 사용자는 반환받은 금액 또는 추가 납부한 금액 중 직장가입자가 반환받을 금액 및 부담하여야 할 금액에 대해서는 해당 직장가입자와 정산

④ 공단은 추가 징수할 경우 이를 분할하여 납부하게 할 수 있음.

(3) 소득월액(법 제71조, 영 제41조)

① 소득월액은 보수월액의 산정에 포함된 보수를 제외한 직장가입자의 소득(보수외 소득)이 대통령령으로 정하는 금액을 초과하는 경우 보수외 소득을 기준으로 하여 산정하되, 대통령령으로 정하는 기준에 따라 상한을 정할 수 있음.

② 소득월액을 산정하는 기준, 방법 등 소득월액의 산정에 필요한 사항은 대통령령

소득월액(법 제71조)

① 소득월액은 제70조에 따른 보수월액의 산정에 포함된 보수를 제외한 직장가입자의 소득(이하 “보수외소득”이라 한다)이 대통령령으로 정하는 금액을 초과하는 경우 다음의 계산식에 따라 산정한다.

(연간 보수외소득 - 대통령령으로 정하는 금액) ×1/12

② 소득월액을 산정하는 기준, 방법 등 소득월액의 산정에 필요한 사항은 대통령령으로 정한다. 소득세법에 따른 비과세소득은 제외한다.(영 제41조)
〈개정 2020. 10. 7〉

- 이자소득 :「소득세법」 제16조에 따른 소득
- 배당소득 :「소득세법」 제17조에 따른 소득
- 사업소득 :「소득세법」 제19조에 따른 소득
- 근로소득 :「소득세법」 제20조에 따른 소득
- 연금소득 :「소득세법」 제20조의3에 따른 소득
- 기타소득 :「소득세법」 제21조에 따른 소득

(4) 보험료 부과점수(법 제72조, 영 제42조, 별표 4)

1) 지역가입자의 월별 보험료액(제69조제5항)에 따른 보험료부과점수는 지역가입자의 소득 및 재산을 기준으로 산정한다.

2) 보험료 부과점수의 산정방법·기준을 정할 때 법령에 따라 재산권의 행사가 제한되는 재산에 대하여는 다른 재산과 달리 정할 수 있음.

3) 보험료 부과점수의 산정방법·산정기준 등에 필요한 사항은 대통령령으로 정함.

※ 보험료부과점수의 산정기준 (영 제42조)

① 법 제72조제1항에 따른 보험료부과점수는 다음 각 호의 사항을 고려하여 산정하되, 구체적인 산정방법은 별표 4와 같다.

- 소득
- 재산
- 삭제 〈2018. 3. 6〉

② 제1항제1호에 따른 소득의 구체적인 종류 및 범위에 관하여는 제41조제1항을 준용한다.

③ 제1항제2호에 따른 재산은 다음 각 호와 같다.

- 「지방세법」 제105조에 따른 재산세의 과세대상이 되는 토지, 건축물, 주택, 선박 및 항공기. 다만, 종중재산(宗中財産), 마을 공동재산, 그 밖에 이에 준하는 공동의 목적으로 사용하는 건축물 및 토지는 제외한다.
- 주택을 소유하지 아니한 지역가입자의 경우에는 임차주택에 대한 보증금 및 월세금액
- 「지방세법 시행령」 제123조제1호에 따른 승용자동차 및 같은 조 제2호에 따른 그 밖의 승용자동차. 다만, 다음 각 목의 어느 하나에 해당하는 경우에는 제외한다.
  - 사용연수가 9년 이상인 경우
  - 배기량이 1,600시시 이하인 경우. 다만, 과세표준에 「지방세법 시행령」 제4조제1항제3호에 따른 차량의 경과연수별 잔존가치율을 고려하여 보건복지부장관이 고시한 비율을 적용하여 산정된 차량의 가액이 4천만원 이상인 경우는 제외한다.
  - 「국가유공자 등 예우 및 지원에 관한 법률」 제4조·제73조 및 제74조에 따른 국가유공자 등(법률 제11041호로 개정되기 전의 「국가유공자 등 예우 및 지원에

관한 법률」 제73조의2에 따른 국가유공자 등을 포함한다)으로서 같은 법 제6조의4에 따른 상이등급 판정을 받은 사람과 「보훈보상대상자 지원에 관한 법률」 제2조에 따른 보훈보상대상자로서 같은 법 제6조에 따른 상이등급 판정을 받은 사람이 소유한 자동차

- 「장애인복지법」에 따라 등록한 장애인이 소유한 자동차
- 「지방세특례제한법」 제4조에 따라 과세하지 아니하는 자동차
- 「지방세법 시행령」 제122조에 따른 영업용 자동차

④ 제1항부터 제3항까지에서 규정한 사항 외에 보험료부과점수의 산정에 포함되는 제1항 각 호의 사항에 관한 자료의 반영 시기 등 보험료부과점수의 산정에 필요한 세부 사항은 공단의 정관으로 정한다. 〈개정 2018. 3. 6〉

(5) 보험료부과제도개선위원회(법 제72조의2)

① 소속 : 보건복지부장관 소속

② 기능 : 보험료부과와 관련된 제도의 개선을 위하여

③ 구성 : 중앙행정기관 소속 공무원 및 민간전문가로 구성

④ 심의사항

- 가입자의 소득 파악 실태에 관한 조사 및 연구에 관한 사항
- 가입자의 소득 파악 및 소득에 대한 보험료 부과 강화를 위한 개선 방안에 관한 사항
- 그 밖에 보험료부과와 관련된 제도 개선 사항으로서 위원장이 회의에 부치는 사항

⑤ 결과

- 제도개선위원회의 운영 결과는 국회에 보고됨.
- 구성·운영 등에 관하여 필요한 사항은 대통령령으로 정함.

※ 보험료부과제도개선위원회의 구성 등 (영 제42조의2) …… (생략)

※ 제도개선위원회 위원의 해임 및 해촉 (영 제42조의3) …… (생략)

※ 제도개선위원회의 회의 (영 제42조의4) …… (생략)

※ 간사 (영 42조의5) …… (생략)

(6) 보험료 부과제도에 대한 적정성 평가(법 제72조의3)

① 보건복지부장관은 피부양자 인정기준과 보험료, 보수월액, 소득월액 및 보험료부과

점수의 산정 기준 및 방법 등에 대하여 적정성을 평가하고, 이 법 시행일로부터 4년이 경과한 때 이를 조정하여야 한다.

② 보건복지부장관은 ①의 적정성 평가를 하는 경우에는 다음 각 호를 고려하여야 한다.

- 제72조의2제2항제2호에 따라 제도개선위원회가 심의한 가입자의 소득 파악 현황 및 개선 방안
- 공단의 소득 관련 자료 보유 현황
- 「소득세법」 제4조에 따른 종합소득(종합과세되는 종합소득과 분리과세되는 종합소득을 포함) 과세 현황
- 직장가입자에게 부과되는 보험료와 지역가입자에게 부과되는 보험료 간 형평성
- 제1항에 따른 인정기준 및 산정기준의 조정으로 인한 보험료 변동
- 그 밖에 적정성 평가 대상이 될 수 있는 사항으로서 보건복지부장관이 정하는 사항

③ 적정성 평가의 절차, 방법 및 그 밖에 적정성 평가를 위하여 필요한 사항은 대통령령으로 정한다.

※ 보험료 부과제도에 대한 적정성 평가 (영 제42조의6)

① 보건복지부장관은 법 제72조의3제1항에 따른 적정성 평가(이하 "적정성 평가"라 한다)를 위한 조사 및 연구를 실시할 수 있다.

② 보건복지부장관은 제1항에 따라 실시하는 조사 및 연구를 보험료 부과제도에 관한 전문성을 갖춘 연구기관, 대학, 비영리법인 또는 단체 등에 의뢰하여 실시할 수 있다.

③ 보건복지부장관은 관계 중앙행정기관, 지방자치단체 및 「공공기관의 운영에 관한 법률」에 따른 공공기관 등에 대하여 적정성 평가에 관한 의견 또는 자료의 제출을 요청할 수 있다.

④ 보건복지부장관은 제1항에 따른 적정성 평가를 실시한 경우 그 결과를 제도개선위원회에 알려야 한다.

(7) 보험료율 등(법 제73조, 영 제44조)

① 직장가입자의 보험료율은 1천 분의 80의 범위 안에서 심의위원회의 의결을 거쳐 대통령령으로 정하는데 그에 따른 영제44조제1항 직장가입자의 보험료율은 1만 분의 667로 함. 〈개정 2019. 12. 31〉

② 국외에서 업무에 종사하고 있는 직장가입자에 대한 보험료율은 제1항의 규정에 의하여 정해진 보험료율의 100분의 50으로 함.(법 제73조2항)

③ 지역가입자의 보험료 부과점수당 금액은 심의위원회의 의결을 거쳐 대통령령으로 정함 : 보험료부과 점수당 금액은 195.8원 〈개정 2019. 12. 31〉

※ 보험료율 및 보험료부과점수당 금액 (영 제44조)

① 법 제73조제1항에 따른 직장가입자의 보험료율은 1만분의 667로 한다.

② 법 제73조제3항에 따른 지역가입자의 보험료부과점수당 금액은 195.8원으로 한다.

(8) 보험료의 면제(법 제74조)

① 공단은 직장가입자가 제54조제2호부터 제4호까지의 어느 하나에 해당하는 경우(같은 조 제2호에 해당하는 경우에는 1개월 이상의 기간으로서 대통령령으로 정하는 기간 이상 국외에 체류하는 경우에 한정한다. 이하 이 조에서 같다) 그 가입자의 보험료를 면제한다. 다만, 제54조제2호에 해당하는 직장가입자의 경우에는 국내에 거주하는 피부양자가 없을 때에만 보험료를 면제한다.

② 지역가입자가 제54조제2호부터 제4호까지의 어느 하나에 해당하면 그 가입자가 속한 세대의 보험료를 산정할 때 그 가입자의 제72조에 따른 보험료 부과 점수를 제외한다.

③ 보험료의 면제나 보험료의 산정에서 제외되는 보험료부과점수에 대하여는 제54조제2호부터 제4호까지의 어느 하나에 해당하는 급여정지 사유가 생긴 날이 속하는 달의 다음 달부터 사유가 없어진 날이 속하는 달까지 적용, 다만 다음 각 호의 어느 하나에 해당하는 경우에는 그 달의 보험료를 면제하지 아니하거나 보험료의 산정에서 보험료부과점수를 제외하지 아니한다.

- 급여정지 사유가 매월 1일에 없어진 경우
- 제54조제2호에 해당하는 가입자 또는 그 피부양자가 국내에 입국하여 입국일이 속하는 달에 보험급여를 받고 그 달에 출국하는 경우

※ 보험료가 면제되는 국외 체류기간 (영 제44조의2)

법 제74조제1항 본문에서 “대통령령으로 정하는 기간”이란 3개월을 말한다.

(9) 보험료의 경감(법 제75조, 영 제45, 제45조의2, 규칙 제46조)

1) 경감대상자

① 섬·벽지·농어촌 등 대통령령이 정하는 지역에 거주하는 사람

> ※ "섬·벽지(僻地)·농어촌 등 대통령령으로 정하는 지역"(시행령 제45조)
>
> ① 요양기관까지의 거리가 멀거나 대중교통으로 이동하는 시간이 오래 걸리는 지역으로서 보건복지부장관이 정하여 고시하는 섬·벽지 지역
>
> ② 다음 각 목의 어느 하나에 해당하는 농어촌지역
>
> - 군 및 도농복합 형태 시의 읍·면 지역
> - 「지방자치법」 제2조제1항제2호에 따른 시와 군의 지역 중 동(洞) 지역으로서 「국토의 계획 및 이용에 관한 법률」 제36조제1항제1호에 따라 지정된 주거지역·상업지역 및 공업지역을 제외한 지역
> - 「농어촌주민의 보건복지 증진을 위한 특별법」 제33조에 해당하는 지역
>
> ③ 요양기관의 이용이 제한되는 근무지의 특성을 고려하여 보건복지부장관이 인정하는 지역

② 65세 이상인 사람

③ 「장애인복지법」에 따라 등록한 장애인

④ 「국가유공자 등 예우 및 지원에 관한 법률」에 따른 국가유공자

⑤ 휴직자

⑥ 그 밖에 생활이 어렵거나 천재지변 등의 사유로 보험료의 경감이 필요하다고 보건복지부장관이 정하여 고시하는 사람

2) 보험료 납부의무자가 다음 중 하나에 해당되는 경우에는 대통령령으로 정하는 바에 따라 보험료를 감액하는 등 재산상의 이익을 제공할 수 있음.

- 보험료의 납부고지를 전자문서로 받는 경우
- 보험료를 계좌 또는 신용카드 자동이체의 방법으로 내는 경우

3) 보험료 경감의 방법·절차 등에 필요한 그 밖의 사항은 보건복지부장관이 정하여 고시

※ 계좌이체자 등에 대한 보험료 감액 등 (영 제45조의2)

공단은 법 제75조제2항에 따라 전자문서로 납입 고지를 받거나 계좌 또는 신용카드 자동이체의 방법으로 보험료를 내는 납부의무자에 대해서는 그에 따라 절감되는 우편

요금 등 행정비용의 범위에서 공단의 정관으로 정하는 바에 따라 보험료를 감액하거나 감액하는 금액에 상당하는 금품을 제공할 수 있다.

※ 〈보험료 경감 대상자〉 (규칙 제46조) …… (생략)

(10) 보험료의 부담(법 제76조)

① **직장가입자의 보수월액보험료** : 직장가입자와 다음 구분에 의한 자가 각각 보험료액의 100분의 50씩 부담

- 직장가입자가 근로자인 경우 : 사업장의 사업주
- 직장가입자가 공무원인 경우 : 국가 또는 지방자치단체
- 직장가입자가 교직원인 경우 : 사립학교를 설립·운영하는 자(제3조제2호다목에 해당하는 사용자)
- 직장가입자가 사립학교 교원인 경우 : 직장가입자가 100분의 50, 사립학교를 설립·운영하는 자가 100분의 30, 국가가 100분의 20을 부담하되, 사립학교를 설립·운영하는 자가 그 부담금 전액을 부담할 수 없을 때에는 그 부족액을 학교에 속하는 회계에서 부담하게 할 수 있음.

② 직장가입자의 소득월액보험료는 직장가입자가 부담

③ **지역가입자의 보험료** : 그 가입자가 속한 세대의 지역가입자 전원이 연대하여 부담

(11) 보험료의 납부의무(법 제77조, 영 제46조)

① 보수월액 보험료는 사용자가 납부하고, 사용자가 2명 이상인 때에는 그 사업장의 사용자는 보험료를 연대하여 납부하며, 소득월액보험료는 직장가입자가 납부

② 지역가입자의 보험료는 그 가입자가 속한 세대의 지역가입자 전원이 연대하여 납부. 다만, 소득 및 재산이 없는 미성년자와 소득 및 재산 등을 고려하여 대통령령으로 정하는 기준에 해당하는 미성년자는 납부의무를 부담하지 아니함.

※ 지역가입자의 보험료 연대납부의무 면제 대상 미성년자 (영 제46조)

법 제77조제2항 단서에서 "대통령령으로 정하는 기준에 해당하는 미성년자"란 다음 각 호의 어느 하나에 해당하는 미성년자를 말한다. 다만, 제41조제1항제2호의 배당소득 또는 같은 항 제3호의 사업소득으로서 「소득세법」 제168조제1항에 따른 사업자등록을 한 사업에서 발생하는 소득이 있는 미성년자는 제외한다.

① 다음 각 목의 요건을 모두 갖춘 미성년자

- 제42조제1항제1호에 따른 소득의 합이 연간 100만원 이하일 것
- 제42조제1항제2호에 따른 재산 중 같은 조 제3항제1호 및 제3호에 해당하는 재산이 없을 것
- 부모가 모두 사망한 미성년자로서 제1호가목의 요건을 갖춘 미성년자

(12) 제2차 납부의무(법 제77조의2)

① 법인의 재산으로 그 법인이 납부하여야 하는 보험료, 연체금 및 체납처분비를 충당하여도 부족한 경우

- 해당 법인에게 보험료의 납부의무가 부과된 날 현재의 무한책임사원 또는 과점주주(「국세기본법」 제39조 각 호의 어느 하나에 해당하는 자)가 그 부족한 금액에 대하여 제2차 납부의무를 진다.
- 다만, 과점주주의 경우에는 그 부족한 금액을 그 법인의 발행주식 총수(의결권이 없는 주식은 제외) 또는 출자총액으로 나눈 금액에 해당 과점주주가 실질적으로 권리를 행사하는 주식 수(의결권이 없는 주식은 제외) 또는 출자액을 곱하여 산출한 금액을 한도로 한다.

② 사업이 양도·양수된 경우에 양도일 이전에 양도인에게 납부의무가 부과된 보험료, 연체금 및 체납처분비를 양도인의 재산으로 충당하여도 부족한 경우

- 사업의 양수인이 그 부족한 금액에 대하여 양수한 재산의 가액을 한도로 제2차 납부의무를 진다. (영 제46조의2)
- 제2차 납부의무의 한도가 되는 사업양수 재산의 가액은 다음 각 호의 금액으로 한다. 다만, 제2호에 따른 금액은 제1호에 따른 금액이 없거나 불분명한 경우에 한정하여 적용한다.
  - 양수인이 양도인에게 지급하였거나 지급하여야 할 금액이 있는 경우에는 그 금액
  - 양수한 자산 및 부채를 공단이 평가한 후 그 자산총액에서 부채총액을 뺀 가액
- 다음 각 호의 어느 하나에 해당하는 경우에 사업양수 재산의 가액은 같은 항 제1호의 방법에 따라 산정한 금액과 제2호의 방법에 따라 산정한 금액 중 큰 금액으로 한다.
  - 제2항제1호에 따른 금액과 시가의 차액이 3억원 이상인 경우
  - 제2항제1호에 따른 금액과 시가의 차액이 그 시가의 100분의 30에 상당하는 금액 이상인 경우
- 이 경우 양수인의 범위 및 양수한 재산의 가액은 대통령령으로 정한다.

(13) 보험료 납부기한(법 제78조, 규칙 제47, 제48조의2)

① 보험료의 납부의무가 있는 자는 가입자에 대한 해당 월의 보험료를 그 다음달 10일까지 납부해야 함(지역가입자의 보험료는 보건복지부령이 정하는 바에 의하여 분기별로 납부할 수 있음).

② 공단은 ①에도 불구하고 납입고지의 송달지연 등 보건복지부령으로 정하는 사유가 있는 경우 → 납부자의 신청에 따라 납부기한부터 1개월 범위에서 납부기한을 연장할 수 있음.

(14) 가산금(법 제78조의2)

① 사업장의 사용자가 대통령령으로 정하는 사유에 해당되어 직장가입자가 될 수 없는 자를 제8조제2항 또는 제9조제2항을 위반하여 거짓으로 보험자에게 직장가입자로 신고한 경우 공단은 제1호의 금액에서 제2호의 금액을 뺀 금액의 100분의 10에 상당하는 가산금을 그 사용자에게 부과하여 징수한다.

- 사용자가 직장가입자로 신고한 사람이 직장가입자로 처리된 기간 동안 그 가입자가 제69조제5항에 따라 부담하여야 하는 보험료의 총액
- 제1호의 기간 동안 공단이 해당 가입자에 대하여 제69조제4항에 따라 산정하여 부과한 보험료의 총액

② ①에도 불구하고, 공단은 가산금이 소액이거나 그 밖에 가산금을 징수하는 것이 적절하지 아니하다고 인정되는 등 대통령령으로 정하는 경우에는 징수하지 아니할 수 있다.

(15) 보험료 등의 납입 고지(법 제79조, 규칙 제48조)

① 공단은 보험료 등을 징수하려면 그 금액을 결정하여 납부의무자에게 다음 각 호의 사항을 적은 문서로 납입 고지함. 징수하려는 보험료 등의 종류, 납부해야 하는 금액, 납부기한 및 장소

② 공단은 ①에 따라 납입 고지를 할 때 납부의무자의 신청이 있으면 전자문서교환방식 등에 의하여 전자문서로 고지할 수 있음. 이 경우 전자문서 고지에 대한 신청·방법·절차 등에 필요한 사항은 보건복지부령으로 정함

③ 공단이 ②에 따라 전자문서로 고지하는 경우에는 전자문서가 보건복지부령으로 정하는 정보통신망에 저장되거나 납부의무자가 지정한 전자우편주소에 입력된 때에

납입 고지가 그 납부의무자에게 도달된 것으로 봄.

④ 직장가입자의 사용자가 2명 이상인 경우 또는 지역가입자의 세대가 2명 이상으로 구성된 경우 그 중 1명에게 한 고지는 해당 사업장의 다른 사용자 또는 세대 구성원인 다른 지역가입자 모두에게 효력이 있는 것으로 봄.

⑤ 휴직자 등의 보험료는 휴직 등의 사유가 끝날 때까지 보건복지부령으로 정하는 바에 따라 납입 고지를 유예할 수 있음.

⑥ 공단은 제2차 납부의무자에게 납입의 고지를 한 경우에는 해당 법인인 사용자 및 사업 양도인에게 그 사실을 통지해야 함.

보험료 등의 납입고지 기한 (규칙 제48조)

공단은 법 제79조에 따라 보험료와 그 밖에 법에 따른 징수금(이하 "보험료등"이라 한다)의 납입고지를 할 때에는 납부의무자에게 보험료 등의 납부기한 10일 전까지 납입고지서를 발급하여야 한다.

(16) 연체금(법 제80조, 규칙 제51조)

1) 납부의무자가 납부기한까지 보험료 등을 내지 아니하면 그 납부기한이 지난 날부터 매 1일이 경과할 때마다 다음에 해당하는 연체금을 징수. 〈개정 2019. 1. 15〉

① **제69조에 따른 보험료 또는 제53조제3항에 따른 보험급여 제한 기간 중 받은 보험급여에 대한 징수금을 체납한 경우** : 해당 체납금액의 1천500분의 1에 해당하는 금액. 이 경우 연체금은 해당 체납금액의 1천분의 20을 넘지 못한다.

② **①외에 이 법에 따른 징수금을 체납한 경우** : 해당 체납금액의 1천분의 1에 해당하는 금액. 이 경우 연체금은 해당 체납금액의 1천분의 30을 넘지 못한다.

2) 납부의무자가 체납된 보험료 등을 내지 아니하면 납부기한 후 30일이 지난 날부터 매 1일이 경과할 때마다 다음에 해당하는 연체금을 1)에 따른 연체금에 더하여 징수한다.

① **제69조에 따른 보험료 또는 제53조제3항에 따른 보험급여 제한 기간 중 받은 보험급여에 대한 징수금을 체납한 경우** : 해당 체납금액의 6천분의 1에 해당하는 금액. 이 경우 연체금은 해당 체납금액의 1천분의 50을 넘지 못한다.

② **제1호 외에 이 법에 따른 징수금을 체납한 경우** : 해당 체납금액의 3천분의 1에 해당하는 금액. 이 경우 연체금은 해당 체납금액의 1천분의 90을 넘지 못한다.

3) 공단은 다음의 경우에 연체금을 징수하지 아니할 수 있다.

① 천재지변이 있을 때

② 보건복지부령으로 정하는 부득이한 사유가 있을 때

연체금 징수의 예외 (규칙 제51조)

법 제80조제3항에서 **"보건복지부령으로 정하는 부득이한 사유"**란 다음 각 호의 어느 하나에 해당하는 경우를 말한다.

- 전쟁 또는 사변으로 인하여 체납한 경우
- 연체금의 금액이 공단의 정관으로 정하는 금액 이하인 경우
- 사업장 또는 사립학교의 폐업·폐쇄 또는 폐교로 체납액을 징수할 수 없는 경우
- 화재로 피해가 발생해 체납한 경우
- 그 밖에 보건복지부장관이 연체금을 징수하기 곤란한 부득이한 사유가 있다고 인정하는 경우

(17) 보험료 등의 독촉 및 체납처분(법 제81조, 규칙 제52조)

① 납부의무자가 보험료 등을 내지 아니하면 기한을 정하여 독촉할 수 있음. 이 경우 직장가입자의 사용자가 2명 이상인 경우 또는 지역가입자의 세대가 2명 이상으로 구성된 경우에는 그 중 1명에게 한 독촉은 해당 사업장의 다른 사용자 또는 세대 구성원인 다른 지역가입자 모두에게 효력이 있는 것으로 봄.

② 독촉을 하는 때에는 10일 이상 15일 이내의 납부기한을 정하여 독촉장을 발부

③ 독촉을 받은 자가 납부기한까지 보험료 등을 납부하지 아니한 때에는 국세체납처분의 예에 의하여 이를 징수할 수 있음.

④ 공단은 ③에 따라 체납처분을 하기 전에 보험료등의 체납 내역, 압류 가능한 재산의 종류, 압류 예정 사실 및 「국세징수법」에 따른 소액금융재산에 대한 압류금지 사실 등이 포함된 통보서를 발송하여야 한다. 다만, 법인 해산 등 긴급히 체납처분을 할 필요가 있는 경우로서 대통령령으로 정하는 경우에는 그러하지 아니하다.

⑤ ④의 경우 한국자산관리공사가 공매를 대행하면 보건복지부령으로 정하는 바에 의하여 수수료를 지급할 수 있음. 이 경우 공매는 공단이 한 것으로 본다.

체납자에 대한 공매대행의 통지 등 (규칙 52조)

① 공단은 법 제81조제5항에 따라 **압류재산의 공매를 대행하게 하는 경우**에는 다음의 사항을 적어 「금융회사부실자산 등의 효율적 처리 및 한국자산관리공사의 설립에 관한 법률」에 따라 **설립된 한국자산관리공사**(이하 "한국자산관리공사"라 한다)에 **공매대행을 의뢰하여야 한다.**

- 체납자의 성명, 주소 또는 거소
- 공매할 재산의 종류·수량·품질 및 소재지
- 압류에 관계되는 보험료등의 납부 연도·금액 및 납부기한
- 그 밖에 공매대행에 필요한 사항

② 공단은 제1항에 따라 공매대행을 의뢰한 경우에는 그 사실을 체납자, 담보물 소유자 및 그 재산에 전세권·질권·저당권 또는 그 밖의 권리를 가진 자와 압류한 재산을 보관하고 있는 자에게 알려야 한다.

③ 공단이 점유하고 있거나 제3자로 하여금 보관하게 한 압류재산은 한국자산관리공사에 인도할 수 있으며, 이를 인수한 한국자산관리공사는 인계·인수서를 작성하여야 한다. 다만, 제3자로 하여금 보관하게 한 재산에 대해서는 그 제3자가 발행하는 그 재산의 보관증을 인도함으로써 압류재산의 인도를 갈음할 수 있다.

(18) 체납보험료의 분할납부(법 제82조, 규칙 제55조)

① 보험료를 3회 이상 체납한 자에 대하여 분할납부 승인을 할 수 있음.
- 이전에 승인이 취소된 적이 없어야 함.
- 분할납부하는 횟수는 24회 이내로, 매월 납부할 금액은 해당 월별로 고지된 보험료(가산금포함) 이상으로 정하여 신청인에게 통보
- 매회 납부기일 10일 전까지 분할보험료 납입고지서를 발부

② 분할납부 승인을 받은 자가 정당한 사유 없이 5회 이상 그 승인된 보험료를 납부하지 아니하면 분할납부의 승인을 취소
- 취소한 경우에는 지체 없이 분할납부자에게 통보

③ 분할납부의 승인과 취소에 관한 절차·방법·기준 등에 필요한 사항은 보건복지부령으로 정함.

(19) 고액·상습체납자의 인적사항 공개(법 제83조)

① 공단은 이 법에 따른 납부기한의 다음 날부터 1년이 경과한 보험료, 연체금과 체납처분비(제84조에 따라 결손 처분한 보험료, 연체금과 체납처분비로서 징수권 소멸시효가 완성되지 아니한 것을 포함한다)의 총액이 1천만 원 이상인 체납자가 납부능력이 있음에도 불구하고 체납한 경우 그 인적사항·체납액 등(인적사항)을 공개할 수 있다. 다만, 이의신청, 심판청구가 제기되거나 행정소송이 계류 중인 경우나 그 밖에 체납된 금액의 일부 납부 등 대통령령으로 정하는 사유가 있는 경우에는 그러하지 아니함.

② ①에 따른 체납자의 인적사항 등에 대한 공개 여부를 심의하기 위하여 공단에 보험료정보공개심의위원회를 둠.

③ 공단은 보험료정보공개심의위원회의 심의를 거친 인적사항 등의 공개대상자에게 공개대상자임을 서면으로 통지하여 소명의 기회를 부여하여야 하며, 통지일부터 6개월이 경과한 후 체납액의 납부이행 등을 감안하여 공개대상자를 선정

④ ①에 따른 체납자 인적사항 등의 공개는 관보에 게재하거나 공단 인터넷 홈페이지에 게시하는 방법에 따름.

⑤ ①부터 ④까지의 규정에 따른 체납자 인적사항 등의 공개와 관련한 납부능력의 기준, 공개절차 및 위원회의 구성·운영 등에 필요한 사항은 대통령령으로 정함.

(20) 결손처분(법 제84조)

① 공단은 다음의 사유 시 재정운영위원회의 의결을 받아 보험료 등을 결손처분

- 체납처분이 종결되고 체납액에 충당될 배분금액이 그 체납액에 미달하는 경우
- 해당 권리에 대한 소멸시효가 완성된 경우
- 그 밖에 징수할 가능성이 없다고 인정되는 경우로 대통령령이 정하는 경우

② 결손처분을 한 후 다른 압류할 수 있는 재산이 있는 것을 발견한 때에는 지체 없이 그 처분을 취소하고 체납처분을 하여야 함.

결손처분 (영 제50조)

법 제84조제1항제3호에서 "**대통령령으로 정하는 경우**"란 다음 각 호의 경우를 말한다.

- 체납자의 재산이 없거나 체납처분의 목적물인 총재산의 견적가격이 체납처분비에 충당하고 나면 남을 여지가 없음이 확인된 경우

- 체납처분의 목적물인 총재산이 보험료등보다 우선하는 국세, 지방세, 전세권·질권·저당권 또는 「동산·채권 등의 담보에 관한 법률」에 따른 담보권에 따라 담보된 채권 등의 변제에 충당하고 나면 남을 여지가 없음이 확인된 경우
- 그 밖에 징수할 가능성이 없다고 재정운영위원회에서 의결한 경우

(21) 보험료 등의 징수 순위(법 제85조)

보험료 등은 국세 및 지방세를 제외한 기타 채권에 우선징수. 다만, 보험료 등의 납부기한 전에 전세권·질권·저당권 또는 「동산·채권 등의 담보에 관한 법률」에 따른 담보권의 설정을 등기 또는 등록한 사실이 증명되는 재산을 매각할 때에 그 매각대금 중에서 보험료 등을 징수하는 경우 그 전세권·질권·저당권 또는 「동산·채권 등의 담보에 관한 법률」에 따른 담보권으로 담보된 채권에 대하여는 그러하지 아니함.

(22) 보험료 등의 충당과 환급(법 제86조, 영 제51조)

① 공단은 납부의무자가 보험료등·연체금 또는 체납처분비로 납부한 금액 중 과오납부(過誤納付)한 금액이 있으면 보험료등·연체금 또는 체납처분비에 우선 충당
② 충당하고 남은 금액이 있는 경우 대통령령으로 정하는 바에 따라 납부의무자에게 환급
③ 과오납금에 대통령령으로 정하는 이자를 가산하여야 함.

※ 과오납금의 충당 순서 (영 제51조) [제목개정 2020. 6. 2.] …… (생략)

※ 과오납금의 충당·지급 시 가산 이자 등 (영 제52조) …… (생략)

7. 이의신청 및 심판청구

(1) 이의신청(법 제87조, 영 제30, 제53, 제56조, 규칙 제56조)

① 가입자 및 피부양자의 자격, 보험료등, 보험급여, 보험급여 비용에 관한 공단의 처분에 이의가 있는 자는 공단에 이의신청
② 요양급여비용 및 요양급여의 적정성에 대한 평가 등에 관한 심사평가원의 처분에 이의가 있는 공단·요양기관 그 밖의 자는 심사평가원에 이의신청

③ 이의신청은 처분이 있음을 안 날부터 90일 이내에 문서(전자문서 포함)로 이를 하여야 하며, 처분이 있은 날부터 180일을 경과하면 이를 제기하지 못함(정당한 사유에 의하여 그 기간 내에 이의신청을 할 수 없었음을 소명한 때에는 그러하지 아니함).

④ 요양기관이 법 48조에 따른 건강보험심사평가원의 확인에 대하여 이의신청을 하는 경우, 통보받은 날부터 30일 이내에 이를 하여야 함.

⑤ ①부터 ④까지에서 규정한 사항 외에 이의신청의 방법·결정 및 그 결정의 통지 등에 필요한 사항은 대통령령으로 정함.

⑥ **이의신청위원회(시행령 제53조)** : 이의신청에 대한 처분업무를 효율적으로 수행하기 위해 공단 및 심사평가원에 각각 이의신청위원회 설치

⑦ **이의신청결정기간(시행령 제58조)** : 공단 또는 심사평가원은 이의신청을 받은 날부터 60일 이내 결정. 부득이한 경우 30일 범위 안에서 그 기간을 연장

이의신청위원회의 구성 등 (영 제54조)

① 제53조에 따른 이의신청위원회(이하 "이의신청위원회"라 한다)는 각각 위원장 1명을 포함한 25명의 위원으로 구성한다.

② 공단에 설치하는 이의신청위원회의 위원장은 공단의 이사장이 지명하는 공단의 상임이사가 되고, 위원은 공단의 이사장이 임명하거나 위촉하는 다음 각 호의 사람으로 한다.

- 공단의 임직원 1명
- 사용자단체 및 근로자단체가 각각 4명씩 추천하는 8명
- 시민단체, 소비자단체, 농어업인단체 및 자영업자단체가 각각 2명씩 추천하는 8명
- 변호사, 사회보험 및 의료에 관한 학식과 경험이 풍부한 사람 7명

③ 심사평가원에 설치하는 이의신청위원회의 위원장은 심사평가원의 원장이 지명하는 심사평가원의 상임이사가 되고, 위원은 심사평가원의 원장이 임명하거나 위촉하는 다음 각 호의 사람으로 한다.

- 심사평가원의 임직원 1명
- 가입자를 대표하는 단체(시민단체를 포함한다)가 추천하는 사람 5명
- 변호사, 사회보험에 관한 학식과 경험이 풍부한 사람 4명
- 의약 관련 단체가 추천하는 사람 14명

④ 제2항과 제3항에 따라 위촉된 위원의 임기는 3년으로 한다.

(2) 심판청구(법 제88조)

① 이의신청에 대한 결정에 불복이 있는 자는 건강보험분쟁조정위원회에 심판을 청구. 이 경우 심판청구의 제기기간 및 제기방법에 관하여는 제87조제3항을 준용

* (제87조제3항)이의신청은 처분이 있음을 안 날부터 90일 이내에 문서(전자문서 포함)로 이를 하여야 하며, 처분이 있은 날부터 180일을 지나면 이를 제기하지 못함(정당한 사유에 의하여 그 기간 내에 이의신청을 할 수 없었음을 소명한 때에는 그러하지 아니함).

② 심판청구를 하고자 하는 자는 공단 또는 심사평가원에 심판청구서를 제출하거나 건강보험분쟁조정위원회에 제출

심판청구서의 제출(시행령 제59조제1항)

- 청구인과 처분을 받은 자의 성명·주민등록번호 및 주소
- 처분을 한 자
- 처분의 요지 및 처분이 있음을 안 날
- 심판청구의 취지 및 이유
- 청구인이 처분을 받은 자가 아닌 때에는 처분을 받은 자와의 관계
- 첨부서류의 표시
- 심판청구에 관한 고지의 유무 및 그 내용

③ **심판청구의 절차·방법·결정 및 그 결정의 통지 등에 관하여 필요한 사항**은 대통령령으로 정함.

- 심판청구서를 받은 날부터 10일 이내에 심판청구서에 처분을 한 자의 답변서 및 이의신청결정서 사본을 첨부하여 분쟁조정위원회에 제출
- 분쟁조정위원회가 심판청구서를 받은 때에는 지체 없이 사본 또는 부본을 공단 또는 심사평가원 및 이해관계인에게 송부, 공단 또는 심사평가원은 그 사본 또는 부본을 받은 날부터 10일 이내에 처분을 한 자의 답변서 및 이의신청결정서 사본을 분쟁조정위원회에 제출
- 분쟁조정위원회 위원장은 심판청구에 대한 결정을 한 때에는 다음의 결정서에 서명 또는 기명날인하여 지체 없이 청구인에게는 결정서의 정본을, 처분을 한 자 및 이해관계인에게는 그 사본을 보내야함.

- 분쟁조정위원회는 심판청구를 받은 날부터 60일 이내 결정을 해야 함(부득이한 경우 30일의 범위에서 기간 연장), 연장하려면 결정기간이 끝나기 7일 전까지 청구인에게 이를 알려야 함.(시행령 제61조)

(3) 건강보험분쟁조정위원회(법 제89조, 영 제62조~제67조)

① 심판청구를 심리·의결하기 위하여 보건복지부에 건강보험분쟁조정위원회를 둠.

② 위원장 포함 60명 이내의 위원으로 구성하고, 위원장을 제외한 위원 중 1명은 당연직위원, 위원의 임기는 3년

③ 분쟁조정위원회의 회의는 위원장, 당연직위원 및 위원장이 매회의마다 지정하는 7명의 위원을 포함하여 총 9명으로 구성

④ 분쟁조정위원회는 ③의 구성원 과반수의 출석과 출석위원 과반수의 찬성으로 의결

⑤ 분쟁조정위원회를 실무적으로 지원하기 위하여 분쟁조정위원회에 사무국을 둔다.

⑥ ①에서 ⑤까지에서 규정한 사항 외에 분쟁조정위원회의 구성 및 운영 등에 필요한 사항은 대통령령으로 정함.

⑦ 분쟁조정위원회의 위원 중 공무원이 아닌 사람은 「형법」 제129조부터 제132조까지의 규정을 적용할 때 공무원으로 본다.

분쟁조정위원회의 구성 등 (영 제62조)

① 분쟁조정위원회의 **위원장은 보건복지부장관의 제청으로 대통령이 임명**하고, 위원은 **다음의 사람 중에서 보건복지부장관이 임명**하거나 위촉한다.

- 4급 이상 공무원 또는 고위공무원단에 속하는 일반직공무원으로 재직 중이거나 재직하였던 사람
- 판사·검사 또는 변호사 자격이 있는 사람
- 「고등교육법」 제2조제1호부터 제3호까지의 규정에 따른 학교에서 사회보험 또는 의료와 관련된 분야에 부교수 이상으로 재직하고 있는 사람
- 사회보험 또는 의료에 관한 학식과 경험이 풍부한 사람

② 법 제89조제2항에 따른 **당연직위원은** 제1항제1호의 위원 중 법 제88조에 따른 **심판청구에 관한 업무를 담당하는 공무원**으로 한다.

(4) 행정소송(법 제90조)

공단 및 심사평가원의 처분에 이의가 있는 자와 이의신청 또는 심판청구에 대한 결정에 불복이 있는 자는 행정소송법이 정하는 바에 의하여 행정소송을 제기할 수 있음.

8. 보 칙

(1) 시효(법 제91조)

① 다음 각 호의 권리는 3년 동안 행사하지 아니하면 소멸시효가 완성
- 보험료, 연체금 및 가산금을 징수할 권리
- 보험료, 연체금 및 가산금으로 과오납부한 금액을 환급받을 권리
- 보험급여를 받을 권리
- 보험급여 비용을 받을 권리
- 과다 납부된 본인일부부담금을 돌려받을 권리(법 제47조제3항)
- 근로복지공단의 권리(법 제61조)

② ①의 시효는 다음 사유로 중단
- 보험료의 고지 또는 독촉
- 보험급여 또는 보험급여 비용의 청구

③ 휴직자등의 보수월액 보험료를 징수할 권리의 소멸시효는 고지가 유예된 경우 휴직 등의 사유가 종료될 때까지 진행하지 아니함.

④ ①의 소멸시효기간, ②의 시효중단 및 ③의 시효정지에 관하여 이 법에 정한 사항 외에는 민법에 따름.

(2) 서류의 보존(법 제96조의2)

① 요양기관은 요양급여가 끝난 날부터 5년간 요양급여비용의 청구에 관한 서류를 보존

② 다만, 약국 등 보건복지부령으로 정하는 요양기관은 처방전을 요양급여비용을 청구한 날부터 3년간 보존

③ 사용자는 3년간 자격 관리 및 보험료 산정 등 건강보험에 관한 서류를 보존해야 함.

(3) 업무정지(법 제98조, 규칙 제60조, 영 제70조, 별표 5)

① 다음 각 호에 해당하는 경우 1년의 범위에서 기간을 정하여 업무정지를 명할 수 있음

- 속임수나 그 밖의 부당한 방법으로 보험자·가입자 및 피부양자에게 요양급여비용을 부담하게 한 경우
- 명령에 위반하거나 거짓 보고를 하거나 거짓 서류를 제출하거나, 소속 공무원의 검사 또는 질문을 거부·방해 또는 기피한 경우
- 정당한 사유없이 요양기관이 법에 따른 결정을 신청하지 아니하고 속임수나 그 밖의 부당한 방법으로 행위·치료재료를 가입자 또는 피부양자에게 실시 또는 사용하고 비용을 부담시킨 경우

② ①에 따라 업무정지처분을 받은 자는 해당 업무정지 기간 중에는 요양급여를 못함.

③ ①에 따른 업무정지처분의 효과는 그 처분이 확정된 요양기관을 양수한 자 또는 합병 후 존속하는 법인이나 합병으로 설립되는 법인에 승계되고, 업무정지 처분의 절차가 진행 중인 때에는 양수인 또는 합병 후 존속하는 법인이나 합병으로 설립되는 법인에 대하여 그 절차를 계속 진행할 수 있다. 다만, 양수인 또는 합병 후 존속하는 법인이나 합병으로 설립되는 법인이 그 처분 또는 위반사실을 알지 못하였음을 증명하는 경우에는 그러하지 아니함.

④ ①에 따른 업무정지처분을 받았거나 업무정지처분의 절차가 진행 중인 자는 행정처분을 받은 사실 또는 행정처분절차가 진행 중인 사실을 보건복지부령으로 정하는 바에 따라 양수인 또는 합병 후 존속하는 법인이나 합병으로 설립되는 법인에 지체 없이 알려야 함.

⑤ ①에 따른 업무정지를 부과하는 위반행위의 종류, 위반 정도 등에 따른 행정처분기준이나 그 밖에 필요한 사항은 대통령령으로 정함.

행정처분기준 (영 70조)

① 법 제98조제1항 및 제99조제1항에 따른 요양기관에 대한 업무정지처분 및 과징금 부과의 기준은 별표 5와 같다.

② 제1항에 따른 과징금의 징수 절차는 보건복지부령으로 정한다.

(4) 과징금(법 제99조, 영 제71조)

① 보건복지부장관은 요양기관이 제98조제1항제1호 또는 제3호에 해당하여 업무정지 처분을 하여야 하는 경우로서 그 업무정지 처분이 해당 요양기관을 이용하는 사람에게 심한 불편을 주거나 보건복지부장관이 정하는 특별한 사유가 있다고 인정되면 업무정지처분을 갈음하여 속임수나 그 밖의 부당한 방법으로 부담하게 한 금액의 5배 이하의 금액을 과징금으로 부과·징수할 수 있음. 이 경우 보건복지부장관은 12개월의 범위에서 분할납부를 하게 할 수 있음.

② 보건복지부장관은 약제를 요양급여에서 적용 정지하는 경우 국민 건강에 심각한 위험을 초래할 것이 예상되는 등 특별한 사유가 있다고 인정되는 때에는 요양급여의 적용 정지에 갈음하여 대통령령으로 정하는 바에 따라 해당 약제에 대한 요양급여비용 총액의 100분의 60을 넘지 아니하는 범위에서 과징금을 부과·징수 할 수 있다. 이 경우 보건복지부장관은 12개월의 범위에서 분할납부를 하게 할 수 있다.

③ ②에 따라 과징금 부과 대상이 된 약제가 과징금이 부과된 날부터 5년의 범위에서 대통령령으로 정하는 기간 내에 다시 ②에 따른 과징금 부과 대상이 되는 경우에는 해당 약제에 대한 요양급여비용 총액의 100분의 100을 넘지 아니하는 범위에서 과징금을 부과·징수할 수 있다.

④ 대통령령으로 해당 약제에 대한 요양급여비용 총액을 정할 대에는 그 약제의 과거 요양급여 실적 등을 고려하여 1년간의 요양급여 총액을 넘지 않는 범위에서 정하여야 한다.

⑤ 보건복지부장관은 과징금을 납부하여야 할 자가 납부기한까지 이를 내지 아니하면 대통령령으로 정하는 절차에 따라 그 과징금 부과 처분을 취소하고 업무정지 처분을 하거나 국세 체납처분의 예에 따라 이를 징수한다. 다만, 요양기관의 폐업 등으로 업무정지 처분을 할 수 없으면 국세 체납처분의 예에 따라 징수한다.

⑥ 보건복지부장관은 과징금을 징수하기 위하여 필요하면 다음 각 호의 사항을 적은 문서로 관할 세무관서의 장 또는 지방자치단체의 장에게 과세정보의 제공을 요청할 수 있다.

- 납세자의 인적사항
- 사용 목적
- 과징금 부과 사유 및 부과 기준

⑦ ①부터 ③까지의 규정에 따라 징수한 과징금은 다음 각 호 외의 용도로는 사용불가

- 공단이 요양급여비용으로 지급하는 자금(제47조제3항)

- 「응급의료에 관한 법률」에 따른 응급의료기금의 지원
- 「재난적의료비 지원에 관한 법률」에 따른 재난적의료비 지원사업에 대한 지원

⑧ 과징금의 금액과 그 납부에 필요한 사항 및 과징금의 용도별 지원 규모, 사용 절차 등에 필요한 사항은 대통령령으로 정한다.

※ 과징금의 부과기준 (영 제70조의2) …… (생략)

※ 과징금의 부과 및 납부 (영 제70조의3) …… (생략)

※ 과징금 미납자에 대한 처분 (영 제70조의4) …… (생략)

※ 과징금의 지원 규모 등 (영 제71조) …… (생략)

※ 과징금의 징수절차 (규칙 제59조)

영 제70조제2항에 따른 과징금의 징수 절차에 관하여는 「국고금 관리법 시행규칙」을 준용한다.

(5) 위반사실의 공표(법 제100조, 영 제72, 제74조)

보건복지부장관은 관련 서류의 위조·변조로 요양급여비용을 거짓으로 청구하여 행정처분을 받은 요양기관이 다음 각 호의 어느 하나에 해당하면 그 위반 행위, 처분 내용, 해당 요양기관의 명칭·주소 및 대표자 성명, 그 밖에 다른 요양기관과의 구별에 필요한 사항으로서 대통령령으로 정하는 사항을 공표할 수 있음. 이 경우 공표 여부를 결정할 때에는 그 위반행위의 동기, 정도, 횟수 및 결과 등을 고려하여야 함.

- 거짓으로 청구한 금액이 1천 500만 원 이상인 경우
- 요양급여비용 총액 중 거짓으로 청구한 금액의 비율이 100분의 20 이상인 경우 공표할 수 있음.

제조업자 등의 금지 행위 등 (법 제101조)

① 「약사법」에 따른 의약품의 제조업자·위탁제조판매업자·수입자·판매업자 및 「의료기기법」에 따른 의료기기 제조업자·수입업자·수리업자·판매업자·임대업자(이하"제조업자 등"이라 한다)는 약제·치료재료와 관련하여 제41조의3에 따라 요양급여대상 여부를 결정하거나 제46조에 따라 요양급여비용을 산정할 때에 다음 행위를 하여 보험자·가입자 및 피부양자에게 손실을 주어서는 아니 된다.

- 제98조제1항제1호에 해당하는 요양기관의 행위에 개입

• 보건복지부, 공단 또는 심사평가원에 거짓 자료의 제출
• 그 밖에 속임수나 보건복지부령으로 정하는 부당한 방법으로 요양급여대상 여부의 결정과 요양급여비용의 산정에 영향을 미치는 행위

② 보건복지부장관은 제조업자 등이 제1항에 위반한 사실이 있는지 여부를 확인하기 위하여 그 제조업자등에게 관련 서류의 제출을 명하거나, 소속 공무원이 관계인에게 질문을 하게 하거나 관계 서류를 검사하게 하는 등 필요한 조사를 할 수 있다. 이 경우 소속 공무원은 그 권한을 표시하는 증표를 지니고 이를 관계인에게 보여주어야 한다.

③ 공단은 제1항을 위반하여 보험자·가입자 및 피부양자에게 손실을 주는 행위를 한 제조업자등에 대하여 손실에 상당하는 금액(이하 이 조에서"손실 상당액"이라 한다)을 징수한다.

④ 공단은 제3항에 따라 징수한 손실 상당액 중 가입자 및 피부양자의 손실에 해당되는 금액을 그 가입자나 피부양자에게 지급하여야 한다. 이 경우 공단은 가입자나 피부양자에게 지급하여야 하는 금액을 그 가입자 및 피부양자가 내야하는 보험료등과 상계할 수 있다.

⑤ 제3항에 따른 손실 상당액의 산정, 부과·징수절차 및 납부방법 등에 관하여 필요한 사항은 대통령령으로 정한다.

(6) 정보의 유지(법 제102조)

공단, 심사평가원 및 대행청구단체에 종사하였던 사람 또는 종사하는 사람은 다음 각 호의 행위를 하여서는 아니 된다.

① 가입자 및 피부양자의 개인정보를 누설하거나 직무상 목적 외의 용도로 이용 또는 정당한 사유 없이 제3자에게 제공하는 행위

② 업무를 수행하면서 알게 된 정보를 누설하거나 직무상 목적 외의 용도로 이용 또는 제3자에게 제공하는 행위

(7) 공단 등에 대한 감독(법 제103조)

① 보건복지부장관은 공단과 심사평가원의 경영목표를 달성하기 위하여 다음 각 호의 사업이나 업무에 대하여 보고를 명하거나 그 사업이나 업무 또는 재산상황을 검사하는 등 감독을 할 수 있음.

- 공단의 업무 및 심사평가원의 업무
- 「공공기관의 운영에 관한 법률」에 따른 경영지침의 이행과 관련된 사업
- 이 법 또는 다른 법령에서 공단과 심사평가원이 위탁받은 업무
- 그 밖에 관계 법령에서 정하는 사항과 관련된 사업

② 보건복지부장관은 제1항에 따른 감독상 필요한 경우에는 정관이나 규정의 변경 또는 그 밖에 필요한 처분을 명할 수 있음.

(8) 소액처리(법 제106조)

공단은 징수하여야 할 금액이나 반환하여야 할 금액이 1건당 2천 원 미만인 경우(제47조제4항 및 제57조제5항 후단 및 제101조제4항 후단에 따라 각각 상계 처리할 수 있는 본인일부부담금 환급금 및 가입자나 피부양자에게 지급해야 하는 금액은 제외)에는 징수 또는 반환하지 아니함.

(9) 끝수 처리(법 107조)

보험료등과 보험급여에 관한 비용을 계산할 때 「국고금관리법」 제47조에 따른 끝수는 계산하지 아니함.

9. 벌 칙

(1) 벌칙(법 제115조)

① 5년 이하의 징역 또는 5천만원 이하의 벌금

가입자 및 피부양자의 개인정보를 누설하거나 직무상 목적 외의 용도로 이용 또는 정당한 사유 없이 제3자에게 제공한 자(법 제102조제1호)

② 3년 이하의 징역 또는 3천만원 이하의 벌금

- 대행청구단체의 종사자로서 거짓이나 그 밖의 부정한 방법으로 요양급여비용을 청구한 자
- 업무를 수행하면서 알게 된 정보를 누설하거나 직무상 목적 외의 용도로 이용 또는 제3자에게 제공한 자(제102조제2호)

③ 2년 이하의 징역 또는 2천만원 이하의 벌금

거짓이나 그 밖의 부정한 방법으로 보험급여를 받거나 타인으로 하여금 보험급여를 받게 한 사람

④ 1년 이하의 징역 또는 1천만원 이하의 벌금

- 선별급여를 제공한 요양기관의 개설자(제42조의2제1항 및 제3항)
- 대행청구단체가 아닌 자로 하여금 대행하게 한 자(제47조제6항)
- 근로자의 권익 보호를 위반한 사용자(제93조)
- 업무정지를 위반한 요양기관의 개설자(제98조제2항)

⑤ 1천만원 이하의 벌금(법 제116조)

- 제97조제2항(보고와 검사)을 위반하여 보고 또는 서류 제출을 하지 아니한 자
- 거짓으로 보고하거나 거짓 서류를 제출한 자
- 검사나 질문을 거부·방해 또는 기피한 자

⑥ 500만원 이하의 벌금(법 제117조)

제42조제5항(요양기관)을 위반한 자 또는 제49조제2항(요양비)을 위반하여 요양비 명세서나 요양 명세를 적은 영수증을 내주지 아니한 자

⑦ 양벌규정(법 제115조~제117조)

법인의 대표자나 법인 또는 개인의 대리인, 사용인, 그 밖의 종사자가 그 법인 또는 개인의 업무에 관하여 1)에서 4)까지의 규정 중 어느 하나에 해당하는 위반행위를 하면 그 행위자를 벌하는 외에 그 법인 또는 개인에게도 해당 조문의 벌금형을 과(科)함. 다만, 법인 또는 개인이 그 위반행위를 방지하기 위하여 해당 업무에 관하여 상당한 주의와 감독을 게을리하지 아니한 경우에는 그러하지 아니함.

(2) 과태료(법 제119조)

① 500만원 이하의 과태료

- 신고를 하지 아니하거나 거짓으로 신고한 사용자(법 제7조)
- 정당한 사유 없이 제94조제1항(신고 등)을 위반하여 신고·서류제출을 하지 아니하거나 거짓으로 신고·서류제출을 한 자
- 정당한 사유 없이 제97조(보고와 검사) 제1항, 제3항, 제4항, 제5항을 위반하여 보고·서류제출을 하지 아니하거나 거짓으로 보고·서류제출을 한 자
- 제98조(업무정지) 제4항을 위반하여 행정처분을 받은 사실 또는 행정처분절차가 진행 중인 사실을 지체 없이 알리지 아니한 자
- 정당한 사유 없이 제101조(제조업자 등의 금지행위 등) 제2항을 위반하여 서류를 제출하지 아니하거나 거짓으로 제출한 자

② 100만원 이하의 과태료

- 제96조의2(서류의 보존)를 위반하여 서류를 보존하지 아니한 자
- 제103조(공단 등에 대한 감독 등)에 따른 명령을 위반한 자
- 제105조(유사명칭의 사용금지)를 위반한 자
- 제96조의3(서류의 보존)을 위반하여 서류를 보존하지 아니한 자 〈개정 2019. 12. 3〉 [시행일 : 2022. 7. 1] 제96조의 3

(3) 과태료의 부과 ·기준(영 제82조, 별표 7) 〈개정 2019. 6. 11〉

1) 일반기준

① 위반행위의 횟수에 따른 과태료의 부과기준은 최근 1년간 같은 위반행위로 과태료 부과처분을 받은 경우에 적용한다. 이 경우 위반행위에 대하여 과태료 부과처분을 받은 날과 다시 같은 위반행위를 적발한 날을 각각 기준으로 하여 위반횟수를 계산한다.

② 보건복지부장관은 다음의 어느 하나에 해당하는 경우에는 제2호의 개별기준에 따른 과태료 금액의 2분의 1 범위에서 그 금액을 줄일 수 있다. 다만, 과태료를 체납하고 있는 위반행위자에 대해서는 그러하지 아니하다.

- 위반행위자가 「질서위반행위규제법 시행령」 제2조의2제1항 각 호의 어느 하나에 해당하는 경우
- 위반행위가 사소한 부주의나 오류로 인한 것으로 인정되는 경우
- 위반행위자가 스스로 신고하였거나 조사에 협조하였다고 인정되는 경우
- 그 밖에 위반행위의 정도, 위반행위의 동기와 그 결과 등을 고려하여 과태료 금액을 줄일 필요가 있다고 인정되는 경우

③ 보건복지부장관은 위반행위의 정도, 위반행위의 동기와 그 결과 등을 고려하여 제2호에 따른 과태료 금액의 2분의 1 범위에서 그 금액을 늘릴 수 있다. 다만, 늘리는 경우에도 법 제119조에 따른 과태료 금액의 상한을 넘을 수 없다.

- 위반행위가 고의나 중대한 과실로 인한 것으로 인정되는 경우
- 법 위반상태의 기간이 6개월 이상인 경우
- 그 밖에 위반행위의 정도, 위반행위의 동기와 그 결과 등을 고려하여 과태료를 늘릴 필요가 있다고 인정되는 경우

2) 개별기준

(단위: 만원)

위반행위	근거 법조문	과태료 금액(단위: 만원)		
		1차 위반	2차 위반	3차 이상 위반
가. 법 제7조를 위반하여 신고를 하지 않거나 거짓으로 신고한 경우	법 제119조제3항 제1호	150	300	500
나. 삭제 〈2019. 6. 11〉				
다. 정당한 사유 없이 법 제94조제1항을 위반하여 신고·서류제출을 하지 않거나 거짓으로 신고·서류제출을 한 경우	법 제119조제3항 제2호	150	300	500
라. 법 제96조의2를 위반하여 서류를 보존하지 않은 경우	법 제119조제4항 제4호	30	60	100
마. 정당한 사유 없이 법 제97조제1항, 제3항부터 제5항까지의 규정을 위반하여 보고·서류제출을 하지 않거나 거짓으로 보고·서류제출을 한 경우	법 제119조제3항 제3호	150	300	500
바. 법 제98조제4항을 위반하여 행정처분을 받은 사실 또는 행정처분절차가 진행 중인 사실을 지체 없이 알리지 않은 경우	법 제119조제3항 제4호	500	500	500
사. 정당한 사유 없이 법 제101조제2항을 위반하여 서류를 제출하지 않거나 거짓으로 제출한 경우	법 제119조제3항 제5호	150	300	500
아. 법 제103조에 따른 명령을 위반한 경우	법 제119조제4항 제5호	30	60	100
자. 법 제105조를 위반한 경우	법 제119조제4항 제6호	30	60	100

5장 국민건강보험법 출제예상문제 및 해설

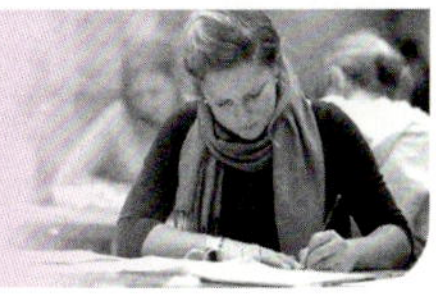

01 국민건강보험법의 목적으로 옳지 않은 것은?

① 국민의 질병예방에 대하여 보험급여를 실시한다.
② 국민의 부상진단에 대하여 보험급여를 실시한다.
③ 국민의 부상에 대한 재활과 출산에 대하여 보험급여를 실시한다.
④ 국민의 건강증진에 대하여 보험급여를 실시한다.
⑤ 국민보건을 향상시키고 사회보험을 증진한다.

정답 및 해설

해설 국민건강보험법 제1조(목적) 국민의 질병 · 부상에 대한 예방 · 진단 · 치료 · 재활과 출산 · 사망 및 건강증진에 대하여 보험급여를 실시함으로써 국민보건 향상과 사회보장 증진에 이바지함을 목적으로 한다.

정답 ⑤

02 국민건강보험사업을 주관하는 사람은?

① 고용노동부장관　② 보건복지부장관　③ 질병관리청장
④ 건강보험심사평가원장　⑤ 대통령

정답 및 해설

해설 국민건강보험법 제2조

정답 ②

03 건강보험의 피부양자는 직장가입자에 의하여 주로 생계를 유지하는 자로서 보수 또는 소득이 없는 경우에 해당되지 않는 것은?

① 직장가입자의 배우자 ② 직장가입자의 부모 ③ 직장가입자의 숙부, 숙모
④ 직장가입자의 장인 ⑤ 직장가입자의 형제, 자매

정답 및 해설

해설 국민건강보험법 제5조제2항
※ 해당되는 사람
1. 직장가입자의 배우자
2. 직장가입자의 직계존속(배우자의 직계존속을 포함)
3. 직장가입자의 직계비속(배우자의 직계비속을 포함)과 그 배우자
4. 직장가입자의 형제 · 자매

정답 ③

04 국민건강보험법의 직장가입자에 해당하는 자로 옳지 않은 것은?

① 1개월간의 근로시간이 80시간 이상인 시간제 공무원
② 사업장에서 상시 근로에 종사할 목적으로 고용된 근로자
③ 1개월 미만의 기간 동안 고용되는 일용 근로자
④ 공무원 및 교직원으로 임용된 자
⑤ 모든 사업장의 근로자 및 사용자

정답 및 해설

해설 국민건강보험법 제6조제2항
모든 사업장의 근로자 및 사용자와 공무원 및 교직원은 직장가입자가 된다. 다만, 다음 각 호의 어느 하나에 해당하는 사람은 제외한다.
1. 고용 기간이 1개월 미만인 일용근로자
2. 「병역법」에 따른 현역병(지원에 의하지 아니하고 임용된 하사를 포함한다), 전환복무된 사람 및 군간부후보생
3. 선거에 당선되어 취임하는 공무원으로서 매월 보수 또는 보수에 준하는 급료를 받지 아니하는 사람
4. 그 밖에 사업장의 특성, 고용 형태 및 사업의 종류 등을 고려하여 대통령령으로 정하는 사업장의 근로자 및 사용자와 공무원 및 교직원

정답 ③

05 국민건강보험법에서 정하는 보험가입 자격취득 시기로 옳지 않은 것은?

① 유공자 등의 의료급여대상자이었던 자는 그 대상자에서 제외된 날

② 유공자 등 의료급여대상자로서 건강보험의 적용을 보험자에게 신청한 자는 그 신청한 날의 다음날

③ 직장가입자의 피부양자이었던 자가 그 자격을 잃은 날

④ 의료급여대상자이었던 자는 그 대상자에서 제외된 날

⑤ 수급권자이었던 자가 그 대상자에서 제외된 날

정답 및 해설

해설 국민건강보험법 제8조제1항제4호 : 유공자 등 의료급여대상자로서 건강보험의 적용을 보험자에 신청한 사람은 그 신청한 날

정답 ②

06 사업장의 사용자는 휴업 · 폐업 등 사유가 발생할 때 보험자에게 신고해야 하는데 며칠 이내에 신고해야 하는가?

① 5일 ② 7일 ③ 9일 ④ 14일 ⑤ 30일

정답 및 해설

해설 국민건강보험법 제7조 참조

정답 ④

07 사용자는 사업장이 휴업 · 폐업되는 경우 사업장 탈퇴신고서에 사업장 탈퇴 사실을 증명할 수 있는 서류를 첨부하여 며칠 이내에 공단에 제출하여야 하는가?

① 3일 이내 ② 7일 이내 ③ 14일 이내
④ 30일 이내 ⑤ 40일 이내

정답 및 해설

해설 국민건강보험법 시행규칙 제3조 사업장의 적용 · 변경 · 탈퇴 신고 : 사용자는 사업장이 다음 각 호의 어느 하나에 해당하게 된 경우에는 그 날부터 14일 이내

1. 사업장이 휴업 · 폐업되는 경우
2. 사업장이 합병되는 경우
3. 사업장이 폐쇄되는 경우
4. 사업장에 근로자가 없게 되거나 「국민건강보험법 시행령」 (이하 "영" 이라 한다) 제9조제1호에 따른 근로자만을 고용하게 되는 경우

정답 ③

08 국민건강보험가입자가 자격이 변동된 경우 며칠 이내에 보험자에게 신고하여야 하는가?

① 7일 ② 14일 ③ 21일 ④ 28일 ⑤ 35일

정답 및 해설

해설 국민건강보험법 제9조제2항 : 사용자는 공단에 신고한 직장가입자의 내용이 변경된 경우에는 변경된 날부터 14일 이내

정답 ②

09 국민건강보험 자격상실 시기로 옳지 않은 것은?

① 사망한 날의 다음날
② 국적을 잃은 다음날
③ 국내에 거주하지 아니하게 된 날의 다음날
④ 직장가입자의 피부양자가 된 날
⑤ 수급권자가 된 다음날

정답 및 해설

해설 국민건강보험법 제10조 : 수급권자가 된 날

정답 ⑤

10 건강보험 가입자 또는 피부양자가 요양급여를 받을 때 요양기관에게 건강보험증을 제출하는 것이 원칙이나, 신분증명서에 따라 자격을 확인할 수 있는 경우의 신분증으로 옳지 않은 것은?

① 유효기간이 지난 증명서 ② 주민등록증 ③ 운전면허증
④ 국가기술자격증 ⑤ 여권

정답 및 해설

해설 국민건강보험법 제12조, 시행규칙 제7조 참조. 그 외 공무원증, 국가유공자증, 장애인등록증, 외국인등록증
건강보험증을 대체하는 신분증명서(시행규칙 제7조) 법 제12조제3항에서 "보건복지부령으로 정하는 본인 여부를 확인할 수 있는 신분증명서"란 다음 각 호의 증명서 또는 서류를 말한다. 이 경우 그 증명서 또는 서류에 유효기간이 적혀 있는 경우에는 그 유효기간이 지나지 아니하여야 한다.
1. 행정기관이나 공공기관이 발행한 증명서로서 사진이 붙어 있어 본인임을 확인할 수 있는 공무원증, 국가유공자증, 장애인 등록증, 외국인 등록증, 국가기술자격증, 그 밖에 신분을 확인할 수 있는 증명서
2. 행정기관이나 공공기관이 기록 · 관리하는 것으로서 사진이 붙어 있어 본인을 확인할 수 있는 서류

정답 ①

11 국민건강보험의 보험자는?

① 대통령 ② 국민건강보험공단 ③ 고용노동부장관
④ 보건복지부장관 ⑤ 건강보험심사평가원장

정답 및 해설

해설 국민건강보험법 제10조 참조

정답 ②

12 건강보험증 발급과 제출에 관한 내용으로 옳지 않은 것은?

① 국민건강보험공단이 건강보험증을 발급한다.
② 요양급여를 받을 때는 건강보험증을 요양기관에게 제출한다.
③ 형제, 자매 간에는 건강보험증을 양도해 사용할 수 있다.
④ 건강보험증을 잃어버린 경우 재발급 받을 수 있다.
⑤ 건강보험증이 헐어 사용하지 못하게 된 경우 재발급 받을 수 있다.

정답 및 해설

해설 국민건강보험법 제5조제1항 국민건강보험공단은 가입자에 대하여 건강보험증을 발급한다.

정답 ③

13 국민건강보험공단의 업무가 아닌 것은?

① 요양기관의 요양급여비용심사
② 보험료 그 밖에 국민건강보험법에 따른 징수금의 부과 · 징수
③ 가입자 및 피부양자의 자격관리
④ 보험급여의 지급
⑤ 의료시설의 운영

정답 및 해설

해설 국민건강보험법 제14조제1항 ① 공단은 다음 각 호의 업무를 관장한다. 〈개정 2017. 2. 8〉

1. 가입자 및 피부양자의 자격 관리
2. 보험료와 그 밖에 이 법에 따른 징수금의 부과 · 징수
3. 보험급여의 관리
4. 가입자 및 피부양자의 질병의 조기발견 · 예방 및 건강관리를 위하여 요양급여 실시 현황과 건강검진 결과 등을 활용하여 실시하는 예방사업으로서 대통령령으로 정하는 사업
5. 보험급여 비용의 지급
6. 자산의 관리 · 운영 및 증식사업
7. 의료시설의 운영
8. 건강보험에 관한 교육훈련 및 홍보
9. 건강보험에 관한 조사연구 및 국제협력
10. 이 법에서 공단의 업무로 정하고 있는 사항
11. 「국민연금법」, 「고용보험 및 산업재해보상보험의 보험료징수 등에 관한 법률」, 「임금채권보장법」 및 「석면피해구제법」 (이하 "징수위탁근거법" 이라 한다)에 따라 위탁받은 업무
12. 그 밖에 이 법 또는 다른 법령에 따라 위탁받은 업무
13. 그 밖에 건강보험과 관련하여 보건복지부장관이 필요하다고 인정한 업무

정답 ①

14 공단이 정관을 변경하고자 할 때 누구의 인가를 받아야 하는가?

① 대통령 ② 보건복지부차관 ③ 국민건강보험공단이사장
④ 국민건강보험심사원장 ⑤ 보건복지부장관

정답 및 해설

해설 국민건강보험법 제17조제2항 정관을 변경하려면 보건복지부장관의 인가를 받아야 한다.

정답 ⑤

15 공단의 성격으로 옳지 않은 것은?

① 공단은 법인으로 한다.
② 공단의 주된 사무소는 서울특별시에 둔다.
③ 공단은 주된 사무소의 소재지에 설립등기를 함으로 성립한다.
④ 공단의 주된 사무소의 소재는 정관으로 정한다.
⑤ 공단은 필요한 때에 정관이 정하는 바에 의하여 분사무소를 둘 수 있다.

정답 및 해설

해설 국민건강보험법 제15, 16조 공단의 주된 사무소의 소재지는 정관으로 정한다.

정답 ②

16 상임이사 중 보험료 기타 국민건강보험법에 의한 징수금의 부과 · 징수 등과 관련하여 징수이사를 선정하는 데 징수이사 후보를 추전하기 위하여 추천위원회에서는 어디에 징수이사 후보 공고를 내야 하는가?

① 텔레비전 광고 ② 지역신문 ③ 주요 일간신문
④ 공단 홈페이지 ⑤ 라디오 광고

정답 및 해설

해설 국민건강보험법 제21조제3항 : 추천위원회는 주요 일간신문에 징수이사 후보의 모집 공고를 하여야 한다.

정답 ③

17 공단의 임원이 될 수 있는 사람은?

① 피성년후견인 또는 피한정후견인
② 파산선고를 받고 복권되지 아니한 자
③ 징계로 파면처분을 받은 때부터 5년이 지나지 아니한 자
④ 징계로 해임처분을 받은 때부터 3년이 지난 자
⑤ 대한민국 국민이 아닌 자

정답 및 해설

해설 국민건강보험법 제23조 참조, 공공기관의 운영에 관한 법률 제34조제1항
1. 대한민국 국민이 아닌 사람
2. 「공공기관의 운영에 관한 법률」 제34조제1항 각 호의 어느 하나에 해당하는 사람
※ 제34조(결격사유)
① 다음 각 호의 어느 하나에 해당하는 사람은 공기업 · 준정부기관의 임원이 될 수 없다. 〈개정 2009. 3. 25〉
1. 「국가공무원법」 제33조(결격사유) 각 호의 어느 하나에 해당하는 사람
2. 제22조제1항, 제31조제7항, 제35조제2항 · 제3항, 제36조제2항 및 제48조제4항 · 제8항 및 제52조의3제3항에 따라 해임된 날부터 3년이 지나지 아니한 사람

정답 ④

18 공단 이사장은 (　　　)으로 정하는 바에 따라 직원을 임면한다. (　　　)에 적합한 용어는?

① 정관　② 시행령　③ 대통령령　④ 법률　⑤ 보건복지부령

정답 및 해설

해설 국민건강보험법 제27조
이사장은 정관으로 정하는 바에 따라 직원을 임면한다.

정답 ①

19 이사회의 심의 의결사항이 아닌 것은?

① 사업운영계획 등 공단 운영의 기본방침에 관한 사항
② 예산 및 결산에 관한 사항
③ 정관 변경에 관한 사항
④ 규정의 제정 · 개정 및 폐지에 관한 사항
⑤ 재정운영위원회의 위원장의 호선(互選)에 관한 사항

정답 및 해설

해설 국민건강보험법 제33조, 시행령 제11조
이사회의 심의 · 의결사항(시행령 제11조)
① ② ③ ④ 외에.. '보험료와 그 밖에 법에 따른 징수금(이하 "보험료등" 이라 한다) 및 보험급여에 관한 사항', '법 제37조에 따른 차입금에 관한 사항', '법 제38조에 따른 준비금, 그 밖에 중요재산의 취득 · 관리 및 처분에 관한 사항', '그 밖에 공단 운영에 관한 중요 사항' 등이 있다.

정답 ⑤

20 재정운영위원회의 운영에 관한 사항으로 옳지 않은 것은?

① 재정운원회의 회기는 정기회의와 임시회의로 함.
② 정기회의는 매년 1회 정관이 정하는 시기에 재정운영위원회의 위원장이 소집
③ 회의는 재적위원 과반수의 출석으로 개의하고 출석위원 과반수의 찬성으로 의결
④ 임시회의는 매년 1회 공단 이사장의 요구가 있을 때 소집
⑤ 위원장은 재정운영위원회의 회의에 관한 회의록을 작성, 비치함.

정답 및 해설

해설 국민건강보험법 시행령 제14조, 15조제3항, 16, 17조 : 임시회의는 공단 이사장의 요구가 있을 때 소집, 재적위원 1/3 이상의 요구가 있을 때, 재정위원장이 필요하다고 인정할 때는 재정위원장이 소집. 매년 1회는 정기회의

정답 ④

21 재정운영위원회 위원의 임기는?

① 2년　② 3년　③ 4년　④ 5년　⑤ 6년

정답 및 해설

해설 국민건강보험법 제34조제3항 : 재정운영위원회 위원(공무원인 위원은 제외한다)의 임기는 2년으로 한다.

정답 ①

22 국민건강보험공단은 매 회계연도의 결산상 잉여금 중에서 그 연도의 보험급여에 든 비용의 (　　　)에 상당하는 금액을 그 연도에 든 비용의 (　　　)에 이를 때까지 준비금으로 적립하여야 하는가?

① 5/100 이상 , 30/100 이상
② 10/100 이상, 30/100 이상
③ 5/100 이상, 50/100 이상
④ 20/100 이상, 40/100 이상
⑤ 5/100 이상, 40/100 이상

정답 및 해설

해설 국민건강보험법 제38조제1항 참조

정답 ③

23 공단은 회계연도마다 결산보고서와 사업보고서를 작성하여 언제까지 보건복지부장관에게 보고해야 하는가?

① 매년 12월 말　② 다음해 1월 말　③ 다음해 2월 말
④ 다음해 3월 말　⑤ 매년 11월 말

정답 및 해설

해설 국민건강보험법 제39조 : 공단은 회계연도마다 결산보고서와 사업보고서를 작성하여 다음해 2월 말일까지 보건복지부장관에게 보고하여야 한다.

정답 ③

24 국민건강보험법의 요양급여의 내용으로 옳지 않은 것은?

① 처치를 제외한 수술적 치료　② 약제, 치료재료의 지급　③ 예방, 재활
④ 진찰, 검사　⑤ 입원, 간호, 이송

정답 및 해설

해설 국민건강보험법 제41조제1항 참조.

정답 ①

25 요양기관의 대상이 아닌 것은?

① 의료기관　② 약국　③ 보건소　④ 보호시설　⑤ 보건진료소

정답 및 해설

해설 국민건강보험법 제42조1항 참조

① 요양급여(간호와 이송은 제외한다)는 다음 각 호의 요양기관에서 실시한다. 이 경우 보건복지부장관은 공익이나 국가정책에 비추어 요양기관으로 적합하지 아니한 대통령령으로 정하는 의료기관 등은 요양기관에서 제외할 수 있다

1. 「의료법」에 따라 개설된 의료기관
2. 「약사법」에 따라 등록된 약국
3. 「약사법」 제91조에 따라 설립된 한국희귀의약품센터
4. 「지역보건법」에 따른 보건소 · 보건의료원 및 보건지소
5. 「농어촌 등 보건의료를 위한 특별조치법」에 따라 설치된 보건진료소

정답 ④

26 공단의 이사장과 대통령령이 정하는 의약계를 대표하는 자와의 계약으로 요양급여비용을 정할 때 계약을 체결하는 데 있어 누구의 심의 · 의결을 거쳐야 하는가?

① 진료심사평가위원회　② 재정운영위원회　③ 건강보험심사평가원
④ 건강보험정책심의위원회　⑤ 기획재정부장관

정답 및 해설

해설 국민건강보험법 제45조제5항 : 공단의 이사장은 계약을 체결하는 때에는 재정위원회의 심의 · 의결을 거쳐야 함.

정답 ②

27 동지역에 있는 종합병원의 외래 진료의 경우 요양급여비용 중 본인부담액 산정으로 옳은 것은?

① 진찰료총액+(요양급여비용 총액−진찰료) × 60/100
② 요양급여비용 총액 × 35/100
③ 요양급여비용 총액 × 40/100
④ 요양급여비용 총액 × 45/100
⑤ 요양급여비용 총액 × 50/100

정답 및 해설

해설 국민건강보험법 제44조, 영 제19조, 별표 2 종합병원 동지역 일반환자
요양급여비용 총액 × 50/100 (임산부 외래진료의 경우에는 30/100)

정답 ⑤

28 요양급여비용의 청구와 지급 순서로 옳은 것은?

> ① 요양기관은 건강보험심사평가원에 요양급여비용의 심사청구를 한다.
> ② 건강보험 심사평가원이 심사한 후 내용을 공단 및 요양기관에 통보한다.
> ③ 공단은 해당 비용을 요양기관에 지급한다.

① ②−①−③　　② ③−②−①　　③ ③−①−②
④ ①−③−②　　⑤ ①−②−③

정답 및 해설

해설 국민건강보험법 제47조제1항, 제2항, 제3항

정답 ⑤

29 공단 일반건강검진의 대상자에 해당하지 않는 경우는?

① 직장가입자
② 세대주인 지역가입자
③ 40세 이상인 지역가입자
④ 만 20세 미만인 피부양자
⑤ 40세 이상인 피부양자

정답 및 해설

해설 국민건강보험법 제52조, 시행령 제25조제3항제1호
일반건강검진 → 직장가입자, 세대주인 지역가입자, 20세이상인 지역가입자 및 20세 이상인 피부양자

정답 ④

30 보험급여의 제한 사유가 아닌 것은?

① 중대한 과실로 인한 범죄행위에 기인한 때
② 경미한 과실로 인하여 사고를 발생시킨 때
③ 고의로 공단이나 요양기관에 관한 지시에 따르지 아니한 때
④ 고의로 문서의 제출을 거부한 때
⑤ 업무상 재해로 인하여 다른 법령에 의한 보험급여 보상을 받게 되는 때

정답 및 해설

해설 국민건강보험법 제53조제1항 참조
① 공단은 보험급여를 받을 수 있는 사람이 다음 각 호의 어느 하나에 해당하면 보험급여를 하지 아니한다.
1. 고의 또는 중대한 과실로 인한 범죄행위에 그 원인이 있거나 고의로 사고를 일으킨 경우
2. 고의 또는 중대한 과실로 공단이나 요양기관의 요양에 관한 지시에 따르지 아니한 경우
3. 고의 또는 중대한 과실로 제55조에 따른 문서와 그 밖의 물건의 제출을 거부하거나 질문 또는 진단을 기피한 경우
4. 업무 또는 공무로 생긴 질병 · 부상 · 재해로 다른 법령에 따른 보험급여나 보상(報償) 또는 보상(補償)을 받게 되는 경우

정답 ②

31 건강보험 급여정지 사유는?

① 업무상 부상으로 인하여 다른 법령에서 보험급여를 받은 때
② 고의로 문서의 제출을 거부한 때
③ 국외에서 업무에 종사하고 있을 때
④ 국내에서 여행중인 경우
⑤ 병역법의 규정에 의한 현역병, 전환 복무된 사람 및 군간부후보생

정답 및 해설

해설 국민건강보험법 제54조

보험급여를 받을 수 있는 사람이 다음 각 호의 어느 하나에 해당하면 그 기간에는 보험급여를 하지 아니한다. 다만, 제3호 및 제4호의 경우에는 제60조에 따른 요양급여를 실시한다.

1. 삭제 〈2020. 4. 7〉
2. 국외에서 체류하는 경우
3. 제6조제2항제2호에 해당하게 된 경우
4. 교도소, 그 밖에 이에 준하는 시설에 수용되어 있는 경우

정답 ⑤

32 공단은 부당한 방법으로 보험급여를 받은 자 혹은 요양기관에게 급여 또는 급여비용에 상당하는 금액의 전부 또는 일부를 징수할 수 있다. 만약 요양기관이 가입자 또는 피부양자로부터 기타 부당한 방법으로 요양급여비용을 받은 때는 어떻게 해야 하는가?

① 보험급여를 받은 자와 연대하여 부당이득을 징수한다.
② 요양기관으로부터 이를 징수하여 가입자 또는 피부양자에게 지급한다.
③ 요양기관을 대신하여 피부양자에게 지급한다.
④ 공단은 아무런 상관이 없기 때문에 요양기관과 해결하도록 중재해 준다.
⑤ 요양기관이 주지 않는다면 할 수 없다.

정답 및 해설

해설 국민건강보험법 제57조제5항 참조

⑤ 요양기관이 가입자나 피부양자로부터 속임수나 그 밖의 부당한 방법으로 요양급여비용을 받은 경우 공단은 해당 요양기관으로부터 이를 징수하여 가입자나 피부양자에게 지체 없이 지급하여야 한다. 이 경우 공단은 가입자나 피부양자에게 지급하여야 하는 금액을 그 가입자 및 피부양자가 내야 하는 보험료등과 상계할 수 있다.

정답 ②

33 공단은 제3자의 행위로 인한 보험급여사유가 발생하여 가입자 또는 피부양자에게 보험급여를 한 때에는 그 급여에 소요된 비용의 한도 내에서 제3자에게 손해배상청구를 할 권리를 얻게 되는 것은?

① 수급권　② 구상권　③ 요구권　④ 청구권　⑤ 제안권

정답 및 해설

해설 국민건강보험법 제58조 참조

정답 ②

34 요양급여비용을 심사하고 요양급여의 적정성을 평가하기 위하여 설립한 것은?

① 건강보험관리공단　② 건강보험심사평가원
③ 진료심사평가위원회　④ 재정운영위원회　⑤ 공단이사회

정답 및 해설

해설 국민건강보험법 제62조
설립목적 : 요양급여 비용을 심사하고 요양급여의 적정성을 평가하기 위하여 설립.

정답 ②

35 진료심사평가위원회 설명으로 옳지 <u>않은</u> 것은?

① 심사위원회는 위원장을 포함하여 90명 이내의 상근심사위원과 1천명 이내의 비상근심사위원으로 구성된다.
② 진료과목별로 분과위원회를 둘 수 있다
③ 상근심사위원은 심사평가원의 원장이 공개경쟁의 방법에 의해 선발된 자를 임명한다.
④ 임기는 3년이며, 연임 가능하다.
⑤ 비상근심사위원은 심사평가원의 원장이 관련 의약분야별 전문학회가 추천한 사람중에서 위촉한다.

정답 및 해설

해설 국민건강보험법 제66조, 시행규칙 32, 33, 34, 35, 36조 : 심사위원의 임기는 2년으로 하며, 연임 가능하다.
시행규칙 제34조 : 법 66조제6항에 따라 심사위원의 임기는 2년으로 한다.

정답 ④

36 직장가입자의 보험료율은 1천분의 80의 범위에서 심사위원회의 의결을 거쳐서 대통령령으로 정하는 데 그에 따른 직장가입자의 보험료율은 현재 얼마인가?

① 667/10000　② 533/10000　③ 586/10000
④ 543/10000　⑤ 535/10000

정답 및 해설

해설 국민건강보험법 제73조 시행령 제44조제1항 : 직장가입자의 보험료율은 667/10000로 한다. 〈개정 2019. 12. 31〉

정답 ①

37 표준보수월액에 해당하는 보수에 포함되는 금품으로 옳지 <u>않은</u> 것은?

① 봉급　② 급료　③ 세비　④ 수당　⑤ 퇴직금

정답 및 해설

해설 국민건강보험법 제70조, 시행령 제33조
시행령 제33호제1항에 따라 보수에 포함되는 금품으로 제외되는 것 : 퇴직금, 현상금, 번역료 및 원고료는 소득세법에 따른 비과세 소득

정답 ⑤

38 지역가입자의 보험료부과점수는 지역가입자의 소득 · 재산 등을 참작하여 정하는데 옳은 것은?

① 영업용자동차
② 주택을 소유하지 아니한 경우에는 임차주택에 대한 보증금
③ 종중재산, 마을 공동재산
④ 상이등급 판정을 받은 국가유공자가 소유한 자동차
⑤ 장애인이 소유한 자동차

정답 및 해설

해설 국민건강보험법 제72조, 시행령 제42조제3항제2호 및 제42조제3항제3호
주택을 소유하지 아니한 지역가입자의 경우에는 임차주택에 대한 보증금 및 월세금액

정답 ②

39 심의위원회의 의결을 거쳐 대통령령으로 정한 지역가입자의 보험료 부과점수당 금액은?

① 165원 ② 159원 ③ 168원
④ 189원 ⑤ 195.8원

정답 및 해설

해설 국민건강보험법 제73조, 시행령 제44조 : 지역가입자의 보험료 부과점수당 금액은 195.8원으로 함 〈개정 2019. 12. 31〉

정답 ⑤

40 보험료 경감대상으로 옳지 않은 것은?

① 모든 도서 · 벽지에 거주하는 자 ② 장애인복지법에 의하여 등록한 장애인
③ 국가유공자 ④ 65세 이상인 자
⑤ 휴직자

정답 및 해설

해설 국민건강보험법 제75조, 시행령 45조 참조.

※ 법 제75조제1항제1호에서 "섬 · 벽지(僻地) · 농어촌 등 대통령령으로 정하는 지역"은 다음 각 호의 어느 하나에 해당하는 지역을 말한다. 〈개정 2015. 6. 30〉

1. 요양기관까지의 거리가 멀거나 대중교통으로 이동하는 시간이 오래 걸리는 지역으로 보건복지부장관이 정하여 고시하는 섬 · 벽지 지역
2. 다음 각 목의 어느 하나에 해당하는 농어촌지역
   가. 군 및 도농복합 형태 시의 읍 · 면 지역
   나. 「지방자치단체법」 제2조제1항제2호에 따른 시와 군의 지역중 동(洞) 지역으로서 「국토의 개획 및 이용에 관한 법률」 제36조제1항제1호에 따라 지정된 주거지역 · 상업지역 및 공업지역을 제외한 지역
   다. 「농어촌주민의 보건복지증진을 위한 특별법」 제33조에 해당하는 지역
3. 요양기관의 이용이 제한되는 근무지의 특성을 고려하여 보건복지부장관이 인정하는 지역

정답 ①

41 건강보험료의 납부의무에 대한 설명으로 옳지 않은 것은?

① 직장가입자의 보험료는 사용자가 납부한다.
② 소득, 재산을 고려하지 않고 미성년자는 납부의무를 면제한다.
③ 지역가입자의 보험료는 그 가입자가 속한 세대의 지역가입자 전원이 연대하여 납부한다.
④ 사용자는 직장가입자가 부담하여야 하는 그 달의 보험료액을 보수에서 공제하여 납부한다.
⑤ 보험료 납입의무가 있는 자는 가입자에 대한 해당 월의 보험료를 그 다음달 10일까지 납부해야 한다.

정답 및 해설

해설 국민건강보험법 제77조, 영 제46조 : 지역가입자의 보험료는 그 가입자가 속한 세대의 지역가입자 전원이 연대하여 납부한다. 다만, 소득 · 재산을 고려하여 대통령령으로 정하는 기준에 해당하는 미성년자는 납부의무를 부담하지 아니함. 〈개정 2017. 4. 18〉

정답 ②

42 직장가입자가 사립학교 교원인 경우 보험료액은 그 직장가입자가 (   )을, 사립학교 설립운영자가 (   )을, 국가가 (   )을 각각 부담한다. (   )에 해당하는 것으로 옳은 것은?

① 50/100-20/100-30/100
② 50/100-30/100-20/100
③ 50/100-40/100-10/100
④ 60/100-20/100-20/100
⑤ 40/100-30/100-40/100

정답 및 해설

해설 국민건강보험법 제76조제1항 〈개정 2014. 1. 1〉

정답 ②

43 공단은 납부의무자가 보험료 등을 납부하지 아니한 때에 얼마 동안의 납부기한을 정하여 독촉할 수 있는가?

① 10일 이상 15일 이내
② 7일 이상 10일 이내
③ 15일 이상 30일 이내
④ 7일 이상 15일 이내
⑤ 30일 이상

정답 및 해설

해설 국민건강보험법 제81조제2항 : 그 달의 보험료를 그 다음 달 10일까지 납부하여야 한다. 독촉할 때에는 10일 이상 15일 이내의 납부기한을 정하여 독촉장을 발부하여야 한다.

정답 ①

44 공단은 보험료를 몇 회 이상 체납한 자에 대하여 보건복지부령이 정하는 바에 따라 분할납부를 승인할 수 있는가?

① 1회 ② 2회 ③ 3회 ④ 4회 ⑤ 5회

정답 및 해설

해설 국민건강보험법 제82조제1항 : 공단은 보험료를 3회 이상 체납한 자에 대하여 보건복지부령으로 정하는 바에 따라 분할납부를 승인할 수 있다.

정답 ③

45 이의신청에 관한 내용으로 옳은 것은?

① 가입자의 자격에 관한 공단의 처분에 이의가 있는 자는 공단에 이의신청을 할 수 있다.
② 요양급여비용의 적정성에 대한 평가 등에 관한 심사평가원의 처분에 이의가 있는 요양기관은 공단에 이의신청을 할 수 있다.
③ 이의신청은 처분이 있음을 안 날부터 60일 이내 문서로 해야 하며 90일을 경과하면 이를 제기하지 못한다.
④ 본인일부부담금 외에 부담한 비용이 요양급여비용에서 제외되는 것인지에 대한 건이라 할지라도 90일이 지나면 이의를 제기하지 못한다.
⑤ 이의신청의 방법 · 결정 및 그 결정의 통지 등에 관하여 필요 사항은 보건복지부령으로 정한다.

정답 및 해설

해설 국민건강보험법 제87조 참조

정답 ①

46 보험료를 납입고지 할 경우 꼭 기재하여야 하는 사항으로 옳지 않은 것은?

① 납부기한 ② 납부 장소 ③ 납부하여야 하는 금액
④ 징수하려는 보험료 등의 종류 ⑤ 보험료율에 대한 설명

정답 및 해설

해설 국민건강보험법 제79조제1항 참조

정답 ⑤

47 심판청구를 심의 · 의결하기 위한 건강보험분쟁조정위원회의 설명으로 옳은 것은?

① 위원장을 포함한 25인 이내의 위원으로 구성
② 당연직 위원은 위원장 포함 위원 중 1인으로 선정
③ 회의는 위원장, 당연직위원 및 위원장이 회의마다 지정하는 7명 위원을 포함하여 총 9명으로 구성한다.
④ 구성원 과반수의 출석과 출석위원 2/3의 찬성으로 의결한다.
⑤ 분쟁조정위원회의 구성 및 운영 등에 관한 사항은 보건복지부령으로 정한다.

정답 및 해설

해설 국민건강보험법 제89조제3항 : ①는 60명 이내의 위원으로 구성하고, ②는 위원장을 제외 위원 중 1명이며, ④는 출석위원 과반수이고 ⑤는 대통령령으로 정한다.

정답 ③

48 이의신청에 대한 결정에 불복이 있는 자는 누구에게 심판청구를 하는가?

① 보건복지부장관
② 건강보험분쟁조정위원회
③ 심사평가원장
④ 대통령
⑤ 건강보험공단이사장

정답 및 해설

해설 국민건강보험법 제88조제1항
이의 신청에 대한 결정에 불복하는 자는 건강보험분쟁조정위원회에 심판청구를 할 수 있다.

정답 ②

49 공단 또는 심사평가원의 처분에 이의가 있는 자는 (　　)이 정하는 바에 의하여 행정소송을 제기할 수 있다. (　　)에 적합한 용어는?

① 헌법　② 민법　③ 행정법　④ 행정소송법　⑤ 형법

정답 및 해설

해설 국민건강보험법 제90조 : 공단 또는 심사평가원의 처분에 이의가 있는 자와 이의신청 또는 심판청구에 대한 결정에 불복하는 자는 「행정소송법」에서 정하는 바에 따라 행정소송을 제기할 수 있다.

정답 ④

50 건강보험 소멸시효기간이 적용되지 않는 것은?

① 보험료 · 연체금 및 가산금을 징수할 권리
② 보험료 · 연체금 및 가산금으로 과오납부한 금액을 환급받을 권리
③ 보험급여를 받을 권리
④ 보험급여 비용을 받을 권리
⑤ 제61조에 따른 보건복지부의 권리

정답 및 해설

해설 국민건강보험법 제91조제1항
① 다음 각 호의 권리는 3년 동안 행사하지 아니하면 소멸시효가 완성된다. 〈개정 2016.3.22.〉
1. 보험료, 연체금 및 가산금을 징수할 권리
2. 보험료, 연체금 및 가산금으로 과오납부한 금액을 환급받을 권리
3. 보험급여를 받을 권리
4. 보험급여 비용을 받을 권리
5. 제47조제3항 후단에 따라 과다납부된 본인일부부담금을 돌려받을 권리
6. 제61조에 따른 근로복지공단의 권리

정답 ⑤

51 보건복지부상관은 요양기관에서 아래와 같은 행위를 하였을 때 몇 년의 기간을 정하여 요양기관의 업무정지를 명할 수 있는가?

- 속임수나 그 밖의 부당한 방법으로 보험자, 가입자 및 피부양자에게 요양급여비용을 부담하게 한 경우
- 정당한 사유 없이 요양기관이 속임수나 그 밖에 부당한 방법으로 행위 · 치료제를 가입자 또는 피부양자에게 실시 또는 사용하고 비용을 부담시킨 경우
- 요양, 약제의 지급 등 보험급여에 관하여 소속공무원의 검사 또는 질문을 거부, 방해 또는 기피한 경우

① 1년 ② 2년 ③ 3년 ④ 4년 ⑤ 5년

정답 및 해설

해설 국민건강보험법 제98조제1항 : 요양기관에 대하여 1년 안에서 기간을 정하여 업무정지를 명할 수 있다.〈개정 2016. 2. 3〉

정답 ①

52 속임수나 부당한 방법으로 보험자 · 가입자에게 요양급여비용을 부담하게 하는 경우 업무정지처분을 내려야 하는데, 그러면 요양기관을 이용하는 자에게 심한 불편을 주게 되는 경우, 업무정지처분에 갈음하여 속임수나 그 밖의 부당한 방법으로 부담하게 한 금액의 몇 배 이하의 금액을 과징금으로 부과할 수 있는가?

① 2 ② 3 ③ 4 ④ 5 ⑤ 10

정답 및 해설

해설 국민건강보험법 제99조제1항 〈개정 2016. 2. 3〉, 시행령 제71조 : 속임수나 그 밖의 부당한 방법으로 부담하게 한 금액의 5배 이하의 금액을 과징금으로 부과 · 징수할 수 있다. 이 경우 보건복지부장관은 12개월의 범위에서 분할납부를 하게 할 수 있다.

정답 ④

53 요양기관이 거짓으로 청구한 금액이 1천 500만 원 이상인 경우에 위반사실을 공표할 수 있는 내용에 해당하지 않는 것은?

① 위반행위
② 처분내용
③ 해당 요양기관의 대표자 출신학교
④ 다른 요양기관과 구별에 필요한 사항
⑤ 해당 요양기관의 명칭, 주소

정답 및 해설

해설 국민건강보험법 제100조, 시행령 제72, 74조 : 위반 행위, 처분 내용, 해당 요양기관의 명칭 · 주소 및 대표자 성명, 그 밖에 다른 요양기관과의 구별에 필요한 사항으로서 대통령령으로 정하는 사항을 공표할 수 있다.

※ 공표사항(시행령 제72조) 법 제100조제1항 각 호 외의 부분 전단에서 "대통령령으로 정하는 사항"이란 다음 각 호의 사항을 말한다.

1. 해당 요양기관의 종류와 그 요양기관 대표자의 면허번호 · 성별
2. 의료기관의 개설자가 법인인 경우에는 의료기관의 장의 성명
3. 그 밖에 다른 요양기관과의 구별을 위하여 법 제100조제2항에 따른 건강보험공표심의위원회(이하 "공표심의위원회" 라 한다)가 필요하다고 인정하는 사항.

정답 ③

54 공단 및 심사평가원에 대하여 사업에 관한 보고를 명하거나 사업이나 업무 또는 재산상황을 검사하는 등 감독할 수 있는 사람은?

① 대통령
② 공단이사장
③ 국무총리
④ 보건복지부장관
⑤ 대법원장

정답 및 해설

해설 국민건강보험법 제103조 : 보건복지부장관은 공단과 심사평가원의 경영목표를 달성하기 위하여 다음 각 호의 사업이나 업무에 대하여 보고를 명하거나 그 사업 · 업무 또는 재산상황을 검사하는 등 감독을 할 수 있다.

정답 ④

55 공단은 속임수나 부당한 방법으로 보험급여비용을 지급받은 요양기관을 신고한 자에 대해서는 포상금을 지급할 수 있는 데 같은 내용의 신고를 할 경우에는 어떻게 처리하는가?

① 같은 기관에 대하여 같은 내용의 신고를 한 경우에는 포상금을 지급하지 않음.
② 같은 내용의 신고라 하더라도 먼저 신고한 것과 마찬가지로 포상금을 지급함.
③ 같은 내용이 여러 차례 나올 수도 있으므로 2번의 신고까지만 허용 지급함.
④ 이미 신고를 해서 포상금을 받아간 사람과 연락해서 포상금을 나눠 갖도록 함.
⑤ 신고 자체를 받아주지 않음.

정답 및 해설

해설 국민건강보험법, 제104조, 시행령 제75조제5항 : 신고를 받은 후에 신고된 내용과 같은 내용의 신고를 한 사람에게는 포상금을 지급하지 아니한다. 2명 이상이 공동명의로 신고를 하는 경우에는 대표자를 지정하여 대표자에게 포상금 지급

정답 ①

56 공단은 대통령령으로 정하는 바에 따라 그 업무의 일부를 국가기관, 지방자치단체 또는 다른 법령에 따른 사회보험 업무를 수행하는 법인이나 그 밖의 자에게 위탁할 수 있다. 다만 그러하지 아니한 업무는?

① 보험료의 수납
② 보험료납부의 확인에 관한 업무
③ 보험급여비용의 지급에 관한 업무
④ 징수위탁보험료 등의 수납 또는 그 납부의 확인에 관한 업무
⑤ 요양급여 대상 여부의 확인 및 징수에 대한 업무

정답 및 해설

해설 국민건강보험법 제112조제2항, 시행령 제78조, 제79조
다만 보험료와 징수 위탁 보험료 등의 징수 업무는 그러하지 아니하다. 〈개정 2016. 2. 3〉

정답 ④

57 국가는 매년 예산범위 안에서 당해 연도 보험료 예상수입액의 얼마에 상당하는 금액을 국고에서 공단에 지원하는가?

① 10/100 ② 11/100 ③ 12/100 ④ 13/100 ⑤ 14/100

정답 및 해설

해설 국민건강보험법 제108조제1항 : 국가는 매년 예산의 범위에서 해당 연도 보험료 예상 수입액의 100분의 14에 상당하는 금액을 국고에서 공단에 지원한다.
※ 보험재정에 대한 정부지원(법 제108조)은 법률 제11141호(2011. 12. 31) 〈부칙 제2조〉의 규정에 의해 2022년 12월 31일까지 유효함.

정답 ⑤

58 사용관계가 종료된 직장가입자 중 지역가입자가 된 이후 최초로 고지 받은 지역가입자 보험료의 납부기한 내에 공단에 직장가입자로서의 자격을 유지할 것을 신청한 경우에 대통령령이 정하는 기간 동안 직장가입자의 자격을 유지할 수 있다. 여기서 대통령령이 정하는 기간은 사용관계가 끝난 날의 다음날부터 가산하여 얼마가 되는 날까지의 기간을 말하는가?

① 6개월 ② 12개월 ③ 18개월 ④ 24개월 ⑤ 36개월

정답 및 해설

해설 국민건강보험법 제110조, 시행령 제77조 : "대통령령으로 정하는 기간" 이란 사용관계가 끝난 날의 다음 날부터 기산(起算)하여 36개월이 되는 날까지의 기간을 말한다. 〈개정 2018. 6. 26〉

정답 ⑤

59 공단은 자신이 징수한 보험료와 그에 따른 징수금 또는 징수위탁보험료 등의 금액을 징수하여야 할 총액에 부족할 경우 누가 정하는 기준으로 이를 배분 납부 처리하는가?

① 대통령령 ② 보건복지부령 ③ 국무총리령
④ 기획재정부장관 명령 ⑤ 공단이사장 명령

정답 및 해설

해설 국민건강보험법 제113조제1항 : 공단은 자신이 징수한 보험료와 그에 따른 징수금 또는 징수위탁보험료 등의 금액이 징수하여야 할 총액에 부족한 경우에는 대통령령으로 정하는 기준, 방법에 따라 이를 배분하여 납부 처리하여야 한다. 다만, 납부의무자가 다른 의사를 표시한 때에는 그에 따른다.
※ 시행령 제79조 참조

정답 ①

60 공단은 ( )으로부터 각각 지급받는 출연금을 국민건강보험공단의 업무로만 사용하여야 한다. 다음 중 ( )에 적당하지 않은 것은?

① 국민연금기금 ② 산업재해보상보험 및 예방기금
③ 고용보험기금 ④ 임금채권보장기금
⑤ 산업안전관리공단기금

정답 및 해설

해설 국민건강보험법 제114조제1항
공단은 「국민연금법」, 「산업재해보상보험법」, 「고용보험법」 및 「임금채권보장법」에 따라 국민연금기금, 산업재해보상보험 및 예방기금, 고용보험기금 및 임금채권보장기금으로부터 각각 지급받은 출연금을 제14조제1항제11호에 따른 업무에 소요되는 비용에 사용하여야 한다.

정답 ⑤

※ 각 문제에 해당하는 국민건강보험법 내용을 답가지(①~⑨) 중에서 지시하는 수만큼 고르시오.

① 3년 이하 징역	② 2년 이하 징역	③ 1년 이하 징역
④ 1,000만 원 이하 벌금	⑤ 500만 원 이하 벌금	⑥ 100만 원 이하 벌금
⑦ 500만 원 이하 과태료	⑧ 300만 원 이하 과태료	⑨ 100만 원 이하 과태료

61 요양, 약제의 지급 등 보험급여에 관하여 보고 또는 서류를 제출하지 아니한 자이다. 보고 또는 서류를 허위로 보고한 자이다. 보고 또는 서류를 허위로 제출한 자이다. 질문을 거부 방해한 자이다. [1개 항목을 고르시오.]

정답 및 해설

해설 국민건강보험법 제116조(벌칙)
제97조제2항을 위반하여 보고 또는 서류 제출을 하지 아니한 자, 거짓으로 보고하거나 거짓 서류를 제출한 자, 검사나 질문을 거부 · 방해 또는 기피한 자는 1천만원 이하의 벌금에 처한다.

정답 ④

62 긴급한 사유로 인하여 요양을 받은 경우 요양을 실시한 기관에서 요양비 명세서를 요양을 받은 자에게 교부하지 않았다. 요양기관이 정당한 이유 없이 요양급여를 거부한 경우이다. 요양비 명세서나 요양 명세를 적은 영수증을 내주지 아니한 자이다. [1개 항목을 고르시오.]

정답 및 해설

해설 국민건강보험법 제117조 (법 제42조제5항 위반)

정답 ⑤

63 서류의 보존을 위반하여 서류를 보존하지 아니한 자이다. 유사명칭 사용금지를 위반한 자이다. [1개 항목을 고르시오.]

정답 및 해설

해설 국민건강보험법 제119조제4항제4호, 제5호, 제6호

정답 ⑥

64 500만원 이하의 과태료에 해당하는 내용은?

① 대행 청구 단체의 종사자가 거짓방법으로 요양급여비용의 청구를 한 경우
② 근로자의 권익보호를 위반한 사용자
③ 사업장에 대해 거짓으로 신고한 사용자
④ 업무정지를 위반한 요양기관 개설자
⑤ 거짓이나 그 밖의 부당한 방법으로 보험급여를 받거나 타인으로 하여금 보험급여를 받게 한 자

정답 및 해설

해설 국민건강보험법 제119조제3항 참조 〈개정 2018. 3. 27〉

정답 ③

65 국민건강보험법에서 과태료는 누가 부과 징수하는가?

① 대통령 ② 보건복지부장관 ③ 기획재정부장관
④ 심사평가원장 ⑤ 공단이사장

정답 및 해설

해설 국민건강보험법 제119조제5항 : 과태료는 대통령령으로 정하는 바에 따라 보건복지부장관이 부과 · 징수

정답 ②

66 다음 중 100만 원 이하의 과태료에 해당하는 것은?

① 공단 등에 대한 감독 등의 명령을 위반
② 정보 유지 등의 위반
③ 제조업자 등의 금지행위 위반
④ 위반사실 공표 위반
⑤ 업무정지 위반

정답 및 해설

해설 국민건강보험법 제119조제4항
다음 각 호의 어느 하나에 해당하는 자에게는 100만원 이하의 과태료를 부과한다. 〈개정 2013. 5. 22〉
1. 삭제 〈2016. 3. 22〉
2. 삭제 〈2018. 12. 11〉
3. 삭제 〈2016. 3. 22〉
4. 제96조의2를 위반하여 서류를 보존하지 아니한 자
5. 제103조에 따른 명령을 위반한 자
6. 제105조를 위반한 자

정답 ①

67 사용자뿐만 아니라 개인까지 모두 벌금형을 과하는 내용에 해당되지 않는 것은?

① 업무 정치 처분의 내용을 양수인에게 알리지 않는 요양기관 개설자
② 비밀유지를 하지 않은 자
③ 요양, 약제의 지급에 대한 내용을 허위로 보고한 자
④ 정당한 이유 없이 요양비 명세서를 요양 받은 자에게 교부하지 않은 경우
⑤ 사업장 신고를 하지 않거나 거짓으로 신고한 사용자

정답 및 해설

해설 국민건강보험법 양벌규정(법 제115~117조) 참조. ⑤항은 법 제119조제3항제1호에 해당한다.
※ 양벌 규정(법 제118조)
① 법인의 대표자나 법인 또는 개인의 대리인, 사용인, 그 밖의 종사자가 그 법인 또는 개인의 업무에 관하여 제115조부터 제117조까지의 규정 중 어느 하나에 해당하는 위반행위를 하면 그 행위자를 벌하는 외에 그 법인 또는 개인에게도 해당 조문의 벌금형을 과(科)한다. 다만, 법인 또는 개인이 그 위반행위를 방지하기 위하여 해당 업무에 관하여 상당한 주의와 감독을 게을리하지 아니한 경우에는 그러하지 아니하다.

정답 ⑤

6장 학교보건법

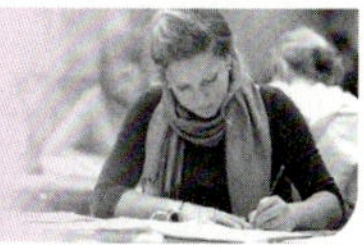

1. 목적 (법 제1조)

- 학교의 보건관리에 필요한 사항을 규정
- 학생과 교직원의 건강을 보호·증진함

2. 정의 (법 제2조)〈개정 2020. 10. 20〉

① **건강검사** : 신체의 발달상황 및 능력, 정신건강상태, 생활습관, 질병의 유무 등에 대해 조사하거나 검사하는 것

② **학교** : 「유아교육법」, 「초·중등교육법」, 「고등교육법」에 따른 각 학교

③ **관할청** : 다음 각 목의 구분에 따른 지도·감독기관을 말한다.

- 「유아교육법」에 따른 국립유치원 및 「초·중등교육법」에 따른 국립학교 : 교육부장관
- 「유아교육법」에 따른 공립유치원·사립유치원 및 「초·중등교육법」에 따른 공립학교·사립학교 : 교육감
- 「고등교육법」에 따른 학교 : 교육부장관

3. 국가와 지방자치단체의 의무 (법 제2조의2)

학생과 교직원의 건강을 보호·증진하기 위한 기본계획을 수립·시행, 시책마련

4. 보건시설 (법 제3조, 영 제2조, 규칙 제2조, 별표 1)

보건실의 기준 : 학교의 설립자·경영자는 대통령령으로 정하는 바에 따라 보건실을 설치하고 학교보건에 필요한 시설과 기구(器具) 및 용품을 갖추어야 함.

① **위치** : 학생과 교직원의 응급처치 등이 신속히 이루어질 수 있도록 이용하기 쉽고 통풍과 채광이 잘 되는 장소일 것(시행령 제2조)

② **면적** : 66제곱미터 이상. 다만, 교육부장관(「대학설립·운영 규정」제1조에 따른 대학만 해당된다) 또는 특별시·광역시·특별자치시·도 또는 특별자치도(이하 "시·도"라 한다)의 교육감(「고등학교 이하 각급 학교 설립·운영 규정」 제2조에 따른 각급 학교만 해당된다)은 학생수 등을 고려하여 학생과 교직원의 건강관리에 지장이 없는 범위에서 그 면적을 완화할 수 있다.

③ 보건실에는 학교보건에 필요한 다음 각 호의 시설과 기구(器具) 및 용품을 갖출 것
- 학생과 교직원의 건강관리와 응급처치 등에 필요한 시설과 기구 및 용품
- 학교환경위생 및 식품위생검사에 필요한 기구

※ 보건실의 시설과 기구 및 용품 (규칙 제2조)

「학교보건법 시행령」 제2조제2항에 따라 보건실에 갖추어야 하는 시설과 기구(器具) 및 용품의 구체적인 기준은 별표 1과 같다.

5. 학교의 환경위생 및 식품위생 (법 제4조)

① 학교의 장은 환경위생과 식품위생을 적절히 유지·관리하여야 함.
- **환경위생** : 학교시설[교사대지(校舍垈地)·체육장, 교사·체육관·기숙사 및 급식시설, 교사대지 또는 체육장 안에 설치되는 강당 등]에서의 환기·채광·조명·온도·습도의 조절과 유해중금속 등 유해물질의 예방 및 관리, 상하수도·화장실의 설치 및 관리, 오염공기·석면·폐기물·소음·휘발성유기화합물·세균·먼지 등의 예방 및 처리 등
- **식품위생** : 식기·식품·먹는 물의 관리 등

② 학교의 장은 제1항에 따라 학교시설에서의 환경위생 및 식품위생을 적절히 유지·관리하기 위하여 교육부령으로 정하는 바에 따라 점검하고, 그 결과를 기록·보존 및 보고하여야 함. 이 경우 환경위생 점검을 위한 공기 질 점검 시 학교운영위원회 위원 또는 학부모가 참관을 요청하는 경우에는 이를 허용하여야 함.

③ ②의 점검에 관한 업무를 교육부령으로 정하는 바에 따라 「환경분야 시험·검사 등에 관한 법률」에 따른 측정대행업자에게 위탁하거나 교육감에게 전문 인력 등의 지원을 요청하여 수행할 수 있음.

④ ②, ③에 따른 점검 결과가 교육부령으로 정하는 기준에 맞지 아니한 경우, 시설의 보완 등 필요 조치를 하고 이를 교육부장관 및 교육감에게 보고

⑤ 교육부장관이나 교육감은 ①항을 적절히 유지·관리하기 위해 필요하다고 인정하면
- 관계 공무원에게 학교에 출입하여 ②항을 점검하게 하거나
- 점검 결과의 기록 등을 확인하거나
- 개선이 필요한 경우 행정적·재정적 지원을 할 수 있음.

⑥ 학교의 장은 학교시설의 환경위생 점검을 실시하여 심각한 유해물질의 지속적 발생의 가능성이 확인된 경우 관할 교육감에게 특별점검을 요청하여야 하고, 교육감은 이에 특별점검을 실시하고 대책을 수립·실행하여야 함.

※ 검사요청 등 (규칙 제3조의2) …… (생략)

※ 환경위생관리자의 지정 및 교육 (규칙 제3조의3) …… (생략)

※ 공기 질을 측정하는 장비에 대한 점검 (규칙 제4조) …… (생략)

6. 공기 질의 유지·관리 특례(법 제4조의2)

① 학교의 장은 환경위생 및 식품위생에 따른 공기 질의 위생점검을 상·하반기에 각각 1회 이상 실시하여야 한다.

② 학교의 장은 교사 안에서의 공기 질을 측정하는 장비에 대하여 교육부령으로 정하는 바에 따라 매년 1회 이상 정기적으로 점검을 실시하여야 한다.

7. 공기정화설비 등 설치(법 제4조의3)

학교의 장은 교사 안에서의 공기 질 관리를 위하여 교육부령으로 정하는 바에 따라 각 교실에 공기를 정화하는 설비 및 미세먼지를 측정하는 기기를 설치하여야 한다. 〈신설 2019. 4. 2〉

공기정화설비 등의 설치 (규칙 제5조)

법 제4조의3에 따라 학교(「고등교육법」 제2조에 따른 학교는 제외)의 장이 교사 안에서의 공기 질 관리를 위하여 각 교실에 설치해야 하는 공기를 정화하는 설비 및 미세먼지를 측정하는 기기는 다음과 같다.

① 공기를 정화하는 설비 : 다음의 어느 하나에 해당하는 설비
- 「실내공기질 관리법」 제2조제5호에 따른 공기정화설비

- 실내 공기 중의 분진을 추출하여 모으고 냄새를 탈취하는 기능이 있는 설비로서 내부에 먼지 제거부와 송풍기가 내장되어 있는 설비
- 그 밖에 교육부장관이 관계 중앙행정기관의 장과 협의하여 교실의 공기를 정화하기에 적합하다고 인정하여 고시하는 설비

② 미세먼지를 측정하는 기기 : 다음의 어느 하나에 해당하는 기기
- ①의 어느 하나에 해당하는 설비에 부착되어 있는 부속품 형태의 측정기기로서 미세먼지의 농도를 표시하는 기능이 탑재된 측정기기
- 위 이외의 기기로서 미세먼지의 측정결과를 실시간으로 확인할 수 있는 간이 측정기기
- 그 밖에 교육부장관이 관계 중앙행정기관의 장과 협의하여 교실의 미세먼지를 측정하기에 적합하다고 인정하여 고시하는 기기

8. 대기오염 대응 매뉴얼의 작성 등(법 제5조)

① 교육부장관은 대기오염에 효과적으로 대응하기 위하여 환경부장관과의 협의를 거쳐 「대기환경보전법」의 대기오염도 예측결과에 따른 대응 매뉴얼을 작성·배포하여야 함.

② 매뉴얼에는 대응 단계별 전파요령, 실외수업에 대한 점검 및 조치, 실내 공기질 관리를 위한 조치사항 등이 포함되어야 함.

③ 학교의 장은 대기오염 대응 매뉴얼에 따라 학생 및 교직원의 세부 행동요령을 수립하고 학생 및 교직원에게 세부 행동요령에 관한 교육을 실시하여야 함.

④ 그 밖에 대기오염 대응 매뉴얼의 작성·배포, 세부 행동요령의 수립에 필요한 사항은 대통령령으로 정함.

대기오염 대응 매뉴얼의 작성 등 (영 제3조)

① 법 제5조제2항에서 "**대통령령으로 정하는 내용**"이란 다음의 내용을 말한다.
- 대기오염 대응 업무 수행체계 및 관련 기관별 역할에 관한 사항
- 대응 단계별 전파요령에 관한 사항
- 대응 단계별 실외수업에 대한 점검 및 조치에 관한 사항
- 대응 단계별 실내 공기질 관리를 위한 조치에 관한 사항
- 그 밖에 교육부장관이 대기오염 대응에 필요하다고 인정하는 사항

② 교육부장관은 법 제5조제1항에 따라 작성한 대기오염 대응 매뉴얼을 전자적 파일이나 인쇄물의 형태로 배포할 수 있다.

③ 법 제5조제3항에 따른 학생 및 교직원의 세부 행동요령(이하 이 조에서 "세부 행동요령"이라 한다)에는 다음 각 호의 내용이 포함되어야 한다.

- 대기오염 대응 업무를 관리하는 교직원의 지정에 관한 사항
- 등교·하교 시간 조정, 수업시간 단축, 질환자 관리 등 대응 단계별 안전조치 이행에 관한 사항
- 교직원 비상연락망 유지, 학생·학부모에 대한 연락체계 구축 등 대응 단계별 전파요령에 관한 사항
- 체육활동, 현장학습, 운동회 등 실외수업의 실내수업 대체 등 대응 단계별 실외수업에 대한 점검 및 조치에 관한 사항
- 공기 정화 설비의 가동, 환기요령, 청소 등 대응 단계별 실내 공기질 관리를 위한 조치에 관한 사항
- 그 밖에 학교의 장이 학교의 사정 등을 고려하여 대기오염 대응에 필요하다고 인정하는 사항

④ 학교의 장은 세부 행동요령을 「학교안전사고 예방 및 보상에 관한 법률」 제4조제6항에 따른 학교안전사고 예방에 관한 학교계획에 포함하여 수립할 수 있다.

9. 건강검사 등 (법 제7조)

① 학교의 장은 학생과 교직원에 대하여 건강검사를 실시함. 다만, 교직원에 대한 건강검사는 「국민건강보험법」 제52조에 따른 건강검진으로 갈음할 수 있음.

② 다음에 해당하는 학생에 대하여는 「국민건강보험법」 제52조에 따른 건강검진 실시기관에 의뢰하여 교육부령이 정하는 사항에 대한 건강검사를 실시함.

- 「초·중등교육법」 제2조제1호의 학교와 이에 준하는 특수학교, 각종 학교의 1학년 및 4학년 학생. 단, 구강검진은 전 학년에 대하여 실시, 방법·비용 등은 지역실정에 따라 교육감이 정함.
- 「초·중등교육법」 제2조제2·3호의 학교와 이에 준하는 특수학교, 각종학교의 1학년 학생
- 그 밖에 건강을 보호·증진하기 위하여 교육부령으로 정하는 학생

③ 학교의 장은 ②의 건강검사 외에 필요하다고 인정하는 학생에 대하여 별도로 검사할 수 있음.

④ 학교의 장은 ①, ②에 불구하고 천재지변 등 부득이한 사유로 관할 교육감 또는 교육장의 승인을 받은 경우에는 교육부령으로 정하는 바에 따라 건강검사를 연기하거나 건강검사의 전부 또는 일부를 생략할 수 있음.

⑤ ②에 따라 건강검사를 한 검진기관은 그 검사결과를 해당 학생 또는 학부모와 해당 학교의 장에게 알려야 함.

⑥ 학교의 장은 정신건강 상태 검사를 실시함에 있어 필요한 경우에는 학부모의 동의 없이 실시할 수 있음. 이 경우 학교의 장은 지체없이 해당 학부모에게 검사 사실을 통보하여야 함.

⑦ ①, ②에 따른 건강검사의 시기, 방법, 검사항목 및 절차 등에 관하여 필요한 사항은 교육부령으로 정함.

10. 학생건강증진계획의 수립·시행 (법 제7조의2)

① 교육감은 학생의 신체 및 정신 건강증진을 위한 학생건강증진계획을 수립·시행하여야 함.

② ①에 따른 계획에는 제11조에 따른 학교의 장의 조치를 행정적 또는 재정적으로 지원하는 방안을 포함

③ 학교의 장은 건강검사의 결과를 평가하여 이를 바탕으로 학생건강증진계획을 수립·시행하여야 함.

④ 학교의 장은 건강검사의 결과를 평가하고, 학생정신건강증진계획을 수립하기 위하여 학교의사 또는 학교약사에게 자문가능.

11. 건강검사기록 (법 제7조의3)

① 학교의 장은 건강검사를 하였을 때에는 그 결과를 작성·관리하여야 함.

② 건강검사 결과를 작성·관리할 때에 교육정보시스템을 이용하여 처리하여야 하는 자료

- 인적사항
- 신체의 발달상황 및 능력

• 그 밖에 교육목적을 이루기 위하여 필요한 범위에서 교육부령으로 정하는 사항

③ 학교장은 소속 학교의 학생이 전출하거나 고등학교까지의 상급학교에 진학할 때에는 그 학교의 장에게 ①에 따른 자료를 넘겨 주어야 함.

12. 등교 중지 (법 제8조, 영 제22조)

① 학교의 장은 건강검사의 결과나 의사의 진단 결과 감염병에 감염되었거나 감염된 것으로 의심되거나 감염될 우려가 있는 아래의 학생 및 교직원에 대하여 대통령령으로 정하는 바에 따라 등교를 중지시킬 수 있음. 〈개정 2020. 10. 20〉

② 교육부장관은 감염병으로 인하여 「재난 및 안전관리 기본법」 제38조제2항에 따른 주의 이상의 위기경보가 발령되는 경우 다음 각 호의 어느 하나에 해당하는 학생 또는 교직원에 대하여 질병관리청장과 협의하여 등교를 중지시킬 것을 학교의 장에게 명할 수 있다. 이 경우 해당 학교의 관할청을 경유하여야 한다. 〈신설 2020. 10. 20〉

• 「검역법」 제2조제7호에 따른 검역관리지역 또는 같은 조 제8호에 따른 중점검역관리지역에 체류하거나 그 지역을 경유한 사람으로서 같은 조 제1호에 따른 검역감염병의 감염이 우려되는 사람

• 감염병 발생지역에 거주하는 사람 또는 그 지역에 출입하는 사람으로서 감염병에 감염되었을 것으로 의심되는 사람

• 「감염병의 예방 및 관리에 관한 법률」 제42조제2항제1호에 따라 자가(自家) 또는 시설에 격리된 사람의 가족 또는 그 동거인

• 그 밖에 학교 내 감염병의 차단과 확산 방지 등을 위하여 등교 중지가 필요하다고 인정되는 사람

③ 제2항에 따른 명을 받은 학교의 장은 해당 학생 또는 교직원에 대하여 지체 없이 등교를 중지시켜야 한다. 〈신설 2020. 10. 20〉

④ 「감염병 예방 및 관리에 관한 법률」에 따른 감염병환자, 감염병의사환자 및 감염병병원체보유자. 다만, 의사가 다른 사람에게 감염될 우려가 없다고 진단한 사람은 제외(시행령 제22조제1항1호)

⑤ ④외의 환자로서 의사가 감염성이 강한 질환에 감염되었다고 진단한 사람 (시행령 제22조제1항2호)

⑥ 등교중지를 명할 때에는 그 사유와 기간을 구체적으로 밝혀야 함. 다만, 질환증세 또는 질병유행의 양상에 따라 필요한 경우에는 그 기간을 단축하거나 연장 가능 〈시행령 제22조제2항〉

13. 학생의 보건관리 (법 제9조)

학교의 장은 다음을 위하여 보건교육을 실시하고 필요한 조치를 하여야 함.
- 학생의 신체발달 및 체력증진
- 질병의 치료와 예방
- 음주·흡연과 마약류를 포함한 약물 오용(誤用)·남용(濫用)의 예방
- 정신건강 증진 등을 위하여 보건교육 실시
- 성교육 〈개정 2019. 12. 10〉

14. 보건교육 (법 제9조의2)

① 교육부장관은 「유아교육법」에 따른 유치원 및 「초·중등교육법」에 따른 학교에서 모든 학생들을 대상으로 심폐소생술 등 응급처치에 관한 교육을 포함한 보건교육을 체계적으로 실시하여야 함.

② 「유아교육법」에 따른 유치원의 장 및 「초·중등교육법」에 따른 학교의 장은 교육부령으로 정하는 바에 따라 매년 교직원을 대상으로 심폐소생술 등 응급처치에 관한 교육을 실시하여야 함.

③ 「유아교육법」에 따른 유치원의 장 및 「초·중등교육법」에 따른 학교의 장은 ②에 따른 응급처치에 관한 교육과 연관된 프로그램의 운영 등을 관련 전문기관·단체 또는 전문가에게 위탁 가능

응급처치교육 등 (규칙 제10조)

① **학교의 장이 법 제9조의2제2항에 따라 교직원을 대상으로 심폐소생술 등 응급처치에 관한 교육**(이하 "응급처치교육"이라 한다)**을 실시하는 경우 응급처치교육의 계획·내용 및 시간 등은 별표 9와 같다.**

② 학교의 장은 응급처치교육을 실시한 후 해당 학년도의 교육 결과를 다음 학년도가 시작되기 30일 전까지 교육감에게 제출하여야 한다.

③ 학교의 장은 공공기관, 「고등교육법」 제2조에 따른 학교, 「교원 등의 연수에 관한 규정」 제2조제2항의 연수원 중 교육감이 설치한 연수원 또는 의료기관에서 교직원으로 하여금 응급처치교육을 받게 할 수 있다. 이 경우 예산의 범위에서 소정의 비용을 지원할 수 있다.

15. 예방접종 완료 여부의 검사 (법 제10조)

① 초등학교와 중학교의 장은 학생이 새로 입학한 날부터 90일 이내에 시장·군수 또는 구청장(자치구의 구청장을 말함, 이하 같다)에게 「감염병 예방 및 관리에 관한 법률」 제27조에 따른 예방접종증명서를 발급받아 예방접종을 모두 받았는지를 검사한 후 이를 교육정보시스템에 기록하여야 함.

② 초등학교와 중학교의 장은 예방접종을 모두 받지 못한 입학생에게는 필요한 예방접종을 받도록 지도하여야 하며, 필요하면 관할 보건소장에게 예방접종 지원 등의 협조를 요청할 수 있음.

16. 치료 및 예방조치 (법 제11조)

① 학교의 장은 건강검사의 결과 질병에 감염되었거나 감염될 우려가 있는 학생에 대하여 질병의 치료 및 예방에 필요한 조치를 하여야 함.

② 학교의 장은 정신건강상태를 검사한 결과 필요하면 학생 정신건강 증진을 위한 다음 각 호의 조치를 하여야 한다.
- 학생·학부모·교직원에 대한 정신건강 증진 및 이해 교육
- 해당 학생에 대한 상담 및 관리
- 해당 학생에 대한 전문상담기관 또는 의료기관 연계
- 그 밖에 학생 정신건강 증진을 위하여 필요한 조치

③ 교육감은 검사비, 치료비 등 ②의 각 호의 조치에 필요한 비용을 지원할 수 있다.

④ 학교의 장은 ①·②의 조치를 위하여 보건소장에게 협조를 요청할 수 있으며 보건소장은 정당한 이유 없이 이를 거부할 수 없음.

17. 학생의 안전관리 (법 제12조)

학교의 장은 학생의 안전사고를 예방하기 위하여 다음의 조치를 함.

① 학교의 시설·장비의 점검 및 개선

② 학생에 대한 안전교육

③ 그 밖에 필요한 조치

18. 교직원의 보건관리 (법 제13조)

학교의 장은 건강검사 결과 혹은 건강검사를 갈음하는 건강검진의 결과 필요하면 교직원에 대하여 질병 치료와 근무여건 개선 등 필요한 조치를 하여야 함.

19. 질병의 예방 (법 제14조)〈개정 2020. 10. 20〉

① 학교의 장은 감염병 예방과 학교의 보건에 필요하면 휴업을 할 수 있다.

② 관할청은 감염병 예방과 학교의 보건에 필요하면 해당 학교에 대하여 다음 각 호의 어느 하나에 해당하는 조치를 명할 수 있다. 다만, 교육부장관은 제2조제3호가목의 학교의 경우에는 그 권한을 교육감에게 위임할 수 있다.

- 학년 또는 학교 전체에 대한 휴업 또는 등교수업일 조정
- 휴교(휴원을 포함한다)

③ 제1항 및 제2항에도 불구하고 감염병으로 인하여 「재난 및 안전관리 기본법」 제38조제2항에 따른 주의 이상의 위기경보가 발령되어 제1항 또는 제2항에 따른 조치를 하는 경우 학교의 장은 관할청의 동의를, 교육감은 교육부장관의 동의를 받아야 한다.

20. 감염병 예방접종의 시행 (법 제14조의2)

시장·군수 또는 구청장이 「감염병의 예방 및 관리에 관한 법률」에 따라 학교의 학생 또는 교직원에게 감염병의 필수 또는 임시 예방접종을 할 때에는 그 학교의 학교의사 또는 보건교사(간호사 면허를 가진 보건교사로 한정)를 접종요원으로 위촉하여 그들로 하여금 접종하게 할 수 있음, 이 경우 보건교사에 대하여는 「의료법」 제27조제1항(무면허 의료행위 등 금지)을 적용하지 아니함.

21. 감염병예방대책의 마련 등 (법 제14조의3)

① 교육부장관은 감염병으로부터 학생과 교직원을 보호하기 위하여 다음 각 호의 사항이 포함된 대책을 마련하여야 함. 이 경우 행정안전부장관 및 질병관리청장과 협의하여야 한다. 〈개정 2020. 8. 11〉

- 감염병의 예방·관리 및 후속조치에 관한 사항
- 감염병 대응 관련 매뉴얼에 관한 사항
- 감염병과 관련한 학교의 보건·위생에 관한 사항
- 그 밖에 감염병과 관련하여 대통령령으로 정하는 사항

② 교육부장관은 감염병예방대책을 마련한 때에는 특별시장·광역시장·특별자치시장·도지사·특별자치도지사, 교육감 및 학교에 알려야 함.

③ 교육감은 교육부장관의 감염병예방대책을 토대로 지역 실정에 맞는 감염병 예방 세부 대책을 마련하여야 함.

④ 교육부장관과 질병관리청장은 학교에서 감염병을 예방하기 위하여 긴밀한 협력 체계를 구축하고 감염병 발생 현황에 관한 정보 등 대통령령으로 정하는 정보를 공유하여야 함.

⑤ 학교의 장은 해당 학교에 감염병에 걸렸거나 의심이 되는 학생 및 교직원이 있는 경우 즉시 교육감을 경유하여 교육부장관에게 보고하여야 함.

⑥ 교육부장관은 ④에 따른 공유를 하였거나 ⑤에 따른 보고를 받은 경우 감염병의 확산을 방지하기 위하여 감염병정보를 신속히 공개하여야 함.

⑦ ④부터 ⑥까지에 따른 공유, 보고 및 공개의 방법과 절차는 교육부령으로 정함.

※ 감염병예방대책의 마련 등 (영 제22조의2) …… (생략)

※ 감염병 정보의 공유 등 (규칙 제10조의2) …… (생략)

22. 감염병 대응 매뉴얼의 작성 등 (법 제14조의4)

① 교육부장관은 학교에서 감염병에 효과적으로 대응하기 위하여 질병관리청장과의 협의를 거쳐 감염병 유형에 따른 대응 매뉴얼을 작성·배포하여야 함.

② 감염병대응매뉴얼의 작성·배포 등에 필요한 사항은 대통령령으로 정함.

감염병 대응 매뉴얼의 작성 및 배포 등 (영 제22조의3)

① 법 제14조의4제1항에 따라 작성·배포하여야 하는 감염병 유형에 따른 대응 매뉴얼(이하 "감염병대응매뉴얼"이라 한다)에는 다음 각 호의 사항이 포함되어야 한다.

- 감염병 유형에 따른 학생 및 교직원의 행동 요령에 관한 사항
- 감염병 유형에 따른 예방·대비·대응 및 복구 단계별 조치에 관한 사항

② 교육부장관은 감염병대응매뉴얼을 배포하는 경우에는 전자적 파일이나 인쇄물의 형태로 배포할 수 있다.

③ 특별시·광역시·특별자치시·도 또는 특별자치도 교육감(이하 "교육감"이라 한다) 및 학교의 장은 감염병의 예방·대비·대응 및 복구 조치에 관한 업무를 추진할 때 감염병대응매뉴얼을 활용하여야 한다.

④ 교육감 및 학교의 장은 각 지역 또는 학교의 특성을 반영한 내용을 감염병대응매뉴얼에 추가·보완할 수 있다.

23. 학교에 두는 의료인·약사 및 보건교사 (법 제15조, 영 제23조)

① 학교에는 학생과 교직원의 건강관리를 지원하는 의료법에 따른 의료인과 약사법에 따른 약사를 둘 수 있음.

② 모든 학교에 보건교육과 학생들의 건강관리를 담당하는 보건교사를 둠. 다만, 대통령령으로 정하는 일정 규모 이하의 학교에는 순회 보건교사를 둘 수 있음.

③ 배치기준

- 18학급 이상의 초등학교에는 학교의사 1명, 학교약사 1명 및 보건교사 1명을 두고, 18학급 미만의 초등학교에는 학교의사 또는 학교약사 중 1명을 두고, 보건교사 1명을 둘 수 있음.
- 9학급 이상인 중학교와 고등학교에는 학교의사 1명, 학교약사 1명 및 보건교사 1명을 두고, 9학급 미만인 중학교와 고등학교에는 학교의사 또는 학교약사 중 1명과 보건교사 1명을 둠.
- 대학(3개 이상의 단과대학을 두는 대학에서는 단과대학), 사범대학, 교육대학, 전문대학에는 학교의사 1명 및 학교약사 1명을 둠.
- 고등기술학교, 공민학교, 고등공민학교, 특수학교, 유치원 및 각종학교에는 ①부터 ③까지에 규정된 해당 학교에 준하여 학교의사, 학교약사 및 보건교사를 둠.

④ 학교의사, 학교약사는 각각 그 면허가 있는 사람 중에서 학교장이 위촉함.

⑤ 보건교사, 학교의사, 학교약사의 직무는 다음과 같다.

※ 보건교사의 직무

① 학교보건계획의 수립
② 학교 환경위생의 유지·관리 및 개선에 관한 사항
③ 학생과 교직원에 대한 건강진단의 준비와 실시에 관한 협조
④ 각종 질병의 예방처치 및 보건지도
⑤ 학생과 교직원의 건강관찰과 학교의사의 건강상담, 건강평가 등의 실시에 관한 협조
⑥ 신체가 허약한 학생에 대한 보건지도
⑦ 보건지도를 위한 학생가정 방문
⑧ 교사의 보건교육 협조와 필요시의 보건교육
⑨ 보건실의 시설·설비 및 약품 등의 관리
⑩ 보건교육자료의 수집·관리
⑪ 학생건강기록부의 관리
⑫ 다음의 의료행위(간호사 면허를 가진 사람만 해당)

- 외상 등 흔히 볼 수 있는 환자의 치료
- 응급을 요하는 자에 대한 응급처치
- 부상과 질병의 악화를 방지하기 위한 처치
- 건강진단결과 발견된 질병자의 요양지도 및 관리
- 위의 의료행위에 따르는 의약품 투여

⑬ 그 밖에 학교의 보건관리

※ 학교의사의 직무

① 학교보건계획의 수립에 관한 자문
② 학교 환경위생의 유지·관리 및 개선에 관한 자문
③ 학생과 교직원의 건강진단과 건강평가
④ 각종 질병의 예방처치 및 보건지도
⑤ 학생과 교직원의 건강상담
⑥ 그 밖에 학교보건관리에 관한 지도

※ 학교약사의 직무

① 학교보건계획의 수립에 관한 자문

② 학교환경위생의 유지관리 및 개선에 관한 자문

③ 학교에서 사용하는 의약품과 독극물의 관리에 관한 자문

④ 학교에서 사용하는 의약품 및 독극물의 실험·검사

⑤ 그 밖에 학교보건관리에 관한 지도

24. 응급처치 등(제15조의2)

① 학교의 장은 사전에 학부모의 동의와 전문의약품을 처방한 의사의 자문을 받아 보건교사 또는 순회 보건교사로 하여금 제1형 당뇨로 인한 저혈당쇼크 또는 아나필락시스 쇼크로 인하여 생명이 위급한 학생에게 투약행위 등 응급처치를 제공. 이 경우 보건교사 등에 대하여는 「의료법」 제27조제1항을 적용하지 아니한다.

② 보건교사 등이 ①에 따라 생명이 위급한 학생에게 응급처치를 제공하여 발생한 재산상 손해와 사상(死傷)에 대하여 고의 또는 중대한 과실이 없는 경우 해당 보건교사 등은 민사책임과 상해(傷害)에 대한 형사책임을 지지 아니하며 사망에 대한 형사책임은 감경하거나 면제함.

③ 학교의 장은 질병이나 장애로 인하여 특별히 관리·보호가 필요한 학생을 위하여 보조인력을 둠. 이 경우 보조인력의 역할, 요건 등에 관하여는 교육부령으로 정한다.

※ 보조인력의 역할 등 (규칙 제11조)

① 법 제15조의2제3항에 따른 보조인력(이하 "보조인력"이라 한다)은 같은 조 제1항에 따른 보건교사 등(이하 "보건교사 등"이라 한다)의 지시를 받아 질병이나 장애로 인하여 특별히 관리·보호가 필요한 학생에 대해서 보건교사 등이 행하는 다음 각 호의 활동을 보조한다.

- 법 제15조의2제1항에 따른 투약행위 등 응급처치
- 각종 질병의 예방처치, 건강관찰 및 건강상담 협조 등의 보건활동

② 보조인력은 「의료법」 제7조에 따른 간호사 면허가 있어야 한다.

25. 보건기구의 설치 등 (법 제16조)

교육감 및 교육장 소속으로 학교의 보건 관리에 필요한 기구(機構)와 공무원을 둘 수 있음.

26. 학교보건위원회 (법 제17조, 영 제24조~제30조)

① 국가와 지방자치단체가 학생과 교직원의 건강을 보호·증진하기 위하여 세우는 기본계획 및 학교보건의 중요시책을 심의하기 위하여 교육감 소속으로 시·도학교보건위원회를 둠.
시·도 학교보건위원회 위원 – 학교의 보건에 경험이 있는 15명 내외

② 기능 – 다음 사항을 심의
- 학생과 교직원의 건강증진에 관한 시·도의 중·장기 기본계획
- 학교보건과 관련되는 시·도의 조례 또는 교육규칙의 제정·개정안
- 교육감이 회의에 부치는 학교보건 정책 등에 관한 사항
- 삭제 〈2017. 2. 3〉

27. 경비보조 (법 제18조)

국가나 지방자치단체는 제3조에 따른 시설과 기구 및 용품 구매, 제4조의3에 따른 공기를 정화하는 설비 및 미세먼지를 측정하는 기기 설치, 제7조제1항에 따른 건강검사에 드는 경비의 전부 또는 일부를 보조한다.

28. 비밀누설 금지 등 (법 제18조의2)

① 교직원 및 학생에 대한 건강검사와 관련된 업무를 수행하거나 수행하였던 자는 그 직무상 알게 된 비밀을 다른 사람에게 누설하거나 직무상 목적 외의 용도로 사용할 수 없다.

② 18조의2를 위반하여 직무상 알게 된 비밀을 다른 사람에게 누설하거나 직무상 목적 외의 용도로 이용한 자는 3년 이하의 징역 또는 3천만원 이하의 벌금에 처한다.
(법 제19조)

6장 학교보건법 출제예상문제 및 해설

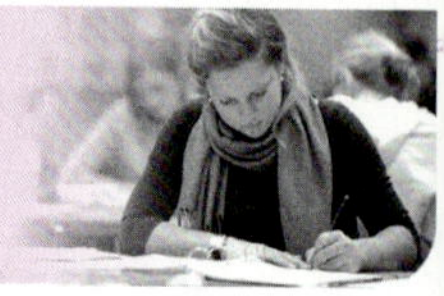

01 아래와 같은 목적을 가지고 있는 법은?

- 학교의 보건관리에 필요한 사항을 규정
- 학생과 교직원의 건강을 보호 · 증진

① 국민건강보험법　② 의료법　③ 학교보건법
④ 국민건강증진법　⑤ 감염병예방법

정답 및 해설

해설 학교보건법 제1조(목적)

정답 ③

02 학생과 교직원의 건강을 보호 · 증진하기 위한 기본계획을 수립 · 시행하고, 이에 필요한 시책을 마련해야 하는 주체는?

① 해당 학교　② 해당 지역 의료기관　③ 학생과 교직원 스스로
④ 지방의회　⑤ 국가와 지방자치단체

정답 및 해설

해설 학교보건법 제2조의2 : 국가와 지방자치단체는 학생과 교직원의 건강을 보호 · 증진하기 위한 기본계획을 수립 · 시행하고, 이에 필요한 시책을 마련하여야 한다.

정답 ⑤

03 학교에 설치하는 보건실의 설치기준으로 옳지 않은 것은?

① 학생과 교직원의 응급처치 등이 신속히 이루어질 수 있도록 이용하기 쉬운 곳
② 66제곱미터 이상 준수
③ 통풍과 채광이 잘 되는 장소
④ 학교환경위생 및 식품위생검사에 필요한 기구 구비
⑤ 학생과 교직원의 건강관리와 응급처치 등에 필요한 시설 및 기구 구비

정답 및 해설

해설 학교보건법 제3조, 시행령 제2조제1항제2호 면적 : 66제곱미터 이상
다만, 교육감 또는 특별시 · 광역시 · 특별자치시도 또는 특별자치도의 교육감은 학생 수 등을 고려하여 학생과 교직원의 건강관리에 지장이 없는 범위에서 그 면적을 완화할 수 있음.

정답 ②

04 학교의 환경위생 및 식품위생에 관한 설명으로 옳지 않은 것은?

① 학교의 장은 교육부령으로 정하는 바에 따라 교사(校舍) 안에서의 환기 · 채광 · 조명 · 온도 · 습도의 조절 등 환경위생과 식기 · 식수 등 식품위생을 적절히 유지 · 관리하여야 한다.
② 학교의 장은 교사 안에서의 환경위생 및 식품위생을 적절히 유지 · 관리하기 위하여 교육부령으로 정하는 바에 따라 점검하고, 그 결과를 기록 · 보존 및 보고하여야 한다.
③ 학교의 장은 점검에 관한 업무를 교육부령으로 정하는 바에 따라 임의로 측정대행업자에게만 위탁할 수 있다.
④ 학교의 장은 점검 결과가 교육부령으로 정하는 기준에 맞지 아니한 경우에는 시설의 보완 등 필요한 조치를 하고 이를 교육부장관 및 교육감에게 보고하여야 한다.
⑤ 교육부장관이나 교육감은 환경위생과 식품위생을 적절히 유지 · 관리하기 위하여 필요하다고 인정하면 관계 공무원에게 학교에 출입하여 점검을 하거나 점검 결과의 기록 등을 확인하게 할 수 있다.

정답 및 해설

해설 학교보건법 제4조 : 학교의 장은 점검에 관한 업무를 교육부령으로 정하는 바에 따라 「환경분야 시험 · 검사 등에 관한 법률」에 따른 측정대행업자에게 위탁하거나 교육감에게 전문인력 등의 지원을 요청하여 수행할 수 있다.
④는 2016. 3. 2 개정되었다.

정답 ③

05 학교의 설립자 · 경영자는 누구의 영으로 정하는 바에 따라 보건실을 설치하고 학교보건에 필요한 시설과 기구(器具)를 갖추어야 하는가?

① 대통령 ② 보건복지부장관 ③ 문화체육관광부장관 ④ 교육부장관 ⑤ 학교장

정답 및 해설

해설 학교보건법 제3조 : 학교의 설립자 · 경영자는 대통령령으로 정하는 바에 따라 보건실을 설치하고 학교보건에 필요한 시설과 기구(器具) 및 용품을 갖추어야 한다.

정답 ①

06 학교에서 학생들을 대상으로 실시하는 건강검사에 대한 설명으로 옳지 않은 것은?

① 학교의 장은 학생과 교직원에 대하여 건강검사를 실시한다.
② 학교의 장은 건강검진 실시 기관에 의뢰하여 교육부령으로 정하는 사항에 대한 건강검사를 한다.
③ 천재지변 등 부득이한 사유로 교육감 또는 교육장의 승인을 받은 경우 건강검사를 연기하거나 건강검사의 전부 또는 일부를 생략할 수 있다.
④ 건강검사를 한 검진기관은 그 검사결과를 해당 학교장에게만 알린다.
⑤ 건강검사의 시기, 방법, 검사항목 및 절차 등 필요한 사항은 교육부령으로 정한다.

정답 및 해설

해설 학교보건법 제7조제5항 : 건강검사를 한 검진기관은 교육부령으로 정하는 바에 따라 그 검사결과를 해당 학생 또는 학부모와 해당 학교의 장에게 알려야 한다.

정답 ④

07 건강검사결과를 작성 기록할 때 교육정보시스템을 이용하여 처리할 수 있는 자료가 아닌 것은?

① 인적사항
② 신체의 발달상황
③ 신체의 능력
④ 교육목적을 이루기 위하여 필요한 범위에서 교육부령으로 정하는 사항
⑤ 개인별 신체발달에 적합한 음식, 운동

정답 및 해설

해설 학교보건법 제7조의3제2항 및 학교건강검사규칙 제9조제3항
③ 법 제7조의3제2항제3호에서 "교육부령으로 정하는 사항"이란 다음 각 호의 사항을 말한다. 〈개정 2016. 3. 4〉
1. 법 제10조제1항에 따른 예방접종 완료 여부
2. 제5조 및 제5조의2에 따른 건강검진의 검진일자 및 검진기관명
3. 제6조에 따른 별도검사의 종류, 검사일자 및 검사기관명

정답 ⑤

08 선상검사의 결과나 의사의 진단 결과 감염병에 감염된 학생이 있을 경우 학교장의 등교중지의 내용에 해당되지 않는 것은?

① 감염병의 예방 및 관리에 관한 법률 제2조에 따른 감염병환자
② 감염병의 예방 및 관리에 관한 법률 제2조에 따른 감염병의사환자
③ 감염병의 예방 및 관리에 관한 법률 제2조에 따른 감염병병원체 보유자
④ 감염병의 예방 및 관리에 관한 법률 제2조에 포함되지 않은 감염성이 강한 질환에 감염자
⑤ 감염병의 예방 및 관리에 관한 법률 제2조에 따르나 감염될 우려가 없다고 진단한 사람

정답 및 해설

해설 학교보건법 제8조, 학교보건법 시행령 제22조제1항제1호 및 제2호
※ 등교 등의 중지(시행령 제22조) ① 학교의 장은 법 제8조에 따라 학생과 교직원 중 다음 각 호의 어느 하나에 해당하는 사람에 대하여 등교중지를 명할 수 있다. 〈개정 2016. 8. 29〉
1. 「감염병의 예방 및 관리에 관한 법률」 제2조에 따른 감염병환자, 감염병의사환자 및 병원체보유자(이하 "감염병환자등"이라 한다). 다만, 의사가 다른 사람에게 감염될 우려가 없다고 진단한 사람은 제외한다.
2. 제1호 외의 환자로서 의사가 감염성이 강한 질환에 감염되었다고 진단한 사람

정답 ⑤

09 보건교육을 실시하는 내용에 해당되지 않는 것은?

① 학생의 신체발달 및 체력증진
② 질병의 치료와 예방
③ 약물 오용, 남용의 예방
④ 음주법 · 흡연 자제
⑤ 성교육

정답 및 해설

해설 학교보건법 제9조 : 학교의 장은 학생의 신체발달 및 체력증진, 질병의 치료와 예방, 음주 · 흡연과 마약류를 포함한 약물 오용(誤用) · 남용(濫用)의 예방, 성교육, 정신건강 증진 등을 위하여 보건교육을 실시하고 필요한 조치를 하여야 한다. 〈개정 2019. 12. 10〉

정답 ④

10 학교에서 모든 학생들을 대상으로 심폐소생술 등 응급처치에 관한 교육을 포함한 보건교육을 체계적으로 실시할 경우에 실시 시간, 도서 등 그 운영에 필요한 사항은 누가 정하는가?

① 교육부장관
② 대통령
③ 보건복지부장관
④ 환경부장관
⑤ 해당 교육감

정답 및 해설

해설 학교보건법 제9조의2제1항 : 교육부장관은 「유아교육법」 제2조제2호에 따른 유치원 및 「초 · 중등교육법」 제2조에 따른 학교에서 모든 학생들을 대상으로 심폐소생술 등 응급처치에 관한 교육을 포함한 보건교육을 체계적으로 실시하여야 한다. 이 경우 보건교육의 실시 시간, 도서 등 그 운영에 필요한 사항은 교육부장관이 정한다.

정답 ①

11 초등학교와 중학교의 장은 학생이 새로 입학한 날부터 며칠 이내에 시장 · 군수 또는 구청장에게 예방접종증명서를 발급받아 예방접종을 모두 받았는지를 검사한 후 이를 교육정보시스템에 기록하여야 하는가?

① 30일 ② 45일 ③ 60일 ④ 75일 ⑤ 90일

정답 및 해설

해설 학교보건법 제10조 : 초등학교와 중학교의 장은 학생이 새로 입학한 날부터 90일 이내에 시장 · 군수 또는 구청장(자치구의 구청장을 말한다 이하같다)에게 「감염병의 예방 및 관리에 관한 법률」에 따른 예방접종증명서를 발급받아 예방접종을 모두 받았는지를 검사한 후 이를 교육정보시스템에 기록하여야 한다. 〈개정 2016. 2. 3〉

정답 ⑤

12 건강검사의 결과 질병에 감염되었거나 감염될 우려가 있는 학생에 대하여 어떻게 조치하는가?

① 질병의 치료 및 예방에 필요한 조치를 학교의사에게 협조요청
② 질병의 치료 및 예방에 필요한 조치를 보건소장에게 협조요청
③ 질병의 치료 및 예방에 필요한 조치를 학부모에게 협조요청
④ 질병의 치료 및 예방에 필요한 조치를 해당 시장 · 군수 · 구청장에게 협조요청
⑤ 질병의 치료 및 예방에 필요한 조치를 학교장이 직접 해결

정답 및 해설

해설 학교보건법 제11조제4항 : 학교의 장은 질병의 치료 및 예방에 필요한 조치 및 학생정신건강 증진을 위하여 필요하면 보건소장에게 협조를 요청할 수 있으며, 보건소장은 정당한 이유 없이 이를 거부할 수 없다. 〈개정 2013. 12. 30〉

정답 ②

13 학교의 장이 학생의 안전사고를 예방하기 위해 행하는 조치에 해당하는 것으로 옳은 것은?

① 낙상위험지역의 방치
② 위험지역의 접근금지표지판 미설치
③ 학생 예방교육 미실시
④ 학교의 시설 · 장비의 점검 및 개선
⑤ 위험지역 접근 학생에게 벌칙

정답 및 해설

해설 학교보건법 제12조 : 학교의 장은 학생의 안전사고를 예방하기 위하여 학교의 시설 · 장비의 점검 및 개선, 학생에 대한 안전교육, 그 밖에 필요한 조치를 하여야 한다.

정답 ④

14 관할청은 감염병 예방과 학교의 보건에 필요하면 해당 학교의 이것 또는 휴교를 명할 수 있으며, 학교의 장은 필요할 때에 이것을 할 수 있다. 이것은 무엇인가?

① 폐교 ② 휴업 ③ 등교 ④ 하교 ⑤ 폐쇄

정답 및 해설

해설 학교보건법 제14조
학교의 장은 감염병 예방과 학교의 보건에 필요하면 휴업을 할 수 있다.

정답 ②

15 학교의 학생 또는 교직원에게 감염병의 필수 또는 임시 예방접종을 할 때 접종요원에 해당되는 사람은?

① 학교의사 ② 보건소 ③ 의료기관 의사 ④ 학교약사 ⑤ 보건소 직원

정답 및 해설

해설 학교보건법 제14조의2 : 학교의 학생 또는 교직원에게 감염병의 정기 또는 임시 예방접종을 할 때에는 그 학교의 학교의사 또는 보건교사(간호사 면허를 가진 보건교사로 한정한다. 이하 이 조에서 같다)를 접종요원으로 위촉한다.

정답 ①

16 학교에는 대통령령으로 정하는 바에 따라 학생과 교직원의 건강관리를 지원하는 의료인의 직무가 아닌 것은?

① 학생과 교직원의 건강진단과 건강평가
② 학교에서 사용하는 의약품과 독극물의 관리에 관한 자문
③ 각종 질병의 예방처치
④ 학생과 교직원의 건강상담
⑤ 각종 질병의 보건지도

정답 및 해설

해설 의료법 제2조제1항 의료인 : 의사, 치과의사, 한의사, 조산사 및 간호사
학교보건법 제15조, 학교보건법 시행령 제23조 : 학교에서 사용하는 의약품과 독극물의 관리에 관한 자문은 약사의 의무이다. 의료인의 직무는 ①③④⑤ 외에 '그 밖에 학교보건관리에 관한 지도' 가 포함된다.
①③④⑤ 학교보건법시행령제23조제3항제2호 〈학교의사의 직무〉
② 학교보건법시행령제23조제3항제3호 〈학교약사의 직무〉

정답 ②

17 시 · 도 학교보건위원회의 기능에 해당하지 않는 것은?

① 교육부장관이 회의에 부치는 학교보건 및 학교급식 정책에 관한 사항
② 학생과 교직원의 건강증진에 관한 시 · 도의 중 · 장기 기본계획
③ 학교보건과 관련되는 시 · 도의 조례 제정 · 개정안
④ 교육감이 회의에 부치는 학교보건정책 등에 관한 사항
⑤ 학교보건과 관련 되는 시 · 도의 교육규칙 제정 · 개정안

정답 및 해설

해설 학교보건법 제17조, 학교보건법 시행령 제24조제2항 참조
② 법 제17조제1항에 따른 시 · 도학교보건위원회(이하 "보건위원회" 라 한다)는 다음 각 호의 사항을 심의한다. 〈개정 2012. 8. 13〉
1. 학생과 교직원의 건강증진에 관한 시 · 도의 중 · 장기 기본계획
2. 학교보건과 관련되는 시 · 도의 조례 또는 교육규칙의 제정 · 개정안
3. 교육감이 회의에 부치는 학교보건정책 등에 관한 사항
4. 삭제 〈2017. 2. 3〉

정답 ①

18 학교 내 보건관리에 필요한 기구와 공무원은 누구의 소속으로 둘 수 있는가?

① 교육감 및 교육장 ② 교육장 및 국무총리 ③ 교육부장관 및 국무총리
④ 보건복지부장관 및 교육부장관 ⑤ 대통령

정답 및 해설

해설 학교보건법 제16조 : 교육감 및 교육장 소속으로 대통령령으로 정하는 바에 따라 학교의 보건 관리에 필요한 기구(機構)와 공무원을 둘 수 있다.

정답 ①

19 국가나 지방자치단체는 학생과 교직원에 대한 건강검사 경비를 어느 정도까지 보조할 수 있는가?

① 일부만 보조가 가능하다. ② 경비를 보조할 수 없다.
③ 일부 또는 전부 모두 가능하다. ④ 1/2 보조만 가능하다.
⑤ 반드시 전부 다 보조해야 한다.

정답 및 해설

해설 학교보건법 제18조(경비 보조) : 국가나 지방자치단체는 제3조에 따른 시설과 기구 및 용품 구매, 제4조의3에 따른 공기를 정화하는 설비 및 미세먼지를 측정하는 기기 설치, 제7조제1항에 따른 건강검사에 드는 경비의 전부 또는 일부를 보조한다

정답 ③

20 학교의 장은 학생의 신체발달 및 체력증진, 질병의 치료와 예방, 음주 · 흡연과 마약류를 포함한 약물 오용(誤用) · 남용(濫用)의 예방, 성교육, 정신건강 증진 등을 위하여 어떤 조치를 하는가?

① 건강검사 ② 등교중지 ③ 보건교육
④ 조기방학 ⑤ 학부모 소집

정답 및 해설

해설 학교보건법 제9조(학생의 보건관리) 학교의 장은 학생의 신체발달 및 체력증진, 질병의 치료와 예방, 음주 · 흡연과 마약류를 포함한 약물 오용(誤用) · 남용(濫用)의 예방, 성교육, 정신건강 증진 등을 위하여 보건교육을 실시하고 필요한 조치를 하여야 한다. <개정 2019. 12. 10>

정답 ③

참고 문헌

김희영, "보건행정", 형설출판사, 2012.

남철현 · 남용옥 · 예춘정, "보건프로그램 개발 및 평가", 메디시언, 2013.

배상수, "보건사업기획", 계축문화사, 2012.

이주열, "보건프로그램개발 및 평가", 계축문화사, 2011.

이주열 · 이무식 · 유광수 · 이진용, "보건사업관리", 군자출판사, 2011.

전국대학보건관리학교육협의회, "보건프로그램개발 및 평가", 한미의학, 2012.

전국대학보건관리학교육협의회, "보건사업관리", 한미의학, 2012.

전국대학보건행정교수협의회, "보건교육사", 메디시언, 2014.

황성철, "사회복지프로그램 개발과 평가", 공동체, 2011.

집필 / 편집진 소개

강창렬 대전과학기술대학교
강천국 백석문화대학교
구본희 여주대학교
권경희 백석문화대학교
권기홍 영남이공대학교
권대원 수성대학교
권주영 부산경상대학교
김경민 포항대학교
김경환 경북전문대학교
김귀현 경인여자대학교
김기훈 경북전문대학교
김대환 동의과학대학교
김문성 대원대학교
김 미 광주보건대학교
김민경 농수대학교
김민호 경남정보대학교
김병화 동원대학교
김석환 서영대학교
김선아 김해대학교
김선희 김포대학교
김성홍 청암대학교
김승희 전주비전대학교
김완기 안산대학교
김인용 세경대학교
김정연 대전보건대학교
김학춘 송호대학교
김현이 신성대학교
김희경 청암대학교
남정혜 경민대학교
류장근 동주대학교
류한술 송곡대학교
민병도 두원공과대학교
박경렬 우송정보대학교

박경옥 대덕대학교
박노천 광양보건대학교
박명제 가톨릭상지대학교
박복남 용인송담대학교
박상미 한양여자대학교
박선영 동강대학교
박순찬 부산과학기술대학교
박은주 상지영서대학교
박재영 경동대학교
박재원 대구보건대학교
박종선 목포과학대학교
박종원 수원여자대학교
박주희 삼육보건대학교
박지혜 순천제일대학교
박현수 호산대학교
배상숙 가톨릭상지대학교
배상윤 전주비전대학교
서두원 대덕대학교
소재진 두원공과대학교
손영순 부산여자대학교
손태용 유한대학교
송덕순 부산여자대학교
신문주 경남정보대학교
신은영 한양여자대학교
심규열 구미대학교
안병호 충청대학교
양옥열 혜전대학교
양혜정 동원대학교
예춘정 계명문화대학교
오선영 대구보건대학교
오성근 순천제일대학교
우정식 제주한라대학교
위광복 안동과학대학교

유은영 광주보건대학교
이경수 진주보건대학교
이동희 강동대학교
이선찬 동원과학기술대학교
이성호 대동대학교
이수재 여주대학교
이승재 동원과학기술대학교
이영신 서영대학교
이재홍 전남도립대학교
이정민 마산대학교
이준영 명지전문대학교
이창은 선린대학교
이철인 문성대학교
이현표 안산대학교
임영아 서영대학교
장영진 창원문성대학교
장용철 목포과학대학교
전영주 조선이공대학교
전종식 강원관광대학교
정광손 상지영서대학교
정상진 광주보건대학교
정연일 부산과학기술대학교
정창훈 경인여자대학교
조기여 경남도립거창대학교
차경나 경북과학대학교
차재빈 경민대학교
최봉준 마산대학교
최영진 춘해보건대학교
최지혜 전주기전대학교
최창호 연성대학교
최 헌 유한대학교
최현식 충북보건과학대학교
황성윤 경북과학대학교

힐링시대 국민건강증진 사업을 수행할
보건분야의 새 리더!!

보건교육사는 21세기 건강시대를 준비하기 위한
전문인력으로서 국민들이 건강한 생활을
실천·유지하도록 격려하고
그들 자신의 건강증진에 필요한 생활양식을
스스로 갖도록 도와주는 역할을 합니다.

2010년 제1회를 시작으로 2019년까지 1~10회에
걸쳐서 국가고시를 합격한 보건교육사가
약 20,000여명에 이르고 있으며,
민간자격증 소지자도 약 4,000명이
건강증진사업에 참여하고 있습니다.

보건교육사 3급 국가고시는 보건학, 보건교육학,
보건프로그램의 개발 및 평가, 보건의료관계법의
4과목 100점 만점으로 이루어져 있으며,
보건교육사과를 비롯하여 관련학과
(간호, 보건학, 치위생, 영양, 사회복지, 운동학과 등)
에서 보건교육사 자격시험을 볼 수 있도록
교육과정을 개편하고 있어서
앞으로 파급효과가 클 것이고
전망도 밝다고 하겠습니다.

보건교육사

코로나19의 확산으로 초·중·고등학교에
보건교사가 증원되어야 합니다.

(주)지구문화
JIGU CULTURE Co.Ltd

발행일 2014년 6월 15일 초판 발행 · 2020년 11월 20일 개정판 발행 | **보건교육사** | **편저자** 전국대학 보건행정 교수협의회
발행인 주병오 | 경기도 파주시 회동길 209 파주출판문화정보산업단지 | **등록번호** 1979년 7월 13일(제 9-57호)
TEL **영업팀** (031)955-7566 · 7577 | **편집팀** (031)955-7731 · 7732 | FAX (031)955-7730 | www.ji-gu.co.kr

가격 28,000